GUIDE

DU

MÉDECIN DOSIMÉTRISTE

GUIDE

DU

MÉDECIN DOSIMÉTRISTE

PAR LE

Dr BURGGRAEVE

La Dosimétrie s'impose comme un devoir.
Prof^r LAURA.

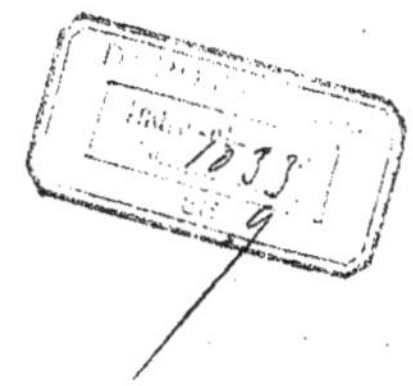

PARIS

GEORGES CARRÉ, ÉDITEUR

58, RUE SAINT-ANDRÉ-DES-ARTS, 58

—

1889

PRÉFACE

Le présent volume fait suite au *Nouvel Organon de médecine dosimétrique* (partie humaine).

Comme ce dernier n'a été tiré qu'à deux cent cinquante exemplaires et est complètement épuisé, ayant été offert à titre gracieux aux médecins qui ont donné leur concours désintéressé à l'œuvre dosimétrique, nous avons reproduit, dans le présent ouvrage, la partie de l'Organon concernant la Pharmacie et la Pharmaco-dynamie.

Pour le reste, après l'exposé théorique des diverses matières, nous avons conservé l'ordre de l'Organon, c'est-à-dire que chaque chapitre est appuyé de faits cliniques, tirés du *Répertoire universel de médecine dosimétrique*, qui en est à son dix-septième volume, et qui sera continué tant que l'âge nous en laissera la force.

Après nous, à la garde de Dieu et aux apôtres de notre doctrine qui iront la répandre par le monde entier.

Nous avons rangé les maladies qui font l'objet du présent livre par catégories : d'abord les maladies générales ou fièvres; ensuite les maladies spéciales : des femmes, des enfants; les maladies locales : de la tête, de la poitrine, du ventre, etc.; les maladies de nutrition ou diathèses : cachexies, dyscrasies; les dyspepsies, parce qu'elles constituent le fond et l'origine de la plupart des maladies.

Enfin, nous avons terminé cette longue nomenclature par des résumés aphoristiques, où les médecins qui suivent notre méthode puiseront des règles de conduite.

Il faut donc voir dans notre nouveau livre — qui sera peut-être notre dernier — ce qu'il est en réalité : c'est-à-dire un *Guide* ou *Memento* du médecin dosimétriste. Étant interfolié comme l'Organon, — il pourra servir de grand-livre où le praticien insérera ses propres observations.

Tout livre qui est l'œuvre d'un seul, vieillit. Le nôtre, étant fait en commun, subsistera, ce qui n'était possible qu'avec la dosimétrie, qui s'abstient de tous systèmes ou rêves d'hommes plus ou moins éveillés.

La simplicité de la méthode dosimétrique permet de l'appliquer, non seulement à chaque cas particulier, mais à chaque symptôme, leur nature une fois reconnue, et à laquelle elle sert de pierre de touche.

En dosimétrie, il n'y a point d'entités morbides, mais seulement des perturbations fonctionnelles auxquelles l'art du médecin doit parer, plutôt comme physiologiste que comme pathologue.

Quant aux lésions anatomo-pathologiques, ce serait une « inutile histoire naturelle », s'il n'était possible de soulager. « Il est si rare de guérir, quand il est toujours nécessaire de soulager », a dit le professeur Spring.

On a beaucoup argué des microbes : mais ceux-ci se développent dans des organismes malsains — comme l'ivraie dans des champs incultes. — Ainsi que pour ces derniers, il ne suffit pas de détruire les parasites, il faut un bon amendement.

Ne confondons pas les microbes avec les vaccins qui préservent des maladies infectieuses, tandis que les premiers les donnent.

Le commencement et la fin de notre siècle auront marqué par deux noms :

« JENNER ET PASTEUR. »

La dosimétrie a cela d'heureux : d'être venue à son temps.

Un ou deux siècles plus tôt, elle eût eu le sort de la navigation à vapeur, que le grand idéologue de notre époque traita de rêve, alors qu'elle lui eût donné la domination du monde.

Mais laissons cela, et dans la dosimétrie, voyons ce qu'elle nous a donné.

Elle nous a donné la thérapeutique sans laquelle la médecine n'est qu'une fallacieuse et souvent une mortelle histoire naturelle, « c'est-à-dire la science de la mort. »

En dehors d'elle (la dosimétrie), la *Matière médicale* n'est que : « Un incohérent assemblage d'opinions elles-mêmes incohérentes, et peut-être de toutes les sciences physiologiques celle où se peignent le mieux les travers de l'esprit humain, et un ensemble informe d'idées aussi bizarrement conçues que fastidieusement assemblées. » (Bichat, *Anatom. générale*, I, p. 46.)

Que voyons-nous encore à ce moment? Le laboratoire de chimie a envahi la clinique. C'est à faire croire à l'*experientia in anima vili*. Chacun cherche à apporter la formule la plus longue et la plus hétéroclite. Ce n'est plus la « poudre de queues de vipères » ou de « crânes de pendus »; c'est pis que cela, puisque les pauvres malades en meurent.

Mais c'est du *renouveau ;* car à ces esprits retardataires il faut le semblant du mouvement, le piétinement sur place.

La dosimétrie est la médecine naturelle, puisqu'elle est fondée sur le vitalisme, en dehors duquel il n'y a qu'un art souvent meurtrier.

Arrière donc cette pseudo-science dont il faut changer à chaque instant les couleurs : aujourd'hui bleue, demain jaune ou rouge..., mais noire toujours, c'est-à-dire la livrée de la mort !

La dosimétrie, c'est le juste rapport entre la fin et les moyens; l'adaptation du remède au mal, et non le mal du remède.

Ce n'est pas une « décharge à mitraille dont une au moins pourra par hasard atteindre l'ennemi. » (Forget, *Principes de thérapeutique générale et spéciale.*)

C'est un tir de précision où la balle ne risque pas de frapper le malade.

C'est la sentinelle placée aux avant-postes pour empêcher l'ennemi d'approcher.

En un mot, c'est la médecine préventive, la seule efficace. L'autre — celle qui se dit *curative* — est presque toujours impuissante.

La dosimétrie qui a ses racines dans le passé — puisqu'elle remonte à Hippocrate — et qui évolue dans le présent, sera la médecine de l'avenir, parce qu'il n'y a de médecine que celle qui guérit.

Pourquoi cette résistance de l'École à la dosimétrie?

Pourquoi cette guerre du silence qui ne fait que reproduire la tactique de l'autruche au désert ?

Nous croyons ne pouvoir mieux répondre à ces questions qu'en reproduisant le remarquable discours fait à la Société de thérapeutique dosimétrique, dans sa séance de février 1889, par un de nos adeptes les plus fervents, le Dr Bourdon, de Méru (Seine-et-Oise).

D'ailleurs, comme nous l'avons dit, la dosimétrie est une œuvre collective.

LES ALCALOÏDES A L'ACADÉMIE DE MÉDECINE ET LA DOSIMÉTRIE

Messieurs,

A propos du strophantus et de la strophantine, il se passait dernièrement à l'Académie de médecine de Paris, un événement des plus importants.

Oyez plutôt :

« Pour remplir les indications thérapeutiques, les alcaloïdes et les glycosides ont une supériorité incontestable sur les plantes médicinales : la quinine sur le quinquina, la morphine sur l'opium, l'atropine sur la belladone, la digitaline définie sur toutes les préparations de digitale, la strophantine sur le strophantus. »

Et plus loin :

« Dans tous ces cas on peut se passer de la plante, qui est un mélange informe et dangereusement variable. Jamais on ne saurait se passer du principe essentiel, qui est fixe et chimiquement défini ; si on veut formuler avec précision le choix entre les deux ne saurait être douteux. »

Voilà ce qu'on lisait dans toutes les Gazettes médicales, au compte rendu des séances de l'Académie de médecine. Qui nous parlait ainsi ? Quel était ce langage qui n'avait rien de nouveau pour nous, médecins dosimétristes ? Mais, allez-vous dire, c'est celui du fondateur de la thérapeutique dosimétrique et de ses disciples, il y a quelques quinze ans, au moins — à l'aurore de cette réforme thérapeutique appelée « *dosimétrie* » ou « alcaloïdo-thérapie » ; à cette époque où quelques alcaloïdes seulement étaient usités en médecine, où ils avaient à peine droit de cité dans la pharmacopée officielle, où il y avait de l'audace à généraliser l'emploi de ces principes immédiats, relégués, pour la plupart, sous l'étiquette infamante de « poisons » ; où il y avait de l'audace surtout à en faire la base d'une doctrine nouvelle qui fixait les lois de leur administration.

Eh bien non ! ce n'est aucun de ces novateurs audacieux qui parle ainsi ; ce n'est ni le maître, ni aucun de ses disciples. C'est tout simplement — ô surprise ! — un des maîtres de l'École et de l'Académie ; un des princes de la science de la médecine officielle : M. Germain Sée, qui conclut par ces paroles tout à fait typiques. « Ce sera, du reste, l'honneur de la médecine moderne et de la chimie biologique de substituer *partout* et *toujours*, aux médicaments empiriques, les principes chimiques rigoureusement déterminés.

On croit rêver, n'est-ce pas ? et on s'attend que cette courageuse déclaration, faite d'ailleurs au grand scandale de plusieurs de ses collègues, va être suivie d'un hommage éclatant rendu à celui qui a opéré « cette substitution des principes immédiats aux plantes », qui a indiqué la manière de se servir des alcaloïdes en les faisant passer de l'expérimentation physiologique à l'application chimique.

Eh bien non ! il n'en est rien. M. Germain Sée ignore ou feint d'ignorer la dosimétrie ; il se donne l'air d'avoir inventé l'alcaloïdo-thérapie. Ce qui est un comble !

Écoutez encore :

« Je sais bien que les alcaloïdes donnent de meilleurs résultats que les plantes elles-mêmes et je reconnais, comme M. Germain Sée, que l'intervention des principes actifs en thérapeutique est un grand progrès... »

Qui s'exprime ainsi, répondant au précédent orateur ?

Encore un maître de l'École, le grand pontife de la thérapeutique officielle, M. Dujardin-Beaumetz.

Que ne le disait-il plus tôt, lui dont la parole fait loi en thérapeutique ?

Il est vrai qu'il déclare se séparer de son collègue, lorsqu'il s'agit des médicaments diurétiques toniques du cœur, « parce que — dit-il — les alcaloïdes qu'on emploie dans ce cas, ne sont pas des produits suffisamment fixes et définis ».

Et M. Germain Sée de riposter : « Que lorsqu'il s'agit des maladies du cœur (puisque c'était de ces maladies et du strophantus qu'il était question), le point à considérer c'est l'âge des malades, l'alcaloïde agissant sur un malade jeune bien plus efficacement que la plante elle-même. »

Il répète, quant à la digitale, « qu'il n'obtient jamais d'effets stables, avec la plante, dont les propriétés varient sous l'influence de mille causes : l'origine, l'âge, la durée du séjour dans les pharmacies, etc..., affirmant, de nouveau, que les alcaloïdes sont préférables aux plantes, que leur emploi est facile, puisqu'on peut les prescrire à des fractions de milligrammes ».

Puis MM. Constantin Paul et Bucquoy viennent à la rescousse pour soutenir, avec M. Dujardin-Beaumetz, la supériorité des plantes sur les alcaloïdes. M. Bucquoy surtout prétendant que ceux-ci ne sont supérieurs que lorsqu'il s'agit d'expérimenter sur des animaux ; mais qu'en clinique il n'en est pas de même, et qu'il défie M. Germain Sée d'obtenir avec la digitaline les mêmes effets qu'avec la digitale.

Ce qui provoque de la part de M. Germain Sée une nouvelle affirmation de sa préférence pour l'alcaloïde de la digitale, les préparations de la plante n'étant jamais identiques à elles-mêmes, tandis que la digitaline donne tous les effets de la digitale d'une façon constante, etc. Nous pourrions dire tout de suite que ces honorables membres auraient peut-être pu se trouver d'accord en ce qui concerne les alcaloïdes spécialement appliqués aux maladies du cœur, s'ils avaient procédé comme nous le faisons en thérapeutique dosimétrique : en soutenant dans ce cas (comme en beaucoup d'autres) l'action de la digitaline ou de la strophantine par celle de la strychnine, ce qui nous permet d'obtenir les résultats qu'ils contestent aux alcaloïdes. Mais nous dirons plus loin en quoi diffère leur alcaloïdo-thérapie, de la dosimétrie.

Pour en revenir à la séance de l'Académie, écoutons surtout M. Laborde, qui renchérit encore sur ce qu'a dit M. Germain Sée et y donne le couronnement. Il vient, en savant clairvoyant qu'il est, en homme de progrès, donner le mot de la situation, et, rehaussant la discussion, il prononce ces paroles mémorables.

« Le débat engagé à cette tribune sur le strophantus et la strophantine — ainsi que l'a fort bien dit et démontré M. Germain Sée — n'est pas et ne saurait rester limité à un sujet de thérapeutique appliquée. Il soulève, effectivement, une question plus large et d'un intérêt plus élevé ; une véritable question de principe en thérapeutique expérimentale, c'est-à-dire en thérapeutique rationnelle et scientifique, basée sur l'expérimentation physiologique. Ce principe, sur lequel je me propose d'insister particulièrement, avec des arguments plus typiques encore — si c'est possible — que ceux de M. Germain Sée, peut être résumé dans les propositions suivantes :

1° Dans toute préparation médicamenteuse tirée du règne végétal, il existe une ou plusieurs substances actives, par lesquelles s'exerce son action physiologique et thérapeutique ;

2° Lorsque cette substance active (en supposant pour l'instant qu'il n'y en ait qu'une) a été isolée, déterminée et formulée chimiquement — auquel cas elle constitue le principe immédiat — c'est à celui-ci qu'il est rationnel de s'adresser en vue de l'usage thérapeutique, après l'avoir soumis d'abord au contrôle expérimental et ensuite (et solidairement) au contrôle clinique ;

3° En effet, tandis que le principe immédiat est toujours un, identique à lui-même, invariable dans sa constitution propre comme dans son action fondamentale, physiologique et médicamenteuse, la matière totale qui le contient (et qui peut d'ailleurs en renfermer plusieurs autres entre lesquels il peut y avoir lieu à choisir) cette matière est extrêmement complexe et variable, tant dans sa composition que dans ses effets, qui ne sont et ne peuvent être qu'une résultante d'actions multiples, diverses, non définies et inconnues en elles-mêmes. En un mot, dans un cas c'est la détermination chimique et expérimentale et, par conséquent, la connaissance scientifiquement acquise de l'instrument thérapeutique ; dans l'autre cas, c'est l'acceptation préalable et l'application préjudiciable de l'inconnu, avec les *alea* et les *dangers*, dans le domaine toxicologique. D'un côté la science et le progrès, de l'autre l'empirisme aveugle et la routine. Pour exprimer cette vérité par un axiôme emprunté à un maître, — je dirai avec J.-B. Dumas: « L'introduction du principe immédiat en thérapeutique, c'est la formule substituée à la recette. »

C'est ainsi que s'exprime un des membres les plus considérables de l'Académie; l'un des plus compétents en la matière, à la fois chimiste, physiologiste et clinicien. Et loin d'être infirmée par les objections, intervenues ensuite, de MM. Constantin Paul et Trasbot, la valeur des arguments de M. Laborde n'en est que plus renforcée, car « c'est une raison de plus, si la plante contient plusieurs principes, pour ne donner que celui de ces principes qui est indiqué ; la multiplicité des principes contenus dans la plante est précisément ce qui la rend inférieure, au point de vue thérapeutique, à son principe actif. »

Et d'autre part : « En attendant que la chimie soit parvenue à extraire tout les principes actifs des plantes, cristallisables ou non cristallisables, nous ne devons pas nous priver des principes dont nous sommes déjà en possession et dont les effets ont été déterminés exactement par l'expérimentation physiologique et clinique. »

On reconnaît donc, avec le maître, que « la précision et la pureté des médicaments sont la condition première et essentielle d'une bonne thérapeutique ; que la perfection de son arsenal est indispensable à la puissance médicale » (Laura).

Voilà proclamée du haut de la tribune officielle, la nécessité de meilleures armes thérapeutiques que celles que nous possédons. C'est là, il faut en convenir, une déclaration de principes à laquelle on ne s'attendait guère dans cette enceinte après le silence gardé depuis plus de quinze ans sur la réforme accomplie en thérapeutique par le professeur de Gand et aujourd'hui répandue dans les deux mondes.

Après les grands progrès accomplis au cours de ce siècle en toutes choses et surtout dans la science depuis quelques années, dans les sciences médicales en particulier, il était donné, sans doute, à cette année mémorable de 1889, de voir proclamer à l'Académie de médecine de Paris, cet autre grand progrès ; la nécessité de l'emploi des alcaloïdes en thérapeutique, leur supériorité sur les plantes médicinales en substance, progrès qui, avec l'adjonction des antiseptiques proprement dits, a si puissamment concouru à la fondation d'une thérapeutique rationnelle et scientifique, d'une thérapeutique symptomatique et pathogénique : de la vraie thérapeutique enfin.

Oui, c'est là un fait considérable, on ne saurait le nier — mais, ce qui n'est pas moins étonnant, stupéfiant, c'est qu'il puisse se produire avec les apparences d'une découverte, car personne ne peut ignorer qu'il existe depuis longtemps déjà une thérapeutique appelée *dosimétrie* ou méthode dosimétrique basée sur l'emploi méthodique et presque exclusif des principes immédiats, définis ; méthode expérimentée et jugée supérieure à la vieille allopathie par des milliers de médecins dans tous les pays ; méthode qui a suscité de nombreux et remarquables travaux ; qui a ses annales, qui s'élève à la hauteur d'une doctrine et dont les principes ont fixé les lois de la thérapeutique.

Personne ne peut ignorer cela ; et il y a au moins injustice — pour ne pas dire plus — de la part d'académiciens surtout — à passer sous silence, quand il s'agit d'alcaloïdes, le nom de l'auteur qui les a mis en honneur, et celui de l'homme qui a fait de ces nouvelles armes un arsenal perfectionné et a ainsi puissamment contribué à leur vulgarisation. Cette injustice — dira-t-on — vient compléter la guerre du silence faite depuis dix-sept ans à la dosimétrie ; il y a là une question de conscience que je ne voudrais pas assumer si j'étais académicien.

Mais toutefois — et c'est là surtout où nous voulons en venir — malgré cette brillante consécration donnée à l'alcaloïdo-thérapie par la bouche de savants éminents du haut de la tribune académique, il ne faudrait pas croire — comme ses honorables membres paraissent le faire — que, pour réaliser cette thérapeutique rationnelle et scientifique, basée sur l'expérimentation dont parle l'éminent directeur du laboratoire de physiologie de l'École de médecine de Paris, il ne faudrait pas croire — disons-nous — qu'il suffise d'employer les alcaloïdes n'importe comment, c'est-à-dire selon les mêmes errements de l'allopathie.

Non, il ne suffit pas de donner les alcaloïdes d'après je ne sais quelles doses maxima et minima, qui n'ont rien à voir dans la méthode du professeur de Gand, du maître auquel l'histoire impartiale rendra certainement justice.

Non, cela ne suffit pas.

Pour faire un judicieux et salutaire emploi des alcaloïdes, il le faut faire selon les préceptes de la thérapeutique dosimétrique, selon les principes de la méthode Burgraëvienne, dans les maladies aiguës, comme dans les maladies chroniques — mais dans les premières surtout — et en ne perdant jamais de vue la vitalité dont le souci constant — pourrait-on dire — réclame, entre tous les autres alcaloïdes, la prépondérance de la strychnine, ce « cheval de bataille du médecin » — comme l'a si bien caractérisée l'auteur de la méthode dosimétrique.

Il faut se pénétrer du « génie des petites doses chanté par notre honorable ami, le Dʳ Ad. Rousseau ; des petites doses plus ou moins rapprochées, jusqu'à effet thérapeutique.

« L'essence de la dosimétrie n'est pas dans la formule pharmaceutique, dit, avec raison, le Dʳ Manõel Birras, dans sa thèse inaugurale soutenue à l'école de Oporto (Portugal), mais dans l'emploi de la substance active, autant que possible isolée et pure ; dans l'administration des doses fractionnées et répétées jusqu'à effet utile ; dans l'intervention nécessaire et aussi rapide que possible, dans le traitement des maladies aiguës, avec une énergie proportionnelle à l'intensité et à l'étendue du processus morbide. C'est-à-dire suivant le précepte du maître : « Aux maladies aiguës un traitement aigu ; aux maladies chroniques un traitement chronique » ; dans le fait d'attaquer la cause du mal, si elle est connue, sans négliger les symptômes de quelqu'ordre qu'ils soient. »

S'écarter de ces préceptes dans l'emploi des alcaloïdes — et surtout des alcaloïdes cristallisés — c'est s'exposer à de graves mécomptes.

Nous ne devons pas perdre de vue les accidents qui peuvent résulter de l'emploi non dosimétrique des alcaloïdes, c'est-à-dire à doses relativement massives et selon le principe, dont nous parlions plus haut, des *maxima* et *minima*, si cher à l'École. Cela est surtout vrai lorsqu'il s'agit de certains alcaloïdes cristallisés.

Nous devons nous rappeler, entre autres, ce fait d'un médecin qui en fut lui-même victime, fait très dramatique, et tout à fait caractéristique, dont s'est occupé, il y a quelque temps, la Société de thérapeutique de Paris, par l'organe de M. Dujardin-Beaumetz. Le malencontreux docteur avait prescrit à un de ses clients atteint de bronchite avec toux opiniâtre, une solution de 20 centigrammes d'aconitine cristallisée (nitrate) dans 100 grammes de liquide, à prendre de 20 à 60 gouttes par vingt-quatre heures. Au bout de quelques jours apparurent des symptômes d'intoxication ou d'aconitisme : affaiblissement de la voix, pâleur, anxiété de la face, faiblesse extrême du pouls et des battements du cœur, refroidissement des extrémités, avec sueurs visqueuses, etc. Le médecin alors appelé en toute hâte, désireux de prouver que ces symptômes n'étaient point causés par le médicament qu'il avait prescrit, et qu'il n'y avait aucune erreur de dose de sa part, voulant rassurer l'entourage du malade justement alarmé, eut l'idée malheureuse d'avaler d'emblée 60 gouttes de la solution en question. Cinq heures après, il était mort. Or 20 gouttes de cette solution, soit 1 gramme, renfermaient 2 milligrammes d'aconitine, et les 60 gouttes ingérées, 6 milligrammes [1].

[1] Le danger est bien plus grand avec les alcoolatures en général et avec l'alcoolature d'aconit en particulier, parce qu'on ne sait jamais combien ils renferment de principe actif. Nous avons relaté dans le *Répertoire universel de médecine dosimétrique* le fait d'un médecin hollandais qui dans un cas analogue à celui rapporté par le Dr Bourdon, fut foudroyé en quelques minutes. Or, pareil accident ne pourrait arriver avec les granules Chanteaud — du moins il n'en est pas d'exemple depuis dix-sept années que ces granules sont dans le commerce de la pharmacie ; on s'en est même prévalu pour contester à nos granules la présence réelle du principe actif, voulant ainsi les confondre avec les globules homéopathiques. Avant de lancer dans le public nos granules, nous les avions expérimentés, d'abord sur nous-même, et ensuite sur nos malades à l'Hôpital civil de Gand — *coram populo*, comme disaient les Romains.

Un jour que nous avions prescrit les granules d'aconitine de Merck, dans une pneumonie de vieillard, on vint nous avertir en toute hâte que le malade était moribond, il avait pris 3 granules à un quart d'heure d'intervalle. Nous le trouvâmes en effet sous l'influence de l'aconitine. Mais était-ce là un empoisonnement ? Pas plus, sans doute, que le narcotisme par l'opium. Il suffit d'une demi-tasse de café noir et d'une goutte de cognac pour faire revenir le malade à lui. Et ce qu'il y eut de remarquable dans ce cas, c'est que la fièvre pleuro-pneumonique fut jugulée du coup. Que les détracteurs de la dosimétrie se souviennent de la parabole de la paille et de la poutre, s'il ne veulent passer pour de modernes Pharisiens.

Dr B.

Ce fait semblerait — n'est-ce pas — se passer de commentaires, touchant la manière d'employer les alcaloïdes. Eh bien ! non, puisque c'est pour son principe que la Société de thérapeutique crut devoir nous prendre à partie — nous et nos granules — à l'occasion d'un fait rapporté dans le *Répertoire dosimétrique*, où feu le Dr Duchène de Pavilly (Seine-Inférieure) racontait l'histoire d'un cas de rhumatisme articulaire suraigu généralisé, pour lequel il avait prescrit : aconitine, vératrine, digitaline, au 1/2 milligramme, 8 granules de chaque par jour (dose maxima qui nous paraissait étrange pour un dosimètre) et où la malade, mieux inspirée que le médecin, avait pris assez rapidement, toutes les demi-heures dans l'espace de vingt-quatre ou quarante-huit heures, cinq tubes de chacun de ces alcaloïdes — ce qui faisait 100 granules de chaque — et avait été guérie. D'où les membres de ladite Société partaient en guerre pour dire : « que cette malade n'ayant pas été intoxiquée par cette quantité considérable de granules, on avait le droit de les considérer comme inertes, puisque dans le cas rapporté plus haut la mort était survenue chez le médecin en question avec 6 milligrammes d'aconitine.

Ces honorables membres — M. Dujardin-Beaumetz en tête — ne voyaient pas qu'ils manquaient de logique, et en rapprochant ce fait du précédent, ils fournissaient des armes contre eux-mêmes. Ils ne voyaient pas — ce qui saute aux yeux et qu'il semble puéril de démontrer — que : 1° pour que la maladie (un rhumatisme suraigu généralisé) ait pu guérir si vite, il fallait bien qu'il y eût quelque chose dans les granules ; et 2° qu'en donnant les alcaloïdes dosimétriquement on ne fait courir aucun danger au malade puisqu'on va jusqu'à l'effet indiquant où il faut s'arrêter.

3° Et surtout, que ce n'est pas la même chose de prendre une dose massive d'un seul coup (quand il s'agit d'une substance active) ou de prendre de petites doses successives, à des intervalles plus ou moins rapprochés, chacune de ces doses (ou granule) en raison de sa solubilité, étant absorbée presqu'aussitôt qu'ingérée, ce qui ne permet pas l'accumulation du médicament, comme il arrive si souvent en allopathie avec les médicaments composés [1].

---

[1] Un docteur Schmitmann qui a écrit un livre *Sur la Gastralgie*, affection dont il souffrait, rapporte qu'ayant ingurgité six pilules d'extrait alcoolique de noix vomique, il fut pris dans la rue d'une telle raideur des membres inférieurs qu'il eut de la peine à rentrer chez lui.

Cela provenait évidemment de ce que les pilules faites au pilulier avec un extrait de gramen, et

4° Enfin, le système des doses massives est d'autant plus dangereux qu'il s'agit d'alcaloïdes cristallisés (comme l'aconitine) qui sont bien plus énergiques, même à très petite dose (1/4 de milligr.) et par suite beaucoup moins maniables en solution (par gouttes surtout) que les alcaloïdes amorphes granulés qui, administrés dosimétriquement, non seulement ne font courir aucun danger au malade, mais encore donnent, seuls ou associés, selon l'indication et pour une action énergique, des résultats sûrs et rapides [1].

Le péril réside seulement dans l'incertitude des doses, dans leur calcul erroné ; en un mot, dans l'absence de dosimétrie. M. Dujardin-Beaumetz ne dit-il pas lui-même que les toniques du cœur — comme tous les autres médicaments — présentent deux faces distinctes : « Si la dose est mesurée, bons effets thérapeutiques ; si elle est successive, le thème change et l'action toxique commence [2].

Fonssagrives n'écrivit-il pas de son côté : « Les alcaloïdes les plus actifs, la digitaline, la vératrine, la strychnine, *même l'aconitine*, les sels d'arsenic, peuvent

partant n'étant pas solubles, elles s'étaient accumulées dans l'intestin et avaient ainsi déterminé les phénomènes tétaniques. Au temps de notre service chirurgical à l'hôpital civil de Gand, ayant à traiter une paraplégie des membres inférieurs, suite de chute sur le siège, nous avions prescrit des pilules d'extrait alcoolique de noix vomique au seizième de grain chaque, que le blessé devait prendre graduellement en commençant par trois et augmentant d'une tous les trois jours. Une quinzaine de jours s'était passée sans nul effet applicable, quand, un matin, le blessé fut lancé hors du lit, comme par la décharge d'une bouteille de Leyde. Il est évident qu'il eût pu être foudroyé sur le coup. C'est qu'il y avait eu accumulation du médicament. Or, cela n'arriverait pas avec nos granules de strychnine, dût-on en prendre tout un tube (20) à la fois. La raison en est fort simple. Les alcaloïdes et surtout les glucosides sont des composés peu stables. Introduits dans l'économie ils se désagrègent et se décomposent rapidement après avoir produit leur action de catalyse ou pharmaco-dynamique — et il serait difficile — si non impossible — de les découvrir par l'analyse chimique après leur ingestion.

[1] Le docteur Bourdon ne se rend pas bien compte des alcaloïdes cristallisés, dont l'action physiologique est d'autant plus douce qu'il sont plus purs.

Ce qui n'empêche que la plupart des médecins d'enfants s'en abstiennent, c'est-à-dire qu'ils laissent mourir leurs petits malades de peur de compromettre leur propre responsabilité. Par contre, ils donnent des acides foudroyants, tels que l'acide cyanhydrique, dans la coqueluche. West, dans ses *Leçons des maladies des enfants*, rapporte un cas pris dans sa clientèle, où deux enfants seraient devenus victimes de son imprudence si la mère n'avait été plus prudente que lui. *E Sempre béné*! L'École ne saurait faillir. C'est ce qui a fait dire au grand moraliste du xvi° siècle, Molière, que c'était les malades qui avaient eu tort de mourir — et non la médecine qui les avait tués.

[2] Ceci s'applique surtout aux médicaments allopathiques; nous rappellerons que, dans une des séances de la Société de médecine de Paris, M. le professeur Peter a déclaré *urbi* et *orbi*, que la digitale, dans les maladies du cœur, a tué plus de malades qu'elle n'en a guéris. Et dire, après cela, que ce sont les gens de l'École qui jettent la pierre aux médecins dosimètres ! Toujours l'histoire de la poutre et de la paille !

s'appliquer aussi bien à la médecine des enfants qu'à celle des adultes, et peu avisé serait le thérapeute qui se priverait de leur secours. »

« Tout est dans les doses : en commençant par des doses très petites qu'on élève successivement, on aura toutes les probabilités désirables de leur innocuité. Tout dépend de l'indication opportune et des doses graduées. Le principe de donner les antispasmodiques par doses fractionnées écarte toute difficulté et permet d'obtenir, en toute assurance, des effets suffisants. Du reste, avec la précaution de commencer par la plus petite dose (de strychnine), d'observer les effets produits et de rapprocher ou d'éloigner les doses fractionnées, on se met à l'abri de tout risque d'accidents [1] ».

Nous pouvons dire avec le docteur Oliveira Castro (d'Oporto) : « La dosimétrie est efficace sans cesser d'être inoffensive ; elle est inoffensive sans cesser d'être efficace. Il faut donner le médicament jusqu'à effet thérapeutique. Cette proposition, si simple qu'elle paraît être banale, est souveraine et revient à Burggraëve [2]. Est-ce un éclair du génie ou l'inspiration du bon sens. Peut-être les deux à la fois ? L'avenir le dira. Tout le système du maître part de là. »

On pourrait donc conclure avec le médecin portugais, et pour répondre finalement aux honorables membres de la Société de thérapeutique. Le dosimètre poursuit toujours un effet thérapeutique. — Cet effet ne peut être obtenu que par la dose suffisante. — La dose suffisante ne peut être établie à l'avance, ni par le calcul, ni par l'expérience, ni par l'inspiration ; il faut donner le remède jusqu'à effet suffisant sans souci de la dose exagérée, mais seulement des modifications objectives et subjectives révélées par l'examen du malade [2], ce qu'on ne saurait faire avec des

---

[1] Ceci nous rappelle la conversation que nous eûmes avec Fonssagrives en pleine place publique à Montpellier sous le soleil brûlant du Midi. Il connaissait donc parfaitement les lois de la dosimétrie, et si dans son livre il n'a pas mentionné notre doctrine ce fut par parti-pris. C'était un confrère peu avenant, imbu de sa propre valeur et peu disposé à céder aux idées des autres. C'est ainsi qu'il s'est laissé mourir du choléra indien alors que la dosimétrie l'eût peut-être sauvé.

[2] Le problème de Christophe Colomb était simple également, mais il fallait l'avoir trouvé. Donner les médicaments à doses fractionnées, c'est fort bien, mais il faut pour cela des formes appropriées, c'est-à-dire le granule mathématiquement dosé et immédiatement absorbable. C'est sur cette double condition que nous avons basé notre méthode du coup sur coup, de dix en dix minutes, si le temps presse, sans cela on aura des malheurs, ou le remède emportera le malade.

[3] Pour être médecin dosimétriste, dans le vrai sens du mot, il faut avoir confiance dans ses armes, comme le soldat sur le champ de bataille. Il ne s'agit pas de dire : « J'ai donné tels ou tels granules sans nul effet ; c'est cet effet qu'il faut poursuivre sans s'arrêter au nombre de granules ingurgités

doses relativement massives, qui peuvent être, à chaque instant, le *pavé de l'ours* ; surtout quand il s'agit de substances actives, comme le sont les alcaloïdes.

La dose initiale, la fraction de dose qui doit provoquer le commencement de l'action médicamenteuse et dont la répétition formera l'action suffisante, cette dose type surtout, doit toujours être incapable de produire aucun effet toxique. C'est une des caractéristiques de la méthode dosimétrique qui fait toute sa valeur comme toute sa sécurité. Si les *nouveaux* admirateurs des alcaloïdes — des académiciens, comme M. Germain Sée — le perdaient jamais de vue, il pourrait leur arriver — même avec les armes de précision qu'ils viennent de découvrir (!) — des malheurs comme celui mentionné plus haut, car on peut dire avec vérité : qu'en montrant, comme ils viennent de le faire, la supériorité des alcaloïdes, ces honorables membres auront fait d'avantage, encore, ressortir l'importance, la nécessité de la thérapeutique dosimétrique. Donc, s'ils ont inventé l'alcaloïdo-thérapie (!!) — que nous pratiquons depuis plus de quinze ans — c'est déjà quelque chose mais ce n'est pas tout encore ; il leur reste à inventer la dosimétrie (!!!).

Et alors — mais seulement alors — il leur sera permis d'obtenir des résultats comme ceux que nous obtenons chaque jour et dont nous pourrions donner actuellement de nouveaux et probants spécimens, si nous ne craignions d'abuser de votre attention bienveillante.

Dr BOURDON.

Que pourrions-nous ajouter après un exposé aussi clair, aussi catégorique de la méthode dosimétrique. On comprend, après cela, que l'École, jusqu'ici

« Ait gardé de Conrart le silence prudent »

Dans notre service de chirurgie à l'hôpital civil, quand il nous arrivait de devoir donner les alcaloïdes pour faire tomber la fièvre, nous demandions à la sœur-garde chargée d'administrer des médicaments, à la visite du lendemain, voyant la fièvre tombée : « Jusqu'où avez-vous dû aller (avec la vératrine par exemple) ? et elle me répondait, comme la chose la plus simple du monde : « A tel nombre de granules, 10-12-18, etc., jusqu'à chute de la fièvre. » C'est là ce qui fait la sécurité du médecin, tandis qu'avec les médicaments allopathiques, il est dans des appréhensions continuelles. Il est vrai que l'habitude émousse le sentiment.

Cet académicien qui n'ouvrait la bouche qu'aux banquets officiels.

Ne pouvant ou n'osant attaquer la doctrine dosimétrique, ils ont préféré l'arme facile de Basile : la calomnie, et ils nous ont accusé de mercantilisme.

Voyons en quoi ce mercantilisme a consisté.

Au début de la dosimétrie, tout était à faire. Si le Codex prescrit aux pharmaciens les médicaments composés qu'ils doivent tenir, il leur ordonne également de tenir sous clef, dans l'armoire aux poisons, « les alcaloïdes qui — hors la quinine et la morphine — leur sont peu ou pas demandés. Aussi ils les tenaient pour la forme C'est à tel point que Gubler, dans une visite que nous lui fîmes au sujet de notre méthode, nous affirmait qu'il n'y avait pas de quassine en France. Nous dûmes donc nous adresser à la maison Merck de Darmstadt, pour avoir la série des alcaloïdes que nous voulions expérimenter (bien entendu à nos frais).

Mais la difficulté devait commencer par le mode de préparation. Le Codex prescrit le pilulier, avec un excipient inerte (gomme, extrait de gramen, etc.), et ce fut ainsi que nos premiers granules furent confectionnés par un pharmacien de Bruxelles. Ils étaient généralement au demi-milligramme pour les alcaloïdes très actifs, tels que la strychnine, l'aconitine, la vératrine, la digitaline, l'atropine, l'hyosciamine.

Mais il arriva que ces granules n'étant pas solubles en temps voulu (10 à 15 minutes), il y eut des accidents par accumulation, et maintes fois nous faillîmes en être la première victime, car avant de les administrer à nos malades, nous avions voulu les expérimenter sur nous-même.

Il fallut donc changer le mode de préparation prescrit par le Codex, c'est-à-dire, au lieu du pilulier, la bassine, avec le sucre de lait seul pour excipient.

Aucun de nos pharmaciens belges n'étant outillé pour ce travail — et d'ailleurs ne voulant pas se mettre mal avec la Commission médicale — nous nous rendîmes à Paris pour trouver l'homme *ad hoc*. On nous avait indiqué un pharmacien de 1re classe, ne tenant plus officine, déjà connu par son sucre ferrugineux.

M. Ch. Chanteaud est un esprit très ouvert, et il comprit vite notre projet.

Nous nous entendîmes donc avec lui et mîmes à sa disposition les fonds nécessaires.

Au bout de quelques mois, tous les médecins et pharmaciens recevaient les granules avec un petit opuscule relatif à leur emploi : *Guide de médecine dosimétrique.*

Tous ces granules ayant été expérimentés sur nous-même — ainsi que nous le disons plus haut — nous n'avions à leur sujet aucune inquiétude quant aux résultats que nos confrères en devaient obtenir. Aussi, ce fut cette assurance qui détermina un certain nombre d'entre eux à les prescrire à leurs malades.

Il ne faut pas oublier que jusque-là les alcaloïdes étaient réputés comme de violents poisons, et comme tels, gardés sous clef dans les pharmacies, la plupart, il est vrai, détériorés et couverts de moisissures, n'étant jamais demandés (hors les sels de morphine et de quinine).

Il y avait donc là pour nous une immense difficulté et une responsabilité non seulement morale, mais civile, car les granules portant notre nom, c'eût été à nous que la Justice se serait adressée en premier lieu en cas d'accidents, et il eût été interdit aux pharmaciens de les vendre et aux médecins de les prescrire.

Nous pouvons donc dire : « *Veneficia hœc mea sunt,* » non en tant que poisons, mais pour le trouble que nos granules allaient jeter dans l'exercice de la médecine.

Il est vrai qu'on avait déjà les *globules homéopathiques,* mais incapables de produire la moindre action : aussi on les avait laissés passer sans contrôle. Des médecins — mieux avisés que leurs confrères — s'en étaient emparés pour augmenter leur clientèle et se constituer en une sorte d'Église, d'autant que s'ils ne faisaient pas de bien, ils ne faisaient pas de mal (les globules), laissant la nature seule se tirer d'affaire, et mettant à profit l'imagination de leurs malades.

Les médecins allopathes (et surtout les pharmaciens) ne s'abstinrent pas de proclamer partout que la dosimétrie n'était qu'une homœopathie déguisée, et nous en firent un grief, disant que nous sacrifiions à des vues de lucre toute notre carrière scientifique : — mais les médecins honnêtes voulurent s'éclairer avant de nous condamner, et nous vîmes ainsi se ranger autour de nous des adeptes de notre doctrine, d'abord en petit nombre, et aujourd'hui « légion ».

C'est ainsi que se constitua l'*Institut libre* de médecine dosimétrique, dont le « *Livre d'Or* » a donné les noms qui passeront ainsi à la postérité, car chacun d'eux peut répéter, non sans un légitime orgueil : *Monumentum exegi œre perennius.*

Et pourquoi ne le diraient-ils pas ? Ayant été à la peine, il est juste qu'ils soient également à l'honneur.

La dosimétrie était donc fondée, mais pour la soutenir, il fallait son organe à elle.

C'est ici qu'éclata de nouveau notre « mercantilisme ».

Ne pouvant nous adresser aux journaux de médecine existants, et d'ailleurs ne voulant pas passer sous les fourches caudines de leur

quatrième page, nous créâmes le *Répertoire universel de médecine dosimétrique humaine et vétérinaire.*

Nous étant désisté volontairement des annonces, et voulant maintenir au *Répertoire* son caractère d'universalité, il fallut un tirage supérieur à celui des journaux de médecine s'adressant à un nombre restreint de lecteurs ; il fut tiré a quinze et vingt mille exemplaires par
mois. Ceux qui sont au courant de ces sortes de publications savent
les sacrifices qu'elles entraînent.

Quant aux abonnés, nous ne pouvions y compter ; d'ailleurs,
nous ne les cherchions pas, notre objectif étant la réforme de la thérapeutique et, par conséquent, d'avoir le plus de lecteurs possible.

Voilà dix-sept ans que ce mercantilisme dure : mais il ne devait
pas se borner là : toute une bibliothèque dosimétrique fut créée soit
par nous, soit par nos adeptes, et livrée — *larga manu,* aux principaux
médecins et aux Bibliothèques publiques. On sait que celles-ci sont
généralement pauvres et vivent de dons. Les nôtres furent acceptés
avec reconnaissance et déférence, ainsi que le prouvent les accusés de
réception que nous conservons dans nos archives de famille.

Nous n'établissons ici aucun calcul : quand on donne on ne
suppute pas.

Voilà notre « mercantilisme », que ceux qui nous le jettent constamment à la tête nous disent quels sont les sacrifices matériels qu'ils
ont fait à la science, derrière laquelle ils se retranchent pour jeter la
balle à un adversaire qui ne veut que le bien général.

On sait ce que Guizot répondait à ses détracteurs : nous n'en
sommes pas là, n'ayant que des adversaires et non des ennemis.

Dr BURGGRAEVE,

à l'âge de quatre-vingt-quatre ans.

POSTFACE

OU PIÈCES JUSTIFICATIVES

CONTROLE SCIENTIFIQUE DES MÉDICAMENTS DOSIMÉTRIQUES
BURGGRAEVE-CHANTEAUD

Le professeur Baudrimont — de si regrettable mémoire — avait bien voulu, à diverses reprises, analyser nos médicaments et même les donner à ses élèves comme matière d'examen. Nous donnons ci-après la lettre de notre collaborateur, faisant connaître que M. Houdas, chimiste attaché à l'Ecole de pharmacie de Paris, a bien voulu, sur sa demande, se charger de ce même contrôle. L'attestation de M. le Professeur Riche et la lettre de M. Houdas feront voir que le corps médical peut avoir confiance dans les médicaments dosimétriques contresignés par nous et soumis à une analyse chimique authentique.

Paris, le 27 juillet 1889.

Monsieur le professeur Burggraeve,

Depuis dix-sept ans que j'ai l'honneur d'être votre collaborateur pour la fabrication des médicaments dosimétriques, je me suis toujours efforcé de mériter la confiance que vous m'accordiez en apportant tous mes soins à des médicaments aussi actifs, sur l'efficacité desquels les médecins dosimètres comptaient pour la guérison de leurs malades. Les nombreuses lettres de félicitations que j'ai reçues de vos principaux adeptes, surtout les vôtres, m'ont encouragé vivement à continuer à bien faire toutes choses et à laisser dire les jaloux. Aujourd'hui, en présence

c.

de l'énorme extension que prend la dosimétrie, par suite de la publication de vos savants ouvrages et la collaboration si active de vos disciples enthousiastes, j'ai l'honneur de vous informer que, pour me seconder dans la tâche si lourde que j'ai sur les bras, et pour donner une impulsion nouvelle à la dosimétrie et mériter encore plus, si c'est possible, la confiance des médecins, je viens d'attacher à l'Institut de médecine dosimétrique de Paris un chimiste aussi savant que modeste, M. Houdas, qui m'est chaudement recommandé par mon ancien maître, M. le professeur Riche, de l'École supérieure de pharmacie de Paris, et un pharmacien distingué, M. Adrian. Vous savez, monsieur le professeur, que lorsque vous m'avez choisi pour votre collaborateur, je n'avais qu'une seule ambition, d'attacher mon nom à une œuvre utile à ma profession ; homme de progrès, et par conséquent décidé fermement à seconder tous vos efforts pour le triomphe de la dosimétrie, qui réalise si hautement un immense progrès en pharmacie et en thérapeutique, vous pouvez être persuadé que tous mes efforts tendront à l'accomplissement de ce but.

Veuillez agréer, monsieur le professeur, l'assurance de mon entier dévouement.

CH. CHANTEAUD,
pharmacien de première classe.

Paris, le 26 juillet 1889.

Monsieur le professeur Burggraeve,

J'ai été présenté comme chimiste à M. Chanteaud par M. Adrian, dont vous avez dû entendre souvent parler ; M. le professeur Riche, mon maître, et je pourrais même dire mon ami, a bien voulu appuyer ma demande par une lettre que vous recevrez en même temps que la mienne.

Je me mets complètement à votre disposition pour les travaux qui sont de ma compétence dans le vaste domaine de l'alcaloïdothérapie et de la dosimétrie que vous avez fondée et dont vous avez tiré un si heureux parti.

Je me propose de vous donner chaque mois un rapport détaillé, et sur les produits que vous employez, et sur la répartition de ces produits dans les granules dosimétriques préparés par M. Chanteaud.

Vous pouvez être assuré d'avance, monsieur le professeur, que toutes ces analyses seront faites avec un soin scrupuleux et qu'elles seront l'expression de la vérité la plus entière.

Je me propose aussi de vous donner, quand le temps me le permettra, des articles touchant la chimie et la toxicologie des alcaloïdes. Je tâcherai de mettre à profit mon expérience personnelle pour faire avancer, dans la mesure de mes moyens ces questions si intéressantes.

M. le professeur Riche, à qui j'en ai demandé l'autorisation, a bien voulu me permettre de signer mes articles, en considération de l'honorabilité bien connue de M. Chanteaud.

De votre côté, monsieur le professeur, je vous serais bien reconnaissant de m'aider de vos conseils, afin de me faciliter ma tâche et de me tracer un programme, suivant vos idées, de ce que j'aurai à faire.

Veuillez agréer, monsieur le professeur, l'assurance du plus profond respect de votre serviteur.

J. HOUDAS,

pharmacien chimiste, ex-préparateur du Cours de chimie de
M. le professeur Riche, lauréat de l'École de pharmacie
(médaille d'or) et de la Société de pharmacie (prix de
thèses).

Paris, le 27 juillet 1889.

Monsieur Chanteaud,

Je suis heureux d'avoir à recommander un homme comme M. Houdas.

Je laisse de côté sa probité et la droiture de son caractère qui sont parfaites.

Il a fait à l'École de pharmacie de très bonnes études, qui se sont terminées par une thèse.

Il a été pendant cinq années préparateur à cette école du Cours de chimie minérale, et c'est lui qui a fait le déménagement du laboratoire de l'ancienne école à la nouvelle. Le laboratoire étant beaucoup plus grand, il a eu la tâche d'améliorer l'ancienne collection qui était en mauvais état et de l'augmenter. Il s'est occupé de ce soin avec le plus grand zèle et la plus grande économie.

En somme, je considère qu'il est difficile, pour un chef d'une maison industrielle ou pharmaceutique, de faire un meilleur choix pour chef de laboratoire.

Veuillez agréer, monsieur, l'assurance de mes sentiments distingués.

A. RICHE,

membre de l'Académie de médecine,
professeur à l'École de pharmacie de Paris.

RAPPORT MENSUEL

SUR LES

ANALYSES QUALITATIVES ET QUANTITATIVES DE DIVERS ALCALOIDES

Produits Chimiques et Pharmaceutiques

DE LA MAISON CHANTEAUD ET Cie

Paris, 30 août 1889.

Monsieur Chanteaud,

Vous trouverez ci-joints les résultats des analyses que vous m'avez confiées.

Ces analyses se répartissent de la façon suivante :

1° Dix échantillons d'alcaloïdes, glucosides ou sels alcaloïdiques ;

2° Un échantillon d'arséniate de soude ;

3° Un échantillon d'acide tartrique dont je vous ai donné le détail de l'analyse pendant le courant du mois ;

4° Seize échantillons de granules dosimétriques divers sur lesquels j'ai pratiqué soixante-six dosages.

D'après les chiffres que vous trouverez ci-joints, vous verrez que les résultats sont très satisfaisants.

Veuillez agréer, Monsieur, l'assurance du plus profond respect de votre bien dévoué.

J. HOUDAS.

Digitaline. — Deux échantillons présentant exactement les mêmes caractères, ce qui n'a rien d'extraordinaire puisqu'ils proviennent de la même fabrication.

Le produit se présente sous l'aspect d'une poudre blanche, très légèrement jaunâtre, hygroscopique, soluble dans *l'eau, insoluble dans le chloroforme* et l'éther.

La solution alcoolique abandonnée à l'évaporation spontanée laisse un résidu amorphe.

La solution aqueuse mousse abondamment par l'agitation ; elle est précipitable par le tannin et l'acétate de plomb ammoniacal.

Avec l'acide chlorhydrique coloration jaunâtre.

Avec l'acide sulfurique coloration rougeâtre devenant pourpre par l'addition d'eau bromée.

Tous ces caractères sont ceux de la *digitaline pure*.

Aconitine. — Deux échantillons identiques.

Poudre blanche, à peine jaunâtre, insoluble dans l'eau, soluble dans l'alcool, l'éther et le chloroforme ; soluble dans l'eau acidulée. Très légèrement amère, elle produit sur la langue et la gorge un picotement très désagréable.

Par évaporation de ces solutions je n'ai obtenu qu'un résidu amorphe.

Les réactions du produit sont les suivantes :

Acide azotique : pas de coloration ;

Acide sulfurique : coloration jaunâtre passant au violet ;

Acide phosphorique à chaud : coloration violette.

La solution d'aconitine précipite par le chlorure d'or, de platine, le bichlorure de mercure.

En résumé, le produit présente tous les caractères d'une bonne aconitine *amorphe*.

Caféine. — Poudre blanche, assez soluble dans l'eau bouillante, très soluble dans l'alcool, l'éther et le chloroforme.

La solution alcoolique abandonnée à l'évaporation spontanée cristallise en longues aiguilles blanches. Il en est de même avec les autres dissolvants.

Le produit chauffé avec précaution entre deux verres de montre se sublime sans laisser de résidu.

Les réactions sont les suivantes :

Rien avec les acides sulfurique et chlorhydrique ;

Avec l'acide azotique coloration jaunâtre ; si on ajoute de l'ammoniaque après évaporation de l'acide, coloration pourpre ;

Même réaction en substituant le chlore avec l'acide azotique ;

En résumé, la caféine est d'une pureté absolue.

Atropine. — Poudre impalpable, d'un blanc parfait, insoluble dans l'eau, soluble dans l'alcool, l'éther et le chloroforme.

Les solutions se cristallisent parfaitement par évaporation du véhicule. Chauffé sur une lame de platine, le produit ne laisse aucun résidu.

Produit la dilatation de la pupille.

Atropine pure.

Colchicine. — Poudre jaunâtre, soluble dans l'eau, l'alcool, l'éther et le chloroforme. La solution chloroformique, additionnée de ligroïne et abandonnée à l'évaporation spontanée, n'a donné qu'un résidu amorphe.

La solution précipite par les réactifs généraux des alcaloïdes, sauf par le chlorure de platine.

Coloration jaunâtre intense par l'acide sulfurique.

Avec l'acide azotique, coloration violette passant au brun, puis au jaune.

Aconitine. — Granules au demi-milligramme.

I.	8 granules ont donné 0,003	de résidu, soit 0,0004 par granule.
II.	5 granules — 0,0035	— 0,0007 —
III.	4 granules — 0,0035	— 0,0087 —
IV.	20 granules — 0,0095	— 0,000475 —

Le résidu est amorphe et présente tous les caractères de l'aconitine que nous avons étudiée plus haut.

Caféine. — Granules à un milligramme.

I. 20 granules ont donné 0,0210 de caféine cristallisé, soit 0,00105 par granule.
II. 10 granules — 0,010 — 0,001 —
III. 5 granules — 0,006 — 0,0012 —

Alcaloïde parfaitement cristallisé indiquant une matière première d'une pureté absolue.

Brucine. — Granules au demi-milligramme.

I. 20 granules ont donné 0,0095 de brucine, soit 0,00048 par granule.
II. 10 granules — 0,0045 — 0,00045 —
III. 5 granules — 0,00250 — 0,0005 —

La solution chloroformique, abandonnée à l'évaporation spontanée, a donné des cristaux blancs, insolubles dans l'eau et l'éther, solubles dans l'alcool et le chloroforme.

Coloration rouge avec l'acide azotique.

La solution chlorhydrique se colore en rouge sang par l'action du chlore.

En résumé, brucine pure.

Colchicine. — Granules au demi-milligramme.

I. 20 granules ont donné 0,010, soit par granule 0,0005 de colchicine.
II. 6 granules — 0,00325 — 0,00055 —
III. 5 granules — 0,00275 — 0,00055 —

Le résidu de l'épuisement des granules par les liquides appropriés est amorphe et présente tous les caractères de la colchicine étudiée dans la première partie de ce rapport.

Atropine. — Granules au demi-milligramme.

I. 20 granules ont donné 0,01 d'alcaloïde cristallisé, soit 0,0005 par granule.
II. 6 granules — 0,00275 — 0,00046 —
III. 4 granules — 0,0015 — 0,0004 —

L'alcaloïde obtenu par évaporation du dissolvant est parfaitement cristallisé et donne tous les caractères de l'atropine.

Sulfate d'atropine. — Granules au demi-milligramme.

Nous avons dosé l'atropine à l'état libre et nous l'avons ramenée par le calcul à l'état de sulfate.

Réactif d'Erdmann, coloration bleue très fugace.

Réactif de Froehde, coloration jaune passant peu à peu au vert jaunâtre pour redevenir jaune.

En résumé, le produit présente tous les caractères d'une bonne colchicine amorphe.

Guaranine. — Poudre blanche, soluble dans l'eau bouillante, l'éther, le chloroforme, l'alcool. L'évaporation des dissolvants la laisse parfaitement cristallisée.

Elle donne toutes les réactions obtenues avec la caféine.

Hyosciamine. — La solution alcoolique qui m'a été remise est colorée. Évaporée, elle donne un résidu amorphe brun, insoluble dans l'eau, soluble dans l'alcool, l'éther, le chloroforme. Le produit donne les réactions de l'hyosciamine, mais est un peu coloré.

Arséniate de soude. — Nous avons dosé l'arsenic par le nitrate d'argent et nous avons constaté que l'eau d'hydratation contenue dans le sel est bien celle que l'on doit trouver dans l'arséniate de soude pur.

Nitrate de pilocarpine. — Poudre blanche, qui dissoute dans l'eau, abandonne par évaporation des cristaux bien nets.

L'alcaloïde obtenu de ce sel est liquide et donne tous les caractères de la pilocarpine.

Nous avons recherché la jaborine dans le produit : nous n'en avons pu constater la présence.

ANALYSE DES GRANULES DOSIMÉTRIQUES

Nous avons fait plusieurs dosages en variant la quantité des granules, de façon à bien déterminer si la répartition du médicament est uniformément faite. La méthode d'extraction que nous avons employée pour retirer l'alcaloïde des granules est d'une rigueur absolue.

A part l'alcaloïde ou autres principes actifs, les granules sont composés de sucre à l'exclusion de toute matière gommeuse ou poudres inertes.

Digitaline. — Granules à un milligramme.

I. 10 granules nous ont donné 0,012,   soit 0,0012 par granule.
II. 5 granules   —   0,00475, soit 0,00095   —
III. 4 granules   —   0,004,   soit 0,001   —

Le résidu de l'évaporation du dissolvant est amorphe, très amer et présente tous les caractères de la digitaline pure, que nous avons étudiée plus haut.

Atropine. — Granules au demi-milligramme.

I. 20 granules de sulfate ont donné 0,008 d'atropine, ce qui correspond à 0,0107 de sulfate, soit par granule 0,00053.
II. 10 granules ont donné 0,0045 d'atropine, soit par granule 0,00045 et 0,0006 de sulfate.
III. 5 granules ont donné 0,00225 d'atropine, soit par granule 0.00045 et 0,0006 de sulfate.

L'alcaloïde libre est parfaitement cristallisé et donne tous les caractères de l'atropine.

Codéine. — Granules à un milligramme.

I.   10 granules ont donné 0,01025 codéine, soit 0,001 par granule.
II.   6 granules   —   0,0060   —   0,001   —
III. 5 granules   —   0,00575   —   0,0011   —

Le résidu de l'épuisement des granules, repris par l'éther et abandonné à l'évaporation spontanée laisse de la codéine cristallisée.

Réactif de Froehde, coloration vert-brun passant à l'indigo.

Acide sulfurique et un oxyde de fer, coloration bleue.

En résumé, la codéine est pure.

Narcéine. — Granules à un miligramme.

I.   10 granules ont donné 0,00875, soit 0,000875 par granule.
II.   8 granules   —   0,00725, soit 0,0009   —
III. 5 granules   —   0,00425, soit 0,00085   —

Le résidu de l'évaporation du dissolvant est cristallisé en petites aiguilles blanches présentant tous les caractéres de la narcéine pure.

Coloration bleue avec l'eau iodée.

Hyosciamine. — Granules au demi-milligramme.

I.   10 granules ont donné 0,003,   soit 0,0003 par granule.
II. 10 granules   —   0,003,   soit 0,0003   —
III. 5 granules   —   0,00175   soit 0,00035   —
IV. 20 granules   —   0,0065,   soit 0,00035   —

Le résidu de l'évaporation du dissolvant est brun et amorphe : il présente les caractéres de l'hyosciamine.

Guaranine. — Granules à un milligramme.

I.   10 granules ont donné 0,009,   soit 0,0009 par granule.
II.   4 granules   —   0,004,   soit 0,001   —
III. 6 granules   —   0,00525, soit 0,00087   —

Alcaloïde parfaitement cristallisé donnant tous les caractéres de celui que nous avons étudié dans la première partie de ce rapport.

Nitrate de pilocarpine. — Granules à un milligramme.

I. 10 granules donnent 0,00675, ce qui correspond à 0,0087 de nitrate, soit 0,0009 par granule.
II. 5 granules donnent 0,0045, ce qui correspond à 0,0055 de nitrate, soit 0,0011 par granule.
III. 4 granules donnent 0,0025, ce qui correspond à 0,0032 de nitrate, soit 0,0010 par granule.

Le résidu de l'épuisement des granules est une matiére liquide huileuse, à peine colorée. Elle nous a présenté tous les caractéres de l'alcaloïde retiré de l'échantillon étudié dans la première partie de ce rapport.

Chlohrydrate de morphine. — Granules à un milligramme.

L'alcaloïde obtenu à l'état libre a été transformé en chlorhydrate et pesé tel.

I. 10 granules ont donné 0,0125 chlorhydrate, soit 0,00125 par gramme.
II. 5 granules   —   0,005   —   0,001   —
III. 4 granules   —   0,0045   —   0,0011   —

Alcaloïde parfaitement cristallisé, ainsi que son chlorhydrate, ce qui indique la pureté du produit employé.
Réaction rouge avec l'acide azotique.

Sel de Grégory. — Granules à un milligramme.

Comme pour le chlorhydrate de morphine, les alcaloïdes obtenus à l'état de liberté ont été transformés en chlorhydrate et pesés tels.

I. 10 granules ont donné 0,0105   soit 0,001 par granule.
II. 5 granules   —   0,006   soit 0,0012 —
III. 4 granules   —   0,00375 soit 0,00094 —

Le résidu de l'évaporation de la solution alcaloïdique est parfaitement cristallisé ainsi que la solution de chlorhydrate.

Nous avons constaté les réactions de la codéine et de la morphine.

Arséniate de strychnine. — Granules au demi-milligramme.

Nous avons dosé la strychnine contenue dans différentes quantités de granules et nous en avons déduit par le calcul la quantité d'arséniate.

I. 10 granules nous ont donné, tous calculs faits, 0,00045 par granule.
II. 5 granules   —   —   0,0005 —
III. 4 granules   —   —   0,000475 —

Le résidu alcaloïdique est parfaitement cristallisé.

Avec l'acide sulfurique et le bichromate de potasse, il nous a donné une coloration violette. Nous avons trouvé tous les caractères de la strychnine pure.

Arséniate de soude. — Granules à un milligramme.

Nous avons dosé l'arsenic à l'état de sulfure et nous en avons déduit par le calcul le poids d'arséniate de soude.

I. 10 granules nous ont donné, tous calculs faits, 0,00125 par granule.
II. 10 granules   —   —   0,00095 —
III. 6 granules   —   —   0,001 —

J. Houdas, chimiste.

CONCLUSION

Maintenant que les médecins dosimétristes ont tous les éléments de la dosimétrie en main, c'est à eux à la soutenir contre les attaques de ses adversaires. Ils auront surtout à se mettre en garde contre les contrefaçons ou plutôt sophystications de soi-disant granules dosimétriques fondées sur le bon marché. On sait ce que vaut le bon marché en médecine — comme du reste dans le commerce en général — c'est-à-dire de la « camelotte ». Qu'on nous pardonne ce terme vulgaire qui caractérise leur marchandise.

Nous n'imposons pas nos granules aux médecins, libre à eux de les faire préparer eux-mêmes ; mais qu'ils fassent bien attention que ce soit d'après les règles de la dosimétrie s'ils ne veulent avoir des accidents, comme cela est déjà arrivé. Le jour où le médecin ne pourra plus compter sur ses armes, il perdra, d'un coup, la confiance de ses clients. Maintenant le problème est posé.

La dosimétrie ou rien.

D. BURGGRAEVE.

Janvier 1890.

PIÈCES JUSTIFICATIVES

LA DOSIMÉTRIE JUGÉE AU DELA DES MERS

RÉFORMATION DE LA PRATIQUE MÉDICALE AU MOYEN DE LA LA MÉTHODE DOSIMÉTRIQUE ; PETITES DOSES DES PRINCIPES ACTIFS DES PLANTES, MATHÉMATIQUEMENT MESURÉES ET ADAPTÉES SCIENTIFIQUEMENT AUX MALADIES. — AVEC UNE ESQUISSE BIBLIOGRAPHIQUE DU Dr BURGGRAEVE.

PAR LE Dr J.-E. MACNEILL (*médecin à Denver E.-U. Colorado*)

La méthode de pratique dite *Dosimétrie*, c'est-à-dire l'emploi de petites doses des principes actifs des plantes, mathématiquement mesurées et appliquées scientifiquement aux diverses maladies fut promulguée par le Dr Burggraeve, professeur de l'Université de Gand (Belgique), il y a une vingtaine d'années, environ.

Cette méthode si courageusement et si habilement expérimentée, dérivant d'une source si éminente, attira l'attention de plusieurs des médecins les plus habiles de l'Europe, qui bientôt lui donnèrent leurs suffrages. Fortifié par la connaissance intime des avantages de la nouvelle médecine sur les anciens systèmes de traitement, en ce qui concerne la diminution de la mortalité et de la souffrance, ainsi que du maintien de la santé et de la longévité, le Dr Burggraeve, après de longues années de travaux entrepris pour le perfectionnement de sa méthode et l'instruction de ses collègues, est à présent récompensé par le fait que plus de 10,000 praticiens, les plus habiles et les plus avancés de l'Europe et de l'Amérique, avec une clientèle probablement de 20,000,000, sont aujourd'hui dosimètres. Une extension si rapide et si énorme témoigne de la faveur avec laquelle la nouvelle méthode est adoptée partout où elle a été connue. Son utilité et son succès dans le traitement des maladies et dans le maintien de la santé, constituent sa grande recommandation auprès de ses patrons. On commence partout à la reconnaître comme étant la seule méthode qui soit absolument sans danger, exacte, scientifique, et sur laquelle on peut compter.

Les substances employées dans la pratique dosimétrique sont les principes actifs des plantes, pour la plupart des alcaloïdes et des glucosides cristallisés. Les granules contiennent une quantité exactement pesée d'une substance simple dont la composition est invariable, dont les effets sont toujours les mêmes et peuvent être prévus avec certitude. Ces médicaments employés par le Dr Burggraeve et ses collègues en dosimétrie sont préparés exclusivement par M. Ch. Chanteaud pharmacien de 1re classe à Paris, et sont toujours uniformes en puissance et en efficacité. Depuis l'origine M. Chanteaud a été le collaborateur actif du professeur Burggraeve, et a fondé la Pharmacie dosimétrique, dont l'exactitude des préparations a aidé si puissamment au merveilleux succès de la dosimétrie. Chaque granule contient, selon le médicament, un demi-milligramme, un milligramme ou un centigramme (10 milligrammes) de substance active protégée par du sucre de lait. Ces quantités correspondent à $^1/_{130}$, $^1/_{65}$ et $^1/_{6}$ d'un *grain* anglais.

Les granules sont administrés un ou plusieurs à la fois, selon l'âge et la constitution du malade. Ils sont rapidement dissous par les liquides de l'estomac et sont absorbés endéans dix ou quinze minutes ; de sorte qu'il n'y a aucun danger d'accumulation, comme cela arrive avec les pilules et autres préparations pharmaceutiques que l'on prescrit à doses trop grandes et qui ne sont pas si aisément absorbées ni assimilées ; de plus, dans le traitement dosimétrique il y a toujours le lavage intestinal chaque matin, à l'aide d'une petite quantité de Sedlitz-Chanteaud, qui a l'effet triple d'agir sur les voies digestives, les reins et la peau.

Le Dr Burggraeve a établi quelques règles de traitement, règles bien simples, mais d'une grande valeur pratique. Dans chaque maladie il distingue deux périodes : la première purement dynamique, ne présentant que des troubles fonctionnels ; la seconde organique, accompagnée d'un changement dans les tissus.

C'est dans la première de ces périodes que le médecin dosimètre emploie ses moyens les plus actifs afin de juguler la maladie, c'est-à-dire son avortement. D'où le Dr Burggraeve déduit cette règle : d'opposer à une maladie aiguë un traitement aigu et de répéter les petites doses fréquemment jusqu'à ce que l'effet désiré soit obtenu, nonobstant la quantité de médicament administrée. Ainsi on écarte toute idée de doses *maxima* et *minima*, qu'on a jusqu'ici regardée comme un axiome, et qui entravent le succès tout autant que les fortes doses auxquelles on donne toujours certaines drogues. Les petites doses facilitent l'absorption du médicament et donnent la certitude que la quantité désirable ne sera pas dépassée. On peut regarder la maladie comme une résistance au remède, ou plutôt comme la résistance de l'organisme au remède. La dose doit donc, être adaptée à la résistance morbide. Cette adaptation ne peut être connue d'avance ; l'organisme et l'état du malade peuvent seuls l'indiquer. Le médecin dosimètre a ainsi la voie qu'il doit suivre, clairement tracée devant lui par les indications ou les phénomènes présentés par la maladie. Il n'y a pas de danger qu'il commette une imprudence en donnant trop, parce qu'il arrête ou éloigne les doses lorsque l'effet utile commence à se manifester; d'un autre côté, il n'a pas besoin d'être timide dans l'application de ses remèdes car il est guidé par la règle formulée par Burggraeve : de continuer à donner le remède jusqu'à ce qu'un effet utile ou suffisant ait été obtenu, c'est-à-dire, un résultat qui est sensible au malade ou appréciable au médecin traitant.

Un granule de trop peu peut empêcher l'effet désiré ; un granule de plus, en augmentant cet effet, ne peut faire de mal.

Il ne peut y avoir de traitement exact sans connaissance clinique exacte et un remède précis. Ce dernier ne peut se trouver que dans les alcaloïdes ou les principes actifs des plantes médicinales.

Si les hésitations manifestées par quelques médecins en ce qui concerne les alcaloïdes résulte de ce qu'ils les regardent comme des poisons, on peut les justifier jusqu'à un certain point, car dans la pratique ordinaire ou allopathique, il y a de nombreux exemples d'empoisonnements dus à une connaissance insuffisante de leur puissance, ou de manque de soins dans les prescriptions.

Il en est tout autrement dans la pratique dosimétrique ; car, parmi les milliers de cas ainsi traités depuis l'origine de la nouvelle méthode, on ne

d.

peut citer un seul exemple d'empoisonnement. « Avec la dosimétrie — dit l'éminent professeur Laura de Turin — l'empoisonnement est matériellement impossible. » Ce même savant praticien, dans sa *Pharmacopee dynamique comparée*, récemment publiée, nous dit que vingt-cinq ans de sa vie ont été consacrés aux hôpitaux, à l'instruction et à la pratique privée. Pendant dix huit ans de ce temps il a suivi les règles de l'École ordinaire, mais depuis sept ans il s'est voué à l'étude et à la pratique de la dosimétrie exclusive ment. Il affirme être profondément convaincu que cette nouvelle méthode constitue un grand progrès dans la science et dans l'art médical, qu'elle rend au médecin la foi dans la puissance de l'art de guérir, lui épargne les dangers d'un traitement excessif et rend ainsi à l'humanité souffrante des services bien supérieurs à ceux fournis par la vieille pratique ordinaire.

Parmi les collègues du Dr Burggraeve on compte déjà plusieurs des praticiens les plus habiles de l'Europe qui ajoutent chaque jour à la popularité de la dosimétrie par leur expérience, leurs recherches et leurs découvertes. On doit spécialement mentionner le Dr Fontaine, de Bar-sur-Seine, qui a bien mérité de ses concitoyens et surtout des familles, par sa découverte d'un traitement simple et infaillible de la diphthérie, et en général de toutes ces affections contagieuses si fréquentes et si fatales chez les enfants.

C'est au Dr Burggraeve et à sa méthode renforcée et perfectionnée par la coopération de ses savants collègues, que doivent se reporter les bénédictions de plusieurs milliers de parents dont les enfants ont été sauvés par le traitement dosimétrique dans des épidémies de diphthérie, de croup, de fièvre jaune, de scarlatine, de variole, etc. etc., dont les victimes se comptent par milliers dans toutes les parties du monde, et contre lesquelles les médecins de l'ancienne école, avec leur multiplicité d'idées contradictoires et leurs remèdes hétérogènes et impurs, sont impuissants à lutter. Combien de temps encore veulent-ils persévérer dans cette lutte inégale, contre un ennemi si cruel et si bien armé, tandis que toutes les considérations d'humanité, d'honneur professionnel et de succès les invitent à s'armer des moyens plus modernes, plus scientifiques et plus efficaces qui ont été mis à leur disposition par la dosimétrie ?

Le Dr Oliviera Castro, d'Oporto, un autre savant médecin, dans son intéressant et instructif livre : *Éléments de thérapeutique et de clinique dosimétriques* (traduit en anglais, en 1888) prouve la grande supériorité de la dosimétrie sur tous les systèmes de pratique actuellement en vogue, surtout dans le traitement des maladies contagieuses, soit chez l'enfant, soit chez l'adulte. Grâce aux granules dosimétriques, si actifs malgré leur petitesse (qu'il ne faut nullement confondre avec les globules homœopathiques), le médecin sait avec la plus grande certitude, ce qu'il fait pour son malade. Si on l'appelle à temps, les attaques les plus graves de pneumonie ou de pleurésie par exemple, disparaissent en quelques jours.

La fièvre typhoïde cèdera endéans une ou deux semaines par le traitement dosimétrique institué de bonne heure, et ne laissera aucune de ses terribles suites, si communes avec le traitement ordinaire ; tandis que toutes les maladies éruptives, variole, rougeole, scarlatine, etc., n'étant plus sous l'influence de l'état fébrile ou de l'irritation de la peau, suivront leur cours sans danger pour le malade. Le fait vaut bien quelque chose aussi : que par le traitement dosimétrique le malade échappe aux médicaments nauséabonds et aux doses excessives des allopathes, qui sont des obstacles sérieux à la guérison. De même le malade n'a pas à subir les délusions du traitement homœopathique. Les granules dosimétriques sont élégants, facile à prendre et rapidement assimilés ; ils s'accomodent parfaitement aux estomacs les plus sensibles, et constituent dans le traitement des maladies de véritables « armes de précision » Quant à l'expectation — c'est-à-dire, d'attendre que le malade guérisse ou meure avant que le médecin sache *exactement* ce qu'est la maladie, ou ce qu'elle deviendra, hésitant sur le traitement qu'il devra adopter ou négligeant tout traitement — la pratique dosimétrique la répudie entièrement.

En dosimétrie on commence le traitement *de suite*, par des remèdes exactement applicables aux conditions existantes, et par doses scientifiquement mesurées aux exigences du cas. *On ne perd pas de temps* (ce qui est un facteur d'une grande importance), à aller chercher quelque mélange nauséabond chez le pharmacien, au risque qu'il ne sera pas pris comme il le faut, même lorsqu'on est parvenu à l'obtenir. Presque tous les enfants refusent par *instinct* de prendre les médecines ordinairement prescrites pour eux. Les adultes les refusent par *instinct* et par *raison* ; et dans la grande majorité des cas ils sont tout aussi intraitables, sous ce rapport, que les enfants.

A côté de cette objection si sérieuse, se place celle plus sérieuse encore, et qui hélas! est souvent fatale au malade ; ce sont les erreurs qui se commettent soit dans la prescription, soit dans la préparation. Pour en peu dire, les chances courues ainsi par un malade sont bien hasardeuses. Des erreurs de·cette espèce sont d'occurrence journalière, dues à la hâte, à l'ignorance, ou à un manque de soins. Encore, en prenant la même ordonnance à différentes pharmacies, on obtiendra des médicaments de puissances variables dans la plupart des cas. Cela ne peut être évité à cause des défauts dans le système tout entier de la polypharmacie et de l'art de formuler. Quelque compétent que soit le pharmacien, il lui est impossible pratiquement, de connaître la force variable des nombreux médiments rangés sur les rayons de son officine, médicaments achetés à différents marchands et préparés à l'aide de formules et de méthodes différentes. Des changements chimiques ont lieu nécessairement dans beaucoup de ces drogues, résultant de leur âge avancé, et des conditions atmosphériques ou de température auxquelles elles ont été soumises nécessairement.

Personne n'est assez aveugle pour de ne pas voir que dans de telles conditions la pratique de la médecine ne peut jamais devenir une science exacte, ni même en approcher de fort loin !

La nouvelle méthode dosimétrique est prompte en son action et décisive en ses résultats ; elle est parfaitement agréable au malade, facteur qui souvent décide la question de vie ou de mort. En un mot, la dosimétrie comprend tous les mérites et avantages (et bien plus encore) des autres systèmes de pratique', et rejette leurs défauts et leurs erreurs. Dans les classes intelligentes elle commence rapidement à être préférée et à gagner de la popularité, à cause de ses effets si prompts et si supérieurs. Cela est surtout le cas en Europe où on l'a connue plus longtemps et où un fort grand nombre de médecins sont convaincus de sa supériorité, et l'ont adoptée comme base de l'unification de la médecine. En un mot, comme le dit l'éminent professeur Laura : *La dosimétrie s'impose au médecin comme un devoir*.

Depuis que nous avons écrit les lignes ci-dessus nous avons appris qu'à l'*Académie de médecine* de Paris, quelques-uns des médecins les plus distingués se sont prononcés très fortement en faveur de la médication alcaloï-dique. Je cite la phrase suivante des rapports officiels, 3 février 1889 :

« Le professeur Germain Sée a conclu ainsi quant aux médicaments cardiaques : Pour remplir les conditions thérapeutiques les principes essentiels des plantes, c'est-à-dire les alcaloïdes et les glucosides ont des avantages incontestables sur les plantes elles-mêmes... Dans tous les cas nous pouvons nous passer de la plante, qui constitue un mélange irrégulier et dangereusement variable. Mais nous ne pouvons jamais nous passer du principe actif, principe fixe et défini chimiquement, que l'on peut formuler avec précision ; le choix entre les deux ne peut être douteux. »

— A la même séance de l'Académie, le Dr Laborde a lu un mémoire sur la thérapeutique alcaloïdique ; voici les conclusions auxquelles il est arrivé :

1. « Dans chaque préparation médicinale obtenue du règne végétal, il existe une ou plusieurs substances actives à l'aide desquelles elle exerce son action physiologique et thérapeutique ;

2. Lorsque cette substance active, s'il y en a, a été isolée, déterminée et formulée chimiquement — en quel cas ont doit la regarder comme un principe immédiat — c'est à cette substance que nous devrions nous adresser pour l'emploi thérapeutique, après l'avoir préalablement soumise à des essais cliniques ;

3. En effet, tandis que le principe immédiat est toujours identique, invariable quant à sa constitution chimique et à son action physiologique ou médicamenteuse, la substance de la plante entière est essentiellement complexe et variable, non seulement à l'égard de sa composition mais quant à ses effets, et elle ne pourra jamais donner que des résultats multiples, divers, mal définis et mal connus ».

(Traduit de l'Anglo-Américain, par le Dr PHIPSON de Londres).

Denver, Colorado, juin 1889.

ŒUVRE SCIENTIFIQUE

DU

Professeur BURGGRAEVE

Cette œuvre correspond aux diverses phases de la carrière scientifique
de l'auteur

ANATOMIE

I. *Études sur André Vésale.* 1 vol. gr. in-8 avec le portrait authentique et une autographie du créateur de l'anatomie de l'homme. Gand. (Epuisé).

II. *Éloge d'André Vésale* (Dans les mémoires de l'Acad. roy. de méd. de Belgique).

III. *Histoire de l'Anatomie* depuis son origine jusqu'à nos jours. In-8 avec portrait. Gand.
    —   —   Gr. in-8, 2ᵉ édition, Bruxelles.

IV. *Histologie* ou *Anatomie générale* appliquée à la physiologie et la pathologie, avec planches gravées. In-8. Gand.
    —   —   2ᵉ édition, gr. in-8 avec gravures intercalées dans le texte, Gand.
    —   —   3ᵉ édition, Bruxelles.

V. *Études sur les monstruosités.* Dans les *Annales* de la Soc. de méd. de Gand.

VI. *De l'analogie de composition du foie et des poumons.*   —

CHIRURGIE

I. *Cours de chirurgie théorique et pratique.* In-8 avec planches, Bruxelles.

II. *Tableaux synoptiques de clinique chirurgicale.* In-8, Gand (Cet ouvrage a été traduit en Allemagne).

III. *Le Génie de la chirurgie contemporaine.* In-8, Gand.
    —   —   2ᵉ édition, gr. in-8, avec portrait, Bruxelles.

IV. *Autoplastie de la face.* Dans les *Annales* de la Soc. de méd. de Gand.

V. *Appareils ouatés,* avec planches. Dans le *Bulletin* de l'Acad. roy. de méd. de Belgique.
    —   —   In-folio, avec planches, Bruxelles.

VI. *La Croix rouge ou soins à donner aux blessés.* — Dans le *Bulletin* de l'Acad. roy. de méd. de Belgique.

VII. *Traité des entorses et leur traitement.*   —   —

MÉDECINE

I. *Monument à Jenner.* In-4, avec portrait, Bruxelles.

II. *Le Vaccin vengé.* In-12, Gand.

III. *Études médico-philosophiques* sur Joseph Guislain. — In-8, avec portrait et un projet de monument à la mémoire du rénovateur du régime des aliénés en Belgique.

IV. *Études sur Hippocrate.* Gr. in-8, avec portrait, Bruxelles. (Une deuxième édition est sous presse).

V. *Le choléra indien.* 2 éditions, Gand-Bruxelles.

HYGIÈNE ET MÉDECINE POPULAIRE

I. *La longévité humaine et moyens d'y arriver.* In-12, trois éditions.

II. *Hygiène des gens du monde.* In-12, en 20 opuscules.

III. *Surveillance maternelle.* In-12, avec frontispice.

IV. *Hygiène des pays torrides.* In-12, avec frontispice.

V. *Études sociales : Amélioration physique et morale de la classe ouvrière.*

VI. *Études médico-économiques,* in-8 avec frontispice.

VII. *A la mer.* In-8, trois éditions.

VIII. *Amélioration de l'espèce humaine.* — Gand, Bruxelles, deux éditions.

IX. *La Belgique au Congo,* brochure in-8 avec une carte panoramique de l'Afrique.

MÉDECINE DOSIMÉTRIQUE

I. *Médecine atomistique.* In-8, Bruxelles.

II. *Guide de médecine dosimétrique.* In-16, avec tableaux synoptiques. Bruxelles.

III. *Répertoire universel de médecine dosimétrique humaine et vétérinaire.* 17 volumes (1873-1879. Continue).

IV. *Livre d'or de la médecine dosimétrique.* Gr. in-8, Bruxelles.

V. *Miscellanées de médecine dosimétrique.* In-8, quatre séries. Bruxelles.

VI. *Nouvel organon de médecine dosimétrique.* Gr. in-8 interfolié.

VII. — *de méd. véter.* — —

VIII. *Guide ou memento du médecin dosimétriste.* Gr. in-8 interfolié.

IX. *Fin et moyens de la médecine dosimétrique.*

X. *De l'état puerpéral et de son traitement dosimétrique* par le Dr Hamon du Fresnay, avec une introduction du Dr Burggraeve. Grand in-8 interfolié (sous presse).

XI. *Manuels de méd. dosim.* 18 opuscules, in-12.

POUR PARAITRE : *Traité de la fièvre typhoïde et son traitement dosimétrique,* par le Dr G. Goyard, gr. in-8 interfolié, avec une introduction historique du Dr Burggraeve.

GUIDE

DU

MÉDECIN DOSIMÉTRISTE

THÉRAPEUTIQUE DOSIMÉTRIQUE

I

HISTORIQUE

Une réforme aussi importante que celle de la médecine n'a pu se faire sans de grandes difficultés.

On peut dire, comme du peuple romain :

> Tantæ molis erat romanam condere gentem.
>
> VIRGILE.

Il ne sera donc pas sans intérêt de donner ici un court historique de la manière dont cette révolution (car c'en est une) s'est faite.

Étant chirurgien, ce n'est pas de notre côté que l'idée de cette réforme pouvait venir. Comme beaucoup de nos collègues, nous croyions à la toute-puissance de l'art pour guérir nos blessés sans le secours de la médecine. Nous avions même une assez mince opinion de cette dernière, voyant l'insuffisance de ses moyens.

Nous pensions, comme le Nestor de la médecine contemporaine, Bouchardat, quand il dit :

« J'ai eu deux phases distinctes dans ma vie thérapeutique. J'ai consacré une partie de ma jeunesse à la thérapeutique pharmaceutique et mon âge mûr aux recherches originales de la thérapeutique hygiénique. En avançant dans la vie, les jeunes médecins verront, comme moi, que la pharmaceutique ne tient pas toutes ses promesses, et ils reviendront bien souvent à l'emploi sagement dirigé des modificateurs hygiéniques. »

C'est-à-dire que nous faisions peu ou pas de médecine interne. A part deux alcaloïdes, la quinine et la morphine, tous les autres étaient lettre morte pour nous. Même nous en avions peur comme de terribles poisons. Ainsi nous l'avaient enseigné nos maîtres.

La grossièreté des préparations allopathiques avait donné naissance à l'homœopathie : grâce au prestige qui s'attache en général aux mythes, Hahnemann était parvenu à introduire son système des doses infinitésimales ; et l'École officielle, tout en répudiant sa doctrine des *similia similibus*, n'avait pu les empêcher de se répandre dans le public.

C'est de là que devait nous venir la lumière — comme à l'apôtre Saint-Paul sur la route de Damas, ou il poursuivait les néophytes du Christ et où lui-même faillit être foudroyé.

Ce fut à une des séances de l'Académie royale de médecine de Belgique. — Un de ses membres, jouissant d'une grande position dans la famille royale de Hollande, feu le docteur Everard, était venu lire un mémoire sur le traitement du choléra par la méthode du docteur Mandt, médecin de l'empereur Nicolas Ier — ayant eu l'occasion de suivre sa clinique, à Saint-Pétersbourg, pendant la terrible épidémie de 1836.

Le choléra et la fièvre algide pernicieuse y régnaient concurremment, et l'empereur avait concédé à son médecin un service dans les deux hôpitaux de sa garde.

Mandt, sans être un homœopathe dans toute la rigueur du mot, traitait ses malades par différentes substances, après une longue trituration, c'est-à-dire en les *dynamisant* — comme le veut Hahnemann — mais en leur conservant un corps, puisqu'il en faisait des poudres au 20e de grain, avec du sucre de lait comme excipient ; et c'est sous cette forme qu'il donnait la quinine, la bryone, le camphre, le musc, le rhus toxicodendron, sans tomber dans les doses infinitésimales du promoteur de l'homœopathie.

Grâce à cette simplification, Mandt obtenait des succès marqués à côté de ses confrères les allopathes, avec leurs doses massives, et ces succès avaient frappé le docteur Everard — tant soit peu homœopathe après avoir été broussaisien. Lui aussi avait trouvé sa route de Damas, et c'est cette conversion dont il était venu faire sa confession à l'Académie de médecine de Belgique.

Comme d'ordinaire, la docte compagnie ne fit pas grande attention à la communication du docteur Everard, et son factum fut déposé honorablement aux archives. Ce ne fut que cinq ans après — à l'occasion des noces d'argent de l'Académie — que le susdit mémoire revit le jour, dans le compte rendu général de ses travaux pendant les vingt-cinq premières années de son existence.

Sa méthode, Mandt l'avait intitulée du nom *atomistique*, pour la différencier du pavé de l'ours allopathique. On comprend que ce n'était pas un titre de recommandation devant un Corps savant qui venait d'excommunier la doctrine hahnemannienne.

Mais, forme et fonds nous frappèrent, et nous résolûmes d'en faire l'expérimentation dans notre service chirurgical, à l'hôpital civil de Gand.

A cet effet, nous fîmes préparer, par un pharmacien de Bruxelles, des pilules minuscules avec les principaux alcaloïdes dont la science s'était enrichie dans ces derniers temps (indépendamment de la quinine et de la morphine, dont la découverte date du commencement de ce siècle); et c'est ainsi que nous nous procurâmes une matière médicale en dehors du Codex officiel, qui ne reconnaît que les préparations galéniques (du moins en thèse générale): la strychnine, l'aconitine, la vératrine, l'atropine, l'hyosciamine, la digitaline, la cicutine, etc., alcaloïdes peu ou pas expérimentés jusque-là, et que la loi obligeait les pharmaciens de tenir sous clef dans l'armoire aux poisons de leurs officines.

Certes, ce n'était pas engageant, et on ne tarda pas à crier aux empoisonnements. Heureusement, il n'en fut rien, car nous avions pris nos précautions.

Il fallut d'abord déterminer les doses, et, pour cela, constater le degré d'activité propre de chacun de ces alcaloïdes. Or, il ne s'agissait pas d'expériences sur des animaux (*in anima vili*), mais sur l'homme lui-même.

Nous avions à notre disposition nos malades; mais il y avait là une grave responsabilité à encourir ; et il est probable que l'administration des Hospices civils dont nous relevions, nous eût, au moindre échec, arrêté dans nos essais. Il ne nous restait donc que notre propre personne. Nous en prîmes bravement notre parti et nous commençâmes avec les pilules préparées à Bruxelles.

Mais ici nous fûmes bientôt arrêté : ces pilules, faites au pilulier, d'après la prescription du Codex officiel, étaient insolubles et, en séchant, devenaient comme de petites balles de plomb ; mais, comme il fallait aller jusqu'à effet appréciable, nous les prenions à des intervalles rapprochés, dix à quinze minutes, jusqu'à ce que, par leur accumulation dans le tube intestinal et leur dissolution tardive, il se produisait une véritable explosion. C'est ainsi que plusieurs fois nous faillîmes périr sur le coup.

Le but que nous poursuivions était trop important pour nous arrêter en chemin ; non pour nous empoisonner, car à quoi eût servi le sacrifice de notre existence, sinon à nous faire passer pour un fanatique de la science et à éloigner à tout jamais de l'étude de l'alcaloïdothérapie ?

Nous nous appliquâmes donc à trouver un autre mode de préparation de nos granules, c'est-à-dire la bassine au lieu du pilulier, et le sucre de lait pour *obvolvant*, au lieu des extraits inertes pour excipients.

Nous nous servons des mots *obvolvant* et *excipient*, afin de préciser la différence qu'il y a entre les granules dosimétriques et les pilules allopathiques. On a prétendu que c'était un vol que nous faisions à Hahnemann : mais Hahnemann n'a pas plus inventé ses *globules* que sa doctrine. Les granules étaient connus de temps immémorial, et quant à sa doctrine, c'était celle des mythes remontant aux premiers âges de l'homme, chez qui l'imagination a précédé la raison.

Maintenant que nous avions créé les moyens, il s'agissait de la fin, c'est-à-dire du *modus administrandi*. Jusque-là on ne connaissait que les doses *maxima* et les doses *minima* proportionnelles à l'âge, au sexe, au tempérament des malades. C'était comme le cercle de Pompilius, en dehors duquel il n'y avait pas de salut ; mais aussi, en dedans duquel il n'y avait pas de médication possible. Faut-il s'étonner que les médecins, prescrivant sans effet, fussent devenus sceptiques ?

Et ici encore nous citerons Bouchardat : « Est-ce aux drogues que je demande aujourd'hui la guérison de la glycosurie ? Combien leur intervention est douteuse et *souvent nuisible !* Toujours, au contraire, une alimentation sagement dirigée, suivant les individualités morbides, un exercice de tous les jours, suffisant pour amener la destruction du sucre, conduisent à des résultats heureux ! »

C'est là, en effet, une médication fort commode... pour le médecin, mais dont le malade, hors d'état de manger et de se mouvoir, est fort embarrassé ; ce n'est plus la médecine, qui est l'art de guérir, mais une lutte entre le malade et le mal qui l'opprime.

Il fallut donc chercher à établir les lois de la thérapeutique, jusque-là abandonnée aux éventualités du hasard. C'est ce que nous avons nommé « dosimétrie », c'est-à-dire l'appropriation du remède aux forces du malade et à l'intensité du mal. De là, la loi : *Aux maladies aiguës, un traitement aigu; aux maladies chroniques, un traitement chronique.*

Un mot d'explication sur la valeur de cette loi est ici nécessaire.

Jusque-là on considérait une maladie aiguë comme un signe de force, une *sthénie*, et on débilitait les malades pour avoir raison de la maladie.

Ainsi, dans une pneumonie, on saignait le malade coup sur coup, jusqu'à chute de la fièvre, quand il était fort, et on ne faisait ainsi que changer la forme du mal, c'est-à-dire d'une pneumonie aiguë, une pneumonie chronique.

C'est-à-dire qu'au lieu de mourir en quelques jours, le malade mourait en quelques mois — mettons des années — de consomption.

Évidemment, il n'y avait là d'avantage que pour le médecin, en supposant que celui-ci soit mû exclusivement par le lucre — ce qui n'est pas. Mais enfin, il subissait la loi de son éducation médicale: *Magister dixit.* Donc, sa responsabilité était à couvert.

En dosimétrie, au contraire, on cherche à faire avorter la maladie — quand on n'a pu la prévenir. — C'est ce que nous nommons la « jugulation ». Ici encore nous devons nous expliquer.

D'après Hippocrate, toute maladie a un cours naturel qu'elle doit suivre quoi qu'on fasse. Mais le père de la médecine s'était tenu dans l'observation faute de moyens d'action ou remèdes thérapeutiques. Il connaissait quelques plantes vireuses, telles que l'ellébore, la belladone, la ciguë, mais leur violence l'avait effrayé, et il n'osait s'en servir. La thérapeutique fut donc exclusivement *diététique* ou hygiénique — celle dont parle Bouchardat.

C'est ainsi qu'il constata les époques critiques des fièvres, notant exactement les changements intervenus et conduisant ainsi la maladie jusqu'à sa terminaison, tantôt salutaire, tantôt fatale, selon que le patient avait plus ou moins de forces à y opposer.

C'est ainsi qu'on a vu, de nos jours, des médecins de grand renom saigner leurs malades à blanc, ou les purger à outrance, sous prétexte d'éliminer les principes morbides ou ce que les anciens avaient nommé les *humeurs peccantes*. Il ne fut besoin de rien moins que d'un Molière, d'un Le Sage, pour avoir raison de ces tristes errements — car les Diafoirus et les Sangrado de cette époque avaient le bras long. Encore était-ce par conviction que les premiers s'opposaient à la circulation du sang et « autres découvertes de même farine. » (*Malade imaginaire*.) Nos Diafoirus et nos Sangrado n'ont plus de ces sortes de convictions, qu'ils ont intitulé préjugés. Ils vont dans leur pratique comme le cheval dans le manège.

La jugulation des maladies repose sur ce fait qu'il y a dans la nature des agents qui font tomber la fièvre sans recourir aux moyens spoliateurs de la circulation et de la nutrition. Ainsi la quinine rompt la fièvre intermittente, sans qu'on doive débiliter les malades par les saignées et la diète. On sait même que ces derniers moyens seraient mortels dans ce cas.

En dosimétrie, on admet ce principe pour les autres fièvres, rémittentes ou continues. Seulement, c'est un peu plus long, sans aller cependant jusqu'à la conversion de l'état aigu en état chronique.

Ainsi la fièvre typhoïde attaquée dès le début par les arséniates de strychnine, la quinine, puis par l'aconitine, la vératrine, la digitaline, cède en un ou deux septénaires. Mais ici tout dépend du mode d'administration. — Il faut encore ici que nous nous expliquions.

En allopathie, on mesure l'efficacité du remède à sa quantité plutôt qu'à sa qualité. Ainsi, pour combattre une fièvre intermittente pernicieuse, on donne des doses énormes de quinine (5, 6, 7, même 10 grammes), et on ne fait pas attention qu'on double ainsi cette fièvre palustre d'une fièvre artificielle ou *quinique*. Le malade — comme assommé — se trouve dans un état de débilité telle que souvent sa fièvre récidive, et laisse à sa suite des maladies chroniques telles que des engorgements du foie, de la rate, des gastro-entérites, dont il est difficile, sinon impossible, de le débarrasser — mais la maladie a bon dos.

En dosimétrie, on donne la quinine et la strychnine (arséniates de) en petites doses, un demi-milligramme, qu'on répète à des intervalles aussi rapprochés que possible de l'accès ; et quand celui-ci monte à son apogée, avec une température de 40° c. et un pouls de 120-130, on les fait descendre. On peut considérer alors la maladie comme vaincue, quelle que soit sa forme.

Mais on comprend que cela dépendra de la longueur de l'intoxication : ainsi, dans la fièvre intermittente pernicieuse, il suffit d'avoir traversé le miasme pour en être atteint. Les voyageurs qui ont parcouru la Campagne romaine sont dans ce cas. Dans la fièvre typhoïde ou rémittente, l'empoisonnement miasmatique a mis quelquefois des semaines et des mois à se produire. On comprend, dès lors, qu'il faut un traitement relativement prolongé pour le combattre, mais ce n'en est pas moins une jugulation. Celle-ci s'entend donc de la possibilité de couper la fièvre sans qu'elle laisse de complications à sa suite. Pour cela il faut de petites doses répétées coup sur coup, et non des doses massives données en une fois.

Tels sont les principes de la thérapeutique dosimétrique sur laquelle nous allons maintenant donner quelques explications de détail.

II

DES MODIFICATEURS DOSIMÉTRIQUES

Il faut distinguer ces agents en diététiques et thérapeutiques.

Les premiers sont des auxiliaires de la nutrition et à ce titre suppléent à la pauvreté de la constitution. Ce sont, à proprement parler, des agents d'assolement — comme pour les végétaux.

Dans cette catégorie se rangent donc tous les principes assimilables qui existent normalement, en proportions variables, dans nos humeurs et nos solides.

C'est ce qui constitue la diététique proprement dite. Il faut donc — autant que possible — combiner ces agents avec les aliments, sans pour cela les mélanger. Ainsi, s'agit-il de ferrugineux, de toniques amers, de diastase, de pepsine, mieux vaut les donner séparément aux repas que d'en faire des préparations médicinales qui répugnent généralement aux malades — indépendamment qu'ils ouvrent la porte aux spéculations.

Les modificateurs diététiques sont indiqués dans le cours des maladies chroniques et dans la convalescence. C'est ainsi qu'aucun des agents de l'ancienne matière médicale ne doit être rejeté ; mais à la condition qu'ils ne soient pas indigestes ou désagréables aux malades.

Ainsi le médecin dosimétriste — tout comme le médecin allopathe — donne le quinquina en substance, les ferrugineux, les arséniates, phosphates etc., mais en moindres proportions ; et, pour en avoir plus d'effet, il les associe aux agents vitaux, tels que la strychnine (arséniate de). Il se fait alors un dédoublement de ces substances dans l'économie, une partie étant assimilée, l'autre étant décomposée ou rejetée sur place.

Les agents thérapeutiques proprement dits ont une action de pure catalyse physiologique, c'est-à-dire qu'ils rétablissent l'état fonctionnel, sans y contribuer physiquement ou chimiquement, tout comme la catalyse chimique.

Ici les auteurs ne sont pas d'accord — comme chaque fois qu'on veut creuser les mystères de la vie.

Quelques-uns admettent une action physico-chimique, mais c'est là une désagrégation — comme dans les réactions chimiques — ou une destruction, comme dans la cautérisation, qui a pour effet d'éteindre la vie.

D'autres admettent une action purement moléculaire ; mais on ne peut constater nul changement survenu dans la constitution des tissus : tout au plus dans les liquides — ou une simple ondulation — comme lorsqu'on jette une pierre dans un étang.

Il faut donc revenir aux propriétés vitales de Bichat, c'est-à-dire la sensibilité et la contractilité organique *sensible* et *insensible* — ou le *strictum* et le *laxum* des anciens.

Ainsi la strychnine réveille la contractilité des fibres musculaires longitudinales ; la morphine, la digitaline, la contractilité des fibres circulaires — l'hyosciamine, l'atropine, au contraire, le relâchement de ces fibres.

Mais tous ces phénomènes objectifs sont subordonnés à la sensibilité.

C'est donc à cette dernière qu'il faut rapporter l'action thérapeutique des médicaments.

Nous excluons leur action toxique, qui est le fait d'une mauvaise administration et non d'une action médicamenteuse propre, ainsi que quelques-uns le prétendent. Quand l'aconitine fait descendre le pouls et la chaleur au-dessous de la moyenne physiologique, c'est qu'il y a empoisonnement.

Il en est de même dans le narcotisme produit par l'abus de l'opium ou de ses alcaloïdes : ainsi les fumeurs d'opium de la Chine et nos morphinomanes doivent être rangés dans la même catégorie.

C'est un des avantages de la dosimétrie de permettre un dosage rigoureux : ni en deçà ni au delà, mais jusqu'à effet utile ou thérapeutique.

En dosimétrie, on n'admet pas la spécificité des remèdes, pas plus que des maladies. Ces prétendues entités ne sont que des troubles fonctionnels, troubles qui entraînent la lésion anatomo-pathologique quand on les laisse marcher. C'est donc sur la jugulation des maladies et non dans une modification par les *contraires* ou les *semblables* que repose la méthode dosimétrique, laquelle repousse tout système *a priori*.

La méthode dosimétrique est, avant tout, symptomatique, c'est-à-dire qu'elle ramène l'ordre dans l'économie, au lieu du désordre comme on le fait en allopathie.

En dosimétrie on se sert d'alcaloïdes parce que ce sont des principes purs qui, étant absorbés, portent leur action sur les organes affectés. Cette action est très rapide, puisque pour certains alcaloïdes elle s'effectue dans les dix ou quinze minutes de leur administration. On a ainsi un effet immédiat, et le malade est soulagé de suite, tandis qu'en allopathie, il faut le temps (consolation banale s'il en fût).

Les alcaloïdes agissent par simple contact : c'est une action électrovitale instantanée. L'action une fois produite, l'alcaloïde a disparu — à moins d'avoir été donné à dose toxique.

Heureusement que nos allopathes ont été élevés dans la crainte des alcaloïdes, sans cela ils feraient de nombreuses victimes. Avec la dosimétrie, il n'y a rien de semblable à craindre, puisqu'on agit graduellement, jusqu'à effet.

Les alcaloïdes ont une action parasiticide très prononcée. Ils ont cela de commun avec les substances très pénétrantes : la térébenthine par exemple, qui tue l'acare de la gale et ses œufs, par son *aura* — comme l'ovule est vivifié par le sperme.

Il suffit donc d'une faible quantité d'un alcaloïde pour détruire les microbes. Les fièvres miasmatiques sont particulièrement dans ce cas : en combinant la quinine à la strychnine (arséniates), on rompt les fièvres pernicieuses — surtout si on a soin de donner, dans la période de chaleur, les alcaloïdes défervescents: aconitine, vératrine, etc (Voir *Fièvres.*)

Parmi les agents parasiticides que la dosimétrie a mis à la disposition des médecins, nous devons signaler le sulfure de calcium, l'iodoforme, le camphre monobromé. On connaît, grâce à la dosimétrie, le traitement de la diphtérie d'après le docteur Fontaine, de Bar-sur-Seine.

III

ASSOCIATION DE DIVERS MÉDICAMENTS DOSIMÉTRIQUES

On a fait à la dosimétrie le reproche d'être de la polypharmacie, parce que souvent on est obligé de donner, à la fois, divers agents. C'est ici que nous devons expliquer la loi de la *dominante* et de la *variante*, qui, avec celle de la *jugulation*, fait la base de la méthode dosimétrique.

Ainsi que nous l'avons dit, cette méthode est essentiellement symptomatique. Or, une maladie — aiguë surtout — ne se compose pas d'un symptôme unique, la douleur, quoique un auteur ait dit: « La douleur est mère et fille de l'inflammation. »

Il y a également le spasme, et celui-ci peut coïncider avec la paralysie.

Ainsi, douleur, spasme, paralysie, tels sont les divers états pathologiques que le médecin a souvent à combattre ; et c'est parce qu'il s'est attaché exclusivement à l'un d'eux qu'il n'a pas réussi dans sa médication. Citons un exemple.

Un individu est atteint d'*iléus* ou *miserere* : il se peut qu'il y ait un obstacle mécanique, un entortillement, une invagination, un nœud de l'intestin, une hernie, mais comme effet du trouble primitif, c'est-à-dire vital. C'est donc ce dernier qu'il faut combattre; les moyens mécaniques y étant subordonnés.

Nous supposons la colique des peintres : en allopathie, on donne les opiacés à haute doses : mais l'idée n'était pas venue qu'il pût y avoir, en même temps, douleur, spasme et paralysie. On échoue donc la plupart du temps. Aujourd'hui on donne la morphine, l'hyosciamine, la strychnine (ensemble), et on réussit. Nous citerons le cas suivant.

Un ouvrier, peintre en bâtiments de son état, est en traitement à l'hôpital civil de Gand pour une colique saturnine; dans un accès de contorsion; il s'est fait une hernie sur la ligne blanche de l'abdomen, au-dessus de l'ombilic. La tumeur est petite, marronnée, tendue et irréductible ; les vomissements sont stercoraux ; le pouls petit, misérable : la peau froide. Devant un pareil ensemble de symptômes la kélotomie est devenue urgente. Nous devons dire que le malade nous fut amené du quartier de médecine. L'opération fut faite à une heure assez avancée de la nuit et présenta quelques difficultés à cause de l'état spasmodique du malade. La tumeur réduite et le pansement fait, nous ordonnons 1 granule d'hyosciamine toutes les demi-heures, avec une cuillerée de ricin. A notre visite du lendemain matin, il n'y avait pas eu de garde-robe ; nous constatons cependant que la hernie est bien réduite et que le ventre est revenu sur lui-même. L'idée nous vint alors d'ajouter à l'hyosciamine la strychnine (sulfate) : 1 granule de chaque toutes les dix minutes. Au bout de trois quarts d'heure, la débâcle avait lieu et le malade était guéri de sa colique. Cependant nous le soumîmes au traitement par le sulfure de calcium, afin de détruire ce qu'il devait encore y avoir de matière saturnine dans son économie, c'est-à-dire par la formation d'un sulfure de plomb.

On voit par là à quoi se réduit le reproche de polypharmacie que Messieurs les allopathes nous adressent avec tant de désinvolture. Histoire de la poutre et de la paille !

IV

DE LA DOMINANTE ET DE LA VARIANTE DU TRAITEMENT DOSIMÉTRIQUE

Si la méthode dosimétrique a particulièrement en vue les symptômes des maladies, elle ne néglige pas les causes, ces dernières produisant les diathèses. De là, loi de la *dominante* s'adressant aux causes, et de la *variante* s'adressant spécialement aux symptômes.

Contrairement à ce qu'on a prétendu, cette distinction est toute scientifique. C'est ce que nous allons démontrer.

Le symptôme, quoique *un* dans son expression, a des points de départ différents : il est direct ou réflexe, et, sous ces deux rapports, exige des études anatomo-physiologiques très complexes. C'est le fil d'Ariane qui doit nous guider dans ce labyrinthe qu'on nomme la maladie, au fond duquel se tient le Minotaure, c'est-à-dire la lésion organique.

Ainsi nous citerons la névralgie : comment nous renseigner sur son point de départ, sa marche, si nous ignorons l'anatomie et la physiologie du nerf qui en est le siège, et la nature de ce dernier : si c'est un nerf du mouvement ou du sentiment; quelles sont ses anastomoses, dans quelles parties il se répand.

Prenons comme exemple les nerfs de la cinquième paire cérébrale, les trijumeaux : à combien de manifestations symptomatiques ne peuvent-ils pas donner naissance, au point de faire douter de l'organe affecté?

Ainsi le nerf maxillaire inférieur, à sa sortie du crâne, reçoit la branche anastomatique de la corde du tympan, puis se divise en nerf dentaire inférieur et en nerf sous-lingual, de sorte que, dans la névralgie propre à ce nerf, il y a, à la fois, des symptômes optiques, des symptômes dentaires et des symptômes linguaux.

Dernièrement, à l'Académie de médecine de Paris, on discutait dans le vague sur les cancers de la langue *sans cancer*, c'est-à-dire la glossalgie : ce qui fait voir combien l'étude anatomo-physiologique des nerfs est nécessaire. Nous renvoyons au paragraphe des *Névralgies*.

Donc, la *variante* du traitement s'applique aux symptômes et, sous ce rapport, il n'est pas indifférent de savoir à quel modificateur thérapeutique on aura recours. Tel médicament agit sur le cerveau ; tel, sur le cervelet, sur la moelle allongée ; tel, sur la moelle épinière : il est donc nécessaire d'avoir des notions pharmaco-dynamiques complètes sur ce sujet.

Ainsi le reproche fait à la dosimétrie d'être machinale « tel symptôme, tel remède, » est tout à fait immérité, et retournerait plutôt à l'allopathie avec ses spécifiques, dont un auteur a dit : « Hâtez-vous de vous en servir pendant qu'ils guérissent encore. » Aussi, là ou la matière médicale allopathique est instable, flottante, la matière médicale dosimétrique à pu s'asseoir du premier coup, parce qu'elle est fondée sur les lois de la physiologie, au lieu « d'être une décharge à mitraille, dont quelques éclats, par hasard, peuvent atteindre la maladie, mais le plus souvent le malade » (Forget).

Nous avons nommé *dominante* la partie du traitement qui s'applique à la cause de la maladie, parce que c'est une sorte de basse continue dans la symphonie thérapeutique. Quelquefois il faut changer la clef, d'après la cause même plus ou moins obscure : on peut donc lui appliquer ce vers du poète latin.

Felix qui rerum poterit cognoscere causas.

Et ici, il faut se poser la question : Est-ce la cause première qu'on a devant soi, ou ses effets? La syphilis constitutionnelle est-ce encore la syphilis primitive? L'une et l'autre exigent-elles le même traitement? Nous renvoyons aux *Maladies spécifiques*.

Mais la cause une fois reconnue, il faut persister dans le traitement jusqu'à ce que la maladie ait disparu.

Parmi les pyrexies, citons le rhumatisme articulaire aigu ; il est évident que son traitement ne sera pas le même s'il est ou non spécifique, syphilitique, goutteux, scrofuleux, palustre, etc.

On s'occupe beaucoup de microbes ; nous ne dirons pas : « Microbe, que me veux-tu? » puisque cette étude nous a mis sur la voie des maladies virulentes et des moyens de s'en préserver — les vaccinations sont un des plus grands progrès de notre époque.

Il en est de même des moyens de détruire ces êtres parasitaires qui pénètrent jusque dans l'intimité de nos solides et de nos fluides. Le traitement de la diphthérie par le sulfure de calcium a mis le nom du docteur Fontaine, de Bar-sur-Seine, à côté de celui de Jenner, et nous pouvons nous féliciter que c'est à un médecin dosimétriste que cet honneur est échu.

V

POSOLOGIE DOSIMÉTRIQUE

La détermination des doses auxquelles on doit donner les médicaments est une question vitale : *Be or not to be*; car il ne faut pas qu'on puisse dire: « J'en ai trop mis ! » Trop peu, non plus, car alors la médication est insuffisante. La thérapeutique doit être une balance de précision où se pèse le mal et le remède.

Il ne faut pas faire basculer le plateau tout d'un coup, mais progressivement, par petites fractions : c'est ce qu'on fait en dosimétrie, en lieu et place du pavé de l'ours allopathique.

C'est cette incertitude du dosage qui a rendu les médecins allopathes sceptiques : ils ne croient pas à la vertu des médicaments parce qu'ils n'ont pu — ou su — en déterminer la quantité et la qualité.

En dosimétrie, on est sûr de la qualité, puisqu'on agit avec des principes simples. La question est qu'ils soient purs, et, pour cela, de se renseigner sur la provenance et se méfier de ces droguistes interlopes qui ne visent que le bon marché. Voilà pourquoi nous avons voulu avoir une maison *à nous*, sur laquelle nous puissions exercer un contrôle direct.

Ceci une fois obtenu, nous avons fait préparer nos granules de manière à être instantanément solubles. Nous n'avons pas à revenir ici sur ce que nous avons dit plus haut.

Pour étalons, nous avons admis le demi milligramme, le milligramme, le centigramme, selon la force reconnue du principe actif (Voir *Pharmacie dosimétrique*.) Dès lors, nous ne pouvions plus nous tromper, puisque nous avions les éléments d'un dosage mathématique et que

nous n'avions plus à compter avec le plus ou moins d'exactitude du pharmacien.

En allopathie, on se sert de préférence d'alcoolatures, lesquelles sont
censées contenir le principe actif du médicament dont on veut se servir.
Mais il y a à répondre à cela que rien n'est plus incertain, puisque cela dépend de la force de l'alcool et de la partie de la plante employés.

Prenons, pour exemple, l'alcoolature d'aconit : est-ce la feuille ou la
racine? Ou bien est-ce la plante sauvage ou cultivée? Ou bien encore à
quelle altitude la plante a-t-elle été récoltée? Comment a-t-elle été conservée et depuis quel temps? Quel est le degré de l'alcool dont on s'est servi,
etc., etc.?

La preuve que toutes ces questions sont *ad rem*, c'est que ces alcoolatures diffèrent d'une pharmacie à une autre. Qu'arrive-t-il? C'est que le
médecin, n'ayant pas obtenu de sa prescription l'effet voulu, sans changer
cette dernière, envoie à une autre officine. Cette fois, son but peut être dépassé ; et c'est le pauvre malade qui paye pour tous.

Il en est de même des extraits, des infusés: sait-on au juste ce que ces
préparations contiennent de principe actif? Tels extraits de belladone, tels
infusés de digitale ont des effets différents, selon qu'ils proviennent de telle
ou telle officine.

Puis, il y a le mesurage : tel pharmacien se sert d'une balance boi-
teuse; tel autre mesure à l'œil. S'agit-il d'une teinture, au lieu du pèse-
goutte, il laisse tomber directement la goutte de la fiole : or, ces gouttes
peuvent varier de 30 à 60, d'après la forme du goulot ou la force de précipitation.

Les granules dosimétriques rendent toutes ces erreurs ou incertitudes
impossibles. On a dit que de la manière dont ces granules sont préparés
(à la bassine) tous ne contiennent pas la même quantité de principe actif :
mais il s'agit ici d'une action moléculaire, la même pour tous. D'ailleurs,
en admettant qu'un granule contienne quelques molécules en plus, le résultat est le même puisqu'on va jusqu'à effet utile ; et ce ne seraient pas les
quelques molécules en plus ou en moins qui pourraient constituer un danger.

On voit par là que tous les avantages sont du côté de la posologie dosimétrique, et que le médecin ne saurait être trompé quant au résultat de sa
prescription.

L'allopathie admet des doses *maxima* au-delà desquelles on ne peut aller ; ainsi

1/12 pour des enfants au-dessous de 1 an ;
1/6   »   de 1 à 3 ans;
1/3   »,   de 3 à 7 ans;
1/2   »   de 7 à 14 ans;
2/3   »   de 14 à 20 ans ;
2/3 pour des vieillards de 60 ans.

Puis, selon le sexe : pour les femmes on ne donnera que les 3/4 de ces doses réduites, et pour la femme enceinte ou à l'époque de ses règles, on réduira encore la dose à 1/3.

Mais il faudrait également tenir compte des idiosyncrasies et des tempéraments. Il est vrai que le médecin doit connaître son malade ; mais comment cela peut-il se faire, aujourd'hui qu'on change aussi facilement de médecin que de bottier ? Encore ce dernier a-t-il la forme !

Mais ce n'est pas tout : il faut encore faire la part des différentes préparations pharmaceutiques : ainsi la dose d'un extrait peut être évaluée à la moitié; celle d'une teinture, aux deux tiers : celle d'une décoction, au double ou au triple ; celle d'un infusé, au triple et jusqu'au quintuple du végétal brut.

Est-il étonnant que l'art de prescrire soit un véritable grimoire où jeunes et vieux se perdent, et où les pharmaciens seuls trouvent leur profit [1] ?

Combien, au contraire, est plus facile le rôle du médecin dosimétriste, puisque pour lui tout se réduit à une série assez limitée de granules. Et avec cela qu'il peut mettre (d'après le vœu de Sydenham) toute sa pharmacie dans le « pommeau de sa canne ». C'est-à-dire qu'il a une pharmacie de poche contre toute éventualité.

Voilà ce qui explique l'énorme extension que la dosimétrie a prise dans les pays d'outre-mer, où les secours médico-pharmaceutiques font défaut ou sont trop éloignés pour qu'on puisse y recourir dans les cas pressants. N'est-ce pas également ainsi dans la pratique rurale, où le médecin est obligé

---

[1] Le vieux Meckel, de Halle, disait : « Quand je veux me divertir, je vais dans les pharmacies examiner les prescriptions ».

d'êtres on propre pharmacien, indépendamment de l'ennui des manipulations pharmaceutiques? Autrefois les pharmaciens étaient des chimistes ; aujour-d'hui on pourrait dire que ce sont des épiciers, tant leurs officines sont encombrées de drogues de toutes provenances — sans compter les spécialités en propre ; car chaque pharmacien veut avoir la sienne.

Avec la dosimétrie, la pharmacie se modifiera, comme cela s'était déjà fait avec l'homœopathie. Les préparations se feront dans des officines reconnues ; le pharmacien sera — si on peut s'exprimer ainsi — le notaire médical, c'est-à-dire pour la garantie du médecin et du malade. Il délivrera les médicaments tout préparés, et en tiendra note, afin qu'on puisse se renseigner au besoin.

Nous ne voudrions pas du médecin-pharmacien ; non qu'il y ait là incompatibilité ou indignité, mais dans l'intérêt même du médecin, mis ainsi à l'abri de tout soupçon ou calomnie. Il ne faut pas que le médecin puisse être suspecté de lucre.

Quant au pharmacien, il reprendra son rang dans la hiérarchie médicale et prêtera au médecin le secours de sa science. Au besoin, il fera comme ses prédécesseurs, les Pelletier, les Caventou, c'est-à-dire qu'il enrichira la pharmacie d'armes nouvelles.

VI

DE L'ABSORPTION MÉDICAMENTEUSE

L'absorption des médicaments se fait par les veines — voilà pourquoi l'action des médicaments dosimétriques est si rapide, étant formés de principes simples, tandis que les médicaments allopathiques sont un magma indigeste dont l'absorption constitue, pour la plupart, une véritable indigestion. On comprend pour lors pourquoi la purgation est devenue une nécessité du métier.

Ce ne sont pas les aliments, puisque dans tout traitement allopathique la diète est la règle : ce sont donc les remèdes dont le pauvre malade est écœuré. Aussi cherche-t-il à se soustraire à la lugubre ordonnance de « toutes les heures une cuillerée [1] ».

Pour que l'absorption des granules puisse se faire en temps opportun, il faut : 1° qu'ils soient solubles en tous points ; 2° que la surface muqueuse soit libre de tout encrassement ; 3° qu'il n'y ait dans le canal intestinal aucun neutralisant. Ce sont ces trois conditions que la méthode dosimétrique a réalisées.

Ainsi, comme nous l'avons dit plus haut, les granules formés uniquement du principe actif et de sucre de lait, se dissolvent au bout de dix à quinze minutes : c'est le temps voulu pour leur administration coup sur coup, sans avoir à craindre l'accumulation, comme avec les pilules grossières de l'allopathie. Le Codex officiel a beau vouloir imposer ces dernières, l'expérience du médecin les repousse.

En second lieu, l'administration des granules est précédée du lavage de la muqueuse par le Sedlitz, précaution nécessaire, puisque chez le malade le tégument interne est constamment encrassé. En outre, il s'y forme des acides abnormes, qui auraient pour effet de décomposer l'alcaloïde.

Voilà ce qu'on ne comprend pas en allopathie — où l'on entasse médicaments sur médicaments, alors même que la sécheresse de la langue et de la bouche, ainsi que les fuliginosités, indiquent que toute absorption est impossible.

On parle des microbes du dehors, mais c'est plutôt un empoisonnement autochtone, comme dans les diphtéries, les états typhoïdes, etc.

Le Sedlitz Chanteaud a donc pour effet de parer à ces résorptions et de faciliter l'absorption des granules. Mais il y a plus : le sang qui, dans les pyrexies, a acquis une vénosité surabondante, par conséquent aussi une chaleur intrinsèque au-dessus de la moyenne physiologique (38 à 39° c.), le sang, grâce au principe salin dont il est pénétré, devient plus oxydable ; par conséquent, exhale plus d'acide carbonique, et sa température baisse donc d'autant.

On parle d'oxygénation, comme si cette dernière était une combustion.

---

[1] Dans un hôpital que nous ne nommerons pas, on s'étonnait de la disparition des fioles. L'inspection des fosses d'aisances amena la découverte de toute une verrerie.

Celle-ci présuppose que le feu y soit mis ; or, ce feu ce sont les médicaments grossiers de l'allopathie.

Mais il y a un autre point sur lequel repose l'absorption médicamenteuse. Celle-ci n'est pas une simple imprégnation physique, mais une action spontanée. Quand la vitalité est latente, comme dans le choléra indien, l'absorption est suspendue. Les médicaments qu'on donne alors s'accumulent pour faire explosion dès que la vie renaît. Et c'est ainsi que beaucoup de cholériques meurent..... *à force de remèdes.*

On comprend que cette loi — sagement interprétée et appliquée — a servi de base à la dosimétrie, puisqu'elle a fait de la strychnine le cheval de bataille du médecin.

En effet, la strychnine (sulfate, arséniate) est l'auxiliaire obligé de toute médication dosimétrique ; elle empêche la paralysie des vaisseaux et rétablit l'équilibre vaso-moteur constrictif et dilatateur, car les vaisseaux ont leur systole et leur diastole tout comme le cœur.

Voilà pourquoi, aussi, à la strychnine on combine l'hyosciamine, l'atropine, la daturine, pour dissiper le spasme ; de même que la digitaline, l'aconitine, pour diminuer la tension intra-vasculaire et rétablir les sécrétions, toujours suspendues dans les pyrexies.

On voit par là ce qu'il y a d'absurde de vouloir mettre une méthode vraiment physiologique au ban de la médecine. Au reste, elle (la dosimétrie) peut se moquer de ce Vaticanisme. Celui-ci ne peut faire que ce qui est ne soit pas : *E sempre torno*, comme disait ce pauvre Galilée, agenouillé devant le *Sacré Collège.*

Les principes médicamenteux, une fois absorbés, vont directement à leur adresse — comme une lettre jetée à la poste — mais il faut pour cela que l'adresse soit nette et claire, et non un gribouillage allopathique.

L'action élective des principes pharmacodynamiques ne saurait faire doute, puisqu'on à les phénomènes subjectifs et objectifs. C'est ainsi que l'hyosciamine dilate la pupille, la morphine la resserre, etc.

Il y a là des conditions d'administration que le médecin se gardera bien de négliger : conjointement, il donnera des médicaments antagonistes pour rétablir l'équilibre fonctionnel.

C'est ainsi qu'il prescrira, en même temps, la strychnine et l'hyosciamine pour lever une incontinence d'urine. Mais, plus souvent aussi, il diminuera la sensibilité, en ajoutant aux précédents alcaloïdes, la cicutine.

La thérapeutique est ainsi une stratégie, un ensemble de savantes combinaisons par lesquelles on dompte l'ennemi en le désagrégeant. L'allopathie ne saurait en dire autant : si elle fait quelquefois le bien, elle fait plus souvent le mal — inconsciemment.

VII

DE LA JUGULATION DES MALADIES AIGUËS

Nous prendrons en premier lieu la fièvre typhoïde, parce que la résistance aux remèdes dans cette maladie est plus forte, au point que beaucoup de médecins s'en tiennent à l'expectation... armée. Mais qu'est-ce que le médecin qui ne fait rien, sinon un inutile naturaliste ?

1er FAIT. — *Fièvre typhoïde ataxo-adynamique, compliquée de pneumonie, jugulée au septième jour.* — Le 15 août 1876, je suis mandé, à la distance de 10 kilomètres, dans une ferme, où j'arrive à neuf heures du soir.

Femme de vingt-cinq ans, brune, maigre, de constitution moyenne ; de tempérament bilieux ; vive, énergique ; mère de deux enfants, âgés de trois et de cinq ans.

Fatiguée depuis quelques jours par de rudes travaux, elle a perdu l'appétit depuis une huitaine et se ressentait, surtout le soir, de faiblesse, de courbature. Enfin elle s'était refroidie la surveille, le corps étant en sueur, et dans la même nuit avait été prise de frissons suivis de chaleur, d'oppression, avec point de côté, à droite. Le lendemain, la fièvre ne cédant pas, ni le point de côté, on lui avait appliqué, au-dessous de l'omoplate droite, un large vésicatoire, et la douleur avait beaucoup diminué après l'effet révulsif. Mais une céphalalgie intense s'était déclarée. Du bouillon, donné à plusieurs reprises dans la journée, avait été rejeté chaque fois par des vomissements mêlés de bile, et dans la nuit suivante la fièvre avait augmenté, avec mal de tête, agitation, délire, insomnie.

A mon arrivée, je constatai l'état suivant : Décubitus dorsal ; expression d'hébétude ; stupeur ; pouls à 120, dicrote, large et peu résistant ; température dans l'aisselle, après un quart d'heure, 40°,5 ; peau sèche, ardente ; haleine fétide ; langue revêtue d'un enduit épais jaunâtre ; altération ; ventre un peu gonflé ; gargouillement iliaque à droite, à la pression ; rate débordant de trois travers de doigt ; pas de selles depuis trois jours ; urines rouges, épaisses, sédimenteuses ; depuis vingt-quatre heures, épistaxis goutte à goutte ; intelligence lente, surdité, prostration ; toux fréquente, sèche. A la percussion, matité dans la moitié inférieure du poumon droit, en arrière ; moindre sur le côté, nulle à gauche et partout ailleurs ; râles sibilants et sonores dans le reste de la poitrine ; pas d'expectoration.

Un vomitif provoque des vomissements muco-bilieux abondants.

Prescription. — A prendre dans la journée, par petits verres, trois quarts de litre de limonade citrique, avec addition de sel granulé Chanteaud : une cuillerée à soupe ; lavement avec eau de son et miel ; compresses d'eau froide vinaigrée sur le front, renouvelées tous les quarts d'heure ; sinapismes sur les membres, deux fois dans la journée, une fois dans la nuit.

La malade est rapidement lavée à l'éponge avec eau vinaigrée, puis essuyée avec des linges secs ; draps, chemise et coiffure de nuit sont changés, et tous les soins hygiéniques possibles sont exigés et inaugurés séance tenante, aussi bien aux abords de la maison que dans la chambre même de la malade. Un flacon de trichlorure d'iode est tenu débouché près du lit, et on éloigne immédiatement les enfants. De toutes les personnes de la maison, le mari seul, homme très dévoué, confiant, docile, est chargé des soins médicaux ; à cet effet, je lui démontre le mode d'application du thermomètre qu'il appliquera toutes les deux heures.

La température est donc à 40°,5 ; le mari va donner à la malade, toutes les demi-heures, 1 granule d'aconitine et 1 granule de vératrine, ensemble. Si la chaleur s'élève encore de plus d'un demi-degré centigrade dans la soirée, il rapprochera les prises de quart d'heure en quart d'heure, 1 granule de chaque, jusqu'à retour à 40° c. et au-dessous, puis reviendra au dosage précédent, et ne cessera que pour autant que la température viendrait à s'abaisser jusqu'à 38° et au-dessous — ce qui n'est guère probable, vu l'état actuel.

Le lendemain 17, à dix heures du matin, à ma deuxième visite, je recueille les renseignements de la veille : plusieurs selles dans la journée, abondantes, bilieuses, fétides. De deux à sept heures du soir, la température s'est abaissée à 39° 1/2 ; calme relatif pendant ce laps de temps ; somnolence et rêvasseries ; la malade a voulu sortir du lit, on lui a donné alors les deux alcaloïdes tous les quarts d'heure ; et à une heure après minuit, la température est descendue à 39°,1 à 2/10. Dès lors on a cessé.

A ma visite, je trouve 38°,5 ; pouls à 110 toujours *bis feriens ;* mais l'expression de la malade est encore plus hébétée, la face légèrement cyanosée ; la respiration anxieuse. Je ne constate rien d'anormal du côté du cœur ; râles sibilants et sonores très intenses ; toujours matité à droite dans les mêmes points, avec un léger souffle bronchique ; expectoration nulle ; très peu de gargouillement dans la fosse illiaque droite, qui est un peu plus sensible à la pression ; tête, poitrine et ventre un peu plus chauds qu'à l'état normal ; mais les extrémités sont froides ; la soif est moindre que la veille ; urines toujours rouges, épaisses et rares.

Traitement. — Fomentations chaudes et vinaigrées sur les membres, inférieurs surtout, suivies de frictions sèches prolongées, puis sinapismes, briques chaudes aux pieds : huit ventouses sèches à la base de la poitrine, quatre de chaque côté, à renouveler quatre fois dans la journée. Une cuillerée à café de Sedlitz, en deux demi-verres d'eau, et, une heure après, 2 granules d'hydro-ferro-cyanate de quinine, toutes les heures, dans la journée ; limonade légère avec nitrate de potasse : 1 gramme et 4 granules de digitaline en six heures. Le soir, s'il y a du délire on ajoutera : camphre bromé, 1 granule toutes les heures. Si la chaleur vient à dépasser 39° c., laisser la quinine et reprendre aconitine et vératrine, comme avant.

Le 18 août, à neuf heures du matin. Renseignements : à mon départ, la chaleur s'était rétablie uniformément après les frictions, ventouses et sinapismes. Deux nouvelles évacuations avaient eu lieu dans la journée. La température s'était maintenue entre 39° 1/2 et 40° c. Vers neuf heures du soir, comme la chaleur s'élevait à 40° 1/2, avec délire, agitation, l'aconitine et la vératrine furent reprises de demi-heure en demi-heure seulement, en y ajoutant, d'heure en heure, 1 granule camphre monobromé. La malade a fait des difficultés pour prendre ses médicaments, ne sachant ce qu'on lui voulait, mais tantôt elle a cédé aux prières et aux menaces, tantôt il a fallu la surprendre en les lui faisant avaler avec une gorgée d'eau. A dix heures et demie de la nuit, le calme est arrivé, avec un sommeil de deux heures, pendant et après lesquelles toute médication a été suspendue.

La malade a pris un peu de bouillon, qui a provoqué chaque fois la toux.

A ma visite, je constate : respiration moins fréquente, mêmes râles, mais plus aucun souffle bronchique, qui est remplacé par du râle muqueux fin ; sonorité obscure, mais non plus de matité à la percussion ; enduit moins épais de la langue ; dents un peu fuligineuses et narines pulvérulentes ; l'hébétude et la surdité continuent ; subdélire sans agitation ; prostration ; les pupilles sont contractiles ; peau haliteuse ; ventre légèrement météorisé ; le gargouillement et la sensibilité illiaque sont peu appréciables ; rate toujours débordante : il y a eu une selle liquide, brune, fétide, le matin vers neuf heures ; pouls à 104 ; température 39° c. ; pas de refroidissement des extrémités ; pas d'aspect cyanotique de la face.

Prescription. — Sedlitz, 2 cuillerées à café ; puis hydro-ferro-cyanate de quinine, 10 granules en cinq heures, 2 de deux en deux heures, avec 1 granule strychnine. Huit ventouses sèches, répétées trois fois ; pour la nuit, mêmes recommandations que la veille. Bouillon au lait coupé.

Le 19, à dix heures du matin. — Renseignements : deux selles volontaires. A huit heures du soir, la température est élevée à 40° ; reprise des alcaloïdes défervescents ; bromure de camphre : 2 granules toutes les heures, avec 1 granule de morphine ; le délire a cessé ; sommeil jusqu'à quatre heures du matin.

A ma visite : température 38° c. ; pouls 100, moins dicrote ; moins de râles sibilants et sonores ; toujours sous-crépitants au-dessous de l'omoplate ; intelligence revenue ; réponses lentes mais justes ; facies plus naturel ; pas de météorisme ni de gargouillement, pas de céphalalgie. La malade a refusé le bouillon, mais elle a pris du lait plusieurs fois depuis le matin ; elle se laissait mettre sur son séant pour le prendre.

Prescription. — Hydro-ferro-cyanate de quinine, 16 granules en huit heures.

Le 20, à trois heures après-midi. — Renseignements : dans la nuit, il y a eu 39° c. seulement ; après trois heures d'administration de l'aconitine et de la vératrine, tous les quarts d'heure, retour à 38° c. ; on a donné le matin une cuillerée à café de Sedlitz et 10 granules de quinine.

Même prescription que la veille et strychnine : 6 granules.

Le 20, visite à dix heures du matin. — Plus de râles, respiration normale ; langue nette, souple, humide ; bouche fraîche ; ventre souple ; plus de garde-robes depuis la veille au soir. La malade a pris avec plaisir une tasse de bouillon ; température 37° ; pouls 80, un peu faible ; la rate déborde à peine.

Prescription. — Hydro-ferro-cyanate de quinine : 10 granules, 6 pour le lendemain ; tapioca ; bouillon au lait.

A dater de ce jour, convalescence franche et rapide.

Dr PREVAULT, de Montrésor.

Réflexions. — On peut considérer ce fait comme un cas de fièvre typhoïde conjurée, jugulée, dans sa première période. — L'auteur nous apprend qu'il régnait dans la contrée une épidémie de fièvre typhoïde : quatre autres cas existaient concurremment dans le voisinage de la ferme ; et on ne saurait admettre une erreur de diagnostic : il s'agissait bien d'une fièvre typhoïde avec broncho-pneumonie.

Le délire appartient, chez l'adulte surtout, à la pneumonie du sommet ; mais ici c'était la base et tout au plus un peu du lobe moyen, avec hépatisation commençante, qui a disparu en trois jours, à mesure que diminuaient les râles sibilants et sonores, particuliers à la fièvre typhoïde.

D'autre part, l'épistaxis par exsudation, l'hébétude, la somnolence, la prostration, l'haleine fétide, les fuliginosités, la surdité, le pouls-dicrote, le gargouillement illiaque, la diarrhée fétide, à selles involontaires, le développement de la rate, forment un ensemble de symptômes propres à la fièvre typhoïde et suffisamment caractéristiques.

En vain dira-t-on qu'il a pu y avoir fièvre pernicieuse et qu'il eût fallu donner de plus fortes doses de quinine : il a suffi, au contraire, d'avoir raison de la rémittence inséparable de la fièvre typhoïde, et de la combattre journellement par de petites doses d'hydro-ferro-cyanate de quinine, pendant que les exacerbations étaient vigoureusement attaquées par les alcaloïdes défervescents : aconitine, vératrine.

Pour faire baisser la température, ou plutôt pour enlever le calorique exubérant, l'auteur a eu recours aux épongements à l'eau vinaigrée, de manière à restituer à la peau sa fraîcheur et à rétablir la sécrétion, en même temps qu'il débarrassait le canal digestif de l'enduit saburral qui aurait empêché l'absorption des médicaments. L'estomac et l'intestin une fois débarrassés, il a suffi, chaque jour, d'un nettoyage modéré et partant inoffensif au moyen du Sedlitz Chanteaud, convenablement étendu. Éliminer fait à fait les matières intestinales, c'est désinfecter.

L'hydro-ferro-cyanate de quinine, administré chaque jour, a agi comme antiseptique ; tandis que la torpeur intestinale a été vaincue par de petites doses d'arséniate de strychnine, et les désordres cérébraux par la morphine et le bromure de camphre. La diurèse a été rétablie par la digitaline, et ainsi a été complétée la gamme thérapeutique qui a amené la jugulation d'une fièvre typhoïde si gravement compromettante, à cause de la complication broncho-pulmonaire.

Quant en allopathie on en fera autant, nous sommes prêts à nous y rallier. Mais en attendant, nous resterons dosimétriste.

Jugulation des fièvres typhoïdes par le docteur Delestré (Communiqué à la Société de thérapeutique dosimétrique).

Il me semble que c'est un devoir pour tout médecin dosimétriste de venir communiquer le résultat consciencieux de sa pratique. C'est par le nombre des faits que nous affirmerons notre doctrine sur des bases vraiment pratiques.

Le doute n'est plus possible pour nous : depuis six ans (1872 à 1878) que nous avons franchement arboré notre drapeau, les faits journaliers reposant sur une observation attentive, comparés à ceux déjà anciens, quoique toujours présents à notre mémoire, ne nous permettent pas de les mettre en parallèle. Cette grande découverte thérapeutique de la jugulation des maladies aiguës par les alcaloïdes administrés coup sur coup est aujourd'hui un fait acquis.

Je pourrais apporter ici la relation détaillée de nombreux malades guéris rapidement, par notre méthode, des maladies les plus diverses, telles que bronchites, pneumonies, pleurésies, rhumatismes articulaires, généraux ou locaux, avec épanchement, érysipèles, fièvres typhoïdes, miasmatiques, spécifiques et éruptives, mais je veux restreindre mon cadre et laisser à d'autres confrères, mieux autorisés et plus habiles que moi, le soin d'aborder les grandes questions d'ensemble qui font l'objet de notre réunion.

Je veux seulement examiner le coin du tableau et vous parler de la jugulation des fièvres exanthématiques et en particulier de la scarlatine. Trousseau disait — il y a vingt-cinq ans — dans son remarquable ouvrage de thérapeutique : « Une maladie spécifique est une maladie qui fait espèce, qui se compose comme une espèce naturelle et peut lui être assimilée — comme un animal qui a un type d'organisation, de forme et d'activité déterminées — qui se multiplie dans l'espace et se perpétue dans le temps par génération directe et d'une manière indéfinie ».

Cette définition du grand professeur de Paris, acceptée comme article de foi par tous les médecins de notre temps, a encore aujourd'hui force de loi, et n'est nullement, du reste, en contradiction avec les idées nouvelles de germes morbides : vibrions, bactéries, tous êtres infiniment petits et vivants, propres à chaque maladie spécifique. Elle jette même dans notre esprit un jour lumineux sur ce fait accepté par tous les naturalistes les plus en renom : « Que les espèces se transmettent toujours avec leurs caractères propres et que les races et les variétés sont produites par les circonstances ambiantes, soit propres à l'organisme sur lequel ils se développent, soit dépendantes du milieu dans lequel vit l'individu. » — « Il en résulte donc, ajoute Trousseau, que les fièvres spécifiques provenant d'un germe qu'ils doivent en quelque sorte perpétuer en laissant un privilège d'immunité aux individus une fois frappés, sont, en général, semblables à des fonctions naturelles et qu'elles réclament ainsi des méthodes de thérapeuthique naturelles. »

Trousseau entendait par là et se proposait d'imiter les réactions salutaires de la nature : 1° en les abandonnant à elles-mêmes, et en entourant l'organisme de circonstances favorables à leur évolution spontanée ; 2° en apaisant leur violence excessive par diverses médications tempérantes, destinées à réduire la réaction à un degré compatible avec la conservation de la vie et l'accomplissement de la fonction morbide ; 3° en stimulant l'inertie du système nerveux et le mettant, à l'aide de divers moyens excitants, au niveau des besoins et des nécessités de la maladie ; seulement la fièvre, animant dans une juste mesure les appareils d'élimination ; prêtant, en un mot, à l'organisme vivant les forces qui lui manquent pour résister à la maladie, réparer ses pertes et le relever de sa faiblesse.

En présence de préceptes venant d'un tel maître, aussi nettement formulés qu'universellement admis par la généralité des médecins, on ne manquera pas de nous taxer d'une folle audace pour oser venir nous mesurer avec un tel champion. Mais l'histoire — même celle de notre art — est pleine de faits qui prouvent que toute vérité fait son chemin, et que les légions de petits — armés de cet étendard — finissent par avoir raison des grands les plus hauts placés. J'ai donc pleine confiance ; et la foi robuste qui m'anime me fera trouver grâce devant vous de ma téméraire entreprise.

A Dieu ne plaise cependant que je vienne m'inscrire en faux sur l'ensemble de cette théorie si habilement édifiée par l'illustre professeur ; je veux seulement attaquer de front le principe : c'est-à-dire l'évolution nécessaire et fatale des maladies spécifiques que Trousseau compare à une fonction et à un organisme vivant.

Quand on sème une graine dans un sol quelconque, germe-t-elle naturellement ? Cette germination et son évolution successive ne sont-elles pas plutôt soumises à des lois d'humidité, de chaleur, de lumière et d'électricité ? En supposant les premières phases de cette évolution accomplies, ne peut-on pas supprimer les autres en supprimant les conditions propres à cette évolution ?

Tout le monde sait que la plante dépérit et meurt faute d'eau, de chaleur, de lumière et d'air — ou même d'un seul de ces éléments. Pourquoi en serait-il autrement dans l'état pathologique ? Est-ce que tout le monde est frappé dans les épidémies ? Et souvent même ceux qui s'y exposent le plus en sortent sains et saufs. Il s'ensuit donc que les germes morbides — comme les germes des plantes — ont besoin pour se développer et déterminer des maladies, dont ils sont les prototypes, des conditions physiques propres à leur développement.

Et pourquoi nous refuserait-on de faire artificiellement, c'est-à-dire par nos agents thérapeutiques vitaux, ce que notre économie fait souvent seule et abandonnée à ses propres ressources ? Pourquoi la bonne dame nature, si prévoyante, si conservatrice de tous les êtres créés pour lesquels elle a semé partout et à profusion le remède à côté du mal, nous refuserait-elle ses arcanes à nous les êtres les plus privilégiés de la création ? La chimie l'a forcée à ouvrir ses trésors incomparables ; c'est à nous médecins soucieux de notre art et de la santé de nos malades, à user largement de ses faveurs.

Pendant l'été de 1877, la commune de Saulx-les-Chartreux fut envahie par une épidémie de fièvre scarlatine. Enhardi par mes succès dans les autres fièvres éruptives, je n'hésitai pas à attaquer la maladie présente, dès les premiers symptômes, par les alcaloïdes défervescents et antiseptiques. En général, on m'appelait dans la première journée ; les malades se plaignaient de mal de gorge, avec perte d'appétit et langue saburrale, fièvre ardente ; température dépassant souvent 40° c. ; pouls petit et d'une fréquence extrême, 140 à 160.

Chez tous les malades, je commençai le traitement par le lavage intestinal avec le Sedlitz Chanteaud granulé (une cuillerée à café dans un grand verre d'eau, tous les matins) ; puis j'ordonnai : aconitine, salicylate de quinine, arséniate de strychnine, de chaque 1 granule toutes les demi-heures, jour et nuit, jusqu'à chute de la fièvre. Bouillon de bœuf, pour aliment ; pour boisson, tisane vineuse. Contre l'angine, lavage de la gorge au jus de citron et gargarismes à l'acide salicylique. A la visite du lendemain, la température était ordinairement descendue de 1 degré ; le pouls un peu plus fort et moins fréquent ; la langue et la gorge commençaient à se nettoyer. Le troisième jour, l'éruption amenait une détente générale. J'éloignai alors les doses des médicaments ci-dessus, que je faisais donner seulement toutes les heures; et ordinairement, le cinquième jour, la maladie était jugulée; il n'y avait plus ni fièvre, ni éruption, ni angine, la langue était nette et le malade demandait à manger. La convalescence était franchement déclarée. Je faisais prendre des précautions d'hygiène : pour l'alimentation que je réglais avec prudence; pour l'aération dans la chambre, souvent renouvelée et avec précaution; pour les vêtements qui devaient être chauds pendant une semaine, au bout de laquelle les malades reprenaient leur vie ordinaire.

Dans les quarante cas que j'ai observés, telle a été la marche ordinaire de la maladie. Je n'ai vu survenir ni abcès parotidiens, ni du conduit auditif externe, ni anasarque, ni albuminurie, complications si ordinaires de la scarlatine qu'elles en sont presque un des éléments indispensables. Deux cas seulement, dont l'issue a été funeste, méritent d'être rapportés avec plus de détails.

1ᵉʳ CAS. — Un magnifique garçon, de sept ans, tombe malade sans aucun symptôme prodromique, pendant que sa sœur, âgée de quatorze ans, entre en convalescence. Dès le premier jour, fièvre ardente; température 40° c. 1/10, pouls 160; délire, perte de connaissance, vomissements répétés, selles fréquentes et involontaires. Ces symptômes vont s'aggravant malgré tout ce que je puis faire : antispasmodiques, lavements astringents, alcaloïdes défervescents, ablutions froides générales, sinapismes aux extrémités, vésicatoire sur la tête. L'enfant mourut, le quatrième jour de la maladie, dans le coma et en pleine éruption.

2° CAS. — Fillette de onze ans, grande, mince, d'une santé délicate, d'un appétit capricieux, est prise d'angine avec fièvre intense et précipitation extrême du pouls. J'institue de suite le traitement ordinaire : alcaloïdes, bouillon et tisane vineuse. L'éruption apparaît le troisième jour, mais n'amène avec elle aucune détente : le pouls reste petit et très fréquent; la température baisse légèrement le matin, pour remonter le soir à 40° c. et au delà. Je persiste néanmoins dans l'administration des alcaloïdes pendant une semaine : tantôt coup sur coup; tantôt à des distances plus éloignées, suivant les indications du moment; tantôt les variant, cherchant toujours à obtenir l'abaissement de la chaleur et le relèvement du pouls. L'enfant toléra le tout parfaitement; il n'y eut ni vomissement, ni diarrhée; l'éruption suivit sa marche ordinaire.

Vers le dixième jour de la maladie, l'angine, qui était restée stationnaire jusque-là, s'accrut avec violence, les ganglions du cou se tuméfièrent, les amygdales devinrent énormes et se recouvrirent de fausses membranes; le nez laissa couler une sanie roussâtre abondante. Je mis tout en œuvre : les affusions froides fréquemment renouvelées et vivement faites avec une large éponge, les frictions stimulantes avec eau de Cologne pure; des vins généreux, des bouillons concentrés, des pulvérisations de liquide phéniqué ou salicylé; rien n'y fit; l'enfant s'éteignit doucement, le quatorzième jour de la maladie, dans un état de maigreur extrême.

Vous le voyez, Messieurs, dans ces deux cas, la méthode dosimétrique s'est trouvée en défaut. Mais tout a échoué chez le premier malade, rien n'ayant été toléré par les voies digestives, les médicaments ne pouvaient déterminer leurs effets thérapeutiques ordinaires. Chez la seconde malade, les médicaments ont été parfaitement tolérés ainsi que les aliments. Comment se fait-il que l'issue ait été mortelle? Il faut avoir la franchise et l'honnêteté de son opinion ; la mienne je la formule ainsi. On ne jugule pas les maladies aiguës chez les êtres faibles, que cet état de faiblesse soit natif ou acquis ; qu'il soit le résultat d'une maladie antérieure ou en voie d'évolution. Ma conviction est profonde à cet égard et repose sur des faits irrécusables. Je dis plus : il y a même un grave danger à essayer la jugulation dans ces cas ; les alcaloïdes sont des armes puissantes, énergiques et à longue portée ; croire qu'ils sont purement inoffensifs serait une grave erreur. Il faut en avoir essayé sur soi-même, pour en parler en connaissance de cause. Il y a deux mois, je fus atteint de rhumatisme articulaire du genou, avec épanchement et fièvre de moyenne intensité. Je pris pendant quarante-huit heures toutes les demi-heures : aconitine, arséniate de strychnine, colchicine et salicylate de quinine : 1 granule de chaque à la fois ; je fis une forte application de collodion riciné sur l'articulation, que j'entourai d'ouate et d'une bande roulée. Le troisième jour, je n'avais plus ni fièvre, ni douleur articulaire. Je continuai à prendre, colchicine, arséniate de strychnine et salicylate de quinine : 1 granule de chaque toutes les deux heures pendant un jour ; toutes les deux heures pendant deux autres jours, sauf la nuit. Dès le troisième jour je m'alimentais comme en pleine santé, et le huitième jour, je repris ma course clopin-clopant, très affaibli, surtout de la vue, qui me faisait voir les objets dansant autour de moi. Je fus un mois à me remettre complètement.

Je conclus et je dis : Employons les alcaloïdes coup sur coup et *larga manu* chez les individus forts et vigoureux, dans toutes les maladies aiguës quelles qu'elles soient ; mais alimentons nos malades tout de suite, d'après les règles de l'hygiène ; ayons toujours le thermomètre à la main, c'est un instrument précieux qui ne trompe jamais ; il nous dira quand et jusqu'à quand il faut intervenir ; aidons-nous par tous les moyens que les récentes découvertes de l'hydrothérapie nous ont apportés. La dosimétrie est sœur et fille du progrès. C'est en elle qu'est le succès.

Dr DELESTRE.

Lonjumeau, 16 août 1878.

Réflexions. — Nous ajouterons peu de mots au mémoire qui précède, pour en combattre les conclusions qui nous paraissent trop absolues quant à l'emploi des alcaloïdes chez les malades faibles. C'est, au contraire, chez ceux-là qu'il faut les pousser le plus activement, puisque la fièvre est en raison directe de la faiblesse. Nous ajouterons que ce sont les enfants malingres qui supportent le mieux les alcaloïdes, quand aux alcaloïdes défervescents on a soin de combiner les alcaloïdes hypersthénisants : brucine, strychnine. Nous ferons remarquer que ce sont les deux cas malheureux où ces derniers alcaloïdes n'ont pas été employés — du moins l'auteur ne les cite pas. — Mais enfin, quand cela aurait été, ces deux cas ne sauraient infirmer les trente-huit autres. Quant au cas propre à l'auteur, le résultat qu'il a obtenu est sans doute assez *concluant pour qu'on ne puisse douter de la puissance abortive ou jugulatrice.

Nous terminons ici le présent chapitre, renvoyant aux autres pour les diverses maladies auxquelles la méthode dosimétrique est applicable. Nous pensons que les faits nombreux que ces Chapitres renferment ouvriront enfin les yeux et les oreilles à ceux qui les ont tenus obstinément fermés jusqu'à ce jour.

PHARMACIE DOSIMÉTRIQUE

I

CONSIDÉRATIONS GÉNÉRALES

Le célèbre médecin anglais Sydenham faisait le vœu de pouvoir mettre sa pharmacie dans le pommeau de sa canne.

Le présent Memento pourra se trouver sur le bureau du médecin dosimétriste, afin qu'au retour de ses visites il puisse y consigner ses observations.

Notre but a été de résumer en quelques lignes la pharmacie et la pharmacodynamie dosimétriques pour les besoins du moment.

Notre tâche était facile, puisque nous n'avions qu'à redire ce que le *Répertoire universel de médecine dosimétrique humaine et vétérinaire* ne cesse de publier depuis quinze ans, c'est-à-dire que sans thérapeutique les médecins ne sont que d'inutiles naturalistes.

Malheureusement, les tendances de l'École organicienne les en avaient détournés, la plupart ne voyant dans la maladie que la lésion matérielle, laissant de côté les troubles vitaux qui l'ont provoquée.

La médecine n'est pas œuvre de routine : aujourd'hui tel spécifique, demain tel autre, « tant qu'ils guérissent encore »; mais une juste application lois de la physiologie à l'homme malade. Sous ce rapport elle ne se sépare pas de la diététique, sa sœur aînée.

Aussi la dosimétrie n'a-t-elle pas la prétention de supprimer la vieille pharmacie, mais de la rajeunir, en employant des agents chimiquement purs, mathématiquement dosés, parfaits sous tous les rapports, toujours identiques à eux-mêmes comme quantité et comme qualité, d'une conservation irréprochable (LAURA).

Il est évident que les conditions d'une saine thérapeutique ne se trouvent point dans la pharmacie galénique, avec ses préparations grossières, mal conservées et souvent frelatées.

Ce qui distingue les granules dosimétriques, c'est leur bonne conservation, les principes actifs étant isolés (on n'a fait d'exception à cette règle que pour le sel de Gregory : codéine et morphine) et mis à l'abri de l'air et de la lumière par une coque imperméable, composée exclusivement de sucre de lait, et au besoin argentés ou enrobés. Il en résulte que ces granules se conservent indéfiniment, même les substances volatiles, telles que l'iodoforme. Il n'y a que les corps très hygrométriques, tels que les iodures et les bromures, qui se refusent à ce mode de préparation et qu'il faut donner en solution ; encore faut-il excepter les iodures mercuriels, l'iodhydrate de morphine, qui se prêtent à la granulation.

Avec les granules dosimétriques, les fraudes sont difficiles, sinon impossibles, puisque chaque substance active a ses caractères objectifs et subjectifs, et que, d'ailleurs, l'analyse qualitative et quantitative en est facile. Feu le professeur Baudrimont donnait les granules Chanteaud comme sujets d'examen à ses élèves, et ils se trompaient rarement dans leurs analyses.

A ces points de vue, la dosimétrie a donc apporté une réforme complète dans la pharmacie, puisqu'elle fournit aux praticiens des médicaments sûrs, rapides et commodes.

L'application en est également facile, puisque ces médicaments s'adressent avant tout aux symptômes, et qu'on a ainsi en eux des pierres-de-touche de leur bonne application.

En vain le médecin voudrait-il s'appuyer exclusivement sur son diagnostic : celui-ci, la plupart du temps, est incertain, même alors qu'on a le corps de délit sous la main, comme les tumeurs.

Mais, comme il s'agit surtout de phénomènes dynamiques ou fonctionnels, le médecin est vite mis sur la voie après un ou deux essais. Il n'y a même pas perte de temps, puisque l'action se produit en moins de quelques

minutes. Le médecin peut ainsi rectifier son tir ; tandis qu'avec les médicaments allopathiques, « c'est — comme disait feu le professeur Forget —
une décharge à mitraille dont quelques éclats peuvent par hasard atteindre
la maladie, mais plus souvent le malade ».

Ou bien encore, c'est l'aveugle de Barthez, tâtonnant autour de lui
avec son bâton, au risque d'atteindre les passants.

Il est évident que dans ces conditions le médecin qui veut se rendre
compte de ce qu'il fait, préfère ne rien faire ; mais, en attendant, le malade
souffre et quelquefois meurt, sans que son médecin ait pu lui porter un
secours efficace.

La pharmacie et la pharmacodynamie sont redevenues l'arsenal du
médecin, grâce à la méthode nouvelle ; et l'on ne comprend pas l'opposition
que celle-ci a rencontrée jusqu'ici de la part de certains pharmaciens et
médecins — ou plutôt on ne le comprend que trop : pour des motifs qu'eux-
mêmes n'osent avouer, leur intérêt et leur vanité.

Nous finissons ce préambule par les paroles suivantes du professeur
Laura :

« C'est avec un plaisir infini que nous proclamons aujourd'hui les
immenses bienfaits rendus à l'humanité souffrante par la dosimétrie, en
introduisant dans la thérapeutique les alcoloïdes et, en général, des médicaments très purs, parfaitement isolés et mathématiquement dosés. Les progrès
journaliers obtenus dans ce sens ne font donc que compléter son œuvre.
Nous regardons également comme un grand progrès (un progrès fécond et
portant les meilleurs fruits, dont nous recueillons, dès à présent, les pré-
misses, et dont l'avenir jouira plus que nous) le nouveau mode d'expérimentation qui s'attache à étudier les propriétés physiologiques des divers
agents, et leurs propriétés thérapeutiques sur les animaux malades, et
surtout sur l'homme malade.

« Notre jeune école est noblement entrée dans cette nouvelle voie et
continuera d'y marcher résolument ; elle a trop, pour l'abandonner, la conscience de ses devoirs et connaît trop les erreurs où sont tombées les anciennes
méthodes, par l'emploi de médicaments impurs.

« En France, en Italie et en Belgique, en Angleterre, en Espagne, au
Portugal, au Brésil, dans l'Amérique du Nord et l'Amérique du Sud, nous
trouvons des expérimentateurs et des pharmacologistes, des thérapeutes

importants. Nous pouvons ajouter aussi, dans tous les pays qui ont accepté, comme un grand bienfait, l'esprit de la nouvelle École dosimétrique ; car en affirmant la nécessité de l'expérimentation sur le malade et en n'employant que des agents parfaitement préparés et exactement définis, et par-dessus tout par sa méthode des *doses thérapeutiques successives*, cette École a véritablement ouvert à la science et à l'art une voie nouvelle.

« L'alcaloïdothérapie restera toujours une grande gloire pour le maître, et un légitime sujet d'orgueil pour son École, qui l'a si courageusement, si véritablement, si noblement et si consciencieusement suivi dans son difficile apostolat.

« A l'alcaloïdothérapie elle-même, qui occupe déjà une place glorieuse dans la thérapie rationnelle et scientifique, l'avenir réserve encore plus d'honneurs que nous n'en pouvons rêver dans nos plus audacieuses espérances. »

A notre tour, nous payerons un juste tribut de reconnaissance à l'homme éminent qui n'a pas craint de s'aventurer dans cette voie où tout faisait présager le succès, mais où il y avait cependant de grandes difficultés à vaincre et une grave responsabilité à encourir : celle qui se rattache à tout pas en avant.

M. le professeur Laura est venu spontanément à nous, et son appui — tant moral que scientifique — nous a été d'un grand secours.

Aujourd'hui, par son beau livre : *La Pharmacothérapie comparée*, il a fait plus encore, en déclarant que la « dosimétrie s'impose à tout médecin comme un devoir ».

La médecine de nos jours — nous entendons la médecine qui guérit et non celle qui disserte — remonte, à son berceau, aux simples (qu'on se garde de croire qu'il s'agit des simples d'esprit).

Aux temps anciens, les plantes médicinales étaient dans toute leur vigueur native, et on était sûr de leur effet.

Ainsi la ciguë — qui servait aux condamnations juridiques — tuait ; et il faut croire qu'administrée méthodiquement, elle guérissait. Aujourd'hui, à part quelques plantes sauvages égarées dans nos potagers, les simples sont à peu près inertes. Il faut aller les chercher dans les lieux incultes, pour en avoir quelque effet.

Il en a été des *simples* comme de la civilisation : ils se sont atténués

par la culture. Mais les types primitifs des plantes médicinales n'ont pas
tous été détruits : ils existent encore à l'état sauvage, et la chimie est parvenue à en retirer leurs principes actifs ou alcaloïdes.

Voilà pourquoi nous disons que la médecine de nos jours est remontée
à son berceau.

En effet, la vertu curative des plantes médicinales réside dans leurs
principes extractifs et non dans l'ensemble de leur composition.

L'alcaloïdothérapie est une conquête de nos jours : ce furent d'abord la
morphine, extraite de l'opium, la quinine, du quinquina, qui ouvrirent la
voie à cette médication nouvelle.

Vinrent successivement les autres alcaloïdes : l'hyosciamine, de la jusquiame ; la strychnine, de la noix vomique ; la vératrine, de la cévadille ;
la digitaline, de la digitale ; l'aconitine, de l'aconit ; la daturine, du stramonium ; et subsidiairement toute la série des excito-moteurs, aujourd'hui
si nombreuse — nous ne disons pas complète, parce que chaque plante médicinale a son principe extractif ; quelques-unes même en ont plusieurs,
comme l'opium, qui, indépendamment de la morphine, a la narcéine, la
codéine, la papavérine, etc.

Tous les principes extractifs ou alcaloïdes ont une action pharmaco-
dynamique propre. Nous y reviendrons dans la suite de ce chapitre.

Les alcaloïdes ont eu de la peine à s'introduire en médecine parce
qu'on les considérait comme des agents dangereux ; et, aujourd'hui encore,
la loi les tient emprisonnés dans l'armoire aux poisons de nos officines.

Mais c'est parce qu'on ne savait pas — ou qu'on ne sait pas encore —
s'en servir. Les empoisonneurs inconscients sont donc les médecins qui
continuent à employer les plantes vireuses en substance, car ils ignorent si
elles sont sauvages ou non.

N'obtenant pas de leurs prescriptions les effets qu'ils en attendaient, ils
les ont mélangées ; c'est ce qui a fait dire à l'un des leurs : « Nos prescriptions, jamais simples, toujours composées, font l'effet de ces charges à mitraille, dont quelques éclats peuvent atteindre l'ennemi, la maladie, mais le
plus souvent les malades » (*Bis repetita placent*).

Pouvait-on faire une critique plus amère de la matière médicale
classique ?

Les Codex officiels ont donc vécu ; il faut leur substituer le Codex de la raison et de la science. Tel a été le but, la raison d'être de la dosimétrie. Il n'est donc pas étonnant qu'elle ait rencontré tant d'opposition.

Dans notre société on vit d'abus ; et il est aussi difficile de les détruire, que de vouloir arracher à un fauve sa proie.

Cependant le besoin d'une réforme de la pharmacie était tellement urgent que le public l'a exigée de ses médecins, en dépit des pharmaciens, qui voyaient déjà s'écrouler leur boutique.

Mais de véritables médecins et de véritables pharmaciens, on en aura toujours besoin, parce qu'il est impossible que les malades se traitent eux-mêmes — fussent-ils médecins ou pharmaciens.

Les adversaires de la dosimétrie peuvent donc être tranquilles de ce côté. Au contraire, à persévérer dans la vieille routine, ils ont à craindre la perte de leur clientèle.

Ceci dit, nous en arrivons directement à la pharmacie dosimétrique — si différente par sa forme simple, agréable et sûre, de la vieille pharmacie, où tout répugne aux sens, au point de faire dire aux enfants et aux personnes délicates : « Ce qui vient de chez le pharmacien sent et goûte mauvais. » C'est là la cause qu'on a tant de peine à faire prendre médecine aux malades en général.

II

MÉDICAMENTS DOSIMÉTRIQUES

La pharmacie — ou l'art de préparer les médicaments — comprend deux parties : la diététique et la thérapeutique. C'est parce que la pharmacie classique les a confondues qu'elle est devenue indigeste et rebutante.

Parmi les préparations diététiques, nous comprenons les médicaments qui sont tout autant des aliments, c'est-à-dire assimilables, tels que : mucilages, loochs, décoctions, infusions ou tisanes.

On comprend que, vu la manière dont l'allopathie traîne les maladies — les abandonnant à leur cours *naturel* (*mortel* serait plus souvent le mot propre) —, les médicaments diététiques sont nécessaires, surtout dans la convalescence, où les malades entrent le plus souvent à bout de forces et ne peuvent supporter une alimentation ordinaire.

Avec la dosimétrie ces auxiliaires sont, sinon inutiles, du moins superflus, la maladie première ou aiguë étant jugulée ou du moins abrégée.

C'est l'histoire des fièvres typhoïdes auxquelles on laisse parcourir leurs périodes ou septénaires, épuisant les forces des malades et détériorant quelquefois à tout jamais leur constitution.

Ne voit-on pas les médecins allopathes s'enquérir des antécédents de leurs malades, sans se douter qu'ils font la critique de leur manière de traiter ?

Les préparations thérapeutiques sont celles qui s'appliquent à une maladie donnée : comme la quinine aux fièvres intermittentes.

C'est ce principe qui a été généralisé en dosimétrie, sans admettre pour cela la spécificité, pas plus que les entités morbides, elles-mêmes.

Ainsi, même la quinine n'est pas un spécifique, puisqu'elle s'applique à d'autres affections que les fièvres intermittentes dont on prétend qu'elle est l'antidote.

La part que les infiniments petits ou microbes prennent aux maladies en tant que cause, est encore en litige ; mais ce qui est certain, c'est que nous avons à combattre des troubles fonctionnels, soit de la vie de relation, soit de la vie végétative.

Ainsi la quinine — de même que beaucoup d'autres alcaloïdes défervescents — combat la fièvre, sans qu'on puisse dire qu'il y ait toujours là des microbes. Les névralgies intermittentes sont coupées par ce fébrifuge, tout aussi bien que la fièvre intermittente paludéenne ou miasmatique.

Pour en revenir aux médicaments thérapeutiques, ceux-ci doivent être simples — ainsi que le veut la dosimétrie — et la forme de granules est la plus usuelle.

Ici se présente la question : ces granules doivent-ils être préparés extemporanément, ou bien d'avance ?

Nous ne contestons nullement au pharmacien les connaissances nécessaires pour la préparation de granules, mais non par le mode qu'ils emploient, c'est-à-dire le pilulier.

Nous disons qu'il faut la bassine et non le pilulier ; ét voilà pourquoi nous nous sommes mis en opposition avec les Codex officiels.

La fabrication au pilulier exige un *corpus mortuum* ou excipient inerte, tels que : la gomme, l'extrait de gramen (à moins de vouloir faire de l'extrait le principal, ce qui ne serait plus de la dosimétrie). En effet, les pilules en se desséchant ne sont plus solubles ; et pour peu qu'elles soient anciennes, elles sortent du corps comme elles y sont entrées.

Si avec des médicaments inertes cela est déjà fâcheux pour les malades (puisqu'ils perdent ainsi leur temps et leur argent, et risquent de voir leur maladie s'éterniser, à la grande satisfaction du pharmacien), avec les médicaments aussi actifs que les alcaloïdes les suites peuvent être des plus graves et même mortelles.

Ainsi des pilules de sulfate de strychnine : n'étant pas solubles *ipso facto*, elles s'amassent dans le tube digestif, au point de produire une décharge, comme avec la bouteille de Leyde.

Il n'y a donc que les granules fabriqués à la bassine, avec du sucre de lait, qui puissent convenir. Par la manière dont ils sont passés au crible. le dosage est mathématique.

Les alcaloïdes étant des principes peu stables et se décomposant rapidement à l'air et à la lumière, ils ne peuvent se conserver longtemps. Ceux des officines (où ils ne sont demandés qu'à de longs intervalles) s'altèrent et perdent leurs propriétés. Leur emploi est incertain. Il faut donc les renouveler sans cesse, ce qui ne peut se faire que dans une fabrication en grand.

Il est également important de connaître leur provenance. A cause de leur prix élevé, les sophistications se font sur une vaste échelle. On en a eu la preuve avec le sulfate de quinine. Des droguistes interlopes vendent des alcaloïdes à prix réduit qui, en réalité, n'en sont point. Ainsi la morphine est falsifiée avec le phosphate de chaux, la matière colorante de l'opium ; le sulfate de quinine avec de l'acide borique, des carbonates de chaux et de magnésie, le phosphate de soude, les sulfates de soude et de magnésie, l'azotate de potasse et particulièrement le sulfate de chaux en houppes soyeuses, etc. On y substitue la salicine, la phloridzine, la caféine, le sulfate de quinidine, qui n'ont pas les mêmes qualités fébrifuges. La strychnine du commerce contient souvent du sulfate de chaux, de la magnésie, de l'amidon. Il en est de même de la vératrine. Pour fabriquer l'aconitine on se sert de plantes cultivées au lieu de plantes sauvages. La cicutine (ou ce qu'on vend pour telle) n'est souvent qu'un extrait amorphe de plantes plus ou moins vireuses, de cerfeuil, de persil, la petite ciguë, la phellandrie aquatique, tandis que la véritable cicutine doit être tirée du *Conium maculatum*. De là les incertitudes de son action.

Aujourd'hui on fabrique des granules de digitaline qui n'en contiennent point ; et on se rejette sur les distinctions de digitaline française et allemande, comme s'il s'agissait de nationalité.

En un mot, il n'y a pas de commerce plus sujet à caution que celui de la droguerie, indépendamment du peu de garantie qu'offrent certains droguistes. Le pharmacien — qui est homme de commerce avant tout — cherche à acheter ses médicaments au plus bas prix possible.

On dira qu'ils sont soumis à une surveillance légale ? mais on sait comment les choses se passent généralement. « Il est avec le ciel des acommodements ».

Quant à la surveillance personnelle des médecins, elle est nulle et d'ailleurs impossible dans l'état actuel de la profession.

Le médecin, s'il n'a pas obtenu de sa prescription l'effet qu'il en attendait, ordonne d'aller à une autre officine ; mais alors il peut arriver que, tombant sur des médicaments purs, l'effet dépasse son attente — comme cela a lieu avec les plantes vireuses en général.

On voit par là combien nous avions intérêt à avoir des produits pharmaceutiques purs pour la fabrication de nos granules, puisque l'avenir de notre méthode en dépendait.

C'est là le motif pour lequel nous avons fondé, à Paris, une maison sur laquelle nous pouvons exercer un contrôle direct.

On nous a repproché notre mercantilisme, mais ce reproche nous touche peu ; celui de falsificateur nous eût été plus sensible.

. Nous pouvons donc affirmer que les médicaments dosimétriques qui portent notre signature sont véritables, et nous veillons sur les contrefacteurs. Déjà nous en avons pris la main dans le sac ; et si nous ne leur avons pas fait de procès, c'est par respect de la profession.

La manière dont nos granules se vendent au public n'offre aucun danger. Ainsi il y a des granules au demi-milligramme, au milligramme, au centigramme, d'après leur force ; or celle-ci est relative aux idiosyncrasies. Telle personne sera impressionnée par un demi-milligramme d'hyosciamine, de strychnine, tandis qu'à telle autre il faudra une dose bien supérieure.

C'est donc afin de pouvoir tâter chaque individualité que nous sommes parti des doses minima, sauf à aller jusqu'à effet utile.

Cela est surtout important chez les enfants. Or, depuis plus de dix-sept années que la méthode dosimétrique s'est répandue dans tous les pays, aucun cas d'empoisonnement n'a pu être signalé, bien que nos adversaires nous surveillent de près.

Il n'en est pas de même des médicaments allopathiques. Ainsi les empoisonnements par la jusquiame sont très fréquents ; mais, comme la plante est rarement sauvage, ces empoisonnements ne sont pas toujours mortels. Cependant le cortège des symptômes est loin d'être rassurant : excitation générale, face vultueuse, délire parfois jusqu'au coma, éruption cutanée sous forme d'urticaire, vomissements et diarrhée, urines colorées, etc.

On comprend, chez certains malades fort impressionnables, ce que ces symptômes doivent avoir de pernicieux. Et cependant c'est pour guérir qu'on prend médecine. A moins que ce ne soit comme *le Malade imaginaire*, pour lénifier, édulcorer les intestins de Monsieur.

Par contre, les alcaloïdes servent souvent à corriger les erreurs allopathiques. Nous relatons ici le cas extrait du *Répertoire* (huitième année).

Empoisonnement par la teinture de noix vomique, traité avec succès par l'hyosciamine presque exclusivement. — Le 10 mars 1880, j'ai été appelé auprès du fils B..., habitant à Carbon, vers cinq heures du soir. En me faisant chercher, la famille avait remis au domestique une bouteille portant pour étiquette : *Teinture de noix vomique*, en me faisant dire que le malade en avait pris près d'une cuillerée à café. Ce malade est un jeune homme de vingt-deux à vingt-quatre ans, atteint depuis huit mois de bronchite tuberculeuse. Comme dans toutes les maladies où l'hématose est incomplète, la nutrition se fait mal ; aussi le médecin traitant, pour donner aux fibres de l'estomac plus d'énergie et aider les contractions de ce viscère, avait prescrit, avant chaque repas, 4 à 5 gouttes de teinture de noix vomique. Ni lui, ni le pharmacien qui a délivré le médicament, n'ont signalé le danger d'outrepasser cette dose ; aussi la mère, ignorant qu'elle avait affaire à un médicament violent, administra à son fils un filet de cette teinture représentant à peu près la valeur d'une cuillerée à café. Peu de temps après avoir pris cette dose, le malade s'est mis à se promener avec vivacité, il s'est saisi d'une canne et la tenait tellement serrée, malgré sa faiblesse ordinaire, qu'il a fallu deux hommes robustes pour la lui retirer des mains.

Voici l'état où j'ai trouvé le malade : il se promenait rapidement dans la chambre, les mâchoires très serrées, incapable presque d'ouvrir la bouche ; pouls dur, accéléré ; à l'auscultation du cœur pas de bruit indiquant une maladie organique, mais mouvements forts, douleur frontale très intense. Voici comment je l'ai traité et comme en quelques heures je l'ai mis hors de danger. Je vous envoie ce traitement tel qu'il a été suivi, afin que si pareil cas se présentait à mes confrères, ils puissent se servir d'une médication analogue, avec la certitude d'une prompte guérison. J'ai fait respirer au malade l'ammoniaque liquide sans que son action ait eu de résultat. Un flacon d'éther sulfurique maintenu un moment sous les narines a amené dans le muscle orbiculaire des lèvres assez de détente pour me permettre d'introduire dans la bouche un morceau de sucre imbibé de ce liquide. Le malade a pu alors ouvrir la bouche et parler. Toutes les dix minutes, un granule d'hyosciamine a fait cesser les contractions douloureuses de tous les muscles. Comme le cœur battait, malgré tout, avec une grande violence, 1 granule de digitaline au milligramme, en dix minutes environ, l'a ramené à son rythme ordinaire. Pour la douleur de tête, de l'éther versé sur l'occiput, de l'eau sédative sur le front. A neuf heures, tout danger avait disparu. Parole faible ; plus de contractures musculaires ; nuit calme. Le lendemain, ventre douloureux ; tous les intestins durs : 60 grammes d'huile de ricin, dans une tasse de café, et 1 granule d'hyosciamine toutes les dix minutes ; selles abondantes de matières fécales avec une grande quantité de bile.

Le 11, le ventre à l'état normal ; aucune tension musculaire dans aucun organe ; appétit passable ; le malade se trouvait dans son état ordinaire.

Dr ROGER, à Mauves (Orne).

Remarques. — Comme on le voit, il y a toujours du danger à donner les médicaments héroïques en alcoolature. On se rappelle d'un médecin, en Hollande, qui, ayant prescrit de l'alcoolature d'aconit à un de ses malades pour une céphalalgie, et ce dernier ayant présenté des symptômes d'empoisonnement, afin de rassurer la famille du patient, prit le double de la dose ingérée par ce dernier et mourut quelques instants après dans des convulsions.

Avec les alcaloïdes on n'a jamais pareils accidents à craindre. C'est à tel point que nous, qui prenons, depuis des années, 3 granules d'arséniate de strychnine et autant d'aconitine et de digitaline, nous hésiterions à prendre quelques gouttes d'alcoolature des plantes mères, crainte d'empoisonnement.

Nous citerons encore le fait suivant.

Empoisonnement par l'acide cyanhydrique guéri par la strychnine. — Le 26 décembre dernier (1882), je fus appelé à la hâte pour donner des soins à une petite malade, d'un tempérament sanguin et constitution robuste, sans antécédents morbides, et sans aucune maladie constitutionnelle. L'affection présente, d'après les parents, datait de la nuit précédente et s'était déclarée par une très grande agitation. L'enfant se plaignait d'une forte douleur de tête, poussait de grands cris et avait des vomissements alimentaires. Elle prenait des positions si variées et si capricieuses, qu'il aurait été difficile de pouvoir affirmer son décubitus. Elle était pâle, la température basse, les pupilles dilatées, insensibles et fixes, l'ouïe dure, pas d'intelligence ; respiration difficile, palpitations du cœur, pouls petit ; langue saburrale et sèche, avec beaucoup d'écume à la bouche.

Traitement. — Eau distillée, 200 grammes ; tartre émétique. 0,15 ; sirop d'ipéca, 25,000 ; à prendre une cuillerée à soupe toutes les heures.

Après l'effet, je prescrivis de donner de l'eau chaude et des lavements d'huile douce, avec 15 grammes de Sel de Sedlitz. Le même jour, six heures du soir, décubitus varié, la tête penchée en arrière. La malade était si abattue qu'elle était couchée en travers du lit, comme agitée par des convulsions toniques ; pâle ; diminution extraordinaire de la chaleur, ce qui obligea de mettre des briques chaudes aux pieds ; les pupilles étaient tantôt contractées, tantôt dilatées ; trismus et insensibilité générale ; respiration presque râlante ; vomissements bilieux ; enfin, diarrhée abondante et émission involontaire d'urine.

Prescription. — Frictions d'onguent napolitain sur tout le cuir chevelu, préalablement débarrassé des cheveux ; lavements d'infusion de café au lait.

Le même syndrome continuant à huit heures du soir, j'ordonnai l'application de synapismes et des aspersions d'eau froide sur la tête.

Le 25, à sept heures du matin, les convulsions toniques continuent ; la malade a la tête penchée en arrière ; rigidité et insensibilité générale ; diminution des contractions cardiaques ; respiration lente ; variabilité des pupilles ; grande prostration.

Le soir, aggravation ; une sangsue à chaque apophyse mastoïdienne ; lavement de lait et café.

Le 28, il n'y a ni convulsion, ni aucun mouvement ; absence de sensibilité et d'*intellectus* ; diminution et petitesse du pouls. Lavement de lait, pommade de belladone ; cataplasmes émollients sur la gorge. A midi, l'insensibilité et le coma deviennent tellement intenses, que les parents de la malade la croient à l'agonie et font les tristes préparatifs que réclame un décès. Le soir, l'état de la malade est toujours le même ; je pus alors me convaincre de la gravité du cas, bien que je ne le jugeai pas encore désespéré au point d'empêcher une médication active. J'expérimentai alors l'arséniate de strychnine en granules, d'après la méthode dosimétrique du docteur Burggraeve, et aussitôt la petite malade eut une étincelle d'intelligence, au point de répondre, si on l'appelait, à haute et intelligible voix. Elle urina abondamment, et la chaleur commença à revenir.

Le 29, à sept heures du soir, la petite malade a passé la nuit dans un calme relatif; rigidité dans les articulations, spécialement dans celle des mâchoires ; pas de convulsions ; une éruption d'urticaire insignifiante se déclare. Répétition des granules et lavements de lait.

Le même soir, la petite malade répond bien à toutes les questions qui lui sont adressées ; émission involontaire et abondante des urines ; décubitus latéral droit ; pupilles, cœur, respiration et circulation à l'état normal. Disparition de l'urticaire. La malade ne peut pas avaler à cause du spasme pharyngien. Traitement comme avant.

Le 30, cinquième jour de la maladie : décubitus indifférent ; la malade répond bien, a de l'appétit, s'asseoit dans le lit sans avoir besoin d'aide ; émission involontaire des urines. Soupe ou bouillon, lait et mêmes granules. A six heures du soir, la petite malade a bien mangé tout ce qu'on lui a donné ; la miction et la défécation se font volontairement.

Le 31, amélioration remarquable. — La malade demande à se lever. A cause de sa faiblesse, nous ne le lui permettons pas. Elle dort très bien et du sommeil le plus calme.

Le 1er janvier, la malade se lève et ne présente rien de nouveau.

Le 2, elle est bien. — Nous la laissons libre, parce que nous la considérons comme radicalement guérie.

Ce cas nous prouve — une fois de plus — la nécessité d'étudier minutieusement, dès le début, la cause de la maladie, afin de pouvoir établir un diagnostic exact, et, partant, un traitement rationnel. Cependant il n'était pas facile de rechercher, dans ce cas, la cause et d'établir le diagnostic différentiel. — La veille de sa maladie, la petite fille avait été dans une maison où brûlait un poêle de fonte et où il y avait un grand nombre de personnes réunies, circonstance qui faisait soupçonner un empoisonnement par l'oxyde de carbone ; mais les symptômes se seraient déclarés immédiatement et auraient été bien différents. Nous devons aussi écarter toute idée d'empoisonnement par l'opium : d'un côté rien n'indiquait l'ingestion de cette substance. et de l'autre l'état des pupilles repoussait cette opinion, alors même que quelques symptômes nous fissent penser à un accident de ce genre.

Pouvait-on attribuer les phénomènes observés à des ascarides? Non, parce que cette enfant, non seulement n'avait jamais souffert de vers, mais encore l'intensité des symptômes et la marche de la maladie nous enlevaient toute espèce de doute.

Nous croyons pouvoir nous dispenser de faire le diagnostic comparatif de l'éclampsie infantile, de l'épilepsie et de l'apoplexie, parce que les différences entre ces affections et le syndrome décrit sont palpables.

La maladie dont il s'agit avait coïncidé avec les jours de Noël, pendant lesquels l'enfant a mangé beaucoup d'amandes torréfiées ; et il est probable que, dans le nombre, il s'est trouvé quelques amandes amères ; or, par la digestion de l'émulsine et de l'amygdaline, il s'est formé de l'acide prussique qui a donné lieu à tout ce cortège de symptômes, qui prirent un grand développement à mesure que la digestion s'effectuait dans l'intestin grêle.

Dʳ Geronimo de Ponto.

Manresa, 8 janvier 1882.

(*Revue dosimétrique portugaise.*)

Remarques. — De pareils empoisonnements ont eu lieu bien des fois par suite de l'administration de l'acide cyanhydrique ; et on s'étonne qu'un médecin aussi prudent que West le prescrive contre la coqueluche. Le docteur portugais a été bien inspiré en donnant le sulfate de strychnine au moment où la vie allait s'éteindre dans un coma final.

Le reproche que les allopathes font aux médecins dosimétristes de traiter par les poisons, n'est donc pas fondé ; et c'est plutôt aux premiers qu'il revient de droit.

Nous pensons en avoir assez dit pour établir la supériorité de la pharmacie dosimétrique sur la pharmacie officielle ou galénique.

III

PHARMACODYNAMIE DOSIMÉTRIQUE

a) Alcaloïdothérapie. — Les médicaments dosimétriques ont une action de pure catalyse, ce qui explique les effets presque immédiats qu'on en obtient — comme le passage de l'électricité le long des fils du télégraphe.

Cette action est également élective, comme le montrent les mydriatiques, atropine, hyosciamine, qui, à peine ingérés, déterminent la dilatation des pupilles.

La morphine et la digitaline, au contraire, resserrent les sphincters, tant de l'œil que de la vessie, de l'utérus.

Nous venons de comparer les médicaments dosimétriques à nos télégraphes ; or, de même que ceux-ci transmettent plusieurs courants sans les confondre, de même les médicaments dosimétriques antagonistes peuvent être donnés ensemble, sans que leurs actions se neutralisent.

C'est ainsi que dans bien des cas on donne simultanément la strychnine, l'hyosciamine, l'aconitine, la digitaline, etc.

Cette combinaison est loin d'être de la polypharmacie, comme les allopathes en font le reproche aux dosimétristes. C'est le contraire qui est vrai, ainsi que l'a dit un des leurs, le docteur Forget, dans son livre *Principes de thérapeutique :* « En donnant plusieurs substances à la fois, on (les allopathes) a espéré que quelqu'une d'elles atteindrait le mal ; c'est ce que je nomme une décharge à mitraille » (*Éléments de thérapeutique*, etc.).

En dosimétrie, au contraire, tous les coups portent, parce qu'ils sont méthodiques ou plutôt physiologiques.

Les alcaloïdes, une fois leur effet produit, se décomposent, et il n'en reste plus de trace dans l'économie. Ce n'est que dans les empoisonnements volontaires ou criminels qu'on retrouve le poison par la quantité du liquide ingéré, et encore cette action a-t-elle été toute locale, les tissus ayant été brûlés[1].

Les alcaloïdes exercent une action double, et sur le système cérébrospinal et les nerfs de la vie animale, et sur le grand sympathique ou les nerfs ganglionnaires vaso-moteurs.

Mais comme les deux systèmes nerveux sont liés l'un à l'autre par leurs racines, il en résulte que l'action thérapeutique générale a lieu sur les deux à la fois.

Nous disons l'action locale, parce que certains alcaloïdes ont un lieu

---

[1] Dans la cause célèbre de Bocarmé, la nicotine a pu être constatée dans les matières vomies par la victime, et par les brûlures de la bouche, du pharynx, de l'œsophage et jusqu'à l'estomac,

d'élection, comme les mydriatiques sur les sphincters, la morphine sur les cellules cérébrales, la cicutine sur les cellules spinales, dont elle modifie la sensibilité, comme la strychnine sur les fibres musculaires, dont elle active l'action. D'autres agissent d'une manière marquée sur le système sécréteur en diminuant la pression intravasculaire, comme la digitaline sur le système rénal.

Il en résulte que les alcaloïdes sont indiqués dans toutes les maladies, tant générales que locales, aiguës et chroniques, parce que dans toutes il y a trouble physiologique ou fonctionnel avant que les conditions matérielles des organes soient atteintes.

Dans la fièvre, les alcaloïdes font tomber le pouls et la chaleur morbides en les ramenant à la moyenne physiologique, 37° c.

Cette chute est plus ou moins rapide, selon l'intensité de la réaction et la cause qui l'a déterminée.

Ainsi, dans la fièvre intermittente franche, il suffit souvent d'une seule administration de sulfate de quinine pour couper l'accès.

Dans les fièvres pernicieuses et infectieuses, qui se composent d'une série plus ou moins régulière d'accès ou redoublements, soit le soir, soit le matin, soit dans la journée (fièvres récurrentes), il faut insister sur l'emploi de la quinine, tant que la calorification, la circulation et les sécrétions ne sont pas revenues à leur état normal (Voir *Fièvre*).

Les alcaloïdes, par leur amertume plus ou moins pénétrante, sont microbicides ; sans que pour cela les microbes soient propres à la fièvre, car il y a des fièvres franches où l'on ne constate pas ces infiniments petits, et, par conséquent, non infectieuses.

Les alcaloïdes sont des oxydants du sang, c'est-à-dire qu'ils en diminuent la vénosité et, par conséquent, la chaleur morbide ; car on sait que le sang veineux est plus chaud que le sang artériel de 1° c.

Ils favorisent en outre l'élimination des déchets organiques des principes excrémentitiels (voir *Maladies urinaires*), et rendent ainsi le sang moins échauffant ; de là l'abaissement du pouls.

Il ne faut pas confondre cette action apyrétique avec celle des hydrocarbures, alcool, éther ; des acides, phénique, salicylique, etc., qui, au contraire, éteignent les globules rouges et produisent une dépression brusque de la chaleur et du pouls.

Nous pensons donc que ces produits de laboratoire doivent être rejetés de la pratique. D'ailleurs, pourquoi ces produits artificiels quand on a des produits naturels?

Les alcaloïdes doivent toujours être administrés à doses fractionnées, jamais à dose massive. C'est sous ce dernier rapport que pèche l'allopathie, en substituant souvent à un mal naturel un mal artificiel. C'est ainsi que de fortes doses de quinine provoquent une fièvre d'accès qu'on nomme fièvre quinique. C'est de là qu'est venu le principe hahnemannien des *Similia similibus*.

Les alcaloïdes doivent être donnés à intervalles plus ou moins rapprochés, selon que la maladie a une marche plus ou moins rapide; de là le précepte dosimétrique : « Aux maladies aiguës un traitement aigu, aux maladies chroniques un traitement chronique. »

C'est sur ce précepte que repose la jugulation des maladies à marche galopante, telles que les fièvres et les maladies de consomption ou phtisie (Voir *Fièvre*).

b) *Chimiâtrie*. — L'assolement existe pour les animaux — et partant pour l'homme — comme pour les végétaux, c'est-à-dire que les uns et les autres doivent trouver dans le sol organique les matériaux de leur nutrition.

Pour les plantes, c'est le terrain, plus ou moins riche en humus — pour les animaux et l'homme, c'est la muqueuse intestinale.

Or on remarque que les villosités chargées de l'absorption des matériaux nutritifs — la sève d'une part, le chyle de l'autre — présentent une unité de composition manifeste (Voir notre *Histologie*).

C'est ce qui a fait dire au célèbre Boerhaave que les animaux sont des plantes retournées, c'est-à-dire ayant leurs racines libres en dedans, tandis que celles des plantes sont plongées dans le sol (quoiqu'il y ait des végétaux à racines aériennes).

Les médicaments chimiâtriques ou diététiques sont ceux qui restituent à l'économie les éléments qui s'y trouvent en trop petite quantité ou qui y font défaut (ce qu'on nomme la misère physiologique).

Ainsi l'anémie, dans la classe ouvrière de nos grands centres industriels, provient en grande partie de la pauvreté ou de l'uniformité de son alimentation. Se nourrissant principalement de pain blanc, de pommes de terre, ce sont les phosphates et les principes azotés ou albuminoïdes qui font défaut dans le sang. De là, prédominance des globules blancs sur les globules rouges.

Il faut donc à ces constitutions affaiblies des agents chimico-thérapeutiques, tout comme à la plante un bon engrais.

Cependant il ne faut pas négliger l'emploi des agents vitaux ou les alcaloïdes, et, au besoin, les combiner.

C'est ainsi que l'arséniate de strychnine est, de tous les agents chimico-vitaux, le plus actif; car c'est plutôt par la qualité que par la quantité que ces agents se recommandent au choix du médecin.

Les médicaments chimiques doivent toujours se donner sous une forme assimilable, c'est-à-dire soluble, sans cela on risque de produire des surcharges ou indigestions. C'est le cas de la plupart des préparations métalliques des Codex officiels.

Ne recommandent-ils pas la limaille de fer, le sulfure noir de mercure? et cependant ces substances peuvent subir dans l'économie des réductions ou conversions dangereuses, par exemple le calomel en sublimé corrosif. Il faut donc être très prudent avec ces médicaments.

Il en est de même des métalloïdes, iodures, bromures, quoique plus solubles et s'écoulant rapidement par les voies d'excrétion. Mais faut-il faire du corps des malades un évier?

Classification et nomenclature des médicaments dosimétriques

Puisqu'il s'agit de pharmacodynamie, la classification la plus convenable des médicaments dosimétriques est celle par ordre physiologique, c'est-à-dire d'après leur action propre sur les différents systèmes organiques.

Nous les rangerons donc dans l'ordre suivant :

1° Incitants vitaux.	Strychnine et sels (de). Brucine.
2° Deffervescents.	Aconitine. Vératrine. Quinine. Etc.

3° Calmants.	*a*. Narcotiques.	Morphine. Codéine. Narcéine. Hyosciamine. Atropine.
	b. Antinévralgiques.	Valérianates. Etc.
	c. Anesthésiques.	Iodoforme. Croton-chloral. Cocaïne. Etc.
	d. Diurétiques.	Digitaline. Scillitine. Colchicine.
4° Éliminents.	*a*. Expectorants.	Emétine. Apomorphine. Etc.
	b. Sudorifiques.	Pilocarpine. Etc.
5° Toniques.	De l'estomac.	Quassine. Caféine. (Arséniate. (Sulfate. Etc.
	Du gros intestin.	Jalapine. Bryonine. Colocinthine. Podophyllin.
6° Reconstituants.	*a*. Arsenic. *b*. Fer. Etc.	Et sels.
7° Vermifuges.	*a*. Santonine. *b*. Pelletiérine. *c*. Kousséine.	
8° Microbicides.	*a*. Acide salicylique. *b*. Sulfures. *c*. Acides.	Et sels.
9° Neutralisants.	*a*. Acide phénique. *b*. Alcalins.	Eaux minérales.

Quoique la série des agents médicamenteux augmente chaque jour — au point de voir s'y introduire des substances plus ou moins fantaisistes — la pratique exige une certaine sobriété dans ce choix, afin d'en éliminer les substances parasites.

Une expérience personnelle de plus de vingt ans nous a permis de fixer notre choix sur les médicaments suivants, qui suffisent à la pratique la plus étendue. Nous mentionnerons à la fin de ce chapitre les substances nouvelles dont l'action nous paraîtra la mieux déterminée. — Nous rangerons les médicaments dosimétriques les plus usuels par ordre de dosage, c'est-à-dire par leur action plus ou moins énergique.

1° Granules contenant un demi-milligramme de substance active.

Aconitine.
Srtychnine. } Arséniate. Sulfate. Hypophosphite.
Atropine. } Sulfate. Valérianate.
Brucine.
Calabarine (sulfate).
Cicutine.
Cocaïne.

Colchicine.
Colocynthine.
Daturine.
Gelsémine.
Hyosciamine.
Lobéline.
Picrotoxine.
Vératrine.

2° Granules contenant un milligramme de substance active.

Acide arsénieux.
» benzoïque.
» phosphorique.
Agaricine.
Anémonine.
Apomorphine.
Arbutine.
Arséniates, en teneur :
de fer.
de manganèse.
de potasse.
de soude.
de quinine.
de caféine.
Asparagine.
Bromhydrate de cicutine.
» de morphine.
Bryonine.
Caféine (citrate, valérianate).
Calomel.
Chlorhydrate de morphine.
Codéine.
Cotoïne.
Cubébine.
Cyanure de zinc.

Cyclamine.
Digitaline.
Elatérine.
Emétine.
Evonymine.
Guarine.
Hydro-ferro-cyanate de quinine.
Hydrastine ou Berbérine.
Iodhydrate de morphine.
Iodoforme pur.
Bi-iodure de mercure.
Iridine.
Jalapine.
Juglandine.
Kousséine.
Leptandrine.
Narcéine.
Pilocarpine (nitrate de).
Phosphure de zinc.
Pipérine.
Quassine.
Scillitine.
Sel de Grégori. } Morphine. Codéine.
Tannate de cannabine.
» de pelletiérine.

3° Granules contenant 1 centigramme de substance active.

Acide salicylique.
» tannique.
Benzoate ammonique.
» de lithine.
» de soude.
Bromhydrate de quinine.

Lactate de fer.
Pepsine pure.
Phosphate de fer.
Podophyllin.
Proto-iodure de mercure.
Salicylate d'ammoniaque.

<table>
<tr><td>

Carbonate de lithine.
Camphre monobromé.
Croton-chloral.
Diastase.
Emétique.
Ergotine.
Hellenine.
Hypophosphite de chaux.
   »   de soude.
Kermès minéral.
Lactate de fer.
Phosphate de fer.
   »   de lithine.
   »   de soude.

</td><td>

Podophyllin.
Proto-iodure de mercure.
Salicylate d'ammoniaque.
   »   de fer.
   »   de lithine.
   »   de soude.
Santonine.
Sous-nitrate de bismuth.
Sulfate de quinine.
Sulfure de calcium.
Valérianate de fer.
   »   de quinine.
   »   de zinc.

</td></tr>
</table>

IV

MÉDICAMENTS DOSIMÉTRIQUES AU POINT DE VUE CLINIQUE

1° *Incitants vitaux*

La première condition en médecine est de soutenir les forces vitales. C'est parce que les allopathes ne l'ont pas compris qu'ils se sont attirés tant d'échecs, au point que la confiance du public s'est retirée d'eux.

Déjà ils ont eu à soutenir le rude assaut de l'homœopathie, qui a joui un instant d'une certaine vogue, précisément parce qu'elle allait à l'encontre de ce qui inspirait le dégoût des malades : n'avoir à prendre que des globules sans saveur, ni odeur, d'un aspect agréable, cela leur allait.

Mais il en fut bientôt de ces prétendus médicaments comme des mythes. Si le public est crédule, il a fini par s'apercevoir de la mystification, et il fallut en revenir ou bien à l'allopathie ou bien au rien-faire.

C'est ce dernier parti qui l'emporta et qui donna naissance à l'expectation soit-disant armée, c'est-à-dire que les remèdes grossiers, écœurants, de l'allopathie furent relégués dans l'arrière-boutique des pharmacies et qu'on s'en tint à quelques préparations anodines, afin de masquer l'abstentionisme du médecin, le client voulant quelque chose pour son argent.

Toute maladie est une dépense de forces — comme, dans les batailles, les pertes d'hommes. Il faut donc renforcer l'économie et non l'affaiblir.

Les temps du *saignare, purgare, clysterium donare* — qui ont tant égayé la verve comique de Molière — sont passés : la saignée est devenue presqu'un mythe, et quant aux purgations, on les abandonne aux faiseurs d'annonces. Il est vrai qu'il y a les remèdes secrets, qui n'osent se produire sous leur véritable nom, et que la police a tort de tolérer.

a) Strychnine. Parmi les incitants vitaux, il faut placer en première ligne la strychnine, dont l'action se rapproche de celle de l'électricité, c'est-à-dire qu'en l'accumulant dans le corps elle produit des secousses ou décharges analogues à celles de la bouteille de Leyde.

C'est particulièrement le cas avec l'extrait alcoolique de la noix vomique, avant qu'on eût la strychnine (on sait que cette dernière fut découverte par Pelletier et Caventou), et son congénère la brucine. Nous allons donc nous occuper en premier lieu de ces deux alcaloïdes.

Caractères objectifs et subjectifs [1]. — La strychnine, obtenue par cristallisation dans une solution alcoolique étendue d'une petite quantité d'eau et abandonnée à elle-même, se présente sous forme de cristaux microscopiques en prismes à quatre faces surbaissées. La cristallisation troublée donne lieu à une poudre blanche et grenue. Sa saveur est d'une amertume insupportable, et son arrière-goût est celui de certains sels métalliques, son odeur nulle. Au contact de l'air, elle perd en grande partie son amertume, c'est-à-dire sa force ; il faut donc la tenir dans l'obscurité (c'est le cas pour la plupart des alcaloïdes).

La strychnine est le grand excitant de la contractilité de la fibre organique, tant volontaire qu'involontaire. Elle agit surtout sur les fibres musculaires et nerveuses, dont elle augmente la tonicité.

A dose élevée ou toxique, elle produit un état tétanique, avec décharges ; à dose fractionnée, elle agit d'une manière insensible, mais continue.

Prenant tous les soirs 3 à 4 granules de strychnine (arséniate ou

---

[1] Il est important que le médecin sache reconnaître par lui-même les agents qu'il emploie.

sulfate), nous lui devons cette résistance vitale qu'on possède rarement à cet âge (quatre-vingt-trois ans).

La strychnine (ou ses sels, arséniate et sulfate) doit donc être administrée au début des maladies aiguës, afin d'augmenter la résistance des vaisseaux à l'impulsion augmentée du cœur, et, dans les maladies chroniques, afin de soutenir les forces générales et de donner à la nature le temps de guérir, si la guérison est encore possible, c'est-à-dire que la désorganisation ne soit pas trop avancée.

Ce n'est donc pas sans motifs que nous avons fait de l'alcaloïde de la noix vomique le cheval de bataille du médecin.

Donnée dosimétriquement, à la dose de un demi-milligramme à la fois, la strychnine n'est jamais toxique — nous pouvons en faire la déclaration personnelle.

A quoi bon donc ces expériences *in anima vili* pour prouver à quelle dose ce médicament est toxique? Encore les expérimentateurs ne sont pas d'accord sur ce point : ainsi le docteur Falck rapporte qu'il n'a pas réussi à produire le moindre symptôme toxique chez une chienne du poids de 5 kilogrammes 370 grammes, sur laquelle il avait introduit 30 milligrammes de nitrate de strychnine dans la vessie. Un autre expérimentateur n'a pu produire l'empoisonnement qu'après 100 milligrammes. Il est vrai que la vessie n'est pas un champ d'absorption aussi actif que le tube digestif.

Les injections sous-cutanées sont plus promptement mortelles; aussi faut-il s'en abstenir le plus possible. L'élimination se fait par les reins — mais il ne serait pas prudent d'y compter, l'empoisonnement pouvant avoir lieu avant.

Prenant de la strychnine depuis plus de quinze ans, nous ne constatons que des phénomènes physiologiques, c'est-à-dire la dureté des muscles volontaires, au point de ne pas ressentir la fatigue, même après trois ou quatre heures de marche, et une activité plus grande de toutes les fonctions, — notamment des fonctions urinaires, si importantes pour le vieillard.

L'excitation génésique est nulle, ce qui est encore un bien à cet âge, car c'est par le contraire que beaucoup d'individus, ayant dépassé l'âge viril, périssent. Le proverbe « Si vieillesse pouvait » leur est donc applicable.

Dans les fièvres infectieuses ou miasmatiques, la strychnine prévient la paralysie du système nerveux vaso-moteur et, en même temps, est un puissant parasiticide. C'est encore à cet alcaloïde que nous devons d'être indemne des intoxications miasmatiques (Voir *Fièvre*).

Au reste, nous recommandons à nos confrères de faire comme nous : *Experto crede Roberto.*

Dans les inflammations — même franches — la strychnine arrête ou abrège le processus phlogosique, en donnant aux tissus une tension qui empêche les exsudations, en même temps que le sang est moins appauvri de ses globules rouges.

C'est le contraire de ce qu'on obtient par les saignées et les boissons délayantes. Qu'on se souvienne du docteur Sangrado, si spirituellement mis en scène par Le Sage dans son roman de mœurs *Gil Blas*, où il a fait poser devant lui des originaux.

La strychnine est indiquée dans toutes les insuffisances nerveuses, asthme, dysphagie, dyscrasie ; mais ici généralement il faut la combiner aux mydriatiques, atropine, hyosciamine, parce que derrière le spasme il y a la paralysie (Voir *Maladies urinaires*).

Dans les paralysies symptomatiques, la strychnine n'est indiquée que pour autant qu'à côté des parties frappées il y ait des parties saines, comme dans les myélites partielles — encore faut-il craindre de nouvelles poussées. Il faut, dans ces cas, combiner la strychnine aux défervescents.

La strychnine convient surtout dans les cardiopathies par dilatation des cavités ventriculaires. — On la combine dans ce cas à la digitaline.

Les principales préparations de strychnine, usitées en dosimétrie, sont l'arséniate et le sulfate.

b) Brucine. — Elle est congénère à la strychnine, mais moins violente et, par conséquent, convient aux enfants et aux personnes faibles. On l'extrait principalement des fausses angustures (Pelletier et Caventou).

Caractères physiques et chimiques. — La brucine cristallise en prismes rhombiques droits ou en aiguilles. Elle est soluble dans 150 parties d'eau ; très soluble dans l'alcool rectifié ou non. Elle est moins amère que la strychnine.

La brucine du commerce est le plus souvent mélangée de strychnine — d'où peuvent provenir des mécomptes ou accidents. Les granules Chanteaud sont purs et dosés au demi-milligramme. On peut donc y avoir pleine confiance.

Action thérapeutique. — Elle est la même — sauf la violence — que celle de la strychnine. Chez de tout jeunes enfants, nous conseillons généralement de broyer 1 ou 2 granules de brucine dans un peu d'eau sucrée, à donner par cuillerées à café.

2° *Deffervescents*

Nous avons dit en quoi consiste la défervescence : non dans une asphyxie du sang, mais, au contraire, dans une surartérialisation, c'est-à-dire dans une absorption plus active d'oxygène et, partant, une diminution de sa vénosité. Nous excluons donc formellement tous les produits artificiels qui ont pour effet d'éteindre les globules rouges du sang, tels que l'alcool, l'éther, etc.

a) Aconitine. — L'aconitine s'extrait des plantes du genre *Aconitum,* telles que *Aconitum napellus, Aconitum panticulatum, Aconitum cernuum, Aconitum ferox ;* il n'est donc pas étonnant que, d'après ces provenances, l'alcaloïde diffère ; de là ces sortes de nationalités qu'on lui attribue : allemande, anglaise, française. L'aconitine diffère également selon qu'elle est fournie par les feuilles ou par les racines de la plante sauvage.

Dans le commerce, il y a l'*aconitine amorphe* et l'*aconitine cristallisée.* — Nous avons déjà dit comment il faut entendre ces deux états.

L'aconitine est le modérateur du système nerveux vaso-moteur : elle fait tomber la fièvre en ramenant la chaleur animale à sa moyenne physiologique.

On la donne également avec avantage dans les névralgies hyperémiques à type continu, comme la quinine dans les névralgies à type intermittent.

Combinée à la strychnine et à la digitaline, c'est un défervescent énergique ; aussi constituent-elles ce que nous avons nommé la *Trinité dosimétrique.*

A la dose d'un demi-milligramme, et en granules absolument solubles dans les dix à quinze minutes de son administration, l'aconitine ne produit que des phénomènes purement physiologiques ; tandis qu'en alcoolature, l'aconit est un agent fort dangereux, d'autant qu'on la compose tantôt avec des feuilles, tantôt avec des racines de la plante.

b) Vératrine. — La vératrine s'extrait des semences de la cévadille

(*Sebadilla officinarum* (Brandt), du *Veratrum album*, du *Veratrum lobelianum*, du *Veratrum viride* (Pelletier et Caventou). Elle varie donc également d'après ces provenances.

Elle se présente en poudre blanche ou blanc grisâtre, d'un goût àcre et brûlant, et elle produit des éternuements et des nausées. C'est donc à la fois un sternutatoire et un contro-stimulant. Elle fait tomber la chaleur et le pouls, et par conséquent la fièvre dans les inflammations, mais d'une manière moins violente que le tartre émétique.

C'est surtout dans les inflammations des premières voies qu'on l'administre avec succès. On la combine dans ces cas à la strychnine, l'aconitine, la digitaline.

On donne encore la vératrine dans les affections cardiaques, suite d'arthritisme ou de rhumatisme, ainsi que dans les palpitations nerveuses. Mais il faut toujours, dans ces cas, la combiner à la strychnine et à la digitaline, à cause de son action dépressive.

Son usage est encore indiqué dans les affections aiguës de la peau, ainsi que dans l'ophthalmie, la méningite.

c) *Quinine*. — La découverte de la quinine par Pelletier et Caventou a ouvert la voie à l'alcaloïdothérapie, puisque, avant, on était obligé de donner le quinquina en substance, soit en poudre, soit en extrait, soit en infusé ou décoction. Aussi était-il lourd à l'estomac et indigeste. La fièvre se doublait alors d'un embarras gastrique ; et il n'est pas étonnant qu'on rencontrât tant de types divers : quotidien, tierce, quarte, double-tierce, double-quarte — ce qui était plutôt l'effet du remède que de la fièvre elle-même.

La quinine est trop connue pour qu'il soit nécessaire de détailler ici ses caractères physiques et chimiques. Il en est de même de son action fébrifuge.

Cependant il y a un préjugé que nous devons combattre, c'est que la quinine agit plutôt quantitativement que qualitativement, par conséquent celui des doses massives. Nous renvoyons au chapitre *Fièvre*.

L'action de la quinine est double : elle tue les microbes miasmatiques et relève le pouls et la chaleur dans la période de froid des fièvres intermittentes. Voilà pourquoi il faut l'administrer le plus près possible de ce stade.

Parmi les préparations les plus énergiques, il faut citer l'arséniate et l'hydro-ferro-cyanate de quinine. Si on la donne pendant le frisson, la chaleur animale revient vite. Dans les fièvres pernicieuses, on la combinera à la strychnine (arséniate).

3° *Calmants*

Narcotiques. — L'opium a été considéré, pendant longtemps, comme le roi des calmants. Hufeland — qui s'en est constitué l'apologiste presque exclusif — fait remarquer, avec raison, que c'est une « arme à deux tranchants qui doit être maniée avec la plus grande prudence ».

Les effets qu'on en obtenait étaient variables, parce que, au lieu d'un principe unique « qui fait dormir », il en renferme d'autres qui convulsivent et finissent par paralyser : tels sont la morphine, la narcéine, la codéine d'une part, la papavérine de l'autre.

Cependant il ne faut pas exagérer cette dernière action, qui est plutôt relative au trouble que l'opium apporte dans la circulation cérébrale. En effet, l'opium amène à la longue l'anémie, l'hébétude, le marasme et enfin la mort, comme chez les fumeurs d'opium.

a) Morphine. — C'est le principal alcaloïde de l'opium, le seul qui fût connu avant les recherches expérimentales de Claude Bernard.

Caractères physiques et chimiques. — La morphine se présente sous forme de prismes incolores, brillants, à six pans, d'une saveur légèrement amère et à réaction alcaline. Elle se dissout difficilement dans l'eau froide, un peu dans l'eau bouillante, est insoluble dans l'éther, le chloroforme, le benzol. L'alcool à froid en dissout 1 p. 90 et bouillant 3 à 4 °/₀.

Effets thérapeutiques. — La morphine, à doses fractionnées (au milligramme) amène le calme dans l'économie, en général; tous les organes semblent s'endormir — notamment le cerveau — le pouls se ralentit, la chaleur animale baisse, la perspiration cutanée est augmentée, et un sommeil tranquille se déclare.

Les fortes doses produisent l'exagération de ces qualités salutaires : ainsi le ralentissement du pouls, son irrégularité, l'angoisse précordiale, les crises douloureuses, les palpitations, l'affaiblissement musculaire, le délire, la paralysie, tous symptômes qu'on observe chez les morphinomanes. On ne saurait donc trop blâmer les médecins qui, pour satisfaire aux exigences de leurs malades et pour leur propre tranquillité, font des piqûres de morphine au moindre symptôme d'agitation ou de douleur.

Un des symptômes subjectifs de la morphine, c'est le resserrement des sphincters ; aussi la combine-t-on souvent à l'hyosciamine et à la strychnine pour rétablir l'équilibre physiologique. De cette manière, on obvie à l'état de resserrement général, principalement à la constipation et à l'anurie chez les personnes nerveuses et hystériques.

En dosimétrie, on administre les sels de morphine en granules solubles dosés au milligramme : bromhydrate, chlorhydrate, iodhydrate ; 1 granule toutes les demi-heures jusqu'à sédation, dans les cas aigus ; 2 à 4 granules par jour dans les cas chroniques. — Dans les douleurs localisées, on fait des injections hypodermiques.

b) Narcéine. — Découverte en 1832, par Pelletier. — D'après quelques pharmacologues, la narcéine qui a servi aux expériences de Claude Bernard n'a pas été entièrement pure, mais mélangée avec la morphine, la méconine et la papavérine ; de là les divergences d'opinion sur son action.

Caractères physiques et chimiques. — La narcéine cristallise en longues aiguilles réunies en faisceaux, ou bien en prismes blancs rhombiques quadrilatères. — Sa saveur est légèrement amère, puis styptique.

La narcéine est une morphine atténuée — au point de vue des symptômes parégoriques ; c'est donc un sédatif qu'on peut administrer en toute circonstance — 5 à 6 granules suffisent pour le repos de la nuit (nous en parlons par expérience personnelle).

c) Codéine. — La codéine a été découverte en 1832, par Robiquet. Homologue à la morphine, elle en a les propriétés, mais adoucies.

Caractères physiques et chimiques. — Elle cristallise en octaèdres ou en prismes quadratiques, se dissout facilement dans l'éther, l'alcool, le chloroforme, et est assez soluble dans l'eau, ce qui permet de la donner dans un peu d'eau sucrée, chez les jeunes enfants.

Effets thérapeutiques. — La codéine convient principalement dans les irritations locales, telles que la toux des phtisiques, des dyspeptiques. On l'administre en granules de 1 milligramme, tous les quarts d'heure, jusqu'à sédation.

d) Hyosciamine. — L'hyosciamine s'extrait de la jusquiame (*Hyosciamum niger*). Pure, elle se présente sous forme d'aiguilles soyeuses luisantes, parfois diaphanes, réunies en faisceaux, d'un goût âcre, désagréable. Elle se dissout difficilement dans l'eau froide, un peu mieux dans l'eau chaude, entièrement dans l'alcool, l'éther, le chloroforme.

Effets thérapeutiques. — L'hyosciamine, peu de temps après son ingestion, produit la dilatation des pupilles et une grande sécheresse du gosier. On diminue cet effet en l'associant à la morphine (chlorhydrate). D'ailleurs les indications sont à peu près les mêmes : calmer.

On l'administre dans le spasme des sphincters, irritis rhumatismal, cardialgie, cystalgie, rectalgie, urétralgie, et dans tous les spasmes douloureux, notamment dans les couches, dans la sternalgie ou angine de poitrine ; dans le tétanos, combinée à l'aconitine ; dans les accès épileptiformes, éclamptiformes ; dans les étranglements externes et internes ; dans les toux nerveuses, la coqueluche, combinée à l'hydro-ferro-cyanate de quinine.

On la combine dans tous les cas à la strychnine, afin de parer au spasme paralytique (Voir *Dysphagies et Maladies urinaires*).

L'hyosciamine est une des armes puissantes de la dosimétrie. Pour faire noise à cette dernière, on a vanté l'hyoscine, qui en a les inconvénients sans les avantages.

On administre l'hyosciamine dosimétriquement en globules solubles, dosés au demi-milligramme : 1 ou 2 granules tous les quarts d'heure, selon l'urgence.

e) Atropine. — On l'extrait de l'*Atropa belladona*. — Elle cristallise en aiguilles soyeuses, de forme prismatique, incolore, inodore, d'un goût désagréable, âcre et amer, qui persiste pendant quelque temps. Sa réaction est alcaline ; fond à 90° c. et se volatilise ; peu soluble dans l'eau froide, davange dans l'eau bouillante, en totalité dans l'alcool, moins dans l'éther ; forme des sels avec les acides : sulfate, nitrate, valérianate.

Son action est la même que celle de l'hyosciamine, ainsi que ses indications. On l'a vantée dans ces derniers temps contre les sueurs colliquatives. Mêmes doses que pour l'hyosciamine.

f) Cicutine. — On l'extrait du *Conium maculatum, Cicuta major* ; de la ciguë vireuse, *Cicutaire aquatique, Phellandrium aquaticum, Cicataria aquosa* ; de la petite ciguë des jardins ou faux persil, *Aethusa cyno-*

pium — cette dernière assez vireuse pour produire des empoisonnements, tandis que les deux premières ont une action très inconstante.

Caractères physiques et physiologiques. — La cicutine du commerce est un liquide incolore, oléagineux, d'une odeur pénétrante, désagréable, vireuse, portant fortement à la tête, déprimant le pouls et la chaleur, avec résolution musculaire, dilatation des pupilles, dyspnée, et enfin mort par asphyxie nerveuse.

Action thérapeutique. — Ce sont les qualités de ses défauts qu'on utilise en thérapeutique. C'est le calmant spécifique de la moelle épinière et de ses mouvements réflexes ; elle calme les douleurs lancinantes des cancers. De là l'opinion, longtemps admise, que la ciguë guérit ces terribles affections. On l'a donnée avec succès dans le tétanos, combinée à la strychnine, l'aconitine : 1 granule de chaque toutes les deux heures, ou en injections hypodermiques.

Le principal sel de cicutine employé en dosimétrie est le bromhydrate, en granules de 1 milligramme.

4° *Antinévrosiques*

a) Valérianate d'atropine, de caféine, de quinine, de fer, de zinc. — En réunissant ces trois sels sous un même titre, nous avons voulu établir, tout d'abord, leur action essentiellement antinévrosique. Il faut encore y joindre le *valérianate de strychnine.*

Dans ces affections souvent rebelles, il y a défaut de tonicité des systèmes nerveux et musculaire, des convulsions éclamptiques ou toniques (selon l'intensité), une chloro-anémie plus ou moins profonde. On comprend donc qu'il faut ici des toniques.

Le valérianate d'atropine s'administre en granules solubles, au demi-milligramme, les autres au centigramme, de quart d'heure en quart d'heure ou d'heure en heure, selon l'urgence.

En allopathie, les antispasmodiques sont empruntés aux éthers, à l'esprit de corne-de-cerf, à certains produits animaux : castoréum, etc.

On comprend que ce dernier va à la nature du mal. Horace a dit des lubriques de son temps : « *Grave olentibus hircis ;* » et il paraît que cela ne déplaisait pas aux femmes nerveuses de son temps.

5° *Anesthésiques.*

a) Cocaïne. — C'est le principe actif des feuilles de l'*Erythroxylum coca*, arbrisseau qui croît spontanément dans l'Amérique du Sud, et qu'on cultive en grand en Bolivie.

La cocaïne, isolée pour la première fois, en 1830, par Wôhler et Niemann, se présente sous forme de grands prismes incolores, peu solubles dans l'eau pure, facilement dans l'eau légèrement acidulée avec l'acide chlorhydrique, dans l'alcool, l'éther. Ses sels cristallisent difficilement, à l'exception du chlorhydrate de cocaïne (Rabuteau).

La cocaïne suspend momentanément la sensibilité animale et organique ; mais il ne faut pas perdre de vue son action paralysante sur les grands centres et, par conséquent, le danger de l'administrer dans les affections des foyers vitaux : cerveau, cœur, poumon.

C'est surtout par anesthésie locale que cet agent est utile ; aussi on l'emploie pour les opérations sur les yeux, la vessie, l'urèthre, etc. Dans ces cas, on l'emploie en piqûres, en badigeonnages, en injections sous-dermiques.

La cocaïne suspend ou mitige la faim et la débilitation générale que la privation d'aliments occasionne. Les indigènes du Pérou et de la Bolivie supportent de longues marches sans prendre de nourriture, en mâchant des feuilles de coca.

Nous avons donné avec succès la cocaïne à des obèses dont nous voulions réduire le volume : en leur faisant prendre, matin, midi et soir, 3 granules de cocaïne, et réduisant successivement leur nourriture, il se produit une augmentation notable d'urée et d'acide urique, ainsi que d'acide phosphorique, et une exhalation plus grande d'acide carbonique par la peau et les voies respiratoires.

La cocaïne est également un defferverscent. — On la combinera, dans ces cas, à la strychnine et à la digitaline.

Ayant une tendance à l'embonpoint malgré le progrès de l'âge, nous ajoutons la cocaïne à l'aconitine, la digitaline, la strychnine, dans nos prises journalières de ces alcaloïdes, en restreignant notre régime à une fois de la viande par jour.

Nous ferons remarquer que l'embonpoint tardif n'a pas les mêmes inconvénients que l'obésité précoce. Celle-ci est le résultat d'une vie molle — comme on l'observe en Turquie. Dans cette obésité — qu'on pourrait nommer *féminine* — il faut s'abstenir des fondants alcalins, qui ne laissent souvent subsister que la mèche, après avoir éteint la flamme vitale.

b) Croton-chloral. — Le croton-chloral, découvert par Krâmer et Pinner, a été introduit en thérapeutique par Liebreich, en 1876. Il cristallise en paillettes luisantes, volatisant sous l'action de la chaleur, d'une saveur âcre et brûlante, peu soluble dans l'eau froide et facilement dans l'alcool.

On obtient le croton-chloral par l'action du chlore sur l'aldéhyde. — Le nom de croton-chloral, qui ferait supposer sa provenance de l'acide crotonique, est donc inexact. C'est plutôt un dérivé de l'alcool butylique. On devrait donc le nommer Butyl-chloral (Van Renterghem).

Les qualités thérapeutiques du croton-chloral sont les mêmes que celles du chloroforme, c'est-à-dire que c'est un anesthésique et un calmant local, surtout dans les névralgies de la face (tic douloureux, maux de dents, etc.).

En dosimétrie, on donne le croton-chloral en granules dosés au centigramme : 1 granule tous les quarts d'heure ou demi-heure, jusqu'à sédation. — S'il y a fièvre d'accès, on le combine à l'hydro-ferro-cyanate de quinine, quelquefois à l'aconitine, à la digitaline, à la strychnine, selon l'état symptomatique.

c) Iodoforme. — C'est un iodure de méthyle bi-iodé. — De toutes les préparations, c'est celle qui contient ce corps en plus grande abondance : jusqu'à 97,7 pour cent.

La formule chimique a été reconnue conforme à celle du chloroforme par Dumas ; de là ses propriétés anesthésiques. En même temps, c'est un antinévralgique et un antiseptique dans les plaies de mauvaise nature.

L'iodoforme est très volatil, mais en granules il se conserve presque indéfiniment. Nous en avons depuis plus de dix ans qui n'ont rien perdu de leur odeur caractéristique de chlore.

L'iodoforme permet d'introduire dans le sang une grande quantité d'iode : de là les bons effets qu'on en obtient dans les maladies de lymphatisme et et les diathèses, scrofulose, syphilose, tuberculose, etc.

On peut dire que c'est le médicament des phtisiques dans la période de consomption, puisqu'il calme la toux et désinfecte les crachats muco-purulents. — On peut en donner jusqu'à 20 granules par jour. — On le combine à la strychnine, à l'aconitine, à la digitaline. — Ces derniers pour la nuit; pour le jour, à la codéine.

6° *Éliminants*

Nous avons rangé dans cette catégorie les médicaments qui éliminent du corps les matières peccantes, comme disaient les anciens. On s'est moqué à tort de cet humorisme, surtout maintenant qu'on connaît les transformations que subissent dans l'économie les matériaux de la nutrition (Voir *Maladies urinaires*).

Les éliminants sont les expectorants, les vomitifs, les purgatifs, les diurétiques, les sudorifiques de l'ancienne pharmacopée. Ces termes indiquent les divers modes d'évacuation.

I. *Éliminants par les premières voies ou gastro-pulmonaires*

a) Émétique. — L'émétique — tartrate de potasse et d'antimoine, tartre stibié — s'emploie en dosimétrie dans les foyers gastriques, mais plus souvent comme contro-stimulant dans les inflammations parenchymateuses : pneumonie, hépatite, etc. Son action est trop connue pour qu'il soit nécessaire d'y insister ici.

b) Émétine. — L'émétine, ou principe actif de l'ipéca, quand elle est pure, est blanche, pulvérulente, inaltérable à l'air — impure ou colorée, elle est déliquescente. — Elle est peu soluble dans l'eau froide, davantage dans l'eau chaude, et intégralement dans l'éther et l'alcool.

En dosimétrie, on l'emploie en granules au milligramme, pour usage infantile, à des intervalles plus ou moins rapprochés, selon l'effet qu'on veut en obtenir : vomitif ou contro-stimulant. C'est donc un mode d'administration à la fois commode, sûr et rapide. — On en fait prendre 1 ou 2 granules à la fois — selon l'âge — qu'on répète tous les quarts d'heure ou toutes les demi-heures, jusqu'à effet.

Dans les affections croupales, on combinera l'émétine à la brucine, afin de favoriser l'élimination et d'empêcher une trop grande prostration (Voir *Maladies des enfants*).

c) Apomorphine. — L'apomorphine s'obtient à l'état de chlorhydrate, en faisant agir l'acide chlorhydrique sur la morphine pendant deux ou trois heures, à une chaleur de 140 à 150° c.

Elle se présente sous forme d'une poudre sèche, blanc-grisâtre, neutre, se dissolvant très bien dans l'eau.

A dose allopathique, c'est un vomitif assez violent, et, sous ce rapport, mieux vaut l'émétine pour les enfants ; mais à doses fractionnées, c'est un bon expectorant.

En dosimétrie, on administre l'apomorphine en granules solubles, dosés au milligramme, dans les affections des voies respiratoires. — On donne 1 granule toutes les heures, jusqu'à ce que l'expectoration se fasse. Souvent il est nécessaire de la combiner à la brucine, quand il y a menace d'engouement pulmonaire.

d) Scillitine. — La scillitine s'extrait du bulbe du *Scilla maritima*. Elle se présente comme une masse solide, diaphane, incolore, à cassure résineuse, pulvérisable, d'un goût d'abord amer, puis douceâtre, très hygroscopique, facilement soluble dans l'eau, l'alcool rectifié et l'acide acétique.

La scillitine s'administre en granules, dosés au milligramme, comme expectorant : de 8 à 10 par jour.

e) Kermès minéral. — Le kermès minéral, ou oxysulfure d'antimoine hydraté, est un des vieux médicaments de l'allopathie que la dosimétrie a conservé, mais en réglant mieux les doses et en assurant sa pureté — car le kermès minéral du commerce est souvent mélangé d'arsenic.

Le kermès s'altère à l'air, prend une teinte jaunâtre et renferme du soufre libre. C'est le cas de la plupart des kermès des officines allopathiques. Que de médicaments frelatés dans ces beaux récipients ornés de dorures menteuses !

En dosimétrie, on administre le kermès minéral en granules au centigramme : contre les catarrhes, dans la période d'expectoration ; contre la pneumonie, au déclin : 1 ou 2 granules d'heure en heure, avec un looch.

II. *Sudorifiques.* — *Diurétiques.*

Nous réunissons ici ces deux catégories d'éliminants, à cause de leur action propre, qui est de rejeter hors de l'économie les éléments azotés superflus et nuisibles : l'acide urique et l'acide sudorique. La rétention de ces éléments dans le sang produit les mêmes effets, c'est-à-dire des fièvres ataxiques et adynamiques (Voir *Fièvre*).

Parmi les éliminants sudorifiques et diurétiques se rangent, en première ligne, la chaleur, soit naturelle, soit artificielle, et les boissons, soit chaudes, soit froides, ces dernières par la réaction qu'elles déterminent. Ce sont là des agents hygiéniques dont le médecin doit profiter, sans tomber dans les excès systématiques.

Les éliminants thérapeutiques sont ceux qui ont une action directe sur les canaux excréteurs de la peau et des reins, espèces de serpentins ou d'appareil distillatoire où la nature utilise encore les résidus de la nutrition.

a) Pilocarpine (nitrate ou sulfate). — Parmi les sudorifiques thérapeutiques usités en dosimétrie, nous mentionnerons la *pilocarpine* — l'alcaloïde du *jaborandi (Pilocarpus prunulus*, arbrisseau qui croît au Brésil).

La pilocarpine ayant une action excitante, tant sur le système circulatoire que sur le système sécrétoire, elle doit être employée avec prudence. On s'en sert particulièrement en injections hypodermiques ; mais en granules solubles, dosés au milligramme, on peut en régler plus facilement l'action. On en donne 1 ou 2 granules toutes les demi-heures, avec une boisson chaude. C'est surtout dans les affections catarrhales qu'on l'administre.

b) Digitaline. — La digitaline, à proprement parler, est un glycoside. Elle se présente sous forme d'une poudre amorphe, blanc-jaunâtre, facilement soluble dans l'eau, d'un goût très amer et âcre.

La digitaline cristallisée pure de Nativelle ne l'est pas dans le vrai sens du mot, puisque c'est un mélange de digitaline, de digitoxine et de toxirésine.

La digitaline d'Homolle et Quevenne est une matière neutre, blanchâtre, amorphe, d'apparence résineuse, d'un arome spécial, excessivement amère.

La digitaline employée en dosimétrie est celle de la maison Merck, de Darmstadt, et mérite toute confiance.

La digitaline, diminuant la pression intra-vasculaire et mitigeant les contractions exagérées du cœur, est antifébrile et diurétique. On l'administre en granules solubles, dosés au milligramme, conjointement avec la strychnine (arséniate, sulfate) et l'aconitine : 1 granule de chaque toutes les heures.

c) Asparagine. — C'est l'alcaloïde de l'*Asparagus officinalis*, produit indifférent et, par conséquent, d'une faible action thérapeutique. On l'emploie quelquefois comme succédané de la digitaline : 5 à 6 granules à la fois dans les cas aigus — les granules étant dosés au milligrame.

III. *Purgatifs*

On a singulièrement abusé du mot purgatif — et de la chose. Beaucoup de purgatifs usités en allopathie — notamment les drastiques — produisent des irritations gastro-intestinales et, par conséquent, des lésions chroniques des viscères abdominaux ; tels que le purgatif Leroy et les fameuses pilules de Holloway, vantées aux quatre coins de l'horizon.

a) Le Sedlitz. — En dosimétrie, on est fort sobre de purgatifs ; les principaux qu'elle emploie sont, pour l'usage journalier ou hygiénique, le sulfate neutre de magnésie déshydratée.

On sait que ce sel se rencontre en grande quantité dans l'eau de mer et dans les eaux minérales salines. C'est un rafraîchissant, puisqu'il lave la surface intestinale et active ainsi l'absorption des substances nutritives et intestinales.

On l'administre à la dose d'une cuillerée à café dans un verre d'eau, ayant soin de faire boire, après, deux ou trois gorgées d'eau pure, jusqu'à ce que la bouche soit complètement rafraîchie.

Pour une purgation on peut aller jusqu'à une cuillerée à bouche.

Le Sedlitz est la préparation de tout traitement dosimétrique, surtout dans les cas aigus, afin de prévenir les fermentations.

b) Podophyllin. — Ce purgatif se présente sous forme d'une masse amorphe, molle, jaunâtre ou de couleur brune tirant sur le gris, ou comme une poudre jaune. On l'obtient en précipitant par l'eau l'extrait alcoolique du *Podophyllum pellatum*, plante herbacée très commune aux États de l'Amérique du Nord, où elle croît dans les lieux humides. — On l'administre en granules solubles, au centigramme — 3 à 4 granules le soir, et le matin le Sedlitz.

c) Brionine. — C'est le glycoside du *Brionia*, de la famille des cucurbitacés. Elle se présente comme une résine blanc-jaunâtre ; de saveur d'abord sucrée, puis amère, âcre et styptique — soluble dans l'eau et l'alcool.

En granules solubles, au milligramme, elle purge sans coliques. — On en donne 3 à 4 granules le soir, en se couchant, et le lendemain le Sedlitz.

d) Évonimine. — C'est le principe extractif de l'*Evonimus*, de la famille des rhamnées. On l'emploie principalement dans l'ictère, afin de provoquer des selles bilieuses, à la dose de 5 à 6 granules comme le podophyllin.

e) Quassine. — Principe extratif du *Quassia amara*, voisin de la strychnine et sollicitant les sécrétions intestinales, notamment la bile. On la donne à la dose de 3 à 4 granules au repas du soir, et le matin le Sedlitz. C'est un excellent moyen de désobstruer les hypocondres. — Dans la mélancolie, conjointement avec l'atropine : 1 granule, avec les précédents.

f) Jalapine. — Principe extractif du jalap (*Convolvulus purga*), dont il n'a pas la brutalité. On l'emploie surtout dans l'atonie du gros intestin : 5 à 6 granules à la fin du repas.

g) Iridine. — Principe extractif du rhizome de l'*Iris versicolor*. S'emploie également dans les obstructions abdominales avec flatuosités (Voir *Dyspepsies*).

h) Leptandrine. — Principe extractif du *Leptandra virgineus*. Très usité en Virginie, comme cholagogue. Ses granules dosimétriques, dosés au milligramme, se donnent de 6 à 8 granules, le soir ; le matin, le Sedlitz.

i) Caféine. — Le café est un digestif qu'on prend à la fin du repas pour faire couler la bile. La caféine, qui est son principe extractif, a la même propriété, et dégage en même temps la tête dans les migraines ou céphalées abdominales. On peut en prendre jusqu'à 20 granules, 4 à la fois jusqu'à sédation.

7° *Reconstituants*

Ce sont des médicaments qui agissent sur le sang, en lui rendant les matériaux fixes, tels que : arsenic, fer, iode, sels, etc., et, par conséquent, en le rendant apte à reconstituer les organes — comme pour les plantes l'assolement.

Les reconstituants ont pour auxiliaires les eaux minérales naturelles, lesquelles sont curatives par leurs principes fixes ou volatiles.

Mais, avant tout, ce sont des excitants vitaux, car, quantitativement, ils seraient incapables de reconstituer le sang.

Il en résulte qu'il faut donner ces médicaments sous la forme la plus soluble et à doses fractionnées.

a) *Arsenic (acide arsénieux)*. — C'est le roi des reconstituants, dans ce sens qu'il s'associe à presque tous les autres, de manière à constituer des sels solubles; c'est donc sous cette forme qu'il faut l'employer, l'arsenic en substance étant facilement toxique.

b) *Arséniate de strychnine*. — C'est le sel excito-vital dont on eût pu croire que Paracelse se servait dans sa fameuse panacée, si la strychnine avait été connue de son temps (nous renvoyons à ce que nous avons dit plus haut de cet alcaloïde).

c) *Arséniate d'antimoine, de potasse, de soude de manganèse, de fer*. — Toutes ces préparations s'assimilent au sang et par conséquent conviennent dans les maladies d'appauvrissement de cette sorte de chair coulante (Bordeu). Elles conviennent particulièrement dans l'anémie, la chloro-anémie, dans les diathèses palustres, typhiques, tuberculeuses; il importe de choisir celles qui s'accordent le mieux avec la composition du sang: soude, fer, manganèse, en tant que matériaux d'assolement.

d) *Arséniate de quinine, de caféine*. — Ces deux sels conviennent dans les diathèses palustres et abdominales. On les combine à l'arséniate de strychnine (Voir *Fièvre*).

8° *Neutralisants*

En dosimétrie, on emploie les neutralisants chimiques pour corriger l'acidité ou l'alcalinité de nos humeurs et empêcher, soit la formation de concrétions, de pierres, de gravelle, soit pour prévenir les dyscrasies.

Acides et sels benzoïques et benzoates — salicylique et salicylates — carbonique et carbonates — phosphorique et phosphates. — Ces acides s'emploient sous forme de sels, d'ammoniaque, de lithine, de soude, dans les diathèses goutteuses et rhumatismales, avec les eaux minérales appropriées — à la dose d'une vingtaine de granules par jour — 3 ou 4, à la fois. On les combine aux agents vitaux ; principalement à la strychnine, à la digitaline, à la quinine, à l'aconitine (Voir *Dyspepsies*).

9° *Vermifuges*

L'homme n'a pas des vers qui lui soient propres ; tous lui sont apportés par l'alimentation qui leur sert, en quelque sorte, de dernière étape dans leur évolution. C'est ainsi que la trichine lui vient de viandes salées de porc (voir les beaux travaux de M. le professeur Van Beneden, de Louvain).

a) Santonine. — C'est l'alcaloïde de l'*Artemisia contra* (Linné). Elle se présente sous forme de prismes incolores et inodores, à réaction neutre, fusibles à 170° c., sans saveur notable en substance, d'une amertume prononcée en solution dans les éthers, le chloroforme, presque insoluble dans l'eau froide, soluble dans 250 parties d'eau bouillante. Exposés aux rayons du soleil, les cristaux deviennent jaunes et éclatent en petits morceaux.

La santonine s'administre principalement contre les lombrics, en granules dosés au centigramme, en même nombre que les années d'âge, en consultant toutefois les idiosyncrasies, c'est-à-dire progressivement.

b) Kousséine. — Principe extractif du *koussolier* (*Hagenia Abyssinica*. — S'emploie en lieu et place du kousso, si répugnant par sa masse et son goût nauséabond.

La kousséine se présente sous forme d'une poudre résineuse blanc-jaunâtre cristalline, inodore, d'un goût âcre et amer, à réaction acide. On l'emploie contre le *Tænia solium* et le *Bothriocephalus latus,* en granules dosés au milligramme, de 3 à 6, avec une cuillerée d'huile de ricin ou d'huile d'olive, afin d'engluer le ver.

c) Pelletiérine. — C'est le principe actif du *Punica granatum.* On sait que l'écorce de la racine de cette plante est employée contre le ver solitaire. C'est de cette écorce que le pharmacien Tanret a retiré l'alcaloïde auquel il a donné le nom du célèbre chimiste Pelletier, auquel nous sommes redevables de tant de découvertes pharmaceutiques. Son administration est la même qne celle de la kousséine.

10° *Microbicides*

L'étude des infiniments petits a fait connaître la nature des miasmes, qu'on croyait formés de gaz ou principes chimiques, ce qui expliquait bien l'infection générale, mais non la contagiosité. On sait donc maintenant que ce sont des germes ou proto-organismes, développés soit dans l'économie même, soit dans l'atmosphère, sous l'influence de la putréfaction des substances organiques, végétales ou animales.

a) Alcaloïdes. — Parmi les microbicides viennent en premier les alcaloïdes, notamment la quinine et la strychnine (arséniates), qui ont principalement pour effet de combattre la fièvre ou de la rompre (Voir *Fièvre*).

b) Sulfure de calcium. — Le sulfure de calcium s'administre en granules solubles dosés au centigramme, et se décomposant dans l'économie en gaz sulfhydrique qui, faisant retour vers l'extérieur, va tuer les microzoaires et les microphytes, comme cela a lieu dans l'angine diphthéritique et le croup. Il faut toujours y combiner les alcaloïdes, principalement l'arséniate ou l'hydro-ferro-cyanate, afin de combattre la fièvre d'accès (Voir *Fièvre*).

V

MÉDICAMENTS DOSIMÉTRIQUES AUXILIAIRES.

Après avoir donné les médicaments les plus usités en dosimétrie, nous allons donner ceux qui, d'un usage plus restreint, peuvent être considérés comme des auxiliaires.

Agaricine (acide agaricinique). — S'extrait des champignons du mélèze (*Laryx europea*). — *Agarie blanc*. — Matière non azotée, cristallisable, d'une saveur douceâtre amère — synergique de l'atropine, l'hyosciamine, et ayant les mêmes usages.

Anémonine (camphre de l'anémone). — Excitant du système nerveux sensitif ; dans l'amorause idiopathique : 6 à 8 granules par jour, jusqu'à 20 (graduellement).

Arbotine. — Glycoside de la *Caultheria procumbens*. — Dans les maladies chroniques des voies urinaires : cystite, néphrite suppurée, comme antifermentatif (voir *Maladies urinaires*) : 6 à 8 granules par jour.

Calabarine (Sulfate de). — Principe extractif de la fève du Calabar ; s'administre en granules dosés au demi-milligramme. — Dans la torpeur intestinale, de 3 à 4 granules, comme le podophyllin.

Calomel (par sublimation, par précipitation, à la vapeur). — Mercure doux ; proto-chlorure de mercure. Se convertissant en deuto-chlorure au contact des substances albumineuses et muqueuses ; à doses allopathiques, produit la stomatite et les selles vertes (Avis à M. Hayem).

Camphre monobromé. — Aldéhyde, servant de véhicule au brome pour pénétrer dans l'économie (L. Hébert). — Cristallise en aiguilles prismatiques, rectangulaires, incolores, d'une saveur amère, rappelant le camphre. — Calmant du système nerveux ganglionnaire. — Dans les névroses, délire nerveux, etc. — S'administre en granules au centigramme, jusqu'à 20 granules par jour, à partir de 4.

Colchicine. — C'est le principe actif du *Colchicum autumnale*. — On sait que ce dernier, qui croît dans les prairies humides (dans les parties centrales et septentrionales de l'Europe), ne contient ce principe qu'avant sa feuillaison et sa floraison. C'est dire qu'on peut assez peu compter sur les bulbes du commerce. La colchicine est donc plus sûre. Elle se présente en masse résineuse, molle à 130° et se liquéfiant à 140, et se dissout lentement dans l'eau, en toute proportion, mais se décompose vite sous l'influence de la lumière du jour.

Autant le colchique est dangereux en substance — notamment l'alcoolature — autant la colchicine présente de sécurité. On l'administre en granules dosés au milligramme comme auxiliaire, ou succédané de la digitaline, comme diurétique dans les hydropisies, la goutte, etc. La dose moyenne est 6 à 8 granules par jour.

Colocynthine. — Principe actif du *Curcumis colocynthis* (L.). — Dans le commerce de la droguerie, il y a deux sortes de coloquinte : celle d'Égypte ou de Syrie, et celle de l'île de Chypre. La colocynthine se présente sous forme d'une masse blanc-jaunâtre, cristallisable, d'une amertume très prononcée, soluble dans l'eau et l'alcool, insoluble dans l'éther. C'est à la fois un purgatif ou parasiticide et un hydragogue. On la donne en granules dosés au demi-milligramme : 6 à 8 en moyenne par jour.

Cotoïne. — Principe actif de l'écorce de *Coto*, plante originaire de la Bolivie (*Coto-Coto, Chine-Coto*), contre les diarrhées rebelles, en granules au milligramme : 6 à 8 par jour.

Cubébine. — Mêmes usages que la pipérine.

Cyanure de zinc. — Mêmes usages que le phosphure de zinc (Voir ce dernier).

Cyclamine. — Principe actif du *Cyclamen europeum*, pouvant être employé comme purgatif, à l'instar du podophyllin : 4 à 6 granules, le soir, au coucher.

Daturine. — Principe extractif du *Datura sramonium*, ayant les propriétés de l'atropine et de l'hyosciamine et les mêmes usages.

Diatase. — Principe fermentatif de l'orge, avoine. — S'extrait principalement du malt (maltine). Matière azotée, blanche, pulvérulente, amorphe. — Soluble dans l'eau et l'alcool dilué ; précipitée par l'alcool absolu. Aide à la digestion : 6 à 8 granules au moment des repas. — Dans les dysphagies atones (Voir *Dysphagies*).

Élatérine. — Principe actif du *Momordica élaterium* (cucurbitacées). Dans les cas de torpeur intestinale ; dans les hydropisies consécutives aux maladies du cœur, comme hydragogue.

Ergotine. — Extrait de l'ergot de seigle, *Secale sereale* (L.). Excitant du système musculaire involontaire. — Dans l'atonie de l'utérus *post partum ;* dans l'hémoptysie : 2 granules toutes les demi-heures, avec la strychnine.

Guanarine. — Principe extractif du *Guanara (Paulinia*—Brésil), comme antidysentérique.

Hydrastine. — Principe actif de l'*Hydratis canadensis*. — Tonique et antipériodique. — Dans les névralgies à accès rémittents ou intermittents : 5 à 6 granules par jour.

Hélénine (camphre d'aunée). — Principe actif de l'*Inula helenum*. — Tonique aromatique dans les dyspepsies atones, la dysménorrhée, les fièvres exanthématiques, comme sudorifique : 6 à 8 granules par jour.

Juglandine. — Principe actif du noyer royal (*Juglans regia*), de l'écorce et des feuilles. Tonique antiscrofuleux : 6 à 8 granules par jour.

Lobéline. — Principe actif du *Lobelia inflata*, plante originaire du Canada, se rapprochant du tabac par son odeur et sa saveur, pouvant, au besoin, remplacer la nicotine, dont elle n'a pas la violence. Dans les affections striduleuses, telles que l'asthme : 1 granule tous les quarts d'heure.

Picrotoxine. — Principe de la coque du Levant ; alcaloïde mal défini. — S'emploie dans les affections nerveuses cloniques, chorée, épilepsie, et comme vermifuge. En granules dosés au demi-milligramme : de 6 à 8 par jour.

Pepsine pure. — Ferment du suc gastrique. — Mêmes usages que la diastase (Voir cette dernière).

Pipérine. — Matière cristalline du poivre. S'emploie aux Indes orientales comme fébrifuge. Dans les écoulements blennorrhagiques, les fleurs blanches, en granules au milligramme, à raison de 10 à 12 par jour.

Phosphure de zinc. — Excitant du système nerveux, notamment dans les maladies réflexes de la moelle épinière, chorée, épilepsie, éclampsie, etc. : 4 à 6 granules par jour.

Proto, deuto-iodures de mercure. — Sels volatiles, et très peu stables, mais par cela même facilitent l'action du mercure, rendu ainsi soluble : 6 à 8 granules par jour, dans les engorgements lymphatiques et syphilitiques.

Tannin (acide tannique). — Astringent de la noix de galle. En granules au centigramme, de 10 à 20 par jour. — Dans les écoulements leucorrhéiques.

VI

MÉDICAMENTS EXTINCTEURS DES GLOBULES ROUGES DU SANG.

On sait que l'alcool et les éthers ont pour effet d'éteindre les globules rouges du sang et, par conséquent, d'empêcher son oxydation. Il va donc de soi que nous rejetons de la Pharmacopée dosimétrique tous les produits ou plutôt les résidus de laboratoire qui ont les hydrocarbures pour base.

M. le professeur Laura, dans son beau livre *La Pharmacothérapie comparée*, consacre un chapitre spécial aux défervescents non dosimétriques.

a) Acide phéniqne ou *phénol*, découvert par Bunge (1834), dans le goudron de houille ; très peu soluble par lui-même dans l'eau, devenant soluble par l'addition de l'acide acétique, de l'alcool et des éthers ; se cristallise en aiguilles très petites et blanches, à odeur pénétrante désagréable.

C'est un antiputride si on veut, mais plutôt un extincteur du sang ; il y a donc du danger à l'administrer dans les affections ataxo-adynamiques et les fièvres graves, qui ont également pour effet la décomposition des globules rouges.

b) Thymol ou *Acide thymique*, extrait de l'essence du thym. — Mêmes observations que pour le précédent.

c) Kaïrine (chlorhydrate), se présentant sous forme de petits cristaux prismatiques, légers, solubles dans l'eau et l'alcool et peu dans l'éther. C'est également un extincteur des globules rouges du sang, qui déprime rapidement le calorique animal au-dessous de la moyenne physiologique. On ne peut donc l'employer que dans les hyperthermies franches, telles que la pneumonie, à la dose de 25 à 50 centigrammes. — A la rigueur, on pourrait préparer la kaïrine en granules dosés au centigramme.

d) Thaline. — Dérivé de la quinine, par synthèse. Ses sels (sulfate, tartrate) sont solubles et s'absorbent rapidement. Ils dépriment vite la température ; de là leur danger dans les adynamies. Cette tendance au collapsus est donc un sujet de préoccupation dans son administration. On pourrait également la préparer en granules, afin de mieux graduer et surveiller ses effets.

e) Résorcine. — Substance qu'on obtient en traitant le *Galbanum* par la potasse, ou bien par synthèse. Pure, elle cristallise, d'un blanc éclatant, très soluble dans l'eau. — « Produit une dépression des forces, l'adynamie, des congestions pulmonaires, accidents à redouter dans les fièvres typhoïdes et autres maladies infectieuses acquises. C'est pourquoi nous déconseillons son emploi. » (Laura)

f) Antipyrine. — Dérivé de la *Kinoléine*, plus particulièrement de la *Kinirine*. — Blanc-jaunâtre, en cristaux prismatiques ; très soluble dans l'eau. Produit des malaises, des nausées, rarement des vomissements, mais déprime fortement le système nerveux vaso-moteur. N'a aucune propriété antipériodique et, par conséquent, ne vaut pas la quinine et ses sels.

Convalla marine. — Principe du muguet — *Convallaria maialis*. — Glycoside, voisin de la digitaline, dont elle a les propriétés sédatives sur le cœur. — Peut se donner dans les cardiopathies, combinée à la strychnine, à la caféine,

Gelsémine (acide gelsémique). — Extrait du *Gelsemium semper virens* (jasmin jaune d'Amérique), a une action très marquée sur le système cérébro-spinal — qu'on a comparée à celle de l'atropine — produit la dilatation des pupilles et ralentit les mouvements du cœur. Sous ce dernier rapport, c'est le succédané de la digitaline. — On la donne en granules dosés au milligramme.

Lycopine. — Principe du *Lycopus virginiana*. Mêmes propriétés que la pipérine. — S'emploie dans la leucorrhée, à raison de 6 à 8 granules par jour.

LA FIÈVRE

« La fièvre, voilà l'ennemi ! »

Il est constant que le médecin n'a pas à redouter de plus grand ennemi que la fièvre.

A chaque instant on entend dire d'un malade, « que c'est la fièvre qui l'a emporté ».

Hippocrate — dans ses histoires de maladies — nous fait voir ces luttes qui conduisent le patient jusqu'au quatre-vingtième et même au centième jour, au bout desquels il mourut « phrénétique ». C'était son expression pour préciser cette terminaison fatale. Ce qui veut dire que si le malade avait eu la somme de résistance nécessaire, ou si le médecin avait su la lui donner, la lutte aurait pu se prolonger et même tourner à son avantage (celui du malade).

Voyez le phtisique assister, en quelque sorte, à sa décomposition jusqu'à sa dernière goutte d'huile.

D'où vient que dans une fièvre pernicieuse le malade peut-être emporté en un accès, tandis que dans les fièvres symptomatiques il résiste pendant des mois et même des années.

Évidemment, de ce que, dans la première, c'est le principe vital qui est atteint, tandis que, dans les secondes, c'est l'organisme matériel.

La nature, dans sa prévoyance, a doublé presque tous les grands organismes : cerveau, poumons, reins ; tandis que le principe vital n'a pas de foyer déterminé, et que, ce principe une fois éteint, tout meurt.

On voit par là que l'essentialité de la fièvre ne saurait être contestée ; et c'est sur ce principe que repose la jugulation des maladies aiguës, jugulation que la dosimétrie seule peut réaliser, puisqu'elle agit avec des principes vitaux et non purement matériels.

Expliquerait-on, sans cela, la jugulation d'une fièvre d'accès par quelques milligrammes d'un alcaloïde deffervescent, dont après on ne trouve plus trace dans l'économie ?

Ce rapport entre le mal et le remède, cette catalyse physiologique, aussi rapide que l'étincelle électrique, est un des mystères de la vie, que la science voudrait vainement approfondir.

Felix qui rerum poterit cognoscere causas

C'est-à-dire que cet heureux mortel est encore à venir.

L'allopathie procède par spoliations — comme la guerre par tueries. — La dosimétrie, au contraire, a pour base la conservation et la modération. Au lieu d'ôter ses forces au malade, elle lui en donne, afin qu'il sorte vainqueur de la lutte.

Nous ajouterons qu'au lieu d'être un système d'extinction du principe vital — comme le fait l'allopathie avec ses *Antipyrines* qui éteignent les globules rouges du sang — elle les vivifie, au contraire, par les alcaloïdes deffervescents, donnés à petites doses et à intervalles plus ou moins courts. C'est le coup-sur-coup, au lieu du va-tout.

Ainsi la dosimétrie est une médecine rationnelle, tandis que l'allopathie est une médecine d'aventure.

Dans la fièvre, il y a l'exagération du calorique animal et du pouls. Ces deux manifestations morbides, l'allopathie les a mal interprétées, en ce sens qu'elle y voit un signe de force ou sthénie, tandis qu'au contraire c'est une asthénie. Non une surartérialisation du sang, mais plutôt une désartérialisation qui tend à l'asphyxie.

Dans l'état physiologique, plus le sang est vif, c'est-à-dire complètement oxygéné, plus il laisse échapper d'acide carbonique — cette espèce de soupape ou manomètre de la santé. Moins, au contraire, il est artérialisé, moins aussi cette exhalation se fait ; ou plutôt, au lieu d'acide carbonique, c'est du carbone — fumée noire qui s'échappe du foyer vital quand le tirage n'est pas suffisant.

Le sang n'étant plus rafraîchi, le calorique s'y amasse ; et c'est ainsi que le sang veineux — dont la chaleur intrinsèque est plus grande que dans le sang artériel — produit une surélévation de la température animale, qui constitue l'état fébrile.

La saignée, dans cet état, n'a d'autre utilité que de dégager la circulation, ou — comme nous l'avons dit — de donner « de l'air au tonneau ».

Sans exclure ce moyen, nous devons en venir à la deffervescence naturelle par les alcaloïdes, qui ont pour effet de modérer le cours du sang et d'en favoriser l'oxygénation et, par conséquent, la détente générale — comme dans les pyrexies en général.

La dosimétrie ne fait donc, en cela, qu'imiter la nature.

Ces explications étaient nécessaires pour l'intelligence de ce qui va suivre dans le présent Chapitre.

En mettant le mot « *fièvre* » au singulier, nous voulons indiquer que toute fièvre se caractérise par la fervescence — de là, le nom latin *febris*, de *fervere*, brûler.

Mais les causes de cet incendie organique varient comme la nature de la fièvre même, celle-ci étant tantôt franche non contaminante, tantôt maligne, infectieuse ou contagieuse.

La fièvre franche est celle qui n'est précédée ni suivie d'aucune dépression vitale et que l'organisme parvient à vaincre par ses propres forces — bien entendu si on ne les lui enlève pas par les saignées et la diète.

C'est ainsi que la fièvre survenant à la suite d'une blessure ou d'une opération, chez un individu sain et bien constitué, si la réunion a pu se faire par première intention, la résolution a lieu dans les quarante-huit heures, sans qu'il soit nécessaire de suspendre l'alimentation.

Dans la guerre de la sécession américaine, les armées du Nord étaient largement pourvues de vivres, et le patriotisme des femmes ayant pourvu partout aux ambulances — de manière à disséminer les blessés — il y a eu peu de mortalité parmi eux, parce que, par un régime réconfortant, on les empêchait d'être des malades.

Dans la guerre de Crimée, au contraire, où l'on entassa les blessés dans des hôpitaux et des locaux peu ou pas appropriés à leur destination, la mortalité fut effrayante. — Il est vrai que l'Intendance y fut pour beaucoup, par ses mesures réglementaires anti-économiques (BAUDENS. *La guerre de Crimée*).

Il résulte de ce que nous venons de dire, que le danger de la fièvre résulte principalement de l'affaiblissement et de l'encombrement des fiévreux. Plus ceux-ci seront affaiblis et plus ils seront nombreux dans un même local, plus la fièvre sera intense et la contagion à craindre.

C'est donc à ce double point de vue que nous allons examiner la fièvre en général.

a) *Affaiblissement* — Toute fièvre étant une dépense de forces vitales — comme un flambeau se consume en brûlant — on comprend combien la privation de nourriture doit influer sur les fiévreux.

Si Hippocrate a dit : *Corpora impura plus nutrias plus lœdus*, c'est qu'il s'agit de troubles digestifs, qui sans être inhérents à la fièvre y influent. Aussi est-il indispensable dans toute fièvre de tenir le canal digestif propre.

Le meilleur moyen à cet effet, c'est le sulfate neutre de magnésie déshydraté, dont deux préparations sont connues du public: le *Sedlitz Chanteaud* et la *Poudre rafraîchissante*. (Voir *Pharmacie et Pharmacodynamie dosmétrique*).

Autant ce sel est utile, autant les purgatifs proprement dits sont nuisibles, parce qu'ils irritent l'estomac et les intestins déjà suréchauffés.

En même temps, il faut tonifier l'estomac par la quassine et l'arséniate de soude, afin de rétablir l'alimentation (Voir *Dyspepsies*).

b) *Désinfection*. — La chambre d'un fiévreux est toujours infectée; qu'est-ce donc quand, dans une chambrée, un dortoir, se trouvent plusieurs fiévreux alités?

L'air se charge de *miasmes*, dont nous devons dire un mot.

Le miasme est avant tout asphyxiant, c'est-à-dire chargé des matériaux des exhalations pulmonaire et cutanée, toujours augmentées dans la fièvre; mais en outre, il est infectant à cause des microbes dus à la fermentation des matières proto-plasmiques.

Ces microbes ne proviennent donc pas seulement de l'air extérieur, mais plutôt de l'air intérieur ou renfermé. De là l'importance de donner de l'air pur aux malades, en évitant toutefois les courants.

Il faut admettre que chaque fièvre ayant ses caractères propres, a également ses microbes ; mais il peut se faire que ces derniers subissent l'influence du milieu ambiant, et que ce soit aussi ce milieu qui donne aux fièvres leurs caractères pathogéniques (Voir plus loin).

Quoi qu'il en soit de cette question, c'est à détruire les miasmes et à combattre leurs effets qu'il faut s'attacher.

De là, la nécessité d'une ventilation constante pour le renouvellement de l'air de la salle des fiévreux : vapeurs de térébenthine, de chlore, de préférence aux acides (phéniques ou autres) ; les soins de propreté quant aux *applicata* (linges de corps, literies) ; les lotions à l'éponge (vinaigre aromatique, liqueur sédative de Raspail) ; aux *excreta* (lavage des vases à l'acide phénique), tous soins qu'on ne saurait assez recommander.

Quant aux effets des miasmes, comme ils agissent par dépression vitale, il faut leur opposer les arséniates et les alcaloïdes (Voir *Pharmacodynamie*).

C'est sur ce régime et cette thérapeutique que repose la doctrine de la jugulation des maladies aiguës, doctrine si controversée, parce qu'elle est en opposition avec les agissements de l'École.

En effet, l'École, imbue des idées du physiologisme et de l'organicisme, ne voit dans l'asthénie qu'un redoublement de forces, une lutte de l'organisme contre l'agent morbifique ; il n'est ni rationnel ni raisonnable de débiliter le malade par la diète, les évacuations sanguines, les purgatifs, etc. C'est, au contraire, à renforcer ses forces vitales qu'il faut s'attacher. Or, quelles sont ces forces ? La contractibilité et la tonicité propres aux tissus (BICHAT).

L'exagération de la sensibilité est également une marque d'asthénie ; de sorte qu'il faut soutenir les forces sensitives, comme dans l'ordre moral le stoïcisme.

Chez les individus forts les réactions sont plus franches, plus spontanées que chez les individus faibles, et se dissipent le plus souvent spontanément. De sorte que si les déplétions sanguines sont nécessaires, c'est pour parer aux embarras du moment.

Chez les individus faibles, au contraire, les réactions sont incomplètes et par conséquent se prolongent plus longtemps.

Ce que nous venons de dire suffira pour nous permettre d'entrer en matière.

I

FIÈVRES EN PARTICULIER

a) Fièvres traumatiques. — C'est celle qui succède aux grandes lésions ou opérations. Elle se déclare au bout de quelques heures, même de quelques jours, quand la période de stupeur est passée ; rarement par frisson ; la température s'élève successivement à 38°, 39°c., mais ne dépasse guère ce degré de l'échelle thermométrique, étant mitigée par la transpiration ou l'évaporation.

Le blessé, d'abord pâle, le pouls déprimé — surtout si les secours ont tardé et s'il est resté exposé aux intempéries de l'air — la chaleur animale une fois revenue, a la face uniformément injectée, les yeux brillants, la respiration pleine, sans signes d'auscultation, ni de percussion — à moins que les poumons eux-mêmes n'aient été atteints ; le pouls relevé, régulièrement épanoui — à moins de diathèses (Voir ces dernières), et une abondante transpiration ne tarde point à se faire ; les urines, jusque-là rares et claires, se troublent et deviennent nuageuses (ce qu'il ne faut pas confondre avec les urines hypostatiques ou de suppuration (Voir *Maladies urinaires*).

Au début de cette période — quelle que soit la localisation ou l'irritation locale — on donnera la strychnine et la quinine (arséniate de), tant que le pouls reste déprimé : 1 granule de chaque, tous les quarts d'heure ou demi-heures — mais dès qu'il se relève, ainsi que la chaleur (comme nous venons de le dire), on passera aux alcaloïdes deffervescents : aconitine, vératrine, digitaline. S'il y a de la douleur qui empêche le recours à ces alcaloïdes, on les combinera à un sel d'opium : morphine, narcéine, codéine ; contre le spasme, on donnera l'hyosciamine, mais au préalable, on aura eu soin de dégager l'intestin par le sel rafraîchissant ou le Sedlitz Chanteaud.

Telle est la conduite que tient le véritable médecin dosimètre, au lieu de faire de l'expectation — ainsi que le veut l'École — en attendant le diagnostic ; c'est-à-dire souvent la mort du malade, comme dans la pneumonie aiguë, la cardite, la méningite, etc.

On nous demandera si dans ce cas les médecins dosimètres ne saignent pas ? Nous répondrons : si , mais dosimétriquement ; c'est-à-dire qu'on ouvre la veine et qu'on laisse couler le sang graduellement, sauf à l'arrêter ou à y revenir selon nécessité.

Si la saignée est réellement indiquée, c'est-à-dire s'il y a embarras, obstacle mécanique, comme cela a lieu souvent dans les fièvres traumatiques, une petite saignée relèvera le pouls et fera revenir la chaleur, tandis qu'une grande saignée affaisserait le malade.

A part cette indication — toute mécanique ou physique — de la saignée générale, il est rare que les alcaloïdes deffervescents ne suffisent à la besogne.

Les saignées abondantes produisent la leucémie, c'est-à-dire la prédominance des globules blancs et des globules graisseux du sang, ainsi que de la fibrine. C'est alors que les suppurations se forment, soit diffuses, soit circonscrites.

Cette période s'annonce par des accès ou frissons erratiques, suivis d'une accélération du pouls (120-130°) et d'une élévation de la chaleur 40, 41° c., par suite de la fermentation du pus, c'est-à-dire de septicémie. La transpiration devient visqueuse, l'enduit muqueux sale, les urines rares, ammoniacales, avec un dépôt très abondant. Bref , il y a intoxication purulente ou pyoémie.

C'est alors qu'il faudra insister sur les arséniates ci-dessus (strychnine, quinine, en y associant l'aconitine, la vératrine, la digitaline, la morphine, l'hyosciamine, l'atropine), selon les indications, ainsi que nous le disons plus haut.

Le danger de cette période est dans les épanchements purulents à l'intérieur des organes, soit par abcès multiples, soit par suffusion à la surface des membranes — comme dans la pneumonie, la péritonite, dites improprement *métastatiques* — anatomiquement impossibles.

Durant cette période, on donnera les sels antiseptiques : phénates, salicylates, en granules solubles (Voir *Pharmacodynamie dosimétrique*).

La fièvre traumatique convenablement traitée, c'est-à-dire qu'on n'a pas laissée aller jusqu'à la leucémie, se termine presque sans convalescence.

On insistera cependant sur les reconstituants, afin de rendre au sang ses éléments d'assolement ; par conséquent, sur les agents diététiques; bouillon, vin généreux, infusions toniques au quinquina, phosphates, hypophosphites, ferrugineux, etc.

b) Fièvres miasmatiques. — Du miasme en général. — On sait aujourd'hui à quoi s'en tenir sur les « miasmes ». Ce sont, d'un côté, des composés chimiques qui éteignent la flamme vitale, après quelques lueurs ou accès ; de l'autre, des organites vivants qui empoisonnent le sang et donnent ainsi lieu à des réactions insuffisantes pour vaincre ses adversaires imperceptibles par leur volume, mais puissants par leur nombre.

Ce sont ces êtres microscopiques auxquels sont dues ces fièvres formidables envahissant toute une contrée (*Fièvres endémiques*) et se répandant au loin, soit par voisinage, soit par l'air, soit par transport direct, d'individus ou de marchandises contaminés (*Fièvres épidémiques*).

Le miasme peut être autochtone, se produisant dans l'individu malade, comme dans la pyoémie — nous ajouterons la tuberculose dans la période de fonte ; mais il est rare que ces miasmes deviennent contagieux. Nous n'entrerons pas ici dans l'examen de cette question, nous réservant d'y revenir plus loin (Voir *Fièvres de consomption*).

Pour être contagieux, il faut que les miasmes palustres aient été couvés sous un soleil brûlant.

Une question importante : les microbes sont-ils cause ou effet de la fièvre ? Il est certain que généralement il faut une prédisposition — gastrique ou autre — et qu'en prévenant cette prédisposition on peut empêcher la fièvre d'éclater.

Ici se présente le système de la prophylaxie : c'est-à-dire en prenant, par avance, les remèdes qui sont destinés à combattre la fièvre même, la quinine et la strychnine (arséniate, sulfate, hydro-ferro-cyanate) (voir *Pharmacodynamie*), et en combattant les moindres indispositions gastriques.

C'est ainsi que, dans les différentes épidémies de choléra asiatique que nous avons traversées, nous nous sommes conservé indemne de cette fièvre en nous soumettant à un régime prophylactique. On dira que c'est parce que nous ne devions pas l'avoir : mais qui en décidera ? En tout cas, « *quod abundat non viciat.* »

Une autre question tout aussi importante, est celle de la vaccination.

La variole étant empêchée (du moins dans le plus grand nombre des cas) par le vaccin, on s'est demandé si les vaccins miasmatiques ne peuvent empêcher les fièvres de ce nom ?

La présomption est en faveur de cette opinion ; et déjà on est entré dans cette voie pour quelques-unes de ces fièvres, notamment la fièvre jaune (Voir cette dernière).

Mais, dira-t-on, le danger ? Nous répondrons que ce danger ne saurait être plus grand que celui de l'infection directe. Et d'ailleurs les faits ont répondu pour le vaccin, qui non seulement préserve de la variole, mais n'est pas contaminant pour ceux qui sont en contact avec les vaccinés. Or, le vaccin, c'est le virus variolique cultivé dans l'économie de la vache et ayant perdu ainsi sa contagiosité [1].

Nous abordons maintenant l'étude des fièvres miasmatiques.

1° *Fièvres intermittentes palustres.* — L'intermittence est propre à beaucoup de maladies, notamment aux névralgies, sans qu'il s'agisse pour cela de microbes : ce sont des hyperémies qui procèdent par redoublements ou accès, auxquels il faut opposer les deffervescents et les toniques, principalement, l'aconitine, l'hydro-ferro-cyanate de quinine et les acides minéraux (Voir *Névralgies*).

Les fièvres palustres sont dues à des émanations du sol, dans lesquelles le microscope fait découvrir des proto-organismes ou microbes, sans qu'on sache s'ils en sont cause ou effet.

Le miasme palustre agit par intoxication : de là la dépression vitale qu'il occasionne ou accès de froid, 36, 35° c., puis la réaction fébrile, caractérisée par l'élévation de la température : 40, 41° c. Cette dépression peut aller jusqu'à occasionner la mort en un seul accès : telles sont les fièvres dites *pernicieuses*.

Quelquefois la fièvre palustre se porte sur les organes nobles, dont elle emprunte la physionomie pathognomonique : ce sont les fièvres dites *larvées*.

Les fièvres intermittentes palustres éclatent brusquement, sans prodromes. Dans nos polders, il suffit d'avoir traversé les vapeurs qui émanent

---

[1] Les vaccinophobes crient sur les toits « que c'est retenir le virus variolique (et bien d'autres !) dans l'économie ; » mais on les laisse crier, et on continue de vacciner, sans qu'il en résulte de maladies appréciables (Voir notre ouvrage *Monument à Jenner*).

le soir du sol, pour être pris de la fièvre. On conseille aux voyageurs qui traversent la Campagne romaine de ne pas s'endormir — ce qui n'est peut-être pas une précaution superflue, surtout la nuit.

On a prétendu que certaines fièvres de marais n'éclatent qu'après un séjour plus ou moins prolongé dans les pays contaminés (tel que la Hollande, notamment l'île de Walcheren), mais cela indique, au contraire, une certaine accoutumance, qui permet de résister au miasme pendant tout le temps.

Dans ce cas, il y a un état prodromique qui prouve qu'on est sous l'influence de la fièvre : un malaise général, de l'inappétence, des dérangements gastriques, des phénomènes catharraux, des variations de la température animale, ou alternatives de froid et de chaud.

L'accès s'annonce par une lourdeur ou mal de tête (céphalée palustre) des bâillements, des pandiculations, l'anxiété, la pâleur du visage, une tendance au sommeil (ce qui a pu faire croire à la viciation de l'air par l'hydrogène des marais, opinion peut-être plus valable que la présence des microbes).

La fièvre, une fois déclarée, se caractérise par des stades de froid, de chaleur et de sueur. Le frisson est plus ou moins intense et prolongé, selon l'épaisseur du miasme (on peut se servir de ce mot, tant la vapeur est épaisse, répandant une odeur de marais).

Ce frisson est une sensation nerveuse, car on ne constate pas d'abaissement du calorique à l'intérieur, ainsi que le fait voir le thermomètre introduit dans le rectum (ce phénomène se présente au plus haut degré dans le stade de froid du choléra asiatique (Voir ce dernier).

Dans le stade de chaleur, celle-ci revient à la périphérie et devient brûlante (40, 41° c.); la céphalalgie est intense ; souvent il y a subdélire ou un état de stupeur. Le pouls est plein, dur ; la face colorée, rouge brun ; la respiration anxieuse; les urines rares et briquetées. On voit que la réaction n'est pas franche — c'est plutôt un état voisin de l'adynamie — comme dans la fièvre typhoïde.

Dans la période de sueur, il y a une détente générale; la transpiration devient de plus en plus abondante; la température tend à revenir à sa moyenne physiologique et un sommeil profond termine l'accès.

Le type des fièvres intermittentes palustres est très variable — comme la réaction elle-même : quotidien, tierce, quarte ; double quotidien, double-tierce, double-quarte.

Nous parlions plus haut des fièvres larvées, c'est-à-dire revêtant les caractères pathognomoniques de cérébrite, cardite, pneumonie ou pleuropneumonie, péritonite, gastrite, etc. C'est ainsi que nous les avons observées dans l'épidémie qui sévit dans la Nord-Hollande en 1826. On aurait pu facilement les confondre avec ces diverses inflammations ; mais la cessation brusque des symptômes avec la fin de l'accès mettait facilement sur la voie du diagnostic propre.

Ces fièvres se terminent par suffusions séreuses ; il faut donc se hâter de les couper. A l'époque dont nous parlons régnaient en médecine les idées de Broussais. On a donc dû commettre de nombreuses méprises.

A part les symptômes pathognomoniques larvés, les phénomènes généraux sont les mêmes que pour la fièvre palustre franche.

Le diagnostic des fièvres larvées est une affaire de tact médical, auquel les plus habiles peuvent se tromper. Ainsi, dans une épidémie qui éclata à Gand, en 1827, par suite du creusement du canal de Terneuzen, à l'embouchure de l'Escaut, et la mise à sec de marais séculaires ; nous étions à cette époque interne à l'hôpital civil. De nombreux malades nous arrivaient chaque soir, et, en les inscrivant sur le cahier des visites, nous mentionnions les symptômes que nous avions sous les yeux : méningite, apoplexie, etc. A la visite du matin, ces symptômes s'étaient comme envolés ; mais comme le médecin était un homme sagace, il comprit bien vite, à la pâleur des malades, à la dépression du pouls, à la moiteur froide de la peau, etc., qu'il s'agissait de fièvres larvées, dont le sulfate de quinine avait raison, quand il était administré à temps. Dans le service voisin, au contraire, où le médecin traitant était imbu des idées de Broussais, presque tous les malades moururent de prétendues méningites. Il fit à cette occasion un livre basé sur de nombreuses autopsies, ce qui lui valut l'honneur du professorat, tandis que son modeste collègue resta Gros Jean comme devant.

« Ceci prouve — dit le docteur Tartenson — qu'en médecine on se laisse toujours guider par les théories physiologiques dont on est imbu et auxquelles on renonce difficilement ; et que, dans certains cas, les plus habiles cliniciens eux-mêmes sont tellement aveuglés par leurs doctrines qu'ils persistent à les appliquer, bien que les résultats n'en soient pas satisfaisants. Il est vrai qu'ils ont pour eux leur conscience du moment où ils croient avoir soigné — *secundum artem.* » (*Traité clinique des maladies larvées*).

Nous donnons ici un exemple de maladie larvée quand on ne la reconnaît pas de prime abord. Dans une de nos pérégrinations dosimétriques, nous trouvant à Bordeaux, nous fîmes visite à un vieux médecin de l'endroit, pour l'entretenir sur les fièvres de la Gironde. Voici ce qu'il nous raconta. Une nuit, il fut sonné pour un de ses clients atteint de fortes douleurs lombaires, irradiant dans tout le ventre. Croyant avoir affaire à une simple névralgie lombo-abdominale, il prescrivit des calmants *intus et extra*. A la visite du matin, tous les phénomènes douloureux avaient disparu, au point que le malade se proposait de partir en voyage. La nuit suivante, le docteur fut sonné à la même heure : cette fois l'accès fut mortel. Il s'était agi, bel et bien, d'une fièvre larvée spinale qu'une prise de sulfate de quinine eût conjurée.

A l'époque où nous étions interne à l'hôpital de Gand, nous fûmes appelé pour un malade qu'on nous dit être tombé en apoplexie. Nous y courûmes avec un autre interne, sans même nous donner le temps d'ôter nos tabliers. Voyant la face vultueuse du malade, sentant son pouls développé et dur, nous lui fîmes une forte saignée — en attendant l'arrivée de son médecin, qui était notre chef de clinique. Le malade mourait quelques heures après ; et le lendemain notre professeur nous dit — à part — que nous avions précipité cette mort par notre saignée. Depuis cette leçon, nous avons toujours été moins prompt à faire usage de la lancette.

Le traitement des fièvres intermittentes doit s'appliquer aux divers stades de la maladie. Ainsi, dans le stade de froid, on donnera l'arséniate ou le sulfate de strychnine : de quart d'heure en quart d'heure 1 granule, avec une gorgée de boisson chaude aromatisée, et on promènera des Rigolos sur les divers points du corps où le danger semblera le plus imminent, le malade étant chaudement couvert. Au besoin on fera des frictions réchauffantes sur tout l'extérieur du corps. Le stade de chaleur une fois arrivé, si le thermomètre indique 39°, 40°c., on donnera l'aconitine, la strychnine : 1 granule de chaque tous les quarts d'heure, avec un peu de vin chaud aromatisé ; et on calmera les douleurs de tête par des applications vinaigrées sur le front. Dans le stade de sueur, on changera le malade de linge et de lit, on lui fera respirer l'air frais et pur, et on lui donnera des réconfortants : un bouillon, du vin de Bordeaux vieux, et on le laissera reposer. Enfin, dans la période d'apyrexie, on donnera, sans désemparer, la quinine (arséniate, sulfate, hydro-ferro-cyanate) et la strychnine (arséniate), tous les quarts d'heure ou toutes les demi-heures 1-2 granules, selon le temps qu'on estimera avoir devant soi. La combinaison de la strychnine et de la quinine dans ces cas dispensera de doses massives, qui ont souvent pour effet de ramener la fièvre ou du moins d'empêcher sa résolution complète.

Dans les formes larvées de la fièvre paludéenne, le traitement doit être le même ; et on appliquera des ventouses sèches *locis dolentibus*. Il faut se garder de déplétions sanguines, à moins d'une urgence bien établie.

Diathèses palustres. — La fièvre intermittente palustre laisse souvent à sa suite une altération profonde de l'économie se caractérisant par de fréquents retours de la fièvre, par l'état anémique général, par des engorgements viscéraux (foie, rate, intestins, reins), et tous les accidents qui en dépendent.

Nous noterons ici la dysenterie, comme propre aux maladies palustres des pays chauds.

La dysenterie diathésique palustre est due au refoulement du sang pendant les accès ou stades de froid. La muqueuse du gros intestin devient comme lardacée et se couvre d'ulcérations ; de là, la difficulté de faire cesser ces hémorrhagies, qui finissent par épuiser les malades.

Il faut, dans ces cas, tout en insistant sur l'emploi de la quinine (arséniate, hydro-ferro-cyanate), donner des boissons acidulées minérales.

Le traitement par l'ipéca et les mercuriaux usités dans ces pays doit être évité, comme aggravant la faiblesse générale et le désordre local.

Il en est de même dans les affections angineuses ou diphthéritiques palustres, qui, indépendamment de la quinine, réclament l'usage du sulfure de calcium et les boissons acidulées végétales (suc de limon).

Les gastralgies diathésiques palustres seront calmées par la quinine associée à la strychnine et à l'hyosciamine : 1 granule de chaque jusqu'à sédation.

Choléra indien. — Nous spécifions ici ce genre de choléra, afin de ne pas le confondre avec le *choléra nostra*, qui est un simple dérangement gastrique, bien qu'il entraîne également une grande prostration vitale ; mais jamais au même degré que le choléra indien. En outre, il n'est pas contagieux. Il suffit du lavage du tube intestinal par le sel Chanteaud, et des calmants, tels que la strychnine, la morphine, l'hyosciamine, pour le faire disparaître en peu d'heures.

Le choléra indien, au contraire, est une fièvre miasmatique au plus haut degré, à cause de l'intensité du stade de froid, qui finit par devenir asphyxique.

A ce stade succède celui de chaleur, par le retour de cette dernière à la périphérie — comme dans les fièvres intermittentes pernicieuses — mais ce retour n'est pas franc, ainsi que le stade de sueur, de sorte qu'il y a retour d'accès, au bout desquels le malade succombe, si tant est qu'il n'ait été entraîné par le premier accès.

Le miasme cholérique agit particulièrement sur la moelle épinière, ainsi que l'indiquent les douleurs crampiformes de l'intestin et des membres inférieurs.

Les déjections par haut et par bas sont albuminoïdes, rizacées, et le sang privé ainsi de son sérum, devient poisseux, incoagulable et incirculable, l'hématose étant suspendue, ainsi que l'indique l'état de la respiration.

La voix est cassée, lamentable, la face grippée, et les yeux, profondément enfoncés dans les orbites, sont entourés d'un double cercle noirâtre ; les mains s'effilent et bleuissent, ainsi que les ongles; et bientôt la cyanose est générale. Le malade ressemble alors à un cadavre desséché. Les urines sont complètement supprimées, sans que cette anurie produise des symptômes urémiques, tout mouvement organique étant enrayé.

On comprend que dans cet état de choses il y ait bien peu à faire, et que les moyens seront plutôt préventifs; cependant l'art doit lutter jusqu'à la fin.

Le choléra indien est une fièvre miasmatique se répandant au loin par contagion médiate ou immédiate (Voir *Faits cliniques*).

Nous renvoyons à notre livre *Le Choléra indien*, pour en venir à la prophylaxie et au traitement curatif — si celui-ci est encore possible.

Prophylaxie du choléra indien

La peur pouvant, sinon donner le choléra, du moins le développer, il faut, en temps d'épidémie, bien asseoir son moral; par conséquent, continuer ses occupations habituelles et prendre des distractions agréables. Il faut se garder surtout de ces brusques fuites ou exodes, qui ne font qu'étendre la contagion et la rendre plus dangereuse. On observera de grands soins de propreté, tant sur soi-même que dans tout son entourage ; et on ne changera pas sa manière habituelle de vivre — bien entendu si elle est régulière. On évitera donc tous les excès en nourriture, en boissons... et le reste.

Quant aux moyens prophylactiques internes, c'est particulièrement aux toniques et aux névrosthéniques qu'il-faut recourir. Nous conseillons donc l'usage de la strychnine et de l'hydro-ferro-cyanate de quinine : 1 granule de la première et 3 granules du second toutes les heures. On aura soin de tenir le corps libre et propre par le Sedlitz Chanteaud, et pour peu qu'on éprouve des coliques, aux granules ci-dessus on ajoutera 1 granule d'hyos-ciamine.

Tels sont les moyens que nous avons employés pour nous-même dans les diverses épidémies que nous avons traversées : nous pouvons dire : *Experto crede Roberto.*

En tant que maladie miasmatique, le choléra indien débute d'une manière brusque. Quelquefois il est foudroyant, sec, et le malade meurt en quelques heures au milieu d'atroces douleurs. Ce dont il se plaint le plus, c'est d'une chaleur interne et de la soif qui le dévorent (Voir *Faits cliniques*).

Quand le choléra se prolonge, les vomissements et les déjections séro-albumineuses ayant cessé, la réaction se fait, mais incertaine, oscillante ; le pouls, jusque-là imperceptible, se relève, la chaleur fait retour à la périphérie ; le malade est soulagé, mais si on n'a soin de soutenir cette réaction, un nouvel accès a lieu, souvent mortel.

Quand la période de sueur a pu s'établir, la cyanose se dissipe petit à petit à mesure que le sang reprend son cours.

Telle est, *grosso modo*, la marche de la maladie. Voyons le traitement. Celui-ci doit avoir pour but, en premier lieu, de combattre l'asphyxie, tant nerveuse que sanguine ; en second lieu, de ramener la chaleur à la surface ; et, en troisième lieu, de soutenir la réaction, afin de prévenir de nouveaux accès.

Les premiers soins doivent être comme dans les asphyxies en général. Ainsi on exposera les malades à un air vif et chaud, devant un feu clair

(quelle que soit la température extérieure). Après lui avoir ôté tous ses vêtements, on l'enveloppera de couvertures chaudes, sous lesquelles on aura soin
de faire des frictions énergiques, afin de rubéfier la peau. Si la réaction
tarde à se faire, on aura recours aux courants électriques induits, l'une des
électrodes placée dans la main crispée du malade, l'autre promenée sur les
différents points du corps, en procédant du centre vers la périphérie. Cette
opération sera renouvelée de dix en dix minutes. Afin de calmer la soif du
malade, on lui donnera de petits morceaux de glace dans la bouche. Quant
aux moyens internes, on lui fera prendre toutes les dix minutes 1 granule
d'arséniate de strychnine et deux granules d'arséniate de quinine.

La stupeur étant dissipée et la chaleur commençant à revenir à la périphérie, on la favorisera par la strychnine, l'aconitine et la digitaline ; 2 ou 3
granules de chaque, toutes les dix minutes, afin de rétablir l'innervation, la
circulation et la diurèse. En même temps, on fera prendre au malade, par
petites gorgées, du thé de Chine chaud, aromatisé de rhum.

Ce traitement sera continué jusqu'à développement de la transpiration.
On aura soin alors de sortir le malade de ses couvertures, et on lui passera
des vêtements chauds et légers en même temps qu'on le changera de lit, et,
si possible, de chambre, où brûlera un feu clair. On lui donnera alors des
réconfortants : du bouillon bien dégraissé, du vin généreux par petits verres,
et on diminuera le nombre des couvertures à mesure que la transpiration
diminue. C'est pour avoir trop prolongé cette dernière que souvent le choléra
a repris. Pendant une quinzaine de jours au moins, on soumettra la malade à
l'usage de la quinine et de la strychnine (arséniates).

Tel est le traitement méthodique du choléra indien, basé sur sa pathogénésie et sa pathognomonie propres. Nous laissons de côté les traitements
plus ou moins fantaisistes qui ont été tentés, et renvoyons à notre livre : *Le
Choléra indien*, etc.

Fièvre jaune. — La fièvre jaune règne endémiquement dans les régions équatoriales de l'Amérique ; d'où de temps à autre elle fait des excur-
sions en Europe, dans les pays limités par l'Atlantique : Portugal, Espagne,
et, en Afrique, sur les côtes ouest et sud.

La fièvre jaune est une maladie fébrile caractérisée par la couleur
rouge foncé de la peau, tirant sur le jaune, par des vomissements et des
déjections de matières noirâtres, des hémorrhagies d'un sang décomposé, de

violentes douleurs crampiformes, la suppression des urines. On voit qu'il y a ici des analogies et des dissemblances avec le choléra indien.

La caractéristique de la fièvre jaune, c'est l'énorme élévation du calorique animal — 42 et même 43° c. — ce qui la rapproche beaucoup de la scarlatine.

Ajoutons que la fièvre jaune est contagieuse et épidémique. Elle n'avait jamais paru en Europe avant la découverte de l'Amérique équatoriale, et elle n'existe endémiquement qu'entre le 48° latitude sud. Cependant on l'observe à Montevideo, situé à 35° latitude méridionale.

Il en est de même pour l'altitude : la fièvre jaune ne règne jamais à une hauteur de plus de 204 varas (612 pieds) au-dessus du niveau de la mer ; cependant on l'a vu sévir à Mexico, qui est à une hauteur de 3,000 pieds ; et on prétend qu'elle y a été importée de Guaquil, situé à 8,000 pieds d'altitude.

La fièvre jaune tient à la fois du typhus et de la fièvre palustre, c'est-à-dire qu'elle est due à des miasmes animaux et végétaux. Sous le premier rapport, elle se rapproche de la peste d'Orient.

La fièvre jaune est contagieuse ; c'est par mer que le fléau est transporté en Europe, ce qui importe pour la prophylaxie.

On admet généralement à la fièvre jaune trois stades ou périodes (indépendamment des prodromes) : celle d'invasion ou de prostration ; celle de décomposition ou d'altération profonde des liquides et des solides du corps ; celle de terminaison par la guérison ou par la mort. En un mot, c'est un état ataxoadynamique à la plus haute puissance, à cause de la température du climat.

On remarque, en effet, que les deux températures — extérieure et intérieure — se font équilibre, et qu'ainsi rien ne peut se dégager du corps des malades ; tandis que dans les climats froids la combustion interstitielle est fort active. Le sang des malades atteints de la fièvre jaune prend ainsi des qualités veineuses exceptionnelles : non seulement il se charge de calorique, résultant des opérations chimiques de la nutrition, mais l'urée du sang se change en ammoniaque et devient la base d'un carbonate alcalin qui agit à l'instar d'un dissolvant ; aussi le sang n'a plus la moindre plasticité et les tissus la moindre cohésion. On peut dire que c'est la décomposition avant la mort.

Voici la marche de la maladie quand elle est abandonnée à elle-même. D'abord malaise général, prostration, soubresauts des tendons ou tremblements des membres. D'autres fois la maladie débute tout à coup par des alternatives de frissons et de chaleur sèche, de la céphalalgie, la coloration de la face et des conjonctives en rouge foncé, tirant sur le jaune. La langue, d'abord rouge et sèche, surtout sur les bords et à la pointe, se couvre d'un enduit jaunâtre, puis d'une couleur brune ; la déglutition est difficile, l'épigastre tendu et rémittent. Il survient des vomissements opiniâtres, des coliques, des selles liquides et fétides.

Ces symptômes, qui durent de un à cinq jours et qui indiquent une vive irritation gastro-intestinale, forment la première période de la maladie. Mais bientôt la langue se couvre d'un limon plus épais, plus noir et plus sec ; les vomissements deviennent plus fréquents, d'abord bilieux, puis noirs, avec des renvois d'une odeur particulière, et même du sang décomposé. L'épigastre et la région lombaire sont le siège de douleurs atroces ; l'estomac ne supporte plus aucune boisson ; les selles, plus fréquentes et plus copieuses, sont jaune-verdâtres, sanguinolentes ou semblables aux matières rejetées par les vomissements.

C'est dans cette deuxième période que la jaunisse se déclare, le foie, complètement envahi, ayant cessé de fonctionner. La rupture, la coloration en noir de la saignée, la formation d'un cercle livide autour des vésicatoires sont des signes d'une mort imminente.

Si le malade ne succombe pas encore, les vomissements se rapprochent davantage, les selles deviennent involontaires, un sang noirâtre et décomposé s'échappe de toutes les surfaces muqueuses, l'urine est supprimée ; il y a prostration complète ; des pétéchies, des vergetures se manifestent: c'est là la troisième période ou ultime.

La durée de la fièvre jaune est de quatre à huit jours, et quelquefois moins. Son issue est le plus souvent funeste.

Nous allons suivre le docteur Vera dans le traitement. Il repousse toute médication scientifique ou uniforme, ainsi que l'expectation. Il adopte une thérapeutique variée, d'après les cas et conformément aux indications. Dans la première période, il recommande la diète absolue des boissons acidulées. — Dans quelques épidémies et chez des sujets forts, présentant des symptômes violents d'irritation, les émissions sanguines ont de bons effets, mais il faut toujours les employer avec modération.

Viennent ensuite les vomitifs — surtout l'ipéca — les purgatifs : huile de ricin, sels neutres, à faibles doses. — Le docteur Vera préfère l'huile d'amandes douces, soit pure, soit avec du jus de citron. Il mentionne encore les bains tièdes, avec application de compresses froides sur le front, des lotions vinaigrées sur le dos et les membres ; des lavements émollients. Le traitement par l'alcool, préconisé par Giralt, n'a pas produit de bons résultats.

Dans la deuxième période, le docteur Vera insiste sur les boissons acides, sur la glace, les sorbets à la fleur d'oranger et à la groseille, ainsi que sur le bouillon de bœuf et de veau.

Dans la troisième période, il préconise les toniques seuls ou avec les antispasmodiques. — On a préconisé les feuilles de la verveine femelle (*Verbena officinalis*), à très petites doses, trois fois par jour. L'auteur ne saurait rien dire de ses effets [1].

Le traitement du docteur Vera a du moins cela de bon qu'il n'est ni incendiaire, ni spoliateur, comme ceux employés par ses compatriotes ; mais il ne va pas à la nature du mal ni à ses symptômes. C'est pourquoi nous allons exposer ici un traitement basé sur la méthode dosimétrique, quoique n'ayant aucune expérience personnelle dans cette terrible maladie.

Ce traitement consiste dans le lavage du tube intestinal avec le Sedlitz Chanteaud, afin de débarrasser le terrain organique des éléments de fermentation, microbes, matières bilieuses, âcres, etc. Cela fait, on donne la strychnine, l'hyosciamine, la morphine, pour calmer les douleurs lombo-abdominales et les vomissements, on fait des fomentations froides sur la tête pour enlever la chaleur exubérante. Dès que ces moyens ont produit leur effet et que la réaction a commencé, on donnera les deffervescents : aconitine, digitaline, 2 ou 3 granules de chaque toutes les heures, jusqu'à détente générale et diurèse. Enfin, dans la troisième période, on donnera la quinine (de préférence l'hydro-ferro-cyanate), afin de prévenir de nouveaux accès.

L'enveloppement du malade peut être utile, comme dans le traitement du choléra ; et on arrivera le plus tôt possible à un régime reconstituant : quassine, arséniate de soude, etc.

Vaccinations. — Nous devons dire un mot des vaccinations préconisées

---

[1] La verveine a une odeur pénétrante et sa vertu est parasiticide.   Dr B.

par le docteur Domingo Freire, de Rio-de-Janeiro, comme moyen préventif.

En principe, le moyen est indiqué : sera-t-il aussi salutaire que le vaccin ? C'est ce que l'expérience démontrera. En tout cas, il faut risquer quelque chose contre un aussi horrible fléau. Nous ne sommes pas de ceux qui laissent mourir les malades sous prétexte de ne pas leur nuire : *Primo non nocere*.

Voici la statistique du docteur Domingo Freire :

```
Vaccinations en 1885 . . . . . . . . . .    3,054
    —        en 1886 . . . . . . . . .    3,473
                              Total . . .  6,527
Morts vaccinés . . . . . . . . . . . .          8
Morts non vaccinés, dans la même période .  1,667
```

Ces chiffres sont concluants.

Le docteur Domingo prépare son vaccin selon les règles pasteuriennes : par le passage successif du virus primitif à travers des organismes de cobayes ou de lapins ; puis par des cultures dans de la gélatine. L'inoculation se fait par une unique injection, sous la peau du bras, de quelques gouttes du liquide.

Une observation qui vient à l'appui de la méthode vaccinale, c'est qu'une première atteinte de la maladie préserve des suivantes, et qu'une immunité, sinon absolue, du moins relative est acquise.

C'est, comme dans la vaccination antivariolique, une fièvre légère, une diarrhée, un simple malaise, de nature réellement amarile, préservant des attaques ultérieures de la maladie.

Fièvre typhoïde. — Cette fièvre, due à des émanations putrides autochtones ou hétérauchtones, se caractérise — comme toutes les fièvres infectieuses miasmatiques — par des frissons irréguliers de début, un grand malaise avec prostration des forces, des maux de tête, vertiges, anorexie. Il y a des accès marqués par des variations thermométriques, soit le matin, soit le soir : 38°, 39°, 40°.

En même temps les symptômes s'aggravent : violentes douleurs de tête, stupeur, traits tirés, langue blanche, diarrhée fétide (on dit alors : fièvre muqueuse). Puis survient un délire tranquille, et des taches lenticulaires rosées se font remarquer sur tout le corps ; le ventre est rétracté et des gargouillements se font entendre dans la fosse iliaque droite, à l'endroit du cœcum.

On dit que la fièvre typhoïde doit suivre son cours, et que, quelles que soient les médications suivies, sa durée moyenne oscille entre un minimum de dix-huit à vingt jours, et un maximum de quarante-deux à quarante-neuf jours. Cela dépend de ce qu'on n'a pas employé un traitement répondant à toutes les indications. Or, la dosimétrie a une prétention toute contraire : elle pense, et elle l'a prouvé par de nombreux faits, que la maladie peut être jugulée pendant les premiers jours, sans complication aucune. En vain prétendrait-on que le diagnostic a été mal fait : celui de nos adversaires ne l'est que trop bien ; voilà pourquoi ils perdent leur temps — et souvent leurs malades — dans l'expectation.

Le traitement de la fièvre typhoïde est comme celui de toutes les fièvres d'accès, c'est-à-dire qu'il se rapporte à la triple période : de froid, de chaleur et de sueur. Seulement ces stades ne sont pas aussi bien marqués que dans la fièvre intermittente franche, l'empoisonnement miasmatique ayant été plus profond, et l'évolution de la maladie plus longue, quelquefois un mois. Mais les oscillations thermométriques sont là pour démontrer qu'il y a accès ou alternances de froid et de chaud.

L'état de la langue, l'anorexie, les vertiges, le resserrement du ventre et les gargouillements dans la fosse iliaque droite, le délire tranquille, montrent également un dérangement abdominal et cérébral profond, ou ce que Broussais nommait une entéro-gastro-encéphalite.

On comprend que des doses massives de sulfate de quinine jetées dans ce brasier ne peuvent qu'augmenter l'irritation. D'ailleurs, dans ces conditions, l'alcaloïde du quinquina ne fait qu'embarrasser davantage la tête, produit des bourdonnements d'oreilles, augmente le délire, comme le font également les salicylates, les phénates, donnés en vue des microbes, mais faisant office du pavé de l'ours. Il faut donc un traitement méthodique, c'est-à-dire dosimétrique.

Comme dans toutes les fièvres par infection miasmatique, il faut commencer par nettoyer le canal intestinal, au moyen d'un lavage au Sedlitz, soit avec de l'eau, soit avec du petit-lait pour boisson. Ce lavage ne déterminant pas d'hypersécrétions, on peut le continuer tant que la langue reste sale et les gardes-robes fétides — fût-ce pendant toute la durée du traite-

7

ment. — On parera ensuite à l'adynamie et à la prostation par l'arséniate de strychnine et l'arséniate de quinine : 1 ou 2 granules de chaque toutes les demi-heures, tant que le thermomètre oscille entre les points extrêmes 39-40° c.

Mais dès que la fièvre de rémittente tend à devenir continue, on recourra à l'aconitine, à la vératrine, à la digitaline, et on surveillera les complications, prêt à y porter remède, par des ventouses sèches, les émollients et les révulsifs, selon la sensibilité des parties.

Quant aux symptômes intercurrents : agitation, insomnie, tremblement musculaire, etc., on les calmera par la morphine (chlorhydrate, bromhydrate), l'hyosciamine, la strychnine, la cicutine, etc.

Quand on sera parvenu à ramener la chaleur et le pouls à peu près à la moyenne physiologique (38° c.), on reprendra avec la quinine, de préférence l'hydro-ferro-cyanate comme étant — en même temps qu'un fébrifuge — un reconstituant. On en donnera donc 3 à 4 granules, toutes les heures ou demi-heures, selon le besoin.

Enfin, dès que l'état du tube digestif le permettra, on commencera à nourrir le malade, et on lui donnera de la quassine et de l'arséniate de soude : 1 ou 2 granules de chaque toutes les heures.

On voit qu'il y a loin de ce traitement rationnel au traitement souvent intempestif et tout au moins dérisoire de l'École (Voir *Faits cliniques*).

Fièvres exanthématiques. — Dans les fièvres exanthématiques il ne s'agit plus seulement d'un miasme, mais d'un virus; aussi l'adynamie est ici de l'ataxie, et l'engorgement de la putridité. La prostration des forces vitales est à l'avenant, c'est-à-dire voisine de la mort.

Nous avons connu la terrible époque des dernières guerres du premier empire, et les épidémies de typhus noir, si énergiquement décrites par Hildebrand. Nous avons également connu les varioles noires, aujourd'hui devenues rares grâce à la vaccine; mais ces affections n'ont pas disparu au point de rendre leur description inutile.

« Le typhus — dit Hildebrand — est une fièvre d'une espèce particulière, comme la variole contagieuse exanthématique — ayant un cours réglé et un symptôme constant : la stupeur, avec délire, ou « typhomanie », qu'il ne faut pas confondre avec le subdélire de la fièvre typhoïde. Il éclate d'une manière plus ou moins foudroyante, endéans quelques heures ou quelques jours : jusqu'à douze et quinze. »

Les prodromes s'annoncent par la pesanteur de tête, l'hébétude des sens, l'abattement, l'insomnie, le tremblement des mains, la fétidité de l'haleine, les douleurs lombaires ou courbatures, la gêne épigastrique.

On comprend que dans ce stade tout est à faire, et que le lavage du tube intestinal avec le Sedlitz Chanteaud — y joignant, au besoin, le podophyllin — les granules d'arséniate de strychnine et de quinine, la morphine (chlorhydrate), contre l'agitation et l'insomnie, la cicutine, contre les douleurs lombaires, pourront, sinon conjurer le mal, du moins le modérer, de manière à n'avoir affaire qu'à la forme adynamique simple.

Le typhus exanthématique une fois développé, il est bien difficile de l'arrêter ; mais il faut combattre avec énergie les symptômes ataxo-adynamiques par les moyens que nous venons d'indiquer.

Autrefois on n'avait à opposer au terrible fléau que le *saignare, purgare et clysterium donare* de l'École ; et puis, plus rien !

En somme, entretenir la propreté du canal digestif par le Sedlitz, soutenir les forces par la strychnine, combattre la fièvre par l'aconitine, rétablir la diurèse par la digitaline, empêcher le retour des accès par la quinine (arséniate, hydro-ferro-cyanate), rétablir la digestion par la quassine, l'arséniate de soude et une bonne alimentation, reconstituer le sang par les agents d'assolement : fer, quinquina — voilà les armes dont dispose aujourd'hui le médecin, et qui, bien employées, doivent lui faire obtenir la victoire.

Cela dit, nous allons passer en revue les périodes ou septénaires des auteurs.

Premier septénaire. — *Période d'invasion, d'irritation ou exanthématique de Hildebrand.* — Cette période s'ouvre par un frisson intense, avec horripilations, bouffées de chaleur, soif, forte céphalalgie, accablement forçant les malades à prendre le lit ; pesanteur de tête, vertige, sentiment d'ivresse, nausées, vomissements — même sans état saburral — visage rouge, animé ; langue plutôt blanche que chargée ; peau halitueuse, urine rare, rouge et brûlante ; pouls tantôt plein, dur ; tantôt déprimé et faible ; symptômes catarrhaux et gastriques.

Ces symptômes vont en augmentant le deuxième et le troisième jour ; vers le quatrième, se déclare une légère épistaxis, qui dégage un peu la tête, mais les signes exanthématiques se montrent : pétéchies, papules, sudamina, sans qu'ils soient déterminés par une sueur abondante.

Ces éruptions ne tardent pas à être suivies d'oreillons et d'engorgement des glandes sous-maxillaires ; le sang a une fluidité très grande, et, tiré de la veine, il ne présente pas de couenne ; la fièvre augmente au même degré, avec des exacerbations à l'entrée de la nuit.

SECOND SEPTÉNAIRE. — *Période nerveuse de Hildebrand. — Période de prostration, d'adynamie, de délire, d'ataxie, etc.* — La chaleur continue à s'élever, les pétéchies persistent et augmentent ou se montrent pour la première fois : peau sèche, rude, ridée, exfoliation ; narines sèches, pulvérulentes, fuligineuses, obstruées par du sang concret ; bouche sèche, soif ardente, langue racornie ; déglutition difficile, selles fréquentes, liquides, fétides, en quelque sorte putrides, involontaires ; ventre douloureux à la pression, ballonné, météorisme ; urine pâle, claire, nerveuse, mais extrêmement variable ; pouls tantôt dur, tendu ; tantôt faible et dépressible ; hoquet, dyspnée ; sang, noir, diffluent ; stupeur, délire, somnolence ; effacement des sens, rêvasseries à demi endormi ; délire nerveux, agitation, typhomanie ; tremblements musculaires, soubresauts des tendons ; chaleur fébrile augmentée, 41°, 42° ; sueur visqueuse ; selles augmentées.

Troisième période. — Époque de la crise. — Les symptômes augmentent ou diminuent selon que la solution sera heureuse ou non. Dans le premier cas : urines sédimenteuses, tranpiration profuse, selles abondantes, mais moins fétides ; épistaxis ; furoncles ; les symptômes nerveux se dissipent et le malade revient à lui ; sa langue se nettoie, l'appétit renaît. Dans le second cas, les hémorrhagies pétéchiales, des ecchymoses, précèdent la mort, et à l'autopsie on trouve les mêmes désordres à l'intérieur qu'à l'extérieur.

En présence de pareils symptômes, nous demandons s'il est opportun de faire de l'expectation et si l'art ne doit pas tout faire pour arracher le malade à cette putréfaction anticipée, qui répand au loin la contagion.

Lors de la terrible retraite de Moscou (1813), les malheureux soldats français ont semé les routes de leurs cadavres, auxquels les oiseaux de proie mêmes ne touchaient pas ; les hôpitaux étaient de véritables sépulcres de moribonds ; et cette horrible catastrophe s'est étendue jusqu'en Belgique. Nous avions alors sept ans, mais ce spectable nous a laissé une horreur profonde. De là, peut-être encore aujourd'hui, notre indignation contre ceux qui se livrent au rien-faire.

Ce n'est donc qu'en saturant les malades d'arséniates, de phénates, de salicylates, qu'on peut espérer de les sauver ; mais pas à doses massives — et la pharmacie dosimétrique en offre les moyens. Peut-être sommes-nous à la veille du retour de ces graves événements. *Dii tale omen avertant.*

Les autres fièvres exanthématiques ou éruptives sont trop connues, pour que nous ayons à les décrire : nous ne devons nous occuper que de leurs phénomènes de putridité ou ataxo-adynamiques.

Ainsi, dans la variole noire, décrite par Borsieri, par Sydenham, etc., les pustules se remplissent de sang décomposé et sont entremêlées de pétéchies ; les malades rendent du sang avec les urines, et on observe les mêmes symptômes que dans le typhus noir. Le traitement sera donc identique ; de même que dans la scarlatine et la rougeole malignes.

La question qui importe le plus est de savoir si les fièvres exanthématiques peuvent être prévenues ou jugulées ? On a d'abord les vaccins ; et à cette occasion nous rappellerons les idées de Jenner sur un vaccin unique, universel. Il est certain que depuis sa découverte les maladies contagieuses ont singulièrement diminué en fréquence et en intensité. Dans toute épidémie, n'importe leur nature, il est donc nécessaire de vacciner et de revacciner. Quant aux fièvres elles-mêmes, il faut donner les arséniates et les deffervescents jusqu'à saturation. Il ne faut pas craindre les empoisonnements, puisque les alcaloïdes ne s'accumulent point (Voir *Pharmacie et Pharmacodynamie*).

Fièvre bubonique ou peste d'Orient. — La caractéristique de cette fièvre, ce sont les bubons, laissant en leur lieu et place des ulcères gangreneux. Quelquefois c'est le seul signe propre ou pathognomonique, et quand il manque, c'est qu'on a affaire à un typhus ataxo-adynamique.

Ces bubons se montrent dans l'ordre suivant :

1° Aux aines, sous l'arcade crurale, dans le point où la saphène interne se dégage ;

2° Au cou, dans les glandes situées au-dessous de l'apophyse mastoïde, et à l'angle de la mâchoire ;

3° Dans l'aisselle, où ils sont superficiels ou profonds ;

4° Dans le creux poplité (rares, mais observées dans la peste d'Alexandrie d'Égypte) ;

5° Au pli du coude.

En un mot, à la convergence des afférents et des efférents. C'est donc par le système lymphatique que le poison bubonique s'introduit dans l'économie.

Quelquefois il y a des pustules gangreneuses ou plaques charbonneuses sur différents points du corps ; ce qui doit faire admettre que le virus bubonique est de nature animale — comme le charbon virulent des bouchers et des équarisseurs.

Cette supposition est d'autant plus admissible que la peste se montre à la suite des pèlerinages aux Lieux-saints, où se sacrifient des milliers d'animaux, dont les dépouilles sont abandonnées sur la voie publique.

Indépendamment des plaques charbonneuses, il y a des pétéchies, des ecchymoses, des taches pourprées, comme dans les fièvres exanthématiques.

Les troubles généraux sont également : la prostration, tant physique que morale ; l'hébétude des sens ; la céphalalgie générale ou partielle, le plus souvent frontale ; les courbatures et douleurs lombaires ; les sueurs visqueuses, vertes, noires, jaunâtres ; les vomissements de matières bilieuses verdâtres ; une soif inextinguible ; le pouls petit, déprimé, à 120, 130, 140 ; la chaleur mordicante (40, 41, 42°) ; la respiration anxieuse, fréquente (40, 50 et même 60 par minute) ; les urines rares, épaisses, rouges, mélangées de sang.

La fièvre bubonique présente des degrés, selon l'apparition des symptômes que nous venons d'énumérer, et peut ainsi se prolonger durant des jours ; mais quelquefois elle est mortelle d'emblée.

Endémique en Orient, la peste bubonique a fait de fréquentes invasions en Europe, principalement dans le midi de la France, qu'elle a failli dépeupler.

On comprend que le traitement de la fièvre bubonique doit être, à la fois, externe et interne. Ainsi, dès que les bubons ou les plaques charbonneuses se montrent, les détruire au moyen de la pâte caustique de Vienne. Quant aux moyens internes : lavage du canal intestinal avec le Sedlitz ; granules d'arséniate de quinine et de strychnine, dans la période de prostraion ; granules d'aconitine, de vératrine, de digitaline, dans la période de fervescence; reconstituants, dans la période d'apyrexie, ainsi que nous l'indiquons pour le typhus noir, avec lequel la fièvre bubonique a tant de ressemblances.

Fièvre puerpérale. — Cette fièvre est souvent due à l'encombrement des hospices de maternité et à un défaut de soins hygiéniques. En 1829, il se déclara à la maternité de Gand une épidémie, où la plupart des femmes furent prises de gangrène des parties sexuelles. L'enquête apprit que les matelas n'avaient pas été renouvelés depuis tout un temps, et ainsi recélaient le virus puerpéral. Dans ces conditions, la fièvre puerpérale est une sorte de peste, qui exige l'isolement absolu des femmes en couches.

La marche de la fièvre puerpérale est la même que celle des fièvres graves. Il faut surtout veiller à la désinfection des lochies. Feu le docteur L. Hébert, directeur du service pharmaceutique à l'Hôtel-Dieu de Paris, a préconisé, dans ces cas, des irrigations de chloral et de borax (5 parties chloral, 1 partie borax, 500 parties eau distillée). Cette combinaison est à la fois désinfectante et anesthésique, à cause du chloroforme à l'état naissant. Une cuillerée de la solution dans le contenu de l'appareil Éguisier.

On peut même faire des injections dans la matrice, en ayant soin qu'il n'y ait pas d'air, qui pourrait s'introduire dans les veines béantes du délivre et occasionner la mort par son mélange dans le sang.

Fièvres diphthéritiques. — Ces fièvres sont caractérisées par des plaques pseudo-membraneuses, servant de *nidamentum* à des microphytes de nature vénéneuse, ainsi que les lymphangites et ganglions ambiants dont la matière est très contagieuse.

La rhinite infectieuse ou morve, la stomatite maligne, l'angine couenneuse, le croup, pour les premières voies ; les plaques ulcéreuses pour les secondes voies, les diphthéries de la peau, de la vessie, car aucun point des téguments externes et internes n'en est exempt.

Ces diphthéries ont été décrites par le docteur Fontaine (de Bar-sur-Seine), et il en a tracé le traitement qui porte son nom. Nous donnons ici l'observation recueillie sur lui-même.

Angine couenneuse simple. — *Emploi du sulfure de calcium.* — *Guérison.* — Quarante-cinq ans, constitution robuste, tempérament nervoso-sanguin.

Le 28 janvier 1875, j'étais depuis quinze jours, au moins, atteint d'un mal de gorge périodique, se manifestant chaque soir, à l'entrée de la nuit, et me quittant régulièrement vers sept heures du matin. La veille, j'avais visité un vieux confrère malade, qui me trouva la figure plus pâle que d'habitude et l'air fatigué. J'attribuais ce malaise aux fatigues que j'endurais depuis quatre mois et à des ennuis administratifs.

Le matin, à mon lever, je constatai sur l'amygdale gauche une petite plaque diphthéritique ; je l'enlevai avec une éponge imbibée de jus de citron et je ne m'en livrai pas moins aux soins de mes malades.

Le soir, à onze heures, après une journée très laborieuse, je ressentis, en me couchant, un léger frisson ; j'avais une grande gêne de la déglutition ; ma voix était nasonnée ; les deux amygdales étaient tuméfiées et tapissées sur leur face interne de plaques diphthéritiques du diamètre d'une pièce de cinquante centimes. Les ganglions sous-maxillaires étaient engorgés, douloureux à la pression ; pouls à 104.

Après m'être cautérisé de nouveau avec du jus de citron, je pris 5 granules de sulfure de calcium, au centigramme. Un quart d'heure après, j'éprouvai par tout le corps une sensation de vive chaleur, et j'exhalais par tous les pores une odeur sulfhydrique. Ma femme qui entrait dans la chambre, s'écria : Oh ! comme cela sent les eaux d'Uriage.

A deux heures du matin, je m'éveillais, sentant encore du mal de gorge, et je repris 5 granules en deux fois, en cinq minutes d'intervalle.

A cinq heures, la gêne de la déglutition, quoique moins forte que la veille, était encore notable, et j'avalai 5 autres granules. A sept heures, je m'éveillai comme dans un bain de vapeur, n'éprouvant plus aucune gêne dans le pharynx, et à ma grande satisfaction toute trace de fausses membranes avait complètement disparu. L'expectoration s'était faite toute la nuit, facilement, et dans le vase je constatai la présence de cinq ou six grosses mucosités, dont deux étaient plus consistantes que les autres et bordées d'un léger filet de sang. Une grande démangeaison se faisait sentir sur tout le cuir chevelu (Mémoire lu au Congrès international de médecine dosimétrique, à Madrid).

On dira que ce n'était pas la diphthérie en plein : mais fallait-il la laisser marcher jusqu'au point où tout secours médical serait devenu impossible ? Au reste, voici une deuxième observation, plus concluante encore que la première, en faveur du traitement du docteur Fontaine (1).

Angine couenneuse infectieuse. — Coryza couenneux. — Engorgement ganglionnaire et œdème considérable. — Guérison. — Le 17 février 1879, au matin, j'étais demandé pour aller à Palisy, village situé à huit kilomètres de ma résidence, auprès d'une petite fille atteinte d'angine couenneuse. N'ayant pu m'y rendre que dans

____

(1) Extrait du même mémoire.

l'après-midi, l'enfant fut visitée vers onze heures par le docteur Sainton, qui se trouvait dans la localité et qui constata la gravité de l'état de la petite malade.

A trois heures, j'arrive auprès de la petite Marthe Naudin, âgée de sept ans ; il y a deux mois, elle a été atteinte d'une fluxion de poitrine. — Constitution molle et lymphatique. — Il y a quinze jours qu'elle souffre à l'indicateur de la main gauche, d'une petite écorchure à laquelle les parents n'ont d'abord pas fait attention, mais qui forme aujourd'hui une plaie occupant les deux tiers de la face dorsale du doigt et qui offre tous les caractères de la dipthérie cutanée. Le centre est couvert de fausses membranes grisâtres ; à la circonférence, l'épiderme est soulevé par une sérosité brunâtre. Le frère de la petite fille est mort cinq jours auparavant de l'angine couenneuse. Il y a deux jours qu'elle a commencé à se plaindre de la gorge et elle est au lit depuis la veille. La face est d'une pâleur extrême, la peau tendue et luisante. Il existe un engorgement énorme des ganglions sous-maxillaires, douloureux à la pression, œdémateux. La région parotidienne droite est notablement gonflée. Les mouvements de la mâchoire sont pénibles ; la bouche ne peut s'ouvrir qu'incomplètement ; les deux amygdales sont très volumineuses, il ne reste entre elles qu'un isthme fort étroit. Elles sont, ainsi que les piliers du voile du palais et la paroi postérieure du pharynx, entièrement recouvertes d'un enduit gris-jaunâtre, et cependant l'enfant a été gargarisée au jus de citron, quatre heures auparavant, par le docteur Sainton. La langue et les gencives sont tapissées d'un enduit analogue, comme pultacé, qui se détache facilement. Un liquide jaunâtre s'écoule des narines et la lèvre supérieure est gonflée et rougie par le contact de cette humeur. La déglutition est douloureuse et ralentie ; la respiration est calme, non sifflante ; la voix nasonnée. Il y a eu hier un peu de dévoiement qui a cessé ; la soif est modérée ; il n'y a point eu de vomissement ; pouls à 120, dur ; peau chaude et sèche. L'intelligence n'est pas altérée quoique la figure ait un certain air d'hébétude. L'acide nitrique et la chaleur font voir une grande quantité d'albumine dans les urines. Les fausses membranes se détachent difficilement ; elles semblent incrustées dans l'épithélium, et il m'est impossible de les enlever complètement, quoique je me serve d'une eau aiguisée avec de l'acide chlorhydrique ; une petite quantité de sang suinte sous l'action de l'éponge. Je fais ensuite un lavage réitéré avec de l'eau de sureau tiède, à l'aide d'une grande seringue à lavements. — Je nettoie les narines avec une petite seringue chargée de jus de citron, coupé par moitié d'eau tiède. Je prescris l'insufflation d'une poudre d'alun, de quinquina et de camphre, dans une heure. Puis l'heure suivante, on devra recommencer le nettoyage avec l'éponge imbibée de jus de citron et le lavage avec l'eau de sureau, et l'on alternera ainsi toutes les heures pendant le jour, avec recommandation de faire la même opération au moins deux fois pendant la nuit. — La plaie du doigt est badigeonnée avec du sulfure de calcium (au huitième), puis le doigt est enveloppé dans de la ouate. Je donne 20 granules de sulfure de calcium, au milligramme, à prendre, 2 par 2, toutes les deux heures ; alimentation avec lait et bouillon seulement, tant que la fièvre durera ; tisane de chiendent, réglisse et orge ; sirop de gomme délayé dans de l'eau tiède ; un flacon d'acide phénique débouché est placé dans la chambre de la malade.

Le 18 février, vers trois heures, l'état de la jeune Naudin n'a pas beaucoup changé ; elle a eu, le matin, une sueur générale qui sentait « bien mauvais » dit la mère. Elle a un peu saigné du nez : depuis, elle est très abattue ; le pouls n'est qu'à 84, et la sœur infirmière m'a dit que le matin il était moins fréquent encore, mais qu'il commence à se relever depuis midi. Les fausses membranes sont toujours très adhérentes, mais un peu moins qu'hier ; et j'arrive à un nettoyage complet ; elles sont moins brunâtres. Même pansement. J'ajoute au sulfure de calcium — dont on devra toujours donner 20 granules — 10 granules d'hydro-ferro-cyanate de quinine, à prendre de demi-heure en demi-heure. Même alimentation ; plus, vin vieux et café (l'hydro-ferro cyanate de quinine me paraissait surtout indiqué par l'intermittence que la sœur me signale, et, d'autre part, par la pâleur cachectique et œdémateuse de la petite malade). Ce cas me paraît réaliser, au plus haut degré, le type de leucocythémie diphthéritique signalée par M. Bouchut, comme étant en rapport avec la gravité de la maladie.

Le 19, l'amélioration est remarquable : l'œdème est beaucoup moindre ; la déglutition s'opère mieux ; la bouche s'ouvre facilement ; les amygdales sont moins gonflées ; les fausses membranes se détachent facilement ; elles sont presque blanches ; l'écoulement nasal, moins abondant, est sans coloration ; le pouls n'est qu'à 80, mou et dépressible. L'enfant est gaie, mais d'une faiblesse extrême. Potage, vin, café ; sulfure de calcium, 20 granules ; hydro-ferro-cyanate de quinine et arséniate de strychnine (ce dernier me paraissant surtout indiqué par la faiblesse générale), 5 granules : 1 de chaque toutes les heures. Je donne de l'espoir aux parents et permet d'espacer davantage les pansements.

Le 20, au matin, on a quelque peu abusé de la latitude que j'avais donnée : l'enfant n'a été pansée que deux fois dans la journée, et point pendant la nuit, et l'on a négligé l'administration des granules : 4 granules de sulfure et 2 de quinine seulement, et de strychnine pas. Enfin (circonstance défavorable), le temps s'est mis à la pluie ; le pouls est remonté à 90, mais très déprimé ; la faiblesse générale est extrême. Le thermomètre dans l'aisselle marque 37°,5 ; l'engorgement des ganglions sous-maxillaires et l'œdème, qui avaient singulièrement diminué, sont revenus, presque aussi considérables que le premier jour, et il y a tendance à la syncope. Je gronde énergiquement les parents qui n'ont pas compris la nécessité de suivre rigoureusement mes prescriptions, et je recommande de donner toutes les heures 2 granules de sulfure, 1 de quinine et de strychnine, et, après avoir procédé aux pansements ordinaires, j'annonce que je reviendrai le soir.

A six heures et demie l'enfant a pris 16 granules de sulfure et 8 granules des deux autres médicaments : le pouls est à 84 ; la température à 37° c. Je recommande à la sœur de surveiller l'enfant, et de la gargariser au moins deux fois pendant la nuit. Comme la déglutition, quoique moins pénible que le premier jour, est troublée par le reflux des liquides dans le nez, et que la voix, plus nasonnée, rend presque inintelligible les paroles de l'enfant, que l'œdème et la pâleur sont toujours très prononcés, et que les fausses membranes repullulent avec activité, j'ordonne de continuer l'administration des médicaments *ut suprà*.

Le 21, à huit heures et demie, la petite malade a pris pendant les vingt-quatre heures précédentes, 20 granules de sulfure de calcium; 10 de strychnine et 10 de quinine. Mieux général : l'œdème a diminué, mais l'écoulement par le nez est sanguinolent. Les fausses membranes s'enlèvent facilement ; la déglutition s'opère, mais très mal. Sulfure de calcium, 15 granules ; arséniate de strychnine et hydro-ferro-cyanate de quinine, de chaque 2 granules.

Les 22, 23, 24 et 25, les mêmes médicaments sont continués ; le sulfure de calcium est réduit à 10 granules ; les autres sont donnés à la même dose qu'avant. L'état local et général s'améliore de jour en jour.

Le 26, la petite malade vomit un lombric : je fait donner 5 granules de santonine le soir, et 5 le matin suivant ; les autres médicaments sont réduits à 5 granules par jour.

Le 5 mars, je revois l'enfant qui ne prend plus de granules depuis trois jours, parce qu'elle n'en a plus. La déglutition s'opère mieux, mais il y a une grande faiblesse dans les jambes, et il arrive parfois qu'elle s'affaisse en marchant. Je laisse des granules d'arséniate de strychnine, à en prendre 3 par jour, 1 avant chaque repas.

Le 9 mars, je suis rappelé : la petite malade a eu — me dit-on — une indigestion : laissée à la garde de sa grand'mère, elle a passé la veille une grande partie de la journée dans le jardin où elle a eu froid, puis elle a mangé très gloutonnement et en grande quantité des haricots , elle s'est couchée avec le frisson et a vomi tout son dîner. Je la trouve sur son lit, haletante, toussant sans discontinuer d'une toux sèche, ayant des palpitations très fortes et visibles à l'œil ; le pouls très accéléré (120), mais petit et faible, ce qui contraste avec les battements du cœur, qui sont très superficiels et produisent à l'oreille un fort choc, avec un petit bruit de souffle très marqué au deuxième temps. Je suis évidemment en présence d'une endocardite. Je prescris : frictions sur la région précordiale avec un mélange de teinture d'iode, 3 parties, et teinture de ciguë, 1 partie, et à l'intérieur 5 granules de digitaline et 5 granules d'iodure de soufre.

Le lendemain, 10 mars, il y a un œdème général ; la face est très bouffie, les membres et tout le corps sont infiltrés. J'ordonne une cuillerée à bouche de sel de Sedlitz et même prescription que la veille. Il y a de la soif et de l'inappétence ; j'ajoute 5 granules de quassine avec tisane de chiendent nitré.

Le 11 mars, il n'y a eu hier qu'une garde-robe. Je remplace la quassine par l'arséniate de strychnine.

Jusqu'au 17 mars, les mêmes médicaments sont employés ; l'appétit revient peu à peu, l'enflure se dissipe, les palpitations cessent ; le bruit de souffle seul persiste.

Le 21, l'état de santé est satisfaisant ; il ne reste de tout le cortège diphthéritique qu'un certain nasonnement de la voix et un bruit de souffle très léger.

Je revois la petite Marthe Naudin, le 10 avril ; sa voix est normale et le bruit du souffle a disparu.

Cette observation magistrale fait voir de quelles armes le médecin est armé avec les médicaments dosimétriques, surtout en présence de la pauvreté de l'arsenal allopathique. Le docteur Fontaine s'est montré là aussi profond observateur qu'Hippocrate, mais, en plus, avec les ressources de l'art moderne. En même temps qu'il détruisait les parasites par le sulfure de calcium, il combattait la fièvre par l'hydro-ferro-cyanate de quinine et dissipait la paralysie diphthéritique par la strychnine ; et enfin il a conjuré l'endocardite par la digitaline et la strychnine et relevé les forces digestives par la quassine. C'est là la vraie médecine.

L'observation suivante complètera ce que nous avons à dire relativement au traitement antidiphthéritique de notre confrère de Bar-sur-Seine.

Le cas est d'autant plus intéressant qu'il s'agit de son propre enfant.

Croup d'emblée. — Coryza couenneux. — Guérison. — Fontaine, Pierre, vingt-deux mois, robuste et bien constitué, allaité par une nourrice. Dans la nuit du 8 au 9 avril 1875, vers minuit et demi, la nourrice, tenant l'enfant dans ses bras, accourt dans ma chambre à coucher, en criant : « Vite ! vite ! l'enfant étouffe ! » Il paraît tout-à-fait suffoqué, la tête renversée en arrière et ses petites mains s'agitant au-devant du cou ; la face bouffie, exprimant de l'angoisse et de l'anxiété, les lèvres bleuâtres, les ailes du nez fortement dilatées, la respiration accélérée, comme saccadée, bruyante, à type franchement diaphragmatique. Une sueur froide couvre tout le corps ; les extrémités des doigts sont violacées. Toux croupale, aphonie complète ; mais je ne constate la présence de fausses membranes ni sur les amygdales, ni sur le voile du palais ; pourtant les ganglions sous-maxillaires sont engorgés. Pouls 110 à 120, filiforme. Je fais mettre des sinapismes aux jambes et administrer une cuillerée à bouche de sirop d'ipéca ; puis une seconde et une troisième, à dix minutes d'intervalle. Trois quarts d'heure se passent sans que l'enfant ait vomi. J'administre enfin une cuillerée à bouche de la potion suivante :

> Sulfate de cuivre. . . . . 40 centigrammes.
> Eau distillée. . . . . 5 grammes.
> Sirop d'ipéca. . . . . 30 grammes.

L'enfant vomit une sorte de bouchon de fausses membranes pelotonnées sur elles-mêmes, long d'au moins 2 centimètres, large de 1 1/2, qui semble avoir tapissé tout le pourtour du larynx — d'un blanc grisâtre, d'une consistance gélatineuse plutôt que fibrineuse, et offrant des stries sanguinolentes.

Un honorable confrère, M. le docteur Jacquard, les examine avec moi. Le rejet de ce bouchon pseudo-membraneux — qui est venu seul — est presque aussitôt suivi de l'expulsion de matières liquides bilieuses ; l'enfant retrouve la voix, qui est rauque et fortement enrouée ; il reprend lentement ses couleurs. Des sinapismes sont promenés sur les membres inférieurs. L'enfant est replacé dans son berceau, et je lui administre, toutes les demi-heures, puis toutes les heures — le réveillant quand il est endormi — 1 granule de sulfure de calcium et 1 d'hyosciamine, de temps à autre.

Le lendemain, à huit heures, il a ingurgité 3 granules d'hyosciamine et 10 de sulfure. Il a pris deux fois le sein avec avidité. J'aperçois sur la paroi postérieure du pharynx une fausse membrane blanche, comme nacrée, que j'enlève avec l'éponge imbibée de jus de citron. Un liquide séreux et clair s'écoule par les narines. Dans le restant de la journée, j'administre encore 20 granules de sulfure de calcium et 4 d'hyosciamine. — Injections dans les narines de jus de citron, étendu de moitié d'eau tiède.

Dans la nuit du 9 au 10, vers minuit et demi, la toux, qui était devenue plus humide, redevient rauque et croupale ; mais vers deux heures environ, est de nouveau moins sèche. J'ai administré, pendant ces deux heures, 8 granules de sulfure et 4 d'hyosciamine. Le reste de la nuit se passe bien, et l'enfant dort jusqu'à six heures. Il s'éveille alors et prend le sein.

Le 10, pour éviter le retour d'un accès nocturne, j'administre dans la journée 4 granules d'arséniate de quinine, à deux heures d'intervalle, et 5 granules de sulfure de calcium ; l'écoulement du nez persiste, et les injections nasales au jus de citron, coupé par moitié d'eau tiède, entraînent quelques petits lambeaux de fausses membranes. Cette médication topique est continuée pendant dix jours, c'est-à-dire tant que persiste l'écoulement du nez. Pendant tout ce temps, le sulfure de calcium a été donné à la dose de 5 granules par jour ; l'arséniate de quinine a été continué pendant trois jours encore. Au bout de dix jours, la guérison était complète.

Cette observation peut se passer de commentaires; elle tranche sur l'impuissance des médicaments allopathiques usités dans le croup d'emblée. Le docteur Fontaine a eu raison de faire précéder le vomitif par les évacuations alvines aux sulfate de magnésie — et d'en venir promptement au sulfure de calcium, puis à l'arséniate de quinine. Ce n'est qu'en suivant pas à pas la nature que le médecin peu obtenir du succès, et non en la contrariant : « *Quo tendit natura eo ducenda* » a dit le père de la médecine.

Fièvre hydrophobique. — La rage — incontestablement la plus terrible affection dont l'homme puisse être atteint — l'hydrophobie, peut se distinguer en spontanée ou idiopathique et en traumatique ; par morsure.

a) Hydrophobie spontanée ou idiopathique. — L'hydrophobie spontanée ou idiopathique est une névrose pyrexique due à l'irritation des rameaux laryngés pneumo-gastriques, et étendue à la moelle allongée.

Nous en avons observé, à l'hôpital civil de Gand, un cas dû à la présence de vers lombrics remontés dans l'œsophage — qui avaient piqué les cordons œsophagiens des pneumo-gastriques — et qui s'était déclaré spontanément, l'individu étant bien portant jusque-là, au point qu'il n'avait pas soupçonné lui-même la présence de vers. Il y avait constriction de l'appareil hyo-laryngien, avec sputation, sécheresse de la gorge et horreur convulsive des liquides. Le malade sentait les accès venir et avertissait les assistants de sa fureur de mordre : les yeux étincelants, la face injectée, la respiration haute, le pouls accéléré, la température surélevée (38° c.). Il y avait donc fièvre d'accès. On donna en vain les narcotiques : opium, belladone (la dosimétrie n'était pas encore connue à cette époque), mais on ne songea pas aux vermifuges. Le malade succomba dans un de ces accès, par apoplexie séreuse du cerveau, ainsi que le démontra l'autopsie.

Quand des symptômes d'hydrophobie se déclarent ainsi spontanément, il faut donner les antihelminthiques (santonine, kousséine), puis prévenir les accès par la strychnine, la quinine (arséniate), et le spasme nerveux par l'atropine, l'hyosciamine, la cicutine, le camphre monobromé ; et enfin combattre la fièvre par l'aconitine, la vératrine, la digitaline. Ces granules doivent être donnés successivement : 1 ou 2 granules toutes les demi-heures.

L'hydrophobie spontanée chez l'homme est-elle virulente ? La question n'est pas décidée ; mais en tout cas, il faut prendre les précautions que réclament ces maladies.

b) Hydrophobie traumatique ou par morsure. — La plupart de nos animaux domestiques ou ceux vivant à l'état sauvage à proximité de nos demeures, des lieux habités, tels que chiens, chats, porcs, taupes, renards, etc., peuvent être pris spontanément de la rage et la communiquer à l'homme par morsure.

Le virus a alors une période d'incubation fort longue, quelquefois quatre-vingts, quatre-vingt-dix et même cent jours, pendant laquelle l'individu mordu ne présente rien d'insolite ; mais, au moment donné, il devient inquiet ; ses yeux s'injectent ; il se plaint de céphalalgie frontale, occipitale, et de douleurs à la nuque ; surviennent les phénomènes constrictifs, la sputation et la sécheresse de la gorge ; la fièvre s'allume, d'horribles convulsions se déclarent, l'intelligence restant libre ; puis des signes de coma et enfin la mort, qui a lieu dans les quarante-huit heures.

Les accès de la rage traumatique sont donc généralement mortels ; mais, avec le traitement dosimétrique indiqué plus haut, on peut encore espérer la guérison du malade. Était-ce la rage véritable? *Quod elucidandum.*

On a donné, comme signe pathognomonique, les vésicules sublinguales signalées par Marocetti; mais le virus rabifique se forme spécialement dans la substance du cerveau et de la moelle allongée. C'est ce qui a donné à Pasteur l'idée de le récolter pour le cultiver en vue de la prophylaxie.

La vaccination antirabique est encore en litige ; mais, vu la longue incubation du virus, on a tout le temps devant soi pour procéder aux vaccinations graduelles. En tout cas, il en sera comme de la vaccination antivariolique, qui ne réussit pas toujours. L'argument que la vaccination antirabique peut donner la rage à ceux qui ne l'auraient pas eue sans cela, est sans valeur, puisque la rage abandonnée à elle-même est constamment mortelle [1].

[1] Le docteur A. Ollivier, membre du Conseil d'hygiène publique et de salubrité, a adressé au préfet de la Seine un rapport sur la rage chez les enfants. Après des considérations particulières sur deux cas de rage observés chez des enfants de huit ans, le rapporteur démontre, avec des chiffres à l'appui, que le jeune âge est particulièrement atteint par le terrible fléau. Sur 258 cas de rage relevés dans les recueils des travaux du Comité consultatif d'hygiène publique de France, on en trouve : chez des enfants au-dessous de cinq ans, vingt-deux ; de cinq à quinze ans, quarante-deux ; total : *soixante-quatre.* La proportion fournie par les rapports généraux sur les travaux du Conseil d'hygiène et de salubrité du département de la Seine, est encore plus élevée : sur cinquante-neuf cas de rage constatés de 1881 à 1886 exclusivement, il en a observé : chez des enfants au-dessus de cinq ans, quatre ; de cinq à quinze ans, dix-sept ; total *vingt et un,* soit une proportion de *vingt et un sur cinquante-neuf,* c'est-à-dire environ *le tiers.* Si la rage est plus fréquente chez l'enfant qu'à un autre âge, c'est non seulement parce que les enfants s'exposent plus aux morsures que les adultes, mais aussi parce que, étant donnée l'exiguïté de leur taille, ces morsures, siégeant surtout à la face et aux mains, présentent une étendue et une gravité particulière. Le docteur Ollivier termine son rapport en demandant : 1° que des instructions soient données dans les écoles, par lesquelles on défendrait aux enfants, sous peine de répression, de taquiner n'importe quel chien dans la rue, ou de jouer avec lui ; 2° qu'il soit recommandé aux agents d'exercer une surveillance attentive à cet égard, et qu'on leur rappelle les dispositions réglementaires en vertu desquelles ils peuvent dresser procès-verbal, en cas de résistance ; 3° que l'on porte, par voie d'affichage ou autre, à la connaissance du public les mesures prises, en indiquant brièvement les raisons qui les ont inspirées.

Le rapport du docteur Ollivier fait voir que la rage est un mal beaucoup plus réel et plus fréquent que les adversaires de Pasteur ne l'ont dit, puisque l'enfance exclut toute idée de peur et d'imagination.

Dans un manuel sur la rage, publié, en 1882, par le médecin vétérinaire Warnisson, inspecteur du département de Seine-et-Oise, l'auteur prétend que « l'hydrophobie et la rage sont deux antithèses inconciliables, qui ne peuvent en aucune façon cadrer ensemble ; le chien enragé n'est pas, n'a jamais été hydrophobe ; le chien en train de devenir enragé boit ; il

Fièvres diathésiques. — Nous renvoyons au *Chapitre des maladies uri-naires* pour les diverses diathèses. Nous n'avons à nous occuper ici que de leurs manifestations fébriles.

a) Fièvre urémique. — L'urée n'est pas — comme on l'a dit — un poison pour le sang, pas plus que l'urine elle-même ; mais elle peut le devenir par sa conversion en ammoniaque et de ce dernier en carbonate alcalin ; et c'est ainsi que se développent les fièvres ataxo-adynamiques (Voir plus haut).

Quoi qu'il en soit, l'excès d'urée dans le sang donne lieu, par le fait même de la combustion interstitielle, à la formation d'un excès d'acide urique, qui est cause d'échauffements ou d'irritations, tels que la goutte ou le rhumatisme articulaire.

b) Goutte. — La fièvre goutteuse se déclare par attaques plus ou moins éloignées, d'après les causes occasionnelles qui l'ont provoquée. Le pouls est fort, plein et dur ; la chaleur intense, 38° 1/2, 39° c. ; les fonctions digestives sont dérangées ; généralement, il y a constipation ; les urines rares et rouges, etc.

C'est dans ce stade que la médecine dosimétrique intervient avec succès, en instituant le lavage du tube digestif au Sedlitz Chanteaud et en administrant après, la strychnine, l'aconitine, la digitaline, quelquefois la vératrine, s'il y a gêne de la respiration : 1 granule de chaque toutes les demi-heures.

Les allopathes n'osent pas saigner dans ce cas ; mais pourquoi n'emploient-ils pas les alcaloïdes deffervescents ? En effet, sous leur action la fièvre tombe, la peau se couvre de moiteur et la sécrétion rénale se rétablit.

C'est parce qu'on a laissé la goutte s'introniser qu'on la déclare in-

---

buvait hier, il boit aujourd'hui et il boira demain, alors que la maladie sera tout à fait déclarée; et il boira ainsi et cherchera à boire jusqu'à la fin, c'est-à-dire tant qu'il lui restera la force et la possibilité de boire. » Mais là est la question : « L'animal boira tant qu'il a la possibilité de boire. » Or, c'est l'impossibilité de boire qui constitue l'essence de la rage : que celle-ci soit spontanée ou communiquée; car, quant au virus rabique, il est la conséquence de l'excitation nerveuse. Ainsi un chien qui mord dans des moments d'irritation, de colère, produira des morsures, pouvant elles-mêmes être suivies d'hydrophobie. Il ne faut pas — comme on dit — jouer avec le feu. Mieux vaut abattre cent chiens qui ne sont pas enragés, que d'en laisser vaguer un qui l'est. Mais tant que la rage spontanée existera, c'est-à-dire tant qu'il y aura des animaux enragés : chats, chiens, loups, renards, etc., la vaccination antirabique sera une nécessité, comme la vaccination antivariolique.

curable. Curable, nous ne disons pas (comme la plupart des maladies héréditaires), mais comme un mur salpêtré qu'on assèche.

c) *Rhumatisme articulaire aigu*. — Il est voisin de la goutte, quant à sa nature urémique, quoique les enfants y soient particulièrement sujets. Cette fièvre précède les symptômes arthritiques ; elle est donc essentielle, comme toutes celles qui se rattachent à un humorisme déterminé.

Cette fièvre est très aiguë : la chaleur monte rapidement à 39-40° c. et le pouls s'accélère à l'avenant. Ici encore il faut combattre la fièvre par les alcaloïdes deffervescents cités plus haut. Quant à la quinine, on la donne dans la période d'oscillation, c'est-à-dire quand le stade continu est rompu.

Le salicylate de soude, tant vanté, ne fait que déplacer le siège du mal sur les parties nobles. Il faut donc s'en abstenir, du moins dans toute la durée de la période aiguë.

d) *Fièvre urineuse*. — On l'observe dans les rétentions d'urine, d'autant plus redoutables que l'urine a subi la décomposition putride et que des ptomaïnes s'y sont formées. Ce ne sont cependant pas ces dernières qui déterminent l'état ataxo-adynamique, mais le carbonate d'ammoniaque, résultant de la transformation de l'urée.

La fièvre urineuse procède par excès de froid ou frisson, de chaleur et de sueur ; mais ces accès sont rarement francs, étant masqués par l'adynamie ou l'état larvé. Aussi le frisson peut être mortel au bout d'un ou deux accès. De là, nécessité de le couper par la quinine et la strychnine combinées (arséniates, etc.) et des boissons rafraîchissantes. On donnera ces alcaloïdes de quart d'heure en quart d'heure, jusqu'à relèvement du pouls et de la chaleur.

Dans l'accès de chaleur, la température monte à 40°, 41° c., et le pouls à 120-140. La face est rouge et animée, les yeux brillants, la peau sèche, la soif ardente, la respiration anxieuse. — Dans ce stade, on donnera l'aconitine, la digitaline, la strychnine : 1 granule de chaque, jusqu'à ce que la diaphorèse et la diurèse soient rétablies.

L'apyrexie n'est jamais franche et se compose d'une série d'oscillations, qui exigent l'emploi de la quinine et de la strychnine, comme dans le stade de froid.

La fièvre urineuse étant le résultat de la rétention et de la fermentation de l'urine, c'est à rétablir le cours de cette dernière qu'il faut particulièrement s'attacher (Voir *Maladies urinaires*).

e) Fièvre pyoémique. — La fièvre pyoémique comprend deux phases : la pyémie proprement dite et la septicémie. La première s'entend de l'introduction du pus en substance dans le torrent circulatoire ; la seconde, de l'altération du sang par les ferments septiques.

La présence du pus dans le sang ne peut avoir lieu que dans les suppurations internes, soit des veines, soit des artères — comme dans la phlébite et l'artérite : le pus venant à se répandre à la suite de la rupture de la membrane pyéique (Voir nos *Traité de chirurgie — Cours théorique et pratique. — Chirurgie contemporaine — Tableaux synoptiques*).

Les globules purulents, arrivés dans les capillaires, les obstruent et forment des embolies qui, à leur tour, deviennent les noyaux d'abcès multiples.

La fièvre qui en résulte est de nature phlegmonneuse, procédant par frissons erratiques, et exige l'emploi simultané de la strychnine, de la quinine (arséniates), contre les frissons, et de l'aconitine, de la vératrine, de la digitaline, comme deffervescents.

La septicémie, due à la résorption des éléments putrides du pus, est une fièvre ataxo-adynamique, débutant par un violent frisson, suivi de chaleur et de sueur, comme la fièvre urineuse, et exigeant le même traitement. Ce sont surtout les complications qu'il faut surveiller dans ces cas — comme dans la fièvre typhoïde (Voir cette dernière).

f) Fièvre albuminurique. — Cette fièvre se rattache aux diverses conditions dans lesquelles l'albuminurie se forme : dans les fièvres graves, éruptives, puerpérales, dans les lésions rénales, et se confond avec les symptômes propres à ces affections. Elle affecte deux formes : la forme aiguë et la forme chronique.

Dans la forme aiguë, ce tont toujours les trois stades de froid, de chaleur, de sueur, qui devront régler le traitement, comme dans les fièvres aiguës en général. Ainsi, dans la première période : excito-moteurs ; dans la deuxième, deffervescents ; dans la troisième, reconstituants (voir plus haut).

Dans la forme chronique, la fièvre albuminurique est consomptive — comme dans la néphrite granuleuse, la tuberculose pulmonaire. A proprement parler, c'est la phtisie rénale. Il faut donc soutenir les forces par la strychnine et les reconstituants du sang : arséniates sous toutes les formes (voir plus haut).

g) Fièvre glycosurique. — Cette fièvre est tabétique, tant à cause des excès qui l'ont amenée, que par les pertes que subit l'économie. Il faut donc ici les excito-moteurs et les reconstituants. En même temps, on combattra les irritations locales, surtout celles de la moelle épinière (Voir les *Dyspepsies*).

h) Fièvre hématinurique. — Cette fièvre, dépendant d'une déglobulisation du sang, doit être combattue par les deffervescents et les reconstituants : par conséquent, par les ferrugineux. Elle s'observe à peu près dans tous les cas où se montre l'hématurie. C'est donc une anémie qui puise sa source dans le foie et la rate. De là la forme intermittente qui exige l'emploi de la quinine et de la strychnine (arséniates).

II

FAITS CLINIQUES.

Fièvre agloburinique ou hématinurique.

Un jeune homme, aujourd'hui âgé de dix-sept ans, né à sept mois et demi, placé en nourrice à la campagne, est resté chétif de deux ans et demi à trois ans. Il n'a jamais eu jusqu'ici de maladies sérieuses ; une ou deux fois un peu de bronchite aiguë et des bobos inhérents à l'âge et à une croissance exagérée ; sa taille est au moins de $1^m,70$. Il s'est alité le 22 février dernier (1875). Depuis quelque temps il se plaignait de douleurs vagues dans la région lombaire, il avait de l'insomnie et, du côté du cœur, des palpitations très prononcées, augmentées par tous les exercices. A l'auscultation on avait cru reconnaître les signes qui engagèrent à donner le sirop de digitale, et d'après la pâleur des muqueuses apparentes, le vin de quinquina, l'eau ferrée et une nourriture composée de viandes rôties surtout.

Au moment où il s'est alité, le malade n'accusait que de légers malaises, de l'anorexie, de l'inappétence, et un mouvement fébrile plus marqué vers le soir ; langue rouge ; urines laissant un dépôt assez abondant, se précipitant lentement et offrant l'aspect brunâtre de marc de café émulsionné. Un confrère appelé crut à une courbature et à un peu d'embarras gastrique, et ordonna une forte transpiration et le citrate de magnésie. Comme il y avait des intermittences marquées du pouls, j'ordonnai le sulfate de quinine, qui coupa l'accès, mais ne modifia que fort peu les caractères des urines, pas plus que les douleurs des hypocondres. Aucun antécédent ne peut être invoqué, pas plus que des mauvaises habitudes. Habitus général affaibli ; teint décoloré ; pouls assez régulier, oscillant entre 65 et 75, plus vif vers le soir ; pupille légèrement dilatée, même à la lumière ; sclérotique blanche, bleuâtre, sans veinules rouges ; langue un peu rouge sur les bords et à la pointe, moins que le jour précédent ; gencives et muqueuse buccale décolorées, sans liséré caractéristique au niveau de l'épithélium labial et de la peau ; appétit peu prononcé ; digère le peu qu'il prend ; selles rares et dures ; toux rare et indolore ; à la percussion, matité très prononcée dans toute l'étendue du poumon gauche. Le malade reste plus facilement couché sur le côté gauche que sur le côté droit, où il éprouve, quand il s'y met, une pesanteur douloureuse dans l'hypocondre droit. De ce côté, bruit respiratoire normal, légèrement exagéré ; engouement de tout le poumon gauche, surtout au sommet, où l'on perçoit quelques craquements humides ; respiration précipitée. Les urines, analysées sommairement, n'ont fourni aucune trace ni d'albumine, ni de sucre.

N'ayant pas à ma disposition les médicaments dosimétriques , qu'à Saint-Étienne — comme en beaucoup d'autres localités — les pharmaciens se refusent à tenir , sous prétexte que le Codex ne les y oblige pas , j'instituai le traitement suivant : badigeonnage sur tout le côté gauche de la poitrine avec la teinture iodo-iodurée ; boissons adoucissantes, avec un peu de codéine et d'extrait de digitale ; régime tonique.

Je considère l'état du malade comme étant dû à une aglobulie rouge au début, comme affection dominante ; et je rapporte les signes observés, du côté du poumon gauche, à un état de fluxion auquel le malade était prédisposé depuis quelque temps et qui s'est réveillé sous l'influence d'un refroidissement et compliqué de fièvre (peut-être est-ce là la cause de l'aglobulie).

Je me propose d'administrer l'arséniate de fer, le valérianate de quinine ou même l'arséniate, afin de combattre l'élément nerveux fébrile. Plus tard, contre la dyspnée (la matité du côté gauche prédominant), j'arriverai aux granules de strychnine. Mais avant de commencer cette médication, je désire avoir votre avis.

Dr GIRAULT, à Saint-Étienne.

J'ai répondu au confrère que, quant à l'aglobulie rouge du sang, il avait parfaitement diagnostiqué ; et je lui ai rappelé l'article du *Répertoire* (*Études séméiotiques sur les urines,*, 1875) où je dis : « Chez les personnes affectées de *mélanémie*, à la suite de fièvres intermittentes de longue durée, avec tuméfaction chronique, hypertrophie et enfarct pigmentaire de la rate,

du foie, des reins, on rencontre parfois dans l'urine un dépôt de pigment noir
d'aspect granulé, qui n'est autre que de l'hématine résultant de la destruction
excessive des globules rouges du sang. » L'indication pratique qu'on peut
tirer de ce fait, c'est que, dans ces cas, il faut recourir aux reconstituants
du sang : aux arséniates, aux acides minéraux, au quinquina. Quant à la
fièvre d'accès, il faut la combattre par la quinine (arséniate, hydro-ferro-cyanate) et les alcaloïdes deffervescents.

Fièvre rabique. — Prophylaxie.

1er FAIT. — Le 20 juillet dernier, l'enfant Ed..., âgé de trois ans, était à jouer au
logis, quand un chien inconnu dans le pays s'introduisit et alla se coucher sous un
meuble de la maison. L'enfant ayant fait mine de vouloir le pourchasser, fut mordu à la
partie moyenne et antérieure de la cuisse. D'abord les parents ne s'en préoccupèrent
guère, parce qu'ils pensaient que le chien appartenait à un de leurs amis ; mais quand
ils surent que l'animal avait encore pénétré dans plusieurs maisons où il avait mordu
d'autres chiens qu'il avait rencontrés ; quand ils surent, vers le soir, que les propriétaires de ces chiens en avaient fait pendre plusieurs, la frayeur les prit et ils me firent
appeler. Je remarquai à la partie antérieure de la cuisse de l'enfant l'empreinte d'une
dent qui s'était implantée assez fortement pour déterminer une petite escarre ; à trois
ou quatre centimètres au-dessous, il y avait une autre empreinte d'un rouge assez vif.
Entre les deux on remarquait un petit réseau de vaisseaux bleuâtres, dû évidemment à
l'extravasation du sang produite par la force de la pression.

Je n'essayai pas la cautérisation, pensant qu'il s'était déjà écoulé trop de temps
entre la morsure et ma visite, et qu'elle n'aurait guère d'efficacité. J'appliquai immédiatement le traitement institué, sur vos avis, avec succès, par le médecin vétérinaire
Michaud. En même temps, pour ne rien négliger des soins et des précautions qui, en
pareils cas, pouvaient être utiles, j'écrivis à mon honorable confrère, M. le docteur
Gillet de Grammont, pour lui demander des renseignements au sujet du mode le plus
efficace d'emploi des injections de pilocarpine. Il eut l'obligeance de me répondre
immédiatement, et me conseilla de suivre, pendant un mois au moins, le traitement
préventif conseillé par le docteur Burggraeve. Je pratiquai donc sur le bras de l'enfant
une injection de pilocarpine, que je voulus répéter le lendemain, mais l'enfant s'y
refusa Je dus me contenter de lui faire avaler une goutte de la solution de pilocarpine,
qu'il prit chaque fois avec plaisir, ainsi que les granules de strychnine, d'hyosciamine,
de digitaline et de camphre monobromé, que le petit garçon réclamait quand il croyait
qu'on tardait de les lui donner. Comme effet de ces médicaments — surtout de la pilocarpine
— nous ne remarquâmes qu'une légère diarrhée, mais nous continuâmes la médication
un mois durant ; après quoi nous crûmes devoir cesser.

Y avait-il eu inoculation du virus? Avons-nous été assez heureux pour en détruire les effets? C'est ce que nous n'oserions affirmer avec autant de hardiesse qu'en mettent maintenant les parents à affirmer que le chien n'était pas enragé. La terreur qu'ils avaient témoignée s'était dissipée « devant le quart d'heure de Rabelais ».

Voici la lettre du vétérinaire Michaud :

Monsieur le Professeur,

J'ai été cruellement mordu par un chien enragé. Je me suis cautérisé immédiatement avec de l'ammoniaque et du perchlorure de fer, après avoir laissé saigner les plaies. Malgré ces précautions, je suis dans une grande inquiétude. Ayant souvenir de vous avoir entendu témoigner de votre foi dans les moyens préventifs de la rage, je viens vous prier de bien vouloir me formuler un traitement à suivre.

MICHAUD,
Médecin vétérinaire à Paris.

J'ai télégraphié immédiatement au confrère de se tenir l'esprit en repos et de prendre : camphre monobromé, hyosciamine, digitaline, arséniate de strychnine : 1 granule, de chaque, le matin, dans la matinée, à midi, l'après-dîner ; et le soir, les 4 granules ensemble. M. le docteur Gillet de Grammont — qui a bien voulu suivre ce traitement — y a ajouté des injections hypodermiques de pilocarpine (nitrate). Ce dernier médicament, par la manière active dont il agit sur le système salivaire, aura pour effet d'éliminer le virus rabique, tandis que les modificateurs vitaux empêcheront le spasme et la paralysie de la glotte. Nous disons spasme et paralysie, à cause des nerfs laryngés supérieur et inférieur, dont le premier est constricteur, et le second dilatateur de la glotte. En même temps, le camphre monobromé calmera l'irritation de la moelle épinière. On voit qu'il ne s'agit point d'un spécifique — puisque nous ignorons la nature de la rage — mais d'un traitement symptomatique raisonné.

L'accident du vétérinaire Michaud n'a pas eu de suite. Un autre vétérinaire de Paris, M. ..., a été moins heureux, ayant été mordu par une petite levrette ; et quoique sans aucune appréhension de ce côté, il a été pris, au bout de quatre-vingt-dix-huit jours, d'accès de rage qui ont entraîné sa mort en quelques heures. C'est cette longue incubation du virus rabifique qui permit à M. Pasteur d'instituer ses inoculations préventives. Mais on comprend qu'il faut toujours instituer le traitement interne, tel que nous l'avons indiqué.

Fièvre tabétique (*Tabes mesenterica*)

La petite Cécilia C..., trois ans, — fille d'un capitaine d'infanterie — a été amenée dans mon cabinet, par ses parents, dans un état des plus déplorables. Ces derniers n'avaient pas le plus petit espoir de guérison ; l'état de leur enfant était tel, qu'ils croyaient m'amener un cadavre. Il y avait deux ans que l'enfant avait une diarrhée lientérique constante, avec manque d'appétit ; en somme, amaigrissement qui l'entraînait dans le marasme.

Beaucoup de médecins — de Barcelone et d'Oviédo — avaient été consultés ; et non seulement on ne constatait aucune amélioration dans la maladie, mais encore, malgré la quantité de médicaments qu'on lui donnait, la malade était pire. Que de sirops, de tisanes, de potions, de pilules ! Que de lavements ! Que de défenses de certains aliments et de restrictions dans le régime ! Que de pharmacomanie ! (Nous conservons la couleur locale et traduisons mot à mot).

Et cependant, si les médecins, avec cette thérapeutique embrouillée, marchent si mal, comment peuvent-ils ne pas se décider à essayer s'il y a quelque chose de réel dans la nouvelle thérapeutique dosimétrique ?

Après l'examen de la petite malade, voici l'état dans lequel elle se trouvait :

1° A l'inspection : dépression générale, conséquence du manque de nutrition ; yeux creux, regard triste, ventre balonné ;

2° A la palpation : chairs molles, engorgement des ganglions mésentériques bien manifeste ;

3° A la percussion immédiate : son clair dans tout le thorax, tympanique dans le ventre ;

4° A l'auscultation : respiration faible, bêlante, irrégulière, entrecoupée ; jappements fréquents, petits, irréguliers.

Les ulcérations des autres fonctions et des systèmes se constatent par l'examen.

Traitement. — Brucine (en place de strychnine), comme incitant vital ; iodure d'arsenic (au lieu de l'arséniate de fer), comme grand reconstituant des globules du sang : 1 granule du premier et 2 du second, quatre fois par jour ; digitaline, 2 granules par jour ; hydro-ferro-cyanate de quinine, 6 granules le soir, 2 par 2 ; quassine, 2 granules aux deux principaux repas ; arséniate de soude, comme désobstruant des ganglions engorgés ; 4 granules par jour, 2 à la fois ; un demi-verre de Xérès aux deux repas et un régime analeptique.

A l'aide de ce traitement on voyait, chaque jour, la jeune malade *dévorer*, prendre du repos et acquérir des forces, à tel point qu'au bout de trois semaines, toute médication a été totalement suspendue, et l'enfant se trouva complètement rétablie, saine et belle comme avant. Seulement je recommandai aux parents de donner un régime salin, d'autant plus profitable que le régime saccharin est nuisible, et trois ou quatre fois par semaine le Sedlitz Chanteaud.

Sur ce cas remarquable, je m'abstiens de tout commentaire, laissant ce soin, en entier, aux confrères.

Dr VALLEDOR, à MADRID.

Remarques. — On dira que dans ce cas il s'est agi d'un engorgement des ganglions du mésentère et non d'une tuberculose : mais il n'est pas moins vrai que l'absorption intestinale était complètement arrêtée, et tout mouvement nutritif suspendu, ainsi que l'ont fait voir la diarrhée lientérique, l'amaigrissement, le marasme, de même que la fièvre de consomption.

Il est évident que contre un pareil obstacle les médicaments grossiers de l'allopathie ne font que se heurter et augmentent ainsi les troubles digestifs. C'est ce que le docteur Valledor a parfaitement compris. Il a été le premier à introduire la dosimétrie en Espagne, et il ne cesse de pousser ses confrères dans cette voie de salut. Aussi nous sommes heureux de lui exprimer ici toute notre gratitude.

Fièvre tuberculeuse chloro-anémique. — Phtisie.

1er FAIT. — Il y a un an, la jeune A.... se présentait à mon observation pour la première fois. C'est une grande jeune fille de dix-huit ans, à l'apparence anémique et qui s'essouffle au moindre mouvement. La conformation du thorax n'offre rien de spécial : les poumons respirent à l'aise, et le cœur présente un léger bruit de souffle à la base, qui ne saurait conséquemment être rattaché à une affection organique. Les règles sont régulières ; appétit négatif et digestions laborieuses ; quelques glandes au cou ; antécédents bons ; père et mère d'une forte santé ; un cousin est mort tuberculeux.

En présence de ces symptômes, le diagnostic était facile : chlorose greffée sur un fond lymphatique ; tuberculose latente possible.

Les médicaments toniques, reconstituants, les nervins, les alcaloïdes sthéniques, les eaux ferrugineuses, à doses modérées et administrées avec la plus grande précaution, n'ont abouti que relativement. La jeune fille est toujours pâle ; l'état des forces est constamment oscillant : l'appétit, qui s'est relevé un moment, ne se soutient pas ; les digestions, que la pepsine et l'eau de Vichy avaient régularisées, redeviennent laborieuses après plusieurs écarts de régime.

Bref ! je ne suis pas satisfait et je témoigne à la famille mes appréhensions relativement à la localisation possible sur les poumons d'un état général redoutable qui n'attend qu'une occasion pour lever son masque.

Cette occasion ne se fait pas attendre. En dépit de mes recommandations, notre jeune chlorotique, après une nuit passée au bal et s'être couchée au jour, s'est levée avec un point pleurétique violent, accompagné d'un mouvement fébrile très prononcé. Je prescris les alcaloïdes deffervescents combinés à la strychnine ; vésicatoire *loco dolenti* ; tisane de chiendent. A l'auscultation, la base du poumon présente un souffle de congestion ; quelques râles fins, crépitants, comme ceux dé la pneumonie ; pas d'égophonie ; expectoration striée de sang ; matité à la base ; vibrations conservées.

Les jours suivants, je continue la même prescription, et je ne deviens maître de la fièvre que vingt jours après le début. Cette fièvre — qui se rencontre si souvent comme mode dans la tuberculisation — présente tous les jours une exaspération vespérine ; de la diarrhée s'y joint ; la dyspnée — d'ordre gastrique — vient s'y associer ; quelques sueurs s'accusent. Bref ! le diagnostic se confirme de plus en plus.

Vingt jours après le début, le mouvement pyrétique avait disparu ; la diarrhée avait rétrocédé devant de fortes doses de bismuth ; la faiblesse générale avait été combattue par l'association de la viande crue à l'alcool. Le côté conservait toutefois sa matité, et si l'élément fébrile se trouvait enchaîné, les tubercules s'installaient en revanche dans le parenchyme.

Prescription. — Granules hypophosphite de strychnine : 6 dans les vingt-quatre heures ; granules aconitine : 2 matin et soir ; concurremment solution de phosphate de chaux gélatineux ; vésicatoires réitérés.

Le 1er septembre, c'est-à-dire trois semaines après cette prescription, je substitue au phosphate de chaux soluble l'eau arsénicale du Mont-Dore, qu'on continuera pendant trois semaines, tout en ne négligeant pas les nervins.

Le 15 septembre, les râles crépitants tendent à disparaître : la respiration est plus pure, et l'oreille perçoit nettement le murmure respiratoire.

Le 20 septembre, je substitue l'huile de foie de morue à l'eau minérale ; et j'ajoute les granules d'hyosciamine, toujours combinés à la strychnine, pour combattre la toux, qui persiste avec ténacité.

Le 15 octobre, je reprends l'élixir de viande crue et d'alcool.

Le 1er novembre, le poumon semble complètement dégagé ; la fièvre n'a pas reparu ; les pousses congestives ont cédé à la médication alternante, et la malade sans tenir encore la guérison, est dans un état relativement favorable. Les forces digestives laissent seules à désirer.

Je pourrais produire un grand nombre d'autres observations qui établissent que si l'alternance n'a pas toujours amené une guérison solide, elle a, dans presque tous les cas, enrayé les sypmtômes les plus inquiétants. Je n'ai pas besoin de rappeler le rôle puissant et négatif que joue, au point de vue thérapeutique, l'habitude dans le mécanisme animal. L'alternance ou l'assolement — comme on voudra — n'a qu'un objet, c'est d'empêcher l'accoutumance de se dresser entre la maladie et le médicament ; de remuer le sol dans des sens divers, qui s'additionnent comme effet, en apportant chaque fois, en quelque sorte, la virginité d'une action nouvelle. L'économie sillonnée constamment et sans chômage — ce qui serait au profit de la localisation morbide — par des courants rénovateurs ; toujours efficaces, puisque l'habitude est forcée d'abaisser ses digues ; activée en même temps dans ses forces cellulaires par les alcaloïdes nervins, rebondit sous cette simultanéité, et le parasite, étouffé par cette vie exubérante qui résulte de l'alternance, finit par disparaître en totalité ou en partie, selon l'espèce du sol et de la gangue transmise, où il menaçait d'établir à tout jamais sa végétation destructive

Dr REIGNIER, à SURGÈRES.

Remarque. — Les idées qu'exprime ici le docteur Reignier dans un style imagé (le style c'est l'homme), sont celles que nous avons émises á différentes reprises, dans le *Répertoire*, c'est-à-dire l'alternance ou assolement.

La végétation est toujours identique à elle-même — végétale ou animale — le médecin est donc l'agronome du corps. C'est ce qui n'avait pas été compris avant la dosimétrie. Seulement, dans le terrain animal, les forces expansives vont quelquefois au delà du but, et il faut les modérer au moyen des alcaloïdes — au lieu des soustractions sanguines toujours affaiblissantes — tandis que les alcaloïdes sont des agents régulateurs, ainsi que le démontre la pratique.

Dans la maladie dont le docteur Reignier vient de tracer l'historique, y a-t-il eu tuberculose? C'est ce qu'il serait difficile de dire ; mais, en combattant énergiquement le travail phlogosique et en fournissant á l'économie des matériaux de reconstitution — comme l'engrais à un champ appauvri — il a, sans aucun doute, empêché la tuberculose — cette ivraie animale — de se développer. Tels sont les principes de thérapeutique dont le médecin doit s'inspirer dans le traitement des maladies chroniques, et non s'attacher à un remède unique, parce qu'il y a une seule et même maladie. Celle-ci, en tant qu'entité, n'existe point: il n'y a qu'une économie affaiblie, à laquelle il faut venir en aide.

Le proverbe : *Ablata causa tollitur effectus*, n'est pas juste, puisque le mal persiste après que la cause qui l'a produite s'est envolée. Cela est vrai,

même pour les maladies spécifiques, telle que la syphilis, car le chancre
vénérien cesse d'être inoculable des qu'il s'est induré.

Fièvre puerpérale.

Mme G..., primipare, vingt ans, fut assistée par moi pendant ses couches, le 12 août
dernier (1881). Accouchement normal, relativement facile; enfant du sexe masculin.
Tout alla bien pendant trois jours. Alors survint un léger frisson; c'était le jour de la
montée du lait; on n'y fit pas grande attention; la mère nourrit.

Le cinquième jour (17 août), à sept heures du matin, frisson formidable, de deux
heures de durée; pouls à 160. On me supplie de rester auprès de la malade. Vomissements bilieux; douleur à la pression au sommet de la matrice.

Je donne immédiatement: arséniate de strychnine, aconitine, digitaline, vératrine,
arséniate et hydro-ferro-cyanate de quinine et hyosciamine, de chaque espèce 1 granule
de quart d'heure en quart d'heure; bouillon fort, vin et un peu de cognac. La médication fut commencée à dix heures trente du matin; à onze heures quinze, le pouls
était descendu de 160 à 140; à onze heures cinquante-cinq, à 120; à deux heures,
à 104; température 40°,2. Je fais supprimer l'hyosciamine et donner les granules toutes
les heures, puis toutes les heures et demie; à quatre heures trente du soir, température 41°,2; ventre ballonné; vomissements: 1 granule d'ergotine à ajouter à chacun
des granules ci-dessus.

Le 18 août, à une heure du matin, température 40°,4; pouls 120. A trois heures,
température 39°,4. On commence à donner sulfure de calcium: 2 granules de temps en
temps; l'enfant continue à prendre le sein de sa mère. Nouvelle série: arséniate de
strychnine, aconitine, digitaline, jalapine, quassine, arséniate de quinine, toutes les
deux heures. A cinq heures quinze du matin: aconitine, digitaline, strychnine, ergotine, sulfate de calcium, pilocarpine. A six heures quarante-cinq, transpiration, ventre
moins ballonné, pouls à 106; température 39°,8. A sept heures quarante-cinq, pouls
à 116; café au lait et pain. A neuf heures trente-cinq, pouls 120; un potage. Nouvelle
série: arséniate de strychnine, digitaline, aconitine, ergotine, hydro-ferro-cyanate et
arséniate de quinine, caféine, podophyllin, de chaque espèce 1 granule toutes
les deux heures. Injections vaginales phéniquées au 400°, bien qu'il n'y eût point de
fétidité des lochies, mais une décoloration complète. La malade essaye vainement
d'uriner. Je fais ajouter l'hyosciamine à la série; sensibilité à la pression dans la fosse
iliaque gauche. Au bout d'une heure et demie, elle urine facilement. Donné toutes
les demi-heures: arséniate de strychnine, hyosciamine et camphre monobromé, alternés
avec la série ci-dessus.

Le 19 août, à dix heures du matin, pouls 104; température 39°,8. Je retourne à
Paris pour quelques heures, faisant alterner les mêmes séries. A sept heures du soir,
obligé de passer la sonde; retiré un tiers de litre d'urine. Pendant la nuit: arséniate

de strychnine, hyosciamine, hydro-ferro-cyanate de quinine, aconitine, digitaline, ergotine toutes les heures.

Le matin, peau sèche et chaude: ajouté pilocarpine. Constipation: un lavement simple reste sans effet; un verre d'eau de Hunyadi Janos est vomi : donné une pilule cathartique (aloès, jalap, colocynthe) plus deux verres d'Hunyadi, à six heures d'intervalle.

Le 20 août, quatorze évacuations à partir de six heures du matin. A huit heures du soir, pouls 120; température 41°,6. Donné arséniate de strychnine, aconitine, digitaline, vératrine, tous les quarts d'heure, et quelques granules de sulfure de calcium la nuit.

A partir du 21 août, on continue cette médication deffervescente et antiseptique, à intervalles un peu éloignés. La sensibilité de la matrice au toucher et celle de la fosse iliaque gauche sont très vives; le pouls oscille entre 104 et 120; la température reste à la moyenne de 40° c. Nous ajoutons : acide salicylique à plusieurs séries. Toujours alimentation au lait, bouillon, potages. Ventre excessivement ballonné. Une demi-pilule cathartique deux fois par jour; selles fétides presque involontaires: ajouté podophyllin aux séries.

Enfin, le 25 août, nous avons la visite du docteur Bailly, professeur agrégé de Paris, qui déclare qu'il s'agit évidemment d'une fièvre puerpérale grave, avec phlébite et lymphangite; que la douleur utérine et de la fosse iliaque gauche, toutes deux manifestes à la pression, ne doivent pourtant pas faire conclure nécessairement à la formation d'un abcès, et que si pendant cinq jours encore la malade n'est pas prise d'un nouvel accès violent de fièvre, elle pourra guérir. La dosimétrie ne lui doit pas convenir : il propose bromhydrate de quinine, 10 centigrammes, à deux heures d'intervalle, trois fois de suite, et une potion à l'extrait de quinquina et alcool. La température était descendue à 39°,8, momentanément, et même à 38°,8 ; le pouls à 104. La veille nous avions donné : quassine, ergotine. jalapine, podophyllin, sulfure de calcium : 1 granule de chaque toutes les deux heures, soit 5 ensemble, alternés avec arséniate et hydro-ferro-cyanate de quinine, strychnine, sulfure de calcium, et entre deux, comme supplément, sulfure de calcium, strychnine et hyosciamine en cas de colique, aconitine en cas de grande sécheresse de la peau; plus, des fractions de pilules cathartiques pour débarrasser doucement le ventre toujours ballonné. Le traitement très simple du docteur Bailly fut accepté avec plaisir par la malade, fatiguée ou ennuyée d'avoir à prendre tant de petits granules à chaque instant; *néanmoins elle les redemanda bientôt*. La température redescendit à une moyenne de 38°,5, le pouls à 91.

Le 28 août, une bonne selle moulée; diminution notable du ballonnement du ventre ; apparition de sueurs et d'une masse de pustules *vertes* sur toute la surface du corps.

A partir de ce moment, la résolution marcha rapidement, et nous ajoutâmes 4 milligrammes d'arséniate de soude par jour aux médicaments suivants: ergotine, aconitine,

hydro-ferro-cyanate de quinine, camphre monobromé, strychnine, sulfure de calcium,
1 granule de chaque espèce toutes les trois heures. Le pouls était tombé à 90. Bonne
alimentation et quelques stimulants : vin de Porto. Ce traitement fut continué, sans
grande régularité, jusqu'au 5 septembre. Alors le pouls à 96 ; température 27°,2. A
partir de ce moment la malade, convalescente, ne prit que des toniques ordinaires : bon
vin, alimentation réconfortante, et fut rétablie complètement. Quand à l'enfant qui
avait été nourri du lait de la mère pendant les huit premiers jours de la maladie de
cette dernière, il devint nécessaire de lui donner une nourrice, ce qui fut fait. Pendant
tout un mois il continua à s'affaiblir sous l'influence d'une diarrhée obstinée, et ce ne
fut qu'à partir du second mois qu'il se rétablit et devint magnifique. Au commencement du troisième mois, on me demanda de le vacciner, ce que je fis en vaccinant du
même vaccin un autre enfant. Ce dernier ne manifesta aucun signe de maladie, mais
l'enfant de ma malade me fut amené le sixième jour après la vaccination, ayant de la
rougeur aux bras et un grand énervement qui inquiétait les parents. Un érysipèle très
manifeste commençait à se montrer autour des pustules vaccinales, qui avaient la couleur verte des pustules apparues en grand nombre sur le corps de la mère. Je le traitai
par des cataplasmes d'amidon et les médicaments deffervescents. J'essayai d'y ajouter
le sulfure de calcium, mais ce dernier médicament était invariablement rejeté. M. le
docteur Roger, appelé deux fois en consultation, déclara le cas fort grave, et n'avait
aucun moyen efficace à opposer à l'érysipèle des nouveau-nés ; la maladie suivit, en
effet, son cours, et l'enfant succomba au bout de douze jours, très anémié et présentant des signes de pneumonie hypostatique et d'épanchement séreux cérébral.
L'enfant était donc encore sous l'influence de l'empoisonnement contracté par l'absorption du lait de la mère pendant la première semaine. Mais, comment cet empoisonnement, qui paraissait avoir disparu, a-t-il pu être ramené à l'état aigu par quelques
simples piqûres vaccinales, faites avec un vaccin irréprochable ?

Ce qui m'a frappé dans ce cas de fièvre puerpérale, c'est la chute rapide du pouls
sous l'influence de la médication deffervescente, continuée nuit et jour avec une persévérance infatigable ; au bout de quelques heures, le pouls, d'abord à 160, n'était plus
qu'à 104 ; la température était descendue de 41°,2 à 39°18. Il y eut quelques oscillations
encore, mais plus de frisson violent. Plus tard, survint le ballonnement du ventre, avec
diarrhée extrèmement fétide et enfin une éruption généralisée de boutons très analogues
à ceux de la variole, mais remplis d'un pus vert. Le sulfure de calcium a été, à mon
avis, très utile pour neutraliser, au moins en partie, les effets de l'empoisonnement
puerpéral. Je regrette qu'il n'ait pas été possible d'employer le même médicament chez
l'enfant qui n'a pas pu le supporter. L'érysipèle des nouveau-nés est dû également à
des microbes, et il serait bien important de trouver, pour ces cas, un succédané au sulfure de calcium ou un moyen de le prendre. J'ai bien donné un peu d'acide salicylique,
mais il ne me paraît pas avoir une puissance suffisante à lui seul.

Dr Thierry-Mieg, à Paris.

Remarques. — Nous avons donné *in extenso* cette histoire de maladie magistrale, parce qu'elle fait voir la puissance de la dosimétrie. Les adversaires de cette dernière disent que c'est de la polypharmacie : mais que font-ils donc avec leurs potions complexes et écœurantes ? Dans toute maladie générale, à symptômes multiples, comme la fièvre puerpérale, il faut autant d'agents actifs qu'il y a d'indications; sans cela, le but n'est pas atteint. On a vu d'ailleurs qu'on a dû bien vite revenir aux granules après la médication incendiaire du médecin consultant. La couleur verte des déjections dans la fièvre puerpérale est probablement due à un microbe ou un microphyte, comme dans la fièvre jaune.

Fièvre typhoïde.

Nous donnons les deux observations qui suivent : l'une, d'une fièvre typhoïde traitée allopathiquement; l'autre, d'une fièvre typhoïde traitée dosimétriquement. On pourra ainsi juger les deux méthodes.

1re OBSERVATION. — *Fièvre typhoïde traitée dosimétriquement.* — Mlle N. S.., âgée de dix-huit ans, d'un tempérament sanguin et d'une bonne constitution, n'ayant souffert jusqu'alors que des affections propres à l'enfance, était allée, accompagnée de ses parents, le jour de la Toussaint, au cimetière visiter traditionnellement les morts. A peine entrée, elle ressentit une douleur de tête intolérable, accompagnée d'une mauvaise odeur et saveur. De retour à la maison, elle mangea peu et fut prise d'une grande tristesse, jusqu'à minuit du même jour. Elle ressentit un grand froid s'étendant par tout le corps, avec tremblement et quelques nausées. Cet état dura trois heures et fut suivi d'une fièvre très aiguë, qui l'obligea à m'appeler de très bonne heure le lendemain. Voici dans quel état je la trouvai : décubitus horizontal, membres étendus et éloignés du corps ; plaintes profondes, respiration haletante, peau sèche, visage abattu et pâle, épigastre soulevé et douloureux, gargouillements dans la fosse iliaque droite, langue tremblotante, couverte d'un enduit couleur paille, foncé et tenace au centre et sur les bords, et à la pointe d'un rouge porté au plus haut degré ; dents très visqueuses, grande sécheresse de la bouche et de la gorge, sensation de constriction douloureuse dans le pharynx, anorexie complète, soif ardente, vomissements fréquents de matières bilieuses foncées, constipation, urines rares avec efforts pour la miction à courts intervalles, avec une légère teinte sanguinolente ; pouls fréquent, resserré et tremblotant, à 118; température axillaire à 39°,6.

Diagnostic. — Fièvre typhoïde par miasmes délétères.

Traitement. — Liqueur de Labarraque, 30 gr., hydrolat de cannelle 125 grammes, sirop simple 30 grammes; à prendre une cuillerée à bouche toutes les demi-heures, avec 1 granule d'arséniate de strychnine, d'hydro-ferro-cyanate de quinine, d'aconitine et de vératrine. Pour boisson ordinaire : limonade avec une cuillerée de Sedlitz par 250 grammes de véhicule.

Le 3 novembre, à neuf heures du matin. — La malade a eu plusieurs selles séreuses fétides; diminution de tous les symptômes; pouls plus aisé, à 110; chaleur 39° c. — Même traitement.

Le 3, à huit heures du soir. — Exacerbation fébrile sans frisson; pouls à 120; chaleur 39°, 8. — Même traitement, en y ajoutant 4 granules de bromhydrate de morphine : 1 granule toutes les heures, pour procurer un peu de calme.

Le 4, à neuf heures du matin. — Diminution de tous les symptômes, spécialement des vomissements ; pouls à 100 ; chaleur 38°,4. — Même traitement ; une tasse de bouillon avec une cuillerée de vin de Xérès.

Le 4, à neuf heures du soir. — L'émission de l'urine se fait plus facilement, elle est plus abondante et plus limpide ; beaucoup moins d'exacerbation. — Continuation du traitement.

Le 5, à huit heures du matin. — La céphalalgie a disparu, la soif s'étanche, la langue est blanchâtre, saburrale et enflammée ; pouls à 98 ; chaleur 38°. Prescription : 1 granule d'arséniate de strychnine avec 2 granules d'hydro-ferro-cyanate de quinine, toutes les heures, avec la cuillerée de la potion prescrite ; bouillon avec vin ; et le matin le Sedlitz seulement.

Le 5, à neuf heures du soir. — La malade est contente et dans le même état que le matin ; elle a eu plusieurs selles de matières liquides bilieuses, foncées et fétides. Je fais faire dans l'appartement quelques fumigations d'acide phénique, et laisse la malade dormir, en recommandant de ne lui faire prendre des médicaments que lorsqu'elle se réveillerait.

Le 6, à dix heures du matin, je trouvai la malade joyeuse et chantant ; pas de fièvre. Je permets pour son déjeuner un peu de volaille, et ordonne pour le reste de la journée, toutes les deux heures, 1 granule d'arséniate de strychnine, avec 4 granules d'hydro-ferro-cyanate de quinine, et en même temps une cuillerée de la potion. Bouillon, vin, et faire lever la malade jusqu'à cinq heures du soir.

Le 6, à neuf heures du soir. — La malade continue à ne pas avoir de fièvre ; toutes les fonctions s'accomplissent normalement ; la langue est rouge et humide ; le mal de ventre a disparu. Je fais suspendre la médication, à l'exception du Sedlitz le matin.

Le 7, à dix heures du matin. — La malade a dormi d'un trait toute la nuit, comme un sabot (selon l'expression vulgaire). Je fais augmenter l'alimentation et permets de la lever.

Le 8. — État des plus satisfaisants ; bon appétit ; la malade s'occupe à broder.

Le 9. — La malade est tout à fait bien. Je cesse mes visites.

2ᵉ Observation. — *Fièvre typhoïde traitée allopathiquement.* — Le 12 novembre dernier, je fus appelé à la même maison de la malade précédente, où je trouvai sa petite sœur, âgée de sept ans, malade et alitée. Pour ne pas fatiguer mes lecteurs, je dirai qu'elle présentait les mêmes symptômes que sa sœur aînée, d'après lesquels je jugeai qu'elle avait été victime de la contagion ; aussi je diagnostiquai : Fièvre typhoïde.

Traitement. — Vératrine et aconitine, 1 granule de chaque toutes les demi-heures, avec 1 granule d'arséniate de strychnine et 1 d'hydro-ferro-cyanate de quinine ; limonade avec Sedlitz déshydraté.

Je retournai le même jour, à sept heures du soir. La malade avait refusé de prendre aucun médicament ; elle mâchait les granules et les crachait. Elle ne prenait que de l'eau, et encore fallait-il beaucoup d'efforts pour l'introduire. Je fis dissoudre les granules et les fis administrer en ma présence ; tout fut inutile ; par un de ces caprices si communs chez les enfants, la jeune malade se refusait de prendre quoi que ce fût, par cela même qu'on voulait le lui donner. J'avoue que je restai perplexe et que, dans le doute des effets que pouvaient produire les alcaloïdes donnés en lavement, je préférai une potion de la formule suivante :

Décoction antiseptique de la Pharmacopée. 400 grammes.
Chlorure de quinine   2   —

pour donner en lavement toutes les deux heures, après un lavement simple à l'eau tiède, avec la recommandation de ne donner celui qui contenait le médicament que lorsque le premier aurait été rendu. Bouillon et vin coupé d'eau quand elle voudrait le prendre. Ce traitement, avec de légères variantes, tantôt limonade lorsque la petite fille voudrait la prendre, tantôt le sirop vineux de quina dont elle prenait une cuillerée à volonté, fut suivi pendant vingt-huit jours, pendant lesquels la malade a lutté contre la mort, et où la nature fut victorieuse, en laissant ce petit être exténué et dans une période de convalescence qui n'est pas encore terminée.

Que l'on compare ces deux cas, et qu'on vienne après nier la jugulation des maladies aiguës par la dosimétrie.

Séville, 8 janvier 1881.

Dʳ Juan-Fernandez Ballesteros.
(*Journal dosimétrique de Madrid.*)

Nous ferons ici quelques remarques. Et tout d'abord quant à la rapidité avec laquelle le miasme typhoïde a agi. Quand on a visité les cimetières d'Italie et d'Espagne, où les cadavres sont scellés dans des murs, à l'instar des columbaria antiques, on n'est nullement étonné de ces infections instantanées. Nous l'avons éprouvé nous-même, à la suite d'une simple visite au cimetière de Florence : le soir nous fûmes pris de la fièvre, et, sans la précaution de prendre immédiatement de l'arséniate de quinine et de l'arséniate de strychnine, nous eussions infailliblement été obligé de nous aliter.

En second lieu, la possibilité de juguler la fièvre typhoïde ne saurait être contestée. Nous dirons même que plus l'invasion est rapide, plus rapide sera également la jugulation. C'est parce qu'on laisse la fièvre marcher qu'il est si difficile de l'arrêter. C'est donc une question de temps ou d'opportunité.

Quant au traitement allopathique, il est généralement impuissant, puisque ceux qui l'emploient déclarent que la fièvre typhoïde doit avoir son cours. Histoire, alors, d'amuser le tapis.

Fièvre intermittente

1ᵉʳ **FAIT**. — Femme F..., trente ans, atteinte de fièvre intermittente, avec accès de suffocation. J'ordonnai le sulfate de quinine à la dose de 1 gramme 50 centigrammes sans résultat. J'essayai l'hydro-ferro-cyanate de quinine, 4 granules d'heure en heure. La malade en prit deux tubes, le premier jour, et de la fièvre et des accès de suffocation, il n'en fut plus question. Tout avait disparu comme par enchantement.

Dʳ **DAUVIN**, à Lamotte.

Observations. — Quand on donne des doses trop fortes de quinine, elles ne sont pas absorbées : de là une surcharge ou indigestion médicamenteuse qui retarde la guérison.

2ᵉ **FAIT**. — *Fièvre pernicieuse entée sur une affection utérine*. — Mᵐᵉ S..., vingt-sept ans, affection utérine ; ulcère et engorgement du col, avec légère hypertrophie de l'ovaire droit. Cette dame prend une douche tous les jours ; elle cesse avant l'époque cataméniale, et reprend ce traitement hydrothérapique le lendemain de la cessation de l'écoulement menstruel. Elle a chaud, attend très longtemps son tour dans l'établissement, prend sa douche, et, à son retour chez elle, est prise de courbature. Le lendemain, frisson très fort, chaleur et sudation abondante. Le jour suivant, elle est reprise de douleurs excessives dans tout le corps ; puis un nouveau frisson qui dure depuis deux heures à mon arrivée. Je constate de la fièvre ; la malade est extrêmement abattue, pousse des cris aigus, a des claquements de dents ; le tremblement s'empare de tous ses membres, et le délire arrive bientôt après.

Cette dame habite près du canal de l'Erdre — il y a dans ce quartier de nombreuses fièvres typhoïdes et intermittentes. — J'augure mal de son état et essaye d'arrêter ce frisson et cette violente agitation ; je me souviens d'avoir réussi plusieurs fois à enrayer ces accidents, en appliquant des ligatures au-dessus des articulations. Immédiatement je procède à cette opération ; je fais la première ligature à un bras ou à une jambe ; quatre minutes après, je lie l'autre bras, puis l'autre jambe, au bout du même temps. Cet appareil reste posé pendant un quart d'heure. Le frisson diminue, la malade est plus calme ; le mieux renaît peu après ; le cœur bat vigoureusement. La malade désire se reposer ; le pouls est à 140 ; la température à 38° c.

Prescription : 1 granule de digitaline et 1 d'aconitine, de demi-heure en demi-heure ; 2 granules d'hydro-ferro-cyanate de quinine de dix en dix minutes ; tilleul ; limonade vineuse.

Le soir, l'état général est bon ; pouls à 140 ; le mouvement du cœur est presque normal. Je fais cesser l'aconitine et la digitaline et continuer la quinine à la dose de 3 granules de demi-heure en demi-heure.

Le lendemain matin, sel de Sedlitz. La fièvre a cessé ; faiblesse générale. Je prescris : arséniate de strychnine, quinine, 1 granule de chaque toutes les demi-heures ; vin de Madère au quinquina.

Je conclus, sauf avis contradictoire, que l'état de la malade était grave, d'une forme pernicieuse ; l'influence saisonnière était : fièvre intermittente et fièvre typhoïde. Je crois qu'un léger retard dans la médication entraîne une issue fatale.

Dr GOUAMIER, à Angers.

Remarques. — Les adversaires de la dosimétrie ne croient pas à la jugulation des fièvres parce que, pour eux, avant d'agir, la fièvre doit être confirmée ; mais c'est souvent alors trop tard, comme dans les fièvres pernicieuses ou adynamiques. Les bons effets de la ligature des membres s'expliquent, ainsi que dans les crampes en général : c'est une preuve que la moelle épinière est pour beaucoup dans les accès de froid des fièvres pernicieuses.

3° FAIT. — *Fièvre larvée*. — F..., cinquante-neuf ans ; tempérament lymphatico-nerveux ; asthmatique ou tout au moins sujet à la dyspnée, causée surtout par l'anémie, a dû, depuis plusieurs années, renoncer à tout travail manuel. Le 31 mai 1880, on vient à la hâte réclamer mes soins pour lui, et je le trouve dans une débilité et une anxiété telles qu'il ne peut rester pendant cinq secondes dans la même attitude. Les yeux sont cernés ; toute la surface cutanée est pâle et refroidie ; le pouls, à peine perceptible, donne 30 pulsations par quart. Je m'empresse de lui faire prendre 1 granule d'arséniate de strychnine, 1 granule d'arséniate de quinine et 1 granule d'iodoforme, à réitérer deux fois, de demi-heure en demi-heure ; puis, ensuite, un toutes les deux heures, en y ajoutant, de trois en trois heures, 1 granule de digitaline, après le relèvement du pouls.

Le lendemain, 1er juin, l'état du malade était changé du tout au tout : il avait dormi et ne demandait que de pouvoir manger — et dans ce but il me pria de lui prescrire quelques morceaux de racine de rhubarbe à mâcher (ce qui lui était arrivé de faire déjà plusieurs fois utilement). J'accédai à sa demande.

Le 2 juin le mieux continue, et je prescris à prendre pendant ce jour : 6 granules de caféine, 6 d'arséniate de quinine, 4 de digitaline et autant d'arséniate de strychnine.

Le 3 juin, l'affection qui, un moment, avait paru combattue, présente des retours intermittents. Je prescris, pour ce jour et pour les deux jours suivants, une vingtaine de granules d'hydro-ferro-cyanate de quinine, par jour, en y intercalant 16 granules de sulfure de calcium, dans le but de modifier la sécrétion bronchique. Depuis lors l'amélioration s'est soutenue et l'état du malade a été plus satisfaisant qu'il n'avait été depuis longtemps, et il put reprendre sa promenade d'un pas léger, lui qui avant traînait la jambe.

Dr LEMARCHAND, à Hensy (Belgique).

Remarques. — Il était d'autant plus urgent dans ce cas d'agir, qu'il existait une affection cardiaque qui eût pu rendre les accès intermittents mortels — ainsi qu'il en existe de nombreux exemples. Que de cardiaques meurent subitement dont on eût pu allonger l'existence par un traitement dosimétrique préventif, au moyen de la strychnine, de la quinine, de la digitaline !

4e FAIT. — *Néphrite albumineuse.* — *Albuminurie avec anasarque.* — M....., quinze ans — en paraît dix ou douze — chétive, anémique, lymphatique. Alitée depuis quatre à cinq jours, mais en réalité malade depuis quatre à cinq semaines, époque où elle avait eu, en allant à son travail, un refroidissement suivi de frissons et de tremblement. Elle avait traîné depuis ce temps, se plaignant seulement de fatigue, de courbature, et ayant perdu l'appétit. Au point de vue de l'étiologie, il faut dire aussi qu'elle couchait dans un endroit humide et sombre, dont le séjour, il y a quelques années, avait déjà été funeste à une personne qui l'habitait avant elle, et qui y avait contracté un rhumatisme articulaire, compliqué de pleurésie et de péricardite.

M... était donc plus malade depuis quatre à cinq jours : elle se plaignait de mal de tête et de reins, de douleurs de ventre. Elle toussait depuis ce temps, était devenue bouffie, enflée, avec de la dysurie, des besoins fréquents d'uriner.

A ma première visite, le 31 octobre au matin, je la trouve avec de la bouffissure de la face et des paupières ; de l'œdème généralisé ; peu de fièvre (pouls, 84-88) ; température, 38° ; un peu d'oppression, des râles subcrépitants, à bulles humides aux poumons, avec sonorité obscure ; ni souffle, ni bronchophonie ; douleurs au toucher à la région des reins ; l'urine en petite quantité, trouble, non foncée, contient beaucoup d'albumine ; bruit de souffle dans les vaisseaux du cou, en rapport avec l'hydrémie.

Traitement. — Vu la grande faiblesse et la profonde anémie de la malade, sa constitution chétive, son peu de fièvre, l'état subaigu de la maladie, je renonce à toute émission sanguine ; pas de ventouses scarifiées à la région lombaire ; et, comme traitement local, ne pouvant non plus songer aux vésicatoires, vu l'affection rénale, je fais seulement pratiquer des badigeonnages de teinture d'iode à la région lombo-dorsale ; puis des fumigations de baies de genièvre avec enveloppement dans la laine. A l'intérieur : 1° Sel de Sedlitz, une cuillerée à café, chaque matin, dans un verre d'eau ; 2° granules d'arséniate de strychnine et de digitaline : 4 de chaque par jour. Queues de cerises et chiendent nitré pour tisane ; régime lacté.

Le 2 novembre au soir, elle est déjà beaucoup mieux : amendement notable des symptômes ; elle urine facilement ; moins de douleur à la région rénale ; il n'y a plus de douleur abdominale ; presque plus de toux, ni d'oppression ; de là, moins d'albumine dans les urines. — Même traitement.

Le 5 novembre, le mieux continue sensiblement et d'une façon étonnante. — Continuation du traitement.

Enfin, m'étant absenté, je ne revois la malade que sept jours après (le 12 novembre), c'est-à-dire douze jours après ma première visite. Je la trouve travaillant comme si elle n'avait pas été malade : plus de toux, plus de douleurs rénales, ni pour la miction ; l'urine est claire, limpide, et paraît normale ; elle ne contient presque plus d'albumine. — La malade mange comme si de rien n'était. Je prescris : arséniate de fer, 4 à 6 granules par jour ; 2 à 3 de strychnine encore quelque temps. Préparations de quinquina.

Désirant, malgré cela, l'observer encore, j'avais dit aux parents de m'envoyer de son urine, ce qui ne fut pas fait.

Quelques jours plus tard, j'allai voir la malade et gourmandai les parents. On me dit qu'elle était partie chez son oncle, à quelques lieues de là, le lendemain même de ma visite, et qu'elle continuait à s'y porter de mieux en mieux et à *manger comme un ogre.* Je n'ai donc pu examiner de nouveau l'urine et voir si elle contenait encore de l'albumine ; mais tout faisait espérer que non, et que probablement nous n'avions pas eu affaire à une affection brightique confirmée, à une dégénérescence graisseuse du rein, mais seulement à un premier degré de la néphrite albumineuse, où il n'y a encore que congestion de la substance corticale : albuminurie *a frigore*, albuminurie dont la genèse est des plus complexes — dit Jaccoud — et dans laquelle, à côté de la modification du sang, résultant de la suspension de l'hématose et de la sécrétion cutanée, à côté de la congestion et des lésions du rein, à cause de la fonction compensatrice anormale imposée à l'organe rénal, il est un troisième élément pathogénique qui intervient dans la production du phénomène. Il faut tenir compte, en effet, de l'action réflexe produite sur le système nerveux vaso-moteur viscéral par l'excitation du système nerveux périphérique ; cette perturbation a pour effet immédiat un changement dans le calibre et dans la contractilité des petits vaisseaux, c'est-à-dire dans les conditions mécaniques de la circulation viscérale... Si les résultats contradictoires obtenus par les physiologistes qui ont expérimenté sur les nerfs rénaux ne permettent pas d'accorder au trouble du système vaso-moteur l'influence prépondérante et exclusive que Goodfellow lui a assigné le premier, il n'en est pas moins vrai que c'est là une condition qui ne peut être négligée. Il importe d'autant plus de la prendre en considération que c'est un trouble du même genre qui amène l'anasarque, si souvent observée en pareille circonstance. C'est, en effet, la dilatation paralytique des vaisseaux cutanés, par épuisement de contraction, qui détermine la transsudation de quelques-uns des éléments du sérum dans le tissu cellulaire. Déjà Freerichs avait signalé le fait. N'est-ce pas justement ce qui expliquerait la si prompte guérison de notre petite malade, par la strychnine, jointe à la digitaline et aux autres moyens employés pour rétablir l'équilibre dans les fonctions rénale et cutanée ? Ne fallait-il pas, chez elle, tout d'abord et toujours d'après les lois de la dosimétrie, relever la vitalité et, du même coup, lever cette paralysie des vaisseaux cutanés, faire cesser ce trouble du système nerveux vaso-moteur, trouble fonctionnel qui précède l'altération de l'organe, comme dans toutes les affections aiguës au début — phlegmasies ou pyrexies — où il faut, sous peine des plus désastreuses conséquences, chercher à viser, avant tout, le trouble de la fonction préalablement à la lésion de l'organe ?

A moins de vouloir faire progresser l'anatomie pathologique et non la thérapeutique, « ce but qui élève et ennoblit notre art et sans lequel le médecin n'est plus qu'un inutile naturaliste, passant sa vie à reconnaître, à classer, à dessiner les maladies de l'homme » — comme l'a dit si justement Amédée Latour ; et, selon la parole de Claude Bernard, si on veut faire de la thérapeutique *réelle*, ne faut-il pas agir vitalement ?

A côté de ce cas, j'en ai un autre analogue, mais à forme plus aiguë, qui est venu justement, — comme pour lui faire le triste pendant, quelques jours après — cas pour lequel, malheureusement, j'ai été appelé trop tard en consultation. Il s'agissait d'une petite fille de cinq ans. Il y avait plus de dix jours qu'elle était malade d'une néphrite albumineuse aiguë, avec anasarque et complication de pleurésie, où rien, pour ainsi dire, n'avait été fait depuis le début : des cataplasmes, des lavements, des frictions, des tisanes écœurantes, etc.

J'eus beau appliquer des ventouses à la région dorso-lombaire et faire le traitement dosimétrique interne approprié, il était trop tard : l'œdème gagna le cerveau ; il y eut des accidents urémiques, et l'enfant mourut au milieu de l'éclampsie « albuminurique ». Il ne s'agissait plus seulement de ramener l'ordre dans le trouble des fonctions, ni de juguler le commencement d'une inflammation : celle-ci avait fait élection de domicile avec toutes ses conséquences. Tout traitement devait être impuissant.

D^r X.

Remarques. — Il serait superflu d'ajouter quelque chose à ce morceau magistral, qui restera comme un opprobre éternel de l'allopathie. Oui, elle est bien coupable, l'École qui sacrifie de gaieté de cœur tant de victimes sur l'autel de la vanité. « Périsse l'humanité plutôt que le principe ! » Aussi nous ne cesserons de répéter — d'après Caton l'Ancien — *Et nunc delenda est Carthago !* — Le vieux sénateur avait compris qu'entre Rome et Carthage il n'y avait pas de place. Il en est de même entre l'allopathie et la dosimétrie.

Choléra indien et choléra nostras

1ᵉʳ FAIT. — *Choléra indien.* — Plusieurs cas de choléra nous avaient été signalés à Constantine : une tribu arabe des environs avait eu plusieurs morts le même jour, et nous étions invités à prendre le même jour toutes les précautions hygiéniques nécessaires, au cas où la maladie viendrait jusqu'à Guelma. Sur ces entrefaites, je fus appelé, vers les trois heures et demie du soir, pour un homme d'une trentaine d'années, qui avait de fortes coliques. J'ai trouvé le malade couché, avec un pouls misérable, froid général, voix éteinte, les yeux excavés, et se plaignant de coliques atroces et de crampes dans les mollets. Il me raconte que, depuis trois à quatre jours, il a eu un dérangement de corps auquel il n'a pas ajouté grande importance ; mais que, depuis le matin, il a eu au moins trente selles. Les coliques et les crampes ont débuté vers trois heures, et en même temps, ne pouvant se tenir debout, il a été obligé de se coucher. J'hésitai encore à porter un diagnostic, n'ayant pu voir les selles et n'ayant pour symptômes que le refroidissement de marbre, très sensible à la main, les coliques, les crampes, la voix éteinte et les yeux excavés. J'ai fait couvrir le malade et lui ai fait prendre du tilleul chaud, pensant avoir affaire à un refroidissement du bas-ventre.

Dès que le malade a commencé à prendre du tilleul, il s'est déclaré des vomissements et le corps se refroidissait de plus en plus. Il était environ quatre heures et demie ; en présence d'un état aussi grave, j'ai aussitôt ordonné de faire des frictions sur tout le corps, recouvert d'une couverture de laine, et j'ai administré 1 granule arséniate de strychnine et 1 granule arséniate de quinine tous les quarts d'heure. A six heures et demie, le malade avait pris 6 granules de chaque ; le corps s'était réchauffé, et le malade me disait qu'à mesure que la chaleur revenait, il avait senti ses coliques diminuer. J'ai alors cessé l'arséniate de strychnine et fait continuer toute la nuit avec l'arséniate de quinine.

A neuf heures et demie du matin, j'ai revu le malade ; la réaction s'était maintenue et ne s'est pas démentie.

Le lendemain, le malade se sentait assez bien ; je lui prescrivis une limonade au citrate de magnésie (50 grammes) pour laver complètement le corps à l'intérieur, au cas où quelques ferments morbides auraient encore existé dans l'intestin. Le soir, le malade se promenait.

Ai-je réellement eu affaire à un choléra? Les symptômes me le font croire. Si j'avais pu voir les selles, je serais plus affirmatif. C'est le seul symptôme que je n'ai pas constaté. Quant à l'étiologie, je n'ose rien affirmer. Ce malade est négociant. Le jour où il a été si brusquement assailli, il avait travaillé toute la matinée avec un de ses commis, lequel arrivait le matin même de Constantine, et avait fait environ 50 kilomètres, enfermé dans une diligence en compagnie de six à huit Arabes, venant également de Constantine. Parmi les Arabes y en avait-il qui appartenaient à la tribu si cruellement éprouvée (28 morts en un jour)? C'est ce que je n'ai pu constater malheureusement.

Dʳ LABROUSSE, à Guelma (Algérie).

Remarques. — Malgré le doute qui a pu exister sur la provenance du choléra, tous les symptômes l'indiquaient; et le traitement est venu le confirmer d'après l'axiome : *Naturam morborum probant curationes.* Le docteur Labrousse a donc eu raison d'avoir eu recours à la strychnine et à la quinine. C'est parce qu'on a abusé de médicaments incendiaires qu'on a perdu presque autant de malades qu'il y en a eu d'attaqués.

2ᵉ FAIT. — *Choléra nostras.* — Appelé, le 14 juillet 1882, auprès de M. Vincent, relieur à Angers, j'ai trouvé ce malade en proie à une grande anxiété. Il accusait de vives souffrances occasionnées par des crampes des membres inférieurs, qui étaient continuelles. Les selles et les vomissements étaient fréquents et les matières vomies, liquides, incolores et presque inodores ; langue froide ; yeux un peu excavés, exprimant la terreur ; voix peu modifiée ; corps froid, et cependant le malade accuse une chaleur interne assez forte.

Diagnostic : choléra nostras.

Cette affection est pour moi une fièvre pernicieuse au suprême degré. J'ai fait disparaître les crampes si douloureuses par le liniment suivant :

Teinture de noix vomique	8 grammes.
Éther sulfurique	16 grammes.

J'ai prescrit : arséniate de quinine, 1 granule tous les quarts d'heure ; 1 granule hyosciamine toutes les heures.

Le malade a pris, dans les douze heures de la journée, 48 granules arséniate de strychnine. Quant à l'hyosciamine, j'ai jugé à propos de la suspendre, un de mes confrères ayant ordonné une potion laudanisée, pour ne pas dire qu'il était venu inutilement. Le soir, mon malade était très bien : la réaction avait été bénigne ; les sueurs n'avaient pas été profuses. Tout danger pour moi est dans l'algidité qui constitue l'état pernicieux de cette fièvre larvée. Cependant je dois faire un aveu : c'est mon manque de foi dans la dosimétrie dans les fièvres pernicieuses ; aussi ai-je prescrit 2 grammes de sulfate de quinine, par cachet de 40 centigrammes, trois fois par jour. Le malade n'en a pris que pendant deux jours. La fièvre s'est bornée à un seul accès ; aussi je crois fermement que le succès est dû à l'arséniate de quinine pris en granules. Le malade n'a pas eu de convalescence et a pu reprendre son travail dès le quatrième jour.

Dr GOUAMIER.

Remarques. — Les idées du docteur Gouamier sur la nature du choléra nostras, qu'il considère comme une fièvre pernicieuse, sont fort justes. Que ce soient les granules d'arséniate de strychnine ou le sulfate de quinine qui aient rompu la fièvre, peu importe. Le résultat désiré a été acquis.

Fièvre diabétique palustre

Un fermier de nos polders souffrait d'une fièvre palustre rebelle, présentant tous les caractères de la diathèse diabétique. Ses urines étaient comme un caramel foncé, avec un goût douceâtre très prononcé. La soif était continue et la bouche et la langue sèches, avec un aspect nacré. Les doses massives de sulfate de quinine qu'on lui avait fait prendre ne faisaient qu'augmenter l'irritation gastro-intestinale. La fièvre revenait à heures fixes, de sorte qu'il y avait chez ce malade une diathèse diabétique entée sur la diathèse palustre. Je soumis le malade à un traitement par l'arséniate de soude, une dizaine de granules la journée, chaque fois 3 à 4, et le soir, au coucher, des granules d'arséniate de strychnine, d'aconitine, de digitaline ; régime tonique ; enveloppement de tout le corps dans la flanelle. Grâce à ce traitement, le diabète a disparu avec la fièvre.

D^r VAN INWEGHE,
à Evergem (Belgique).

Remarques. — On sait l'influence que l'impaludisme exerce sur la glycosurie. Cette dernière affection est très fréquente dans les polders de l'Escaut, et entraîne la consomption, si on s'obstine à y opposer la quinine à hautes doses — comme c'est généralement l'habitude dans ce pays, où les habitants ne se donnent pas même la peine de consulter le médecin, ayant chez eux de la quinine, dont ils prennent sans compter. Aussi la plupart des malades ont des engorgements du foie et de la rate.

Le docteur Van Inweghe a donc bien fait de suivre les règles de la dosimétrie, surtout en n'insistant pas sur l'emploi de la quinine, dont le malade avait été saturé. L'arséniate de soude a eu ici pour effet de désobstruer le ventre, en même temps que la strychnine (arséniate) a relevé l'état vital général, que l'aconitine a combattu la fièvre et que la digitaline a dégagé les reins.

C'est ainsi que la dosimétrie est une méthode et non un système, comme l'a fort bien dit feu le docteur Marchal (de Calvi).

Fièvre traumatique avec tétanos

1er FAIT. — L. D..., cardeur, vingt-neuf ans, eut, le 3 juin, la face dorsale du bras droit, de la main et des doigts lacérée par une carde, qui intéressa la peau, les muscles et leurs tendons à la partie inférieure de l'avant-bras et au poignet, détruisit les tendons extenseurs et ouvrit l'articulation de la première et de la deuxième phalange des troisième et quatrième doigts. — Deux ligatures furent posées et le pansement fait avec de la charpie imbibée d'un mélange, par quart, de perchlorure de fer, d'alcool camphré, eau phéniquée au 1/500ᵉ et eau pure, le tout recouvert d'une épaisse couche d'ouate. — Trois jours après, à la suite d'une nuit très agitée, le blessé accuse des douleurs vives le long du bras, sans que l'état de la plaie puisse en rendre compte : raideur de la mâchoire et des muscles du cou ; pouls à 126, température 40° 2/10ᵉˢ. — Je prescris le chloral à la dose de 6 grammes, associé à 5 centigrammes de chlorhydrate de morphine. Le lendemain, le tétanos augmente; les mâchoires ne peuvent plus s'entr'ouvrir ; la tête est fortement renversée en arrière. — Convulsions toniques fréquentes (comme des décharges électriques); pouls à 128, température 39° 4/10ᵉˢ; plaie rouge sur les bords qui sont légèrement tuméfiés. — Je fais supprimer la médication précédente et administrer l'aconitine Merck: 2 granules par demi-heure, dissous dans de l'eau légèrement acidulée. — Six heures après, le malade avait pris 18 granules, c'est-à-dire 9 milligrammes d'aconitine amorphe.— Pouls tremblotant à 84, température 38° 8/10ᵉˢ. — Cessation du délire et des secousses convulsives; le trismus persiste ainsi que la raideur du cou ; vertiges ; lipothymie ; démangeaisons vives de la peau, principalement au niveau des plaies de la face. — Je fais encore donner 6 granules d'aconitine.

8 juin. — Reprise du délire pendant la nuit, mais moins intense que la veille ; quelques secousses. A la visite du matin, le tétanos n'a pas progressé ; il y a une légère détente dans les muscles de la nuque — 12 granules d'aconitine. — Le soir, pouls à 63, température 38 2/10ᵉˢ.

9 Juin. — Nuit meilleure, sans délire ni secousse; cou moins raide, bien que la tête ne puisse encore tourner librement; mâchoires moins serrées et permettant un écartement de 5 millimètres environ. — Le soir, pouls 64, température 37° 8/10ᵉˢ.

Nuit bonne ; pouls 58, température 37° 6/10ᵉˢ. — Le cou est relâché, l'écartement des mâchoires est de 2 centimètres.

Ce jour et les jours suivants, je fais diminuer le nombre des granules d'aconitine.

14 juin. — Cessation complète du médicament, sans retour d'accidents tétaniques. — La plaie bourgeonne régulièrement et la cicatrisation est complète dès la sixième semaine.

Dʳ Paquet (Lille. Nord).

Remarques. — On voit dans cette observation l'action manifeste de l'aconitine. C'est en tenant le pouls et la chaleur à la moyenne physiologique que la fièvre et le tétanos ont pu être vaincus.

2° Fait. — *Phlegmon profond de l'avant-bras, avec commencement d'infection purulente.* — Un ouvrier mécanicien s'est blessé à l'index de la main droite et entre à l'hôpital de Gand, l'inflammation ayant déjà envahi tout l'avant-bras, sous forme de phlegmon diffus, profond. — Le foyer est ouvert et il en sort un pus abondant, mal lié, de mauvaise nature. — Le blessé donne des marques d'une prostration profonde. Ses traits sont altérés. — Céphalalgie; inappétence ; langue chargée d'un enduit jaunâtre; pouls faible, très accéléré. Enfin, huit jours après son entrée, il eut un frisson intense, suivi de plusieurs autres moins forts, dans la même soirée, dénotant un commencement d'infection purulente. On arrêta cet empoisonnement par le traitement suivant : arséniate de soude, jusqu'à 20 granules par jour, à prendre 2 à la fois, avec une cuillerée de quinquina. Quelques frissons se présentèrent encore, mais diminuèrent considérablement d'intensité, et après huit jours toute trace d'infection purulente avait disparu. — Un régime analeptique releva les forces du blessé et lui permit de reprendre son travail au bout de trois semaines.

J. Stronk,
Élève interne du service du Dʳ Burggraeve.

Remarques. — On voit ici la fièvre pyémique arrêtée dès son début ; mais il n'en est pas toujours ainsi, puisqu'elle se complique, le plus souvent, d'inflammations internes de nature adynamique, nécessitant l'emploi de la quinine, de la strychnine et des alcaloïdes deffervescents. Ce n'est qu'en saturant l'économie de ces préparations qu'on peut espérer de sauver les blessés. En 1870, lors de la guerre franco-allemande, nous avons vu de nombreux exemples de ces infections ; malheureusement les médicaments dosimétriques faisaient défaut dans les ambulances, et on perdit à peu près tous les blessés et amputés.

FIÈVRE PUERPÉRALE

Les idées émises dans ce chapitre sont entièrement neuves : nous voulons parler de *l'entraînement puerpéral* et des maladies puerpérales proprement dites ou anémiques ; c'est-à-dire le contraire de ce qui était généralement admis : que la grossesse constitue une double vie.

C'était sur cette fausse appréciation qu'étaient basés, en général, les traitements puerpéraux, c'est-à-dire par les saignées.

Par contre, on était tombé dans un excès contraire avec les anesthésiques et les agents *extincteurs* du sang en général : éther, chloroforme et les composés hydrocarbonés artificiels.

Nous appelons particulièrement l'attention de nos lecteurs sur deux Mémoires : *Causes du passage de l'albumine dans les urines:* et *Considérations nouvelles sur les causes de l'albuminurie et de l'éclampsie des femmes enceintes ; nouvelle interprétation des accès et suites de l'éclampsie dans le traitement des maladies nerveuses en général*, par le docteur Édouard Robin.

Ces deux Mémoires, lus à l'Académie des sciences en 1851 et en 1853, sont encore d'actualité, aujourd'hui que l'École erre dans les limbes de l'organicisme.

En comparant ces idées à celles de la doctrine dosimétrique, on verra qu'un grand pas a été fait, et que si l'École s'est endormie, ce n'est pas au moins comme dans le conte, cher aux petits et aux grands enfants : *La Belle au bois dormant*, où nul « Prince Charmant » n'a pu pénétrer pour la contempler (l'École), dans ce doux sommeil de l'innocence.

I

DE L'ENTRAINEMENT PUERPÉRAL

Quoique l'accouchement soit un travail naturel, physiologique, il convient, dans les conditions que la vie civilisée lui a faites, d'y préparer la femme.

C'est là un point sur lequel on n'a pas assez insisté, et qui est souvent cause des obstacles que l'accoucheur rencontre, et des dangers que court la femme en donnant le jour à son enfant.

Le *Répertoire universel de médecine dosimétrique* a soulevé cette grave question dans des articles éparpillés dans les quinze premières années de sa publication. Ce sont ces articles dont nous nous sommes servi pour le présent chapitre.

On doit considérer l'entraînement puerpéral dans la première partie de la grossesse, dans la deuxième partie et après les couches.

Toute erreur sur la nature des affections puerpérales peut avoir des conséquences graves qu'il faut chercher à prévenir. Dans la première moitié de la grossesse, ces affections sont généralement congestives. Chez beaucoup de femmes, il s'établit une pléthore, sinon *ad vires*, du moins *ad spatium*, qui peut donner lieu à l'avortement. De petites saignées sont donc quelquefois nécessaires dans ces cas.

Il faut également que la femme enceinte se soumette à un régime rafraîchissant, et prenne tous les matins le Sedlitz Chanteaud.

C'est là une question *sine quâ non* pour prévenir l'échauffement du sang.

Les vomissements survenant pendant cette période de la grossesse seront facilement calmés par deux ou trois granules de quassine, au moment des repas.

La femme enceinte doit prendre l'air chaque jour (à moins d'intempérie du temps) et se livrer à un exercice modéré. Elle fera usage d'un ou deux bains hygiéniques par semaine.

Dans la seconde partie de la grossesse — à moins d'un tempérament sanguin très prononcé — la femme enceinte tend à devenir chloro-anémique. Le nombre des globules rouges de son sang diminue, sans que celui des globules blancs augmente proportionnellement.

Nous devons rappeler ici quelques expériences d'hématologie.

Influence de la grossesse sur la constitution du sang

Afin de déterminer la nature des affections puerpérales, il est nécessaire d'examiner quels sont les changements que la grossesse apporte dans la constitution du sang.

D'après les analyses d'Andral et Gavarret, on sait que, dans la pléthore, la fibrine du sang n'augmente pas. Le chiffre des globules rouges, au contraire, s'élève dans une proportion notable ; souvent de 127 à 140 et 150.

Dans l'anémie, la proportion des globules rouges diminue considérablement ; les autres éléments du sang se maintiennent à peu près au même niveau ; la saignée donne une couenne plus ou moins épaisse. C'est ce qui a trompé ceux qui ont vu dans cette couenne un signe d'inflammation.

Ces données une fois acquises, on comprend qu'elles ont dû changer de fond en comble le traitement des maladies puerpérales, dans lesquelles on s'entendait généralement à voir une pléthore, et qu'on traitait comme telles. C'est aux travaux des hématologues de nos jours qu'on doit d'être revenu de cette idée erronée.

En général, le sang n'est pas modifié dès le début de la grossesse — à moins de circonstances propres au régime, c'est-à-dire de bien-être ou de misère de la femme enceinte. Chez le plus grand nombre, c'est seulement dans les derniers mois de la grossesse que des modifications importantes ont lieu dans le sang.

Ce sont — comme nous venons de le dire — 1° diminution considérable des globules rouges ; 2° diminution de l'albumine, de plus en plus grande à mesure que la grossesse approche de son terme ; 3° augmentation de la fibrine et de la matière phosphorée ; 4° augmentation de l'eau du sang.

Il y a loin de ces faits d'analyse directe aux vues *a priori* qui ont pu faire dire à un homme aussi sagace que le vénérable Hufeland : « Toute femme enceinte doit être considérée comme ayant une double vie produisant plus de **sang** qu'à l'ordinaire, privée qu'elle est — en même temps — d'une hémorrhagie qui lui était habituelle, et, par conséquent, étant plus disposée à la sthénie qu'à la faiblesse. » Cela peut être dans les constitutions riches et avec un régime abondant ; mais cette exception ne détruit pas la règle.

Dans les derniers mois de la grossesse, il y a des femmes qui éprouvent des vertiges, des douleurs de tête, des bourdonnements d'oreilles, de la lourdeur dans les membres, etc. Faut-il pour cela les saigner? On le croyait autrefois ; et nous avons connu le temps où certains accoucheurs saignaient leurs clientes tous les mois. Il est vrai que c'étaient ceux-là qui rencontraient le plus d'accidents puerpéraux.

Non que la saignée ne soit quelquefois utile et même nécessaire : par exemple quand il y a embarras dans le cours du sang et menace de congestion vers quelqu'organe important : la tête, le cœur, les poumons, etc. On fait alors une petite saignée exploratrice « pour donner de l'air au tonneau ».

Dans la généralité des cas, il faut donc à la femme enceinte un régime substantiel, riche en principes albuminoïdes. En effet, la diminution de l'albumine dans son sang la prédispose aux hydropisies : « Il y a, dit Andral, une sorte d'altération de composition du sang qui entraîne nécessairement à sa suite l'hydropisie; et cette altération c'est la diminution de l'albumine. Dès lors, toutes les fois que le médecin verra survenir des phénomènes d'hydropisie qu'il ne pourra rattacher à aucune lésion des solides, c'est une altération du sang dans ce sens qu'il faudra en accuser. »

Il y a cependant une exception à faire pour les maladies aiguës : ainsi l'hydrothorax est le propre de la pleuropneumonie abandonnée à son cours. Il en est de même de l'hydropéricarde dans la cardite; de l'hydrocéphalie dans la méningite cérébrale, etc. Mais alors les collections séreuses présentent des produits inflammatoires qu'on n'observe point dans les affections chroniques. Et même, pour les affections aiguës, on ne les remarque point dans les pyrexies, ce qui permet de les distinguer des inflammations.

Il faut, en outre, à la femme enceinte un régime salin, le sel maintenant les principes albuminoïdes en suspension et empêchant ainsi l'analbuminose.

Nous revenons maintenant à l'entraînement puerpéral. Nous laisserons ici la parole, ou plutôt la plume, à un accoucheur distingué de Paris, M. le docteur Hamon du Fresnay, qui, un des premiers, s'est rallié à la dosimétrie

— comme l'ont fait tous les praticiens qui ont jugé cette méthode sans parti-pris.

De l'entraînement puerpéral avant, pendant et après l'accouchement

La dosimétrie, a dit l'honorable membre, à la séance du 3 février 1881 de l'Institut dosimétrique, me rend journellement d'importants services, dans ma pratique obstétricale. C'est donc avec le désir d'être utile à mes confrères que je prends le parti d'attirer leur attention sur une importante question, fort peu étudiée jusqu'à ce jour.

La méthode dosimétrique fournit à l'homme de l'art de précieuses ressources dans trois conditions différentes. On peut faire, en effet, appel à cette méthode :

1° Durant le cours de la gestation ;

2° Pendant la durée du travail de la parturition ;

3° A la suite de l'accouchement.

Je ne dirai rien du traitement des affections pouvant survenir pendant la durée de la grossesse et pour la guérison desquelles la médication du professeur Burggraeve peut être utilisée avec de grands avantages ; ces considérations m'entraîneraient bien au delà des limites d'une simple note. Je me bornerai à dire quelques mots de ce qu'on pourrait appeler la *médication préventive*, ayant pour objet de bien préparer l'organisme à l'importante fonction sur le point de s'accomplir.

Je serai moins bref sur le traitement applicable aux troubles physiologiques de la parturition; je m'occuperai plus spécialement des suites des couches, car c'est dans ces conditions — trop négligées par les accoucheurs — que la nouvelle méthode me semble apte à rendre les plus éminents services.

1° *Avant l'accouchement.* — L'entraînement puerpéral a pour objet de mettre la femme enceinte dans les conditions les plus favorables à l'acte de la parturition.

Lorsque je suis appelé dans la dernière phase de la grossesse, en dehors des conditions hygiéniques conseillées par tous les accoucheurs, je ne manque jamais de recourir aux moyens suivants.

Usage journalier du Sedlitz granulé, pour tenir le corps libre et faciliter l'absorption de quelques agents thérapeutiques dont l'utilité ne saurait être méconnue : je citerai notamment le sulfate de strychnine, médicament névrosthénique par excellence; l'arséniate de fer, également un modificateur puissant, allant très bien à l'adresse de l'hypoglobulie du sang, caractéristique de la gestation, etc. En dehors de ces moyens généraux, il faut avoir soin — bien entendu — de remplir les indications en rapport avec l'état particulier de la femme.

2° *Complications venant entraver l'acte de la parturition.* — Des complications ou accidents plus ou moins graves peuvent entraver le travail de l'accouchement; il faut savoir leur opposer un traitement approprié, emprunté aux modes thérapeutiquement reconnues les plus efficaces. Ce n'est pas ici le lieu de les déduire, ni même de les énumérer ; je signalerai seulement les bons effets que j'ai souvent retirés du bromure de camphre et de l'hyosciamine pour combattre l'éréthisme nerveux et notamment la contraction spasmodique du col utérin, apportant un sérieux obstacle à sa dilatation.

3° *Soins consécutifs à l'accouchement.* — Diverses mesures très importantes sont de nature à assurer l'heureuse solution d'un accouchement. En premier lieu l'accoucheur doit faire en sorte de ne pas laisser trop longtemps la femme s'épuiser en stériles douleurs. En un mot, lorsque le fruit est mûr, il ne faut pas tarder à le cueillir. Moins vous prolongez la souffrance, plus tôt arrive le rétablissement.

Le travail terminé, le rôle thérapeutique commence : il y a préventivement à lutter contre les conséquences inévitables du traumatisme puerpéral et de la résorption des produits déversés par les plaies utérines et vulvaires.

Voilà des indications fort importantes et dont de nos jours on ne prend pas assez souci. En premier lieu, il faut avoir soin de maintenir, pendant quelques jours, l'utérus en état de contraction, à l'effet de restreindre le champ ouvert à la résorption des produits putrides par les orifices béants de la surface utérine.

Dans ce but, je fais faire un large emploi de la teinture obstétricale. Si l'utérus frappé d'atonie a besoin d'un stimulant plus prompt et plus énergique, j'ai recours aux injections sous-cutanées d'ergotine. Ai-je besoin de le rappeler ici ? la médication dosimétrique n'a rien d'exclusif : il est de bonne pratique d'y associer tous les éléments d'action d'une utilité bien reconnue.

C'est encore en vue d'éviter la résorption des produits utéro-vaginaux, qui se putréfient si aisément à la température intérieure du corps, que j'ai recours à des injections aromatiques et antiseptiques. Voici la formule de la solution obstétricale à laquelle j'ai ordinairement recours.

> Acide salicylique. . . . . 0,2 grammes.
> Sulfate de zinc. 0,2   »
> Eau de Cologne. 50   »
> Eau distillée. 200   »

Trois ou quatre injections à faible jet, par jour.

Il faut avoir soin — bien entendu l'hiver — d'empêcher les refroidissements, en opérant notamment sous les couvertures.

Une indication très importante est de prévenir le traumatisme puerpéral et la résorption purulente, double condition pathogénique de la fièvre des nouvelles accouchées. C'est ici que la méthode dosimétrique rend les plus signalés services. Le jour même de l'accouchement — ou le lendemain — je ne manque jamais d'instituer le traitement suivant.

Toutes les heures, j'administre 1 granule d'aconitine et 1 de vératrine, et, s'il y a lieu, je fais redoubler la dose. Je fais prendre en outre, à l'accouchée, par jour : 8 granules de sulfate de strychnine, autant d'hydro-ferro-cyanate de quinine et 3 granules de digitaline.

Ces médicaments, dont les doses doivent être augmentées ou diminuées, selon les indications, sont continués jusqu'à la chute absolue de tout mouvement fébrile. L'administration du Sedlitz Chanteaud doit être également continuée, dans le double but de tenir le ventre libre et de faciliter l'absorption des médicaments prescrits. J'ajouterai que ce sel constitue, pour moi, le meilleur antilaiteux.

Telles sont les bases de la thérapeutique que j'ai adoptée dans ma pratique obstétricale : j'en obtiens des effets tellement satisfaisants que, même dans les cas les plus sérieux de dystocie, mes accouchées se rétablissent sans fièvre. Dans de telles conditions, il est rare de voir la colonne thermogène s'élever au-dessus de 38° c.

II

DE LA FIÈVRE PUERPÉRALE

Quoique nous ayons déjà traité de cette fièvre dans le chapitre des fièvres en général, nous y revenons ici pour les détails qui ont dû être laissés de côté.

Deux camps se trouvent ici en présence : celui des *essentialistes* et celui des *organiciens ;* les premiers voyant dans la fièvre puerpérale un trouble vital, les seconds une lésion de texture. Mais il faut remonter plus haut, c'est-à-dire à la cause première.

Or, cette cause, c'est un poison animal autochtone : la *lochine*. Qu'il y ait altération du sang, personne ne le conteste. Que s'il ne s'agissait que d'une inflammation simple, soit de l'utérus, soit du péritoine, soit des deux à la fois, quelle que soit l'étendue du champ de cette phlogose, l'art en aurait raison.

Mais il s'agit d'un empoisonnement, le plus terrible de tous, puisqu'il atteint la vie dans sa source : le sang et le système nerveux. Voilà pourquoi la fièvre puerpérale, quand elle sévit épidémiquement, fait tant de victimes.

Le traitement doit donc avoir pour but : 1° de détruire le poison ou ferment ; 2° de neutraliser son action déjà produite ; 3° de relever et de soutenir les forces vitales de la malade ; 4° de prévenir les désordres anatomo-pathologiques.

La première indication doit être remplie, à la fois *extra* et *intus*. *Extra*, par les antiputrides, ou, si l'on veut, les microbicides.

Nous rappellerons ici la formule du docteur Louis Hébert — de son vivant pharmacien en chef de l'Hôtel-Dieu de Paris :

<pre>
Hydrate de chloral. . . . .   10 parties.
Sous-nitrate de borax   5   »
Eau commune   500   »
</pre>

Cette injection, en même temps que désinfectante, est anesthésiante, à cause du chloroforme à l'état naissant. Une cuillerée à potage dans l'appareil Éguisier, avec de l'eau tiède, pour un lavage vagino-utérin. On peut rendre l'irrigation continue , en ayant soin de garantir les parties sexuelles du froid et de l'humidité.

Ce mélange injecté dans les veines, avec toutes les précautions voulues, aurait pour effet d'arrêter la putridité et de calmer la fièvre ataxoadynamique (Voir *Maladies des femmes*).

La deuxième indication — si la première n'a pas eu le résultat désiré ou n'a pas été convenablement remplie — consiste dans l'emploi de la quinine, sous forme de salicylate. On en donnera 3 granules toutes les demi-heures, jusqu'à ce que le pouls et la chaleur morbide soient tombés — la quinine ayant particulièrement pour effet de détruire les miasmes — comme dans les fièvres palustres.

La troisième indication sera remplie par la strychnine (arséniate, sulfate, hypophosphite, etc.), à laquelle on adjoindra l'aconitine, la vératrine, la digitaline, pour peu que le thermomètre indique 38°, 39°, 40° c.

L'action de la strychnine est double : sur le système nerveux et sur le système musculaire. On en administrera 1 granule tous les quarts d'heure, tant que la femme se trouve dans un état de prostration.

Les poisons animaux portent leur action sur le système cérébro-spinal, notamment sur le mésocéphale (à preuve le virus rabique), dont la fonction, ainsi que celle des nerfs qui en partent, est alors paralysée. Les pneumogastriques n'agissant plus comme modérateurs du cœur, celui-ci précipite ses mouvements comme une montre affolée. Il faut donc y mettre un frein : et ce frein c'est la strychnine.

L'action sur le système musculaire locomoteur n'est pas moins marquée. Nous avons pu constater sur nous-même l'effet de la strychnine sur le mésocéphale et ses nerfs. Si on ne dépasse pas l'effet physiologique, les muscles sont dans un état de contraction permanente, au-delà de laquelle le tétanisme ne tarderait pas à se produire si on augmentait la dose. C'est ce qui nous est arrivé maintes fois (Voir *Pharmacie et Pharmacodynamie*).

Dans l'état pathologique cet accident est moins à craindre, la résistance au remède étant plus grande. Mais encore faut-il procéder graduellement, dosimétriquement, au lieu de donner, d'une fois, de fortes doses.

Le sulfate de strychnine est, à la fois, fouet et frein. Les pneumogastriques ayant repris leur action modératrice sur le cœur, celui-ci ne se laisse pas entraîner par le grand sympathique et les contractions deviennent plus fortes et plus régulières. C'est toujours un grave danger que d'affaiblir ce centre d'impulsion.

La fièvre — quelle qu'elle soit — est une dépense de forces vitales, comme après tout exercice violent. Cela étant, il faut exciter la vitalité par la strychnine et non la déprimer, comme on le fait généralement en allopathie.

Vienne la réaction : celle-ci sera d'autant plus grande que le sujet aura été plus affaibli. Il faudra du temps pour effacer les malheureuses idées que le Brownisme et le Broussaïsme ont introduites dans la pratique officielle (Voir *Fièvres*).

La quatrième indication s'applique aux désordres anatomo-pathologiques. Ces désordres sont ici, particulièrement, les embolies, résultant de la formation de fibrine au fort de l'effervescence. De là, l'indication formelle de l'administration des alcaloïdes deffervescents, ainsi que nous l'avons dit plus haut.

Nous terminons avec la fièvre puerpérale, par une lettre d'un des princes de la science obstétricale. C'est à un de ses amis qu'il écrit.

LETTRE SUR LE TRAITEMENT DE LA FIÈVRE PUERPÉRALE

Vous me demandez mon avis sur le traitement de la fièvre puerpérale : c'est me mettre dans un grand embarras. Je devrais vous demander, à mon tour : Qu'entendez-vous d'abord par fièvre puerpérale ? Y a-t-il une fièvre puerpérale ? La question vous paraîtra peut-être singulière ; mais si vous voulez lire le compte rendu de la discussion académique — déjà ancienne — sur ce retour à l'ontologie (comme aurait dit Broussais), vous verriez, d'un côté, quelques rares médecins admettant encore une fièvre puerpérale, et tous les autres (et particulièrement les plus éminents) repoussant l'idée de l'existence d'une pareille maladie.

Ces derniers reconnaissent — il est vrai — une péritonite, une métro-péritonite, partielles ou généralisées ; franches ou septiques ; une phlébite, une lymphangite ; une infection putride ; une infection purulente puerpérale, etc. Mais pour eux, la fièvre puerpérale — telle que l'entendent encore les derniers survivants de l'École de la maternité — cette fièvre-là s'en est allée depuis longtemps enrichir la collection des fièvres essentielles, au cabinet des antiques.

Or, vous avouerez, mon cher ami, qu'il doit être difficile de tracer — fût-ce par un à peu près (car, pour moi, le malade prime toujours la maladie) — il est difficile, dis-je, de tracer le traitement d'une affection dont l'existence est aujourd'hui complètement niée comme entité pathologique.

Au fond — vous le savez comme moi — les partisans et les adversaires d'une fièvre *puerpérale* sont, sur ce terrain pratique, moins éloignés de s'entendre que leurs dissidences théoriques le laisseraient supposer. Tous connaissent, en effet, l'inutilité presque absolue de leurs médicaments contre ce qu'ils appellent diversement la fièvre, le typhus, l'intoxication, la septicémie, l'infection *puerpérale*, etc. S'ils sont divisés sur la pathogénie, ils sont réunis sur la mortalité. Comment pourraient-ils ne pas l'être ? Les chiffres de nos hôpitaux sont là pour prouver — hélas ! — que les morts vont toujours plus vite, et que depuis quinze années surtout, si les décès semblent diminuer (par instants), dans quelques services hospitaliers, c'est pour augmenter dans certains autres. Il serait fort intéressant de comparer ces chiffres de dix en dix ans ; c'est une statistique faite pour tenter un jeune esprit, travailleur et zélé. Tout séparés qu'ils sont sur la question d'origine, de filiation, de contagion, d'épidémicité (et bien d'autres), les médecins, unanimes sur le pronostic, se rencontrent encore sur le terrain plus solide des affections curables de l'état puerpéral ; et personne de nous n'ignore les services rendus par les saignées locales, les émollients, l'ipéca, les narcotiques, l'alcool, le mercure même, et parfois — dans des cas tout à fait rares et spéciaux — le sulfate de quinine. N'allez pas croire que j'entende parler de ce dernier comme d'un remède efficace dans l'infection puerpérale. J'ai donné tant de fois le sulfate de quinine à *hautes doses* — vers cette époque où florissait le regrettable Beau — qu'il ne peut m'être resté aucune illusion à l'égard de ce médicament, si merveilleux en d'autre cas, parfaitement inutile dans celui qui nous occupe. Pendant plus de vingt années j'ai pu suivre les malades de la Clinique, sans rencontrer un seul exemple des accidents fébriles intermittents de l'état puerpéral, auxquels, je l'avouerai, je ne croyais guère, n'ayant garde de les confondre avec les frissons irréguliers de l'infection.

Mais il fallut bien, un jour, se rendre à l'évidence des faits. Alors que je suppléais

Paul Dubois, pendant deux mois, je fus frappé de l'apparition de frissons, suivis de chaleurs, de sueurs, et accompagnés de fièvres chez quelques-unes des femmes du service, entre les cinquième et quinzième jours après l'accouchement. Ces malades furent mises en surveillance attentive ; et une fois l'absence de toutes douleurs abdominales — ou autres — de toutes lésions génitales bien et dûment constatée, j'acquis la certitude du retour périodique — tous les jours, pour les unes, tous les deux jours, pour les autres — du même ensemble de phénomènes, vers la même heure ; je prescrivis le sulfate de quinine : les accès cessèrent très rapidement et toutes ces femmes guérirent. En trente-deux ans, trois cas semblables seulement se sont offerts à moi dans la pratique de cette ville : le sulfate de quinine a encore réussi ; mais contre l'infection il a toujours échoué.

Nous voilà bien loin du traitement de la fièvre puerpérale : c'est qu'en effet, vous avez certainement dans l'esprit, sous le nom de fièvre puerpérale, ces redoutables accidents septiques, tantôt presque foudroyants — comme dans les grandes épidémies de nos hôpitaux — tantôt plus bénins d'aspect, mais en réalité aussi mortels, succédant à un état local d'apparence débonnaire ; vous avez dans l'esprit cette maladie caractérisée quelquefois par une intoxication rapide de toute l'économie, parfois aussi par un empoisonnement lent, à petites doses, dont le résultat n'est ni moins sûr, ni moins fatal.

Vous m'auriez demandé mon avis sur la question pathogénique, je me serais permis de vous rappeler que j'avais, le premier, montré les globules purulents dans les lochies, quatre à six jours après l'accouchement — en temps d'épidémie — et que ce fait, au moins peu soupçonné, avait été contrôlé par une personne dont personne ne niera la compétence, M. Ch. Robin. Mais vous me demandez mon avis sur le traitement de la fièvre puerpérale ; d'autres seront, je l'espère, plus savants et plus habiles. Mon avis, le voici humblement. Le seul traitement de la fièvre puerpérale, c'est, pour les femmes, de ne pas l'avoir ; pour le médecin, de ne pas la donner. Sous cette réponse — grosse de naïveté apparente — vous devinerez, j'en suis sûr, que je viens d'indiquer les grandes questions d'isolement, de foyers épidémiques et contagieux, de transports par le médecin, d'hygiène, de prophylaxie enfin — questions toujours agitées. Quant aux accidents locaux de la puerpéralité, c'est une toute autre affaire. Intelligemment traités, on en a guéri (beaucoup), même à l'hôpital. Malheureusement il ne dépend point du médecin que ces accidents restent locaux.

Mais je m'arrête : ceci n'est plus la question.

Prof. PAJOT.

(*Gazette obstétricale.*)

Remarques. — De la part d'un praticien aussi expert que l'auteur de la lettre qu'on vient de lire, semblable scepticisme ne saurait être admis.

L'auteur n'admet pas les fièvres essentielles (puerpérales ou autres), et cependant il nous dit : « que dans ces fièvres mises en surveillance active, et une fois l'absence de toutes douleurs abdominales ou autres, de toutes lésions générales bien et dûment constatée, ayant acquis la certitude du retour périodique : tous les jours pour les unes, tous les deux jours pour les autres, du même ensemble de phénomènes, vers la même heure où il a prescrit le sulfate de quinine, les accès cessèrent très rapidement et toutes ces femmes guérirent. »

Il nous semble que ce sont bien là des fièvres essentielles ou génuines.

Mais, l'infection une fois généralisée, que le sulfate de quinine échoue toujours (en admettant la réalité de cette affirmation), rien d'étonnant à cet échec, quand on se borne à cet unique moyen. Or, nous avons vu que la fièvre puerpérale, comme toutes les autres fièvres zymotiques, doit être attaquée dans chacune de ses manifestations symptomatiques.

Nous donnons plus loin des observations prouvant que la fièvre puer-pérale peut être parfaitement arrêtée dans son cours.

III

PÉRITONITE FRANCHE

La péritonite franche se distingue de la fièvre puerpérale proprement dite par l'absence des signes toxiémiques. C'est dire qu'elle dépend plutôt des circonstances mécaniques, telles qu'une distension extraordinaire du ventre, et les manœuvres de l'accouchement.

Dans ces cas, les moyens antiphlogistiques sont indiqués : notamment les embrocations mercurielles et une compression uniforme du ventre au moyen d'une ceinture ouatée.

Cependant il y a ici à combattre les symptômes inflammatoires et nerveux, comme il résulte des faits suivants.

1er Fait. — Femme de trente ans, mère de deux enfants — constitution bonne. — A sa troisième couche, qui est naturelle, elle se croit suffisamment rétablie le quatrième jour et elle se lève. Le lendemain elle est prise de frissons avec vomissements, syncope, douleur abdominale au côté gauche qui gêne la respiration ; pouls 130, temp. 42° c. ; urine rare très altérée.

Traitement. — Arséniate de strychnine, hyosciamine : 1 granule de chaque toutes les heures ; boissons émollientes chaudes, à cause de la toux ; onctions sur le ventre avec pommade camphrée belladonnée, recouverte avec de la ouate et bandé avec une ceinture. — Le deuxième jour, le ventre est ballonné et très sensible ; les lochies sont supprimées ; pouls à 100, temp. 39 ; moins de soif ; un peu de sommeil. Continuation du traitement, injections de coaltar ; lavement : eau de Sedlitz, un verre le matin.

Le 3, le gonflement du ventre a disparu ; il est indolore ; plusieurs garde-robes très fétides ; les lochies reviennent, fétides ; pouls 80, temp. 37° ; plus de soif ; un peu d'appétit ; nuit bonne ; urine claire et abondante. — Je permets l'alimentation et quitte la femme parfaitement guérie.

Dr BRUYÈRE, à Saint-Ouen.

2e FAIT. — Femme très forte, ordinairement en bonne santé. Elle est en travail de son septième enfant : présentation par l'épaule droite ou céphalo-iliaque gauche. — La sage-femme, qui l'assiste depuis le matin, me fait [demander à minuit. — L'introduction de la main est difficile — les pieds élevés. — Ce qui complique la situation, c'est un deuxième enfant placé dans la fosse iliaque droite.

Je n'ai pas l'habitude de chercher le pied, surtout quand je soupçonne un second enfant ; je préfère introduire le long de ma main une bande porte-lac, que j'ai inventée à mon usage, et j'attache le jarret ou l'aine et finis promptement et facilement.

Le huitième jour, je suis demandé de nouveau : l'accouchée, que j'avais laissée en voie de guérison, a été prise d'un long et fort frisson ; elle vomit ; le ventre est très douloureux ; les lochies sont supprimées, pas de garde-robe ; peu d'urine, très rouge ; pouls à 110, temp. 40° c, ; langue sèche, grande soif.

Traitement. — Onctions sur le ventre avec la pommade camphrée belladonée ; injections au coaltar ; aconitine, ergotine, digitaline : 1 granule de chaque toutes les demi-heures ; arséniate de strychnine, 1 granule toutes les heures ; eau de Sedlitz pour le matin ; infusion de fleurs de mauve par petites gorgées, à cause de la toux.

Le traitement dure sept jours. Le huitième, la malade demande des aliments. La guérison est assurée.

Dr BRUYÈRE.

Remarques. — Ces deux faits démontrent que la péritonite peut être jugulée sans émissions sanguines. Celles-ci cependant seraient indiquées dans les péritonites localisées, surtout quand elles présentent un caractère phlegmoneux, afin d'éviter les abcès rétro-périnéaux.

Il en est autrement quand la péritonite est de nature adynamique ; on la voit alors prendre un caractère typhoïde, comme dans l'observation suivante.

Accouchement. — Péritonite. —Fièvre typhoïde. — Guérison. — La femme B..., ving-sept ans, est prise des douleurs de l'enfantement le 8 mai. Fausses douleurs qui se prolongent pendant huit jours. Accouchement, le 15 mai, normal.

Cinq jours après, suppression des lochies, ballonnement du ventre, très sensible sur toutes ses parties ; peau chaude, brûlante ; pouls 46, temp. 20° c., face vultueuse, yeux brillants, parole saccadée.

Diagnostic : Péritonite aiguë.

Traitement. — Vingt sangsues aux cuisses ; collodion sur l'abdomen (plusieurs couches) ; sinapismes Rigolos constamment renouvelés ; aconitine, vératrine, digitaline : 12 granules de chaque dans les vingt-quatre heures ; 24 granules hydro-ferro-cyanate de quinine.

21, 22, 23. — Même état. Continuation du traitement.

24, 25. — Ventre moins ballonné, moins douloureux ; les lochies reparaissent un peu ; peau moins chaude ; pouls 120, temp. 39° c. Même traitement, bouillon émollient.

26. — Délire la nuit avec agitation ; langue sèche ; dents fuligineuses ; gargouillement dans la fosse iliaque droite.

Diagnostic : Fièvre typhoïde, forme ataxique.

Traitement. — J'ajoute 20 grammes, tous les matins, de sel de Sedlitz.

Le 27. — Délire plus violent ; même état général, ventre plus douloureux. Fomentations émollientes.

28, 29, 30. — Les symptômes généraux s'amendent. — Même traitement : bouillon, lait coupé.

Du 30 mai au 2 juin. — Amélioration progressive. — Fort bouillon, lait pur, œuf, côtelette à sucer. Rien que de la quinine.

Du 4 au 8 juin. — Diarrhée, inappétence. — Rien que du bouillon, quinquina, bismuth.

Enfin 15 juin. — Guérison définitive.

C'est la première fois que je rencontre cette forme insidieuse de fièvre typhoïde masquée par la péritonite. Malgré la gravité de tous ces accidents, nous en avons triomphé grâce au traitement dosimétrique.

Dr Duchêne,
à Pavilly (Seine-Inférieure).

Voici encore un exemple de péritonite succédant à une fièvre typhoïde et jugulée par la médication dosimétrique.

La femme qui fait l'objet de cette observation, âgée de trente-sept ans, vers le quatorzième jour d'une fièvre typhoïde, qui jusque-là ne s'était montrée sous aucune forme susceptible d'inspirer de l'inquiétude, fut prise, vers le milieu de la journée, d'un frisson violent et prolongé ; en même temps la face était grippée, le pouls petit, faible et fréquent, le ventre tendu et d'une grande susceptibilité à la pression ; il y avait des vomissements bilieux. — Je me hâte d'ajouter que les douleurs abdominales n'étaient point survenues brusquement ; déjà la veille, la malade avait commencé à se plaindre dans cette région et avait réclamé l'emploi de cataplasmes chauds. Je pensai aussitôt à l'une des complications les plus formidables de la fièvre typhoïde, à la péritonite. Quoique ayant jugé être en plein dans l'époque ulcérative, je crus pourtant pouvoir écarter l'idée d'une perforation de l'intestin, comme cause de l'inflammation du péritoine, par la raison que la douleur abdominale remontait à la veille, et que, limitée d'abord à l'hypogastre, elle avait progressivement envahi les fosses iliaques, les flancs et finalement tout le ventre. Je songeai donc à la péritonite simple, soit occasionnée par l'extension de l'inflammation de l'intestin iléon à son enveloppe séreuse, soit survenue comme complication, analogue à la pneumonie, à l'érysipèle — circonstance sur laquelle Thirial, Forget, Pidoux, etc.; ont, il n'y a pas très longtemps, attiré l'attention des médecins. — Au moment de mon examen il était une indication capitale et formelle à remplir, découlant de l'état de la maladie: il fallait combattre la sidération nerveuse ; et pour atteindre promptement ce but, il importait d'administrer coup sur coup les deux nervins par excellence, l'acide phosphorique et le sulfate de strychnine, que je fis donner de demi-heure en demi-heure dans une cuillerée de forte infusion de café.

Mais comme il s'agissait aussi d'obvier à la phlegmasie de la membrane péritonéale, et considérant que l'affection typhoïde avait déjà trop spolié l'économie pour autoriser toute espèce de perte de sang, je fis pratiquer, de deux heures en deux heures, un badigeonnage iodé sur tout l'abdomen. — Cinq à six heures plus tard, je revis la malade : il était alors six heures du soir. Outre la grande diminution de la douleur, la réaction la plus satisfaisante était acquise, et une abondante transpiration faisait éprouver à la malade un bien-être qui, aidé par l'administration de quelques granules de narcéine, la conduisit bientôt à un sommeil de plusieurs heures, qui fut scrupuleusement respecté.

Le lendemain, je fis encore pratiquer deux badigeonnages à la teinture d'iode, quoique la malade n'accusât plus à la pression qu'un léger endolorissement du ventre. Pour ne pas laisser défaillir la tonicité du système nerveux, je fis continuer alternativement — d'heure en heure — l'acide phosphorique et la strychnine et continuer l'alimentation, qui avait été instituée avant l'invasion des nouveaux phénomènes morbides: du bouillon de bœuf, par petites quantités et fréquentes. — Dès lors, tout marcha selon mon plus grand désir ; cinq à six jours plus tard, la convalescence était pleinement établie ; les fonctions digestives et assimilatrices furent activées par l'arséniate de fer et le vin de colombo.

Dr DROIXHE,
à Huy (Belgique).

Remarques. — L'observation du docteur Droixhe, venant à l'appui de celle de Thirial, Forget, Pidoux, etc., fait voir comment la fièvre typhoïde, en se localisant, se termine *ipso facto*, pourvu qu'on enlève également du coup la complication. Ça été ici le cas, puisque l'acide phosphorique et le sulfate de strychnine ont dissipé la sidération nerveuse générale, tout en calmant la douleur locale. Sans cette intervention opportune de l'art, la péritonite serait entrée indubitablement dans sa période organique, où tout dépend du plus ou moins de force de résistance de l'économie.

Il nous est arrivé de couper un accès de fièvre péritonéale — de nature pernicieuse — en administrant, dès le début, l'acide phosphorique et le sulfate de strychnine, et subsidiairement l'hydro-ferro-cyanate de quinine (Voir *Maladies des femmes*).

La fièvre est donc dans le système nerveux avant d'être dans le sang ; et c'est une erreur de croire qu'on l'empêchera en spoliant ce dernier. Il se fait dans l'organe — ou le système organique — où la localisation a eu lieu, une obstruction qui empêche l'action nerveuse sur la peau ; de là, brusque refroidissement, frissons, horripilations. En administrant l'acide phosphorique et le sulfate de strychnine, on lève cet obstacle et la réaction générale a lieu. C'est ce qu'a fait le confrère de Huy.

L'emploi ou le non-emploi de ces deux modificateurs vitaux est donc une affaire capitale, c'est-à-dire de vie ou de mort. Dans la pneumonie, dans la cardite, comme dans la péritonite, on peut ainsi espérer de juguler l'accès fébrile — car au début c'en est un dans toute la force du terme. Cela n'empêche que, la réaction une fois produite, il faille la diriger.

Ainsi, tantôt on se bornera aux moyens externes, tantôt on recourra aux moyens internes : vératrine, aconitine, digitaline ; mais toujours on veillera à ce qu'il ne se produise pas un nouvel accès — qui pourrait être mortel — et on reviendra à l'acide phosphorique et au sulfate de strychnine, auxquels on adjoindra une préparation de quinine, soit l'hydro-ferro-cyanate, soit l'arséniate. Mais, dès que la fièvre aura cessé, on se hâtera de reconstituer le sang au moyen des arséniates et des amers : arséniates de fer, de soude, quassine, etc.

On voit par là combien l'observation de notre confrère de Huy est importante, puisqu'elle fixe la thérapeutique de la fièvre et de ses complications. On a fait assez de théorie ; il est temps de traiter au lieu de se croiser les bras. La dosimétrie a ouvert une porte nouvelle à la guérison ; espérons qu'elle fermera celle de l'amphithéâtre.

Non que nous prétendions qu'il ne faille plus ni autopsies, ni anatomie pathologique ; quand une maladie a résisté aux efforts de l'art et trompé notre espoir, il est bon, il est nécessaire de constater les désordres qu'elle a produits afin, une autre fois, d'être moins malheureux ou plutôt moins maladroit.

Une médecine sans thérapeutique ne signifie rien ; et nous ne pouvons que répéter ce que feu le docteur Amédée Latour a dit : « La médecine *actuelle* (lisez l'École) a dévié de ses voies naturelles ; elle a perdu de vue son noble but, celui de soulager ou de guérir. La thérapeutique est rejetée sur le dernier plan ; sans thérapeutique cependant, un médecin n'est plus qu'un inutile *naturaliste,* passant sa vie à dessiner, à classer les maladies de l'homme. C'est la thérapeutique qui élève et ennoblit notre art ; par elle seule, il a un but. Et j'ajoute que par elle seule cet art peut devenir une science. »

(Union médicale.)

IV

ÉCLAMPSIE PUERPÉRALE

L'éclampsie puerpérale est loin de dépendre d'une cause unique, puisqu'elle résulte d'accidents qui peuvent avoir lieu en dehors de la grossesse, mais que celle-ci favorise : albuminurie, urémie (Voir *Maladies urinaires*), ou de certaines prédispositions du système nerveux.

On remarque que les femmes qui, pendant leur grossesse, ont les membres infiltrés, et dont les urines contiennent de l'albumine et des cylindres de fibrine, sont particulièrement sujettes à l'éclampsie (Spring).

De là une première indication : de soumettre les femmes à un régime substantiel, albumineux et salin, et à un traitement tonique par la quassine, l'arséniate de soude, préférablement aux ferrugineux, qui ont pour effet de coaguler la fibrine et prédisposent ainsi la femme aux embolies (Voir plus haut).

L'urémie est également une sérieuse prédisposition aux convulsions, et nécessite aussi l'emploi de la strychnine, de l'aconitine, de la digitaline. On en donnera 3 granules de chaque, le soir, au coucher.

Nous ne parlons pas des états mécaniques ou organiques, soit du bassin, soit de l'utérus, parce qu'ils ne sont pas du ressort de la dosimétrie.

D'autres causes que la puerpéralité pouvant produire des convulsions chez les femmes en couches, telles que la méningite cérébro-spinale, l'hystérie, etc., nous devons indiquer ici la marche de l'éclampsie puerpérale proprement dite, suite d'accidents obstétricaux, tels que accouchement laborieux, hémorrhagies, etc.

L'invasion est brusque, les convulsions se présentant au moment même où la connaissance se perd; et il est rare que des jactations, des tiraillements musculaires, des grimaces et des contorsions des yeux ne précèdent pas l'attaque.

L'absence est complète; la malade ne garde aucun souvenir même du moment où la connaissance semblait lui être revenue jusqu'à un certain point. Elle peut accoucher sans le savoir et sans se le rappeler plus tard.

Les convulsions sont effrayantes, semblables à celles de l'épilepsie; des contractions cloniques et toniques alternent de mille manières, de façon cependant que celles-ci l'emportent sur celles-là; il y a opisthotonos plus ou moins persistant, les pouces rentrés sous les autres doigts.

Le cri initial manque, mais la cyanose est très prononcée; les lèvres se couvrent d'écume; la malade se mord la langue, si on n'essaye de repousser cette dernière.

La respiration est stertoreuse; le pouls artériel variable, mais ordinairement très accéléré et dur au commencement; irrégulier et intermittent vers la fin de l'attaque.

La peau se couvre de sueur. Quelquefois la malade est prise de vomissements et rend involontairement ses excréments et ses urines.

L'utérus est dur et resserré; ses contractions — ainsi que celles de l'abdomen — sont même très fortes par moments, sans qu'il y ait dilatation correspondante de l'orifice utérin.

En aucune manière les convulsions ne coïncident d'abord avec les douleurs de l'enfantement; vers la fin de l'attaque cependant, elles accélèrent l'expulsion de l'enfant qui naît asphyxié. Dès ce moment, les convulsions cessent ou faiblissent considérablement.

La durée des attaques varie de deux à quinze minutes. La rémission a lieu insensiblement. Il reste presque toujours un état comateux plus ou moins prolongé.

Très souvent les convulsions recommencent avant que la malade ait repris connaissance. Les attaques peuvent se succéder ainsi de demi-heure en demi-heure, au nombre de dix, vingt et plus, jusqu'à ce que la mort arrive, s'annonçant d'avance par le relâchement de tous les muscles, par la pseudopnée et l'acrotisme. Il y a des femmes qui succombent dès la première ou la deuxième attaque.

Voilà la marche de l'éclampsie abandonnée à elle-même ou traitée allopathiquement, ce qui équivaut au même. — Voyons comment on parvient à l'enrayer par la méthode dosimétrique.

Le fait capital, c'est ici l'enfant : au plus vite on parviendra à l'extraire, au plus vite les convulsions cesseront — et même elles pourront être prévenues.

Dans l'état de dureté et de contraction du col, comment y parvenir ? Et puis, la subparalysie du corps de la matrice ne peut-elle donner lieu à des hémorrhagies formidables ? C'est contre cette double éventualité qu'il faut agir : d'une part par l'hyosciamine, de l'autre par la strychnine.

On donnera donc ces deux alcaloïdes tous les quarts d'heure ; et dès que le col commencera à s'entr'ouvrir, on accélèrera l'accouchement par la dilatation avec les doigts. Cette manœuvre devra se faire avec prudence, afin qu'il n'y ait ni rupture, ni déchirure du col.

L'enfant une fois sorti, on procèdera à l'extraction du placenta. Il est rare que tous les accidents ne cessent alors. Cependant il y aura encore à prévenir les accidents pouvant provenir de l'urémie et de l'albuminurie (Voir *Maladies des femmes* et *Maladies urinaires*).

V

FAITS CLINIQUES.

OBSERVATION Ire — *Anémie grave consécutive à des vomissements incoercibles (?) de la grossesse — Mort.* — La nommée L. Neveu, vingt-six ans, couturière, entre le 27 avril 1879 à l'hôpital Saint-Antoine, dans le service du docteur Dujardin-Beaumetz. En juillet 1879, elle devint enceinte pour la quatrième fois. Dès le début de sa grossesse, elle souffre beaucoup de l'estomac ; les digestions sont pénibles et elle est prise de vomissements répétés, opiniâtres, et dépérit rapidement. A partir du quatrième mois, les vomissements se reproduisent tous les jours; ce sont des matières alimentaires qui sont rejetées; dégoût profond pour toute nourriture ; l'estomac est devenu tellement intolérant qu'elle ne peut même supporter la vue des aliments. Dans ces conditions, elle ne tarde pas à s'affaiblir ; elle devient d'une maigreur extrême ; elle a des vertiges, des lypothymies; jamais il n'y a eu de diarrhée ni de toux. Pendant les derniers mois de la grossesse, les vomissements deviennent plus rares et disparaissent complètement quelques jours avant l'accouchement ; mais ce n'est là qu'un arrêt momentané. — Elle accouche le 9 mars 1879, et, deux jours plus tard, les vomissements se reproduisent. L'accouchement a eu lieu normalement ; la malade a perdu peu de sang ; les lochies ont été peu abondantes et sans odeur. On lui fait prendre le quinquina au malaga. Le 17 mars, les vomissements ont changé de nature ; au lieu d'être simplement alimentaires, ils sont devenus noirs comme de la suie; en même temps les selles ont présenté la coloration noirâtre. Ces phénomènes, après une durée de trois jours, n'ont pas persisté. Depuis le 20 mars, elle ne vomit plus qu'une ou deux fois par jour, mais ses forces se sont encore amoindries ; elle ne peut plus lever ni bras ni jambes. C'est alors qu'elle entre à l'hôpital (le 27 avril 1879).

L'aspect de la malade est saisissant: la peau a une coloration blanc jaunâtre très pâle ; les muqueuses apparentes sont d'un rose pâle ; l'intelligence est intacte, cependant on note dans les réponses de la malade une vivacité particulière, suivie bientôt d'un anéantissement, indice d'une anémie cérébrale très prononcée. Elle ne se plaint d'aucune douleur et accuse seulement un grand état de faiblesse. La palpation de la région épigastrique provoque de la douleur vers le bord costal droit; jamais la malade n'a souffert dans le dos. Il n'y a aucune trace d'empâtement, de tumeur profonde. Du côté du système circulatoire, on perçoit un léger bruit de souffle au premier temps et à la base, dans le foyer de l'auscultation pulmonaire. Au niveau de la base du cou existe un très léger bruit de souffle simple, sans redoublement, correspondant à la systole cardiaque; les veines sous-cutanées sont peu apparentes. Il n'existe d'œdème en aucun point ; l'extrémité des doigts est comme racornie, desséchée. Les piqûres donnent un sang à peine coloré. Au microscope, les globules rouges présentent des déformations analogues à celles qu'on remarque dans la chlorose ; un grand nombre ont la forme de virgules, de raquettes ; ils sont en général de petite dimension ; on ne trouve pas un seul globule géant rouge. Le nombre de ces globules est diminué dans une proportion très considérable : il est réduit au 5e ou 6e du nombre physiologique. Les globules blancs sont rares. Du côté des poumons aucun signe sthétoscopique à signaler ; les urines présentent une coloration jaune ambré, elles ne contiennent aucune trace de sucre ni d'albumine, il n'est pas possible d'en mesurer la quantité, la malade les perdant dans le lit.

Le 29 et le 30 avril, la malade présente une gêne notable de la parole ; ses réponses sont lentes, difficiles. Elle prétend que par instants il lui semble que sa bouche se retourne. On lui prescrit du vin, de la viande crue ; elle supporte difficilement le tout.

Du 1er au 4 mai, la malade a, chaque jour, des syncopes ; elle mange peu ; la viande crue et le vin sont assez bien tolérés ; mais, dès qu'elle boit du lait, elle vomit. L'affaiblissement est encore plus prononcé que les jours précédents ; le pouls est petit, filiforme ; sa voix est éteinte.

Le 5 mai, même état.

Le 6 mai, la malade a une syncope qui dure plusieurs minutes ; pendant le reste de la journée, il existe un peu de délire. L'examen du sang dénote une diminution de plus en plus considérable du chiffre des globules rouges, qui est tombé au 8e ; le sang tache à peine le linge.

La mort arrive le 7, à onze heures du matin, par syncope.

Autopsie. — La muqueuse stomacale a une coloration grisâtre générale, sur laquelle tranchent quelques îlots rougeâtres. Pas de trace d'ulcération ; la surface du duodénum est recouverte de nombreuses arborisations vasculaires ; foie décoloré, exsangue, pesant 1, 820 grammes ; poumons, quelques cicatrices dans les sommets ; le reste sain ; pas de tubercules ; cœur graisseux, surtout le ventricule droit ; orifices des valvules sains ; rate diffluente ; poids 250 grammes ; reins décolorés, excepté au niveau de la base des pyramides, le droit plus volumineux que le gauche ; la couche corticale paraît plus épaisse ; cerveau d'un blanc mat, poids 1, 250 grammes.

(Gazette obstétricale, 20 septembre 1879.)

Remarques. — Jamais le mot typique du docteur Amédée Latour n'a été plus vrai : « Sans thérapeutique, le médecin n'est plus qu'un inutile naturaliste ». — Qu'a-t-on tenté pour sauver cette intéressante malade ? Rien ! Ce sont les vomissements prétendus incoercibles qui ont ouvert la scène : on eût pu les calmer par la strychnine, l'hyosciamine, l'iodoforme, la codéine. Y a-t-on seulement songé ? Ou sait-on que ces agents énergiques sont indiqués dans ces cas urgents ? Puis on a laissé l'anémie se produire jusqu'à l'exsanguité. A-t-on pensé à la transfusion ? Et toujours même réponse : Rien ! Rien ! Et c'est là de l'enseignement officiel ! C'est à se voiler la face.

Observation IIᵉ. — *Avortement provoqué dans les vomissements incoercibles (?) de la grossesse.* — Une jeune fermière, d'une santé et d'une constitution peu communes, mariée et enceinte — probablement — depuis trois mois, fut prise de vomissements tels, qu'on crut devoir appeler le médecin. Celui-ci vint, à plusieurs reprises, voir la malade et lui prescrivit chaque fois des remèdes (on ne dit pas lesquels) que la malade prenait avec répugnance et rejetait presque aussitôt — ne fût-ce qu'un peu d'eau sucrée. — La malade dépérissait à vue d'œil. On jugea à propos de voir un médecin de la ville. Voici dans quel état il la trouva : épuisement extrême ; agitation incessante ; efforts continuels de vomissements glaireux ; petitesse extrême du pouls ; amaigrissement considérable ; absence complète de sommeil — et cela depuis quinze jours déjà — en un mot, une expression de faiblesse et d'abattement telle, que le médecin eut l'idée de provoquer immédiatement l'avortement. Il se borna toutefois à une cautérisation sur le col utérin — lequel était un peu ramolli — et à une légère dilatation de l'orifice avec une pince à polypes. Cette manœuvre — qu'il considéra comme bien insignifiante — amena cependant quelques jours de repos, et permit à la malade de supporter un peu de nourriture. Mais ce ne fut pas pour longtemps ; et les vomissements revinrent avec une telle intensité, qu'il était facile, pour tout le monde, de prévoir une terminaison fatale prochaine. Aussi le médecin n'hésita plus ; et, après avoir essayé vainement de provoquer l'avortement par la sonde utérine, il en vint aux douches vaginales et rectales. Celles-ci furent d'abord sans effet, mais finirent par amener une légère perte ; puis l'expulsion d'un avorton de fœtus — quatre jours après — s'ensuivit. Pendant tout ce temps, la perte fut — heureusement — très modérée, grâce aux réfrigérants, car la malade ne voulut prendre aucun remède autre que du vin froid, du bouillon et de l'eau-de-vie, toniques à l'aide desquels on parvint à combattre les fréquentes syncopes. Il n'y eut point de diarrhée, qui, paraît-il (la remarque est de l'auteur), tue beaucoup de pauvres patientes.

(*Gazette des Hôpitaux*, 31 mai 1873.)

Remarques. — Il est fâcheux que l'auteur n'ait pas fait connaître la terminaison de ce cas : nous ne pouvons donc le juger qu'incomplètement et seulement au point de vue des vomissements incoercibles, sur lesquels nous nous sommes déjà expliqué. Nous ne saurions donc assez insister sur l'emploi des moyens dosimétriques (strychnine, hyosciamine, iodoforme, etc.) afin d'éviter une catastrophe, et pour l'enfant et pour la mère.

Observation IIIe. — *Vomissements soi-disant incoercibles arrêtés par la dosimétrie.*
— *Emploi de la quinine comme moyen préventif de l'avortement et des accidents puer-*
péraux. — Le *Practitionner*, dans son numéro de juin 1882, donne une note du docteur Campbell, que nous croyons utile de reproduire ici, parce qu'elle vient à l'appui
de ce que nous avons appelé « *entraînement puerpéral* », bien qu'il s'agisse de prévenir
l'avortement.

Le docteur Campbell ajoute une grande importance à l'augmentation de l'excitabilité cérébro-rachidienne, qui est, pour lui, la conséquence inévitable de la grossesse.
Les suites de cette exagération varient, selon qu'on les observe avant ou après le travail.

Tant que la délivrance n'est pas opérée, les réflexes morbides portent sur le système musculaire et n'entraînent point la fièvre; ils se traduisent par des contractions
utérines qui, arrivant avant que la grossesse soit à terme, ont pour résultat l'avortement. Une fois le travail commencé, cette surexcitation des centres nerveux amène
l'éclampsie. Après l'accouchement, les réflexes morbides changent de caractère : leur
action porte sur les organes secréteurs et sur le système vasculaire; ils ont pour résultat la fièvre, la congestion, l'inflammation. La quinine, en resserrant les capillaires des
centres nerveux, calme cette excitabilité morbide du cerveau et de la moelle allongée;
et, donnée à des doses modérées, elle est un des meilleurs moyens auxquels on puisse
recourir pour prévenir l'avortement ou l'accouchement prématuré. Pendant le travail,
elle rend les contractions utérines plus régulières et plus efficaces, et peut empêcher
l'éclampsie. Enfin, après la délivrance, son administration journalière, pendant toute
la durée de la période puerpérale, est de nature à prévenir tous les accidents de fièvre,
de congestion, d'inflammation, qui pourraient venir compliquer les suites des couches.

Toutes ces remarques sont extrêmement justes, et nous sommes heureux
de les voir confirmer les principes de la dosimétrie.

Observation IVe. — *Vomissements soi-disant incoercibles arrêtés par la dosimé-*
trie. — Le 17 mai 1880, je fus appelé, à six heures du matin, pour donner mes soins à
la dame R..., âgée de vingt-six ans, d'une constitution délicate et de tempérament
lymphatique. Cette dame était déjà mère de quatre enfants. Cette fois, parvenue au
quatrième mois d'une nouvelle grossesse — s'étant assez bien portée jusqu'alors — elle
fut prise tout à coup de vomissements opiniâtres dans la journée du 13 — soit quatre
jours avant ma visite — et qui persistaient encore lorsque j'arrivai. Aucun aliment,
aucune boisson n'étaient tolérés; ils sont aussitôt rejetés, mêlés à une quantité considérable d'une matière visqueuse et transparente dont la bouche est toujours tellement
pleine que la malade est presque suffoquée. Ces vomissements sont surtout augmentés
par la position assise ou debout et l'obligent à garder le lit; mais elle y trouve peu de
soulagement; les vomissements continuent, surtout si elle veut se mouvoir. La malade
accuse en outre une grande faiblesse et des crampes douloureuses à la région épigas-

trique, et de l'insomnie. La maigreur est considérable ; il y a un dégoût très prononcé pour les aliments. — Pouls faible ; langue blanche.

Prescription. — Potion de Rivière ; cataplasmes laudanisés sur le creux de l'estomac ; sirop de morphine, une cuillerée à café de trois en trois heures ; quelques cuillerées de bouillon léger ; infusion de mélisse coupée d'eau à la glace ; fragments de glace dans la bouche.

Le soir, à six heures, même état : les vomissements persistent avec la même intensité, et la potion prescrite le matin, ainsi que les autres boissons, ont été rejetées ; douleurs épigastriques ; faiblesse extrême.

J'envoie chercher immédiatement, chez le pharmacien le plus proche, un tube de granules d'hyosciamine et 1 de sulfate de strychnine, dont j'administre moi-même 1 granule de chaque ; et je recommande au mari de continuer ainsi toutes les demi-heures, jusqu'à effet.

Le 18, à mon arrivée, à huit heures du matin, on m'annonce qu'à la sixième dose des granules, les vomissements se sont définitivement arrêtés, soit depuis quatre heures du matin, et qu'après deux heures d'un sommeil très calme, la malade a pu prendre plusieurs fois du bouillon et quelques petits biscuits sans en être incommodée. En effet, Mme R..., quoique très faible, se trouve très bien et peut se remuer dans tous les sens, s'asseoir sur son lit sans provoquer le vomissement. Elle demande à manger, « car — dit-elle — j'ai bien faim. »

Par précaution, je prescris encore l'hyosciamine et la strychnine, à prendre 1 granule ensemble, de trois en trois heures ; potage de semoule au gras ; petite côtelette ; biscuits ; eau de Seltz vineuse ; bouillon.

A cinq heures du soir, je trouvai Mme R... levée ; elle serait — me dit-elle — tout à fait bien, n'était sa grande faiblesse et la fatigue qu'elle éprouve, surtout dans les jambes. Elle a d'ailleurs mangé de bon appétit, sans être fatiguée par la digestion.

Je prescris : arséniate de fer, à prendre 3 granules par jour ; vin de quinquina ; régime tonique.

Quelques jours après, Mme R... était complètement rétablie. J'appris, plus tard, qu'elle était heureusement accouchée à terme d'un vigoureux garçon.

Dr A. Froment, à Marseille.

Observation V^e . — Mme J..., âgée de trente-huit ans, mère de deux enfants, de seize et quatorze ans, accouche, à Dijon, le 5 janvier 1875. Le lendemain, jour de la constatation de la naissance et du sexe de l'enfant (sexe féminin), Mme J... va très bien.

Le 7 janvier, quarante-huit heures environ après l'accouchement, Mme J... est prise de douleurs violentes dans le bas-ventre : ce sont des tranchées utérines constantes, ne laissant à la malade aucun moment de rémission. Elle est visitée par moi, quelques heures après le début des accidents : le ventre, dont la température est normale, est proéminent, tympanisé ; le toucher n'indique aucune chaleur exagérée ou anormale des organes génitaux internes ; le col de la matrice, revenu sur lui-même, ne présente rien d'anormal. En soulevant l'organe avec le doigt de la main droite introduit pour le toucher, et en apposant en même temps la main gauche appuyée à plat sur la région sous-ombilicale, la malade accuse une douleur très forte. L'écoulement lochial, rouge, est très peu abondant ; le ventre tympanisé est à peine sensible à la pression, sur les points qui ne correspondent pas à la matrice ; il est encore dépressible, mais à un faible degré ; il n'y a pas de vomissements ; le pouls est au-dessus de la moyenne : à 64 ; la température, prise sous l'aisselle, est de 37°, 4.

Immédiatement je fais administrer 30 gouttes de laudanum de Sydenham, qui se trouvent sous la main, et j'envoie chercher des granules d'hyosciamine et de chlorhydrate de morphine Chanteaud, en vue de parer à l'état douloureux de la matrice : 1 granule de chaque tous les quarts d'heure. Une heure après, la malade souffrait d'une façon moins continue ; la douleur revenait après trois minutes de rémission, sous forme de tranchées utérines.

Je quitte la malade en recommandant de continuer l'hyosciamine et le chlorhydrate de morphine jusqu'à suspension des douleurs, me proposant de la revoir le soir. — On vient me chercher trois heures après, la malade étant plus mal. J'étais près d'une autre malade que je ne pouvais quitter. Je m'adressai à un de mes confrères, qui eut la complaisance de me remplacer.

La tympanite abdominale était, paraît-il, augmentée ; les forces se déprimaient de plus en plus ; le pouls avait pris de la fréquence et la chaleur s'était exagérée. En quarante-huit heures, la malade mourait. Une potion alcoolique a été le fond de la médication instituée par mon confrère.

Ce décès précipité après l'accouchement, ne fut pas un fait isolé dans notre localité : pendant les six ou huit mois qui viennent de se passer, la ville de Dijon a perdu de vingt-cinq à trente nouvelles accouchées, dans des conditions analogues. Les accidents se sont montrés en premier lieu à la Maternité, établissement départemental, qui a été évacué après plusieurs décès. Puis le mal a sévi sur les accouchées de la ville. Les malades présentaient au début des symptômes analogues à ceux offerts par la malade en question. Le plus souvent, on observait, en même temps, des vomissements et de la diarrhée. L'issue était presque toujours, sinon toujours, funeste.

Dr VENOT, à Dijon.

OBSERVATION VIe. — Mme C..., rue Vauban, 13, accouchée le 21 mars 1875. Dans la nuit du 22 au 23, la malade fut prise de douleurs abdominales ; on me fait appeler dans la matinée. Je ne peux me rendre près de la malade qu'à trois heures de l'après-midi.

Le ventre est légèrement tympanisé, tendu, très brûlant, sensible à la pression ; il est aussi le siège de douleurs spontanées très pénibles pour la malade. Pouls, 100-104 ; température 41° c. ; maux de cœur ; pas de vomissements.

Je prescris 10 granules de chlorhydrate de morphine : 1 granule tous les quarts d'heure ; 2 granules d'aconitine, de vératrine, de digitaline : 1 granule de chaque, toutes les demi-heures. Cataplasmes larges, très humides, sur le ventre, si la malade peut les tolérer.

A sept heures du soir, même état ; les maux de cœur ont augmenté. Mêmes prescriptions. J'ordonne une application de douze sangsues sur le ventre, avec recommandation de laisser couler le sang sous le cataplasme, jusqu'à cessation de l'état brûlant de la peau.

Onze heures du soir. — Douleurs spontanées amendées ; moins de sensibilité du ventre à la pression : même état d'ailleurs. La malade a pris 6 centigrammes de chlorhydrate de morphine, sans présenter le resserrement des pupilles oculaires. Le sang des sangsues continue à couler sous le cataplasme. Mêmes prescriptions à continuer, avec recommandation de suspendre la morphine dès que les douleurs abdominales spontanées auront cessé.

24 mars. — La malade est visitée dans la matinée. Les douleurs abdominales avaient cessé après 7 centigrammes de chlorhydrate de morphine.

D'ailleurs, même état que la veille ; l'état thermique n'a pas monté ; le pouls se maintient au même degré que la veille. Je recommande de laisser couler le sang des sangsues, et l'on continue la médication par les alcaloïdes : aconitine, vératrine, digitaline.

Le soir de la même journée, la douleur à la pression est limitée en un point du flanc droit et près de l'épine iliaque ; le ventre est moins brûlant ; les sangsues ont cessé de couler ; la température et le pouls sont comme au début du mal. On continuera avec les alcaloïdes ; et je fis faire une nouvelle application de quatre sangsues sur le point resté douloureux à la pression.

Le 22 mars. — Le ventre n'est plus douloureux spontanément, il n'est plus sensible à la pression en aucun point, où à peine encore sensible sur le point du flanc droit resté douloureux la veille. La température est descendue de 41° c. à 40° c. ; pouls à 96. On continuera avec aconitine, vératrine, digitaline : 1 granule de chaque toutes les demi-heures, en alternant.

Le 26 mars. — Température, 29° c. ; pouls, 92. On a suspendu les trois alcaloïdes dans l'après-midi du 25.

J'ordonne : hydro-ferro-cyanate de quinine : 12 à 20 granules dans les vingt-quatre heures, la malade ayant eu, sous forme d'accès, un retour momentané de la fièvre dans la soirée précédente.

Le 27 mars. — La malade prend du bouillon qu'elle supporte bien ; elle a faim. La quinine sera administrée s'il survient un accès fébrile.

Le 3 avril, quatorze jours après l'accouchement, la malade peut se lever quelques instants. Le ventre, indolent, est souple et complètement dépressible ; la malade a mangé et a bien supporté les aliments.   (*Idem.*)

Remarques. — Nous croyons devoir faire suivre les deux observations qu'on vient de lire de quelques remarques. Il y a dans la métro-péritonite deux choses distinctes, qui cependant se lient : 1° la sidération nerveuse ; 2° la concentration des forces vitales dans le système utérin et les désordres phlogistiques qui en sont la conséquence. Il faut donc, à la fois, relever les forces et les dégager. C'est ce que le confrère de Dijon a fait dans le deuxième cas, en appliquant des sangsues, et, d'autre part, en donnant l'aconitine, la vératrine, la digitaline. C'est là la vraie médecine — et non les agissements exclusifs de l'allopathie. Tout traitement doit être essentiellement symptomatique, c'est-à-dire répondre aux indications ; si celles-ci sont multiples, la médication ne saurait être unique. C'est le tort des systèmes en médecine : Brown et Broussais l'ont bien prouvé.

Les adversaires de la dosimétrie s'obstinent à n'y voir que la forme du médicament et non le *modus administrandi ;* aussi n'admettent-ils point qu'on puisse suivre la maladie pas à pas, et l'arrêter dans chacune de ses manifestations vitales. Là est cependant le point capital, le *tobe or not to be,* comme l'a dit l'auteur d'*Hamlet,* qui aimait à faire philosopher ses personnages sur la mort. Mais telle n'est pas la mission du médecin : il doit être le gardien de la vie.

Dans les sidérations profondes du système nerveux, on est quelquefois obligé de débuter par la strychnine et l'hydro-ferro-cyanate de quinine, et de n'aborder l'aconitine, la vératrine, la digitaline que lorsque la réaction a commencé. C'est dire que le confrère de Dijon a parfaitement agi en donnant, de prime abord, les trois alcaloïdes deffervescents, le pouls étant à 104 et la chaleur à 41° c.

Le traitement des maladies aiguës, c'est, à proprement parler, de la thermométrie. C'est d'après cette dernière que le médecin doit se régler — comme le mécanicien d'après le manomètre. Mais pour ce faire, il faut des médicaments simples qui puissent produire immédiatement leurs effets, et non sous une préparation complexe dont l'organisme n'a ni la force ni le temps de dégager les principes actifs. Voilà pourquoi les potions allopathiques sont si rarement efficaces, outre qu'on ne sait jamais au juste ce qu'elles contiennent.

Petit à petit, les médecins allopathes se feront à la forme simple et logique de la dosimétrie ; et alors tous les malentendus qui peuvent encore exister disparaîtront. Quant à l'École, on la laissera se morfondre dans son mutisme.

OBSERVATION VIIᵉ. — *Métro-péritonite jugulée par la dosimétrie.* — Mᵐᵉ F..., trente-cinq ans, tempérament nervoso-bilieux, constitution délicate, traitée l'année d'avant pour une métrite chronique, avec anémie profonde, a eu déjà trois accouchements laborieux, et elle accouche pour la quatrième fois. Elle a souffert pendant toute sa grossesse, surtout le dernier mois.

Depuis huit jours, les douleurs se sont manifestées.

Le samedi 5 août 1882, à onze heures du matin, le travail est assez avancé ; les douleurs, très fortes et presque sans interruption, ont commencé la veille et sont surtout extrêmes depuis quatre heures du matin ; les forces de la malade sont épuisées ; grande sensibilité du ventre ; le toucher fait constater une dilatation de 5 à 6 centimètres avec présentation du sommet — position occipito-iliaque droite postérieure, — immobilité de la tête, malgré les douleurs violentes répétées ; elle semble enclavée au détroit supérieur, et l'accouchement ne paraît pas devoir se faire sans l'intervention des instruments ; mais, comme je me suis pénétré de ce principe qu'on ne doit y recourir qu'en désespoir de cause — surtout depuis l'application de la méthode dosimétrique à l'art des accouchements — dans le but de relever la vitalité de l'utérus et d'achever la dilatation du col, je commence par donner : arséniate de strychnine, hyosciamine ; et, contre l'élément douleur, le croton chloral : 1 granule de chaque tous les quarts d'heure.

Au bout d'une heure et demie environ, la tête de l'enfant, qui jusque-là était restée stationnaire au détroit supérieur, malgré une dilatation presque complète du col et des efforts surhumains de la parturiante, accomplit sa rotation intérieure et peut ainsi descendre et apparaître à la vulve. En raison de son volume, et pour éviter la déchirure du périnée, je fais deux petites incisions latérales et inférieures.

Après la sortie de la tête, les douleurs s'arrêtent, le dégagement des épaules ne se fait pas, l'enfant ayant le cou fortement serré par deux tours du cordon. Il faillit périr d'asphyxie. Après l'avoir rappelé à la vie, je revenais à la mère, quand une hémorrhagie foudroyante se produisit ; il fallut donc, sans désemparer et avant toute chose, faire la délivrance. Les tractions méthodiques sur le cordon ne donnant aucun résultat, et l'hémorrhagie continuant abondante, après avoir administré une première dose, non seulement de seigle ergoté, mais d'ergotine associée à l'arséniate de strychnine, à la digitaline, à l'aconitine, à l'hydro-ferro-cyanate de quinine — que je fais continuer toutes les dix minutes, et tout en essayant de faire la compression de l'aorte, — faisant d'ailleurs soutenir le fond de l'utérus, j'introduis, sans délai, la main dans la matrice. Je trouve le placenta décollé dans une petite partie de sa circonférence, mais extrêmement adhérent dans tout le reste. Il y a, en outre, inversion de l'utérus. L'adhérence est tellement intime que de simples tractions sur le bord décollé ne suffisent pas, pratiquées et répétées selon les règles. Je suis obligé, contrairement à ce qui est recommandé en pareil cas, d'agir par le bout des doigts entre le bord décollé et la face interne de la matrice. Cette manœuvre est tellement inutile que de temps en temps je retire la main pour me guider sur le cordon et m'assurer que c'est bien la surface charnue du placenta que mes doigts labourent et non la muqueuse utérine.

Enfin, après plus d'une demi-heure de ce travail, très pénible et très laborieux, ruisselant de sueur et de sang jusqu'au coude, je finis par amener un placenta, en apparence complet et exempt d'inflammation adhésive ou calcaire ; puis, je réduis aussitôt l'utérus, en élevant le siège et continuant le traitement. L'accouchée est dans un état affreux : douleurs épouvantables dans le ventre, les reins, le dos, étouffement, menace de syncope. A croire, enfin, que, n'ayant point succombé pendant l'opération, elle allait mourir après.

Toutefois, comme il fallait s'attendre à des accidents inflammatoires et puerpéraux violents, je commence de suite le traitement antiphlogistique préventif, qui a l'avantage de se trouver en même temps le traitement hâtif de l'involution utérine et le traitement hémostatique : d'une pierre trois coups ! C'est là surtout que nous différons de la vieille thérapeutique ; c'est là que la dosimétrie se montre vraiment supérieure : car, au lieu d'attendre l'explosion des accidents inflammatoires ou de résorption — comme le font généralement les accoucheurs de cette école —, elle travaille de suite à les enrayer, bien pénétrée que, dans de telles conditions, ils ne sauraient manquer de se produire.

Je n'ai donc qu'à faire continuer le traitement déjà commencé contre l'élément fièvre : arséniate de strychnine, aconitine, digitaline, hydro-ferro-cyanate de quinine, ergotine; puis, contre l'élément douleur (qui serait ici mère de l'inflammation) : chloral, toutes les heures d'abord, avec recommandation de les donner toutes les demi-heures, à la moindre apparition de la fièvre.

Le lendemain, 6 août, douleurs, étouffement comme la veille, mais, de plus, envies de vomir, céphalalgie, sueur, fièvre, chaleur; pouls 104; temp. 38°, 5; ventre tendu, très douloureux ; grande faiblesse. Même traitement ; repos; immobilité; aération : Sedlitz; collodion sur le ventre; injections vaginales de chloral boraté, deux à trois fois par jour.

Lundi 7. — Fièvre plus forte; pouls 120, petit; temp. 39°; peau brûlante ; soif vive; langue plus chargée; vomissements jaunes-verdâtres ; sueurs ; urine mêlée de sang ; ventre tendu, encore douloureux. L'utérus est à l'ombilic ; l'écoulement lochial continue sans perte. Même traitement; de plus, croton chloral ; injections du chloral boraté, matin et soir; lavements émollients.

Mardi 8. — Mieux ; moins de fièvre ; pouls 100; temp. 38°, 5; ventre moins tendu et moins douloureux; moins de douleurs de reins ; l'utérus revient: il est au-dessous de l'ombilic ; l'involution se fait ; selles et urines bonnes.

Même traitement; doses plus éloignées, toutes les heures seulement.

Mercredi 9. — Moins bien; plus de fièvre ; pouls 116 ; ventre plus douloureux, tuméfié en un point; expulsion d'un gros caillot fétide, organisé, peut-être un reste du placenta. La malade est mieux ensuite.

Même traitement ; injections calmantes, émollientes, antiseptiques, tantôt phéniquées, tantôt au chloral boraté; bouillon avec quelques gouttes d'acide chlorhydrique.

Jeudi 10. — Mieux; le ventre diminue; l'utérus s'abaisse; il y a moins de fièvre ; selles, urines.

Le soir, plus mal : douleurs dans le dos et la poitrine ; gêne de la respiration ; jusqu'à onze heures, fièvre, frissons, étouffement, mal de tête, boule hystérique.

Traitement : mêmes granules, plus rapprochés : toutes les demi-heures, puis toutes les heures : on y joint la morphine et l'hyosciamine.

Vendredi 11, à midi. — Béaucoup mieux ; pas de fièvre, ventre moins douloureux ; douleur à gauche seulement. L'utérus revient de plus en plus; il est, à droite, à deux ou trois travers de doigt de l'ombilic ; une selle ; moins de soif; beaucoup moins de céphalalgie.

Même traitement, plus espacé : granules toutes les deux heures seulement; injections idem. Si la fièvre et les frissons reviennent à la même heure, granules plus fréquents, surtout de quinine.

Samedi 12. — Bien ; continuer les granules toutes les trois heures.

Idem les jours suivants.

Certains symptômes mentionnés plus haut (nerveux sans doute) ont continué jusqu'au 19. L'utérus est revenu; l'évolution est à peu près complète ; le ventre est douloureux, mais le creux de l'estomac l'est beaucoup.

Traitement : hyosciamine, codéine : 2 pour 1, trois à quatre fois par jour, avant le repas ; bouillon, potages, vins, jus de viande, acide chlorhydrique.

Le mieux continuant, augmenter l'alimentation : hypophosphite et arséniate de soude, plus tard de fer, comme reconstituant.

Les enseignements à tirer de ce fait sont multiples et de la plus haute importance: cette femme accouche sans le secours du forceps, grâce au traitement hâtif et expulsif que la dosimétrie va substituer dorénavant et le plus souvent à ce moyen mécanique qui est toujours une chance de plus d'inflammation consécutive, avec toutes ses conséquences. Cette femme n'étant pas morte d'hémorrhagie pendant la délivrance artificielle, rendue si laborieuse par l'adhérence extraordinaire du placenta — et cela sans doute grâce au traitement hémostatique dosimétrique combiné avec la compression de l'aorte — cette femme pouvait mourir des suites des complications inflammatoires : métrite ou métro-péritonite, fièvre puerpérale, et de résorption — qui devaient éclater terribles, après de telles manœuvres, mais qui ont été réprimées presque avant de s'être manifestées. Nous disons : pouvait mourir : c'est devait qu'il faudrait dire. Et elle serait certainement morte par les procédés ordinaires, qui

consistent à attendre pour agir l'apparition des accidents inflammatoires et de résorption — et nous savons avec quels moyens : alcoolature d'aconit, sulfate de quinine à
doses massives, etc. etc., au lieu de prévenir le mal ou de le combattre, selon les principes et avec les armes si précises de la dosimétrie.

A propos d'accouchement, je dois dire que, dans une série de cinq cas qui se sont
présentés dernièrement dans ma pratique, j'ai appliqué le traitement expulsif hâtif
dosimétrique, selon les règles indiquées plus haut, et cela à ma grande satisfaction, et
surtout à celles de mes clientes.

Dans tous les cas, l'excellence de la méthode dosimétrique a été justifiée, et l'entourage était étonné du changement rapide qui se produisait dans la marche du travail, de la sûreté et de la rapidité d'action de ces moyens, si petits et cependant si
puissants.

Dr Bourdon, à Méru (Seine-et-Oise).

Nous ferons également quelques remarques sur ce cas, peut-être un
des plus formidables qui se soit présenté dans la clientèle obstétricale. On ne
saurait trop admirer — et trop louer — la persévérance que le docteur
Bourdon a mis dans son traitement. Il lui a fallu une conviction profonde
pour ne pas avoir dévié un instant de la ligne de conduite que la méthode
dosimétrique lui indiquait. D'autres eussent désespéré ; mais c'est qu'ils se
sentent armés de moyens impuissants. Pourquoi les allopathes sont-ils hésitants, expectants ? C'est qu'ils n'ont pas d'armes de précision, et ainsi
n'osent pas s'aventurer. Pense-t-on qu'un soldat serait fort devant l'ennemi
avec une arme incertaine comme l'étaient les fusils de l'ancien modèle ?
Aujourd'hui que les États s'arment à neuf pour la destruction, les médecins
manqueraient à leur devoir en ne cherchant pas dans la science moderne
leurs armes de conservation.

Voici encore une observation qui confirme la précédente.

*Perte abondante par suite du décollement incomplet du placenta. — Traitement dosi-
métrique.* — L'hiver dernier, je fus mandé auprès d'une jeune femme de trente ans,
multipare, à qui j'avais donné mes soins l'année précédente, pour une métrite chronique. Elle venait de s'accoucher, il y avait environ deux heures, et perdait abondamment, par suite du décollement incomplet du placenta. Après vingt minutes de travail
pénible, je parvins enfin à extraire le délivre.

La perte arrêtée, je partis, prescrivant l'ergotine, la quinine, avec l'aconitine et
la digitaline pour hâter l'involution utérine, et ne pus revoir la malade que deux jours
après.

Le matin, on vient me prévenir que la femme était plus mal. A mon arrivée, je constatai : temp. 40°, pouls 120, petit, dépressible ; frissons irréguliers ; langue sèche à la pointe ; soif intense : teint subictérique des sclérotiques ; ventre légèrement météorisé, indolore ; constipation ; oligurie ; dépression de forces : absence de tout écoulement vaginal.

Prescription. — Arséniate de strychnine, aconitine, arséniate de quinine, de chaque 1 granule toutes les demi-heures ; salicylate de quinine, hyosciamine : 1 granule de chaque toutes les heures ; injections au chloral boraté ; Sedlitz ; vin ; bouillon.

Le troisième jour, toux fréquente, sèche ; la percussion donne de la matité au niveau du lobe moyen du poumon gauche ; râles crépitants ; sueurs profuses, gluantes ; écoulement lochial sanieux, peu abondant.

Même traitement ; ajouter 1 granule de codéine toutes les heures ; révulsion énergique au moyen de sinapismes au côté gauche de la poitrine.

A partir du quatrième jour du traitement, malgré la lésion du poumon, la température descendait à 39° c., le pouls 110 ; les sueurs avaient diminué, les frissons étaient moins fréquents. Le sixième jour, ils avaient disparu. Le huitième, la température et le pouls étaient descendus à la normale.

Le dixième jour, la malade entrait en convalescence.

Dr LAMOURDEDIEU.

Remarques. — Ceux qui n'ont jamais pratiqué la dosimétrie s'étonnent de résultats aussi prompts, au point qu'ils prétendent que c'est de l'exagération ; d'aucuns même, de la mauvaise foi. C'est être bien imbu de sa propre impuissance que de tenir un pareil langage. Un médecin honorable qui affirme ce qu'il a constaté, n'est-ce pas comme une lettre de change qui engage la signature ? Comment dès lors aurait-il l'audace d'écrire ce qui n'est pas, quand tant de confrères ont l'œil sur lui ?

Que nos adversaires se désistent donc de cette arme de Basile, qui, en fin de compte, retombe sur eux-mêmes, puisque leur impuissance ressort des succès de leurs concurrents.

ANNEXES

I

PREMIER MÉMOIRE.

Causes du passage de l'albumine dans les urines.

A l'état ordinaire, les matières albuminoïdes sont brûlées dans le sang, et les résidus azotés de la combustion, l'urée et l'acide urique, sont éliminés par les urines.

La combustion n'est pas telle, cependant, qu'il ne sorte aussi par cette voïe un peu de matière albuminoïde ; mais cette matière, outre qu'elle est en quantité extrêmement faible, diffère, jusqu'à un certain point, comme on le sait, de l'albumine ordinaire.

J'ai pensé que si, pendant un temps suffisamment prolongé, l'albumine venait à subir, dans la circulation, une quantité de combustion très notablement moindre qu'à l'état normal, elle pourrait passer en nature dans les urines, au lieu de n'être éliminée qu'à l'état d'urée et d'acide urique. De nombreux faits sont venus confirmer cette manière de voir.

Léc urines deviennent albumineuses :

1° Dans le croup ; dans les hydropisies ascites très développées ; dans les cas de bronchite capillaire et d'emphysème pulmonaire donnant lieu à une forte dyspnée ; dans la phtisie pulmonaire, surtout compliquée de pneumonie entraînant un embarras considérable de la respiration ; dans l'état de gestation de la femme, suffisamment avancé, suffisamment développé pour que la circulation abdominale embarrassée, la respiration gênée, détermine une hématose difficile — c'est-à-dire dans les maladies, dans les états particuliers, où une diminution très notable de combustion entraînée par une respiration très incomplète ;

2° Dans la cyanose — quelle qu'en soit la cause — et dans les affections du cœur arrivées à un degré tel, que les malades soient maintenus dans un état permanent de demi-asphyxie. Par conséquent, dans les cas où un obstacle à la circulation du sang, un vice de conformation du cœur empêchent l'hématose d'être aussi complète et aussi rapide que dans les circonstances ordinaires ;

3° Dans les accès d'éclampsie, si remarquables par la gêne considérable qu'ils apportent à la circulation et à la respiration. Alors, il est vrai, l'albuminurie précède, en général, les accès ; mais ils ne manquent jamais de la rendre plus abondante ;

4° Souvent dans le choléra, maladie entraînant une diminution considérable de la combustion lente et, par suite de la température propre (Michel Lévy et Rostan) ;

5° Dans les lésions spontanées ou traumatiques des centres nerveux, déterminant un abaissement de température, une diminution notable de combustion (Brodie et Henckell) ;

6° Dans le diabète, maladie — assez souvent du moins — où une lésion analogue paraît être primitive ; où d'ailleurs, la grande abondance de sucre dans le sang entraîne la combustion des matières albuminoïdes ; où enfin, la température s'abaisse de 1 à 2 degrés centigrades chez les sujets fortement atteints (Bouchardat) ;

7° Dans l'espèce d'épuisement du fluide nerveux qui caractérise l'état désigné sous le nom de *courbature*, et qui doit entraîner une diminution considérable de la calorification, de la combustion lente ;

8° Dans la suppression artificielle ou naturelle de la perspiration cutanée, suppression amenant une sorte d'état asphyxique, en tout cas un abaissement considérable de la température du corps, abaissement qui ne peut manquer de ralentir fortement les phénomènes de la combustion lente.

C'est ainsi que les urines deviennent albumineuses sous l'influence d'enduits artificiels imperméables, recouvrant toute la surface de la peau (Magendie, Fourcault), et que le même phénomène n'est pas rare dans les maladies où les fonctions de la peau sont fortement entravées (rougeole, scarlatine, variole).

Pour une cause analogue, l'urine est albumineuse à la suite de refroidissements très considérables de la surface du corps, occasionnés par le froid extérieur.

Enfin, dans la maladie de Bright, où les urines sont toujours albumineuses, et sont attribuées précisément à plusieurs des causes que nous venons d'indiquer comme capables de déterminer le passage de l'albumine dans les urines.

En général, les urines des mammifères ordinaires et celles des oiseaux ne contiennent pas d'albumine. Parmi les reptiles, au contraire, les batraciens — du moins les grenouilles, si remarquables par la faible élévation de leur chaleur propre — rendent une urine où l'on trouve toujours de l'albumine (Dumas).

Il reste à constater que les urines deviennent albumineuses sous l'influence des agents qui protègent à un degré considérable contre la combustion lente. — Je possède peu de faits à cet égard.

Les urines deviennent albumineuses dans les anesthésies prolongées et dans les empoisonnements lents par l'acide cyanhydrique.

L'état habituel d'ivresse y prédispose à un degré remarquable.

Les urines prennent parfois cet état, tout à coup, chez des syphilitiques soumis à un traitement mercuriel.

Quand l'activité de la combustion dans le sang — trop faible pour brûler toute l'albumine qui, à l'état normal, doit disparaître dans un temps donné — laisse diminuer la vitalité générale, la tonicité des tissus, et permet à une portion plus ou moins grande de matière albumineuse de passer en nature dans les urines, c'est autant de matière organique qui échappe à la transformation en urée ou en acide urique. La proportion d'urée des urines albumineuses doit, par conséquent, se trouver moindre qu'à l'état normal.

C'est, en effet, ce qui a lieu dans les maladies suivantes, les seules, à ma connaissance, où des expériences aient été faites. A savoir :

1° La bronchite aiguë en général avec dyspnée très intense ;

2° La phtisie pulmonaire ;

3° Les maladies de la moelle épinière et de l'encéphale (Brodie et Henckel) ;

4° La maladie de Bright (Bostoc, Christison).

C'est aussi ce qu'on observe, à l'état normal, chez les batraciens, dont l'urine contient à peine des traces d'urée.

Ainsi donc, que la matière dont la diminution de combustion opère pour déterminer l'albuminurie soit ou non celle que j'ai signalée, un fait semble désormais acquis à la science, « c'est que toute diminution très notable de combustion dans le sang, toute altération très notable de l'hématose entraîne l'albuminurie. »

Remarque. — Il y a dans cet exposé du vrai et du faux. L'albumine n'est pas destinée à être entièrement brûlée ; car, si elle l'était, elle donnerait lieu à l'appauvrissement du sang ou analbuminose, qui aurait exactement le même effet que l'albuminurrhée et les fièvres albumineuses en général, telles que pertes séminales (en y ajoutant les pertes de phosphore). Les matières albuminoïdes des aliments sont converties en peptones et, plus avant dans l'économie, en albuminates de soude, de potasse, de chaux, pour concourir à la nutrition des tissus. Si l'albumine s'écoule par les urines, c'est autant de perdu pour la nutrition générale et la nutrition particulière.

L'albuminurie est donc toujours une maladie de faiblesse, à laquelle il faut opposer les alcaloïdes sthéniques et les reconstituants : strychnine et ses sels.

Ajoutons le manque de principes salins dans le sang (chlorure de sodium, sulfate de magnésie, sulfate de sodium), et on comprendra l'importance du régime salin pour les femmes grosses, ainsi que nous le disons au commencement du présent chapitre.

II

DEUXIÈME MÉMOIRE

Considérations nouvelles sur les causes et le traitement de l'albuminurie et de l'éclampsie des femmes enceintes

1° *De l'éclampsie.*

Causes occasionnelles. — D'après une longue observation, d'après des faits bien établis, la grossesse avancée, la primiparité, la distention excessive de l'utérus, l'albuminurie, l'infiltration, le rachitisme, le tempérament lymphatique, l'habitation dans les grandes villes, les excès, les vêtements trop serrés, l'abus des liqueurs fortes, le défaut d'exercice, etc., sont des causes prédisposantes de l'épilepsie puerpérale ou éclampsie des femmes enceintes.

Mais, pourquoi des causes, en apparence très différentes, concourent-elles néanmoins à des résultats communs : la fluidification du sang, l'albuminurie, l'œdème, et enfin l'éclampsie?

L'importance du sujet, les applications que la connaissance du mode d'action des causes fournirait à la thérapeutique, m'ont engagé à donner l'explication suivante.

Corrélation des causes occasionnelles. — Dans une note adressée à l'Académie des sciences, en décembre 1851 (*Comptes rendus*, p. 522 : « Causes du passage de l'albumine dans les urines »), je me suis proposé de montrer comment une diminution considérable de combustion opérée dans le sang amène la fluidification de ce liquide, le relâchement des tissus, l'albuminurie, et j'ai été conduit à cette conclusion : que la manière dont la diminution de combustion opère pour déterminer l'albuminurie soit ou non celle que j'ai signalée, un fait semble désormais acquis à la science : c'est que *toute diminution très notable de combustion dans le sang, toute altération très notable de l'hématose, entraîne l'albuminurie.*

Les causes assignées à l'éclampsie semblent confirmer d'une manière remarquable la nouvelle doctrine et en recevoir à leur tour une application satisfaisante et pleine d'intérêt.

Que voyons-nous, en effet, dans la grossesse? L'utérus prend graduellement un volume considérable ; par là, et vers la fin de la grossesse surtout, la respiration est gênée dans l'abaissement du diaphragme, ainsi que la circulation dans le retour au cœur du sang veineux provenant des membres inférieurs du tronc.

La mère, qui n'a qu'un mode de production du sang artériel, et — dans les conditions ordinaires — qu'un mode de production du sucre, présente alors deux modes de production du sang veineux, deux modes de production du sucre : la production habituelle qui lui est propre et la production supplémentaire due au fœtus. Chez elle, l'hématose est donc incomplète, et d'autant plus incomplète que la grossesse est à une période plus avancée; que l'utérus vient à prendre un plus grand développement; que les vêtements serrés gênent davantage la respiration et la circulation; que la primiparité rend plus difficile la distension de l'abdomen et plus énergique l'application de la matrice contre les parois postérieures du ventre et, par suite, contre la partie sous-diaphragmatique des troncs vasculaires ; que le rachitisme, rendant la taille plus petite, l'enceinte abdominale plus étroite, apporte une gêne plus prononcée au développement de l'utérus, un obstacle plus considérable à la circulation veineuse ; que toutes ces causes enfin sévissent sur des personnes plus disposées à la fluidité du sang par un tempérament lymphatique, par l'habitation des grandes villes, par les excès et par l'abus des boissons alcooliques, qui diminuent la combustion, cette source de la vie.

Qu'entraîne le défaut d'hématose, si remarquable dans les cas de grossesse qui viennent d'être indiqués?

Il entraîne une fluidité excessive du sang (voir les asphyxies lentes) et le relâchement général des tissus ; car la plasticité du sang et la tonicité des tissus se montrent toujours en rapport avec l'intensité de la vie, qui varie elle-même avec l'intensité de la combustion.

La fluidité plus prononcée, la tonicité diminuée, les changements produits dans les sécrétions, permettent à l'albumine de s'infiltrer, de passer en nature dans les urines. L'albumine sortant en nature appauvrit davantage le sang, le rend plus fluide encore. L'état de fluidité excessif, l'atonie générale des tissus, les obstacles mécaniques à la circulation veineuse, au cours de la lymphe, entraînent l'œdème, surtout dans les membres inférieurs, par des infiltrations générales.

Les maladies nerveuses, si remarquables par un état anormal de fluidité du sang, naissent avec cet état, se dissipent avec lui, comme si elles résultaient d'une pénétration plus abondante, plus profonde de la substance nerveuse par un sang oxygéné et, partant, propre à entretenir la vitalité, à exciter les contractions.

Plusieurs observateurs n'ont-ils pas signalé les symptômes épileptiformes comme des terminaisons de l'albuminurie? Ne sait-on pas que les derniers instants des malheureux qui succombent à une hémorrhagie abondante sont souvent accompagnés de convulsions? et que, chez les femmes albuminuriques, la grossesse et le travail sont marqués par des congestions nerveuses ?

Quoiqu'il en soit, la fluidité excessive du sang rend difficile, lente et parfois impossible la formation des caillots obturateurs de l'orifice des vaisseaux utérins, et par là prédispose aux hémorrhagies *post partum*.

Voilà donc les causes prédisposantes si diverses de l'éclampsie reliées en un même faisceau, s'aidant mutuellement dans la production de modifications importantes de l'économie; et ces modifications, la fluidité du sang, l'œdème, les hémorrhagies, après l'accouchement, sont particulièrement celles qui précèdent, accompagnent et suivent l'éclampsie.

Le développement anormal du globe utérin, la primiparité, etc., ne deviennent causes d'éclampsie qu'après avoir été causes de diminution de l'hématose, de fluidité du sang et, en général, d'albuminurie, etc. « Sur 205 femmes dont j'ai indistinctement examiné l'urine — dit M. Blot — 99 étaient primipares, 106 multipares. Sur ce nombre total de 205 : 41 femmes ont présenté de l'albuminurie ; or, parmi ces 41, 30 étaient primipares, 11 seulement étaient déjà mères. » (*Thèse inaugurale.*)

L'éclampsie n'aurait donc plus, en général, qu'une cause prédisposante : la fluidité excessive du sang, déterminée par une altération de l'hématose, portée au point de produire l'albuminurie, augmentée par elle, et surtout quand elle s'accompagne d'une sorte de pléthore séreuse, amenant facilement la congestion, l'infiltration du tissu nerveux et de ses enveloppes.

Accès. — Pourquoi la brièveté des accès d'éclampsie? Leur durée ne saurait se prolonger, dit-on : une mort par asphyxie y mettrait promptement un terme. Mais pourquoi, quand la mort ne survient pas, la durée des accès est-elle néanmoins fort courte? Le fait est reconnu : les accès amènent un état spasmodique qui s'oppose à l'hématose, au point qu'un sang plus ou moins noir circule alors dans les artères. A cet état, le sang ne saurait plus entretenir la contractilité ; il devient antispasmodique, anesthésique : de là provient la cause qui met rapidement un terme aux mouvements spasmodiques ; de là peut-être aussi l'abolition de la sensibilité et de l'intelligence.

L'accès fait donc naître lui-même une cause qui met fin à l'accès et ne lui permet qu'une courte durée. En sorte que la mort ne peut survenir, à cette période, que dans les cas où l'interruption de la respiration est extrêmement brusque.

Coma. — Pourquoi le coma succédant aux accès? D'après ce qu'on admet, la contraction violente des muscles du cou, jointe peut-être à celle des oreillettes, déterminerait vers le cerveau une stase sanguine, un état de congestion, d'où résulterait l'insensibilité, l'assoupissement, l'injection de la face, etc. D'après ma théorie, l'état du sang à la suite des accès, c'est-à-dire à l'état d'asphyxie, doit aussi être pris en considération quand il s'agit d'expliquer l'état comateux qui lui succède. Pour ce qui est de sa durée, elle peut dépendre, non seulement de la congestion cérébrale plus ou moins intense, mais encore de ce que l'épuisement du système nerveux, l'abaissement prononcé de la température animale, rendent l'hématose plus ou moins difficile.

Terminaison. — Les terminaisons par la mort sont remarquables à un point de vue qui ne me semble pas avoir attiré assez l'attention. La mort paraîtrait toujours provenir de l'asphyxie : de l'asphyxie directe quand elle survient dans l'accès, des suites de l'asphyxie quand elle arrive dans le coma. La congestion pulmonaire, la congestion cérébrale, l'apoplexie, l'engorgement du système capillaire général, la profonde perturbation nerveuse ne seraient que les résultats généraux des congestions et·des infiltrations.

Qu'on examine les suites des asphyxies produites par l'air non renouvelé, par l'acide carbonique, par l'oxyde de carbone, par le gaz sulfhydrique, par le gaz d'éclairage, on y trouvera, comme accidents secondaires : la congestion pulmonaire, la congestion cérébrale ; quelquefois l'apoplexie, les troubles de l'intelligence et de la vue, la perte de mémoire, de l'audition, de la vision, le délire, et parfois une sorte de folie.

Diagnostic. — Le diagnostic de l'éclampsie prête aussi à des considérations nouvelles. L'hystérie, l'épilepsie, présentent — comme l'éclampsie — une diminution très notable de l'hématose : profonde dans l'éclampsie, elle entraine une véritable anesthésie, des congestions, des infiltrations et, par suite, un coma plus ou moins intense, et diverses maladies de congestion et d'infiltration.

Plus faible dans l'hystérie, elle ne détermine la perte ni de la contractilité, ni, en général, des facultés intellectuelles et sensoriales ; elle laisse la sensation vive d'une suffocation, qui a lieu, en effet, mais qui n'entrave pas la respiration au point de rendre le sang suffisamment veineux pour mettre promptement fin à l'accès. Voilà pourquoi ils sont peu ou point suivis d'accidents de congestion, de coma, d'écume aux commissures des lèvres.

La diminution de l'hématose est plus profonde dans l'épilepsie ; elle est analogue à celle qu'on observe dans l'éclampsie : il y a aussi turgescence violacée ou livide de la face ; perte complète et profonde de connaissance, de sensibilité ; bave écumeuse, etc.; mais l'accès ne survient pas chez des personnes prédisposées aux congestions, aux infiltrations, par un état antérieur de diminution de l'hématose et surtout par l'albuminurie ; le coma, les accidents de congestion sont faibles ou nuls ; l'anesthésie produite par l'accès guérit, en général, l'accès sans accidents secondaires graves.

Quant à cette particularité du diagnostic différentiel, qui reposerait sur la présence de l'albumine dans l'urine chez les femmes éclampsiques, sur son absence dans les urines des femmes simplement épileptiques, elle paraît avoir peu d'application à l'éclampsie des femmes enceintes ; chez ces dernières, les difficultés de la respiration et de la circulation auront pu amener (comme chez nombre d'autres) l'état albuminurique des urines, et les attaques ne feront qu'augmenter cet état. On remarque, en effet, que les attaques d'éclampsie augmentent l'albuminurie et ne tardent pas à la faire apparaître lorsqu'elle n'existait pas antérieurement.

Traitement. — Les nouvelles manières de voir qui précèdent conduisent à de nouvelles indications concernant le traitement à mettre en usage dans l'albuminurie des femmes enceintes, dans les accès d'éclampsie et dans les symptômes précurseurs.

Albuminurie. — Parmi les causes de l'albuminurie dans la grossesse, les unes sont ou peuvent alors être nécessaires : la grossesse elle-même, la primiparité, la distension excessive de l'utérus, le tempérament lymphatique, les vices de conformation entraînés par le rachitisme ; les autres sont accidentelles : les vêtements trop serrés, l'abus des liqueurs fortes, le défaut d'exercice, les habitations insalubres, les excès de tout genre, et particulièrement les excès vénériens. Les causes accidentelles seront soigneusement écartées. On emploiera contre les causes nécessaires les moyens qui agissent en sens inverse et peuvent, plus ou moins, en neutraliser les effets.

Toutes les causes accidentelles concourent avec l'hématose à rendre le sang plus fluide, à produire le relâchement des tissus, à favoriser ainsi les congestions, les infiltrations, l'albuminurie, l'œdème, etc. ; il faut donc — surtout chez les femmes lymphatiques, chez celles qui sont débilitées par les excès, par une mauvaise constitution — relever les forces par une alimentation analeptique : viandes noires, vins généreux, et par le sage emploi des composés de fer ; il faut proscrire les féculents — outre qu'ils seraient impropres à reproduire l'albumine, ils augmenteraient encore la production du sucre ; il faut enfin, par l'exercice, par le grand air, par l'habitation à la campagne, dans un lieu bien aéré, peu humide, et par l'emploi des stimulants actifs de la combustion lente, pourvoir aux besoins de la respiration et de l'hématose.

Accès et leurs symptômes. — Tout porte à croire que le sang, rendu noir par une combustion ralentie par les difficultés qu'apportent à la respiration les contractions involontaires de l'accès, est la cause qui ne permet à l'accès qu'une courte durée. L'accès et les symptômes qui l'annoncent seront dès lors avantageusement traités par la production artificielle et intelligente de l'état anesthésique, que la nature fait naître quelquefois heureusement, mais toujours sans règle ; c'est-à-dire qu'il sera rationnel de mettre en usage les agents modérateurs de l'hématose ; de choisir ceux qui, au besoin, s'administrent aisément, malgré le resserrement des mâchoires ; ceux qui ont une action énergique et prompte, et de les donner à doses capables de rendre le sang suffisamment anesthésique pour qu'il tempère l'action nerveuse, au point de ne pouvoir laisser naître l'accès. A cet égard, les éthers, le chloroforme, les agents anesthésiques, et, en général, les anesthésiques volatils, paraissent fort convenables : ils agissent vite ; ils peuvent ne pas s'opposer aux contractions utérines, et, contrairement à ce qui paraît avoir lieu parfois avec les composés métalliques, leur action disparaît habituellement sans apporter de retard au retour de la santé.

Au fond, la plupart des médicaments employés dans l'éclampsie : le camphre, les opiacés, le musc, le castoréum, l'asa-fœtida, donnés à hautes doses, tendent à provoquer le résultat qui vient d'être indiqué — il en est de même du froid, — mais leur effet est moins sûr que celui des composés hydrocarbonés artificiels volatils et de leur analogues, et leur administration est plus difficile ; trop souvent ils n'ont procuré aucun avantage, parce que le praticien, s'imaginant atteindre directement le système nerveux, ne faisait que par hasard ce qui était nécessaire pour amener une altération de l'hématose capable de rendre le sang suffisamment anesthésique pour que des contractions involontaires ne puissent avoir lieu.

Réflexions. — C'est une singulière idée que de vouloir faire servir le sang d'extincteur. Qu'on emploie le chloroforme dans l'accouchement, cela se conçoit chez les femmes très sanguines, comme l'était la reine Victoria — qui imposait ce moyen à son accoucheur. Mais, chez les femmes d'un tempérament nerveux ou lymphatique, il y a plus que de l'inconvénient, mais un véritable danger, les globules rouges du sang étant éteints et ne pouvant plus absorber l'oxygène.

D'ailleurs, pourquoi mettre en dehors du traitement les agents vitaux ou excito-moteurs, tels que la strychnine, l'hyosciamine, l'aconitine, la digitaline, pour des agents purement physiques ?

Ce qui résulte surtout de la note de M. Ch. Robin — ce que le *Répertoire* ne cesse de répéter — c'est que les antithermiques sont des extincteurs vitaux, alors que la vie tend à se séparer de l'économie. Les hydrocarbures : éther, chloroforme, antipyrine, etc., rentrent tous dans la même catégorie et, par conséquent, doivent être rejetés du traitement des fièvres pernicieuses.

MALADIES DES FEMMES

Physiquement, la femme est soumise aux mêmes lois que les femelles des animaux, quant au but final de la procréation — et elle serait soumise à moins de maux si elle suivait la loi de la nature — ou plutôt, si la vie sociale ne l'en détournait.

C'est à partir de la nubilité que son rôle commence, c'est-à-dire qu'elle est femme. C'est alors que ses attributs sexuels se dessinent et qu'elle entre dans sa floraison. Ce qu'elle avait à peine laissé entrevoir [1], ce qu'elle ignorait elle-même, se dessine et frappe tous les regards : ne fût-elle pas belle, au point de vue de la régularité des traits, elle a — comme on dit — la beauté du diable », la jeunesse. Est-ce pour cela que le diable a séduit notre première mère Ève ?

Il y a dans toute sa personne quelque chose d'irrésistible. *L'aura feminea* nous attire et nous enveloppe plus encore que le coup de sympathie dont parlent les romanciers. C'est donc à l'époque des règles que cet effet est le plus marqué. C'est sa « ponte », à elle ; et si cette ovulation n'est pas aussi régulière que chez les gallinacés, c'est que la vie sociale et son genre de vie y font obstacle.

Donc, chaque époque menstruelle marque chez la femme l'aptitude à concevoir. Et c'est ce qu'il ne faut pas perdre de vue pour le but final. — Seulement, c'est souvent œuvre de Pénélope.

[1] On connaît la jolie page de Michelet sur l'établissement des règles chez les jeunes filles.

A chaque menstrue un ou plusieurs ovules se détachent et opèrent leur descente dans la matrice. Celle-ci, pour recevoir ce précieux dépôt, s'est congestionnée et est devenue le siège d'un exsudat qui doit servir de *nidamentum* à l'ovule, après l'imprégnation du sperme ou liqueur fécondante.

C'est donc aux approches des règles, ou au commencement, que la fécondation a lieu. — Le flux sanguin une fois établi, c'est trop tard : l'ovule a été entraîné avec le sang menstruel — celui-ci est devenu mordant ; et il peut en cuire à l'imprudent qui s'y expose. — La loi de Moïse déclare impure la femme qui a ses règles, ainsi que tout ce qu'elle a touché.

L'irrégularité ou l'absence des menstrues est, pour la jeune fille — comme pour la femme faite, — la source d'une foule de troubles, tant au moral qu'au physique : notamment ceux de l'hystéricisme. — Faut-il parler des phénomènes de la suggestion hypnotique, dont on a voulu faire un moyen de thérapeutique ?

Non que le magnétisme vital ne soit aussi réel que le magnétisme physique : la vie est une force — tout comme l'électricité — et, comme telle, elle a ses lois — ainsi que ses aberrations. Mais ce n'est pas ici le lieu de discuter ce point psycho-médical ; nous ne pouvons que l'indiquer en passant.

La grossesse est pour la femme la source d'une double existence, mais qui n'est pas sans danger, quoique se rapportant à un travail naturel. La suppression momentanée des menstrues — qui est ici la règle — peut donner lieu à une pléthore qui exigera l'emploi de la saignée.

Mais c'est plutôt le contraire qui a lieu, c'est-à-dire un état de chloro-anémie, qui va s'accentuant à mesure que la grossesse avance. En effet, le sang devient plus aqueux et les globules rouges diminuent en nombre, ainsi que l'albumine en quantité. Par contre, le chiffre de la fibrine et de la graisse a augmenté — condition formidable pour la puerpéralité et qu'explique la fréquence des inflammations après les couches.

Le défaut de dépuration du sang fait qu'il se forme des éphélides ou taches hépatiques, produits de l'atonie du foie et des dérangements digestifs. — La femme enceinte doit donc être soumise à une sorte d'entraînement: par la quassine, la strychnine et, plus tard, l'hyosciamine. Pendant toute la durée de la grossesse, elle doit rafraîchir son sang par l'usage journalier du sel de magnésie (sulfate).

En suivant régulièrement ce régime, elle se préparera des couches heureuses et pourra nourrir son enfant, qui, à son tour, sera vigoureux et pourra exercer cette espèce de drainage qui constitue l'allaitement maternel.

L'âge de retour — quand il se fait régulièrement chez une femme bien constituée — est une sorte de réflorescence ; c'est la matrone d'Éphèse, dans ce sens qu'elle revit dans ses petits-enfants. On a nommé cet âge « critique », parce que, en effet, il peut se développer alors certaines maladies, qu'elle saura éviter par l'usage journalier du Sel rafraîchissant.

D'après ce qu'on vient de voir, ce sont les troubles de la menstruation qui forment le principal contingent des maladies des femmes. C'est donc par ces troubles que nous avons dû commencer le présent chapitre.

I

CONSIDÉRATIONS GÉNÉRALES

On a eu raison de dire que, — physiquement, comme moralement, — la femme est ce qu'elle est par son utérus : « *Fœmina est quod est propter uterum.* » Toutes ses souffrances, comme toutes ses jouissances, doivent être rapportées à cet organe. Les ovaires — qu'on a assimilés aux testicules de l'homme — ne sont que des organes temporaires : dans la première période de l'existence féminine, ils dorment; dans la dernière, ils se flétrissent. L'utérus seul persiste, mais c'est parce qu'il n'agit plus que la femme souffre. C'est donc sur cet organe que le médecin doit porter toute son attention.

Nous empruntons à l'ouvrage de West (*Leçons sur les maladies des femmes*) le fait suivant, qui prouve l'influence de la matrice sur les maladies diathésiques dont la femme peut être atteinte, et qu'il ne faut pas toujours s'arrêter à la lésion locale.

« Une jeune dame, dont la santé n'avait jamais été fort robuste, commença, vers l'âge de vingt-deux ans, à avoir ses menstrues fort irrégulières et peu abondantes, et à souffrir en même temps d'un prurit à la vulve. Pour combattre ces symptômes on eut recours à diverses applications locales ; plusieurs fois on lui infligea le supplice de l'examen, qui ne fit découvrir qu'un peu de rougeur anormale aux petites lèvres. A la fin, comme l'état de la santé générale ne fit qu'empirer, elle se confia aux soins d'un autre médecin, qui s'assura que son urine contenait du sucre. Le prurit — comme la démangeaison du canal de l'urèthre chez l'homme — était la conséquence et le symptôme d'un diabète dont la pauvre femme finit par mourir[1]. »

Comme on le voit, l'affection générale était ici masquée par la lésion locale, et, sans aucun doute, la malade ne serait pas morte d'épuisement si on s'était avisé à temps de constater l'état diabétique. On sait, en effet, que toutes les irritations des organes sexuels — comme celles de la moelle épinière, qui probablement n'était pas hors de cause ici — finissent par amener la glycosurie. — Nous aurons soin de revenir sur ce point important dans le cours de ce chapitre.

West cite un autre exemple, non moins concluant, de l'influence de l'utérus quant aux manifestations morbides que la femme peut présenter sur plusieurs points de son organisme.

« Il y a quelques années, une femme fut reçue à l'hôpital Saint-Barthélemy, à Londres, dans un état de souffrance extrême. Son attitude exprimait l'anxiété ; elle était étendue sur son lit, les genoux relevés, redoutant le plus léger mouvement. Son abdomen ne pouvait endurer la plus petite pression ; on avait cru à une péritonite. Avant son admission à l'hôpital, on l'avait saignée et on lui avait administré du mercure jusqu'à provoquer une abondante salivation, le tout sans aucune amélioration. Cependant la peau transpirait ; son pouls était souple et d'une fréquence normale. On apprit qu'après de vagues souffrances utérines, pendant un mois, elle avait été prise tout à coup d'une violente douleur de matrice, accompagnée d'efforts d'expulsion aussi intenses que ceux du travail. Cette douleur s'était calmée, puis elle s'était jetée sur la vessie en provoquant un fréquent besoin d'uriner. Enfin, cette douleur avait aussi quitté la vessie et s'était manifestée dans l'épaule, où on l'avait énergiquement combattue, croyant qu'il s'agissait d'une inflammation de l'articulation scapulo-humérale. La douleur de l'épaule ayant cessé, les cruelles souffrances de l'abdomen étaient revenues. Un bain de siège produisit un soulagement immédiat, quoique la malade poussât des cris quand on la remua pour l'y placer. Une forte dose d'opium procura

[1] Avec un traitement dosimétrique cela ne serait pas arrivé.

D^r B.

quelques heures d'un sommeil tranquille. Le jour suivant il n'existait plus de douleur qu'au-dessus du pubis. Cette douleur disparut sous l'action de topiques calmants. Le fer et un régime substantiel achevèrent la guérison de cette *péritonite hystérique*. »

Le traducteur de l'ouvrage de West, M. le docteur Mauriac, fait, au sujet de la péritonite hystérique, des réflexions que nous croyons devoir reproduire ici, quoique n'étant pas d'accord avec lui sur la nature et le siège de l'hystérie.

« Il n'est pas inutile de dire quelques mots des manifestations hystériques abdominales ; elles simulent quelquefois si complètement les inflammations graves du péritoine ou des viscères qu'il recouvre, que l'erreur est difficile à éviter. — Les manifestations hystériques abdominales sont liées, plus étroitement que celles des autres parties du corps, à des désordres douloureux de la menstruation ou à des lésions douloureuses de l'utérus. Leurs symptômes — peu nombreux — sont d'une constance et d'une uniformité qui contrastent avec la mobilité ordinaire des troubles nerveux, si bien qu'au premier abord on est tenté de les rapporter à la maladie fixe et matérielle d'un organe. A leur degré le plus simple, ils consistent en coliques, tension et ballonnement du ventre, surtout pendant la digestion, borborygmes, éructations, dyspnée gastrique, palpitations, constipation habituelle et opiniâtre, etc. A un degré plus élevé, et qui peut devenir alarmant, on observe une tympanite excessive avec une hyperesthésie telle de la peau, que le simple toucher cause de vives douleurs, comme dans la métro-péritonite la plus aiguë. L'anxiété respiratoire devient extrême, le cœur précipite son action ; le pouls, très petit, donne de 120 à 140 pulsations par minute ; les traits s'altèrent, le nez s'effile, les yeux s'excavent, la figure prend l'aspect hippocratique, les extrémités se refroidissent, etc.; en un mot, la malade offre à peu près tous les accidents d'une péritonite au dernier degré. On trouvera, dans le remarquable ouvrage de M. Briquet sur l'hystérie, l'histoire d'une jeune fille qui était si violemment et si dangereusement atteinte de cette forme grave d'hystérie abdominale, que plusieurs praticiens ne lui donnaient que 24 heures à vivre, pronostic fatal qui ne s'est pas réalisé. — Deux autres symptômes sont à signaler : la rétention complète de l'urine, tenant, à la fois, à la paralysie des parois de la vessie et au spasme du col, et la constipation invincible, avec constriction du sphincter de l'anus, et insensibilité du côlon et du rectum. »

Le *Répertoire de thérapeutique dosimétrique* a relaté des cas de dysuries et même de rétentions d'urines complètes, guéries par l'hyosciamine, la cicutine et la strychnine, et nous pensons qu'il en eût été de même dans la constipation hystérique dont parle ici le docteur Mauriac.

Mais là où nous ne sommes plus d'accord avec lui, c'est quand il dit :

« Les recherches les plus modernes, basées sur une observation rigoureuse, ont fait justice de l'antique doctrine étiologique de l'hystérie. Personne aujourd'hui ne voudrait se faire le défenseur des banalités saugrenues qui ont régné dans la science à ce sujet, depuis et même avant Hippocrate. L'hystérie est une névrose de l'encéphale, elle irradie ses manifestations dans tous les points du système nerveux ; mais elle n'a pas pour foyer, pour point de départ, pour siège exclusif et cause première, l'utérus et le système génital. On l'observe chez les jeunes filles, longtemps avant que les fonctions dévolues à ce système soient entrées en activité ; on l'observe aussi chez les femmes privées d'utérus ou dont les autres parties des organes sexuels sont plus ou moins congénitalement altérées par atrophie. Enfin, après la ménopause — *quoique rarement*, il est vrai — l'hystérie peut se produire sous l'influence de causes variées, propres à ébranler plus ou moins profondément le système nerveux, sans avoir une influence directe sur l'activité sexuelle qui décline ou est éteinte. »

La conclusion du docteur Mauriac tendrait donc à enlever à l'utérus sa prérogative hiérarchique, pour le reléguer au rang d'un organe secondaire ; et cependant quel est l'organe qui présente l'exemple d'une énergie fonctionnelle aussi grande ? Nous n'en parlons pas hors du temps de la gestation, mais quand il vient de recevoir l'ovule et qu'il applique toute son énergie à conserver et à garantir ce précieux dépôt.

Voyez cette hyperplasie de tous ses éléments, le développement de ses couches musculaires, l'hypertrophie de ses vaisseaux au point qu'ils sont obligés de se replier en zigzags, l'accentuation de ses nerfs qu'on aurait pu croire atrophiés jusque-là.

Ne doit-on pas admettre plutôt que la condensation du tissu utérin, hors de la gestation, fait son exquise sensibilité à la moindre congestion ? La thérapeutique dosimétrique ne démontre-t-elle pas également qu'on peut combattre cette hyperesthésie par l'hyosciamine, la cicutine et la strychnine, mieux que par tous les prétendus emménagogues de la vieille école ?

M. le docteur Mauriac, pour prouver sa thèse : que l'hystérie est une maladie névrosique de l'encéphale, dit qu'on l'observe longtemps avant que les fonctions dévolues au système utérin soient entrées en activité. Évidemment, il fait ici confusion : c'est parce que ces fonctions ne peuvent entrer en exercice, par des motifs que le médecin a à rechercher, que les jeunes filles aménorrhéiques deviennent hystériques. Quant à celles qui ne sont pas encore pubères, on sait qu'elles sont plus garçon que les garçons eux-mêmes ; et on a vu plus d'une petite Ève révéler à de petits Adams les secrets de l'arbre de la science.

Pourquoi le Créateur, dans sa prévoyance, aurait-il défendu à nos premiers parents d'en cueillir les fruits prématurément ?

M. le docteur Mauriac dit que l'hystérie s'observe chez les femmes privées d'utérus ou dont les autres parties des organes sexuels sont plus ou moins congénitalement altérées par atrophie. Nous avons autopsié le cadavre d'une jeune fille privée d'utérus, qui avait présenté les caractères physiques et moraux d'une virago ; et on observe que les femmes portées à des goûts contre nature sont celles qui ont les attributs masculins : le regard hardi, une forte chevelure, quelquefois de la barbe ; enfin tous les caractères physiques attribués à la Sapho antique.

M. le docteur Mauriac dit qu'après la ménopause l'hystérie peut encore se produire. Il est vrai qu'il ajoute : « rarement et sous l'influence de causes variées propres à ébranler plus ou moins profondément le système nerveux. » Mais ce n'est plus alors de l'hystérie à proprement parler ; ce sont des névroses accidentelles, et non ces troubles consensuels qui partent invariablement du fond du bassin pour s'étendre à tout l'organisme de la femme. Platon, dans son Timée, nous donne à cet égard une image pleine de poésie, quand il représente l'hystérisme comme une bête fauve, venant se présenter à toutes les ouvertures naturelles pour s'échapper. Où observe-t-on le plus d'hystéries poussées aux derniers degrés du paroxysme ? Dans les cloîtres, où l'on enfouit vivantes de malheureuses femmes sous prétexte de vœu religieux.

Enfin, M. le docteur Mauriac appelle la statistique à son aide. Voyons. Sur 157 femmes atteintes d'hystérie, on a en constaté, dit-il :

Trente-six qui n'avaient aucun désordre organique ou fonctionnel des organes sexuels ; — *vingt-cinq* qui étaient affectées de catarrhe chronique du vagin et de la matrice ; — *trente et une* atteintes de métrite chronique ; — *dix,* de cancer utérin ; — *neuf,* de tumeurs fibreuses de la matrice ; — *six,* de polypes utérins ; — *trente et une,* d'antéflexion de la matrice ; — *sept,* de rétroflexion ; — *une,* d'atrésie utérine ; — *sept,* de prurit de la vulve ; — *neuf,* d'ovarite chronique ; — *trois,* de tumeurs ovariques ; — *sept,* de menstruation profuse, sans lésion organique caractérisée ; — *cinq*, d'aménorrhée.

Ainsi, pour trente-six femmes hystériques chez lesquelles on n'a constaté aucun désordre organique ou fonctionnel des organes sexuels, il y en a eu 121 qui ont présenté, au contraire, ces désordres à un degré plus ou moins marqué et manifeste. Quant aux désordres cérébro-spinaux, M. le docteur Mauriac n'en parle pas. Que devient alors sa thèse ?

Cependant nous sommes loin de prétendre que tous les troubles nerveux qui se présentent chez la femme soient de nature hystérique ; il en est un grand nombre qui sont, au contraire, de nature diathésique. Et à ce sujet nous citerons la relation suivante, qui nous a été adressée par un confrère qui désirait avoir notre avis.

« La dame X..., âgée de 33 ans, d'un tempérament nervoso-sanguin, a été réglée à l'âge de 13 ans. Avant cette époque elle avait toujours joui d'une bonne santé : grosse, fraîche, joufflue ; et il en a été de même après. Ses époques étaient régulières, duraient deux à trois jours, et n'étaient ni trop ni trop peu abondantes. Cependant, dès leur début, elle a commencé à souffrir de légères coliques, qui quelquefois ne se faisaient pas sentir, d'autres fois bien. On la maria fort jeune (17 ans) ; elle devint enceinte six mois après, et lors de cette première grossesse elle commença à vomir. Au bout de quelques mois, ces vomissements cessèrent. Elle accoucha, peu après, d'un garçon, aujourd'hui âgé de 16 ans, celui-là même qui fait l'objet de la fin de cette lettre. Elle eut pour la délivrer une matrone patentée, qui, soi-disant avec ses mains — probablement avec un levier — lui fit venir son enfant, et qui pourrait bien être une des causes des accidents que Mme X... éprouve du côté de l'utérus, et dont il sera parlé un peu plus loin. Mme X... allaita son enfant. Pendant qu'elle le nourrissait, elle eut ses règles, quatre mois après sa délivrance. Elle fut obligée de le sevrer au bout d'un an, n'ayant plus de lait. Elle devint enceinte pour la seconde fois, trente mois environ après son premier accouchement. Elle éprouva des vomissements bien plus encore pendant cette seconde grossesse que pendant la première, plus fréquents surtout le matin. Elle fut secourue à sa délivrance par la même matrone ; nourrit, comme la première fois, son enfant — une jeune fille de 13 ans aujourd'hui. Un mois après son accouchement, ses règles réapparurent et durèrent tout le temps de l'allaitement. Elle voulut nourrir cet enfant pendant deux ans environ, jusqu'à ce que la fatigue et l'épuisement firent tarir son lait, lui supprimèrent ses époques pendant deux à trois mois environ, au point que la malade se crut, de nouveau, devenue enceinte. Cependant ces accidents se dissipèrent sans que la malade eût fait aucun traitement, au point que depuis l'âge de 20 ans, époque de la naissance de sa fille, jusqu'à l'âge de 25 ans, dont nous allons parler dans quelques lignes, la malade ne se souvient de rien de particulier, si ce n'est d'irrégularités de menstruation et de troubles divers qui l'accompagnaient. En premier lieu, elle éprouva au côté gauche du gosier une douleur très vive qui la gênait beaucoup, même pour avaler sa salive. Elle se souvient — mais confusément — que, une fois surtout, ses règles étant venues, elle se trouva bien dégagée de son mal de cou. Ces premiers troubles durèrent trois à quatre mois environ. Un beau jour, subitement, sans cause appréciable aucune, elle fut prise d'une douleur très intense, s'irradiant de la colonne vertébrale à l'épigastre, amenant avec elle de la toux, de l'oppression et une expectoration abondante.

« Quelques jours après l'apparition de cette seconde douleur, celle du cou diminuait beaucoup, pour ne pas dire qu'elle disparaissait complètement. Jusque-là, la malade ne s'était pas encore alitée ; cependant les parents firent appeler un médecin, qui prescrivit l'application de quatre sangsues au creux de l'estomac. Cette application d'un nombre relativement si restreint de sangsues fut suivie d'une telle perte de sang que la malade eut des syncopes, dont elle vint un instant à se remettre ; et pendant quinze jours environ, elle ne pouvait marcher seule, tant elle était faible ; il fallait qu'on l'accompagnât pour la conduire par le bras jusqu'à la cheminée, au coin du feu. Trois ou quatre jours après l'application des sangsues, apparurent successivement, et à toutes les articulations, des douleurs qui lui durèrent trois semaines environ, et dont le siège et l'intensité étaient bien variables. Les parents, voyant que la malade était si lente à se remettre et que la maladie allait s'aggravant, firent appeler un second médecin. Celui-ci prescrivit des vésicatoires sur la poitrine, un sirop pour calmer la toux — dont je ne puis me rendre compte — de l'eau ferrée, des préparations martiales, et quelque chose pour donner de l'appétit : un apéritif, de la rhubarbe très probablement, — connaissant la manière habituelle de formuler du confrère. — La malade était si faible qu'elle ne pouvait rien prendre, rien supporter : ni bouillon, ni nourriture solide. Elle réclamait du vin à grands cris, mais on ne voulait pas la contenter. Au bout de six semaines environ, elle revint à son état normal. Cet état avait duré du 26 octobre au 8 janvier, époque où elle put reprendre à peu près son train ordinaire de vie, en ce sens qu'elle pouvait agir, se mouvoir, travailler dans la maison, mais elle était tout de suite fatiguée, essoufflée, sans force, sans courage. Ses mois, eux aussi, restèrent quatre périodes à peu près à revenir. Cet état se prolongea jusque vers la dernière quinzaine de mai, époque à laquelle elle fut complètement trempée par un orage, et reçut même pendant dix minutes de la grêle. En rentrant, elle se changea et n'en éprouva pas d'autre désagrément. J'avais oublié de noter qu'à partir du moment où elle souffrit de douleurs à toutes les articulations, par conséquent où elle eut ce rhumatisme, apparurent des battements de cœur qui persistent encore en ce moment-ci, et sur lesquels je reviendrai d'une manière particulière un peu plus loin. En même temps que ces battements se montrèrent de nouveau, et avec une intensité plus grande, des vomissements, qui, eux aussi, persistent encore. Circonstance bien digne d'être notée: si la malade se fatigue, qu'elle ait couru, qu'elle soit essoufflée, les battements de cœur, qui existent toujours, redoublent de violence, d'intensité, et finissent par amener des vomissements qui la fatiguent beaucoup. D'autres fois aussi, les vomissements se montrent le matin, en se levant, c'est-à-dire sans que la malade, ait fatigué ni peiné du tout dans le cours de la journée. Quelquefois aussi, la malade, sentant la crise venir, a la précaution de s'arrêter, de s'asseoir, pour donner aux battements tumultueux du cœur le temps de se calmer, et alors la crise se passe sans vomissements. D'autres fois, au contraire, il lui semble qu'elle étouffe, et trois ou quatre fois, dans ces circonstances, il lui est arrivé d'avoir à la bouche une écume sanguinolente. — Aucun des parents — ni paternels, ni maternels — n'a eu de rhumatisme articulaire aigu, généralisé. Sa mère et son frère ont eu une douleur sciatique. Quant à elle, depuis sa première maladie, il y a huit ans, alors qu'elle n'avait que vingt-cinq ans, elle a eu — à deux ou trois époques différentes — des récidives de ses douleurs articulaires, qui ne lui durèrent pas longtemps : quelques jours à peine. Cependant une fois entre autres, elle eut — elle aussi — une douleur sciatique, qui lui dura près de six mois. Les quatre premiers mois, elle endura son mal sans rien faire ; au bout de ce temps, elle consulta un médecin homœopathe, qui — me dit-elle — avec ses globules lui calma ses vomissements, mais, ne se trouvant pas soulagée de sa douleur, elle se décida a faire appeler le second médecin qui l'avait soignée. A cette époque, elle souffrait tellement le long du nerf atteint que cette douleur atroce, pongitive, lui faisait pousser des cris déchirants, sauter dans son lit ; et, pour m'en donner une idée plus juste, elle n'avait pas, me disait-elle, tant souffert quand elle était accouchée de ses deux enfants. Le confrère fit appliquer dix sangsues sur l'articulation coxo-fémorale. Il y eut à la suite de cette application une hémorrhagie assez forte, qui n'arriva pourtant pas jusqu'à la syncope, mais qui lui provoqua des vomissements. Le confrère prescrivit, en outre, des gouttes de je ne sais quel liquide, qu'elle devait introduire dans les piqûres, en commençant par une goutte dans chaque trou ; au dire du médecin, ce remède devait produire un effet assez intense. La malade ne le sentit même pas ; mais sa douleur sciatique disparut, et c'était là le point essentiel pour elle. — Jusqu'à cette époque, je n'avais jamais vu la malade ; elle vint me consulter, il y a de cela trois ou quatre ans environ, et autant que mes souvenirs peuvent m'être fidèles, je perçus à l'auscultation un bruit de souffle, et constatai un état général anémique. Je prescrivis 5 centigrammes de scillitine et de digitaline, dans 500 grammes de sirop des quatre racines, et 15 centigrammes d'arséniate de soude, dans 500 grammes de sirop de quinquina. La malade revint quelquefois, puis je n'en entendis plus parler. Elle s'en fut ailleurs. Ce ne fut que dernièrement, au milieu de la nuit, son fils ayant gagné une métastase rhumatismale, que l'on me fit appeler en qualité de médecin le plus proche ; et comme, grâce à l'admirable méthode dosimétrique, le malade fut tout de suite soulagé et hors de danger, cette cure, que je vais relater plus loin et avec détails, a redonné confiance à la mère, et l'a portée à me faire écrire cette consultation.

« A cause de ses complications multiples, le cas me paraît mériter quelque intérêt.

En effet, hier, en examinant la malade, par la percussion et l'auscultation, j'ai pu me convaincre que la maladie organique du cœur a fait des progrès assez alarmants : ainsi, à la percussion, il y a matité ou submatité dans une circonférence dont le diamètre est de 25 à 30 centimètres à la région précordiale, et à l'auscultation, dans les gros vaisseaux et à la pointe du cœur, j'ai constaté un bruit de souffle qui accompagne l'ondée sanguine ; mais, au niveau des orifices auriculo-ventriculaire et aortique, le bruit voile en grande partie les battements du cœur. Il me serait assez difficile de désigner autrement ce que l'auscultation me fait entendre. En avant et au côté droit, on entend les battements du cœur. En arrière et des deux côtés, on les perçoit moins distinctement. A deux reprises différentes je me suis appesanti beaucoup sur les deux applications de sangsues qui avaient produit des hémorrhagies assez abondantes pour avoir amené la première fois — quoiqu'on n'en eût appliqué que cinq, lorsque la malade souffrait de son gosier et du creux de l'estomac — pour avoir amené, dis-je, une syncope assez inquiétante et une anémie consécutive assez grave ; la deuxième fois, quand, à propos de la douleur sciatique, on en appliqua dix à l'articulation coxo-fémorale, — si, dis-je, à propos de ces deux applications, je m'y suis tant appesanti et si j'y ai tant insisté, c'est précisément pour en arriver à ce que je vais ajouter maintenant. En effet, depuis la maladie qu'elle eut il y a huit ans, quand elle en avait vingt-cinq — pendant tout l'intervalle entre une époque menstruelle et l'autre — la malade avait une perte blanche très abondante. Il y a deux ans et demi environ, elle eut une perte plus abondante avec mélange de stries sanguinolentes ; et, depuis cette dernière époque, c'est à peine si elle passe quelques jours sans perdre tout le reste du temps. C'est une perte rouge plus ou moins foncée. La malade avait remarqué qu'il y avait quatre ou cinq jours où, comme les autres fois, elle perdait beaucoup ; le reste du temps, beaucoup moins. En commençant, elle souffrait beaucoup au fond du ventre. Depuis quelques mois, elle ne souffre plus du tout ; ou du moins si elle souffre, cela ne dure que très peu de temps : un quart d'heure tout au plus.

« Comme vous le voyez, le cas est assez compliqué et assez intéressant; et ce ne sera pas trop de votre expérience et de votre science pour le résoudre au mieux des intérêts de ma malade. Je vais ajouter encore quelques autres renseignements.

« Comme je vous le disais au commencement de ma relation, ma malade a deux enfants: une fille âgée de 13 ans, jouissant des apparences d'une bonne santé et qui n'a eu jamais de douleurs rhumatismales, et un fils âgé de 16 ans, qui a eu déjà une première attaque rhumatismale qui lui a duré quatre ou cinq jours, et que quelques bains de vapeur, avec des plantes aromatiques, suffirent pour guérir. Une deuxième fois, le rhumatisme lui a duré trois à quatre mois, c'est-à-dire à l'époque où il eut une métastase du côté du cœur, d'après ce que m'ont raconté ses parents. Enfin, la troisième, lorsque je fus appelé à lui donner mes soins, c'était à sa pension; il éprouva à quelques articulations des douleurs rhumatismales. Les médecins de l'établissement, qui l'avaient ausculté, ayant perçu un bruit de souffle du côté du cœur, conseillèrent de le renvoyer dans sa famille. Le voyage se fit dans de bonnes conditions, et, à son arrivée, le malade put se croire guéri. Il ne se ménagea pas assez, sortit trop tôt, mangea un peu trop — je ne sais — le fait est qu'il fut pris tout d'un coup, pendant la nuit, de symptômes effrayants: il ne pouvait pas rester couché dans son lit, sa mère était obligée de le tenir entre ses genoux; il étouffait.

« C'étaient des quintes de toux qui ne lui laissaient aucun répit, aucun repos; par de grands efforts c'était à peine s'il parvenait à cracher une écume sanguinolente. Le pouls était à 130-140. Je prescrivis la digitaline, la scillitine, le kermès, des feuilles de moutarde Rigolot, pour ramener la fluxion rhumatismale aux articulations précédemment envahies, et un large vésicatoire à la région du cœur. Le premier jour, je revis le malade : amélioration marquée, et au bout de deux ou trois jours tous les symptômes alarmants avaient disparu. Depuis, je donne : digitaline, arséniate de fer, arséniate de quinine, arséniate d'antimoine, sulfure de calcium. Le malade se trouve admirablement bien de ce traitement. Il voudrait mieux encore, c'est-à-dire être tout à fait débarrassé, ce que je ne crois pas possible. Le bruit de souffle qu'il a au cœur, et qui est la suite de sa seconde attaque, persiste. Quels sont les moyens que vous me conseillez ?

« Pour en revenir à la mère, je vous dirai qu'il n'existe rien du côté du foie, du moins d'appréciable à la percussion ; mais il y a une couleur ictérique de la peau. La malade ne peut se tenir couchée sur le côté droit, sans avoir des gargouillements. Du côté gauche, cela ne lui fait rien. »

Nous allons maintenant faire suivre cette longue relation de quelques réflexions. D'abord, l'utérus n'a été pour rien ici, puisque, après chaque accouchement, les règles sont revenues, quoique l'organe ait été malmené par la matrone diplômée (ce qui prouve que le diplôme n'est pas toujours une garantie suffisante). Ensuite est venu le médecin qui par ses sangsues aggrava une anémie déjà existante, à preuve la syncope qui en a été la conséquence. Au fond quel est ici l'état morbide ? Évidemment un rhumatisme goutteux, que la malade tient de famille et qu'elle-même a transmis à son fils. Le médecin qui nous a adressé cette relation a donc fait sagement d'aborder le traitement par les arséniates, la digitaline et le sulfure de calcium. Je lui ai conseillé d'y ajouter le benzoate de lithine. Quant à la lésion du cœur, il est à craindre qu'elle aura des suites, mais qui seront cependant atténuées par le traitement que nous venons d'indiquer.

En résumé, si la femme est ce qu'elle est par son utérus, il ne faut pas exagérer cette espèce d'autocratie, mais cependant la tenir constamment en vue.

D'après ce que nous venons de dire, on comprend dans quel sens nous avons rédigé le présent chapitre. C'est autour de la matrice que viennent pivoter la plupart des maladies des femmes, c'est donc dans ce cercle que nous aurons surtout à les étudier. Nous commencerons donc par les troubles de la menstruation.

II

DE LA MENSTRUATION ET DE SES TROUBLES

Anémie. — Vers quelle époque la jeune fille doit-elle avoir ses règles, et, par conséquent, quand l'art doit-il intervenir ? A proprement parler, cette intervention ne doit avoir lieu que quand il y a dérangement de la santé. Sous ce rapport il y a des absences de règles, naturelles ou congénitales, sans troubles fonctionnels. Telles sont les anomalies des organes sexuels, dans quels cas la femme se fait en quelque sorte une nature à elle. Nous parlons de l'absence complète d'utérus et d'ovaires, ou de l'absence de matrice seulement. Nous en avons cité plus haut un exemple.

Quand il y a manque de matrice, la femme, avons-nous vu, reste à l'état de virago. — Si les ovaires existent, il peut y avoir des signes d'ovulation, mais non efficaces.

Si l'anémie est purement idiosyncrasique, elle est remplacée par d'autres flux menstruels, car la menstrue indique ici l'effort congestif sur tel ou tel organe : ainsi, on voit des femmes perdre périodiquement par les seins, les doigts, l'anus, les premières voies. Ici encore — tant qu'il n'y a pas dérangement de la santé — l'art ne doit pas intervenir. Il ne faut pas vouloir être plus sage que la nature.

Si, au contraire, l'anémie est dyscrasique, telle que dans l'anémie, la chloro-anémie, il faut y parer par la strychnine, les ferrugineux, etc. (Voir

Chloro-anémie). Et ici nous devons placer une observation judicieuse du traducteur de l'ouvrage de West, M. le docteur Mauriac.

« Il ne faut pas perdre de vue que des jeunes filles — et même des femmes — présentent tous les caractères extérieurs de la pléthore, c'est-à-dire une carnation richement colorée, une activité très grande de la circulation capillaire, les apparences d'un tempérament sanguin et d'une constitution vigoureuse, et n'en sont pas moins anémiques Qu'on se garde bien de confondre un pareil état avec la dyscrasie pléthorique vraie, et qu'on ne se laisse pas abuser par la vivacité du mouvement vasculaire qui se produit sous l'influence des causes souvent les plus légères, soit à la périphérie du corps, soit dans la profondeur du bassin. Il existe chez ces sujets une sorte d'éréthisme ou de susceptibilité morbide du système nerveux vaso-moteur. C'est cet éréthisme qui jette une perturbation plus ou moins profonde dans les principales fonctions et secondairement dans la nutrition. Il en résulte que le sang s'altère de plus en plus. Mais il est à remarquer que son appauvrissement n'atteint presque jamais le degré qu'on observe dans les cachexies chlorotiques ou leucocythémiques. Serait-ce que les glandes où se fabrique le sang fonctionnent encore avec régularité? Je vois dans cette forme singulière de pseudo-pléthore une espèce de névrose des nerfs vasculaires, plutôt qu'une maladie vraiment plasmatique et constitutionnelle. »

C'est dans cette catégorie de jeunes personnes qu'on observe ce que Hufeland nomme *phtisis florida* (car la phtisie est toujours due à une exubérance des globules blancs). L'état fleuri s'explique par la délicatesse même des tissus, et ce serait se tromper gravement que de vouloir saigner dans ces cas. Il faut diminuer la susceptibilité vasculaire par l'aconitine, la vératrine, en même temps qu'on donnera l'arséniate de strychnine. La véritable médecine est celle qui a des armes à sa disposition et qui ne se contente point de remèdes négatifs.

L'anémie peut encore dépendre d'un excès de plasticité du sang, et s'accompagne alors de tous les symptômes de la pléthore vraie : turgescence des vaisseaux, bourdonnements d'oreilles, oppression ou courtresse d'haleine, etc.; ici encore, la saignée ne doit se faire qu'en vue d'accidents hémorrhagiques, et ne jamais être large. Il faut diminuer la plasticité du sang par un régime alcalin, surtout par l'usage des eaux alcalines minérales. Les ferrugineux ne feraient que nuire dans ce cas.

Aménorrhée. — Dysménorrhée. — La difficulté ou l'empêchement des règles est toujours accompagnée de tranchées utérines, de tiraillements vers les reins et la partie interne des cuisses, et de symptômes réflexes, tels que : vomissements, céphalalgies ; de phénomènes hystériques, hypnotiques, magnétiques, etc.

Lés causes sont vitales, mécaniques ou organiques. Parmi les premières, il faut compter le spasme du col et la subparalysie du corps utérin, une congestion. Parmi les secondes, l'obstruction ou l'atrésie de la matrice, des vices de position de cet organe : antéversion, rétroflexion, par la présence d'un môle, etc. — l'atrésie ou l'oblitération du vagin. — Parmi les troisièmes, des tumeurs de la matrice, du vagin, de la vulve.

C'est au médecin à s'assurer de ces diverses causes, puisque le traitement doit varier en conséquence.

Le spasme du col utérin est toujours accompagné de douleurs très vives, de véritables tranchées utérines. La femme se tord sur elle-même. Il y a absence de tout phénomène pléthorique. Le corps utérin est douloureusement distendu, et il peut y avoir des symptômes de péritonite partielle. Le traitement dosimétrique éclairera ici la diagnose, puisqu'en donnant l'hyosciamine et la strychnine, on facilitera l'émission des règles. Il suffit alors de quelques soins locaux, tels que des cataplasmes laudanisés, des lavements calmants au borax et au chloral pour produire du chloroforme à l'état naissant. Les émissions sanguines sont contre-indiquées dans ce cas.

Dans l'engorgement du col utérin, il y a des phénomènes de turgescence vasculaire très marqués ; et c'est dans ce cas surtout qu'on observe les phénomènes hypnotiques et magnétiques. Nous citerons le cas suivant que nous avons rencontré dans notre pratique.

Une dame de trente-deux ans, ayant deux fils, dont l'un âgé de seize ans et l'autre de douze, est prise, à chaque époque menstruelle, de troubles congestifs. La face s'injecte, les oreilles tintent, elle a des éblouissements ; et bientôt sa raison l'abandonne pour tomber dans un véritable délire : elle divague, s'agite ; quelquefois elle se livre à des mouvements désordonnés où la pudeur, est absente puisqu'elle tend à se découvrir. D'autres fois, elle dort profondément, dans l'insensibilité la plus absolue ; d'autres fois, elle présente un véritable état cataleptique. Dans un de ces accès je fis l'examen au spéculum, et ayant observé une véritable érection du col utérin, je fis une application de sangsues sur ce dernier ; et les règles vinrent à la suite. Ces accès persistèrent pendant tout un temps. Nous n'avions pas alors la ressource de la dosimétrie.

L'aconitine sera très utile dans ce cas pour empêcher l'éréthisme vasculaire ; et on y ajoutera la cicutine comme antigénésique : 3 ou 4 granules de chaque, par jour, aux approches des règles.

La dysménorrhée mécanique exige des moyens de même nature. Ainsi, dans l'atrésie du museau de tanche ou du vagin, il faut recourir au bistouri ou au trois-quarts.

Dans l'antéversion ou la rétroversion, il faut donner une position convenable à la matrice, et c'est ici que l'élythroïde de feu le docteur Combes rendra de grands services, en maintenant la matrice en suspension dans l'axe du petit bassin.

Dans la dysménorrhée par cause organique, telle qu'une dégénérescence, une tumeur, il faut également recourir aux moyens chirurgicaux. Dans ces cas, il s'agit toujours de tumeurs n'empêchant point les manifestations physiologiques de la matrice : telles qu'un polype, une tumeur érectile. Les dégénérescences ou cancers rentrent dans les cachexies dont nous aurons à nous occuper ailleurs.

Polyménie. — Les règles abondantes ne réclament l'intervention du médecin que pour autant qu'elles dégénèrent en métrorrhagie. Ici encore, il faut distinguer l'état congestif de l'état nerveux. Dans le premier état, le repos sur un canapé ou un matelas de crin, des applications froides, suffiront généralement pour faire tomber la congestion. Dans quelques cas on est obligé d'en venir à l'ergotine et à la quinine, pour faire revenir les vaisseaux sur eux-mêmes. Nous citerons l'exemple suivant.

Une jeune dame, étant déjà devenue deux fois mère, est prise à chaque époque d'une polyménie qui dégénère en véritable hémorrhagie en nappe, comme certains épistaxis. Cependant il n'y a pas de chloro-anémie, et le sang est suffisamment plastique. Dans une de ces pertes qui se prolongeait déjà au-delà de trois jours, au point d'avoir amené un état syncopal, tous les réfrigérants ayant été inutiles, je fis administrer l'arséniate de quinine et l'ergotine : 1 granule de chaque tous les quarts d'heure. Au bout de deux heures, l'écoulement s'arrêta.

On connaît les propriétés hémostatiques de la quinine. Il y a, en effet, dans ces cas, une véritable fièvre hémorrhagique. Dans les fièvres miasmatiques, on observe également des flux phlébostatiques. La quinine a donc un effet excito-moteur très marqué sur les parenchymes organiques.

Les métrorrhagies proviennent des gros vaisseaux, tandis que la polyménie se réduit à une simple exsudation sanguine.

La *polyménie nerveuse* constitue ce que Trousseau nommait *chlorose ménorrhagique*, c'est-à-dire dépendant d'un défaut de plasticité du sang. Il faut rapporter à cette catégorie de pertes celles produites par l'abus de certains médicaments, tels que le bromure de potassium, les éthers, dont on abuse chez les personnes nerveuses, au point qu'on peut dire qu'il n'y a tant d'affections nerveuses que parce qu'on en fabrique de toutes pièces.

La polyménie dyshémique se remarque dans les intoxications miasmatiques : ainsi, dans nos polders de la Zélande, rien de plus fréquent que ces pertes exagérées, qui cèdent à l'emploi de l'arséniate de fer, de l'arséniate de quinine, quelquefois de l'arséniate de strychnine : 1 granule de l'un ou de l'autre, ou les trois à la fois, tous les quarts d'heure, jusqu'à cessation de l'écoulement.

Ce que nous disons ici de la polyménie métrorrhagique s'applique aux hémorrhagies supplémentaires ou vicariantes. Ainsi, rien de plus fréquent que de voir survenir, chez de jeunes personnes irrégulièrement réglées, des hémoptysies, qui devront être maintenues dans les bornes convenables par les moyens que nous venons d'indiquer.

Hydroménorrhée. — On observe quelquefois chez la femme enceinte un écoulement séreux, légèrement sanguinolent. Ces femmes — comme elles disent — « perdent en rose ». Ces pertes ne pourraient être graves qu'en raison de leur abondance : par exemple, quand elles dépassent plusieurs litres, ce qui est rare. Il suffit de tonifier la femme, dans ce cas, par quelques granules d'arséniate de fer : 5 à 6 par jour.

Blennoménorrhée ou les « règles en blanc ». — Ce symptôme, qu'on observe chez les personnes épuisées — notamment chez les phtisiques — exige impérieusement l'emploi des arséniates, notamment l'arséniate de fer et l'arséniate de quinine : 3 à 6 granules par jour.

Diaménie. — Interruption des règles, *menoschesis* des anciens. — Elle peut être due à une vive impression morale, à une crise nerveuse, à l'action du froid, à un écart de régime ou à des digestions laborieuses. Dans ces derniers cas, il faut insister sur l'emploi journalier du Sel de Sedlitz, le matin, et la quassine aux repas : 3 ou 4 granules. Dans la diaménie nerveuse, on aura recours à l'arséniate de strychnine et à l'hyosciamine : 1 granule de chaque, matin et soir, pendant toute la durée de l'interruption des règles, ou une quinzaine de jours avant leur époque. La diaménie, par suite de refroidissement, exige l'emploi de l'hydrothérapie, jusqu'à réaction, et, l'été, des bains de mer. C'est le moyen de tonifier le système utérin, et de le rendre moins impressionnable. Il faut s'asbtenir de narcotiques, surtout de cicutine, à moins de tranchées fort violentes.

Paraménie ou règles se prolongeant au-delà de leur durée normale, quelquefois d'une époque à l'autre, et pouvant dégénérer en métrorrhagie. Elles exigent les mêmes moyens que cette dernière.

Nous ne parlerons de la *prosoménie* ou règles *antéponentes*, et de la *métaménie* ou règles *postponentes*, que pour mémoire, ces irrégularités étant dues à des causes fortuites et n'exigeant aucun traitement particulier.

Périménie. — Nous désignons ainsi les flux sanguins qui se font autour de l'utérus ou dans ses annexes. C'est ainsi que feu Nélaton admettait l'hématocèle péri-utérine. L'épanchement sanguin se fait le plus communément dans le cul-de-sac pelvien du péritoine, — au moment où les règles devraient apparaître, ou au milieu de l'époque menstruelle. Les phénomènes cliniques généraux sont ceux d'une hémorrhagie interne. Les signes locaux consistent dans une douleur vive, continue, s'irradiant dans les cuisses, et dans un déplacement du cul-de-sac vaginal postérieur, et de l'utérus lui-même. Le cul-de-sac est déprimé et aplati, l'utérus est poussé vers le bas. Le flux sanguin se comporte différemment, selon les cas : tantôt il s'arrête subitement ; tantôt enfin il continue avec abondance et forme une tumeur volumineuse; ces épanchements, qui se font dans le tissu péri-utérin ou péri-ovarique, sont longs à se résorber. La médication doit être générale et locale: ainsi, donner plus de ton aux vaisseaux dilatés par l'arséniate de fer ou les gouttes nervines de Betusscheff — en cas où il y aurait des symptômes hystériformes — les ablutions, applications et injections froides, etc.

Apoménie ou règles déviées. — On les observe quand l'utérus lui-même dort, comme chez les personnes chloro-anémiques, extatiques — et alors s'observe quelquefois le singulier phénomène de *prétendus stigmates*, c'est-à-dire un suintement sanguin par les canaux sudorifères, au front, à la région du cœur, à la paume des mains, au dos des pieds, etc. Ces cas exigent l'emploi des arséniates de fer, de quinine, de strychnine : 1 granule de chaque (ensemble) trois ou quatre fois par jour.

L'apoménie n'empêche point la conception, l'ovulation ayant lieu dans ce cas.

Les règles déviées ne peuvent présenter de la gravité que pour autant qu'elles se portent sur les organes internes : par exemple, si l'hémorrhagie s'effectue sur le rein, le cerveau, auquel cas l'accident peut être mortel.

Ménopause ou *âge critique*, ainsi nommé parce que la femme est sujette alors à différentes infirmités consistant surtout en mouvements fluxionnaires ou humoraux. Ainsi on observe des affections prurigineuses, herpétiques, eczémateuses, érysipélateuses ; c'est également l'époque des engorgements du foie, des reins ; des hydropisies, de l'albuminurie, des maladies organiques de l'utérus, des reins. Il faut donc les préparer à cette période de transition par un bon régime, notamment par l'usage journalier du sel Sedlitz Chanteaud, la quassine, le sulfate de strychnine, l'aconitine, la digitaline, pour peu qu'il y ait des symptômes du côté du foie, des poumons, du cœur ; en un mot, faire un traitement approprié aux divers symptômes. Il ne faut pas perdre de vue que la menstruation se ressent de l'état des humeurs de la femme. Ainsi, on sait combien les sécrétions utéro-vaginales sont mordantes pendant la période menstruelle : quelquefois alcalines, d'autres fois acides, pouvant même recéler des virus spéciaux. Aussi, nous pensons que non seulement la blennorrhagie, mais même la syphilis peut se contracter ainsi. Voilà pourquoi, chez les Hébreux, la femme, pendant et après la menstruation, est déclarée impure. Les pauvres Juifs en avaient fait la triste expérience, puisqu'il a fallu introduire pour eux la circoncision. Nous reviendrons sur cette question à l'article *Diathèses*.

Troubles nerveux de la matrice. — Ces troubles sont très fréquents et s'observent sous forme d'accès. Nous avons déjà signalé, dans notre introduction, la péritonite hystérique, qui est une des formes les plus graves de ces troubles. Nous en citerons ici un cas.

Il y a plus de trente ans — il n'était pas encore question de la méthode dosimétrique, mais c'est ce cas qui nous en a donné la première idée — il y a plus de trente ans, nous fûmes consulté pour une femme d'une forte complexion — cabaretière de son état — prise tout d'un coup d'une violente douleur du ventre, qui se mit à gonfler en pointe vers l'ombilic. Il existait une véritable horreur du toucher; l'idée de se sentir approcher lui arrachait déjà des cris aigus. La face était grippée, le pouls petit, la peau recouverte d'une sueur froide ; vomissements, hoquets. — Nous examinâmes le ventre avec soin pour nous assurer s'il n'existait pas de hernie. Nul indice de déplacement de viscères. Nous allions diagnostiquer une péritonite débutante ; cependant il est rare que cette dernière s'élève tout à coup à ce degré de sidération nerveuse, et les vomissements ne renseignaient rien de particulier. Vers le soir, il se déclara une légère rémission dans les symptômes : la peau se couvrit d'une chaleur moite ; le pouls avait pris également plus d'ampleur et de mollesse. Nous n'hésitâmes point à considérer cet état comme constituant une fièvre larvée, et nous administrâmes, en conséquence, l'hydro-ferro-cyanate de quinine — qui alors était peu employé — et dont nous avions trouvé l'indication dans une pharmacopée italienne. Nous prescrivîmes un demi-gramme en vingt paquets, avec du sucre de lait, pour en faire prendre à la malade un paquet toutes les heures. Le lendemain, la détente était complète, la péritonite s'était *envolée*.

Depuis cette époque, notre attention a été appelée plusieurs fois sur des cas de ce genre, et chaque fois l'hydro-ferro-cyanate de quinine nous a réussi.

Voilà donc la forme la plus générale de la névralgie péri-utérine, étendue à son enveloppe et, de là, à tout le péritoine. — La névralgie utérine proprement dite a également une forme paroxystique ; toutefois, il existe presque toujours, sans discontinuité, un fond de souffrances sourdes occupant tout le bassin. — On l'observe souvent dans l'intervalle des règles, et avec des symptômes réflexes quelquefois fort tumultueux. C'est la source des phénomènes hystériques ou épileptiformes dont on a voulu rapporter le siège au centre cérébro-spinal, mais qui, en réalité, sont de provenance utérine.

Quant au traitement, il doit consister dans l'emploi de l'hydro-ferro-cyanate de quinine contre les accès; de l'hyosciamine contre le spasme ; de l'iodhydrate de morphine contre la douleur; des arséniates contre les diathèses (Voir ces dernières).

Accidents nerveux des organes génitaux externes. — *Élytralgie.* — *Névralgie du vagin.* — C'est généralement une irradiation de la métralgie, qui exige le même traitement.

Vaginisme. — Hyperesthésie de l'hymen et de la vulve, avec contraction spasmodique et douloureuse du sphincter vaginal s'opposant au coït. —

Le vaginisme est au vagin ce que le pharyngisme est au pharynx [1], et, par conséquent, nécessite le même traitement : l'acide phosphorique, la strychnine (sulfate) et l'hyosciamine : 1 granule de chaque (ensemble) trois ou quatre fois par jour.

Nous parlons du vaginisme essentiel ou nerveux. — Quant au vaginisme organopathique, il peut dépendre d'érosions, de gerçures de l'orifice vaginal ou de la fourchette, qui exigent la cautérisation, et quelquefois l'incision, comme les fissures de l'anus.

Il y a encore le vaginisme herpétique, surtout à l'âge de retour, auquel on opposera le traitement antidiathésique approprié (Voir *Diathèses*).

Le vaginisme est le propre de beaucoup de femmes publiques et de religieuses — c'est le cas de dire que les extrêmes se touchent.

Il faut encore tenir compte du vaginisme par extension, c'est-à-dire suite des maladies de l'utérus ou des ovaires.

Pneumatoses sexuelles. — Certains états nerveux de l'appareil sexuel donnent lieu à des distensions gazeuses dues à une accumulation d'acide carbonique, et qui peuvent ainsi conduire à des erreurs de diagnostic fâcheuses. Telle est la *physométrie* ou *physomètre*, qui simule tantôt la grossesse, tantôt des tumeurs enkystées ovariques.

Dans ces distensions gazeuses — qui ne se font pas toujours sans vives douleurs — il y a à tenir compte de la contraction spasmodique du col et du ballonnement du corps utérin. Il faut donc y opposer l'hyosciamine et la strychnine ; et, comme généralement il y a chloro-anémie, donner l'arséniate, de fer : 1 granule de chaque, trois ou quatre fois par jour (ensemble).

L'élytro-pneumatose a lieu quand la femme, dans le coït, « embarque de l'air », c'est un accident plutôt désagréable que douloureux. Nous ne pensons pas qu'il faille insister sur l'emploi des antispasmodiques, à moins d'une hystérie réelle.

Nymphomanie. — Cette affection a été connue de tout temps, et peut-être a-t-elle été plus violente autrefois qu'aujourd'hui. L'éducation a donc

---

[1] On sait les rapports symptomatiques qui existent entre l'arrière-gorge et le vagin, au point que c'est là que retentissent les phénomènes hystériques.

singulièrement modifié cet état sexuel. En fait, ce sont des désirs vénériens immodérés, et comme l'a dit si énergiquement Racine :

« C'est Vénus tout entière à sa proie attachée. »
(Phèdre.)

La nymphomanie peut dépendre de causes névrosiques : hystérie, mélancolie religieuse, manie ; mais également d'une surexcitation provoquée par l'onanisme. — Nous ne parlons pas de la piqûre de la tarentule — comme l'affirme Baglivi.

Nous mentionnons également pour mémoire le cantharidisme. La nymphomanie exige l'emploi de l'hyosciamine et du camphre bromé : 3 granules de la première et 6 granules du second, par jour (en moyenne). — Douches, hydrothérapie et beaucoup d'exercice corporel.

Paraphrodisie. — Perversion du sens génésique. Chez la femme ces goûts contre nature se rattachent généralement à un excès de développement de l'organe qui la rapproche le plus de l'homme, dont elle veut ainsi usurper les attributions. — Nous voulons parler du clitoris.

Sapho était réputée pour ses goûts érotiques masculins. — Par contre, les individus mâles dont les organes sexuels ont subi un arrêt de développement, sont plus portés vers l'homme que vers la femme. Il semble qu'ils aient honte de leur faiblesse native. Aussi, dans leurs *expériences*, s'adressent-ils généralement aux jeunes gens à aspect féminin. — Le mal, physiquement, est sans remède, mais moralement on peut y opposer les effets d'une éducation *saine*.

III

DES TROUBLES INFLAMMATOIRES DE L'UTÉRUS ET DE SES ANNEXES

De la diathèse irritative ou inflammatoire. — Il y a des femmes qui ont le système utérin tellement impressionnable que toutes les causes mor-

bides semblent y aboutir. Nous citerons immédiatement l'exemple suivant
que nous empruntons à West.

« En septembre 1851, une femme mariée, âgée de 41 ans, fut admise à Saint-
Bartolomew's Hospital, et nous raconta de la manière suivante l'histoire de sa maladie.
— Mariée à 16 ans, le flux menstruel étant alors peu abondant et irrégulier, elle devint enceinte et fit une fausse couche à trois mois. — Seconde grossesse arrivée à
terme, et travail prolongé (de deux jours et demi de durée). — A l'âge de 18 ans, troisième grossesse, bientôt après terminée prématurément le quatrième mois. — Les accidents qu'elle éprouvait dataient de son accouchement laborieux et consistaient en un
écoulement leucorrhéique, quelquefois très abondant et souvent d'une odeur très désagréable, en un sentiment de malaise dans la région utérine, avec quelques douleurs
aiguës et lancinantes, surtout dans l'aine droite, s'aggravant à chaque période menstruelle. — Les règles, qui depuis plusieurs années avaient graduellement augmenté et
étaient maintenant très profuses, produisaient un soulagement temporaire. La douleur
et les pertes avaient compromis sa santé générale; la physionomie était anxieuse, le
pouls faible, à 128.— L'utérus était un peu abaissé et très sensible, mais pas augmenté
de volume. Le col utérin, induré, un peu allongé, était très sensible. L'orifice de l'utérus,
petit et circulaire, ne présentait aucune trace d'érosion sur ses lèvres ou dans l'intérieur du col, bien que la congestion y fût très prononcée. Le repos, de fréquentes
applications de sangsues, des sédatifs, soulagèrent les souffrances de la malade; une
meilleure alimentation lui rendit ses forces, et quand elle quitta l'hôpital, la douleur
et la sensation d'abaissement de l'utérus avaient disparu; il n'y avait plus qu'un peu
de leucorrhée, la sensibilité de la matrice était diminuée et la congestion de son orifice entièrement disparue. Il faut ajouter qu'une fois, pendant le traitement, il se produisit une érosion superficielle du museau, qui disparut spontanément en quelques
jours. Bien que l'amélioration ait été très grande chez cette pauvre femme, je pressen-
tais que les accidents ne tarderaient pas à se reproduire si elle était obligée de subir
chez elle les charges et les fatigues inséparables de la pauvreté. Et, en effet, douze
mois ne s'étaient pas écoulés qu'elle revint à l'hôpital avec les mêmes symptômes
qu'auparavant. — On la soumit au même traitement, qui fut suivi des mêmes résultats.
L'orifice de l'utérus ne présentait aucune ulcération. On s'en assura plusieurs fois au
moyen du spéculum. La patiente resta cette fois un peu plus longtemps à l'hôpital, et
prit du bichlorure de mercure pendant plusieurs mois, à assez petites doses pour ne
pas affecter les gencives. Pendant les six mois qui suivirent sa sortie, elle n'éprouva
presque aucune souffrance; mais en septembre 1853, les accidents revinrent; la menstruation était très pénible, bien que moins considérable qu'auparavant. Quelques jours
avant son admission à l'hôpital, le 20 octobre, elle avait éprouvé une attaque si violente de douleur qu'elle se roulait dans son lit, en proie à des angoisses intolérables,
que de fortes doses de sédatifs furent impuissantes à calmer. Lors de son admission,

il existait une aussi forte hyperémie de l'orifice utérin que les premières fois, avec un flux purulent considérable, d'une très mauvaise odeur, et un pus teint de sang provenant de la cavité de la matrice. Celle-ci était abaissée, un peu plus grosse qu'à l'état normal, avec un col volumineux, tuméfié, excessivement sensible, mais sans aucune trace appréciable d'érosion du col utérin. — L'application de six sangsues sur le col provoqua une hémorrhagie assez abondante pour produire la syncope; pendant les jours qui suivirent, il n'y eut aucune douleur; plus tard, elle se reproduisit, sans atteindre cependant le même degré de violence. La patiente resta six semaines à l'hôpital; on lui fit pendant cet intervalle de temps plusieurs applications de sangsues; on lui administra de petites doses de bichlorure de mercure, en même temps que du sirop d'iodure de fer. Sous l'influence de ce traitement, l'amélioration se produisit de nouveau; le col de la matrice, au moment de la sortie de la malade, avait trois fois moins de volume qu'à son entrée. »

C'est l'histoire de beaucoup de femmes dans la classe pauvre : l'utérus n'a pas le temps de se remettre de la parturition, et il reste engorgé, hyperémié. Le repos, des injections détersives, des applications de sangsues par intervalles, et, à l'intérieur, des reconstituants, tels que les arséniates de soude, de fer, les calmants, comme la cicutine, l'hyosciamine, voilà le traitement le plus convenable à opposer à cet état congestif. Les médecins anglais sont grands partisans du mercure dans ce cas ; mais là où West fait preuve d'un grand sens pratique, c'est lorsqu'il dit : « Quand l'usage de ces remèdes doit être prolongé, plus seront douces les préparations *et plus petites les doses,* moins vous courrez risque de porter préjudice à la santé générale par leur administration longtemps continuée. » On voit que c'est le principe de la dosimétrie : « *Aux maladies chroniques un traitement chronique.* »

Nous pensons donc que les granules de proto-iodure de mercure seront très utiles pour dissiper l'engorgement inflammatoire de l'utérus. Pour peu que la sécrétion soit fétide, on emploiera les injections au chloral et au borax, comme anesthésique et comme désinfectant.

Chloral	10 parties.
Sous-borate de soude.	5 »
Eau.	500 »
Une cuillerée à bouche pour une injection.	

On aura même recours à la pulvérisation de l'eau, en adaptant un long tuyau de caoutchouc à un réservoir exerçant une pression suffisante, avec un orifice percé de petits trous. Cette irrigation peut se faire sous les couvertures de la malade, en garnissant le matelas d'une toile imperméable. Nous ne sommes pas partisan des tampons qui irritent le col utérin, et on aura soin de surveiller ce dernier : à la moindre trace d'ulcération, de gerçure ou de fongosité, on le cautérisera au nitrate d'argent ou avec le miel muriatisé.

L'engorgement inflammatoire de la matrice est presque constamment accompagné de chloro-anémie et augmenté par cette dernière. Il faut donc avoir soin de la combattre par les ferrugineux, de préférence le sucre d'oxyde de fer Chanteaud, qui a le grand avantage de s'accommoder avec l'alimentation.

Catarrhe utérin aigu. — Il est dû à l'inflammation de la membrane interne de l'utérus, et s'accompagne d'une grande pesanteur qui empêche la femme de rester debout. Les douleurs sont sourdes, gravatives et accompagnées de prurit de la vulve à cause de l'âcreté des sécrétions. Cette affection se traite par les bains et les injections au chloral et au borax. Pour combattre l'état aigu, on donnera l'aconitine : toutes les demi-heures 1 granule ; et, contre les accès nocturnes, l'hydro-ferro-cyanate de quinine et l'hyosciamine, de préférence à la morphine : 1 granule de chaque toutes les heures (ensemble). Quelquefois on est obligé de recourir au sulfure de calcium, pour peu que la maladie prenne une forme diphthéritique.

Métro-péritonite. — *Fièvre puerpérale*. — Cette inflammation, qu'on observe surtout dans le cours des épidémies, se distingue par ses symptômes généraux et par ses symptômes locaux. Nous avons déjà vu que les irritations nerveuses peuvent produire tous les symptômes douloureux propres à l'inflammation ; celle-ci n'a donc de plus que le produit d'exsudation : le pus ichoreux qui, à son tour, donne lieu à un empoisonnement général. On tourne ainsi dans un cercle vicieux, si on n'a soin d'abattre, de prime abord, la fièvre. Or, celle-ci se distingue par une grande considération nerveuse, une exagération excessive du calorique animal : 40, 41, 42° c., et une accélération extrême du pouls, qui bat jusqu'à 120, 130 fois par minute. D'où il suit que, dès le début de cette fièvre, il faut recourir à l'acide phosphorique, à l'aconitine et à la strychnine (sulfate ou arséniate) : 1 granule de chaque, toutes les demi-heures (ensemble), jusqu'à deffervescence. — Il est rare que cette médication ne réussisse pas. On sait que Chassaignac, pour mitiger le traumatisme chez ses opérés, leur donnait, deux ou trois jours avant l'opération, une potion d'alcoolature d'aconit : c'est ce qu'il nommait l'*entraînement chirurgical* ; or, la métro-péritonite constitue également une espèce de traumatisme, puisqu'elle se déclare à la suite d'accouchements laborieux, pour peu que la surface interne de la matrice ait été entamée.

Les lochies sont rapidement résorbées et produisent une septicémie générale. Voilà pourquoi il faut avoir soin de modifier l'état ichoreux au moyen des irrigations au chloral et au borax.

Quant aux symptômes locaux de la métro-péritonite, ils se distinguent surtout par une douleur vive, étendue à tout le ventre, augmentant à la moindre pression ; par des déjections verdâtres, par haut et par bas ; des vomissements, du hoquet, la face grippée, les extrémités froides, tous symptômes qui dénotent un certain degré d'étranglement spasmodique et qui exigent l'emploi de l'hyosciamine, après que l'intestin a été préalablement lavé avec le Sedlitz Chanteaud — si on ne peut l'administrer par le haut, il faut le passer en lavement. Les mercuriaux, le bismuth, qu'on donne en allopathie, sont nuisibles. On se trouvera bien d'un suppositoire belladoné pour faire cesser le spasme vésico-rectal et par conséquent aussi celui du vagin et de la matrice. On enduira tout le ventre d'une couche de collodion riciné, et on fera une compression douce au moyen d'un bandage de corps matelassé d'ouate. L'application de la glace est rarement salutaire, parce qu'elle tend à amener un état rhumatismal qui complique encore la situation.

Tel est le traitement dosimétrique de la métro-péritonite ou fièvre puerpérale. En y réfléchissant, on verra combien il est rationnel.

Nous savons que les organiciens ne comprennent pas qu'on puisse abstraire la fièvre de la lésion ou des lésions locales ; mais nous leur ferons observer que celles-ci sont consécutives et se forment par degrés. — En abattant la fièvre, on empêche donc l'inflammation de passer à l'état purulent, c'est-à-dire de produire une fièvre secondaire pyo-septicémique. C'est là une conception de simple bon sens ; mais que peut le bon sens contre le parti-pris ?

Écoutons l'École : « La métro-péritonite est souvent aiguë, alors sa durée ne dépasse pas un ou deux septénaires. Quelquefois elle est subaiguë, et vingt-quatre ou quarante-huit heures suffisent à son cours entier ». Mais cela ne dit-il pas que, si on parvient à rendre la maladie subaiguë, on en abrégera la durée ? Si cela peut avoir lieu spontanément, à plus forte raison quand on vient en aide à la nature par les alcaloïdes deffervescents. Mais c'est ce que l'École n'admet pas ; il faudra pour cela une nouvelle génération. Les Écolards sont comme les soldats de Cadmus ; ils s'entre-détruisent ; il n'y a que leurs dents qui se conservent ; malheureusement celles-ci sont tenaces et leurs morsures laissent des traces. Mais qu'importe, quand on a l'avenir pour soi ?

De la leucophlegmasie des femmes en couches (*Phlegmatia alba dolens*). — Parmi les accidents puerpéraux, nous devons placer cet état particulier que les anciens considéraient comme une métastase lactée, parce qu'elle empêche ou suspend la lactation, et donne lieu à des collections purulentes qui, par leur aspect et la rapidité avec laquelle elles se forment, ont une apparence de lait épanché.

Cette maladie se reconnaît à une tuméfaction considérable et fort douloureuse qui envahit les membres inférieurs, commençant par les cuisses et s'étendant à tout le bassin et aux parties génitales. La peau a un aspect opalin. Elle s'accompagne d'un mouvement fébrile procédant par accès. L'affection a beaucoup d'analogie avec la péritonite puerpérale, où la sérosité est également lactescente ou séro-purulente, et est accompagnée d'une vive sensibilité au toucher. C'est dans le réseau lymphatique que l'engorgement a lieu, avec une grande abondance de leucocythes, qui passent à travers les pores des vaisseaux, et, avec les éléments gras du sang imparfaitement élaborés, produisent des épanchements pruriformes, sans travail phlegmoneux préalable. C'est en cela que la *phlegmatia alba dolens* se distingue des phlegmons proprements dits.

Les causes sont les mêmes que celles qui produisent la péritonite puerpérale, c'est-à-dire un état diathésique particulier, et souvent la constitution médicale épidémique.

Le traitement consiste à soutenir les forces de la malade par l'arséniate de strychnine, et à combattre la fièvre par l'aconitine et l'hydro-ferro-cyanate de quinine. On fera des embrocations belladonées aux membres affectés, et on les enveloppera d'ouate, avec une douce compression.

OVARITE AIGUE

L'inflammation aiguë de la substance des ovaires en dehors de l'état puerpéral — dit West — est si rare que je n'en ai soignée aucune, et je n'en ai observé qu'un seul cas, que j'ai mentionné comme un exemple de la suppution des follicules de Graave. La mort survint par le fait d'une péritonite généralisée. Voici cette observation.

« C'était une jeune femme de dix-huit ans, non mariée, vivant dans de bonnes conditions de domesticité et n'ayant jamais eu aucun désordre cataménial, ni aucune affection utérine. Sa maladie était survenue spontanément, quatre ou cinq jours avant son entrée à l'hôpital, dans l'intervalle de ses règles, avec une douleur dans le dos et dans l'abdomen ; fièvre, langueur, accidents qu'on n'avait jusqu'alors combattus par aucun traitement. Les symptômes étaient ceux d'une péritonite généralisée : peau sèche, pouls petit et à 120, soif vive, nausées continues, céphalalgie vive, abdomen tendu et sensible, douleur abdomino-dorsale intense. L'état des forces ne permettait pas de recourir à un traitement actif ; le jour suivant le pouls s'était élevé à 160 ; les nausées étaient continuelles, avec des vomissements d'une matière d'un gris noirâtre, l'abdomen était plus tendu, sa sensibilité était diminuée, mais la douleur revenait sous forme de paroxysmes dans l'intervalle desquels la malade se trouvait bien. Au bout de dix-huit heures elle mourut, quatorze heures après son entrée à l'hôpital. »

Nous devons enregistrer ici un aveu important — nous dirons, capital : « L'état des forces ne permit pas de recourir à un traitement actif ». Avec les moyens ordinaires de l'allopathie, nous le comprenons ; mais puisqu'il y avait une pyrexie très marquée, si on avait eu recours à l'aconitine, puis à l'hydro-ferro-cyanate de quinine, à la strychnine, il est probable qu'on se serait rendu maître de cette fièvre, qui emporta la pauvre malade après vingt-quatre heures d'expectation !

L'ovarite subaiguë met beaucoup plus de temps à parcourir ses périodes (ou qu'on croit telles), parce qu'on ne fait rien pour les abattre ou que le médecin a été appelé trop tard. Voici un cas, cité par West, qui n'est peut-être pas une ovarite, mais un abcès de la fosse iliaque interne.

« L'affection commença chez la malade par la suppression des règles, cinq mois après son mariage ; elle avait alors vingt-six ans.

« La suppression des règles fut suivie de douleurs dans le côté de l'abdomen, au voisinage de la crête iliaque, douleurs s'irradiant dans le côté opposé, aggravées par le mouvement et forçant, par leur intensité et les désordres constitutionnels qui les accompagnaient, la malade à garder presque constamment le lit, pendant les six mois qui précédèrent son entrée à l'hôpital.

« Peu de temps après le début de sa maladie, il survint dans la région iliaque une tumeur que le médecin déclara être un abcès.

« Un mois après l'apparition de cette tumeur, un écoulement de pus se fit par l'urèthre et se reproduisit à des intervalles divers, durant quelques semaines, sans aucun changement marqué dans la tumeur. Cet écoulement cessa pendant quelque temps ; mais, au bout de trois mois, il revint et continua jusqu'au moment où la malade se confia à mes soins. La tumeur n'en avait pas moins augmenté lentement de volume. A son entrée, cette femme semblait fort malade : sa figure était anxieuse, son pouls avait de la fréquence, la langue, rouge à la pointe et sur les bords, était recouverte d'aphtes confluents. L'abdomen mesurait 28 pouces de circonférence à l'ombilic ; son volume était dû à l'existence, sur la ligne médiane, d'une tumeur pyriforme, qui occupait l'hypogastre, l'ombilic, la partie inférieure de l'épigastre, et s'étendait latéralement jusqu'aux lombes et à la partie inférieure des hypocondres. La tumeur donnait une sensation distincte de fluctuation ; elle était très sensible à la pression, spécialement dans la région hypogastrique ; l'utérus était abaissé et porté en avant ; il ne paraissait ni altéré, ni dilaté, ni immobilisé dans le bassin. Les parois vaginales n'étaient pas épaissies. Les mouvements de l'organe étaient pourtant contrariés par une tumeur qui, sans plonger profondément dans la cavité pelvienne, sans présenter une ligne de démarcation bien nette, donnait au doigt une sensation de résistance lorsqu'on le portait dans la direction des culs-de-sac vaginaux. — Trois mois après l'admission de la malade, le pus commença à sortir par l'intestin, et en moins de quinze jours cet écoulement continu fit presque entièrement disparaître la tumeur. Mais il restait de la douleur dans la région iliaque droite ; du pus se collectait de temps en temps dans le foyer de l'abcès, puis était évacué par le rectum. La guérison fut retardée par une attaque de *phlegmatia dolens*, avec douleur dans la cuisse gauche ; cependant, deux mois après son entrée à l'hôpital, la malade sortit parfaitement bien portante et sans trace de tumeur dans la cavité abdominale. »

Le docteur Mauriac dit au sujet de cette observation : « Je ne puis partager la manière de voir de M. West relativement au diagnostic de cette tumeur purulente du petit bassin. Aran fait observer, avec raison, que les collections purulentes qui résultent de l'ovarite aiguë — comme de l'ovarite chronique — sont rarement plus grosses que le poing, et que le plus grand nombre n'atteint pas le tiers ou la moitié, au plus, de ce volume. Or, dans le cas de West, le foyer purulent était énorme, puisque la tumeur occupait toute la partie inférieure de l'abdomen dans tous les sens et empiétait même sur la région sus-ombilicale. Il est donc très probable qu'il s'agissait d'une de ces collections purulentes si volumineuses, qui se forment dans le péritoine consécutivement à une attaque de pelvi-péritonite. Je crois, au reste, que cette pelvi-péritonite — qui ne s'est manifestée que dans la seconde partie de la maladie — était secondaire à une inflammation tubo-ovarique. »

A l'appui de l'opinion qui précède, nous citerons le cas suivant, le seul peut-être observé d'ovarite subaiguë terminée par suppuration.

« Une jeune dame, agée de vingt-huit ans, mariée, sans enfants, d'une imagination fantasque et ayant été, étant jeune fille, atteinte d'attaques hystériformes très violentes, au point de faire craindre pour sa raison, s'était plainte depuis son mariage d'une douleur profonde dans la région illiaque droite, s'irradiant par moments dans la région gauche. Les fonctions utérines furent très irrégulières, et son humeur s'en ressentit. La douleur se localisa, et on put sentir une tumeur de la grandeur d'un œuf de poule, au côté droit, tumeur sensible à la pression, et qui déterminait des élancements vers le rein droit et l'aine du même côté. Petit à petit la tumeur grossit pour atteindre le volume du poing. Elle semblait entourée d'une coque résistante. Tout indiquait que c'était l'ovaire droit qui était tuméfié.

« La douleur était pongitive, térébrante et non pulsative. Au bout de quelques mois — après qu'on eût vainement employé tous les calmants et les résolutifs — il se forma une tumeur fluctuante dans la région inguinale, avec des gargouillements et de la sonorité à la percussion. On crut alors à l'existence d'un abcès du cœcum, ou d'une typhlite passée à la suppuration. La peau étant amincie et blafarde, on y fit une ponction, qui laissa échapper du pus mêlé de grosses bulles de gaz fétides ou stercoraux. L'idée de la typhlite semblait se confirmer ; en effet, la malade tomba dans un profond marasme, la fièvre de résorption s'empara d'elle et elle mourut étique au bout de trois mois. A l'autopsie, je constatai que l'ovaire droit ne formait plus qu'un kyste rempli de pus. Je dois ajouter que l'ouverture de l'abcès ne s'était point fermée et avait laissé échapper constamment du liquide purulent. »

On voit là un cas bien caractérisé d'ovarite subaiguë. L'ovaire est l'analogue du testicule chez l'homme, et ses irridiations morbides ont donc lieu dans le même sens, c'est-à-dire le long du plexus ovario-rénal.

Une autre fois, nous avons constaté la dégénérescence tuberculeuse chez une femme phtisique, et, dans un autre cas, un ovaire vénérien chez une malade atteinte de cachexie syphilitique. — Toutefois, entre l'ovaire et

le testicule il n'y a qu'analogie, leur structure étant tout à fait différente.
L'un et l'autre cependant ont une coque fibreuse qui en délimite exactement
les affections. — Aran a donc eu raison de dire que la tumeur inflammatoire
de l'ovaire ne dépasse guère le volume du poing. Quant au traitement, il ne
saurait être que préventif et palliatif, car la diathèse elle-même ne se reconnaît que lorsque le mal a fait des progrès tels, qu'il est au-dessus des
ressources de l'art.

Il importe donc d'être attentif à toute douleur ovarique, et à cet égard
nous citerons l'opinion de West.

« Mon opinion sur ce point est exactement la même que celle formulée par le
docteur Churchill, de Dublin, qui a décrit cette classe d'affections comme le résultat
d'une irritation ovarienne. Je ne vois, pour ma part, aucune objection à faire à cette
dénomination. Peut-être, cependant, la désignation plus simple de *douleur ovarique*
répondrait-elle au même but, et ferait-elle mieux sentir que les souffrances n'impliquent
en rien l'existence d'une inflammation actuelle ou ancienne. La douleur constitue, à
elle seule, la maladie même ; elle varie beaucoup suivant les sujets ; et, chez la même
personne, ses retours, ses caractères, son intensité présentent — sans cause saisissable —
de grandes différences. Cette douleur, obtuse ou aiguë, est accompagnée de sensibilité à la pression dans la région iliaque, où existe surtout un certain degré de plénitude, qui résulte, ainsi que l'indique la percussion, plutôt de la présence de gaz dans
l'intestin que de l'existence d'une tumeur solide. »

On a pu voir, dans le cas que nous venons de citer, que la tumeur ovarique, passée à l'état de kyste, renferme réellement des gaz, que ceux-ci proviennent, soit du cœcum, auquel l'ovaire est accolé, soit de la décomposition
des matières albuminoïdes elles-mêmes, soit peut-être d'une véritable pneumatose. Toujours est-il que West se fait illusion quand il dit que l'ovarite
n'est qu'une simple douleur. Il est évident que c'est quelque chose de plus
matériel ; nous sommes de l'avis du docteur Mauriac, son traducteur, quand
il dit : je ne puis encore partager l'opinion de l'auteur sur ce point. Les
douleurs qui se manifestent si fréquemment chez les femmes, soit dans le
plexus lombaire, soit dans le plexus sacré, ne sont point essentielles. Ici,
comme ailleurs, l'essentialité des douleurs est rare et peut-être même
n'existe pas. Ce n'est pas à dire que les nerfs qui sont le siège de la douleur
soient matériellement altérés ; non, mais ils deviennent les conducteurs d'une

impression morbide élaborée dans les cellules grises de la moelle épinière, sous l'influence d'une autre impression primitive, suscitée dans les organes génitaux par une lésion organique, et transmise aux centres nerveux au moyen des nerfs centripètes ou sensitifs ; en un mot, les douleurs dont il s'agit sont des douleurs réflexes. Cette classe d'algies occupe une large place dans la pathologie du système utéro-ovarique de la femme. — L'irradiation algique peut s'étendre très loin, et ses effets, si bizarres quelquefois, seraient inexplicables si on ne faisait intervenir dans leur production le pouvoir excito-sensitif de la moelle épinière, mis en jeu par une impression partie du foyer morbide, et la loi du périphérisme des sensations, en vertu de laquelle certaines impressions morbides, élaborées dans les centres, se réfléchissent à l'extrémité des nerfs sous forme de douleurs. »

ABCÈS PELVI-PÉRITONÉAUX

Ces abcès, qui succèdent à une péritonite circonscrite dans la fosse iliaque, s'ouvrent le plus souvent dans le vagin, où on peut constater leur fluctuation. Il est à remarquer que, lorsque l'ouverture s'en fait spontanément, il y a rarement fistule. Le contraire a lieu quand on les ouvre avec l'instrument. Les abcès rétropelviens ou dans le cul-de-sac de Douglas, s'ouvrent dans la vessie ou le rectum. Les mêmes remarques leur sont applicables qu'aux abcès iliaques. Il faut donc les abandonner au soin de la nature.

Nous reviendrons sur les conséquences de l'ovarite à propos des tumeurs de l'ovaire.

Nous allons maintenant dire un mot de la *stérilité*.

DE LA STÉRILITÉ

La stérilité chez la femme peut dépendre d'une foule de circonstances que le médecin doit apprécier, afin de rétablir la plus importante des fonctions de la femme, celle qui est sa raison d'être. Or, cette espèce d'impuissance sexuelle est relative ou absolue.

La stérilité relative peut dépendre de la mauvaise direction de l'utérus : en avant, en arrière, de côté. Le médecin a — dans ce cas — la délicate mission d'indiquer dans quel sens ou position le coït doit être institué. Devant un acte aussi important que la procréation, l'immoralité disparaît. L'antéflexion ou la rétroflexion ayant été constatée, il s'appliquera à la redresser, ce qui peut encore se faire si la femme est jeune et n'a pas perdu son ressort ; mais au cas contraire, il faut bien se décider « à rectifier le tir ». Dans un cas de ce genre, l'inclinaison ayant lieu fortement en arrière, sans qu'il fût possible de ramener la matrice dans l'axe du petit bassin, je donnai le conseil au mari de pratiquer le coït comme en Angleterre on fait l'accouchement, c'est-à-dire par derrière. — Dans d'autres cas, on fera incliner la femme de côté, à gauche ou à droite. — Dans l'antéflexion on la placera sur un plan très incliné, ou dans une position à peu près droite, afin de faire basculer la matrice en arrière. Ceci est d'autant plus important que la grossesse est souvent le moyen de ramener la matrice dans sa position normale, par l'allongement des ligaments ronds. On y aidera par l'élythroïde du docteur Combes.

Parmi les stérilités relatives, il faut placer celle qui est due à une métrite chronique : on y obviera par le traitement propre à cette dernière. La diathèse syphilitique est également une cause de non-conception (Voir cette diathèse). Il y a encore les excès vénériens, comme chez les prostituées ; la froideur de tempérament, l'atonie utérine ou ovarique, auxquels cas on donnera l'acide phosphorique et le sulfate de strychnine : 5 à 6 granules par jour — maximum — en commençant par 2 de chaque (deux par deux).

Enfin, il y a des stérilités relatives, par suite d'hystérie, d'épilepsie. On comprend que dans ce dernier cas il ne faut pas pousser à la procréation, à moins d'une hystérie simple, où le mariage peut être un remède ; ou, comme l'a dit si plaisamment Molière : le *matrimonium en pilules*.

Nous ne parlons pas de l'indifférence ou de la répulsion morale, la femme trouvant généralement à se tirer d'affaire dans cette occurrence.

Les pays où il y a le plus de désordres matrimoniaux sont ceux où l'on se marie par intérêt ou par amour physique.

Les stérilités absolues sont *remédiables* ou *irrémédiables* : parmi les premières, il faut placer l'atrésie de la vulve, l'oblitération du vagin, par suite de vaginite, de variole. On peut y remédier par une opération chirurgicale. Ainsi, chez une jeune fille qui ne pouvait avoir ses règles et contre laquelle la distension de l'utérus avait fait naître des soupçons de grossesse, un coup de bistouri lui rendit l'honneur et la santé. Nous parlerons de cette opération à l'occasion de la chirurgie féminine.

La stérilité irrémédiable dépend de vices congénitaux, tels que l'absence de la matrice, rarement des ovaires. Mais, dans ces cas, la femme a une répulsion instinctive pour le mariage. Nous avons commenté des cas curieux de ce genre.

Maladies de l'urèthre et du vagin. — *Blennorrhagie.* — La blennorrhagie est plus fréquente chez la femme que chez l'homme, mais comme elle ne lui donne pas les mêmes cuissons, cela ne l'empêche point de se livrer, et, par conséquent, de transmettre sa maladie. Cependant toute blennorrhagie n'est pas contractée à une source impure; il y a des congestions de la muqueuse qui se manifestent parfois sous une forme aiguë, surtout pendant les menstrues. C'est à l'homme à s'abstenir du coït durant cette époque.

Les symptômes de l'urétrite consistent en une sensation de plénitude ou de douleurs, accompagnée d'une fréquente envie d'uriner, qui est à peine calmée par l'acte de la miction. La position debout, les rapports sexuels, les règles l'accroissent, tandis qu'elle diminue par le décubitus et le repos. Des attaques aiguës surviennent de temps en temps, pendant lesquelles l'urèthre se tuméfie de plus en plus; la miction est alors beaucoup plus douloureuse. Quelquefois il se forme de petits abcès péri-urétraux.

La gonorrhée est entretenue par l'hyperémie des glandules muqueuses et quelquefois par de petites tumeurs vasculaires du méat urinaire. Ces tumeurs sont constituées par des papilles hypertrophiées très vascularisées, composées de tissu fibro-cellulaire élémentaire, et recouvertes d'une couche d'épithélium pavimenteux. Elles prennent naissance sur les parties latérales ou inférieures de l'orifice, sans envahir toute sa circonférence. Quelquefois elles sont munies d'un pédicule, et la tête de l'excroissance se projette au delà de l'orifice uréthral; mais souvent elles sont sessiles et distendent l'ouverture, ne laissant à la partie supérieure du méat qu'un étroit passage, à travers lequel l'urine s'échappe avec difficulté. Il en résulte une dilatation du canal derrière l'obstacle. Quelquefois on observe l'ulcération du méat, qui entretient la douleur et le spasme. Il ne faut pas les confondre avec le chancre.

La vaginite est également accompagnée d'une sensation de plénitude, de chaleur, de sensibilité de la vulve, d'un fréquent besoin d'uriner, d'une douleur brûlante pendant la miction. Quelquefois les lèvres sont si gonflées et si douloureuses que la malade ne peut rester assise ; un sentiment de poids et de brûlure s'étend le long du périnée, avec une sensibilité à la pression qui s'étend à la vessie et jusqu'à l'hypogastre. Dans les vingt-quatre heures la sécrétion habituelle est supprimée ; mais il survient un écoulement abondant, jaune, âcre, purulent, quelquefois strié de sang et toujours d'une odeur désagréable ; cet écoulement provient surtout de la partie inférieure du vagin, également des nymphes et du vestibule. L'inflammation se propage quelquefois à tout le vagin et même jusqu'à la matrice et au péritoine, quoique ce dernier cas soit rare. Quelquefois il se forme des abcès dans les grandes et les petites lèvres.

L'urétrite et la vaginite sont caractérisées par une sécrétion purulente, dans laquelle on constate des leucocythes et des microzimas qui rendent ce liquide contagieux, en dehors de tout chancre. Leur traitement consiste dans des soins de propreté, des lotions au chloral et au borax, qui agissent, à la fois, comme anesthésiques et désinfectants, dans la cautérisation des ulcérations, l'excision des excroissances et, comme traitement interne, l'acide benzoïque, pour diminuer l'ardeur des urines, la digitaline pour provoquer une diurèse normale, l'hyosciamine pour dissiper le spasme, et l'aconitine contre l'éréthisme vasculaire. On donnera ce dernier médicament selon les symptômes, et quelquefois ensemble : 1 granule de chaque toutes les heures.

En somme, c'est sur des lotions fréquentes qu'il faut insister et surtout sur l'abstention de toute manœuvre ou coït. La femme se trouvera soulagée par l'introduction d'une éponge fine trempée dans une solution de chloral et de borax, en la changeant de temps en temps, pour la remplacer par une autre.

IV

MALADIES DES ORGANES GÉNÉRATEURS EXTERNES

Inflammation des lèvres (Voir *Gonorrhée*), furoncles, eczéma, prurit, hyperesthésie de la vulve, coccydynie, tous ces inconvénients peuvent résulter d'un défaut de soins de propreté, d'abus de coït, de masturbation, mais peuvent également dépendre de diathèses sur lesquelles nous aurons à revenir.

L'eczéma est, sans doute, le plus pénible de ces inconvénients, et, passé à l'état chronique, peut tourmenter la femme jusqu'à la fin de sa vie. Il donne lieu à la chute des poils et à l'induration des lèvres qui prennent une forme arrondie, une couleur rouge foncé, une sécheresse squameuse. En un mot, c'est une véritable flétrissure des organes sexuels externes. De petites attaques d'eczéma se produisent chez quelques femmes à chaque époque menstruelle, mais cèdent facilement à quelques lotions de chloral boraté et à une onction de glycérine. Il en est de même de l'eczéma chronique, qui ne devient tel que parce qu'on l'irrite.

Le prurit de la vulve est caractérisé par des démangeaisons insupportables. Il ne faut pas le confondre avec l'eczéma qui est une véritable éruption. On calmera le prurit par des lotions fréquentes au chloral boraté ; mais quand il donne lieu à la fièvre, il faut combattre cette dernière par l'aconitine et l'hyosciamine ; quelquefois par l'hydro-ferro-cyanate de quinine, s'il y a périodicité. Il en est de même dans l'hyperesthésie de la vulve et la coccydynie. Nous avons déjà parlé du vaginisme.

De la syphilis chez la femme. — Le symptôme ou accident primitif de la syphilis, chez la femme, comme chez l'homme, est le chancre induré ou infectant. Le chancre mou n'est qu'une simple érosion, ne passant jamais à l'induration et ne donnant pas lieu à des phénomènes secondaires ou d'infection générale. C'est pourquoi il est si important d'en bien effectuer la recherche. Nous allons donc en faire la topographie, afin d'aider le médecin dans son examen.

Le chancre induré se présente : 1° aux petites lèvres, le plus souvent isolé ; il est parcheminé, foliacé ; quelquefois toute la lèvre est convertie en une espèce de lame de caoutchouc ; 2° à l'orifice de l'urèthre ; l'induration est alors plus étendue et plus épaisse que le chancre analogue chez l'homme ; 3° sur le capuchon et le gland du clitoris, avec un fond induré en lamelles chancroïdes ou ligneuses ; 4° sur la fourchette, à l'entrée du vagin, dans la fosse naviculaire, au milieu des caroncules de l'hymen. Ces chancres appartiennent, en général, à la forme sèche ; ils sont très petits, très superficiels, et il faut souvent une grande attention pour les découvrir ; 5° sur le col utérin ; quoique les chancres du col appartiennent le plus souvent à la catégorie des chancres mous, le chancre induré peut également y exister, et même coexister avec les premiers, comme sur les autres parties sexuelles. Chez une femme présentant un prolapsus utérin, Ricord a eu l'occasion de constater un chancre induré qu'on pouvait saisir entre les doigts, aussi facilement que sur les petites lèvres.

La coexistence d'un chancre mou, d'un chancre infectant, d'une blennorrhagie, peut avoir lieu chez la femme, qui ainsi transmet ces trois ordres d'accidents à l'homme. Tel individu, après un coït impur, prendra une blennorrhagie, tel autre un chancre mou, tel autre un chancre induré ; cela dépendra des époques où la femme aura été vue. Ainsi, le premier en date pourra avoir la blennorrhagie ; le deuxième le chancre mou ; le troisième le chancre induré. Cela s'explique par la tardiveté avec laquelle le chancre induré entre en ulcération : quelquefois au bout de quinze, vingt ou vingt-cinq jours ; le chancre mou, au bout de trois à quatre jours seulement ; la blennorrhagie se déclarant, au contraire, au bout de deux jours.

C'est parce que les syphilographes de l'ancienne école n'ont pas fait attention à ces périodes d'évolution, qu'ils ont admis la transformation des différents accidents syphilitiques, tandis qu'il n'y a de réellement infectant, c'est-à-dire donnant lieu à des désordres secondaires et tertiaires, que le chancre induré, auquel il faudrait restreindre cette désignation.

Le chancre mou n'est, à proprement parler, qu'une éruption herpétique exaspérée par le frottement ou les irritants. La blennorrhagie, quoique virulente, ne devient infectante que par rapport au chancre induré dont elle transporte la matière ; on voit par là combien une erreur d'observation peut être fatale. C'est ce que cependant faisait l'École ; et il a fallu un médecin libre pour faire rentrer la syphilothérapie dans sa véritable voie. Cela n'a pas empêché l'École de s'y opposer le plus longtemps qu'elle a pu. Mais enfin la lumière s'est faite, et l'École s'est mise à enseigner la doctrine nouvelle avec autant de désinvolture qu'elle y avait mis d'opposition avant. L'École est comme la chauve-souris de la fable : tantôt oiseau, tantôt mammifère. Mais, en attendant ses transformations, elle fait beaucoup de mal. Aussi il y a eu et il y aura encore plus de mercurialismes que de syphilis.

Les accidents secondaires de la syphilis se présentent sous forme de plaques hyperémiques ou papuleuses, condylomateuses, de syphilides ulcé-reuses, ecthymateuses, croûteuses, crustacées ; de gommes, de nécroses.

Enfin, en dehors de ces manifestations locales, il y a la diathèse syphilitique, anémique, chloro-anémique, névrosique, névralgique, analgésique, anesthésique, etc.

Après cette rapide énumération des accidents syphilitiques, nous pouvons passer au traitement, qui est le point qui nous intéresse le plus.

Le traitement primitif doit toujours consister dans l'emploi des mercuriaux sous forme d'iodures, parce que ce sont les préparations qui s'absorbent le mieux. Ainsi, on donnera des granules de bi-iodure au milligramme, ou de proto-iodure au centigramme, suivant l'âge et la sensibilité des sujets. D'ordinaire, 5 à 6 granules par jour suffisent ; il n'est pas de préparations métalliques pour lesquelles les idiosyncrasies soient plus marquées que pour le mercure. La salivation n'est nullement nécessaire pour une cure radicale ou *extinctive*. On a, pour se guider, la disparition des accidents locaux ; de sorte que c'est d'après cette dernière qu'il faut se régler. Tous les matins on fera prendre le Sel de Sedlitz, afin d'entretenir la fraîcheur du corps. Il ne faut pas une diète trop sévère, qui ne ferait qu'amener l'anémie ou la chloro-anémie, lesquelles réclament, à leur tour, des ferrugineux, de préférence l'arséniate de fer, comme étant la plus reconstituante des préparations mar-tiales. Contre les accidents névralgiques, on emploiera les calmants, tels que l'aconitine, la cicutine, l'hyosciamine, le sel de Gregory, etc.; contre les accidents analgésiques, l'acide phosphorique et la strychnine (sulfate, arséniate).

Ce qui produisait autrefois la gravité de la maladie vénérienne, c'était l'abus des mercuriaux, qu'on donnait jusqu'à extinction ; aussi une vive réaction s'est-elle faite contre ce remède, et, un instant, on est tombé dans une exagération contraire, c'est-à-dire *le traitement radical sans mercure*. Les médicastres ont eu beau jeu, puisqu'il s'agit, dans ces cas, d'accidents non-infectants, tel que le chancre mou, qui peut être arrêté sur place ; et que le mercure, au contraire, exaspère au point de le rendre rongeant ou phagédénique. M. Ricord a donc rendu un immense service à l'humanité en précisant les cas où le mercure est nécessaire.

Quand il y a eu induration et que le mercure n'a pas été employé, il faut *toujours* y recourir sous la forme que nous venons d'indiquer. Les préparations iodo-mercurielles ont le grand avantage de s'approprier à toutes les périodes de la maladie.

Il ne faut pas s'exagérer l'influence de là syphilis pour les enfants à naître. On a vu des femmes syphilisées donner le jour à des enfants très sains, à moins d'une inoculation accidentelle. — Mais, par contre, combien de femmes, infectées à leur insu, avortent ou procréent des enfants syphilitiques ! A tout prendre, c'est la *meretrix* qui est la moins accessible à la contagion.

V

DIATHÈSES

De la diathèse rhumatico-goutteuse chez la femme. — La femme est très sujette à cette diathèse ; il convient donc d'avoir égard aux antécédents, soit congénitaux ou d'héritage, soit acquis. La goutte, chez la femme, ne se présente jamais avec la même violence que chez l'homme. Cela tient probablement à son genre de vie, moins excitant ; mais, par contre, la goutte chez elle est plus atone, c'est-à-dire que son expulsion n'ayant pas lieu périodiquement, l'irritation a une plus grande tendance à se porter sur les organes internes ; toutefois, on observe également chez elle des concrétions tophacées aux articulations.

Le traitement de la diathèse goutteuse doit consister dans l'emploi de la strychnine (arséniate), le benzoate de lithine, la colchicine, afin de provoquer l'élimination du principe goutteux par les reins ; et, contre les accidents secondaires, surtout névralgiques, la digitaline et l'arséniate de fer. Le matin, sel de Sedlitz (Voir le chapitre de la *Goutte*).

De la diathèse albuminurique chez la femme. — Cette diathèse est d'autant plus prompte à naître chez la femme que celle-ci est plus impressionnable; plus nerveuse. La grossesse est surtout une grande cause d'analbuminose du sang, même en dehors de toute lésion organique. Les femmes grosses deviennent, la plupart, hydrémiques, à cause d'une consommation plus considérable des principes albuminoïdes pour la nutrition du fœtus. — L'albuminurie puerpérale s'accuse pendant la seconde moitié de la grossesse ; elle devient surtout considérable à l'approche du part. Il n'est pas rare de la voir se prolonger quelques temps encore après la délivrance. Elle peut même devenir persistante quand elle se rattache à une néphrite parenchymateuse ; et on sait combien cette diathèse prédispose aux convulsions éclamptiformes. Il en est de même du spasme du larynx et de tous les accidents hystériformes. D'où il résulte que, chez la femme enceinte ou non, on ne saurait trop soigner le régime.

En général, la femme — surtout dans le peuple — se nourrit mal ; et cependant elle porte en grande partie les charges de la famille. Les infusions qu'elle prend — sous prétexte de café — lui sont très nuisibles ; non en tant que café — car la fève d'Arabie lui serait au contraire fort salutaire, — mais en tant que breuvage aqueux, et par conséquent poussant à l'hydrémie. Il est donc nécessaire que la femme, surtout pendant la grossesse, soit soumise à un régime tonique, et même nous sommes d'avis de lui faire prendre, par intervalles, de l'arséniate de strychnine, afin de lui donner du *ton* : 2 à 3 granules par jour (Voir *Entrainement puerpéral*).

Il est également nécessaire que la femme grosse se soumette à un régime franchement salin. Il faut qu'elle se défasse de ce préjugé que le sel donne lieu aux dartres et efflorescences de la peau. C'est le contraire qui a lieu, c'est-à-dire un tempérament fade. C'est pourquoi Montaigne a dit : « Il faut que la beauté de la femme ne soit ni fade, ni morne, ainsi assaisonnée de grâce décevante. » En effet, c'est à la fadeur des humeurs que se rattachent la plupart des flux leucorrhéiques chez la femme, flux qui ont le grand inconvénient d'entraîner les globules blancs du sang, et par conséquent d'appauvrir de plus en plus ce liquide.

De la diathèse urémique chez la femme. — L'urée retenue dans le sang, agit à l'instar d'un poison, c'est-à-dire qu'elle produit des troubles très marqués dans les fonctions de la nutrition et de l'innervation. Ainsi, on observe, dans ces cas, des maladies convulsives, des vomissements, des palpitations, de la dyspnée, des souffrances dans les membres, et quelquefois une réaction fébrile très marquée. Ce sont les accidents auxquels la femme est le plus sujette; et, quand on les observe en dehors d'une lésion organique déterminée, c'est dans un empoisonnement général qu'il faut en rechercher la cause. Or, la conséquence de ceci, c'est que chez la femme il faut activer les fonctions de nutrition, principalement les fonctions hépatiques. Ici encore la strychnine et les arséniates, les ferrugineux doivent constituer la base du traitement (ainsi que le Sedlitz Chanteaud).

De la diathèse glycosurique chez la femme. — On sait que la glycosurie est sous la dépendance du système nerveux ; aussi l'observe-t-on dans toutes les grandes névroses, principalement l'hystérie. Les jeunes personnes qui se livrent à la masturbation en sont particulièrement atteintes et tombent ainsi rapidement dans le marasme. Ce n'est donc pas sans motif sérieux que Tissot a écrit son livre sur l'onanisme.

Nous devons encore signaler ici la singulière glycosurie qu'on a constatée chez les femmes chez lesquelles la sécrétion lactée s'est établie, mais chez qui l'excrétion n'a pas lieu. De sorte que, pour la mère, le meilleur moyen d'échapper à ce danger, c'est de nourrir son enfant. On ne transgresse pas impunément les lois de la nature. Or, il est nécessaire que la femme grosse *fouette* son système nutritif. C'est pour cela que l'arséniate de strychnine lui sera très utile, à la dose de 2 à 3 granules par jour. En effet, dans la glycémie, il y a diminution du pouvoir oxydant du sang; le sucre, n'étant pas complètement brûlé, se change en acide lactique ; de là une espèce de scrofulose qui s'étend jusqu'à l'enfant. Ainsi, en ne donnant pas à la femme grosse de l'arséniate de strychnine par crainte de nuire à l'enfant, on expose ce dernier à la pire des maladies constitutionnelles.

Selon le professeur Spring, l'aménorrhée doit être rapportée à un

trouble de l'ovulation, tenant à la saccharisation du liquide des vésicules de
de Graave. Que de motifs, par conséquent, d'insister sur l'emploi de l'arséniate de strychnine !

Diathèse ménopausique. — Quoique la menstruation soit un effort congestif se rapportant au phénomène de l'ovulation, on ne saurait nier qu'elle
ne serve également à la dépuration du sang. Ce qui le prouve, c'est l'âcreté
de certaines menstrues. Aussi est-ce à l'âge critique que l'on voit se développer chez la femme une foule d'infirmités dont il a déjà été question plus
haut : ce sont des affections prurigineuses, d'autres cuisantes ou herpétiques,
et entre autres l'eczème. La plupart du temps cette affection se manifeste
dans le pli qui sépare les cuisses des lèvres ; de là elle s'étend aux lèvres
elles-mêmes et aux nymphes — quand elle est devenue chronique — et
même à la marge de l'anus et au périnée. Dans l'état aigu, elle ne diffère
point de l'eczème des autres parties du corps, mais elle devient rapidement
chronique, à cause de la viciation du sang.

L'eczème des parties sexuelles est toujours une affection grave, parce
qu'elle ôte à la femme son sommeil ; quelquefois on voit la fièvre survenir.
C'est dans ce cas que la vératrine est très utile, parce qu'elle a la propriété
de rafraîchir la peau. On en donne de 6 à 10 granules par jour ; et, tous les
matins, le sel Sedlitz Chanteaud. Il faut éviter toutes les pommades irritantes.
La glycérine servira à protéger les parties irritées et comme *brûlées*. S'il y
a des exacerbations fébriles le soir, on donnera l'hydro-ferro-cyanate de
quinine : 10 à 12 granules dans la période de calme ou de rémission.

Dans la ménopause, on voit souvent survenir des affections du foie : on
donnera, dans ce cas, la quassine aux repas, et l'arséniate de soude : 5 à
6 granules dans la journée ; le Sedlitz Chanteaud le matin. Les engorgements
utérins seront combattus par l'arséniate de soude et la cicutine : comme sédatif 1 granule de chaque, cinq à six fois dans la journée.

De la diathèse cancéreuse chez la femme. — Cette diathèse est due à
une cachexie avec altération du *nisus formativus*, désignée généralement
sous le nom de *cancer*, bien que les éléments histologiques soient bien différents les uns des autres. Ainsi, il y a le cancer épidermique, ou *epithelioma*,
et le cancer glandulaire ou fibroplastique, qui n'ont pas une égale importance
au point de vue pratique, puisque le premier est moins sujet à récidiver et à
se généraliser que le second.

On a cru trouver les éléments du cancer dans le sang; mais, tout bien examiné, on s'est assuré que les cellules cancéreuses que le microscope y avait fait découvrir provenaient d'un cancer épithélial de la membrane interne des vaisseaux. Nous avons été dans le cas d'observer un cancer de ce genre, de la carotide interne, qui a fini par déterminer l'érosion du vaisseau et une hémorrhagie foudroyante. On peut donc se demander si beaucoup de cancers ne puisent pas leur source, sinon dans le sang, du moins dans les vaisseaux. Ainsi s'expliquerait la récidive de cette terrible affection.

Une dame âgée de 46 ans, mère de famille, et d'une apparence de santé relativement bonne, à laquelle j'avais pratiqué l'amputation du sein gauche pour un cancer ulcéré, se plaignit, six mois après l'opération, d'une douleur pongitive dans la région de la rate, qui amena une cachexie profonde, à laquelle la malade succomba. A l'autopsie, je constatai, en effet, un cancer splénique déjà en voie de ramollissement.

Chez une autre dame, deux ans après l'amputation du sein droit, il se manifesta des symptômes de cancérose utérine, avec cachexie profonde, qui eut également un résultat fatal.

Par contre, nous n'avons pas observé un rapport analogue entre la matrice et les seins. Il est vrai que les opérations sur la matrice pour cause de cancer sont rares. C'est tout au plus si on a extirpé le col utérin ; mais il s'agissait d'épithélioma, et on est bien revenu aujourd'hui de ces tentatives presque constamment malheureuses [1].

Quant aux tumeurs de la matrice, elles appartiennent généralement à la classe des fibrômes, et leur extirpation peut être tentée avec chance de succès.

Reste la difficulté du diagnostic ; or, sous ce rapport, c'est à l'état général ou cachectique qu'il faut avoir principalement égard. Sous ce rapport, nous ne pensons pas qu'aucun praticien puisse s'y tromper. On nous permettra de reproduire ici, d'après West, le tableau de la cachexie cancéreuse, tableau tracé de main de maître.

« Jusqu'ici nous n'avons pas parlé des signes du désordre constitutionnel qui, tôt ou tard, se manifeste dans le cancer de la matrice, comme dans celui des autres

---

[1] Depuis que ces lignes ont été écrites, l'art chirurgical est devenu plus audacieux, puisqu'il s'attache à tout l'organe en l'extirpant.   Dr B.

organes, et ajoute beaucoup à la détresse des malades. La cachexie cancéreuse, qui manque seulement dans quelques cas rares d'épithélioma suivis d'une hémorrhagie mortelle, est plus grave que la simple anémie consécutive à une perte sanguine ou à l'épuisement causé par des souffrances prolongées. *Toutes les sources du sang sont corrompues* et les aliments ne nourrissent plus, les forces défaillent, le corps maigrit, l'estomac refuse d'accomplir régulièrement ses fonctions; des nausées, des vomissements jettent les malades dans l'anéantissement le plus profond; la langue rouge, sèche, luisante ou aphteuse, indique trop clairement l'état de la muqueuse digestive et explique cette soif ardente que rien ne peut éteindre. L'état des intestins est une autre cause de trouble; la constipation alterne ordinairement avec la diarrhée.

« Le premier de ces états dépend presque toujours et de l'obstacle que la matrice indurée et volumineuse oppose à la libre circulation des matières fécales dans le rectum, et de l'inertie des plans musculaires de l'intestin, qui ne sont plus capables d'accomplir avec une énergie suffisante leurs mouvements péristaltiques. Que la diarrhée se produise, et cette même inertie intestinale lui permettra de vider complètement le tube digestif. C'est à la même cause qu'il faut en attribuer, en grande partie, la flatulence qui fatigue beaucoup les malades, produit des douleurs abdominales et se termine par une attaque de diarrhée. Le sommeil est toujours inquiet et peu réparateur. Les opiacés calment la douleur, mais ils aggravent souvent les autres symptômes. La malade s'endort difficilement; ou, si elle sommeille, la sécheresse, une sensation de brûlure à la gorge, ou bien le sentiment d'une prostration extrême la réveillent et elle a la conscience que le sommeil aurait pu — comme c'est assez fréquent — se terminer par la mort. En pareil cas, j'ai vu cinq fois survenir des convulsions, auxquelles a succédé le coma; trois fois le coma fut suivi de mort: deux fois au bout de vingt-quatre heures, et une fois au bout de huit jours. Ces accidents cérébraux ne sont point symptomatiques d'une maladie de l'encéphale: chez deux malades on ne trouva dans cet organe aucune lésion appréciable; deux autres, guéries de leurs convulsions, vécurent pendant plusieurs mois. Chez une autre, l'hémiplégie qui suivit l'accès disparut peu à peu et complètement. Dans un sixième cas, la sensibilité dans le côté gauche fut très compromise, sans cause appréciable; mais cette paralysie de sentiment disparut au bout de quelques jours, un mois avant la mort de la malade, qui ne présenta aucun autre signe de désordre cérébral. La cause de ces accidents cérébraux est obscure, la seule explication que j'en connaisse est celle d'Aran, qui les rapporte à une hydronéphrose et à l'abolition consécutive des fonctions du rein. On pourrait peut-être objecter à cette théorie la guérison momentanée de ces accidents et la mort des malades par le fait seul du progrès de la maladie cancéreuse. Dans deux cas d'hydronéphrose très considérable, provenant d'une compression des uretères par une maladie cancéreuse, aucun signe de trouble cérébral ne précéda la mort. Chez les deux qui succombèrent, on ne dit point que l'autopsie ait fait découvrir une hydronéphrose notable. Mais ce sont là des accidents exceptionnels, et, en général, la mort a lieu sans accidents cérébraux. Les forces vitales s'épuisent graduellement, quoique la lésion locale reste stationnaire, et lorsque la malade succombe, il est difficile de dire pourquoi la mort a lieu à ce moment et non plus tôt, et pourquoi la vie n'aurait pas pu se prolonger encore pendant quelques jours ou plusieurs mois. »

Nous allons répondre à ces pourquoi. C'est parce que, généralement, on ne fait aucun traitement vital dans ce cas, considérant la lésion locale au-dessus des ressources de l'art. C'est une grande erreur, puisque, par la méthode dosimétrique, on peut non seulement calmer la douleur avec la cicutine, l'hyosciamine, la codéine, la narcéine et même la morphine — qui n'a pas l'action comateuse dont parle West — mais soutenir la vitalité avec l'arséniate de strychnine, et retarder l'altération du sang par l'arséniate de fer.

West signale la pyémie cancéreuse comme avant-coureur de la terminaison fatale, et il en donne l'exemple suivant.

« Une femme, âgée de cinquante-six ans, qui présentait les symptômes du cancer utérin depuis quatre mois seulement, et chez qui la lésion était si exclusivement limitée à la cavité utérine qu'on avait hésité un moment à affirmer la malignité de la maladie ; au moment de son admission à l'hôpital, il existait un petit mouvement fébrile, qui, au bout d'une semaine, devint plus accusé et s'accompagna de douleurs dans les membres supérieurs, tout à fait analogues aux douleurs rhumatismales. Elles persistèrent sans augmentation, mais la fièvre prit rapidement un caractère typhoïde ; le pouls s'éleva à 140 pulsations par minute, la langue devint sèche, et la malade mourut au bout de six jours. »

Cette observation est importante parce qu'elle indique quelles sont les précautions à prendre dans ces cas, c'est-à-dire empêcher la formation d'un foyer putride par des injections et des irrigations fréquentes de chloral boraté, par des topiques antiseptiques, tels que l'huile phéniquée, au moyen du lint, dont on peut faire un tampon ; mais surtout en combattant l'état fébrile par l'aconitine, l'hydro-ferro-cyanate ou l'arséniate de quinine, l'arséniate de strychnine ; en un mot, par tous les modificateurs vitaux. C'est ainsi que je traite, en ce moment, une dame d'un cancer de la matrice, datant de plus de trois ans, quoique généralement cette affection suive une marche plus rapide et que la durée la plus longue qu'on lui assigne est de dix-sept mois. Les pansements à l'huile phéniquée ont endormi le cancer, et, de temps en temps, je fais des insufflations d'une fine poussière d'iodoforme, en même temps que j'emploie ce médicament à l'intérieur avec la codéine : 3 à 4 granules en moyenne, de chaque. Les poussées fébriles sont énergiquement combattues avec l'aconitine, l'hydro-ferro-cyanate ou l'arséniate de quinine. Grâce à ce traitement, à un régime substantiel, et au sel de Sedlitz le matin, les forces de la malade se soutiennent. Elle mange avec appétit, digère bien — du moins relativement — et, à la voir, on ne dirait pas qu'elle est sous l'influence d'une cachexie cancéreuse. Le fait n'est malheureusement que trop certain puisqu'il s'agit d'un cancer de famille.

Le symptôme ou plutôt l'accident le plus grave dans le cancer, puisqu'il ne fait qu'ajouter à l'anémie, ce sont les hémorrhagies répétées, résultant de l'érosion des tissus. Ces écoulements seront arrêtés avec une solution neutre de perchlorure de fer, et non le perchlorure acide, qui agit comme caustique et ne fait qu'exagérer la perte de substance.

J'en viens maintenant aux opérations chirurgicales — sèches ou sanglantes. — Il est évident que ce sont les premières qui doivent être préférées, surtout les caustiques coagulants, tels que le chlorure de zinc, dont le docteur Canquoin a fait connaître l'emploi. Mais ce praticien y a lui-même renoncé pour les cancers ulcérés épithéliaux, tels que le cancer de la langue, et il se contente de toucher la tumeur avec une solution d'acide phénique. Il parvient ainsi à momifier le cancer. Quant aux ablations par écrasement ou excision, les résultats en sont rarement heureux. Et ici on nous permettra de citer encore l'opinion du docteur West.

« La question, toutefois, n'est pas de savoir si l'excision du col de la matrice, dans ce cas, est ou non accompagnée immédiatement d'hémorrhagie, mais si le danger de cet accident n'est pas plus grand à la suite de cette opération qu'à la suite de toute autre pratiquée pour le même but. La crainte de l'hémorrhagie qui a fait préférer, par quelques praticiens, la ligature à l'excision dans l'ablation des polypes, les a aussi empêchés souvent de pratiquer l'excision du col et les a conduits à recourir à la ligature, qui est très avantageuse dans les formes bénignes du cancer épithélial, avec excroissance en chou-fleur. Je me suis servi avantageusement et presque sans aucun symptôme alarmant de la ligature, non pour guérir la maladie, mais pour enlever une masse énorme de cancer épithélial, qui, sortant de l'orifice du col, remplissait tout le canal vaginal. Dans d'autres cas de cancers moins étendus, où la ligature a été employée dans un but curatif, la mort s'est produite par phlébite. Le docteur Watson, qui a fait une statistique sur le petit nombre de cas que nous possédons sur ce sujet, donne les résultats suivants : sur sept malades opérées par la ligature, une mourut quatre mois après d'une inflammation de la matrice qui menaçait de devenir fatale et l'aurait sans doute été, si on n'avait enlevé la ligature six jours après son application. Dans tous les autres cas, la maladie reparut ; sur le nombre, une fut sauvée par l'excision de ce qui restait de col. Des neuf malades sur lesquelles on pratiqua l'excision du col utérin aucune ne mourut des suites immédiates de l'opération : la maladie se reproduisit dans trois cas ; dans cinq cas, la guérison fut permanente (?), le résultat fut douteux chez une malade, dont l'histoire ne va pas au-delà du onzième jour. »

De ces faits West conclut que l'excision est préférable à la ligature et à l'écrasement linéaire ; mais le mieux est de s'abstenir de toute opération, à moins que des accidents ne forcent d'agir ; comme, par exemple, l'étranglement d'une masse cancéreuse ou une hémorrhagie incoercible. Quant à la récidive, elle est *toujours* à craindre. Il y a quelque temps, nous avons extirpé toute la langue (jusqu'à l'os hyoïde) à une jeune femme atteinte de cancer épithélial. Déjà une première opération par excision avait été tentée, mais le mal était revenu. C'est pourquoi je me décidai à emporter l'organe tout entier. L'opération fut pratiquée avec l'écraseur de Chassaignac, en passant la chaîne autour de la base de la langue au moyen du trois-quarts, de sorte que l'opération se fit à l'extérieur de la bouche et qu'il n'y eut pas une goutte de sang répandue, hors la petite hémorrhagie qui résulte de l'excision des muscles génio et hyo-glosses. La pièce fut présentée à l'Académie royale de médecine de Belgique et renvoyée à l'examen de M. le professeur Vankempe, qui constata la nature du cancer et prédit la récidive. Ce fut malheureusement ce qui arriva : le cancer revint au fond du gosier, aux piliers du voile du palais, aux amygdales, et étouffa la pauvre malade.

Nous insistons d'autant plus sur les insuccès de ce genre qu'ils sont compromettants pour le chirurgien et pour l'art lui-même. C'est le propre des jeunes chirurgiens d'aborder la pratique avec des illusions ; ils pensent que ce qui est arrivé à d'autres ne leur arrivera pas et, dans leur présomption de jeunes hommes, ils croient que tout leur doit réussir : hélas ! le Capitole est près de la roche Tarpéenne, et ils perdent plus que leur réputation, c'est-à-dire leur tranquillité morale !

Puisque nous en sommes à l'épithélioma, nous parlerons d'un cas où l'intervention de l'art a diminué les souffrances de la malade. Il s'agit de l'établissement d'un anus artificiel lombaire pour un cancer rongeant du vagin et du rectum. Voici ce cas.

Il y a une vingtaine d'années, une femme, jeune encore, nous fut amenée à l'hôpital civil de Gand pour un cancer qui avait rongé les parois contiguës du vagin et du rectum, de sorte que la malheureuse femme baignait constamment dans ses matières fécales, qu'on cherchait vainement à retenir par les opiacés et les astringents. Ces moyens n'avaient fait qu'ajouter à sa détresse en la rendant d'une maigreur et d'une faiblesse extrêmes — comme les mangeurs d'opium des Indes. — Nous proposâmes à la malade de lui pratiquer un anus artificiel lombaire gauche, ce qu'elle accepta avec reconnaissance. L'opération fut pratiquée d'après le procédé indiqué par Amussat père [1]. On sait que ce procédé, renouvelé du chirurgien suédois Calissen, consiste à pratiquer dans la région lombaire gauche, au niveau du bord externe du muscle carré, une incision cruciale, afin d'arriver au côlon en arrière du péritoine, à ouvrir l'intestin et à coudre les bords de l'ouverture aux lèvres de la plaie extérieure.

L'opération fut suivie d'une pleine réussite, et la femme vécut encore plusieurs années, car il n'en est pas du cancer épithélial des parties sexuelles externes comme du cancer de la matrice, qui amène une mort beaucoup plus prompte.

Les cancers du rectum sont dans ce dernier cas. On sait que Lisfranc pratiqua nombre de fois la résection de tout le bout inférieur de l'intestin ; mais cette opération laisse à sa suite la dégoûtante infirmité de l'incontinence des matières fécales ; tandis qu'avec l'anus lombaire, il suffit de faire porter à l'opéré une ceinture avec un bouchon en caoutchouc pour retenir les matières. — Celles-ci, au reste, n'ont aucune odeur.

Nous avons pratiqué une deuxième fois l'opération de l'anus lombaire sur un individu âgé de cinquante-six ans — également avec succès, de sorte qu'il ne faudrait pas hésiter à proposer cette opération dans des cas semblables. En laissant le cancer tranquille, en le momifiant avec des liquides phéniqués, ou créosotés, en soustrayant le malade à la nécessité d'aller à la garde-robe par les voies naturelles, on peut allonger ses jours sans souf-

[1] Amussat fut un des plus grands chirurgiens que la France ait eus, mais il eut le grand tort de vouloir être indépendant de l'École. S'il avait été souple de caractère, il serait sans doute arrivé au sommet de la hiérarchie académique. Dr D.

france. Qu'on songe, au contraire, aux épouvantables souffrances de la cautérisation qui entraîne si souvent à sa suite une péritonite mortelle, et le choix entre les deux traitements ne saurait être douteux.

VI

CHIRURGIE FÉMININE

Nous arrivons ainsi, sans transition, à la chirurgie féminine, et, en premier lieu, à l'ablation des tumeurs qui peuvent gêner l'acte de la copulation ou de l'accouchement.

Nous avons ainsi à nous occuper des hématocèles, qui sont très fréquentes chez la femme.

Hématocèles. — Il faut les distinguer : 1° en hématocèles de la vulve et du vagin : 2° en hématocèles de la matrice et de ses annexes ; 3° en hématocèles des ovaires.

Quant aux opérations que ces tumeurs réclament, il faut distinguer celles qui dépendent d'un état variqueux ou d'un épanchement de sang, de celles qui sont organisées, c'est-à-dire ayant une contexture fibreuse plus ou moins dense. On comprend que les tumeurs variqueuses sont les plus dangereuses à aborder par l'opérateur, à cause de la phlébite. — Celles par épanchement peuvent se résorber. — Celles à contexture fibreuse doivent être enlevées, soit par écrasement linéaire, soit par excision.

Hématocèle des grandes lèvres. — Elle peut être due à une violence, comme un coup de pied. Nous avons ainsi reçu un jour dans notre service une femme dont les parties sexuelles disparaissaient sous un vaste épanchement sanguin, qui rendit nécessaire la sonde à demeure. L'eau de Goulard dissipa en partie la collection ; mais il se forma des foyers purulents qu'il fallut ouvrir au moyen du trois-quarts à drain de Chassaignac. Ces épanchements sanguins peuvent donner lieu à des tumeurs fibreuses par hyperplasie du tissu cellulo-dartoïque des grandes lèvres. C'est ainsi que nous avons été dans le cas d'extirper une tumeur pesant plusieurs livres.

Hématocèle du vagin. — Nous fûmes appelé pour une femme présentant une tumeur arrondie, du volume d'une tête d'enfant, qui s'était étranglée dans la vulve, au point que, pour la dégager, il fallut inciser la fourchette. La tumeur, amenée au dehors, était pédiculée et implantée sur la paroi supérieure du vagin, en arrière du clitoris. Ce qu'il y avait de remarquable, c'est que la femme était enceinte de trois mois, et que son mari — un niais campagnard — ignorait l'existence de la tumeur. Il faut croire qu'au moment du coït la femme trouvait le moyen de mettre la tumeur de côté, ce qui avait allongé le pédicule; mais, la tumeur ayant pris tout à coup un grand développement, la femme avait dû en parler à son accoucheur, qui m'appela en consultation. — La tumeur était arrondie, sans bosselures ni duretés, insensible au toucher, revêtue d'une membrane lisse. — Je fis la ligature du pédicule et enlevai la tumeur d'un coup de ciseaux. L'examen anatomique me permit de reconnaître un lacis veineux entrelacé de fibres cellulo-dartoïques. Il faut admettre que le point de départ a été un paquet de varices du vagin, sans lésion traumatique.

Hématocèle péri-utérine. — Nous citerons le fait suivant, rapporté par le docteur Mauriac, dans sa traduction de l'ouvrage de West.

« Une femme, âgée de quarante-quatre ans, non mariée, entra, le 18 janvier 1858, dans le service de M. le docteur Becquerel. Cette femme a été apportée à l'hôpital sur un brancard, dans un état comateux des plus prononcés. J'appris toutefois que, deux jours auparavant, ayant éprouvé un refroidissement à l'époque de ses règles, elle avait été obligée de se mettre au lit. Elle offrait tous les symptômes d'un état des plus graves : la face était pâle, les traits contractés, une transpiration abondante lui coulait sur le front, les lèvres blanches, les extrémités froides, les pupilles dilatées, la respiration stertoreuse, avec un peu d'écume sanguinolente à la bouche. Enfin, il existait une insensibilité cutanée presque absolue. Le pouls était filiforme, irrégulier, très rapide (environ à 140) ; le bruit de la respiration ne permettait pas d'ausculter le dos. L'application du marteau de Mayor étant restée sans effet, la malade a succombé une heure plus tard. L'autopsie a fait voir, indépendamment d'un état exsangue de la plupart des viscères, une vaste accumulation sanguine qui, sur les côtés de la matrice, était refoulée vers le pubis — laquelle a laissé son empreinte sur la masse coagulée. En la soulevant, on constate que l'épanchement s'est produit dans le tissu cellulaire péri-utérin, au-dessous du péritoine, entre l'utérus et le rectum. La masse coagulée des-

cend jusqu'au voisinage de l'anus, en repoussant en avant et en haut la paroi postérieure du vagin. La tumeur remplit presque toute l'excavation du petit bassin, dont le
tissu cellulaire est détruit. Les ligaments larges renferment également du sang coagulé.
Le péritoine, à la face postérieure de la matrice, est décollé en partie par l'infiltration,
qui remonte jusqu'à la partie moyenne du corps de l'organe; on le voit passer au-
dessus de la masse coagulée et se continuer avec le feuillet qui recouvre la face antérieure du rectum. Les trompes utérines sont ensevelies dans la tumeur; elles renferment des caillots rouges et noirs. Après en avoir débarrassé leur cavité par le lavage,
nous trouvons la tumeur rouge, tuméfiée, vascularisée. L'ovaire gauche, complètement
infiltré de sang, se trouve converti en une bouillie noirâtre, au sein de laquelle il est
impossible de distinguer aucun vestige d'organisation. L'ovaire droit ne présente aucune altération appréciable. La consistance de la masse épanchée est celle de la gelée
de groseilles, sa couleur est d'un rouge noirâtre. Aucune membrane d'enveloppe ne
vient enkyster la tumeur; il ne s'y trouve aucun liquide. L'utérus, bien que ses dimensions n'aient pas été exactement mesurées, présente son volume ordinaire; point de
caillots sanguins dans sa cavité; mais la muqueuse qui en revêt la surface est parsemée
d'arborisations vasculaires. Le museau de tanche est épais, les lèvres fendillées, l'orifice entr'ouvert. — Les autres viscères abdominaux sont sains. »

Cette observation nous suggère quelques réflexions que nous croyons
devoir communiquer à nos lecteurs. Pourquoi, quand on voyait tous les
signes d'un épanchement de sang interne, n'a-t-on pas pratiqué la transfusion et donné à l'intérieur l'acide phosphorique et l'arséniate de strychnine,
afin de réveiller la vitalité? En général, on est trop prompt à prononcer ce
mot : *Il est mort*. Non, il n'y a pas mort tant qu'il y a un reste de chaleur
dans la profondeur des parties ! Nous pourrions citer le cas d'un individu qui,
ayant été renversé par un wagon de chemin de fer, fut apporté exsangue
et mourant à l'hôpital de Gand. On lui pratiqua la transfusion et on lui donna
les nervins indiqués plus haut. Au bout d'une heure, le malade, revenu à
lui, demandait à manger. Ses lésions étaient fort graves, puisqu'il fallut lui
pratiquer l'ablation du bras droit contre l'épaule, et que l'articulation du
pied gauche était ouverte. Malgré cela, grâce au traitement dosimétrique
bien dirigé et aux pansements antiseptiques, le blessé a guéri. Certes, cette
victoire de l'art sur la mort vaut bien qu'on se donne quelque peine pour
l'obtenir.

Dans le cas d'hématocèle péri-utérine que nous venons de rapporter,
que serait-il advenu de ce vaste épanchement sanguin ? Il se serait résorbé

en partie, et les dépôts purulents auraient pu être évacués par le vagin ou le rectum.

Les hématocèles chez la femme peuvent avoir lieu : 1° dans le canal ovarien; 2° dans le péritoine (ce qui est rare, à moins de rupture), et être symptomatiques d'un état cataménial, d'un état puerpéral, d'une cachexie, d'une lésion organique. Dans tous ces cas, c'est l'étendue de l'épanchement sanguin qui en constitue la gravité.

Tumeurs ou kystes des ovaires. — Les kystes de l'ovaire sont simples ou composés. Quant à l'origine de ces kystes, elle est très variable, et souvent difficile à déterminer. Cependant, il n'y a aucun organe qui se prête davantage à la formation de ces cavités que l'ovaire, puisque, indépendamment de sa texture celluleuse, il contient des vésicules ou réceptacles d'œufs. Ce sont donc les vésicules de de Graave qui sont le point de départ le plus constant des kystes ovariques.

Ces kystes peuvent ainsi être solitaires ou multiples ; mais réunis en une tumeur unique, lobulée, et cloisonnée à l'intérieur.

Tel est le point de départ des kystes des ovaires, qui atteignent quelquefois un volume énorme, et dont le contenu, ressemblant à du blanc d'œuf filant, se reproduit avec une rapidité étonnante. Nous avons ponctionné une jeune fille pour la dixième fois, sans que le degré de marasme fût aussi considérable qu'on l'a prétendu.

Quoi qu'il en soit, c'est sur le contenu du kyste que le médecin devra principalement s'appuyer pour décider le parti qu'il aura à prendre. Si le kyste n'est pas trop volumineux et le liquide pas trop filant, et s'il n'existe point de symptôme de péritonite partielle, il tentera l'injection iodée, comme dans l'hydrocèle de l'homme. Nous avons pratiqué deux fois cette opération avec succès. Dans trois autres cas, elle n'a pas réussi.

Si la tumeur est très volumineuse et le liquide semblable à du blanc d'œuf en partie coagulé, que la femme s'émacie, il est préférable de passer à l'opération de l'ovariotomie. Quant à cette opération, on en a exagéré les difficultés et les dangers. Le fait est que c'est une affaire de tact médico-chirurgical. Ainsi, on n'abordera pas l'opération quand il y a cachexie profonde, quand la tumeur est adhérente à la paroi du ventre, avec des parties dures, bosselées, et quand le liquide est semblable à du marc de café. Nous

avons vu tenter cette opération simplement pour voir ; eh bien ! nous décla-
rons ces tentatives téméraires au dernier chef.

L'ovariotomie, pratiquée dans de bonnes conditions, est non seulement
rationnelle, mais nécessaire, puisque, par elle, on peut rendre la femme
apte à contracter mariage et à procréer des enfants. Velpeau a donc eu tort
de venir déclarer en pleine Académie de médecine que c'était une boucherie
— bien entendu, l'ovariotomie.

Il n'y a pas, au contraire, d'opération qui ressemble moins à une boucherie, puisqu'il n'y a pas d'effusion de sang, et que tout se borne à une
simple incision du ventre. Les difficultés et les dangers peuvent naître des
adhérences, mais — ainsi que nous l'avons dit — on aura pour se guider
les symptômes antérieurs ou présents de la péritonite ; et, avant d'opérer, on
attendra que cette dernière soit dissipée. Quant aux adhérences, il est rare
qu'elle soient totales, et on peut les détacher, soit par décollement, soit par
excision, en prenant les précautions voulues (nous reviendrons sur ce point),
c'est-à-dire en faisant des ligatures perdues, au moyen de *categut*. Voilà
pourquoi il ne faut pas trop multiplier les paracentèses qui peuvent donner
lieu à des accidents plus formidables que l'opération de l'ovariotomie elle-
même.

Un point important, c'est de préparer la femme à l'opération par un bon
entraînement, c'est-à-dire en lui administrant, quelques jours à l'avance, de
l'aconitine, de la vératrine, de la strychnine, de l'hydro-ferro-cyanate de
quinine, selon l'état de la vitalité. Il faut considérer l'opération comme une
espèce de travail : or, l'efficacité des alcaloïdes dans l'état puerpéral ne
saurait faire doute. Le médecin n'en est plus aujourd'hui à se tenir dans
une pénible expectation, puisqu'il peut prévenir la fièvre par des nervins et
des excito-moteurs. C'est une vérité que la dosimétrie a mise en relief, et qui
n'est plus contestée aujourd'hui que par quelques esprits retardataires.

En résumé, dans les kystes des ovaires, les injections iodées — comme
l'ovariotomie — ont leurs indications précises ; et il serait impossible d'éri-
ger l'une ou l'autre méthode en traitement exclusif. Les injections conviennent dans les kystes simples, pouvant être assimilés à l'hydrocèle chronique chez l'homme, et l'ovariotomie dans les kystes composés.

Quant à l'injection, nous dirons — avec M. Burnett — que les adhérences qu'on cherche à provoquer entre le kyste et la paroi abdominale, pour

éviter l'épanchement dans le péritoine, sont plus nuisibles qu'utiles, parce que ces adhérences s'opposent au mouvement de retrait de la poche après l'injection, et qu'elles exposent à l'inflammation du kyste. Il faut opérer avant que le kyste ait pris un trop grand développement, et le plus près possible de son lieu d'origine. Il faut surtout ne pas laisser de sonde à demeure. Le liquide d'injection doit être parfaitement soluble, c'est-à-dire composé en partie d'iode et d'iodure de potassium, et même dans une proportion assez forte, parce que l'injection, quoique produisant une assez vive irritation, ne donne pas lieu à la suppuration. Dans les cinq cas où nous avons pratiqué l'injection, nous avons pris une partie d'iode, deux parties d'iodure de potassium, pour cent parties d'eau.

Au moment de l'introduction du liquide, il se produit une vive concentration ou sidération nerveuse, contre laquelle il faut se tenir en garde.

Quant à l'ovariotomie — pratiquée dans les conditions voulues — on en connait les heureux résultats, malgré la proscription de Velpeau. M. Spencer Well, sur 300 cas, a obtenu 215 succès, et a eu 83 morts. Nulle grande opération ne peut donc présenter une statistique aussi favorable. Nous pensons que cette mortalité sera encore diminuée quand le principe de l'*entraînement* sera franchement appliqué. Dans notre service d'hôpital, depuis que nous allons au-devant de la fièvre par les alcaloïdes deffervescents, la mortalité est à peu près nulle.

Ce qu'il y a de remarquable dans la statistique du chirurgien anglais, c'est que la mortalité a été d'autant moins forte qu'on a pratiqué moins de ponctions. Nous en reproduisons ici le tableau.

PONCTIONS	OVARIOTOMIE	GUÉRISONS	MORTS	MORTALITÉ POUR 100
Aucune	135	98	37	27,40
Une	78	58	20	25,64
Deux	36	24	12	33,33
Trois	19	14	5	26,23
Quatre	9	6	3	
Cinq	3	2	1	
Six	5	2	3	
Sept	2	2	»	
Huit	4	3	1	33,33
Neuf	3	2	1	
Dix	2	2	»	
Onze	1	»	1	
Quinze	1	2	»	
Seize	2	1	1	
TOTAUX	300	216	85	

Il en est de l'ovariotomie comme de toutes les grandes opérations': il faut la pratiquer à temps et résolument. Les dissidences proviennent toujours d'esprits timides et, par conséquent, dénigreurs de leur nature. Ils veulent faire retomber sur les autres la faute de leur propres hésitations. Il manque à ces opposants l'esprit d'initiative. — Malheureusement, c'est l'indécision qui tend toujours à prévaloir sur l'esprit de décision. C'est comme en politique : si on savait une fois prendre un bon parti — qui est celui de la généralité — on épargnerait à la société bien des révolutions.

Ainsi, d'après la statistique de Spencer Well, la mortalité, pour les malades qui n'ont pas été ponctionnées, a été moindre que pour celles qui l'ont été. A quoi bon alors tant insister sur cette opération? — Passe avant qu'on eût la ressource de l'ovariotomie. Nous avons pratiqué, pour la centième fois, la ponction à une malade que nous avons ainsi assistée jusqu'à son heure dernière; mais, si elle avait été opérée de prime abord, il n'eût pas été nécessaire de la mettre en perce.

Dans quelques cas, il se fait un brusque épanchement de sang dans le yste ovarique. Ainsi Spencer Well nous apprend que deux fois il fut appelé pour des femmes qui avaient succombé à son arrivée. Chez toutes deux, de larges veines s'étaient rompues et avaient versé dans le kyste plusieurs litres de sang. Les docteurs Wiltshire et Watson ont publié le cas d'une femme qui, sur le point de périr par une hémorrhagie ovarienne, fut sauvée, grâce à l'ovariotomie pratiquée immédiatement.

Il en est de même quand les malades sont sous l'imminence d'une mort prochaine par suite de la gangrène de la poche, ou de l'absorption de produits fétides dus à la résorption intra-kystique. Dans une circonstance aussi désespérée, Spencer Well a opéré avec succès. — L'opération a réussi plusieurs fois.

Il nous reste à dire quelques mots du manuel opératoire. Or, sous ce rapport, il n'y a pas d'opération plus régulière, je dirai plus certaine dans sa marche, puisqu'il n'y a pas d'imprévu quand — avant d'opérer — on s'est entouré de tous les éléments d'un diagnostic positif. Il n'y a que les témérités de l'opérateur *quand même* qui seraient à craindre.

Entraînement de l'opérée. — Comme nous l'avons dit, il faut préparer la femme par l'entraînement médical et le régime : l'aconitine, la strychnine (arséniate) : 2 à 3 granules de chaque le soir, avec un lait de poule ou un bouillon, et, le lendemain, une cuillerée à café de Sédlitz Chanteaud. Cet entraînement aura pour effet de tonifier les tissus et de les rendre moins aptes à s'enflammer. Quel changement sous ce rapport s'est introduit dans l'art de guérir ! Autrefois, on pensait que tout traitement antiphlogistique devait consister dans la saignée et la diète ; aujourd'hui, on sait que ce sont les toniques qu'il faut, ou plutôt les agents excito-moteurs, prévenant la paralysie des vaisseaux. Jusqu'au moment de l'opération, la femme ira, à l'air, faire un exercice modéré. C'est une grande erreur de la tenir confinée dans une chambre étroite. Aussi les opérateurs qui obtiennent le plus de succès, tels que Péan, en France, Spencer Well, en Angleterre, ont des maisons de santé à la campagne, où ils placent leurs opérées.

Préparation morale. — La malade sera préparée moralement à l'opération en lui faisant comprendre qu'il n'y a pour elle aucun danger de mort, et que les chances de guérison sont certaines si elle-même sait y apporter la tranquillité d'esprit et la force morale nécessaires ; qu'après tout, il y a moins de danger et de fatigue à courir que dans un accouchement ordinaire, puisque l'opération est moins longue, qu'elle se fait dans l'insensibilité la plus absolue, grâce à l'anesthésie ; qu'il n'y a pas d'hémorrhagie et que les suites en sont prévues. Et puis, pour opérer, on choisit son moment, tandis que, pour l'accouchement, il y a une époque obligatoire, en dépit des constitutions épidémiques ou maladies régnantes.

Toilette de l'opérée. — Le moment de l'opération venu, on procède à ce que je nommerai la toilette de l'opérée. Non qu'il s'agisse d'une simple coquetterie, mais de toutes les précautions à prendre pour que la femme, avant, pendant et après l'opération, ne se refroidisse pas. En effet, ce qu'il peut y avoir de plus grave, c'est le frisson. Il en est, du reste, ici comme dans toute opération qui doit se prolonger, et où l'on ne saurait prendre assez de soin pour éviter le refroidissement de l'opérée, afin qu'elle ne devienne pas une malade et souvent une morte.

Cette toilette consiste dans une robe de flanelle, ouverte par devant et enveloppant tout le corps. La poitrine sera en outre garantie par une camisole de laine. On aura soin d'ôter les bas, les jarretières et tout ce qui pourrait gêner la circulation. Il sera bon de faire sur tout le corps une friction d'eau de Cologne, afin d'activer les fonctions de la peau. Les cheveux de la malade seront relevés par une simple résille.

Chambre d'opération. — La toilette terminée, on introduit la malade dans la chambre où l'opération doit se pratiquer et qui sera contiguë à sa chambre à coucher. La température doit y être constante, ni trop basse, ni trop élevée : en moyenne 17 à 20° c. Il faut que l'air y circule librement et qu'il n'y ait aucun encombrement de meubles. Il ne doit y avoir ni tapis ni paillassons.

Table d'opération. — La table sur laquelle on couche l'opérée doit être à hauteur d'appui, afin que l'opérateur ne soit pas obligé de se baisser. Cette position lui sera plus commode que celle assise. La table ne doit avoir que la largeur nécessaire pour que l'opérée puisse y tenir, et que, des deux côtés, l'opérateur et les aides puissent s'en approcher le plus près possible. La table aura une partie mobile, celle où reposent les épaules et la tête de la malade, afin de pouvoir lui donner diverses inclinaisons. L'opérée sera couchée commodément sur un mince matelas de crin, la robe de flanelle relevée jusqu'au haut du ventre et les parties inférieures du corps enveloppées dans une couverture de laine légère. L'épigastre devra pouvoir être mis en vue, sans déranger les vêtements. Tout le ventre sera entouré d'une toile imperméable, présentant, par devant, une large ouverture ovalaire, à travers laquelle l'opération devra se pratiquer. Cette toile, fixée sur les côtés, descend entre les cuisses écartées, et conduit dans un vase placé sur la table les liquides résultant de l'opération.

Anesthésie. — Cette opération, si essentielle, doit être conduite par un médecin chargé spécialement de ce soin et d'en surveiller les effets. A cet effet, il se servira de l'appareil de Richardson, au bichlorure de méthylène, qui a l'avantage, sur le chloroforme, de ne pas enivrer la malade et de laisser la circulation parfaitement calme. Toutefois, il aura constamment en vue l'épigastre et la bouche, et, au moindre serrement des mâchoires, il les fera écarter au moyen d'une spatule ou abaisse-langue, afin d'empêcher la rétraction de cette dernière. Les inhalations se feront d'une manière lente et mesurée. Le médecin anesthiseur tient de la main gauche la boule en caoutchouc et de la main droite le masque qui recouvre les narines et la bouche. Les yeux de l'opérée seront recouverts d'un bandeau. L'anesthésie doit être pratiquée sans qu'il y ait d'autres personnes dans la chambre que le médecin, son aide et les personnes strictement nécessaires. L'opérateur et ses aides se tiennent dans la chambre attenante, prêts à entrer au signal de l'anesthiseur.

Tous les moyens de secours doivent être prêts en cas d'accident: vinaigre aromatique, eau de Cologne, ammoniaque, appareils pour l'électrisation et la transfusion du sang, brosses à frictions, etc.

Le chirurgien et ses aides. — Avant l'opération, le chirurgien et ses aides devront changer d'habit, surtout dans les hôpitaux, et s'être lavés les mains à l'eau légèrement phéniquée. Ils seront revêtus d'un long tablier, avec des manchettes qui n'auront pas encore servi. L'opérateur se place au côté droit de la table et dispose autour de lui ses aides ainsi que les personnes de service. Il aura ses instruments à sa portée, car ils ne doivent pas lui être présentés par un aide, qui ne peut deviner ses intentions; surtout qu'il doit conserver le plus grand calme.

Appareil instrumental et de pansement. — Tous les instruments de vront être vérifiés avec grand soin par l'opérateur, et être assez nombreux pour qu'il y en ait de rechange : bistouris droits, courbes, convexes, boutonnés — ciseaux de diverses formes — sondes cannelées avec et sans cul-de-sac — grand trois-quarts ou ponctionneur, muni de son tube en caoutchouc, nombreuses pinces hémostatiques, clamps, aiguilles courbes et porte-aiguilles, fils en categut ayant trempé dans de l'huile phéniquée — fils métalliques — forts cordonnets de soie — éponges fines en nombre suffisant, passées à l'eau phéniquée — toutes les pièces nécessaires pour le pansement de Lister : protective, mousseline et ouate, préparées à l'acide salicylique — lin — toile gommée — bandage de corps en flanelle — épingles anglaises, etc. — alcool, perchlorure de fer — galvano-cautère.

Opération. — *Premier temps.* — *Incision des parois abdominales.* — Cette incision se fait en plusieurs temps, sur la ligne médiane et dans la longueur voulue, c'est-à-dire d'après le volume du ventre, depuis le pubis jusqu'à l'ombilic et même au delà ; les petites artérioles seront saisies et liées immédiatement.

Deuxième temps. — *Ouverture de la cavité péritonéale.* — Avant de procéder à cette ouverture, l'opérateur s'assure par la percussion s'il n'y a aucune portion d'intestin d'interposée — le péritoine se reconnaît à sa transparence — et il aura grand soin de ne pas le décoller comme il arrive quand on croit déjà être au kyste. Puis, avec la plus grande précaution, il divise le feuillet péritonéal sur un point où la matité dénote l'absence d'anses intestinales, en évitant d'ouvrir, du même coup, les parois du kyste qui peuvent être minces et adhérentes, et de laisser tomber dans la cavité péritonéale la moindre goutte de sang ou de sérosité. — On comprend que cela est quelquefois fort difficile, car il peut se faire qu'il y ait des adhérences très étendues, ou que le kyste se rompe à l'ouverture du péritoine, par suite de son amincissement. Il faut, dans ce cas, amener promptement à soi l'ouverture du kyste et y apposer une ligature.

Troisième temps. — *Décollement du kyste.* — L'opérateur introduit la main droite à plat dans l'ouverture du ventre, et décolle le kyste, afin de l'amener au dehors. — Cette opération ne doit pas se faire avec brusquerie, mais doucement, comme on fait pour le décollement du placenta.

Quatrième temps. — *Extraction du kyste.* — Le kyste faisant une saillie suffisante au dehors, l'opérateur y plonge le trois-quarts, afin que la tumeur, diminuée de volume, puisse être complètement amenée au dehors ; cela est facile lorsque le kyste est uniloculaire, dépourvu d'adhérence et supporté par un pédicule long et grêle. — Les adhérences simplement muqueuses seront détachées avec les doigts ou le manche du bistouri ; les adhérences fibreuses ou fibro-vasculaires seront incisées avec les ciseaux ou le bistouri, après y avoir fait préalablement une ligature. Cette dissection doit être faite avec grande précaution, surtout au niveau des vaisseaux ou de l'intestin.

Tout vaisseau ouvert sera immédiatement saisi et ligaturé au moyen du catgut. Les suintements de sang seront arrêtés par l'alcool ou le perchlorure de fer. — Les gros vaisseaux seront étreints par un fort cordonnet ou un clamp léger ; au besoin, on emploiera le thermo-cautère.

Pour mener à fin ce quatrième temps de l'opération, il faut quelquefois décoller complètement du péritoine les adhérences des couches pseudo-membraneuses larges et épaisses, de consistance fibro-cartilagineuse, réséquer des feuillets ou brides qui font adhérer le kyste aux organes abdominaux, quelquefois même il est nécessaire d'exciser la presque totalité de l'épiploon trop adhérent, après l'avoir étreint du clamp, l'avoir cautérisé ou y avoir appliqué une ligature solide. — D'autres fois, une étendue plus ou moins considérable du kyste ne peut être enlevée que par morceaux, après qu'on les a étreints du clamp et cautérisés. — Enfin, dans certains cas, une portion souvent étendue du kyste — même la totalité — est tellement adhérente que l'opérateur est forcé d'en abandonner l'extraction et de le laisser dans la cavité abdominale, sauf à établir un drainage convenable. On comprend que l'opérateur exercé doit avoir prévu, en grande partie, les difficultés avant de commencer l'opération, et que dans quelques cas ce sont des contre-indications formelles.

Une autre difficulté, relativement moins considérable, c'est lorsque le kyste est multiple et composé, à la fois, de parties solides et liquides. Chacune des loges doit être vidée à son tour à l'aide du trois-quarts ou par incision. Pendant tout ce temps, l'ouverture abdominale doit être maintenue écartée, et les aides auront soin de refouler les parties d'intestin et surtout d'empêcher que les liquides ne tombent dans la cavité péritonéale.

Cinquième temps. — *Section du pédicule.* — Cette section, par mesure de prudence, doit toujours se faire au moyen du clamp, afin de l'avoir au dehors et de pourvoir à toutes les éventualités. — La ligature simple exige qu'on laisse le fil au dehors et, par conséquent, expose à des accidents péritonéaux. Il en est de même quand on suture le bout du pédicule dans la plaie abdominale. Le clamp dispense de recourir à l'écrasement linéaire et à la cautérisation. — Il peut se faire cependant que le pédicule soit fort court et implanté sur l'utérus. Il faudrait dans ce cas maintenir le bout contre la paroi abdominale, au moyen d'un double fil métallique.

Sixième temps. — *Fermeture de la plaie abdominale.* — On a soin de bien déterger préalablement la cavité au cas où les liquides y auraient pénétré ; accident qu'on aura évité en faisant comprimer par un aide la paroi abdominale à mesure que l'opération a avancé — de manière à ne pas laisser de vides. — Mais si, malgré cette précaution, les liquides ont pénétré dans la cavité du péritoine, on l'étanchera avec de fines éponges passées chaque fois à l'eau phéniquée. Cet étanchement doit se faire jusqu'à sec, surtout s'il s'agit de sang ou autres matières putrescibles. Après ce soin, on suture la plaie par points séparés, en ayant soin de ne pas y comprendre le péritoine : on passe d'abord toutes les sutures qu'on réunit fait à fait, pour les serrer ensuite les unes après les autres. La plaie ainsi réunie par première intention et le clamp garanti au moyen d'une compresse, on la couvre de la *protective* et on fait le pansement désinfectant sec, avec de la mousseline ou de l'ouate préparée à l'acide salicylique ; puis on serre modérément le ventre au moyen d'un bandage de corps élastique. La malade est ensuite placée dans son lit.

Si le sommeil anesthésique persiste, on n'a garde de le troubler et on la laisse se réveiller d'elle-même.

Soins consécutifs. — Ces soins consistent à surveiller la réaction fébrile. Pour peu que celle-ci dépasse 38° c., on administrera l'aconitine ou la vératrine : 1 granule de l'une ou de l'autre — ou ensemble — toutes les demi-heures, jusqu'à ce que la chaleur soit redescendue à 37° c. — Le régime ne doit pas être affaiblissant, surtout s'il n'y a aucune susceptibilité gastrique et si la langue est fraîche.

Toutefois cette alimentation doit se faire avec la plus grande prudence.

Les accidents inflammatoires proviennent surtout d'écarts de régime.

La levée du premier pansement a lieu du 3° au 4° jour, à moins d'indications spéciales. — Du 4° au 5° jour, on commence à retirer les points de suture.

Avec ces soins médico-chirurgicaux, il est rare que des complications surgissent.

Afin de compléter cet article sur l'ovariotomie, nous allons indiquer quelques points de repère pour le diagnostic des adhérences du kyste avec les parties avoisinantes, car l'opération n'a d'importance et ne présente de difficultés que sous ce rapport. Nous nous appuierons sur les principales autorités.

D'après Spencer Well, quand il existe des adhérences entre la paroi abdominale et la surface antérieure du kyste, *l'ombilic se déprime* quand la malade se met sur son séant, et la tumeur est en partie effacée par la contraction des parois abdominales.

Christoff, pour reconnaître les adhérences dans le cas où le ventre n'est que modérément distendu, la malade étant couchée dans le décubitus horizontal, lui fait exécuter de grandes inspirations : s'il n'y a pas d'adhérences, la tumeur s'abaisse à chaque dépression de la voûte diaphragmatique ; le ventre redevient alors uniforme, et la main posée sur l'hypogastre perçoit un léger mouvement de progression de la masse ovarique. Quand il existe des adhérences, le ventre conserve, au contraire, sa forme irrégulière, qui s'accuse davantage dans les fortes inspirations (Société des sciences médicales de Lyon).

Pour Kœberlé, un bon signe de l'absence d'adhérence c'est une sorte de vibration, de grincement, semblable à celui que l'on obtient en promenant le doigt mouillé sur une vitre. Ce grincement s'obtient quand, appliquant la main à plat sur la paroi abdominale et l'appuyant assez fortement, on cherche à faire glisser les téguments sur les parties sous-jacentes. Les deux parois opposées du péritoine vibrent alors sans produire de frottement, comme dans les cas de légère péritonite. — Si l'ombilic n'est pas mobile, si les téguments le sont peu, si nulle part cette vibration ne s'obtient, il faut en conclure que le kyste adhère à la paroi abdominale seulement, car ces signes n'impliquent en rien l'existence d'adhérences dans le petit bassin.

Parmi les causes les plus communes des adhérences, Kœberlé a signalé la rupture des petits vaisseaux, consécutive à la distension des parois du kyste ; il en résulte une hémorrhagie interstitielle qui modifie la couleur et la consistance du liquide, si elle a lieu à la surface interne de la paroi du kyste. Si elle se fait jour, au contraire, à la surface externe, le sang accule les surfaces sur lesquelles il s'épanche, et provoque une inflammation adhésive (*Gazette des Hôpitaux*).

Pour Richet, la forme du ventre constitue un élément capital du diagnostic des kystes ovariques. Quand le kyste est étalé et aplati, c'est qu'il est retenu dans la profondeur de l'abdomen par des adhérences et qu'il ne peut se porter en avant, ni former une saillie arrondie comme s'il était libre (*Gazette des Hôpitaux*, 1867).

Il faut tenir compte aussi des douleurs, plus ou moins vives, éprouvées par la malade dans l'abdomen, et des symptômes plus positifs de la péritonite partielle survenue plus ou moins longtemps avant l'opération.

La présence d'une ascite permet presque d'affirmer qu'il n'existe pas d'adhérence dans les parties antérieures et latérales de l'abdomen; mais, d'après Boinet, un des meilleurs moyens de s'assurer si le kyste est adhérent ou non, c'est de le vider par une ponction peu de temps avant l'opération. S'il est exempt d'adhérences, il se rétracte et revient sur lui-même, sans entraîner avec lui les parois de l'abdomen.

Les signes que nous venons de passer en revue ne nous apprennent rien sur les adhérences qui existent en arrière et profondément avec les organes abdominaux. Elles peuvent exister alors même qu'on a déplacé la tumeur et qu'on la fait mouvoir dans tous les sens. Sur ce point de diagnostic, on ne peut avoir que des présomptions et point de certitude.

En résumé, le diagnostic sera favorable quand il n'existe ni signes de péritonite partielle, ni de cachexie cancéreuse ou autres, et qu'une petite ponction exploratrice a permis de reconnaître que le liquide n'est ni coloré, ni trop épais. Dans ce cas, on peut passer à l'opération en prenant les précautions que nous venons d'indiquer.

Fistules vésico et uréthro-vaginales. — Nous allons maintenant passer à une autre infirmité de la femme, suite, le plus souvent, de l'accouchement : nous voulons parler des fistules cysto et uréthro-vaginales.

Le passage incessant de l'urine dans les voies sexuelles de la femme est, sans doute, une des plus grandes infirmités qui puissent l'affliger. Non seulement il en résulte des irritations continuelles des parties, mais une séquestration forcée de tous rapports matrimoniaux et sociaux.

Ainsi la malheureuse femme qui vient de donner un membre à la société, s'en trouve forcément exclue.

Les fistules vésico et uréthro-vésicales sont-elles plus fréquentes de nos jours qu'autrefois ? On serait tenté de le croire, à voir les nombreux chirurgiens qui s'en sont occupés et s'en occupent encore en ce moment, et les nombreuses discussions que les opérations pratiquées en vue d'une guérison radicale ont suscitées.

Cela viendrait-il de l'emploi des instruments (levier ou forceps), le premier surtout? ou plutôt de ce qu'on abandonne l'accouchement à lui-même, sans prendre les soins voulus pour mettre les parties avoisinantes à l'abri des compressions gangréneuses? Voici l'opinion de West à cet égard.

« Il n'est pas douteux que, dans la plus grande majorité des cas, cet accident ne provienne de ce qu'on a différé trop longtemps de recourir au forceps, et qu'on a négligé de vider la vessie avec la sonde. Il est extraordinaire qu'on laisse de côté si souvent cette dernière précaution, et qu'on s'en rapporte à ce que disent la garde-couche et la femme elle-même. Peut-être aussi le praticien, peu attentif ou trop occupé, préfère-t-il s'en rapporter à ces dires, que de s'en assurer lui-même. — C'est à ces deux causes : prolongation du travail et plénitude de la vessie, qu'il faut attribuer presque toutes les fistules vésico-vaginales. L'omission de vider la vessie a aussi pour effet de provoquer la cystite et de rendre impossible toute restauration plastique. Chaque fois que le travail s'est prolongé et que la tête a séjourné longtemps dans la cavité pelvienne, il faut craindre l'inflammation du vagin, la gangrène et la formation d'une fistule. »

On voit que West met hors de cause l'emploi du forceps et, au contraire, pense que c'est pour tarder trop longtemps à terminer artificiellement l'accouchement que les fistules se produisent. Cela peut être vrai pour les fistules vésico-vaginales, mais non pour les fistules uréthro-vaginales, qui s'établissent d'emblée sans inflammation préalable, et qui sont évidemment causées par mortification mécanique. Or, ici vient se placer, en première ligne, l'emploi du levier, dont beaucoup d'accoucheurs se servent pour arriver à une délivrance plus prompte et pouvoir se dégager ainsi plus tôt eux-mêmes. Nous avons connu un accoucheur qui avait constamment un levier dans sa manche, où il savait habilement le dissimuler. Il dut avoir beaucoup de fistules uréthro-vaginales de ce chef.

West donne de sages conseils pour éviter ces accidents.

« Chaque fois que le travail s'est prolongé et que la tête a séjourné longtemps dans la cavité pelvienne, il faut craindre l'inflammation du vagin, la gangrène et la formation d'une fistule; aussi faut-il surveiller l'état local avec autant de soin que l'état général. On videra régulièrement la vessie toutes les deux heures avec un cathéter élastique; on maintiendra constamment des cataplasmes sur l'hypogastre et on fera des fomentations de pavot sur la vulve; enfin, le vagin sera injecté deux fois par jour avec de l'eau tiède, et on appliquera des sangsues aux premiers signes de cystite. On ne doit pas juger de l'état des parties par ouï-dire; il faut les examiner chaque jour; c'est une précaution qui est surtout nécessaire quand le périnée a été déchiré; mais il ne faut jamais la négliger, parce que l'état de la vulve donne la mesure assez exacte de l'état du vagin. Si les sécrétions du vagin prennent un mauvais caractère, si des lambeaux de muqueuse s'y montrent, on peut être sûr que la gangrène est survenue, et alors même que cette mortification serait superficielle, on peut avoir la certitude qu'elle entraînera des cicatrices ou le rétrécissement du vagin. Les injections émollientes doivent être alors remplacées par les liquides stimulants; et, lorsque la guérison est en voie de se faire, il faut introduire une grosse sonde de gomme élastique dans le vagin et la laisser en place pendant plusieurs heures chaque jour, afin de prévenir les adhérences entre les surfaces opposées du vagin, adhérences qui obturent quelquefois complètement l'orifice utérin, en divisant le canal en deux chambres : l'une inférieure, l'autre supérieure dans laquelle s'ouvre l'utérus. Mais ce ne sont pas là les seules conséquences de la gangrène du vagin; le canal se rétrécit d'autant plus que l'escarre est plus considérable, et il en résulte que les bords de la fistule sont constamment tenus éloignés l'un de l'autre; que l'espace qui existe entre l'ouverture anormale et le col de la matrice est diminué, et que l'opérateur ne trouve qu'un tissu cicatriciel doué d'une faible vitalité, sur lequel il ne peut compter pour l'obturation de la fistule. »

Ces conseils sont très sages et impliquent pour l'accoucheur le devoir de constater tous les jours l'état des parties sexuelles. Aussi est-ce chez les femmes qui accouchent clandestinement qu'on observe le plus de fistules vésico-vaginales. Mais restent toujours les fistules sans inflammation préalable ou par cause mécanique. Celles-ci sont d'autant plus fâcheuses que souvent le travail inflammatoire qui peut en effectuer la guérison spontanée manque.

Mais, supposons la fistule formée : quand et comment faut-il opérer ? Sur le premier point, nous allons donner l'opinion de West.

« La première question qui se présente, c'est de savoir au bout de combien de temps après l'accouchement on peut tenter l'opération de la fistule. Je crois qu'il ne faut pas toucher aux parties lésées dans les trois premiers mois qui suivent la délivrance, car l'aptitude à l'inflammation est beaucoup plus grande chez la femme qui vient d'accoucher ou de faire une fausse couche, que chez toute autre. Et, outre que les opérations sur les organes sexuels exposent toujours à quelque danger, il ne faut pas perdre de vue qu'une inflammation, même localisée et sans aucun risque pour la malade, peut compromettre l'opération la plus habilement pratiquée. Une autre raison pour différer l'opération, c'est qu'on peut espérer que l'ouverture fistuleuse se rétrécira ; et avant de recourir à l'art il vaut mieux attendre que la nature ait produit toute l'amélioration dont elle est capable spontanément. En outre, il est de la plus grande importance que la malade soit dans un état de santé le plus parfait possible. On ne doit donc pas regretter un ajournement qui permet d'améliorer l'état général et de modifier le caractère anormal des urines. Ces deux derniers faits se produisent simultanément. Je suis convaincu que, quand on opère lorsque la santé est encore faible, et les urines chargées de phosphates de chaux, on se prive de toute chance de réussite. Si l'ouverture de la vessie est relativement petite, quand on fait prendre à la malade certaines positions, on peut encore ajourner d'un mois ou deux l'opération, pourvu que la vessie tolère l'introduction fréquente de la sonde. Je ne suis par partisan de la sonde à demeure, la vessie ne pouvant la supporter pendant longtemps. Encore moins suis-je partisan du tampon ou de tout autre moyen mécanique. »

Nous ferons ici quelques réserves. A quoi bon un retard aussi long et laisser la femme dans sa triste situation ? D'ailleurs nous ne saurions partager cette opinion : que la nouvelle accouchée est plus apte à prendre des inflammations. Cela n'est vrai que pour les fièvres de résorption. Nous pensons donc que, dès qu'on s'aperçoit d'une fuite de la vessie, il faut la toucher au crayon de nitrate d'argent, et renouveler cette opération au moins tous les deux ou trois jours. Nous avons vu se fermer ainsi des fistules considérables. On ne fait qu'aider aux efforts de la nature et on empêche la cicatrisation des bords de la solution de continuité, c'est-à-dire l'organisation de la fistule ; car il ne faut pas perdre de vue que celle-ci est toujours produite par l'attente ou le retard à mettre les parties en état de se souder entre elles.

Posée dans ces termes, la question de la cautérisation précoce résout celle de l'opération de la fistule par autoplastie : soit qu'on procède par simple glissement, soit par transplantation de lambeaux, après leur avivement ; car, qu'on le remarque, toute la question des fistules vaginales est dans ce point. Ces opérations n'échouent si souvent que parce qu'on tiraille les tissus sans les disséquer. Et d'ailleurs, on rétrécit ainsi les voies urinaires et on favorise la reformation de la fistule. Mais il est évident que cette dissection ne doit se faire que lorsque déjà il y a organisation.

La fistule uréthro-vaginale par cause mécanique, chez la femme, est comme la fistule uréthro-traumatique chez l'homme : c'est-à-dire qu'il faut procéder à la cautérisation dès que l'escarre s'est détachée. Nous sommes parvenu ainsi à guérir des solutions de continuité fort considérables. Il n'est pas même nécessaire, dans ces cas, de laisser la sonde à demeure.

La question de la cautérisation ou de l'opération est donc toute simple : elle est relative à l'état des parties. *Avant d'opérer, il faut cautériser*. Or, on peut cautériser *toujours ;* et même c'est un moyen d'éviter la cystite ou l'urétrite.

Mais, avant et après l'opération, il faut diminuer la susceptibilité de la femme à prendre la fièvre d'irritation, fièvre qui se présente toujours sous forme d'accès et qui exige l'emploi de l'aconitine et de l'hydro-ferro-cyanate de quinine et même de la strychnine pour imprimer une tonicité suffisante aux tissus. On en fera donc prendre 3 ou 4 granules par jour, comme *entraînement*, et jusqu'à 6 granules après l'opération (3 par 3, quatre ou six fois par jour). Toutefois on en surveillera l'action, afin de diminuer le nombre des granules, s'il y a trop de tension ou de spasme, ce qui est cependant rare.

Voici maintenant le procédé opératoire que nous croyons le plus favorable : on place la femme sur le côté droit, la cuisse non appuyée, fortement fléchie, et on introduit le spéculum de Sims, fait, comme on sait, en forme de chaussepied. On abaisse fortement la paroi vagino-rectale, afin de mettre la fistule à nu. Ensuite, avec de longues pinces à dents de souris on saisit alternativement les lèvres de la solution de continuité et on les dissèque dans une étendue de 5 à 6 millimètres. Il n'est pas nécessaire de réséquer les bords des lambeaux, mais on les adosse par leur surface avivée et on les fixe par des points de suture métallique. La suture achevée, il ne faut pas s'alarmer s'il passe quelques gouttes d'urine : les bords de la plaie, en se gonflant, oblitèrent complètement l'ouverture. Il n'est pas nécessaire également de laisser la sonde à demeure. Il en est de cette plaie comme de celle de la taille périnéale chez l'homme : non seulement l'urine n'est pas un mordant, mais elle aide à la cicatrisation en enlevant le pus et en activant le bourgeonnement [1].

On voit que ce sont les principes de Marion Sims, qui veut : 1° que l'avivement soit étendu à une distance de 8 à 10 millimètres des bords de la fistule et sur toute sa circonférence ; que cet avivement soit complet, c'est-à-dire qu'il ne se borne pas à un simple raclage de la muqueuse, mais à une dissection complète, afin que la membrane recouvre les parties à réunir — en d'autres termes, une autoplastie par glissement de lambeaux ; — 2° affronter les bords de la fistule, de telle sorte qu'ils soient retournés du côté de la vessie et y fassent une saillie ; 3° faire cheminer les fils entre la muqueuse vaginale et la muqueuse vésicale, en ayant soin de ne pas perforer cette dernière, afin d'empêcher le suintement de l'urine le long des fils ; 4° retirer les sutures dès qu'il y a cicatrisation ; 5° faire emploi de la sonde sygmoïde (*self retaining catheter*), et, si la femme ne la supporte pas, vider la vessie par la sonde ordinaire, toutes les trois heures au moins.

Des déplacements de la matrice. — Les déplacements de la matrice peuvent avoir lieu par engorgement ou par relâchement ; dans le premier cas, c'est le poids du viscère qui est augmenté (nous ne parlons pas de l'augmentation de poids par des tumeurs ou corps étrangers) ; dans le deuxième cas, ce sont les ligaments ronds qui sont distendus et le ressort de la vulve qui est affaibli. On comprend que le traitement doit varier d'après ces circonstances.

L'engorgement se révèle par un sentiment de poids que la femme éprouve et qui la fatigue dans la station ou la marche. Comme c'est d'or-

---

[1] Bien entendu que l'urine soit dans son état normal.   Dr B.

dinaire le début des chutes ou du renversement du corps utérin, il faut obvier à cet engorgement par le repos et de fréquentes injections d'eau fraîche, et, au besoin, une infusion de ratanhia s'il y a en même temps vaginite ou métrite chronique (Voir ces dernières). On tonifiera le système général de la femme en lui faisant prendre 2 à 3 granules d'arséniate de strychnine par jour; ou d'arséniate de fer, s'il y a chloro-anémie.

Maintenant, le déplacement étant opéré, comment peut-on y obvier? Ici, il ne faut pas perdre de vue qu'il y a allongement des ligaments et relâchement de la vulve, relâchement primitif ou secondaire. Ainsi, le prolapsus de la matrice peut être soudain, instantané, à la suite d'un effort; mais généralement il est amené graduellement, surtout par suite de grossesses successives. Il est accompagné ou précédé du prolapsus du vagin. Dans ce cas, le prolapsus utérin peut être complet, dans ce sens que tout l'organe sort de la vulve et même se renverse de manière à faire croire à un polype. Qu'y a-t-il à faire dans cette circonstance? Remettre la matrice en place et la maintenir au moyen d'un pessaire. — L'élythroïde du docteur Combes rend de grands services dans ce cas.

En même temps, on rendra au système vulvaire son ton, au moyen de la strychnine, comme on le fait dans le prolapsus du rectum. On pourra donner jusqu'à 5 à 6 granules d'arséniate de strychnine par jour. C'est dans ces cas que M. le docteur Tripier recommande la faradisation qu'il applique à tous les relâchements : abdomino-utérin, sacro-utérin, recto-vésico-utérin; vésico-rectal; cervico-utérin; recto-utérin; vésico-abdominal; bi-inguino-utérin; bi-inguino-vésical. — L'auteur se sert pour cela de divers excitateurs qu'il introduit jusque dans la profondeur des parties.

Nous ferons une remarque générale : la faradisation n'est qu'un moyen accessoire; il faut, avant tout, rappeler ou susciter la vitalité par les incitants vitaux — tels que la strychnine — sans cela, au lieu de fortifier les organes, on les affaiblit. Toutefois nous ne contestons nullement l'utilité du traitement par l'électricité, mais comme adjuvant seulement.

Dans les chutes de la matrice, les ligaments ronds étant allongés, nous avions pensé pouvoir les raccourcir en les amenant au dehors par l'anneau inguinal, et en les fixant au moyen d'une suture entortillée, comme on fait d'un câble. Cette opération a été pratiquée par nous sur une femme jeune encore; mais le résultat n'a pas répondu à notre attente. Cependant, nous pensons qu'il y aurait lieu de tenter de nouveaux essais. La chute directe de la matrice à travers la vulve est une infirmité tellement grave que quelques chirurgiens ont pensé à couturer, la vulve ; mais outre que cette opération ne pourrait se pratiquer qu'après la cessation des règles, le résultat obtenu ne serait que momentané, puisque le plancher vulvaire finit par céder. C'est donc encore au pessaire qu'il faut revenir. Nous pensons devoir rappeler ici quelques règles relatives à son placement et à son entretien.

Des pessaires. — Les principes sur lesquels les pessaires sont établis sont la fixité ou la mobilité. Les premiers s'enclavent entre les ischions, les seconds ont une tige mobile qui s'appuie sur un bandage pelvien et qui suit tous les mouvements de la femme. Les premiers sont les plus usuels, parce qu'une fois en place, ils se maintiennent d'eux-mêmes. Nous devons dire cependant qu'il en est d'eux comme des moyens de prothèse — l'œil artificiel, le dentier — c'est-à-dire qu'il convient de les retirer tous les jours, afin d'empêcher l'échauffement des parties. Des accidents très graves peuvent résulter de la négligence de cette précaution, tels que : l'inflammation, l'ulcération du vagin, le passage du pessaire dans la vessie, et toutes les misères de la fistule vésico-vaginale.

Chez les femmes encore jeunes, le pessaire n'est qu'un moyen de transition : il faut s'appliquer à restituer au vagin et aux ligaments utérins leur ton, par des lotions fréquentes à l'eau froide, et — comme nous l'avons dit — par la strychnine et l'électricité.

Nous allons donc bien au-delà du conseil donné par West quand il dit « qu'un pessaire ne doit jamais séjourner plusieurs semaines dans le vagin, malgré qu'on fasse de nombreuses injections pour prévenir le dépôt de mucus à la surface ». Nous voulons qu'il soit retiré chaque soir, et pour cela il faut un pessaire qu'on puisse facilement ôter et remettre en place. Sous ce rapport, l'élythroïde du docteur Combes nous paraît mériter la préférence.

De l'inversion ou invagination de la matrice. — Nous ne parlons pas de l'inversion qui se produit pendant l'accouchement — l'accoucheur y remédiera immédiatement, et l'utérus en revenant sur lui-même rend le retour de l'invagination impossible — mais de l'inversion amenée, soit par un polype, soit par une masse intestinale. Il peut en résulter de graves erreurs de diagnostic.

Quant à la hernie entéro-utérine, elle est très rare et ne peut se présenter que chez les femmes qui ont une matrice membraneuse et qui n'est jamais revenue complètement sur elle-même. Le paquet intestinal, pressant sur le fond de l'organe, le déprime et forme ainsi un godet qui, en se prolongeant, vient faire hernie au dehors. Pendant que nous faisions la clinique chirurgicale à l'Université de Gand, nous avons constaté deux fois des hernies de ce genre. La tumeur peut être facilement prise pour un polype, mais, en la percutant, on s'aperçoit qu'elle est sonore, rénitente, et qu'elle se laisse réduire, à moins d'un étranglement par le col utérin — auquel cas il faudrait recourir au débridement.

Le polype utérin se distingue par sa forme arrondie sans inégalités ou bosselures — ce qui le différencie des carcinomes quand il sort par la vulve et est ou non réductible. — Cette dernière circonstance peut dépendre de sa masse ou de son étranglement dans le col utérin. Il est sessile ou à pédicule. Ce dernier peut être facilement enlevé avec la ligature ou l'écraseur. — Le polype sessile ou fibrôme utérin exige de plus grandes précautions, afin de ne pas entamer la matrice. Il faut, dans ce cas, procéder par énucléation, et n'appliquer l'écraseur que quand la tumeur est suffisamment détachée.

Examen de la femme. — Cet examen pouvant présenter quelques difficultés — surtout au commencement de la carrière médicale — nous devons en dire un mot, afin de venir en aide à nos jeunes confrères.

L'examen étant toujours pénible pour la pudeur de la femme, le médecin doit aborder carrément la question, sans y apporter une réserve inopportune. Il ne faut pas, comme on dit, être plus catholique que le pape — de même il ne faut pas se montrer plus pudibond que la femme elle-même. D'ailleurs, il y a de ces choses que la femme n'aime pas qu'on lui demande.

Mais cela veut dire qu'il ne faut pas abuser de ce moyen; il faut pour le pratiquer des motifs sérieux. A moins de constatations médico-légales de police, ou d'accidents traumatiques, il faut laisser la femme faire préalablement sa toilette, car ce qui l'effarouche surtout, c'est l'idée d'être un objet de dégoût.

L'examen étant nécessaire, on annoncera à sa cliente qu'on le fera à une heure dont on lui laissera le choix. Tranquille de ce côté, elle s'y soumettra sans répugnance.

L'examen se fait par le toucher ou par la vue. Dans quelques cas, il faut appeler l'odorat à son aide, pour les odeurs *sui generis*.

La position à donner à la femme doit être, autant que possible, celle qui blesse le moins sa pudeur. Nous disons autant que possible, parce qu'il y a des positions nécessaires. Les médecins anglais — qui poussent le sentiment pudibond peut-être trop loin — font coucher la femme sur le côté gauche, comme dans l'opération de la fistule vaginale ; ils prétendent, de cette manière, être plus près du col de la matrice ; mais, dans une foule de circonstances, l'examen debout est nécessaire pour forcer ainsi l'organe à descendre par son propre poids. Aussi nous sommes de l'avis du docteur Mauriac, traducteur de l'ouvrage de West, quand il dit : « Je ne vois aucun inconvénient à toucher la femme debout, mais y en eût-il — ce que je conteste — il faudrait y recourir dans une foule de circonstances qui rendent ce mode d'exploration non seulement avantageux, mais indispensable. Chez les jeunes filles, où le col de l'utérus est habituellement élevé, chez les femmes obèses, dans les cas où la matrice, distendue par le produit de la conception ou par une tumeur fibreuse, ou attirée en haut par un kyste ovarique, a franchi la limite supérieure de l'excavation pelvienne, le toucher dans la position debout facilite singulièrement l'exploration du col. C'est, en outre, par lui qu'on perçoit le mieux le ballottement chez la femme enceinte ; qu'on peut apprécier approximativement le point de l'utérus enflammé, congestionné ou hypertrophié, etc. ; qu'on se procure des renseignements positifs sur l'élévation, l'abaissement, les déviations et les fluxions de la matrice, tous ces déplacements s'exagérant dans la station verticale. J'ajoute en sa faveur que la manière de le pratiquer est aussi simple que possible, puisqu'il suffit de faire adosser la femme à un meuble ou à un mur, les jambes modérément écartées et le corps incliné en avant, afin de relâcher les muscles abdominaux. Le médecin, à genoux ou assis sur un siège peu élevé, introduit l'index de l'une ou l'autre main, en procédant d'arrière en avant pour éviter l'attouchement du clitoris. — Afin de donner à l'index toute sa longueur, il ne faut pas fléchir le médium et les autres doigts dans la paume de la main, car cette flexion fait perdre à peu près deux centimètres au doigt explorateur.

L'élève en médecine, dans le cours de ses études d'amphithéâtre, ne doit manquer aucune occasion de faire le toucher sur le cadavre, parce que

de cette manière il acquerra du tact — il est rare, en effet, que le col utérin soit parfaitement sain. — Il apprendra ainsi à reconnaître les degrés
de souplesse, de dureté, d'inégalité que le museau de tanche peut présenter, ainsi que son poids, son volume, la disposition de son ouverture, de
ses lèvres. — Ces exercices sont d'autant plus avantageux qu'immédiatement il peut les contrôler par l'inspection directe.

L'examen au spéculum doit se faire sur un fauteuil approprié à cet
usage — afin que l'explorateur ne doive se baisser — pouvant se renverser
en tous sens, avec un appui pour les pieds de la femme. Ce meuble est indispensable dans tout cabinet de médecin. Dans le cas où la femme ne peut être
déplacée, on fait l'examen sur le lit ; mais il est évident que ce ne sera
jamais que *grosso modo*.

L'examen à la lumière du jour est toujours préférable à celui à la lumière artificielle, qui gêne et trompe par ses reflets. On peut se servir d'un
spéculum à enduit noir à l'intérieur.

Les spéculum sont de différentes formes et dispositions ; il faut en avoir
à sa disposition de tous genres, parce qu'il n'y en a aucun qui s'adapte à
toute espèce d'examen. Ainsi il faut le spéculum cylindrique, le spéculum à
valves (on pourrait avoir également un spéculum en forme de lorgnette pour
grossir les objets), le dilatateur vaginal de Reybaud, le spéculum chaussepied de Sims, etc.

L'introduction de l'instrument est une affaire de tact ; sous ce rapport il
y a des médecins qui, par leur rudesse, causent des douleurs inutiles à la
femme. Il faut écarter avec précaution, avec les doigts de la main gauche,
les grandes et petites lèvres et s'en servir comme conducteurs ; surtout il
ne faut pas venir se heurter aux caroncules du méat vaginal, qui sont quelquefois d'une grande sensibilité. Pour introduire l'instrument plus facilement, on lui fait subir un demi-tour de rotation — on a eu soin de le chauffer à la température du corps.

Avant de faire l'examen au spéculum, il est bon de faire le toucher,
afin de reconnaître la hauteur à laquelle l'utérus se trouve placé et sa direction, et pouvoir diriger plus sûrement l'instrument. Il arrive, en effet, que ce
dernier s'engage dans le cul-de-sac rétro-vaginal.

Le spéculum sert encore à pratiquer certaines opérations intra-vagi-
nales, telles que la cautérisation actuelle ou thermo-électrique ; dans ce cas,

il faut avoir un spéculum en ivoire ou en verre, moins bons conducteurs du calorique que le métal.

Sondes utérines. — Ces sondes sont employées pour reconnaître la présence d'une tumeur dans l'utérus. On a voulu également s'en servir pour redresser l'utérus dans les cas de rétroversion. Voici comment M. le docteur Mauriac s'exprime à ce sujet.

« L'usage de la sonde utérine peut causer, quoi qu'en aient dit ses partisans, des accidents redoutables et qui déjouent toutes les prévisions. Quand on songe à la facilité avec laquelle l'inflammation se développe dans l'utérus et se propage à ses annexes et au péritoine pelvien, on est conduit à ne conseiller l'introduction d'un corps étranger dans sa cavité que lorsqu'il y a absolue nécessité. Or, il faut avouer que l'emploi de la sonde n'est indispensable pour le diagnostic que dans un petit nombre de cas. Les gynécologistes expérimentés qui ont l'habitude du toucher peuvent, en le combinant avec la palpation, acquérir presque toutes les notions qui leur sont nécessaires pour déterminer exactement la nature de la maladie utérine et pour instituer le traitement médical. S'il s'agit d'une opération, comme une précision plus grande et aussi mathématique que possible est de rigueur en pareil cas, l'emploi de la sonde utérine peut être utile ; mais nous ne saurions trop recommander — surtout aux jeunes médecins qui débutent — de s'abstenir de ce mode d'exploration. C'est dire que nous nous mettons du côté des pathologistes qui, sans être les ennemis irréconciliables de la sonde utérine, sont d'avis qu'elle a produit plus de mal que de bien. Parmi les hommes qui se sont mis à la tête de cette sage réaction, nous sommes heureux de pouvoir citer le professeur Scanzoni. »

Voyons maintenant l'opinion de West.

« Les notions que cet instrument nous permet d'acquérir sont souvent d'une valeur considérable et d'une nature telle, que nous ne pourrions les obtenir autrement vu que nous n'arriverions qu'à une connaissance bien imparfaite après des examens répétés. Si, chez une malade qui éprouve de fréquentes hémorrhagies, nous constatons que la cavité utérine est très agrandie, nous en tirerons immédiatement la conclusion que la matrice contient quelque corps étranger, tel qu'un polype ou une tumeur fibreuse, dont la présence provoque et entretient la perte de sang.

« Quand nous ne savons si une tumeur provient de la matrice, de ses ovaires ou de quelque autre partie du bassin, la sonde nous permet d'évaluer le poids de l'organe et fortifie la conclusion que nous en pouvons tirer, en isolant complètement la matrice de cette tumeur et en nous donnant la certitude positive de leur indépendance réciproque.

« Enfin, si l'utérus est infléchi sur lui-même, soit en avant, soit en arrière, le diagnostic de cet état, qui autrefois était entouré de grandes difficultés, se fait aujourd'hui très facilement ; il suffit d'introduire un petit tube tournant sa concavité vers le bassin, et de remarquer si, en imprimant un mouvement de rotation à l'instrument, on fait ou non disparaître cette tumeur. »

Nous avouons ne pas reconnaître ici la sagacité ordinaire de West ; il nous semble même qu'il n'a jamais employé la sonde utérine, sans cela il n'affirmerait pas d'une manière si absolue le renseignement qu'on peut tirer de son emploi. S'il existe une hémorrhagie interne, la première indication est de provoquer le resserrement de l'utérus, et si le volume de la tumeur s'y oppose, d'en effectuer l'extraction ; mais pour cela, il faut que le col de l'utérus soit suffisamment effacé. Il faudrait même, dans ce cas, faire la dilatation forcée. Nous ne savons en quoi la sonde peut servir à évaluer le poids d'une tumeur de l'utérus ou de ses annexes d'une manière plus précise que le toucher et le ballottement. La même remarque s'applique à l'antéversion et à la rétroversion, qui se reconnaissent fort bien sans le secours de la sonde. Nous ajouterons que cet instrument peut conduire à des abus coupables. Nous sommes donc de l'avis du docteur Mauriac qu'il ne faut se servir de la sonde utérine que lorsque tous les autres moyens de diagnostic sont insuffisants.

L'introduction de la sonde utérine n'est pas chose aussi facile que West le prétend. On a vu faire de fausses routes et même percer le cul-de-sac rétro-vaginal et pénétrer dans le péritoine. Nous avons vu, dans un cas où l'on avait voulu forcer l'entrée de la matrice, se produire une métro-péritonite mortelle. Voici, au reste, l'indication que West donne pour ce cathétérisme. Deux doigts de la main gauche sont introduits derrière le col de l'utérus, la malade étant couchée sur le dos ou sur le côté gauche ; on glisse la sonde le long des doigts jusqu'à ce que la pointe touche l'orifice de l'utérus ; si alors on porte son manche du côté du périnée, et qu'on presse tout doucement en avant, on pénétrera dans la cavité utérine.

Nous le répétons, cela est plus facile à dire qu'à faire, à cause de la mobilité de l'utérus et de la résistance du col.

Toucher rectal. — Quelque pénible que soit cet examen pour la femme, on est quelquefois obligé d'y recourir pour s'assurer de l'état des parties internes, soit du rectum lui-même, soit du vagin ou de l'utérus. Ainsi, s'agit-il d'un polype de l'intestin, il importe de s'assurer de l'endroit précis de son insertion.

Le toucher rectal est encore nécessaire pour reconnaître le volume de l'utérus, ou en opérer le replacement dans la rétro ou antéversion. West fait remarquer que ce qu'il y a de spécial dans ce cas, c'est que l'interposition de la paroi intestinale fait paraître la matrice beaucoup plus volumineuse qu'en réalité ; qu'on risque de prendre le col pour une proéminence de la paroi postérieure de l'utérus, pour une tumeur de cette région ou une rétro ou antéversion, lorsqu'en réalité il n'existe aucune condition morbide. Nous répondrons que le toucher rectal ne se pratiquant qu'en cas de signes d'une affection douteuse, c'est un moyen de diagnostic, et que l'habitude doit mettre le médecin en garde contre les méprises dont parle West. Ici encore nous conseillerons aux élèves de s'exercer à l'amphithéàtre au toucher rectal — comme au toucher utérin.

Généralement, les professeurs sont ce que nous nommerons des *dégoûtés,* non de la science théorique, mais de la science pratique. Habitués aux aises du cabinet ou de ce qu'ils nomment le *sanctum sanctorum,* ils négligent la partie positive de leur art. Les élèves eux-mêmes sont des dégoûtés, parce qu'on ne leur fait pas mettre assez la main *à la pâte.* — L'amphithéàtre est la véritable succursale de la clinique ; non qu'elle doive en être le pourvoyeur, mais parce que tout cadavre doit être utilisé, non seulement pour l'anatomie physiologique, mais encore et surtout pour l'anatomie pathologique. L'Allemagne est la terre classique de la science, parce qu'elle sait l'étudier pratiquement ; c'est ainsi que, pour la médecine, il y a le professeur de clinique et le professeur d'anatomie pathologique, ce dernier complètement étranger au premier. C'est par lui que se pratiquent les autopsies. D'après les signes recueillis sur le cadavre, il indique le genre et le degré de la maladie à laquelle le malade a succombé ; et sa démonstration vient ainsi confirmer le diagnostic et le traitement du professeur de clinique. Nous trouvons ce contrôle de la mort excellent, et bien plus avantageux que de laisser le professeur de clinique faire lui-même les autopsies et les interpréter au point de vue de ses doctrines. En médecine, on ne trompe personne impunément ; pas plus les autres que soi-même. Le professeur est un homme public, il est donc le justiciable de ses élèves. Sans doute, le *errare humanum est* existe pour lui comme pour les autres, mais il doit chercher à se tromper le moins possible, et pour cela écouter la vérité des faits.

Le toucher du rectum doit se faire avec la plus grande délicatesse. L'intestin doit être préalablement dégagé au moyen de plusieurs lavements ; puis on fera une onction avec de l'onguent belladoné, afin d'empêcher le spasme anal. La femme étant couchée sur le côté gauche, la cuisse droite fléchie sur le bassin, le médecin introduit l'indicateur gauche, dont l'ongle doit être parfaitement égalisé. Il présente sa pulpe à l'anus en lui faisant faire un mouvement de rotation, et une douce pression, de sorte que le doigt s'engage de lui-même. Ensuite il tourne de son côté la face palmaire de la main et engage le doigt plus avant en longeant la paroi recto-vaginale ; puis il dirige le doigt explorateur dans tous les sens. Ainsi, s'agit-il d'un polype et de son point d'insertion, il cherche à circonscrire le pédicule de la tumeur. S'agit-il d'une invagination directe de l'intestin ou par une tumeur, il cherche à arriver au cul-de-sac, afin d'éviter toute méprise. S'il y a un abcès pariétal ou ambiant, il s'applique à reconnaître le point fluctuant, afin d'y plonger le bistouri ou le trocart.

Du prolapsus du vagin. — Le prolapsus du vagin, sans déplacement des organes pelviens, dépend tantôt d'une hypertrophie de ce canal, tantôt d'un affaiblissement des muscles qui le maintiennent en place. Nous laisserons parler West.

« L'hypertrophie vaginale survient pendant la grossesse ; ce n'est pas, en effet, la matrice seulement qui s'accroît pour suivre le développement du fœtus, mais aussi le vagin qui s'agrandit en longueur pour permettre à l'utérus de remonter au-dessus du détroit supérieur du bassin, et en largeur pour livrer à l'enfant, pendant le travail, un passage qui ne pourrait être obtenu par simple extension. La parturition faite, le vagin — de même que la matrice — diminue de volume ; mais quelquefois aussi l'involution est imparfaite, et le vagin reste plus long, plus large et avec la paroi plus épaisse qu'à l'état normal ; et dès que la malade commence à marcher, à faire un exercice quelconque, une portion et souvent le cylindre tout entier de la partie inférieure du vagin descend hors des parties génitales. Cet accident se produira bien plus facilement si le périnée est déchiré, et si le releveur de l'anus et le fascia, qui continuent le plancher du bassin, ont perdu — comme cela arrive d'ordinaire — une grande partie de leur résistance par suite d'accouchements répétés. Pourquoi le vagin reste-t-il ainsi quelquefois hypertrophié, pendant que l'involution de l'utérus s'effectue régulièrement ? Je ne saurais le dire, mais le fait ne peut pas être mis en doute, car on rencontre

quelquefois des cas dans lesquels l'utérus suspendu par ses ligaments et les replis du
péritoine est peu ou pas du tout au-dessous de son niveau normal, et peu ou pas du
tout modifié dans son volume, tandis que le vagin est assez large pour admettre facilement plusieurs doigts, et que ses replis relâchés descendent jusqu'à la vulve ou
même dépassent son orifice. Bien que le prolapsus du vagin soit le plus souvent primitif, par suite de la grossesse et de l'accouchement, il n'en est pas toujours ainsi, ce
prolapsus paraît quelquefois être consécutif à la descente de la matrice ; on néglige
cet accident ; le tissu qui fait saillie s'hypertrophie, et la lésion, qui n'était que secondaire comme importance, devient peu à peu plus grave que le déplacement utérin et
fort difficile à guérir. »

Un prolapsus du vagin considérable et ouvert, produit l'hypertrophie
du col de l'utérus ; c'est là une règle qui, sans être constante, souffre bien
peu d'exceptions. Cette lésion n'atteint pas seulement la portion qui s'avance
dans le vagin, elle envahit tout le col utérin — c'est ce que Virchow a
nommé : *chute de la matrice sans abaissement de sa base.*

Quel est le traitement dans ce cas ? Tonifier les parties sexuelles
externes par l'eau froide, les astringents ; augmenter leur contractilité par
la strychnine et, au besoin, enlever, au moyen du bistouri ou des caustiques,
les parties hypertrophiées du vagin. Il en est ici comme des chutes du
rectum.

Déchirure du périnée. — Cet accident — toujours fort grave — se produit pendant l'accouchement, lorsque le périnée n'a pas été convenablement
soutenu ou lorsque la tête de l'enfant est hors de proportion avec l'orifice
vulvaire. — S'il se borne à une simple déchirure de la fourchette, il est
facile d'y remédier par un ou deux points de suture ; mais lorsqu'il s'étend
au périnée, il faut une opération autoplastique. Généralement on attend trop
longtemps pour pratiquer la périnéo-plastie et on laisse ainsi s'organiser les
lèvres de la plaie ; il y a donc avantage à les suturer immédiatement [1]. Que
s'il y a perte de substance, il faut recourir à une opération autoplastique,
en disséquant les bords de la solution et en les faisant glisser l'une vers
l'autre.

Si la déchirure s'étend presque dans le rectum, il faut rétablir la cloison
recto-vésicale.

---

[1] Il y a cependant des cas où la nature elle-même opère la guérison.

Nous venons de passer en revue les opérations qu'on peut raisonnablement pratiquer snr les organes génito-urinaires chez la femme ; quant aux ablations, aux raclages et autres opérations de rebouteurs, nous en laissons la responsabilité à ceux qui les pratiquent.

VII

DES VÉSANIES CHEZ LA FEMME

Dans un monologue resté célèbre, Beaumarchais a dit : « O femme, femme ! nul animal créé ne peut échapper à son instinct, le tien serait-il de tromper toujours ? »

Ce qu'il y a de remarquable dans ces paroles, c'est que l'auteur du *Mariage de Figaro* les place dans la bouche d'un personnage qui est trompé parce qu'il est lui-même trompeur.

Du moins la femme, quand elle trompe, a une excuse : sa faiblesse et la mobilité de son système nerveux. Ce sont ces sortes d'aberrations mentales dont nous devons ici rechercher la cause.

Pinel a défini la vésanie : « une lésion des fonctions de l'entendement et des facultés affectives qui n'est point accompagnée de fièvre ; » et, dans sa Philosophie nosographique, les vésanies constituent le second sous-ordre des névroses cérébrales, et comprennent l'hypocondrie, la mélancolie, la manie, la démence, l'idiotisme, le somnambulisme et l'hydrophobie.

Sans nous arrêter à la confusion qui règne dans cette classification d'affections dues, évidemment, à des causes diverses, nous allons passer sommairement en revue les principales *manies* de la femme en cherchant à les expliquer moralement et physiquement.

Et d'abord, celle dont parle Beaumarchais : de tromper. Une foule de faits, en effet, démontrent cette manie dont la femme elle-même ne se rend pas compte, quoiqu'elle l'entretienne et l'exalte par une espèce de vanité ou le désir de se faire remarquer, qui est une autre manie chez elle.

C'est ainsi que certaines femmes ou filles sont portées à simuler des maladies et emploient à cet effet les manœuvres les plus étranges : ainsi une jeune fille simulait des hématémèses en mangeant de la rate de vache. D'autres se font venir des stigmates par des frottements aux lieux d'élection : Louise Lateau nous en a montré un exemple. Disons cependant que cette excitation morale est souvent entretenue par des excitations physiques, telles qu'un prurit presque brûlant aux endroits où se font les congestions menstruelles supplémentaires ou vicariantes.

Que l'écoulement sanguin, dans ce cas, ne soit pas le fait d'une excoriation, la loupe le prouve, puisqu'elle nous permet de voir sourdre le sang par les canaux sudorifères. C'est donc une hémorrhagie critique, qui a lieu par les voies naturelles de la sueur.

Si nous citons ces faits, c'est que le médecin doit se tenir en garde contre ces supercheries.

A ces stigmates qui indiquent un trouble dans les fonctions circulatoires se rattache un état d'extase, d'hypnotisme, d'illuminisme, résultant d'une action cérébrale surexcitée, comme dans le rêve en général. L'extase est essentiellement paroxystique; nous laisserons au professeur Spring le soin de la décrire.

« Tantôt l'accès est précédé par les préludes ordinaires des attaques nerveuses; tantôt il survient au milieu des incidents variables de l'hystérospasme; tantôt l'accès a lieu d'une manière brusque, sans aucun prodrome. Les facultés intellectuelles et morales se concentrent exclusivement sur une idée ou un fantôme, et suivent une direction absolue vers le surnaturel. La femme est ravie et transportée dans les régions célestes; elle devient la proie d'une sorte de délire supérieur, ou s'abîme dans une contemplation forcée. Des visions, des apparitions, des entretiens mystiques, des communications mentales, ont lieu, et la malade — car ce sont presque toujours des jeunes filles — les reflète, ornés de toute la richesse de son imagination, et les combine de la manière la plus hardie entre eux et ses souvenirs. Quelquefois elle parle ou chante à demi-voix, prêche, prophétise, prie ou récite des paroles rythmées. Tout ce qu'elle dit ou fait est l'expression d'un état d'élévation de l'âme: c'est solennel, et, suivant la matière et les circonstances, imposant ou ridicule. Pour le reste, il se manifeste — mieux encore que dans l'hypnotisme — tous les phénomènes de la clairvoyance et de l'illuminisme. Inutile de dire que ces ravissements au-dessus de la terre et ces voyages dans les régions éthérées sont le fait d'une imagination ou surexcitation cérébrale. »

Nous allons peut-être singulièrement étonner certains de nos lecteurs :

toutes ces images si éthérées en apparence, ces idées si sublimes partent des bas-fonds du ventre et sont dues à des constipations spasmodiques ou autres. Il en est du cerveau comme de tous les organes ayant leur sensibilité propre ; il a la faculté de retenir un certain temps les impressions — comme la rétine les images — et, quand il est sous l'empire d'une congestion, comme cela arrive dans un sommeil pénible, ces idées, ces images reviennent à l'esprit. Ce qui est certain, c'est qu'on rêve tout aussi bien de ce qu'on a imaginé que de ce qu'on a vu ou lu. Les conceptions que l'on peut ainsi faire en rêve sont vraiment extraordinaires. Or, l'hypnotisme est dans ce cas : au milieu du repos le plus absolu du corps, l'esprit veille, et à mesure que ce repos tend à l'insensibilité, l'esprit prend une plus grande acuité, au point de se trouver dans le vaste champ de l'infini. Il serait sans doute ridicule de nier l'esprit, mais celui-ci a pour instrument le cerveau, c'est-à-dire qu'il y laisse son empreinte, que la moindre excitation physique vient mettre en mouvement, comme la corde d'un instrument. C'est tout ce que nous pouvons dire de ces phénomènes physico-psychiques. Les femmes y sont plus disposées que les hommes, et les jeunes filles plus que les femmes d'un âge mûr. La chloro-anémie en est une des causes les plus prochaines, et tout ce qui peut augmenter cette dernière : le jeûne, les exercices de dévotion, l'abandon aux idées mystiques, etc.

Qu'avons-nous à faire, nous médecins, dans ces occurences ? Surveiller surtout les organes abdominaux ; dissiper la constipation spasmodique par la strychnine, l'hyosciamine, le sel de Sedlitz ; combattre la chloro-anémie par les ferrugineux. Mais on comprend que nous ne sommes pas toujours consultés dans ces cas.

Parmi les phénomènes hystériques et hypocondriaques que certaines femmes présentent, il faut placer l'abstention d'aliments et de boissons. C'est qu'en réalité elles ne sentent pas la faim ni la soif. Mais cette abstention ne saurait se prolonger au-delà des besoins du corps ; aussi peut-on dire qu'il y a supercherie dans ce cas. Le professeur Spring , dans sa *Symptomatologie*, cite le cas d'une jeune fille, à Copenhague, dont le mensonge n'a été prouvé que longtemps après sa mort. Une autre jeune fille du Traunstein, en Bavière, avait feint également de ne pas manger, et, après sa mort, on trouva son estomac rempli de pommes de terre. Une commission de physiologistes et de médecins distingués avait été chargée de la sur-

veiller. Il est évident que les Corps savants qui se prêtent à ces sortes de
délégations s'exposent à être dupes, car, si le diable est malin, la femme l'est
encore plus. Ainsi, Louise Lateau — qui a eu également l'honneur d'une
visite académique — depuis plus de trois ans qu'elle prétendait n'avoir bu
ni mangé, jouissait de la santé la plus florissante ; à part une légère chlo-
rémie, les sécrétions et les exhalations étaient physiologiques. Explique ce
fait qui pourra ou plutôt qui voudra. L'abstention d'aliments est un fait qui
ne pourrait se prolonger. Dans les maisons d'aliénés, le refus absolu de
manger entraîne la gangrène des poumons, ainsi que notre savant compa-
triote Joseph Guislain l'a fait voir. Le sang a donc besoin d'être incessamment renouvelé, faute de quoi il cesse de nourrir nos tissus. Au reste, ce
serait une épouvantable anarchie si le surnaturel pouvait ainsi se substituer
au naturel. Ne prêtons donc pas trop l'attention aux aberrations mentales de
la femme ; cherchons, au contraire, à fortifier son système nerveux, afin que
la *bête* ait moins de prise sur elle. Soumettons-la à une éducation gymnastique, comme l'entendaient les anciens, c'est-à-dire la pondération de toutes
les facultés physiques et morales : *Mens sana in corpore sano*. Mais nous
sommes égoïstes, nous ne voulons la femme que pour nous ; voilà pourquoi
nous cherchons à développer chez elle les avantages physiques, et pourquoi,
à son tour, la femme devient coquette, se jette dans les dépenses les plus
exagérées, sans se dire que cet or qu'elle se met sur elle, est le prix du labeur
de son mari et quelquefois de son honneur. C'est nous, au contraire, qui
devrions montrer de la coquetterie, en étant auprès de la femme attentifs,
empressés, et non d'un amour grossier. Pense-t-on que la femme y perdrait
et qu'elle ne préférerait pas ce règne légitime à ce qu'on peut nommer le
libertinage des yeux— pour ne dire rien de plus ?

La femme est jalouse, et peut ainsi aller jusqu'à l'aberration mentale, se
croyant trahie ; mais, dans sa mesure raisonnable, ce sentiment est légitime
et prouve l'estime qu'elle fait de son mari. Les femmes qui ne sont mues
d'aucune jalousie sont indifférentes ou bien veulent s'excuser ainsi de leurs
propres torts. Une confiance réciproque peut donc seule entretenir la paix
dans le ménage. La jalousie est un manque de confiance, à moins que ce ne soit
un sentiment d'envie vis-à-vis de celles qui sont choyées davantage. Auquel
cas, c'est une faiblesse ; notre monde, malheureusement, s'y prête, en
n'étant qu'un étalage physique, où la plus nulle est souvent la plus entourée.

La guérison de la jalousie, chez la femme, appartient donc surtout à l'homme. Le médecin ne peut qu'en atténuer les causes physiques.

Disons maintenant un mot de la froideur chez la femme. Elle est absolue ou relative, physique ou morale. Physiquement le sens génésique peut manquer complètement ; cependant rarement, quand les parties sexuelles ont leur plein développement. Il y a des femmes — saines d'ailleurs — qui sont totalement insensibles à toute excitation génitale ; chez d'autres, il faut que les parties génitales externes soient *directement* sollicitées. Nous devons faire ici cette remarque pour écarter toute idée de libertinage de préparatifs souvent nécessaires. Tout dépend évidemment de la mesure qu'on y met. *Est modus in rebus.* Il n'y a donc pas de morale stricte ; celle-ci doit toujours compter avec les exigences du corps. Nous ne voyons pas pourquoi il en serait autrement des fonctions génitales que des fonctions digestives, par exemple.

Le médecin, consulté dans un cas d'insensibilité absolue, doit se rappeler qu'il y a des cas d'anesthésies organiques, telles qu'une atrésie de la matrice, du vagin, de la vulve, etc., et des anedesthésies purement nerveuses, presque toujours hystériques de leur nature. C'est à lui à donner ses conseils en conséquence.

En somme, la femme est, non ce que son utérus la fait, mais ce que nous la faisons. La fiction qu'elle a été tirée d'une de nos côtes est plus vraie qu'on ne pense. C'est notre moitié la plus belle ; à nous de la maintenir en bon état.

MALADIES DES ENFANTS

Les ouvrages classiques relatifs aux maladies des enfants — notamment celui de West — sont tellement compendieux, qu'il est difficile à l'élève, et même au praticien tant soit peu occupé, de s'en servir.

Ces livres sont, en outre, trop personnels, c'est-à-dire reflétant l'opinion des auteurs plutôt que la nature.

Quant à la thérapeutique, elle est nulle ou violente — ce qui avait déjà fait dire au vénérable Hufeland : « pour les petits enfants, peu, très peu peuvent beaucoup. »

C'était, comme on voit, pressentir la dosimétrie. En effet qui, avant cette méthode bienfaisante, eût osé prescrire dans les maladies infantiles des alcaloïdes, tels que : la brucine, la strychnine, l'atropine, l'hyosciamine, l'aconitine, la vératrine, la digitaline ? des sels tels que les arséniates d'antimoine, de potasse, de soude? des sulfures tels que le sulfure de calcium ; des phosphures, des cyanures tels que ceux de zinc? Il est vrai qu'on avait introduit dans la thérapeutique infantile des acides qui foudroient, tel que l'acide cyanhydrique.

Il ne faut donc pas s'étonner de l'extrême mortalité des enfants du premier âge. Nous ne parlons pas de ces pauvres petits assistés (?), dont Bouchardat traçait tous les ans, dans ses nouveaux (?) formulaires magistraux, un si triste tableau, sans que l'administration de l'Assistance publique (?) songeât à réformer les abus dont ses administrés, à peine nés, mouraient victimes. Nous parlons des enfants même des classes aisées, qu'on abandonne aux incidents de la fièvre, sous prétexte que celle-ci est nécessaire et même salutaire — *Febris diva* des anciens — comme si le feu qui purifie ne consume pas en même temps.

C'est contre ces incuries que la dosimétrie est venue protester, donnant, à la fois, la fin et les moyens de juguler les maladies infantiles, si promptement mortelles.

Aujourd'hui il ne serait plus permis de laisser mourir un enfant de méningite, d'angine couenneuse, de croup, sans avoir employé les remèdes dont la dosimétrie a fait reconnaître la puissance.

Telles sont les bases sur lesquelles doit reposer dorénavant la thérapeutique de la médecine infantile. Au lieu de volumineux *compendium* que les médecins n'ont pas le temps de consulter, ils auront des manuels simples, qu'ils emporteront avec eux dans leurs courses souvent lointaines et qui, avec leur pharmacie de poche, leur permettront de dire, comme le philosophe de l'antiquité (Bias): *Omnia mecum porto*.

Mais également, une fois rentrés chez eux, ils trouveront sur leur bureau leur livre interfolié où ils pourront inscrire leurs observations. Ce sera leur *Grand-Livre*, où ils pourront tenir une sorte de comptabilité en partie double, car, en médecine courante, il ne faut rien laisser perdre. Le fait d'aujourd'hui peut se produire demain.

Moins de théorie et plus de pratique; telle doit être la ligne de conduite du médecin, s'il veut être digne de ce nom. Ce qu'il lui importe de combattre, c'est l'état dynamique des maladies pour n'avoir pas à constater son impuissance contre l'état organique. Prévenir vaut mieux que guérir, c'est-à-dire le certain pour l'incertain.

I

DU DIAGNOSTIC DES MALADIES DES ENFANTS

En général, le diagnostic des maladies se fonde sur l'interrogation. Sous ce rapport, beaucoup de médecins poussent la naïveté fort loin : ils s'appuient moins sur ce qu'ils devraient voir avec ce coup d'œil spécial qu'on a nommé *l'œil du médecin*, que sur ce qu'on leur dit.

Nous ne sommes pas de cet avis ; et, le plus souvent, nous disons à nos malades : Taisez-vous ! préférant les interroger de l'œil que de la parole.

Qu'on ne pense donc pas que les maladies des enfants soient plus difficiles à reconnaître que celles des adultes ; au contraire, elles sont beaucoup plus faciles. Aussi sommes-nous fort étonné de lire dans l'ouvrage du docteur West le passage suivant.

« Notre mode ordinaire d'observer la maladie sera en grande partie inapplicable ici ; et vous vous sentirez comme si vous aviez à rapprendre l'alphabet. Vous croirez entrer dans un pays dont les habitants parlent un langage et ont des manières inconnus, et vous entendrez autour de vous des accents étrangers. Vous observerez des mœurs et des coutumes telles, que vous n'en avez pas encore vu de semblables.

« Vous ne pouvez interroger votre malade, ou bien s'il est assez âgé pour parler, l'enfant, par crainte ou faute de comprendre, vous fera probablement des réponses inexactes. Vous essayez de vous éclairer par l'expression de sa physionomie, mais l'enfant s'effraye et ne supporte pas votre regard. Vous tentez de compter son pouls, l'enfant lutte alarmé. Vous voulez ausculter sa poitrine, il pousse aussitôt des cris violents. »

Et le docteur anglais ajoute :

« Quelques médecins ne surmontent jamais ces difficultés, et pour eux la médecine infantile reste par conséquent lettre close. Ils finissent par vivre tranquilles dans leur ignorance, et vous assurent, avec le plus grand sérieux, qu'il est inutile de chercher à comprendre ces affections. Ils sont tombés dans cette funeste erreur, pour n'avoir pas pris la peine de bien commencer ;

ils n'ont pas appris à interroger leurs petits malades, et aussi n'en ont jamais reçu de réponse satisfaisante. »

Mais il suffit d'interroger les enfants du regard. Ils sont comme les animaux — ces êtres à l'état constant d'enfance et qui ne sauraient dissimuler leurs sensations parce qu'ils ne les comprennent point.

Sous ce rapport il n'y a pas de maladies plus faciles à reconnaître que celles des enfants, parce qu'elles ont des caractères physiologiques nettement tranchés.

Nous disons des caractères physiologiques, car la pathologie n'est qu'une expression forcée de la physiologie.

Prenons les maladies les plus communes de l'enfance : la méningite, le croup, la bronchite, la broncho-pneumonie, la cardite, etc. ; croit-on que ce soit si difficile de les reconnaître ? Dans la méningite, les douleurs sont atroces et arrachent des cris déchirants aux petits malades. Quelle dérision de leur demander s'ils souffrent, où et comment ! D'ailleurs, l'adulte pourrait-il le dire ? Il répondrait plutôt : Laissez-moi tranquille !

Dans le croup, l'expression de la face, sa pâleur, la petitesse du pouls, la respiration anxieuse, saccadée, etc., n'indiquent-ils point que la vie est menacée dans sa source ? A quoi servirait l'interrogation, sinon à fatiguer davantage l'enfant ? Dans la broncho-pneumonie, n'y a-t-il pas l'injection veineuse de la face, le jeu des ailes du nez et des joues, la position du malade, pour montrer qu'il étouffe ?

Dans les maladies aiguës des enfants, le médecin a pour critérium deux signes : le pouls et la chaleur ; le premier, moins affirmatif que le second. Généralement, on compte le pouls ; mais il faut le sentir, c'est-à-dire apprécier le degré de tension de la corde artérielle — comme fait le musicien pour accorder son instrument. — Il lui suffit de toucher la corde, et, en lâchant le doigt, il juge de la résonnance.

Il y a des médecins qui ne seront jamais artistes : tout chez eux se fait mécaniquement ; la montre à la main, ils comptent les pulsations, mais sans tenir compte des circonstances physiques et morales qui les déterminent. On peut dire que le pouls, chez l'enfant, présente moins de variations que chez l'adulte. Toutefois, le nombre des pulsations physiologiques étant déterminé, il suffira de constater si le pouls est au delà ou en deçà. Un pouls dépassant

120 pulsations, chez l'enfant, doit être considéré comme un pouls pathologique.

Mais ce phénomène n'a de valeur que pour autant qu'il soit accompagné d'une élévation proportionnelle du calorique animal. C'est donc la thermométrie qui doit jouer le plus grand rôle dans le diagnostic vital des maladies des enfants.

La fièvre, voilà ce qui constitue le danger des maladies infantiles, c'est donc par là que nous devons commencer leur étude.

II

DE LA FIÈVRE CHEZ LES ENFANTS ET DE SON TRAITEMENT DOSIMÉTRIQUE

La fièvre est d'autant plus prompte à naître chez l'enfant que, dans l'état physiologique, son pouls et son calorique propre sont plus accélérés et élevés que chez l'adulte, ainsi que le tableau suivant le démontre :

AGE.	POULS.	CALORIQUE.
Chez l'enfant nouveau-né......................	134 P° par'	41° c
A la fin de la première année...................	111 —	39°
— deuxième année...................	108 —	38°75
A l'âge de 5 ans..............................	103 —	38°
— 10 —	91 —	38°75
— 15 —	82 —	38°
— 20 —	74 —	37°50
— 25 —	72 —	37°
Jusqu'à 60 ans stationnaire.		
— 75 —	75 —	36°50
Dans la vieillesse avancée....................	70 —	36°

C'est donc par le thermomètre et par le tact médical que la gravité de cette fièvre peut être constatée.

Une température de 40° c., tendant à s'élever rapidement à 41-42-43° c., indique un danger très imminent, non seulement parce que le corps ne peut résister longtemps à une température aussi élevée, mais parce que les forces nerveuses s'épuisent et donnent bientôt lieu à une asphyxie générale.

Il faut donc, dès que cette élévation se présente, procéder immédiatement à la deffervescence par le bain tiède (jamais froid) et les alcaloïdes deffervescents, de préférence l'aconitine, dont on donnera 1 granule (au 1/2 milligramme) tous les quarts d'heure, et successivement toutes les demi-heures et toutes les heures, à mesure que la fièvre diminue.

Dans la fièvre sans localisation précise, il ne faut jamais avoir recours aux déplétions sanguines, parce que ces dernières ne font que précipiter le collapsus et la mort.

Si le calorique animal descend au-dessous de la moyenne physiologique, le danger n'est pas moins grave, parce qu'il se fait une grande concentration, à l'intérieur, de toutes les forces vitales, qui se retirent de la périphérie. Il faut donc les y ramener par les nervins, tels que l'acide phosphorique, la brucine, la strychnine : 1 granule de chaque en particulier, toutes les demi-heures, jusqu'à ce que la réaction soit établie.

Entre ces deux extrêmes de l'échelle thermométrique il y a des degrés d'oscillation, c'est-à-dire où la chaleur, tantôt monte, tantôt descend, et qui exigent l'emploi de la quinine (de préférence l'hydro-ferro-cyanate), dont on donnera toutes les demi-heures 1 granule, sans avoir égard à la fièvre, c'est-à-dire sans attendre l'apyrexie, et jusqu'à ce que celle-ci soit complète.

Il faut être sobre de narcotiques chez les enfants, surtout de morphine ; cependant, si l'agitation est fort grande, on en donnera 1 granule d'heure en heure, n'ayant pas à craindre les effets complexes de l'opium en substance, surtout le sirop diacode, qui est un véritable poison pour l'enfant. L'hyosciamine, qui est un narcotique très doux, sera donnée en cas de spasme. La dilatation des pupilles ou la mydriase renseignera sur l'action du remède.

Parmi les moyens antithermiques, c'est-à-dire qui font tomber le calorique morbide, il faut placer les lavements composés d'eau de tilleul et de graines de lin, attiédie, avec une cuillerée à dessert de Sedlitz Chanteaud. Ces lavements doivent être renouvelés d'heure en heure, jusqu'à ce que le petit malade soit rafraîchi.

S'il n'y a pas eu de garde-robe depuis plusieurs jours — comme il arrive si souvent faute d'attention — on donnera une cuillerée à café de Sedlitz dans de l'eau ou du lait coupé. Cette boisson peut se donner en plusieurs fois.

Tel est, en général, le traitement dosimétrique de la fièvre chez l'enfant. On voit que ce traitement est très simple et n'expose à aucun danger, tandis qu'il y en a un fort grand à laisser la fièvre marcher, sous prétexte qu'aucun organe n'est menacé. Ces organes peuvent être attaqués chacun en particulier au moment où l'on s'y attend le moins, et constituer ainsi des localisations contre lesquelles l'art est si souvent impuissant.

Nous ne parlerons pas ici de la fièvre *éphémère*, que les enfant présentent au moindre dérangement fonctionnel, et qui se dissipe par le repos, un lavement rafraîchissant, une demi-cuillerée à soupe de sel Chanteaud, et, au besoin, 1 ou 2 granules d'aconitine.

Fièvre rémittente

Elle est très fréquente chez les enfants, et dépend, la plupart du temps, de ferments internes ou abdominaux ; c'est-à-dire qu'elle est accompagnée de dérangements de ventre, sous forme de constipation ou de diarrhée. On les augmente encore par l'abus des purgatifs — surtout le calomel, le bismuth, la rhubarbe — au point de produire l'hypertrophie et l'ulcération des plaques de Peyer et de Brunner. Des symptômes qui surviennent alors en font une véritable fièvre muqueuse ou typhoïde, avec ramollissement de la rate, pneumonie hypostatique, engorgement du cerveau, qui sont les lésions qu'on constate ordinairement à l'autopsie.

La maladie s'établit, en général, d'une manière lente, croissante : l'enfant perd sa gaieté et l'appétit, il a constamment soif, il est somnolent vers le soir ; la nuit se passe sans sommeil ou d'un sommeil entrecoupé, non réparateur. La peau est chaude et sèche, avec des alternatives de transpirations assez abondantes, mais qui ne rafraîchissent point l'enfant. Les matières intestinales, évacuées spontanément ou par lavement, sont de mauvaise nature, d'un jaune d'ocre, avec des masses floconneuses. La langue est sèche et rouge à la pointe et sur les bords. L'abdomen rénitent, avec des gargouillements dans les fosses iliaques. Le pouls ordinairement très accéléré (120-130), la chaleur à 40, 41° c., avec des exacerbations à l'entrée de la nuit, quelquefois le matin, ce qui caractérise la fièvre rémittente. Tous ces symptômes indiquent une profonde prostration nerveuse. Si on laisse la fièvre subsister, dans le cours ou à la fin de la seconde semaine il se manifeste des signes d'altération du sang, tels que des taches rosées qui feraient croire à une fièvre exanthématique, avec lesquelles la fièvre typhoïde a, en effet, de grands rapports, puisqu'il s'agit d'un empoisonnement par ferments morbides. Enfin, si des lésions organiques ne se sont pas établies, la nature reprend le dessus, et la convalescence se déclare dans le cours ou à la fin de la troisième semaine.

Voilà pour la forme bénigne. Dans la forme grave, la maladie débute par des vomissements avec beaucoup de mal de tête ou d'assoupissement. On voit que les méninges sont entreprises. La fièvre est très intense, et il y a des alternatives de frissons et de chaleur à la peau. L'enfant est agité et ne veut pas rester au lit, mais être constamment sur les genoux ; la peau est mordicante (41 et même 42° c.), ce qui empêche toute éruption, ou évaporation ; le plus souvent on n'observe que quelques rares taches d'un rouge blafard. Le pouls présente jusqu'à 146 pulsations par minute. La respiration est précipitée et l'engouement des poumons croît d'heure en heure ; le ventre est peu sensible, mais ballonné ; la langue chargée d'un enduit sale. Dans le cours de la seconde semaine, l'enfant tombe dans une profonde stupeur ; à l'agitation succède le délire, et enfin le coma. Les convulsions viennent à la suite, au milieu de la troisième semaine, suivies de paralysie, soit d'un côté du corps, soit des deux côtés ; enfin il meurt dans un état de marasme complet. Si la nature est assez forte pour résister à ces attaques, la convalescence est extrêmement longue et difficile, à cause des désordres intestinaux.

Dans cette description on reconnaîtra une véritable fièvre d'empoisonnement ou miasmatique ; aussi faut-il insister, dès le début, sur le lavage intestinal par le sel de Sedlitz Chanteaud : une cuillerée à café dans un verre d'eau en une ou plusieurs fois, et, dans l'intervalle des évacuations, donner l'arséniate de strychnine : 1 granule de demi-heure en demi-heure, jusqu'à ce que la réaction soit établie. Si, au moment où le médecin est appelé, la fièvre existe et présente un caractère continu — ou à peu près — il donnera l'aconitine et la vératrine : de chaque 1 granule toutes les demi-heures, jusqu'à ce que les oscillations du pouls et de la chaleur indiquent qu'il faut passer à l'hydro ferro-cyanate de quinine, comme nous l'avons dit plus haut.

Pendant tout le cours du traitement, il faut insister sur le lavage journalier du tube intestinal par le Sedlitz Chanteaud, et s'abstenir de tout purgatif. La diarrhée — ou flux de ventre — ne doit pas être arrêtée, puisque c'est par là que s'éliminent les matières typhiques, en l'absence de toute action dépurative de la peau, qui est frappée d'aridité, comme un sol desséché — mais il faut empêcher les coliques, déterminées par l'âcreté même des matières. Voilà pourquoi il faut rafraîchfr l'intestin et non l'irriter, comme on le fait par le calomel ou le bismuth.

La fièvre rémittente typhoïde se rapprochant beaucoup des fièvres exanthématiques aiguës ; elle a ses périodes ou septénaires, mais ceux-ci dépendant plutôt de l'absence de toute thérapeutique efficiente.

En procédant, dès le début, comme nous venons de l'indiquer, on pourra, dans beaucoup de cas, faire avorter la fièvre ou la juguler. — Que fait-on en allopathie? On donne le calomel avec la magnésie, la poudre de Dower et l'opium en substance; on applique des sangsues, ou on se borne à l'expectation. Mais on ne fait rien contre la nature du mal; rien contre la prostration nerveuse, ni contre l'exagération de la température animale, qui sont cause de tous les accidents. — La médecine allopathique est à peu près comme un menu de table, où les mets se succèdent toujours de la même façon, sans avoir égard à leur digestibilité et aux idiosyncrasies des convives.

Fièvre intermittente.

La fièvre intermittente franche est rare chez les enfants ; cependant elle peut exister, quoique avec des caractères moins tranchés que chez les adultes. C'est plutôt la forme rémittente qui domine. Toutefois, à la moindre périodicité dans la marche des symptômes, il faut recourir à l'hydro-ferrocyanate de quinine, qui est ici le médicament le mieux approprié à la susceptibilité de l'enfant.

La fièvre paludéenne entraîne toujours l'engorgement de la rate et du foie, et exige l'emploi de l'arséniate de quinine : 1 granule de quart d'heure en quart d'heure, au moment du paroxysme, au lieu d'attendre l'apyrexie. — Tous les matins, lavage intestinal par le Sedlitz Chanteaud. — Pendant la convalescence, on donnera, chaque jour — durant la première quinzaine — 3 à 4 granules d'arséniate de soude, afin de dégorger le foie et la rate, et, aux repas, 1 granule de quassine. Durant la deuxième quinzaine, on reprendra la quinine pendant quatre à cinq jours, afin d'empêcher le retour de la fièvre. Si on le peut, on fera changer l'enfant de milieu.

Fièvres éruptives

Ces fièvres constituent une sorte d'efflorescence, et sont surtout propres à la deuxième et à la troisième enfance, c'est-à-dire jusqu'à la puberté exclusivement. Elles sont caractérisées par des périodes ou modes d'évolution — comme la fièvre typhoïde — périodes qu'on ne saurait couper, mais qu'on peut rendre inoffensives par un traitement approprié à la nature et à la marche de la maladie.

La première période — *ou l'incubation* — est caractérisée par la prostration ou l'alanguissement — tout comme dans la fièvre typhoïde — il faut donc stimuler l'économie par la strychnine : 3 à 4 granules par jour.

Dans la deuxième période, que nous nommerons « la combustion », et qui est due à la sub-paralysie des nerfs vaso-moteurs, il faut encore insister sur la strychnine (arséniate), en y ajoutant l'aconitine et la vératrine : toutes les demi-heures 1 granule de chaque. Au bout de peu d'heures, le pouls et la chaleur tombent, la peau se rafraîchit, et l'éruption se fait calme et régulière ; c'est la troisième période. Il n'y a plus alors qu'à attendre la maturation, et tout se termine endéans la quinzaine.

Il y a loin de cette marche bénigne à l'orage qui signale beaucoup de fièvres éruptives quand on les abandonne aux seules forces de la nature.

Il ne faut pas perdre de vue qu'il s'agit d'un poison ou venin animal, qui altère le sang quand il n'en est pas promptement éliminé. Voilà pourquoi il faut faire tomber la fièvre, qui seule fait obstacle à l'éruption. Le célèbre Boerhaave a signalé des *variolæ sine variolis*, c'est-à-dire la fièvre variolique sans éruption, de toutes la plus grave, parce qu'elle exerce ses ravages sur les organes internes.

Nous dirons maintenant un mot des diverses fièvres d'éruption en particulier.

Variole.

Elle a souvent une période d'incubation fort longue : une semaine, une quinzaine et même vingt jours, période pendant laquelle l'enfant reste abattu, ne bougeant pas, d'une humeur maussade, et avec un dérangement gastrique qui va jusqu'aux vomissements. Il porte la main au front comme pour dire que là est la douleur; les yeux ne souffrent pas la lumière. Vers le soir il y a augmentation de chaleur à la peau, et la nuit, le sommeil est troublé. On purgera légèrement l'enfant au sel de Sedlitz, et on lui donnera 3 à 4 granules d'arséniate de strychnine et d'hydro-ferro-cyanate de quinine, afin de prévenir la paralysie des vaisseaux. Dès que le calorique devient morbide, c'est-à-dire qu'il s'élève au-dessus de 39° c. (40-41° c.), on aura recours à l'aconitine et à la vératrine, jusqu'à ce qu'il soit descendu de nouveau au-dessous de 39° c. L'éruption se faisant alors, on la favorisera par des boissons légèrement diaphorétiques — comme le tilleul, le sureau — et on épongera le corps avec une solution de chloral et de borax·afin d'empêcher le prurit cuisant. Cette solution agit en effet à la manière d'un anesthésique. Les boutons, se développant normalement, ne donnent pas lieu à ces suppurations prolongées et à ces ulcérations du derme qui laissent des traces profondes.

Vers la fin, la fièvre variolique devient erratique ; c'est le moment de revenir à la quinine (principalement l'arséniate). Il ne faut pas perdre de vue que c'est cette fièvre de résorption purulente qui constitue le danger puisque souvent elle prend une marche typhique. Un autre danger, ce sont les pustules qui se développent dans les premières et dernières voies : le pharynx et le rectum. Il faudra donc faire usage, à temps, de gargarismes et de lavements au chloral boraté. Comme les premiers sont impossibles chez les tout jeunes enfants, on leur fera prendre de l'eau sucrée, dans laquelle on aura mêlé une cuillerée à café de là solution.

Quand les surfaces sont entreprises, on les traitera comme des brûlures, c'est-à-dire qu'on les couvrira de fines mousselines, trempées dans de l'huile douce, à laquelle on ajoutera un et demi pour cent d'acide phénique parfaitement neutre, afin d'écarter les vibrions et bactéries, qui rendent la contagion plus dangereuse. On fixera les mains de l'enfant pour l'empêcher de se gratter.

Traitée de la sorte, il est rare que la variole — même avant vaccination — ne suive pas une marche bénigne, et on ne voit pas apparaître les symptômes cérébraux qui rendent si souvent cette maladie mortelle. Il en est de même des pneumonies, qui n'ont pas le moyen de s'établir avec un sang rafraîchi, surtout si on a soin de placer l'enfant dans un milieu bien aéré et dans une température modérée, au lieu de ces étuves où l'on prétendait autrefois activer l'incubation.

La petite vérole après vaccination — à moins d'épidémies très violentes — n'est qu'une variole mitigée ou varioloïde, mais qui ne laisse pas que d'être contagieuse, et qui doit être traitée avec le même soin que sa congénère (Nous renvoyons à notre ouvrage : *Monument à Jenner ou Histoire générale de la vaccine*).

Varicelle.

Les enfants présentent quelquefois, avant l'accomplissement de la première dentition, une fausse variole ou *varicelle* (*chicken pox* des Anglais), qui est plutôt de nature herpétique ou vésiculeuse que pustuleuse, et qui ne présente aucune gravité en dehors des accidents de la dentition. Il suffira d'entretenir la liberté du ventre par le sel de Sedlitz. Si la fièvre est trop forte, c'est-à-dire que la chaleur s'élève au delà de 40° c., on la fera tomber au moyen de l'aconitine : toutes les demi-heures 1 granule.

L'aconitine agit à l'instar d'une véritable saignée, puisqu'elle fait tomber le pouls sans aucune perte matérielle. Elle calme également les symptômes cérébraux, sans avoir les inconvénients des sels d'opium. Aussi doit-elle être la base du traitement de toutes les maladies aiguës de l'enfant.

Rougeole.

La rougeole doit être surtout surveillée par rapport aux symptômes thoraciques, comme la variole par rapport aux symptômes cérébraux et abdominaux ; c'est-à-dire que ce sont les broncho-pneumonies, les péricardites qui sont le plus à craindre dans ce cas. Il faut donc, dès que la maladie apparaît avec sa forme catarrhale, mesurer l'état de prostration, afin de donner immédiatement la strychnine (sulfate), si l'abattement est fort grand et s'il existe une gêne de la respiration ; si l'enfant est fort jeune (deux ans), on fera choix de la brucine. Si la chaleur animale dépasse 40° c.,

on donnera l'aconitine, et s'il se présente des symptômes broncho-pneumoniques, la vératrine : 1 granule de chaque, de demi-heure en demi-heure
jusqu'à ce que l'éruption apparaisse — ce qui ne tarde pas, la fièvre ayant
diminué. — Il ne faut pas perdre de vue que c'est l'aridité du tégument
qui empêche l'éruption ; aussi verse-t-on dans une grosse erreur en tenant
l'enfant dans un milieu trop chaud.

Les autres soins consistent en boissons et lavements rafraîchissants.
— S'il y a retard de garde-robes, on donnera le Sedlitz Chanteaud. — Dès
que l'éruption sera faite, on nourrira l'enfant avec des bouillons légers.

Dans le cas où il y aurait broncho-pneumonie, il faudrait recourir à
la vératrine, afin de provoquer rapidement le contro-stimulisme.

La rougeole se complique souvent d'un état diphthéritique, qui exige
l'emploi de l'hydro-ferro-cyanate de quinine et du sulfure de calcium. Nous
y reviendrons en parlant du croup.

A cause de la prostration nerveuse, les évacuations sanguines sont
rarement indiquées.

Le traitement que nous venons d'indiquer doit être institué avec une
grande énergie, parce que la rougeole, à cause de ses complications, est
rapidement mortelle. Selon le docteur Grégori, à Londres, elle compte
pour plus de 6 0/0 dans la mortalité générale de cette immense ville. La
chose n'est pas étonnante quand on voit la nullité du traitement qui a été
suivi jusqu'à ce jour.

Scarlatine.

De toutes les fièvres éruptives, la scarlatine est celle où la chaleur
s'élève le plus, puisqu'elle peut aller à 42° et 43° c., aussi n'y en a-t-il pas
de plus dangereuse. Nous ne parlons pas de la scarlatine bénigne, où la
forme de la maladie est à peine indiquée et prend le caractère d'un simple
érythème.

Les complications de la scarlatine ayant lieu du côté de la gorge, et l'angine pouvant prendre un caractère gangreneux, il faut y veiller, heure par
heure, car le mal se déclare souvent brusquement.

Le traitement se déduit de cette marche, c'est-à-dire qu'il faut soutenir la vitalité par la strychnine ou la brucine : 1 granule de demi-heure en demi-heure ; puis, la chaleur venant à monter, donner l'aconitine et l'hyosciamine pour prévenir le spasme de la gorge : 1 granule de chaque toutes les heures. — Rafraîchir l'enfant par les lavements et le Sedlitz Chanteaud, pour empêcher les embarras gastriques et l'état fuligineux de la langue.

Ce traitement doit être institué d'une manière d'autant plus active que l'enfant est sous la menace d'engorgements du cou, qui l'étoufferaient. Souvent on voit survenir des phlegmons, surtout aux régions parotidiennes (oreillons).

L'emploi de la strychnine, au début, est surtout nécessaire dans les épidémies scarlatineuses. Les symptômes comateux qui se déclarent, dans ces cas, devront être combattus par l'arséniate de caféine : 1 granule de demi-heure en demi-heure.

Dans le cours de l'affection il se déclare des oscillations qui devront être combattues par l'hydro-ferro-cyanate de quinine : 1 granule de demi-heure en demi-heure, sans avoir égard à la fièvre, puisque c'est cette dernière qu'il importe de faire tomber. Cette préparation aura pour effet d'empêcher la décomposition du sang, et préviendra l'anasarque scarlatineuse. En cas où l'enfant est bouffi, avec les urines rares, à l'hydro-ferro-cyanate de quinine on joindra la digitaline.

Les soins hygiéniques tendront à entretenir la fraîcheur de la peau par des lotions à l'éponge (*sponge bath* des Anglais) et à renouveler l'air de l'appartement. — Ici encore, il faut éviter les inconvénients d'une température trop élevée : 17° c., en moyenne, suffisent.

Diphthéries.

Les diphthéries se rapprochent beaucoup des fièvres éruptives, parce qu'il se produit également ici une exsudation sous forme de plaques, probablement à cause de la mollesse de l'épithélium, tandis qu'à la peau ce sont des papules ou vésicules. Cependant ces dernières peuvent s'y former également, preuve qu'il faut admettre une différence dans les formes morbides, d'après les causes ou les agents qui les produisent. Dans la plaque d'exsudation se trouvent toujours des parasites ou proto-organismes, qui pourraient fort bien être la source de la matière diphthéritique, laquelle, comme on sait, est contagieuse. Nous insistons sur ce fait, à cause de l'indication de détruire toute plaque par la cautérisation avec les acides végétaux : vinaigre, suc de limon, à l'exclusion des acides minéraux.

C'est également en vue de ces parasites qu'on donne le sulfure de calcium, qui a pour effet de débarrasser la muqueuse. Quant à la fièvre qui accompagne les diphthéries, elle exige l'emploi de la strychnine, s'il y a prostration ; de l'aconitine, contre l'orgasme vasculaire ; de l'hyosciamine, contre l'éréthisme nerveux ; l'hydro-ferro-cyanate de quinine, contre les oscillations ou accès. Ce traitement, institué en vue des troubles de la vitalité, est donc toujours le même.

Stomatite folliculeuse, ulcéreuse, gangreneuse.

Ces noms indiquent les diverses formes de la maladie. Elle se rattache souvent aux fièvres éruptives : variole, rougeole, scarlatine, dont elle est une extension. La bouche de l'enfant est extrêmement irritée et présente des plaques, surtout à la langue et aux angles des lèvres. Ainsi que nous l'avons dit, il faut les détruire immédiatement, en les touchant avec un pinceau ou un tampon trempé dans du suc de limon et du miel — *ad fortem aciditatem* — afin d'empêcher l'ulcération du corps muqueux, si douloureuse, et qui entretient la maladie indéfiniment — jusqu'au marasme — et peut dégénérer en gangrène (stomatite gangreneuse) et atteindre les tissus profonds, et même toute l'épaisseur des lèvres et des joues.

En même temps, on combattra la prostration générale par l'arséniate de strychnine, et l'état comateux par l'arséniate de caféine (comme dans les fièvres éruptives malignes) ; et on donnera du bon bouillon avec du vin de Bordeaux. Si l'élévation de la température animale ou les complications l'exigent, on procédera comme dans les fièvres éruptives.

Angine diphthéritique ou couenneuse.

L'exsudation a lieu ici sur un fond rouge engorgé, au voile et aux piliers du palais, aux amygdales, sous forme de petits points qui se réunissent rapidement et forment des plaques étendues, qu'il faut se hâter de détruire par la cautérisation au suc de limon, sans attendre que les fausses membranes soient formées. En effet, l'extension du mal ne tarderait pas à se faire aux tissus sous-jacents, comme dans la scarlatine. Quant au traitement général, il est le même que pour la scarlatine. Toutefois, il est nécessaire de recourir au sulfure de calcium contre la pullulation des parasites. Comme dans le traitement de la scarlatine, il faut recourir à l'hydro-ferro-cyanate de quinine et aux amers : sirop de quinquina, d'écorce d'orange, de simarouba, afin de prévenir l'albuminurie.

Souvent, à la fin de la diphthérie, on est obligé de revenir à la strychnine ou à la brucine, quand il se présente des symptômes de paralysie ou d'affaiblissement général, l'enfant étant d'une pâleur extrême et accusant des douleurs vives dans les joints et dans les membres, suivies de paralysie, état qui peut être mortel quand il se porte sur les organes respiratoires.

Diphthérie laryngée ou croup.

Il faut distinguer ici le croup spasmodique, ou faux croup, du croup véritable ou diphthéritique. Le premier cède facilement à quelques granules d'aconitine et d'hyosciamine, étant dû à un spasme du larynx et des bronches (asthme de Milar).

Le croup vrai a lieu par extension ou d'emblée. C'est ce dernier qui est le plus à craindre, parce que l'on a moins de temps devant soi pour le combattre.

Le croup d'emblée apparaît brusquement, le plus souvent au milieu de la nuit, l'enfant ayant été couché sans apparence de mal. Il arrive cependant qu'il y a des symptômes catarrhaux, avec une légère laryngite, de la toux, mais rien qui ait pu inspirer de l'inquiétude. Le premier symptôme, c'est la modification de la voix et de la toux, qui prennent ce son particulier qu'on nomme croupal, qui semble sortir d'un tube métallique. Ce changement précède toute modification de la respiration; mais bientôt celle-ci devient stridente, avec une expiration prolongée, et la fièvre s'allume. La peau devient mordicante, la face pâlit, le pouls est petit, et la suffocation imminente. On peut conclure de cet ensemble de symptômes que le croup vrai est une affection *sidérative* et non *congestive*, et que, par conséquent, il faut recourir de prime abord à la strychnine ou à la brucine, et non aux déplétions sanguines, qui auraient pour effet de hâter la sidération nerveuse.

On donnera, dans l'un ou l'autre cas, de ces alcaloïdes, toutes les demi-heures 1 granule jusqu'à ce que la dyspnée ait cessé. Quant à l'éréthisme vasculaire ou à la forme inflammatoire de la maladie, il sera moins grand, puisque la paralysie des nerfs vaso-moteurs aura été prévenue. Toutefois, la chaleur montant au delà de la moyenne physiologique, on donnera l'aconitine, afin de l'y ramener : 1 granule avec ou sans strychnine — toutes les demi-heures — pour, enfin, arriver rapidement à l'hydro-ferro-cyanate de quinine, dès que le pouls et la chaleur commencent à osciller.

Ce traitement a pour but d'empêcher le croup de s'étendre, et les fausses membranes de se former. Si celles-ci existent, il faut en provoquer l'expulsion par l'émétique, ou les extraire directement au moyen de la pince laryngée ou de la trachéotomie. *Cette opération ne présentant aucun danger quand on ne laisse pas aller les choses trop loin*, il faut la pratiquer dès que la dyspnée et la pâleur de la face augmentent. Il ne faut pas, dans ce cas, perdre du temps à appliquer des révulsifs, qui, *toujours*, arrivent trop tard. Il faut, comme on dit, marcher au feu. La trachéotomie aura pour effet de faciliter le traitement général, car il ne faut pas perdre de vue que le croup est dû, le plus souvent, a un agent épidémique, et que, par conséquent, dans ce que les auteurs ont nommé périodes du croup, il y a une succession de croups ou d'accès diphthéritiques. Le traitement général doit donc être continué pendant toute la durée de cette *fièvre croupale*, comme dans les fièvres miasmatiques en général. Le fait suivant que nous empruntons à l'ouvrage du docteur West, *Maladies des enfants*, prouve combien il serait dangereux de s'abandonner à une fausse sécurité.

Une petite fille de quatre ans, le 25 juin, présenta de la raucité de la voix, avec perte d'appétit, sans paraître autrement malade ; le 27, elle paraissait moins bien ; pendant la nuit, elle fut très agitée, avec difficulté de respirer. Le 28, respiration plus difficile, mais peu de toux, avec des moments de suffocation. — La nuit, la respiration prit un caractère croupal, ainsi que la dyspnée. — Le 29, un chirugien ordonna les médicaments dont chaque dose provoqua des vomissements, chaque fois suivis d'une grande amélioration et d'une cessation presque complète de la respiration croupale. On crut l'enfant guérie, mais comme elle restait faible, on la conduisit à l'Hôpital des Enfants le 1er juillet, à neuf heures du matin. La petite malade était assise sur les genoux de sa mère, la face pâle et livide, avec la respiration sifflante, la peau sèche, le pouls très fréquent et faible, mais sans cette anxiété habituelle au croup très avancé. — Elle mourut à neuf heures du soir, presque sans agonie. — L'autopsie permit de constater des fausses membranes dans les bronches.

Ce fait démontre que, dans le croup, l'asphyxie est plutôt nerveuse que veineuse. Les fausses membranes n'obstruent pas tellement les bronches que l'air n'y puisse passer, en laissant entendre ce bruit strident propre à la maladie. C'est plutôt l'innervation qui se retire des poumons, aussi faut-il la soutenir par l'hydro-ferro-cyanate de quinine et, au besoin, par l'arséniate de strychnine.

Coqueluche.

La coqueluche doit être rangée parmi les maladies diphthéritiques ou parasitaires, à cause de sa nature épidémique et contagieuse. Il faut donc admettre la présence de sporules flottant dans l'air, qui s'attachent aux papilles des voies respiratoires et produisent cette irritation sous forme d'accès. Nous en donnons ici la description, d'après West.

Une atteinte de coqueluche commence habituellement par du catarrhe, et n'a d'abord rien ou presque rien qui la distingue du rhume ordinaire, si ce n'est que la toux présente quelquefois, presque dès le début, un caractère retentissant particulier. Graduellement les symptômes du catarrhe diminuent, et le léger trouble qu'a éprouvé la santé de l'enfant cesse. Mais nonobstant, la toux continue, elle devient plus éclatante, dure plus longtemps et prend, jusqu'à un certain point, un caractère suffoquant, et, sous tous les rapports, il y a une tendance manifeste à l'exacerbation vers la nuit. A mesure que la toux devient plus intense, ses caractères sont de plus en plus manifestes : à chaque paroxysme, la face devient rouge, et l'enfant est secoué par la violence de la toux. Chaque quinte se compose maintenant d'un certain nombre d'expirations courtes, rapprochées, si puissantes et se succédant avec une telle rapidité que les poumons se vident en grande partie d'air et que l'enfant est menacé, par leur durée, presque d'une véritable suffocation. A la fin, l'enfant reprend haleine, puis une inspiration lente, bruyante, sonore (*hoop* des Anglais, d'où la maladie tire son nom : *hoping cough*), et quelquefois l'attaque est terminée. Plus souvent pourtant, le *hoop* est suivi d'un repos momentané, puis les expirations précipitées recommencent et se terminent de nouveau par une inspiration sifflante, quelquefois pour recommencer encore. Enfin, après une abondante expectoration de mucus glaireux, les efforts pour vomir ou un vomissement réel, l'inspiration s'exécute librement et la respiration redevient graduellement calme. Si vous auscultez la poitrine pendant une quinte, vous n'entendrez aucun bruit dans les poumons; mais, lors de la reprise, vous constaterez de nouveau l'entrée de l'air, bien qu'il ne pénètre pas dans les plus petites bronches. Ce n'est qu'après la quinte, et lorsque la respiration se fait de nouveau d'une manière calme, que l'air pénètre dans les cellules pulmonaires ; alors vous constaterez un murmure vésiculaire aussi pur que si l'enfant n'était pas malade, ou tout au plus l'existence de petits *ronchus* ou de légers râles muqueux. Si la toux est intense, le calme de la respiration ne revient, et le murmure vésiculaire n'est perceptible que quelque temps après que le paroxysme a cessé. Quelquefois une respiration courte et laborieuse annonce chaque attaque de toux ; l'enfant semble alors avoir un pressentiment de la quinte prochaine ; il devient anxieux, regarde sa mère et s'attache plus étroitement à elle; ou, s'il est assez âgé pour marcher, vous pourrez le voir, même avant qu'aucun trouble de la respiration ne se soit manifesté, jeter ses jouets et saisir une chaise ou quelque autre meuble, pour s'y appuyer pendant la quinte qui s'approche. Si le cas est simple, quand même les quintes seraient fortes, la santé de l'enfant continue à être bonne, et il ne souffre que peu ; pendant les intervalles de la toux, son appétit n'est pas diminué, et, après avoir dans une quinte rendu tout ce que contenait l'estomac, il demande presque immédiatement à manger. Le sommeil est calme, excepté quand l'enfant s'éveille pour tousser. Les fonctions digestives sont régulières ; tout au plus il y a un peu de constipation. Un léger mal de tête et de la langueur, la perte de la gaieté habituelle, sont souvent tout ce qu'on peut observer de mal persistant entre les quintes. — Après la première reprise du *hoop*, les accès vont en augmentant, environ pendant une semaine ; la toux devient plus fréquente, avec des paroxysmes plus graves et suffoquants et s'accompagne d'une reprise plus répétée. Après être restée stationnaire dix ou quinze jours, elle commence à diminuer, et un des premiers indices en est fourni par l'amoindrissement des quintes la nuit. Nous voyons que ces quintes deviennent moins fréquentes ; ou bien, si elles reviennent aussi souvent, elles sont moins intenses et cessent quelquefois sans que la reprise ait lieu. Pendant le déclin, toutefois, l'action du froid, un dérangement intestinal, suffiront, dans bien des cas, pour que la reprise ait lieu et augmenter la gravité des attaques. Dans la plupart des cas, la toux perd son caractère spasmodique quelques jours avant de cesser complètement, et vous pourrez même voir un enfant, d'ailleurs bien portant, qui, six semaines au plus après la coqueluche, peut présenter des retours de toux, qui, sous l'influence d'une cause légère, se transformeront de nouveau en une véritable coqueluche.

La moyenne de la durée de la coqueluche étant de six semaines, la question est de savoir si cette durée peut être abrégée ? Nous croyons que oui, et que même la maladie peut être jugulée à son début. Nous nous fondons sur sa nature éminemment parasitaire ; or, les alcaloïdes ont ici le même effet que dans toute maladie miasmatique, c'est-à-dire qu'ils coupent les accès. Nous avons donc donné avec succès l'hydro-ferro-cyanate de quinine et l'aconitine : 1 granule de chaque, de demi-heure en demi-heure, et nous avons vu ainsi les accès devenir nuls ou de courte durée. Ce résultat est important, quand on considère combien d'enfants meurent de la coqueluche si on ne fait rien ou qu'on se borne à prescrire les opiacés et expectorants. Voici un relevé qui le prouve ; nous l'empruntons au docteur Archambault, traducteur de l'ouvrage de West.

« Chez 35 enfants que j'ai vu mourir de la coqueluche, sur 17, la mort fut causée par une bronchite ou une pneumonie ; 18 par congestion cérébrale, de convulsions pendant les quintes, ou de méningite tuberculeuse (il est évident que cette dernière doit être mise hors de cause). En faisant compter le début de la maladie de la première reprise distincte ou de l'apparition d'un premier paroxysme bien marqué, on voit, sur 31 cas où ce détail est noté avec précision :

MORT PAR LES POUMONS	PAR LE CERVEAU	TOTAL	MORT DANS L'ESPACE DE
0	1	1	7 jours.
2	4	6	14 »
2	3	5	21 »
0	2	2	28 »
1	1	2	5 semaines.
2	0	2	6 »
3	3	6	7 »
1	1	2	8 »
4	1	5	De 8 semaines à 3 mois.
15	16	31	

Dans le cas où il y a beaucoup d'anhélation et où les poumons menacent de s'engouer, on donnera la brucine ou la strychnine (sulfate), conjointement avec l'hyosciamine : 1 granule de chaque toutes les heures. Enfin, dans la période humide ou catarrhale, le sulfure de calcium sera donné avec succès, tant comme expectorant que pour détruire les parasites ou sporules qui s'attachent aux papilles de la muqueuse et sont cause des quintes. Nous donnons cette explication parce qu'elle est la plus rationnelle. On ne saurait, en effet, admettre une intoxication générale, puisque l'enfant continue à se bien porter, et que les congestions sont dues aux efforts qu'il fait pour tousser.

Ainsi, dès le début de la maladie ou même préventivement, on donnera : 1 granule aconitine et 1 granule hydro-ferro-cyanate de quinine d'heure en heure. Si, malgré ce traitement, les accès se rapprochent et la si face de l'enfant se congestionne, après l'avoir purgé légèrement au sel de Sedlitz, on donnera l'aconitine et l'hydro-ferro-cyanate de quinine, toutes les demi-heures, et on continuera jusqu'à ce que les bronches se soient calmées. Alors, on passera au sulfure de calcium : 1 granule toutes les heures, afin de rétablir l'expectoration. — West est grand partisan dans ce cas de l'acide cyanhydrique ; voici comment il s'exprime à cet égard.

Quand, de la première période, la coqueluche est passée à la seconde (c'est-à-dire de la forme catarrhale à la forme quinteuse), et quand la maladie a revêtu ses traits caractéristiques, l'état du malade doit encore décider s'il convient d'employer des médicaments et quels ils doivent être. Il arrive que la toux, ainsi que les reprises, soient fort légères et les quintes plus nombreuses dans une journée ; en pareille circonstance, on peut se dispenser de faire une médication. Si le caractère paroxystique de la toux est bien marqué et les retours des quintes très fréquents, on retirera un grand avantage de l'acide cyanhydrique. Je commence habituellement par une dose de 0,03 de celui de la Pharmacopée de Londres [1], toutes les quatres heures, pour un enfant de neuf mois, en augmentant proportionnellement pour les enfants plus âgés. L'influence spécifique du médicament s'exerce, je pense, d'une manière plus efficace et plus sûre en rapprochant l'administration des doses qu'en les augmentant ; c'est pourquoi je préfère donner une demi-dose toutes les deux heures qu'une plus forte pas répétée aussi souvent. Ce médicament exerce quelquefois une influence presque magique sur la toux, dont il diminue les paroxysmes de fréquence et d'intensité d'une manière presque immédiate, tandis que, d'autres fois, il semble entièrement inerte, et que, dans d'autres cas, sans diminuer en aucune façon la toux, il manifeste son action *toxique* spéciale sur le système nerveux, au point de rendre sa cessation opportune. Je n'ai pourtant jamais vu qu'une fois des symptômes alarmants suivre son usage, bien que je l'aie administré dans des centaines de cas. Dans cette circonstance, je donnais 0,06 centigrammes d'acide cyanhydrique dilué, toutes les quatres heures, à un petit garçon de deux mois et demi ; il avait la toux avec reprise, depuis quatres jours, quand il me fut présenté, et souffrait alors d'une toux assez sévère avec une dyspnée considérable. Il prit l'acide pendant quatres jours, sans qu'il se produisit aucun effet sur le système en général ou sur l'estomac. mais au bout de ce temps, après chaque dose, il poussait un cri, se trouvait faible et serait tombé si on ne l'avait soutenu. Ce résultat s'étant produit après trois ou quatre doses, la mère cessa l'administration du médi-

[1] L'acide cyanhydrique contient environ 2 p. c. d'acide anhydre.

cament, dont, naturellement, je ne repris pas l'emploi. Le même médicament produisit des symptômes semblables, mais moins marqués, chez la sœur, une petite fille de cinq ans, et ni dans l'un, ni dans l'autre cas, la toux ne fut le moins du monde diminuée. Bien qu'un autre fait semblable ne se soit pas offert à mon observation, je donne toujours aux parents le conseil de diminuer la dose du médicament et même de le cesser tout à fait, si l'enfant se trouve mal, ou étourdi ou égaré après son administration, et je ne continue jamais l'usage de l'acide, s'il ne donne pas des preuves marquées de son efficacité trois ou quatre jours après la première dose.

Nous devons faire remarquer ici combien les remèdes allopathiques sont incertains dans leur action et dangereux quand il s'agit d'agents aussi actifs que l'acide cyanhydrique. West dit l'avoir employé dans des centaines de cas, et on sait que c'est Magendie qui a mis ce médicament en usage ; mais les faits cités par le médecin anglais, les précautions qu'il est obligé de prendre, prouvent combien son emploi est dangereux. Comment, en effet, ne pas craindre les effets des prescriptions suivantes indiquées par West.

<pre>
Nº 1. Acide cyanhydrique dilué à 2 p. c.....   0.24 centigr.
      Sirop simple........................   5   »
      Eau distillée.......................   25   »
                                             m. s. a.
Nº 2. Acide cyanhydrique à 2 p. c ....   0.23 centigr.
      Émulsion d'amandes gommées........   30   »
                                             m. s. a.
</pre>

Une cuillerée à café, toutes les six heures, pour un enfant de neuf mois !

De deux choses l'une : ou l'acide est parfaitement anhydre ou rectifié, ou il ne l'est pas. Dans le premier cas, il empoisonnera; dans le second, il ne produira aucun effet. De là, les incertitudes du remède signalées par West lui-même. On conviendra donc que le médecin, après avoir formulé une semblable ordonnance, ne peut être tranquille, à moins de pratiquer tout à fait machinalement, comme c'est quelquefois le cas. — Ce qui indique chez West un grand sens pratique, c'est qu'il dit que les plus petites doses rapprochées sont plus efficaces que les fortes doses données à des intervalles plus prolongés. C'est le principe de la méthode dosimétrique, qui n'aventure jamais rien et formule, non d'après le Codex, mais d'après les indications. C'est ainsi que, dans le traitement de la coqueluche, le médecin doit avoir égard à la nature de la maladie et à ses effets. Sa nature est éminemment contagieuse ; l'élément morbide flotte dans l'air, ou est renvoyé par l'enfant avec les matières expectorées (air et mucus) ; il faut donc lui opposer un agent antimiasmatique, tel que l'hydro-ferro-cyanate de quinine. En outre, il y a la fièvre de début, qui exige l'emploi de l'aconitine. On réunira donc les deux, ainsi que nous l'avons indiqué.

Mais les sporules ne sont pas entièrement détruites : il faut donc recourir au sulfure de calcium, qui aura également pour effet de favoriser l'expectoration et la diaphorèse. — Restent les symptômes broncho-pneumoniques, qui doivent être observés de près, et nécessitent l'emploi de la strychnine, de la vératrine, soit seules, soit combinées avec l'aconitine ou la digitaline.

Voilà ce qu'on peut nommer une médication vraiment méthodique et rationnelle ; tandis qu'avec l'allopathie on ne fait que de l'empirisme. Nous ne comprenons donc pas la résistance de l'École à notre méthode et les médisances qu'on débite contre elle faute d'arguments sérieux. Chose remarquable ! c'est l'École qui reproche à la dosimétrie d'être une médecine purement symptomatique ; mais c'est l'histoire de la poutre et de la paille. Au fait, quand on a dans l'œil une poutre aussi grosse que l'allopathie, il n'est nullement étonnant qu'on en soit aveuglé.

III

INFLAMMATIONS

Les inflammations sont d'autant plus promptes à naître chez l'enfant que sa chaleur normale est plus grande, son pouls plus accéléré et son sang plus riche en principes albumineux et en globules blancs ou leucocythes. Ce sont là, effectivement, les conditions principales de la phlogose. Ajoutez à cela une plus grande susceptibilité ou impressionnabilité nerveuse, avec tendance aux spasmes et aux convulsions.

Dans l'inflammation infantile, c'est l'élément nerveux qui l'emporte sur l'élément sanguin ; aussi les déplétions sanguines sont-elles rarement déterminantes, comme chez l'adulte, et ne font, le plus souvent, qu'augmenter le collapsus. Maintes fois j'ai vu des enfants succomber après des applications de sangsues.

Nous allons passer en revue les inflammations des enfants, d'après l'ordre de leur fréquence et de leur importance.

Méningite.

La méningite débute presque toujours d'une manière insidieuse et presque inaperçue : l'enfant est triste, maussade, volontaire, veut rester sur les genoux et porte instinctivement les mains au front pour soustraire ses yeux à la lumière, à cause de la douleur qu'il y ressent. Par moments, il jette un cri soudain, en cherchant à se cramponner au cou de sa mère ou de sa nourrice.

L'estomac, sympathiquement irrité, refuse toute nourriture, et souvent il y a des vomissements, ou du moins des tendances. La soif est peu vive et même répulsive des boissons. La langue n'est pas sèche, mais rouge sur les bords et à la pointe. La peau est aride, mais il y a des alternatives de chaleur et de frisson. Toutes ces circonstances sont caractéristiques et dénotent une concentration vitale *loco dolenti*, d'où il faut la ramener par les médicaments qui impriment une action générale au système nerveux vaso-moteur. Il faut donc, dès le début, prescrire la brucine ou la strychnine (selon l'âge) : 1 granule de demi-heure en demi-heure, et, si l'enfant est somnolent, l'arséniate de caféine. En même temps, on appliquera sur la tête des compresses vinaigrées, et aux jambes des cataplasmes sinapisés. On passera des lavements émollients ; pour boisson, de l'eau fraîche avec une petite quantité de sel de Sedlitz : 1/4 de cuillerée à café par verre, afin qu'elle soit rapidement absorbée. Le vomissement continuant, à la strychnine on ajoutera l'hyosciamine : 1 granule de chaque, de demi-heure en demi-heure, jusqu'à cessation des vomissements. Ce sera également le moyen de prévenir les convulsions.

Dès qu'on s'apercevra des oscillations de la température et du pouls, on donnera l'hydro-ferro-cyanate de quinine : 1 granule de demi-heure en demi-heure, jusqu'à ce que la fièvre tombe.

Chez les enfants forts, ayant dépassé cinq ans, en cas de congestion bien caractérisée, on appliquera aux apophyses mastoïdes une sangsue, qu'on laissera couler par intervalles, afin d'amener une dérivation. Mais d'ordinaire l'aconitine dispensera de ces déplétions. On donnera l'alcaloïde : toutes les demi-heures 1 granule.

La méningite dite *tuberculeuse* se déclare chez les enfants nés de parents poitrinaires, bien qu'il soit rare de constater des tubercules dans les méninges. Quand ceux-ci existent, ils sont isolés et agissent à l'instar de corps étrangers, en produisant une vive irritation, des convulsions suivies de paralysie, à cause de la suffusion séreuse et de l'œdème du tissu cérébral.

La méningite se déclare également dans le cours de la fièvre rémittente ou typhoïde dont elle est alors une complication. Le délire se montre de bonne heure, surtout le soir. Les pupilles sont d'abord contractées, puis dilatées. Le traitement est le même que dans la fièvre typhoïde (Voir cette dernière).

La terminaison de la méningite qui n'a pas été traitée convenablement est toujours fâcheuse, puisque la mort, ou la paralysie avec perte des facultés intellectuelles, en est la conséquence. Malheureusement, l'école organicienne ne fait rien pour prévenir ces accidents, qu'elle semble plutôt guetter en vue de l'autopsie ; et elle est toute fière de constater les désordres anatomo-pathologiques. Mais tous ces désordres ne se seraient pas établis avec le traitement dosimétrique, tel que nous venons de l'indiquer. Le calomel et les autres préparations mercurielles ont été jusqu'ici le cheval de bataille du praticien ; mais ces préparations, qui diminuent la plasticité du sang, ne font qu'ajouter au collapsus général. Quant aux déplétions sanguines, nous venons d'en dire notre opinion.

Cérébrite.

Quoiqu'il soit difficile d'abstraire la méningite de la cérébrite, on peut dire que l'inflammation du tissu cérébral est latente, ce tissu ayant peu de sensibilité intrinsèque. C'est surtout dans les sinus veineux que se forment les désordres, comme la thrombose, à la suite de la scarlatine. En voici un exemple que nous empruntons au docteur West.

Une petite fille bien portante fut atteinte de la scarlatine, à l'âge de huit mois ; l'éruption ne fut pas grave, mais, après sa disparition, la petite malade ne recouvra pas sa santé antérieure, et continua à rester agitée et fiévreuse. Quelquefois elle vomissait, et les paupières étaient souvent un peu enflées. Quinze jours après l'apparition de l'éruption, elle eut un ou deux accès violents de convulsions, mais celles-ci cessèrent par l'incision des gencives, et ne parurent, en aucune façon, avoir de rapport avec la maladie antérieure. L'enfant resta mal portante jusqu'à l'âge de dix mois et demi, époque à laquelle la mère nota, outre la bouffissure des paupières, une enflure des jambes et de l'abdomen, ce qui la détermina à recourir à mes soins, l'enfant ayant alors onze mois.— Il y avait eu œdème très prononcé des membres inférieurs et de la fluctuation dans l'abdomen ; les urines rares et fortement altérées. En trois semaines à peu près, son état s'était considérablement amélioré, la sécrétion urinaire était devenue plus abondante, l'anasarque avait beaucoup diminué, et la circonférence de l'abdomen environ de 4 centimètres. — Une attaque de convulsions survint alors, sans aucune cause apparente, ne fut suivie d'aucun trouble cérébral et ne se reproduisit pas. Après une semaine, un écoulement de matière séro-purulente se fit par l'ombilic et continua pendant plusieurs jours (environ 150 à 200 grammes). Cet écoulement fut plutôt suivi d'une amélioration que d'un affaiblissement de la santé ; mais, après une durée de onze jours, la fièvre et la dyspnée se montrèrent soudainement, avec matité à la percussion du coté droit de la poitrine et absence de murmure respiratoire en ce point. L'enfant, à partir de cette époque, devint plus faible, plus maigre, et tomba en étisie. Aucun symptôme nouveau ne se montra jusqu' au moment où elle fut saisie d'une extrême faiblesse allant presque jusqu'à la syncope. Elle se ranima cependant sous l'influence des stimulants ; mais, quarante-huit heures plus tard, la faiblesse revint et se termina par la mort, sans apparence de convulsions, juste cinq mois et demi après l'attaque de scarlatine. A l'autopsie, on trouva une pleurésie du côté droit, avec épanchement d'environ 180 grammes de pus dans la plèvre droite, et une péritonite, avec quatre litres et demi du même liquide. On pouvait suivre le trajet fistuleux à travers lequel le liquide s'était échappé par l'ombilic. La dure-mère adhérait fortement, le long du tiers postérieur du sinus longitudinal, au pressoir d'Hérophile, et le long du sinus latéral gauche.— Les sinus du côté droit étaient sains, mais le sang, dans leur intérieur, était presque entièrement coagulé. — La moitié postérieure du sinus longitudinal, le pressoir, le sinus gauche, latéral et occipital, étaient oblitérés par un coagulum fibrineux, tel qu'on en trouve dans les veines enflammées, et le caillot s'étendait jusque dans la veine jugulaire interne. Les parois du sinus longitudinal et celles du sinus latéral, dans sa moitié interne, étaient épaissies, et leur membrane interne avait perdu son poli, était inégale et d'un aspect sale. Il y avait un peu de congestion de l'arachnoïde ; une quantité notable

de liquide dans les ventricules, et sur les sections de la substance cérébrale se montrait
un pointillé sanguin plus considérable que d'habitude, au niveau du lobe moyen gauche ;
les veines cérébrales en ce point étaient distendues par un coagulum, et leurs parois
étaient épaissies. Vers la partie antérieure du lobe moyen gauche, il y avait quatre foyers
apoplectiques, où le sang avait gardé sa couleur naturelle. Chacun de ces épanchements
était en rapport avec une veine obstruée et distendue. Le caillot le plus fort s'enfonçait
de vingt-cinq millimètres dans la substance cérébrale ; les autres n'avaient que peu de
volume.

On voit à quels désordres organiques peut conduire la fièvre inflammatoire, et combien il est important de conjurer cette dernière par les alcaloïdes deffervescents, comme une fièvre intermittente par la quinine. Et à cet
égard nous ferons observer que la fièvre ne s'épuise point en se localisant ;
au contraire, elle donne lieu à une fièvre nouvelle — comme un incendie
qui se propage. Alors donc que l'inflammation s'est allumée, il faut lutter
avec énergie contre son extension ; ainsi, dans le cas que nous venons de
citer, l'inflammation a envahi successivement toutes les séreuses jusqu'à
l'intérieur des veines.

Méningite spinale.

Cette affection se présente chez les enfants lymphatiques, rachitiques,
et est fort difficile à diagnostiquer à cause des phénomènes réflexes.

Elle peut être consécutive à une méningite cérébrale, et débuter par
la tête ; mais bientôt le malade se plaint de douleurs dans les membres, surtout les mollets, et aussi d'élancements dans le dos. Il y a douleur constante
à l'épigastre, ce qui la peut faire confondre avec l'épigastralgie. La douleur
est aggravée quand le malade va à la garde-robe, et il y a d'ordinaire constipation. Les élancements dans les membres dégénèrent en faiblesse et bientôt
en paralysie. On voit combien le médecin doit être attentif dans ce cas. Il
calmera la susceptibilité morbide de la moelle épinière par l'hydrothérapie,
les ventouses sèches, et à l'intérieur il donnera la cicutine et l'aconitine :
1 granule de chaque (ensemble), toutes les heures, jusqu'à cessation des
douleurs. Contre les douleurs de l'épigastre, il aura recours à l'hyosciamine
et à la brucine : 1 granule de chaque, d'heure en heure, jusqu'à sédation.
Friction des membres avec de l'eau-de-vie camphrée.

Ramollissement aigu de la moelle.

Il est la conséquence de la méningite et donne lieu à des contractions, des élancements, des fourmillements, symptômes précurseurs de la paralysie. On observe d'ordinaire l'hyperesthésie cutanée, au point de produire l'horreur du toucher. Le traitement est le même que dans la méningite.

Hydrocéphalie aiguë ou Hydrorachis.

Elle est la conséquence de méningites méconnues ou qu'on n'a pu arrêter au début. La paralysie est graduelle et constamment précédée de symptômes d'irritation du cerveau ou de la moelle : élancements, contractions, convulsions. L'enfant perd son embonpoint et sa force. Le seul moyen d'enrayer la marche du mal, c'est l'emploi de la brucine, de l'aconitine et de la digitaline : 3 à 4 granules par jour, pour soutenir l'innervation et la circulation. On fera usage de bains d'eau de mer.

Quant à la paracentèse crânienne ou spinale, elle offre ce grand danger de faire mourir l'enfant sous le coup, et d'ailleurs ne peut rien contre les désordres organiques.

Otite profonde.

Nous plaçons ici cette inflammation, à cause de ses rapports avec la méningite et la cérébrite, et des troubles graves de la coordination des mouvements qui peuvent en être la conséquence. Les oreilles sont brûlantes et le siège d'élancements très douloureux qui arrachent des cris au petit malade, et font qu'il tient la tête serrée des deux mains. L'enfant se déjette de côté et même tourne complètement sur lui-même, ou éprouve des balancements continuels, comme le balancier d'une horloge. La peau est chaude et sèche, le pouls fort vif et très accéléré : 120 à 130 pulsations.

Le traitement doit consister ici en aconitine et brucine : 1 granule de chaque, toutes les demi-heures, jusqu'à sédation. — Révulsifs aux extrémités. — Purger légèrement au sel de Sedlitz.

Bronchite capillaire.

Cette inflammation est très à craindre chez l'enfant, à cause de l'étroitesse des voies respiratoires, de l'état spasmodique et de l'abondance des sécrétions. Le médecin devra donc être attentif au moindre rhume, afin d'y opposer immédiatement l'aconitine et la brucine : 1 granule de chaque, toutes les heures ou toutes les demi-heures, selon l'accuité du cas. Il est rare que la fièvre ne cède pas à la troisième ou à la quatrième prise : les bronches se détendent et la sécrétion devient facile. Il est de toute nécessité de tenir l'enfant dans une température moyenne de 16° à 17° c. — On aura soin d'entretenir la liberté du ventre par le sel de Sedlitz.

Voici quelques circonstances relatives à la marche du mal. Pendant les premiers jours, l'enfant ne semble avoir qu'un rhume ordinaire, mais par degrés, la toux, au lieu d'être humide, devient plus dure, plus fréquente et plus pénible, la respiration est sifflante, rapide et souvent un peu irrégulière. La face est injectée, le pouls accéléré et tendu. La nuit est agitée, et l'enfant se réveille avec une grande oppression. A l'oreille nue, on entend des craquements secs et humides, des ronchus. Au stéthoscope, les râles secs prédominent à la partie supérieure de la poitrine, les râles humides à la base. La prostration nerveuse est extrême, et bientôt l'enfant pâlit, signe avant-coureur de la mort.

On voit par cette ensemble de symptômes combien il est important de recourir, dès le début, à la brucine et à l'aconitine. Si les forces de l'enfant le permettent, on lui fera prendre de l'émétine, pour favoriser l'expectoration : 1 granule de demi heure en demi-heure, en alternant avec l'aconitine et la brucine si la fièvre n'est pas complètement tombée.

Catarrhe suffocant.

L'attaque est quelquefois soudaine, mais, dans le plus grand nombre des cas, elle est précédée de catarrhe ordinaire, preuve que celui-ci ne doit jamais être négligé.

L'explosion de la fièvre est également instantanée : la face est anxieuse et exprime l'oppression ; les yeux lourds, la respiration saccadée, la tête renversée en arrière. Quelquefois c'est une véritable angine de poitrine avec douleur rétro-sternale, retentissant à l'épigastre. La toux prend un caractère paroxystique, c'est-à-dire par quintes. Aux approches de la mort, la respiration devient de plus en plus abdominale, preuve que les poumons se paralysent, et l'enfant tombe dans un assoupissement de plus en plus profond.

Le traitement consistera ici à donner l'aconitine, la brucine et l'hyoscyamine : 1 granule alternativement, de quart d'heure en quart d'heure, jusqu'à détente complète. On passera de petits lavements avec 3 à 4 granules d'hydro-ferro cyanate de quinine, écrasés dans un peu d'eau de son, et on appliquera des cataplasmes vinaigrés aux extrémités inférieures. En même temps, on badigeonnera la poitrine avec du collodion, qui fait l'effet d'un anesthésique et d'un révulsif.

Rarement on recourra aux déplétions sanguines, qui ne feraient qu'augmenter le collapsus.

Grippe.

La grippe ou *influenza* constitue un catarrhe épidémique accompagné de symptômes cérébraux, avec fièvre continue, et dont le danger consiste également dans la broncho-pneumonie. Ce sont donc les révulsifs et les calments deffervescents qu'il faut employer, comme dans la bronchite capillaire.

Les lavements à l'hydro-ferro-cyanate de quinine sont également indiqués ici.

Pneumonie.

Cette maladie, chez l'enfant, est rarement franche, et s'accompagne d'une grande prostration nerveuse : l'enfant est pâle, et on ne soupçonnerait pas la maladie n'était l'oppression, et que l'enfant est obligé de respirer la bouche ouverte ; de là, sécheresse de la langue. La peau du tronc est sèche et mordicante (40, 41 c.), tandis que les extrémités inférieures sont froides. On voit que l'innervation se retire de la périphérie. La face prend un aspect bouffi, lourd, anxieux ; les lèvres, une teinte livide. A l'auscultation, on entend peu de crépitation ou râles, à moins que la pneumonie ne soit compliquée de bronchite, mais le bruit respiratoire est effacé ; on s'aperçoit par là que le poumon ou les poumons deviennent de moins en moins perméables. La percussion révèle une matité presque complète, plus cependant à la base qu'au sommet. Le pouls est très fréquent et petit ; l'enfant est. très agité, délire ; quelquefois il reste étendu, inconscient. Des taches pourprées apparaissent, et bientôt un coma profond annonce la mort.

On comprend qu'ici encore il faut insister, dès le début, sur la strychnine et la brucine, d'après l'âge de l'enfant, et l'aconitine, afin de faire tomber la fièvre. Dans quelques cas on aura recours à la vératrine, à cause de son action contro-stimulante, surtout si l'enfant n'est pas déprimé. L'administration des granules doit avoir lieu à intervalles rapprochés : de quart d'heure en quart d'heure ou de demi-heure en demi-heure, selon que le mal se précipite. On badigeonnera tout le thorax au collodion, et on révulsera sur le canal intestinal par des lavements salins, et aux extrémités inférieures par des cataplasmes sinapisés. Comme il y a ordinairement constipation, on se trouvera bien du lavage intestinal par le Sedlitz Chanteaud. Quand la toux commence à devenir grasse, on facilitera l'expectoration avec le kermès : 1 granule toutes les heures, avec une cuillerée de looch blanc. Mais on aura soin de ne pas faire tenir trop longtemps la diète. Plus vite on pourra nourrir l'enfant, mieux cela vaudra. Les enfants à la mamelle ne devront pas discontinuer de prendre le sein.

Œdème du poumon.

Il est le plus souvent la suite de la pneumonie, surtout dans le cours des fièvres éruptives : rougeole, scarlatine. La toux est courte, saccadée, et il existe une forte gêne de la respiration, avec des mouvements tumultueux et violents du cœur et un pouls très faible. La bouffissure devient bientôt générale.

Les indications thérapeutiques se déduisent de ces symptômes, c'est-à-dire qu'il faut recourir à l'arséniate de strychnine et à la digitaline ou à ses succédanés : la colchicine, la scillitine, l'asparagine. En cas d'anémie profonde, on remplacera l'arséniate de strychnine par l'arséniate de fer.

Gangrène du poumon.

On l'observe dans les pneumonies palustres, sous l'influence du miasme et de la mauvaise nourriture, dans les familles pauvres, et les quartiers humides, mal aérés ; c'est donc plutôt scorbut du poumon qu'il faudrait dire. Nous insistons sur ces circonstances étiologiques, à cause du traitement, qui doit être antiscorbutique. La cressine sera très utile ici : 4 à 6 granules par jour, en la combinant avec l'arséniate de fer. Nous donnons ici, d'après West, une observation de gangrène du poumon.

Une petite fille âgée de trois ans, qui avait joui jusque-là d'une bonne santé, à l'exception d'une pneumonie grave à l'âge de deux ans, commença à décliner, à tousser et à avoir la respiration courte, le 11 février 1843. On n'avait fait aucun traitement jusqu'à l'entrée à l'hôpital, le 15 du même mois. La respiration était alors plus oppressée, l'état général plus déprimé et les forces plus affaiblies qu'il n'est habituel quand il s'est écoulé un temps si court depuis le début d'une pneumonie, dont l'invasion n'avait pas présenté de symptômes très graves. Ou appliqua 4 sangsues au-dessus de l'omoplate droite, et on donna toutes les trois heures 25 milligrammes de calomel et de poudre de Dower. Un léger soulagement suivit la saignée, mais ne fut que de courte durée, et l'enfant ne parut ni mieux ni pis jusqu'au 19, époque où on s'aperçut qu'elle perdait ses forces. On cessa alors le mercure, qui fut remplacé par l'ammoniaque et une diète nourrissante. Le 20, les gencives de l'une et de l'autre mâchoire commencèrent à se tuméfier ; le lendemain elles étaient ulcérées. La respiration devint fétide, et un liquide décoloré, puant, s'écoulait de la bouche. Les symptômes thoraciques restèrent à peu près les mêmes, n'augmentant pas du tout d'intensité, et la toux devint plus grasse qu'auparavant. Mais l'enfant devint plus pâle, plus exsangue, et continua à perdre ses forces. L'ulcération des gencives s'étendit au pli labial inférieur, et trois des dents incisives tombèrent avant que la lésion fut définitivement enrayée, le 25 février, par une application d'acide chlorhydrique pur. L'enfant ne paraissait pas souffrir, mais était très agitée et harassée par des efforts continuels pour vomir, pendant lesquels elle ne rejetait qu'un mucus fétide. Elle avait la plus extrême répugnance pour prendre du vin ou un aliment quelconque, pendant les deux jours qui précédèrent sa mort, laquelle eut lieu, *en apparence*, par épuisement, le 1ᵉʳ mars, dix-neuf jours après le commencement de la maladie. A l'examen du corps, on trouva le poumon gauche parfaitement sain, à l'exception d'un peu d'emphysème du lobe supérieur et d'une congestion considérable du lobe inférieur. Le poumon droit, qui n'avait que deux lobes, était solidifié en totalité et non crépitant, à l'exception d'un quart du bord supérieur et interne du lobe supérieur, qui était emphysémateux.

Les deux lobes étaient unis par une couche de lymphe jaune. L'extérieur du poumon était, en général, d'une couleur foncée, d'un rouge grisâtre, avec des plaques irrégulières d'un dépôt jaune sous la plèvre, plaques dont quelques-unes avaient environ un pouce de long sur un quart de pouce de large. De plus, il existait dans les vésicules pulmonaires un grand nombre de petits dépôts purulents, comme dans la bronchite vésiculaire. Le sommet du lobe supérieur et une petite portion du lobe inférieur, près du diaphragme, étaient ramollis et fluctuants au toucher. Une section du lobe supérieur ouvrit une cavité capable de contenir un œuf de poule, très irrégulière de forme, et dans laquelle les tubes bronchiques et les vaisseaux qui les traversaient, s'entre croisaient en différentes directions. De ces intersections, aussi bien que des parois de la cavité, pendaient des portions de poumon, sous forme de lambeaux. La cavité contenait une petite quantité d'un putrilage sale, jaune grisâtre, qui exhalait une odeur très fétide. La substance du poumon, dans le voisinage immédiat, était dans un état d'infiltration purulente très avancé, et d'autres parties du lobe présentaient la même altération à une période plus voisine du début. En outre, on trouvait dans les différentes parties de la substance pulmonaire de petites collections puriformes, qui n'étaient pas plus grosses que la moitié d'un pois. L'état du lobe inférieur ressemblait, en somme, à celui du lobe supérieur, mais la cavité n'était pas plus considérable qu'une bille, et contenait une petite quantité d'un pus jaune, d'un caractère moins fétide que celui du lobe supérieur ; les ganglions bronchiques étaient gonflés, ramollis, d'un aspect homogène et de couleur grise. Mais, ni eux ni les poumons, ni aucun organe du corps ne contenaient la moindre trace d'un dépôt tuberculeux, bien que dans cet exemple la désorganisation inflammatoire du poumon fût plus considérable qu'on ne la rencontre habituellement avec la gangrène de sa substance.

Les symptômes observés pendant la vie de la malade furent précisément les mêmes qu'on observe en général dans les cas de cette espèce : l'enfant fut saisie des accidents d'une pneumonie, qui toutefois furent loin d'être graves ; mais cependant, dès le cinquième jour après leur début, la plus grande partie du poumon droit était devenue imperméable à l'air, et la percussion sur ce même côté de la poitrine, le 15 février, rendait un son presque entièrement mat. Déjà les forces de l'enfant paraissaient notablement diminuées, et quelques jours plus tard elle tombait dans une extrême faiblesse. Pendant tout le cours de la maladie, exista la même absence de manifestations précises de l'étendue des lésions de l'organe respiratoire. Et ceci, même après qu'une portion considérable du poumon eût été complètement désorganisée. Les phénomènes les plus remarquables furent ceux accusant la perte des forces vitales dans l'organisme, tandis que l'apparence gangreneuse de l'ulcération des gencives tendait à prouver la justesse de l'opinion qui rapporte cette maladie à quelque altération du liquide en circulation, plutôt qu'à la violence de l'action inflammatoire. Une autre circonstance qui tend à confirmer cette manière de voir, c'est que la gangrène du poumon survient beaucoup plus fréquemment dans la pneumonie qui se produit au cours d'une fièvre exanthématique que dans l'inflammation idiopathique des poumons. La maladie se présente également moins chez les enfants bien nourris et qui vivent dans un air pur, que chez ceux qui sont élevés au milieu de conditions hygiéniques défavorables. D'où il résulte que cette forme de gangrène, aussi bien que les autres, se rencontre chez les enfants reçus à l'Hôpital des Enfants de Paris, avec une fréquence beaucoup plus grande que nulle part ailleurs, et que quelquefois elle montre une tendance à devenir épidémique.

Il résulte de cette longue observation que la gangrène du poumon, suite de pneumonie ataxique, réclame impérieusement les incitants vitaux, de la manière que nous l'avons indiqué plus haut. Or, en allopathie ordinaire, que fait-on? Nous ne dirons pas, rien, mais le contraire de ce qu'il eût fallu faire. Que peut le calomel là où il y a déjà tendance à la décomposition du sang? Que peuvent les antimoniaux? Tandis qu'avec les arséniates, la strychnine, les ferrugineux, on obtiendrait des résultats certains.

Pleurésie.

La pleurésie est plus fréquente chez les jeunes enfants qu'on ne serait tenté de le croire, et que quelques auteurs ne l'on dit. Il est vrai qu'elle est moins fréquente que la broncho-pneumonie. Il est vrai également que les symptômes de début sont quelquefois assez insidieux pour donner le change au médecin. Ainsi un enfant, au milieu de la santé la plus parfaite, est pris soudainement d'une douleur qui lui arrache des cris, avec une respiration entrecoupée et une toux sèche et courte, mais souvent aussi accompagnée de vomissements, ce qui pourrait faire croire que l'affection gît dans l'abdomen.

Il y a fièvre violente et la peau est chaude et sèche. Après quelques heures, l'intensité de la douleur se calme, mais la fièvre et l'accélération de la respiration continuent, et l'enfant, bien qu'alourdi et assoupi, est extrêmement agité par intervalles, crie, se débat et se révolte contre toute position autre que celle qu'il a prise ; d'ordinaire accroupie. A l'auscultation on n'entend encore aucun bruit particulier ; ce n'est que plus tard qu'on découvre le bruit de parchemin ou de frottement sec. Plus tard encore (un ou deux jours) apparaît le souffle bronchique, pendant que le bruit de frottement a diminué. Enfin apparaissent les tintements métalliques ou l'égophonie.

On voit que la marche de la maladie se précipite ; et l'épanchement a lieu quelquefois au bout de quelques heures.

Le traitement doit donc être également actif. On donnera la brucine associée à la digitaline : 1 granule de chaque (ensemble) toutes les demi-heures ; puis la digitaline et l'arséniate de fer, afin d'empêcher l'épanchement : 1 granule de chaque (ensemble) toutes les heures. On badigeonnera la poitrine au collodion, et on appliquera une ceinture en flanelle assez serrée pour empêcher les mouvements intercostaux. On donnera à l'enfant une position déclive, la poitrine plus élevée que le bassin. S'il survient du coma, on prescrira l'arséniate de caféine : 1 granule de demi-heure en demi-heure, et on appliquera des cataplasmes vinaigrés aux mollets. Avec ce traitement, on peut espérer arrêter l'inflammation de la plèvre et par conséquent l'épanchement.

Mais la pleurésie peut exister d'une manière latente ; nous citerons le fait suivant, emprunté à West.

Une petite fille de deux ans et deux mois avait un léger rhume et de la toux qui paraissaient si insignifiants qu'on ne fit rien contre eux. A la fin d'une quinzaine de jours, il se fit par l'oreille un écoulement purulent qu'on regarda comme une suite de la dentition. Mais, au bout de trois semaines, l'enfant n'avait point retrouvé sa santé habituelle. On manda un médecin, qui la trouva avec une respiration calme, sans toux, mais paraissant épuisée et sérieusement malade. L'enfant dormit bien pendant la nuit, et le lendemain paraissait sensiblement dans le même état et ne voulait pas qu'on la changeât de position pour permettre l'auscultation. Le pouls, qui avait été à 120, était tombé rapidement à 72. Elle dormit encore bien pendant la nuit, mais le lendemain, quand elle fut levée, comme elle le voulait, elle appuya la tête sur le sein de sa nourrice et mourut sans aucune lutte ni convulsion. A l'autopsie on trouva 250 grammes d'un sérum rougeâtre dans chaque plèvre, mais sans apparence de fausses membranes. Il y avait des caillots blancs dans le ventricule droit du cœur, mais le gauche était vide et contracté.

Ici, encore une fois, on voit un manque de vitalité qu'on aurait facilement relevée par la brucine, en écrasant 1 granule dans un peu d'eau et de sucre blanc, pour le donner par cuillerée à café. Ce moyen, très simple, permet de faire la préparation extemporanément. Chez les enfants à la mamelle, rien de plus facile que de faire prendre ainsi de la brucine, de la codéine, de la digitaline. L'amertume ne répugne pas à l'enfant, et l'action du médicament est directe, puisqu'elle s'exerce sur le tégument pharyngien.

Le flot montant, on fera la thoracocentèse capillaire à l'endroit indiqué par l'auscultation.

Empyème.

On le reconnaît à l'épanchement dans la plèvre, à la déformation de la poitrine, qui s'élargit du côté de l'épanchement et se rétrécit de l'autre, à moins qu'il ait lieu des deux côtés à la fois ; les bruits respiratoires ont complètement disparu, et les espaces intercostaux sont bombés. La dyspnée allant en augmentant, il est urgent de pratiquer la thoracotomie intercostale, et on drainera la cavité. Dans cette période de la maladie, il faut administrer l'hydro-ferro-cyanate de quinine conjointement avec la digitaline : 1 granule de chaque, toutes les heures, ou par petites cuillerées à café, comme nous l'avons dit tantôt. Les médecins allopathes insistent sur les potions diurétiques, très difficiles à faire prendre à l'enfant, et dont l'action est longue et incertaine. Pour la curiosité du fait, voici une de ces recettes empruntées à West :

N° 18. Iodure de potassium............ ...	Gram.	0.75	
Nitrate de potasse .... :	»	2	
Esprit d'éther nitrique............	»	3	
Liqueur de taraxacum............ ..	»	3	
Teinture de scille................	»	1.50	
Teinture de digitale................	»	1.20	
Sirop d'écorces d'oranges.........	»	18	
Eau..........................	»	114 m. s. a.	

Une cuillerée à soupe, pour un enfant de six ans, toutes les quatre heures !

Péricardite.

Elle constitue, le plus souvent, une complication de la pleurésie, et est caractérisée par une grande anxiété, au point de donner lieu à des convulsions. La maladie débute par un frisson suivi de chaleur ; la face est anxieuse, le regard abattu, la respiration légèrement accélérée, la toux fréquente, mais sans expectoration. L'enfant, en portant constamment la main droite au côté gauche de la poitrine, montre instinctivement le siège du mal. Au début, on n'entend encore aucun bruit, mais plus tard on observe un bruit de râpe très prononcé et prolongé au-dessus du mamelon, et qu'on entend dans tout le côté gauche de la poitrine. A ces signes on reconnaîtra que l'enveloppe du cœur est prise, et il faut se hâter. On donnera donc la brucine, l'aconitine et la digitaline : 1 granule tous les trois quarts d'heure, ou 1 granule alternativement tous les quarts d'heure. Badigeonner la région du cœur au collodion ; ceinture de flanelle pour soutenir le thorax, sel de Sedlitz comme lavage intestinal, révulsifs aux membres inférieurs.

La péricardite s'établit souvent à la suite de fièvres éruptives, surtout la scarlatine, et exige le même traitement.

Cardite. — Endocardite.

Elles sont caractérisées par l'irrégularité des mouvements du cœur, l'aspect bleuâtre de la face, et des accès de dyspnée pendant lesquels l'enfant devient violet. Ce sont surtout les cavités droites du cœur qui sont engagées dans ce cas.

Il ne faut pas balancer un instant de prescrire la brucine ou la strychnine avec l'hyosciamine : 1 granule de chaque, toutes les demi-heures. Si les accès se répètent, on donnera l'hydro-ferro-cyanate de quinine : 1 granule, par demi-heure. — Badigeonnage au collodion, comme dans la péricardite.

Ici encore on voit que la médication doit être hypersthénisante et non hyposthénisante, si on veut prévenir les désordres du côté des valvules, auxquels il est impossible ensuite de parer, et qui — alors même qu'ils ne sont pas mortels — laissent des infirmités pour toute la vie.

En somme, ce qui caractérise la péricardite et l'endocardite, ce sont les troubles respiratoires sans expectoration, et les irrégularités du rythme cardiaque. La médication doit avoir surtout pour but de calmer et de soutenir le cœur, afin de prévenir l'état organique. Voici les conclusions de West, quant à ces maladies :

1° Si les maladies du cœur sont moins communes chez l'enfant que chez l'adulte, il n'y a pas, dans les premiers temps de la vie, d'immunité absolue ;

2° De toutes les causes de maladies du cœur, l'inflammation est la plus fréquente ; et, si toutes les maladies du sang y prédisposent, aucune n'a une influence aussi puissante, comme cause productrice, que le rhumatisme ;

3° Si l'inflammation est, de beaucoup, la cause la plus fréquente des affections valvulaires, il y a pourtant des raisons de croire qu'elle n'est pas la seule, et que les valvules peuvent s'altérer indépendamment d'une endocardite antérieure;

4° La disposition des maladies valvulaires à s'accroître n'est pas seulement sujette à des variations plus fréquentes chez l'enfant que chez l'adulte, mais il y a aussi, dans les premiers temps de la vie, une puissance spéciale du cœur à réparer ses lésions, ou à se modifier en conséquence, qui autorise à porter un pronostic plus favorable que chez l'adulte;

5° En même temps, pourtant, la faiblesse du cœur dans les premiers temps de la vie, la disposition de l'enfant aux cachexies et aux maladies d'épuisement, la rapidité de la circulation, sont autant de causes qui favorisent la dilatation du cœur, toutes les fois qu'il existe une légère obstruction valvulaire, ou même tout à fait indépendante de celle-ci. C'est pourquoi il est encore plus important, chez l'enfant que chez l'adulte, d'insister sur les moyens fortifiants. Nous ajouterons que ces moyens sont surtout la brucine ou la strychnine, les ferrugineux, avec la digitaline comme calmant. Ceci s'applique également aux maladies du cœur chez l'adulte.

Péritonite.

Elle est très fréquente chez le nouveau-né, et date même quelquefois de la vie intra-utérine. C'est elle qui cause ces violentes tranchées avec vomissements incoercibles; souvent elle est l'indice de la présence de tubercules, comme dans la méningite. Dans la première enfance, la péritonite aiguë est rapidement mortelle. M. Thore, dans une année d'observations, à l'Hospice des Enfants trouvés, à Paris, a constaté que la péritonite existe à peu près chez six pour cent des enfants qui meurent dans cet établissement (*De la péritonite chez les nouveau-nés*). Un gonflement tympanique brusque de l'abdomen, est le premier symptôme de la maladie, avec vomissements d'une matière verdâtre ou poisseuse. La respiration et le pouls s'accélèrent, et la chaleur de la peau — surtout au ventre — est très considérable. On voit par là que la péritonite s'accompagne toujours d'engorgement du foie et de la rate.

Le traitement se déduit de ces symptômes: débarrasser le canal intestinal par le lavage au sel de Sedlitz, surtout quand il y a constipation: une demi-cuillerée à café dans un peu d'eau; vératrine et aconitine pour faire tomber le pouls et la chaleur; codéine pour dissiper la douleur : 1 granule de chaque, broyées dans un peu d'eau et de sucre et données par cuillerées à café, toutes les demi-heures. S'il existe une grande prostration, on aura immédiatement recours à la brucine.

Badigeonnage de tout le ventre au collodion et ceinture de flanelle.

Les allopathes, dans ce cas, prescrivent le calomel uni à l'opium et à la poudre de Dower. Qu'on juge de ce traitement comparé au traitement dosimétrique.

Diarrhée inflammatoire. — Entéro-colite.

La diarrhée inflammatoire accompagne le plus souvent la péritonite, dont il est très difficile de la séparer à cause de la contiguïté des plans de l'intestin. Elle est caractérisée par une douleur considérable et la tension du ventre, la tympanite, la face grippée, la petitesse et l'accélération du pouls (140 pulsations), l'élévation de la température animale (41, 42° c.), la sécheresse mordicante de la peau, la soif intense, la langue rouge sur les bords et à la pointe, sale à la base. — MM. Rilliet et Barthez font observer que, sur 127 enfants morts de maladies diverses, 84 avaient présenté les symptômes de la diarrhée inflammatoire ou d'entéro-colite. Celle-ci se reconnaît surtout aux crampes ou coliques.

Le traitement doit consister dans le lavage du tube intestinal au Sedlitz Chanteaud, et, immédiatement après, l'aconitine, l'hyosciamine, la codéine, la brucine, selon l'intensité des symptômes. Ainsi, on broyera 1 granule de chacun de ces alcaloïdes dans un peu d'eau et de sucre — à peu près 25 grammes, ou une cuillerée à potage ordinaire — et on en donnera par quart de cuillerée à café toutes les demi-heures, jusqu'à ce que les douleurs ou coliques aient cessé. La moiteur de la peau ne tarde point à s'établir, et l'enfant s'endort. On appliquera sur le ventre des flanelles trempées dans de l'eau de camomille, puis un taffetas ciré, pour maintenir la chaleur humide.

Ce traitement remplit toutes les indications : il fait tomber la fièvre, empêche les accidents nerveux généraux et calme l'irritation locale. La diarrhée enlève tant d'enfants parce qu'on la traite mal ou qu'on la surexcite par des constipants donnés mal à propos. Ainsi, rien de plus dangereux que le sous-nitrate de bismuth et l'opium, dont on abuse tant. Dans l'Amérique du Sud, cette affection prend quelquefois une forme épidémique et enlève des enfants par centaines ; on lui a donné le nom de *choléra infantile*, quoique, en réalité, ce soit une gastro-entérite folliculeuse (Parker, *Monthly Journal*).

La diarrhée des enfants à la mamelle provient surtout d'indigestions, parce qu'on bourre ces petits êtres d'aliments grossiers.

Il faut faire grande attention à l'aspect des garde-robes : muqueuses, vertes, aqueuses, ou bien mélangées de sang et même sanguines, comme dans la dysenterie. Le lavage au sel de Sedlitz peut seul prévenir les lésions intestinales. On a préconisé dans ce cas les acides minéraux : sulfurique, chlorhydrique, et le nitrate d'argent dilué dans une potion gommeuse, le cachou, le campêche, la noix muscade. On comprend les désordres qu'une médication aussi incendiaire doit produire.

Voici une recette allopathique empruntée à West :

<pre>
Nº 30. Extrait de bois de campêche........   4.00 grammes.
       Teinture de cachou................   7.00   »
       Sirop.............................   5.00   »
       Eau de Carvi...................... 32.00   »
                                           m. s. a.
</pre>

Une cuillerée à café, trois fois par jour !

Tous ces médicaments sont rejetés par vomissement. Ils (les allopathes) y ajoutent alors de l'opium, qui congestionne la tête et produit des convulsions. On comprend, dès lors, l'énorme mortalité des enfants. On objectera la diarrhée passée à l'état chronique ; mais celle-ci est rare quand la diarrhée aiguë a été bien combattue.

Il est bien entendu qu'il s'agit de la diarrhée inflammatoire, et non d'un simple flux de ventre, comme dans la dentition ou le sevrage. Ce dernier n'exige que les boissons émollientes, auxquelles on ajoutera quelques granules de sel de Sedlitz Chanteaud. Il faut tenir l'enfant extrêmement propre, afin d'empêcher les échauffements, tels que *l'intertrigo*, qui est toujours un accident de malpropreté. Dans les hôpitaux, il dégénère souvent en ulcérations de mauvaise nature.

Vers intestinaux.

Les vers entretiennent souvent la diarrhée et provoquent des mouvements réflexes, tels que grincements de dents, trismus, pouls irrégulier ou intermittent, dilatation des pupilles, amblyopie, assoupissement, coma, réveil en sursaut, convulsions, lesquels troubles pourraient être attribués à la méningite, et pourraient, en effet, y donner lieu si on ne faisait cesser la cause. Il existe quelquefois une grande irritation intestinale, avec vomissements et diarrhée.

On voit par là combien il est important de tenir le ventre des enfants libre par le lavage au sel de Sedlitz, au moindre dérangement, car ce sont les matières muqueuses, dans lesquelles les vers se tiennent, qui font que ces derniers sont souvent si difficiles à expulser.

Le traitement que nous avons indiqué plus haut, avec l'aconitine, la strychnine ou la brucine, l'hyosciamine, la codéine, sera très utile pour faire cesser l'irritation intestinale et provoquer l'expulsion des vers par l'amertume des alcaloïdes. Il est peu de vers, en effet, qui y résistent.

Dans l'helminthiase sans irritation, on se servira de vermifuges proprement dits, tels que le calomel, la santonine et, en cas de tænia, la kousséine. Cinq à six granules dans la journée, et le lendemain une potion huileuse. Cette dernière suffit souvent, parce que les vers étant englués ne peuvent plus respirer et sont obligés de lâcher prise.

En Amérique et dans le midi de l'Europe, on se sert de semences de citronnelle, réduites en pâte avec du sucre et du miel.

Néphrite albumineuse.

Ainsi que le docteur West le faisait observer, chez l'enfant, comme chez l'adulte, la congestion et l'inflammation sont les causes du plus grand nombre des affections rénales. Elles sont, la plupart du temps, la conséquence des affections fébriles si fréquentes à cet âge : comme dans la période aiguë de la scarlatine, la diphthérie, les affections catarrhales.

La néphrite albumineuse est donc très fréquente dans l'enfance. L'hydropisie, qui en est la conséquence, se manifeste d'une manière très variable :

tantôt dans la première semaine, d'autres fois à la fin de la troisième au plus tard.

Voici le tableau que trace West d'une néphrite albuminurique suite de scarlatine.

L'enfant qui a traversé la fièvre éruptive, quelquefois avec moins de souffrance qu'il n'est habituel, commence à s'affaisser, devient languissant, fiévreux et agité. La peau est chaude et sèche. Le travail de desquamation, encore incomplet, s'arrête. L'appétit se perd, la soif est considérable. Il s'établit de la constipation, la quantité des urines diminue ; les envies de vomir sont très fréquentes. Après que les symptômes d'une convalescence interrompue ont duré deux ou trois jours, ou même plus longtemps, la face se gonfle légèrement; de la bouffissure se montre autour des paupières, le matin, et disparaît plus tard dans la journée, de sorte que dans un grand nombre de cas l'attention des parents n'est point attirée sur l'état de l'enfant avant que l'œdème se soit étendu aux mains et aux pieds. Le degré de l'anasarque varie beaucoup dans les différents cas, et même oscille chez le même malade, à des périodes différentes. Habituellement, mais non d'une manière invariable, il y a un rapport manifeste entre le degré de l'œdème et l'intensité des symptômes généraux, et dans beaucoup de cas qui se terminent par la mort, il y a un épanchement séreux considérable dans les différentes cavités du corps. Dans les cas très légers, le trouble fébrile est peu considérable ; l'anasarque diminue et se borne à la face. Après quelques jours d'indisposition, les reins reprennent leurs fonctions, l'anasarque disparaît, et l'enfant reprend sa santé. Dans les cas graves, les symptômes (tels que fièvre, oppression, état comateux, selon les organes nobles qui ont été atteints) persistent pendant très longtemps, l'œdème s'étend à la plus grande partie du tissu cellulaire. La sécrétion de l'urine est fort rare, et quelquefois le malade accuse une douleur dans le dos, ou plus souvent une sensibilité à la région lombaire. Toutefois le danger de l'affection dépend presque entièrement de ses complications : car si celles-ci n'enlèvent pas le malade, l'amélioration se manifeste généralement dans le cours d'une semaine ou de dix jours, l'urine devenant graduellement plus abondante et moins albumineuse. Mais, dans le cas où l'attaque a été sévère, il reste des traces d'albumine dans les urines longtemps après que les signes de l'affection — sauf ceux d'une simple faiblesse — ont disparu. Et il m'est arrivé de voir l'urine encore albumineuse un an et même deux ans après une attaque de scarlatine.

Il résulte de cet exposé que dans la néphrite albumineuse il y a à considérer l'état général et l'état local, celui-ci étant la conséquence de celui-là. En effet, c'est à la suite d'une brusque suppression de l'action cutanée que l'irritation rénale se déclare. Il y a urémie, les principes ammoniacaux cessant d'être éliminés. Il faut donc, avant tout, rétablir l'équilibre fonctionnel par

les moyens qui rafraîchissent la peau et font tomber la fièvre, tels que l'aconitine, la vératrine, et qui rappellent la sécrétion urinaire, comme la digitaline et ses succédanés : la colchicine et l'asparagine. Il faut, en outre, venir
en aide à la vitalité générale par la brucine ou la strychnine, et calmer le
spasme, l'agitation, la douleur, par la codéine, la narcéine. Chez les tout
jeunes enfants, on donnera ces différents alcaloïdes dissous dans un peu
d'eau ou de sirop gommeux, de la manière que nous avons dit plus haut. A
un âge plus avancé — treize ou quatorze ans — on leur donnera 1 granule,
soit simultanément, soit alternativement. Ainsi on peut donner toutes les
heures, 1 granule aconitine, 1 granule digitaline et 1 granule brucine ou
strychnine (sulfate, arséniate ; ce dernier en cas d'épidémie). La codéine, la
narcéine, l'hyosciamine, trouveront leurs indications spéciales dans le
spasme ou la douleur, et ne seront données que tant que ces derniers sub-
sistent.

Ce traitement est d'autant plus indiqué que souvent la néphrite albumineuse est due à un rhumatisme aigu. Dans ce cas les allopathes sont bien
embarrassés : ils n'osent donner les cathartiques et les diurétiques à cause
de l'irritation rénale et intestinale, et sont ainsi réduits, la plupart du temps,
à l'expectation. Ils recommandent surtout la poudre de Dower, dont l'action
est fort inconstante, parce que l'opium et l'ipéca se neutralisent mutuellement. D'autres ont recours à l'acétate de potasse, aux extraits amers, à
l'éther nitrique, à l'acide benzoïque; mais aucun de ces moyens n'agit sur
la vitalité. Or, dans les cas aigus, le traitement doit être, avant tout, vital.

Quelques allopathes gorgent leurs malades d'eau, mais ils ne font pas
attention que de cette manière on augmente l'albuminurie et par conséquent
l'analbuminose, en dissolvant les sels du sang ; sous ce rapport, les bains
d'eau, demi-chauds, peuvent rendre de grands services. Quant à la saignée et à l'émétique, il n'y faut pas songer, à cause de la prostration. Nous
reviendrons sur l'albuminurie chronique (Voir *Diathèses*).

IV

MALADIES NERVEUSES : *a*. CONVULSIVES, *b*. PARALYTIQUES,

c. HYPERESTHÉSIQUES, *d*. NÉVRALGIQUES.

Convulsions.

Nous ne traiterons ici que des maladies convulsives idiopathiques, c'est-à-dire celles qui ne révèlent aucune lésion organique appréciable. — On peut dire que les convulsions compliquent presque toutes les maladies fébriles des enfants.

Les convulsions sont toniques ou cloniques, c'est-à-dire par excès ou défaut de ton : *strictum vel laxum* des anciens. Mais il en est de cet état nerveux comme de l'inflammation elle-même, c'est-à-dire qu'il est plus souvent asthénique que sthénique ; aussi verrons-nous la brucine, la strychnine en tête des médicaments qui doivent le combattre, les calmants ne jouant qu'un rôle subsidiaire.

Trismus ou tétanos des nouveau-nés.

C'est une hyperesthésie de la moelle épinière, propre surtout aux pays chauds et humides, comme les îles des Indes orientales (Java, Sumatra). — On le voit survenir dans les premières heures qui suivent la naissance ; quelquefois plus tard : quinze, vingt jours. — C'est le trismus qui ouvre la marche aux symptômes tétaniques : l'enfant ne peut prendre le sein. Les attaques se font par paroxysme — comme des décharges galvaniques — et chaque fois l'enfant pousse des cris aigus. Quand l'attaque cesse, il ne se produit pas de relâchement musculaire ; l'enfant reste étendu en planche, les doigts serrés, le cou tendu, la face bleuâtre. Il meurt d'ordinaire en trente-six ou quarante-huit heures.

Il faut calmer l'hyperesthésie de la moelle par des bains prolongés, des frictions ; passer, de demi-heure en demi-heure, des lavements au chloral et au borax [1] ; puis, dès que le trismus se détend, donner la brucine, l'hyosciamine, la cicutine, le camphre bromé : 1 granule de chaque, dans un peu d'eau sucrée, de demi-heure en demi-heure, jusqu'à résolution musculaire. Nous préconisons ce traitement parce qu'il nous a réussi chez l'adulte.

Spasme de la glotte.

Il est caractérisé par ce cri particulier que les Anglais nomment *Child crowins*, propre surtout au laryngisme striduleux ou asthme de Millar. C'est plutôt la forme hystérique qui prédomine ici, aussi faut-il bien examiner s'il n'y a pas de vers, et l'état de la dentition. La respiration est suspirieuse, avec un bruit strident ou métallique. Voici la description que West donne de cette affection.

Au début, l'enfant semble — dans l'intervalle des attaques — aussi bien portant qu'auparavant, excepté qu'il est peut-être un peu chagrin et volontaire ; mais il ne se passe pas longtemps avant que des symptômes plus graves que le retour passager d'un son inusité pendant l'inspiration, viennent attirer l'attention et provoquer l'inquiétude. Des accès d'oppression se produisent quelquefois, pendant lesquels l'enfant renverse la tête en arrière ; en même temps, les lèvres deviennent livides, une pâleur terne entoure la bouche, de légers mouvements convulsifs agitent passagèrement les muscles de la face, la poitrine est immobile et la suffocation paraît imminente. Mais en quelques secondes le spasme cesse, l'expiration s'exécute et est suivie d'une inspiration qui consiste en un sifflement long et retentissant ; ou bien l'enfant commence à pleurer ; la respiration s'exécute maintenant naturellement, le sifflement ne se répète pas, ou ses cris cessent ; cependant l'expression de l'anxiété persiste pendant quelques instants, puis s'efface, et l'enfant redevient tranquille, se remet à téter ou retourne à ses jeux, comme si de rien n'était. Quelques heures — même quelques jours — peuvent s'écouler avant que cet accident alarmant se reproduise; mais il revient, et il s'y ajoute un autre symptôme du désordre du système nerveux, s'il n'a pas, comme il arrive souvent, existé dès le commencement, c'est-à-dire une contraction particulière des pieds et des mains, qui s'observe assez souvent chez l'enfant, mais qui emprunte sa gravité aux troubles respiratoires ... Les mains sont généralement

[1] Le chloral en présence du borax se change en chloroforme. Ce fait a été chimiquement démontré.

contractées avant les pieds, et peuvent encore l'être seules. D'abord cet état est temporaire, mais il ne commence, ni ne cesse en même temps que l'inspiration sifflante, bien qu'il soit généralement beaucoup plus grave pendant les paroxysmes. Quelquefois un enfant, chez qui on aura observé l'inspiration sifflante, s'éveillera le matin avec les pieds fortement fléchis, bien que pendant la nuit il n'ait eu aucune attaque d'oppression. D'autres fois, mais rarement, cet état de rétraction disparaît pendant la nuit ; souvent il est impossible de trouver aucune raison de sa disparition ou de sa reproduction. On peut souvent faire cesser la rétraction des doigts en les redressant de force, mais ils reprennent leur première position dès qu'on cesse d'agir. Ces tentatives sont douloureuses. Quand la contraction est légère, les enfants peuvent encore se servir de leurs mains. Quand elle est très forte, les enfants poussent des cris douloureux. En même temps, le dos de la main et le cou-de-pied sont enflés, tendus et livides, et il y a une légère bouffissure de la face. Quelquefois l'anasarque est générale, avec un état d'albuminurie.

Le traitement du spasme de la glotte doit se rapporter à ses causes et à ses effets : ainsi, s'il y a des signes de vers, on donnera les vermifuges. Comme antispasmodique, le traitement institué dans le tétanos convient également ici (voir plus haut). Mais, à cause des accès, on donnera l'hydro-ferro-cyanate de quinine : 1 granule, d'heure en heure, dans l'intervalle des paroxysmes ; on aura soin de tenir le canal intestinal libre par le sel de Sedlitz. En général, il faut s'abstenir d'opiacés. Les lavements au chloral et au borax seront très utiles comme anesthésiques.

Eclampsia nutans.

Cette affection est un indice d'hyperesthésie, et un avant-coureur d'épilepsie : la tête est entraînée involontairement dans un mouvement oscillatoire. Voici la description qu'en donne West.

Dans le seul cas que j'ai eu à observer, les convulsions perdirent graduellement leur caractère spécial et devinrent comparables à celles qu'on nomme le *petit mal*, et, en définitive, cessèrent à l'âge de trois ans environ, après avoir duré pendant un an, sans avoir présenté de rapport évident, soit avec le travail de la dentition, soit avec sa disparition, sans tendance cependant à passer à l'état d'épilepsie confirmée ; et le mouvement d'oscillation de la tête dure rarement plus de quelques semaines, sans qu'il s'y ajoute quelque autre mouvement convulsif. C'est souvent un léger mouvement du bras ; mais il survient quelquefois des attaques de convulsions générales, et, à la fin,

celles-ci remplacent en partie — ou complètement — le balancement de la tête, et il
s'agit alors d'une véritable épilepsie, avec affaissement considérable de l'intelligence.
Comme on voit d'autre convulsions partielles suivre exactement la même marche, de
telles convulsions, par leur singularité, attirent rarement l'attention au même degré
que *l'eclampsia nutans*.

La conséquence de tout ceci, c'est que tout mouvement éclamptiforme
ou épileptiforme, chez l'enfant, doit être pris en sérieuse attention. Le traitement doit être névrosthénique et calmant, comme dans les cas précédents,

Épilepsie.

D'après le travail statistique du docteur Herpin, sur 68 cas d'épilepsie,
25 0/0 dataient des cinq premières années de la vie ; 24 survinrent entre
quatre et dix ans ; 6 entre dix et douze (*Du pronostic de l'épilepsie*). Ce n'est
donc pas sans motif qu'il faut être en garde contre tout ce qui est convulsion chez l'enfant. Tout est peut-être encore à faire alors. Aussi faut-il
insister sur l'emploi des névrosthéniques, principalement l'acide phosphorique et la brucine ou la strychnine, d'après l'âge.

Malheureusement, l'épilepsie est le plus souvent une maladie d'héritage. Selon M. Herpin, la fréquence est quatre fois plus grande dans les
familles où il y a eu des épileptiques que dans le reste de la population en
général. On comprend qu'il y a là une modification profonde du système
nerveux ; tandis que, dans l'épilepsie accidentelle, il s'agit d'une simple
hyperémie, qu'on peut combattre par les moyens appropriés, comme il
résulte du tableau suivant que nous empruntons à l'ouvrage de West :

Frayeur	6	Vaccination	1
Blessure à la tête	4	Scarlatine (pendant la convalescence)..	2
Chute	1	Rougeole —	1
Sevrage	1	Colère	1
Mauvais régime	2	Première dentition	19
Troubles de l'estomac	2	Deuxième —	1

Selon le célèbre Haller, dans l'épilepsie congénitale il existe une induration des faisceaux olivaires de la moelle allongée ; et nous-même en avons
constaté un exemple chez un épileptique qui est venu mourir dans nos salles

par suite de brûlures étendues à la moitié supérieure du corps, le malheureux étant tombé dans le feu dans une de ses attaques. Ce qu'il y eut de remarquable, c'est que pendant tout son séjour à l'hôpital, c'est-à-dire tant que les brûlures restèrent ouvertes, il n'y eut point d'accès. L'épilepsie est très fréquente chez les idiots et les gâteux, et se rattache à un défaut de consistance de la substance cérébrale. Cette circonstance étant la plus fréquente, c'est contre elle que le traitement doit réagir. Toutefois, nous croyons qu'il faut admettre deux causes : le *strictum* et le *laxum*, l'induration et le ramollissement, de sorte que le traitement consiste tantôt dans l'emploi de la strychnine ou de la brucine, tantôt dans celui du bromure de potassium, sans qu'on puisse rien préjuger quant au résultat, qui est plus souvent négatif qu'affirmatif. Il en est de même de l'oxyde de zinc. Quant aux spécifiques, on comprend qu'il n'en existe point, tout étant subordonné à la cause et à la nature du désordre organique.

En somme, il faut distinguer l'épilepsie proprement dite des affections épileptiformes qui guérissent *sublata causa*.

Nous nous sommes toujours bien trouvé du régime salin et de l'emploi de l'arséniate et de l'hypophosphite de strychnine, donnés par continuité à la dose de 3 à 4 granules par jour. Le bromure de potassium nous a donné rarement de l'amélioration, même porté à la dose de 2 à 3 grammes par jour.

Nous n'avons pas à décrire l'épilepsie qui est trop bien connue, même du vulgaire.

Chorée.

La chorée ou danse de Saint-Guy est autant une paralysie qu'une convulsion, c'est-à-dire un défaut d'antagonisme entre les muscles fléchisseurs et les muscles extenseurs, le malade ne pouvant ainsi régulariser ni se rendre maître de ses mouvements. Nous en donnons ici le tableau d'après West.

On remarque d'abord chez l'enfant certains mouvements gauches, brusques, qu'il paraît incapable d'empêcher ou qui, dans tous les cas, se produisent presque constamment, bien qu'ils puissent cesser pendant quelques instants. Un examen plus attentif fait ensuite découvrir que ces mouvements existent presque exclusivement d'un seul côté, surtout dans le bras ; la jambe n'étant presque jamais atteinte tout d'abord, mais consécutivement : d'ordinaire du côté droit. Alors — si ce n'est avant — les muscles de la face participent aux mouvements irréguliers, et l'enfant fait presque constamment les plus étranges grimaces ; et bientôt, à de rares exceptions, l'affection cesse d'être unilatérale et envahit les deux côtés.

La chorée coïncide souvent avec une maladie rhumatismale — surtout avec symptômes cardiaques — ce qui ne doit pas être perdu de vue pour le traitement. On l'a attribuée, dans ce cas, à une embolie, ce qui est peu probable, vu que la maladie est rarement mortelle. La chorée serait plutôt ici effet et non cause. La chloro-anémie est une circonstance concomitante ou déterminante beaucoup plus fréquente.

Le traitement de la chorée consistera donc dans l'emploi de la strychnine ou de la brucine, de l'oxyde de zinc, des arséniates — principalement d'antimoine — de l'aconitine, quand il y a des symptômes cérébraux, et de la digitaline contre les symptômes cardiaques. Dans bien des cas, ces différents modificateurs devront être employés à la fois, en ne dépassant pas la dose de 3 à 4 granules par jour.

Tous les traitements empiriques ou allopathiques doivent être rejetés.

Paralysie infantile.

Elle peut être idiopathique, comme la chorée, mais le plus souvent elle est symptomatique, comme dans la dentition, à la suite d'une constipation opiniâtre, dans le cours d'une fièvre grave. La paralysie infantile survient brusquement, sans cause apparente ; la sensibilité est conservée et même, dans certains cas, augmentée ; il y a plutôt tendance du mal à se porter sur les extrémités inférieures que sur les supérieures, avec atrophie des muscles. Le pronostic est toujours fâcheux dans ce dernier cas.

La paralysie infantile exige le même traitement que la chorée, pour la raison que ce sont souvent des causes identiques qui la produisent, et que, dans la chorée, il y a autant paralysie que convulsion. C'est comme dans la paralysie faciale, où un côté est convulsé, tandis que l'autre est paralysé. Le médecin portera son attention sur la moelle épinière, surtout en cas d'hyperesthésie cutanée, et se conduira en conséquence (Voir *Méningite spinale*).

Hyperhestésie, névralgie.

Elle est due, le plus souvent, à des causes rhumatismales, miasmatiques, comme le prouve l'observation suivante empruntée à West.

Une fois aussi, je vis une petite fille de sept ans, chez laquelle, après quelques jours de ce qui paraissait être une attaque bénigne de fièvre intermittente, survint, dans la tête, une douleur terrible, avec intolérance extrême du bruit et de la lumière. Quelques médecins, qui l'avaient vue, regardèrent ces symptômes comme ceux de la méningite tuberculeuse et adoptèrent un traitement sans résultat aucun en rapport avec cette supposition. Mais il n'avait pas échappé à l'observation de l'intelligent praticien qui était surtout chargé du traitement de l'enfant que les symptômes n'avaient pas été accompagnés de vomissements, ni suivis de constipation; que les cris étaient trop violents, les douleurs trop intenses et les intervalles de repos trop complets pour s'accorder avec ce qu'on devait attendre, dans le cas où il y aurait eu une lésion organique du cerveau; et d'un autre côté, bien que le traitement eût plutôt aggravé qu'amélioré sa situation, aucun signe nouveau d'un désordre cérébral ne s'était montré dans le cours de quatre à cinq jours; mais la douleur continuait, comme avant, à être le seul symptôme. — Aussi, considérant cette douleur comme névralgique, on substitua la quinine au traitement antiphlogistique, et l'enfant fut en même temps transportée à Tunbridge-Walles. Pendant le voyage même, la douleur avait diminué d'intensité et disparut complétement en quelques jours.

On voit par là combien le médecin doit se laisser guider par son tact médical; sous ce rapport, il y a des médecins de par le diplôme, qui ne le seront jamais de par la nature. La distinction entre les maladies inflammatoires et les maladies nerveuses — quoique souvent très difficile à établir — se déduit surtout de l'observation, comme dans le cas cité par West.

En tout état de choses, il ne faut jamais affaiblir l'enfant par les antiphlogistiques; ou plutôt les antiphlogistiques seront ici les névro-sthéniques, tels que la brucine, la strychnine, l'aconitine, la quinine, soit seules, soit simultanément. Une névralgie étant donnée, on commencera par 1 granule aconitine et 1 granule brucine : de demi-heure en demi-heure, jusqu'à sédation, et si après une apyrexie bien tranchée l'accès se renouvelle, on donnera l'hydro-ferro-cyanate de quinine : 1 granule toutes les demi-heures, au fort même de l'accès, et, pour le repos de la nuit, 2 à 3 granules de codéine.

Terreurs nocturnes

Voici le tableau de cette affection, d'après West.

Il y a quelques années, je voyais un petit garçon de onze mois, qui était au début de la dentition; il avait eu, pendant dix jours, une diarrhée légère avec évacuations forcées et visqueuses. Une nuit, bien que jusqu'à ce moment le sommeil eût paru profond, il s'éveilla en sursaut et en poussant un cri si violent que toutes les personnes de la maison l'entendirent. Après qu'on l'eût pris dans les bras, il continua encore à crier violemment pendant quelques minutes, puis il se calma par degrés et se rendormit dans un état de transpiration profuse. Le sommeil était aussi profond qu'auparavant, bien que les yeux ne fussent pas entièrement fermés; mais, après un temps d'une demi-heure à deux heures, il se réveillait de nouveau en poussant des cris de terreur, puis s'endormit encore après quelques minutes. La première de ces attaques eut lieu six jours avant qu'on m'amenât l'enfant; elles avaient augmenté de fréquence, s'étant produites jusqu'à sept ou huit fois dans une même nuit, et même dans la journée, pendant son sommeil. Il était gai cependant dans l'intervalle, tétait bien, ne vomissait pas, la tête n'était point chaude, et la fontanelle antérieure plutôt déprimée que proéminente; mais l'abdomen était un peu tendu et sensible; les gencives étaient très gonflées et la langue un peu chargée. On pratiqua l'incision des gencives, et l'enfant prit un bain tiède tous les soirs. Chaque soir également, au moment du coucher, on lui donna une poudre de 5 centigrammes *d'hydrargirum cum creta* et autant de poudre de Dower, et, chaque matin, 10 grammes d'huile de ricin. — Les attaques cessèrent.

C'est, en effet, la constipation qui est la cause la plus fréquente des terreurs nocturnes. La colonne fécale pesant sur les vaisseaux hypogastriques, il se fait un recul du sang veineux vers la tête, et l'enfant éprouve une espèce de cauchemar qui le réveille en sursaut au milieu d'une profonde terreur. Il est donc nécessaire de veiller à l'exonération complète des côlons. Mais, comme il s'agit souvent d'une paresse intestinale, on ajoutera à l'huile de ricin 1 granule de brucine ou de sulfate de strychnine. Quelquefois il y a une stricture de l'intestin, qui exige l'emploi de l'hyosciamine. Si la peau est brûlante et qu'on craigne l'explosion d'une fièvre, on donnera, de demi-heure en demi-heure, 1 granule d'aconitine, jusqu'à moiteur.

Les terreurs nocturnes doivent être d'autant moins négligées qu'elles peuvent conduire à un dérangement des fonctions intellectuelles, et plus tard à l'hypocondrie, comme West en donne un cas.

Un jeune garçon, âgé de 13 ans, dont les parents n'étaient pas très bien portants, et qui lui-même n'avait jamais été fort, tomba malade neuf mois avant que je le visse, se plaignant de mal de tête et d'autres symptômes cérébraux vagues. Sa maladie, suivant toute apparence, avait été déterminée par le chagrin que lui causa la mort d'une sœur bien-aimée, qui avait succombé à une affection cérébrale — de même que deux autres membres de la famille, antérieurement — et les craintes que cette circonstance excitait naturellement chez le malade étaient augmentées par le découragement de sa mère et par la crainte qu'elle exprimait, devant lui, de le voir devenir victime de la maladie. — Depuis le début même du mal, les symptômes avaient présenté un caractère presque uniforme et leur intensité n'avait que peu varié : ils consistaient en céphalalgie avec une extrême sensibilité de l'ouïe — plus même que de la vue — à ce point que si on venait à jouer de l'orgue dans la rue, l'enfant se précipitait quelquefois dans une autre chambre ou cachait sa tête dans son oreiller pour ne pas entendre le bruit. En même temps, il y avait une hyperesthésie du cuir chevelu et des cheveux. Pendant des mois, l'enfant n'avait pas permis qu'on le touchât avec la brosse ou le peigne, ni qu'on le lavât ; mais cette sensibilité ne s'étendait ni à la face, ni à l'épine dorsale. — L'appétit était très mauvais ; l'enfant souffrait souvent après le repas, et, pendant quatre mois environ, il s'était plaint de douleur et de sensibilité au toucher dans les régions de l'hypocondre et de la fosse iliaque droite. Il y avait constipation ; l'urine était rare, avec dépôts calcaires considérables, rendus par moments avec un peu de douleur au passage, et quelquefois il se produisait une érection du pénis pendant la miction. Ce jeune garçon était un peu petit pour son âge, mal nourri mais non émacié ; la lèvre supérieure peu grosse, l'abdomen souple et nullement tendu, et bien qu'il dît avoir une douleur dans l'hypocondre droit, son ventre était en ce point aussi souple qu'ailleurs. Le pouls était à 113, très faible ; la langue humide, légèrement chargée ; la respiration tout à fait bonne dans les deux poumons. Quand l'enfant entra dans la pièce où j'étais, il se tenait penché en avant, il marchait doucement et ses jambes ployaient. Il s'assit en face de la lumière sans aucun malaise apparent, et répondit intelligemment, bien que sa parole fût un peu épaisse et hésitante ; il y avait à la face de petites contractions pendant qu'il parlait. La question, en ce cas, était de savoir si les symptômes que je viens d'énumérer dépendaient, ou non, d'une maladie organique du cerveau. J'excluai cette dernière, parce que, malgré la longue persistance des symptômes, l'enfant n'était évidemment pas pis qu'il n'avait été plusieurs mois auparavant. En outre, l'absence de toute convulsion, de paralysie ou d'affaiblissement de la force musculaire, le fait qu'il n'y avait jamais eu de vomissement et que le pouls ne présentait d'autre caractère que celui d'une faiblesse extrême, détruisait, à mon avis, la supposition qu'il pût exister une maladie du cerveau. De plus, bien que l'enfant se plaignît d'une sensibilité du cuir chevelu telle que l'attouchement des cheveux lui causait une souffrance extrême ; cependant, en diverses occasions, lorsqu'on lui avait placé doucement la main sur la tête, sans qu'il en fût averti, il ne s'en était pas plaint jusqu'à ce qu'il s'en fût aperçu. Son père disait aussi qu'il marchait mieux quand on ne l'observait point, et que, bien qu'il ne sût pas lire, il aimait beaucoup à jouer aux cartes ; que le soir, alors qu'il était occupé, il paraissait tout à fait gai comme les autres enfants ; qu'enfin, la nuit, son sommeil était bon. Dans ces conditions d'intervalles de bien-être, de sommeil calme, d'influence manifeste de l'attention sur l'augmentation des souffrances et des distractions sur leur disparition, il paraissait y avoir des raisons péremptoires, concluantes, contre la supposition que les symptômes dépendaient d'une maladie cérébrale organique.

Nous avons donné cette observation, parce qu'elle fait voir combien les médecins anglais sont de profonds analystes — comme tout médecin doit l'être en face du malade : ne négliger aucun symptôme, aucun signe. L'hypocondrie puisant essentiellement sa source dans l'abdomen, il faut tenir celui-ci constamment libre, par conséquent l'évacuer chaque jour avec le sel de Sedlitz et donner le soir 1 granule d'arséniate de strychnine et 1 granule d'hyosciamine, afin d'empêcher à la fois la torpeur et le spasme intestinal, car tout dérangement fonctionnel présuppose une rupture d'équilibre.

Ces réflexions se rattachent également aux enfants arriérés et à l'idiotie, car le cerveau subit surtout l'influence du ventre.

V

DIATHÈSES

Par *diathèses* on entend toutes les insuffisances dans l'élaboration du sang, et, par conséquent, dès matériaux de la nutrition ainsi que de leurs déchets, c'est-à-dire des mouvements de composition et de décomposition. — Il faut se garder cependant de tomber dans un humorisme par trop matériel, puisque, dans l'organisme, tout est subordonné à la vie. Les insuffisances de nutrition sont donc, avant tout, des insuffisances vitales. C'est ainsi qu'avec une puissante vitalité le corps se porte bien malgré une nutrition insuffisante, tandis qu'avec une vitalité faible, la force et l'abondance de la nourriture ne font souvent qu'augmenter la faiblesse. C'est l'histoire de l'enfant du riche élevé d'une manière molle, vis-à-vis de l'enfant du pauvre, menant une vie de bohême ou, comme on dit, à la grâce de Dieu.

> « Aux petits des oiseaux il donne la pâture ;
> Et sa bonté s'étend sur toute la nature »

Cependant cette résistance vitale est subordonnée à ce que les anciens nommaient le *pabulum vitæ*, c'est-à-dire un air pur. C'est pourquoi la première condition de santé, pour l'enfant, c'est une bonne hygiène atmosphérique. Aussi y a-t-il une grande différence à faire entre l'enfant de rues et l'enfant de classes ou d'ateliers. Le type du premier tend à disparaître et est remplacé par ces petits êtres auxquels on ne saurait appliquer le *mens sana*, parce que ce qui fait le *corpus sanum* leur manque.

L'enfant, depuis la conception, passe par toutes les phases de la hiérarchie organique : d'abord simple organite ou cellule vivante, il parcourt pendant les neuf mois de sa vie intra-utérine tous les degrés de l'échelle animale, sans cesser un seul instant d'appartenir à la condition humaine. — A la naissance, sa vie végétative dépendante cesse, et il commence sa vie végétative propre. Cependant tout lien avec la mère n'est pas rompu, puisqu'il y a l'allaitement, cet acte qui comprend plus que la nourriture du corps, mais jusqu'à un certain point l'initiation de l'âme.

> « Incipe parve puer risu cognoscere matrem. »

Voilà pourquoi l'allaitement matériel est d'ordre moral autant que d'ordre physique, et pourquoi les races s'abâtardissent dès qu'elles cessent d'être soumises à cette salutaire influence.

Pendant toute la première période de la vie extra-utérine, c'est-à-dire jusqu'à l'époque de la dentition, l'enfant doit prendre exclusivement le sein ; le biberon ne doit être qu'accessoire, et seulement pour soulager la mère, et aussi pour corriger ce que le lait peut avoir de trop échauffant — bien que la nature y ait pourvu, puisque le lait de femme est plus séreux que celui des animaux dont les petits en venant au monde peuvent déjà courir, tel que le veau.

Une condition extrêmement importante, c'est que le lait, comme la boisson, soit suffisamment assaisonné de sel, tant naturel qu'artificiel. Sous ce rapport, on ne saurait assez combattre le préjugé de ne pas donner de sel aux tout petits enfants, et de leur prodiguer, au contraire, le sucre, qui est échauffant, dans ce sens qu'il donne des aigreurs et produit des irritations intestinales. Beaucoup d'entérites ont pour cause les panades sucrées et autres mets indigestes.

Comme nous l'avons dit, il faut veiller aux garde-robes de l'enfant, d'autant que le foie a besoin de se dégorger. Le collostrum du premier lait de la mère l'indique suffisamment, puisqu'il est riche en sel ou sulfate de magnésie. La nature est un admirable médecin que nous n'avons qu'à suivre. Il faut donc donner, de temps en temps, à l'enfant qui prend le sein, un tantinet de sel de Sedlitz dans son biberon. La valeur de 10 à 12 granules. L'enfant prend cette boisson avec facilité, parce que ce qui est légèrement amer ne lui déplaît point, surtout si on ne l'a pas trop accoutumé au sucre.

Avec ce seul soin on peut dire que l'enfant sera préservé de la fièvre, surtout si on lui donne un air pur. Il est vrai que cette sorte d'alimentation est plus difficile que l'autre, à cause des vicissitudes du milieu : l'air est-il trop chaud, l'enfant respire difficilement et ses poumons s'engouent ; l'air est-il trop froid, l'enfant prend des catarrhes ; est-il humide, des rhumatismes. Il s'agit donc de trouver un juste milieu. Hélas ! c'est précisément cet aliment de la vie qui manque le plus souvent à l'enfant. Il faut lui faire respirer un air vif et pur en prenant toutes les précautions voulues.

L'enfant bien enveloppé et sur le bras de la mère ou de la bonne, est suffisamment garanti pour qu'on puisse le conduire dehors dès les premières semaines. Sa vie est encore végétative, il dort et il prend le sein ; ce sont ses deux occupations et, on peut dire, préoccupations, car il n'est pas sans se sentir vivre ; il est égoïste et veut tout pour lui seul ; et, aussi, tyrannique, car il entend qu'on ne s'occupe que de lui. La mère doit cependant, dès ce moment, commencer son éducation morale, en n'obéissant pas à ses caprices, tout en veillant à ce que rien ne le gêne ou le blesse. Car l'enfant, pour se faire comprendre, n'a que ses cris. La détestable habitude du maillot lui est souvent un supplice, outre que les langes malpropres lui irritent la peau ou qu'une épingle mal fixée lui écorche les chairs. Il y a encore des pays où, après leur avoir donné *la pâtée* comme à de jeunes poulets, on suspend les malheureux enfants au mur, où on les laisse crier jusqu'à l'heure d'une pâtée nouvelle. Est-il étonnant que la mortalité parmi ces petits êtres soit si grande?

L'enfant absorbe directement le lait maternel, qui est sa *sève*; voilà pourquoi aucun autre lait ne peut remplacer convenablement le premier. Le lait des ruminants est trop gras, trop épais, et, malgré la précaution de le couper, donne lieu à l'engorgement des vaisseaux chylifères et de leurs ganglions. On peut cependant remédier à ces inconvénients en ajoutant — comme nous avons dit — un grain de sel au biberon.

Le lait maternel qui est absorbé par l'enfant est converti en chyle, et c'est de ce dernier que dépend la bonne composition du sang. — Il faut que le chyle soit ni trop gras ni trop maigre, mais riche en globules chyleux. Ces derniers n'ont pas cependant, de prime abord, toute leur élaboration; il faut qu'ils évoluent, comme tout ce qui a vie. Ils sont d'abord arrondis, rosés, et ce n'est qu'après avoir traversé le crible des ganglions mésentériques qu'ils sont convertis en globules sanguins, lesquels se rendent au foie par les ramifications de la veine porte, pour se revêtir d'une couche d'hématosine, laquelle, à son tour, va s'oxyder dans les poumons. Ainsi se trouve accompli l'acte de l'hématose, le plus important de tous, puisque tous les actes de végétation y sont subordonnés.

On comprend pourquoi, chez l'enfant, le foie joue un rôle si important. Jusqu'à la naissance, il est dépurateur, comme l'atteste l'énorme quantité de méconium qui remplit l'intestin du nouveau-né; mais, à partir de ce moment, son rôle devient hématosique, c'est-à-dire que c'est le foie qui règle le tempérament futur. Les lymphatiques sont ceux où le foie est d'une nature froide et est souvent ratatiné, cirrhosique; de là cette série de maladies ictériques propres aux nouveau-nés. Nous devons donc nous y arrêter un instant.

Ictère des nouveau-nés.

On connaît l'état de l'enfant en naissant et quelques jours après : ces babys gracieux que les mères rêvent ressemblent à un citron exprimé.

Leur peau, jaune foncé, est froncée, parcheminée. Cependant la santé de l'enfant n'est pas compromise, parce que les matériaux de la bile n'ont pas été rejetés dans le sang; à preuve les urines qui sont claires. C'est donc une jaunisse qui n'en est pas une, dans le sens pathologique attaché à ce mot, c'est-à-dire une cholémie. Cet état ictéroïde de la peau ne s'accompagne point de changement de couleur de la sclérotique, qui ne manque jamais quand les fonctions du foie sont troublées.

La véritable jaunisse est donc celle qui se déclare après que l'état méconial a cessé, et qui est le résultat des mauvais soins donnés à l'enfant et du froid. A l'Hospice des Enfants Assistés de Paris, un tiers des enfants envoyés en nourrice succombent à l'ictère, pour ce double motif; au lieu d'enfants assistés, on pourrait dire enfants tués. Ce serait raide, mais vrai.

Les enfants chez lesquels la jaunisse est la plus fréquente sont ceux venus avant terme et dont on n'a pas les soins voulus: qui sont d'être couvés dans une douce chaleur, comme de petits oiseaux. Hélas! on ne saurait dire de la civilisation :

Et sa bonté s'étend à toute la nature.

Bien au contraire!

L'ictère des nouveau-nés se rattache, tantôt à une péritonite, tantôt à une phlébite ombilicale, mais toujours à un vice du sang. Si l'enfant ne meurt point immédiatement, il en résulte un état d'atrophie ou de marasme auquel il succombera plus tard. En voici un exemple, emprunté à West.

Il y a quelques années, grâce à l'obligeance de M. Jos. de Tomby, j'ai vu un cas remarquable de cette nature, où la vie se prolongea pendant six mois et demi... L'enfant avait treize semaines quand je la vis ; elle était petite, chétive, blafarde, de couleur ictéroïde, mais non complètement jaune. Son abdomen mesurait 320 millimètres à l'ombilic, et 360, 5 centimètres plus bas. Cette augmentation de dimension était due à une tumeur qui s'enfonçait en bas, du côté droit, presque jusque dans le bassin, échancrée du côté gauche, de façon à faire moins de saillie, bien que son bord dur pût être suivi distinctement. — L'enfant mourut au bout de trois mois, très émaciée, pendant que l'abdomen était distendu par l'épanchement d'un litre environ d'un liquide citrin, foncé, dans le péritoine. — La rate était beaucoup plus volumineuse qu'à l'état normal et se prolongeait jusque dans la fosse iliaque. Sa couleur était foncée et son tissu ferme. A l'examen du foie, qui était fortement augmenté de volume et pesait 370 grammes, on vit que la vésicule de fiel manquait et qu'à sa place existaient deux sacs sans issue, les canaux hépatiques étaient imperforés et fortement dilatés.

Tout prouve donc une hépatite intra-utérine. On peut demander si contre cet état ictérique il n'y a rien à faire. Nous pensons que la quassine rendra de grands services dans ces cas. La quassine, ou principe extractif alcaloïdiforme du *Quassia amara*, se rapproche par son action de la strychnine et de la brucine. Elle a pour effet de faire couler la bile dans l'intestin et par conséquent d'empêcher son rejet dans le sang. Les allopathes préconisent le calomel et les amers, mais ces remèdes ne s'accommodent point à la faiblesse et l'âge de l'enfant.

Expansion imparfaite des poumons.

Nous venons de parler de l'insuffisance hépatique ; disons également un mot de l'insuffisance pulmonaire. On sait que dans l'état fœtal les poumons sont hépatisés ; il faut donc que leurs cellules soient distendues par l'air inspiré. Mais cette expansion tarde souvent à s'établir et même ne se fait pas, au point de produire ce que les Anglais nomment *stillborn* (mort-né immobile) ; c'est-à-dire que l'enfant reste asphyxié. Il est difficile de remédier au défaut d'élasticité du tissu pulmonaire. L'insufflation ne fait souvent que produire l'emphysème, c'est-à-dire un obstacle absolu à l'introduction de l'air dans les cellules ou godets pulmonaires. Le vrai moyen, c'est de réveiller la vitalité par les frictions ; et, à l'intérieur, une solution de brucine, soit par haut, soit par bas : 1 granule broyé dans un peu d'eau.

Mais ce n'est pas tout : les poumons, après s'être laissés distendre, s'affaissent sur eux-mêmes, et il se fait un retour vers l'état fœtal ; ce qu'on observe à l'abaissement de la température et à l'état progressif de l'asphyxie. Il est évident que, dans ce cas, il faut revenir sur les mêmes moyens, tant internes qu'externes.

Il ne faut pas craindre l'action de la brucine — même de la strychnine — sur le nouveau-né, car il présente une résistance aux remèdes beaucoup plus grande qu'à un âge plus avancé, la réaction vitale n'étant pas encore éveillée, et l'alcaloïde n'ayant aucune action irritante locale.

MM. Rilliez et Legendre donnent comme résultat de leurs observations que la lésion des poumons chez le nouveau-né — à laquelle on a donné le nom de pneumonie tubulaire — s'est produite par une occlusion des vésicules pulmonaires. Cette occlusion est due à ce que la puissance inspiratrice n'a pas été capable de surmonter le manque d'expansion ou d'élasticité du tissu pulmonaire.

Il faut encore tenir compte de l'obstruction par les glaires ; de sorte qu'il faudrait une force à la fois foulante et aspirante. Rien ne serait plus facile que d'appliquer la pompe Dieulafoy dans ce cas, mais à la condition d'en venir immédiatement à la brucine ou à la strychnine, car l'élément vital ne doit jamais être négligé.

Sclérème.

Nous devons ici dire un mot de l'induration du tissu cellulaire chez l'enfant nouveau-né, parce que c'est une cause fréquente d'asphyxie. Lorsque cette induration est générale, la mort presque immédiate en est la conséquence. Cette induration s'étend, en effet, aux principaux viscères : le foie, la rate, les poumons. Ce n'est pas un état de subinflammation, mais bien un excès de cohésion ou manque d'élasticité des tissus, qui sont secs et non lubréfiés par cette atmosphère séreuse indispensable au libre jeu de nos organes. On fera prendre à l'enfant des bains prolongés, au point de produire une espèce de macération, et, à l'intérieur, on donnera la brucine, afin de soutenir la vitalité. Les Anglais préconisent dans ce cas le petit-lait vineux (*white wine whey*).

Diathèse tuberculeuse.

On est à demander ce que c'est que la *tuberculose*. — Autant demander ce que c'est que l'ivraie des champs. — Il est certain que les tubercules, sans être contagieux ni virulents par eux-mêmes, se sèment, c'est-à-dire qu'une fois qu'ils ont apparu dans l'économie, ils s'y multiplient à l'infini. Cela ne peut provenir que de leur origine du sang, et que celui-ci est d'autant plus propre à la tuberculose que l'individu est plus jeune.

Nous ferons observer, tout d'abord, que c'est dans le foie et les poumons que les tubercules apparaissent en premier lieu. Nous croyons voir là un rapport que nous devons signaler : c'est la part que les globules blancs du sang prendraient à la formation des tubercules. En effet, si, comme nous venons de le dire, ceux-ci sont plus fréquents dans les premiers âges de la vie que plus tard, c'est que le nombre des globules blancs ou leucocythes l'emporte sur celui des globules rouges ou hémocythes.

La tuberculose ne saurait s'abstraire de l'inflammation des tissus blancs ; or, il a été démontré par les micrographes — par Konheim entre autres — que les globules blancs, en sortant des vaisseaux par un mouvement propre ou amyboïde, vont former, dans le tissu interstitiel ou conjonctif, des produits inflammatoires, tels que des exsudats, susceptibles d'organisation ou non. Or, les granulations miliaires sont dans ce dernier cas, puisqu'elles ne s'organisent point, et laissent un *corpus mortuum* auquel on a donné le nom de *tubercule*.

Nous ne pouvons entrer ici dans le fond de cette question ; mais nous pouvons affirmer que la tuberculose est toujours précédée de leucocythémie ou d'une surabondance de globules blancs dans le sang ; et que toutes les causes qui affaiblissent ce dernier sont également cause de phtisie, soit acquise, soit héréditaire. C'est ainsi que les individus atteints d'alcoolisme, de syphilisme, donnent naissance à des enfants tuberculeux, puisqu'ils ont le sang appauvri ; et cette question d'origine est importante, parce qu'elle détermine le traitement à opposer à cette terrible affection, traitement qui doit avoir principalement en vue de reconstituer le sang par les arséniates.

Aussi les enfants prédisposés à la phtisie par faiblesse acquise ou héréditaire, devraient être soumis à un traitement arséniaté. Rien de plus facile que de faire prendre des granules d'arséniate à la mère, afin que son lait soit reconstituant. Il suffira de 5 à 6 granules d'arséniate d'antimoine, par jour. Les autres moyens, tels que les narcotiques, l'iodoforme, ne tendent qu'à combattre l'irritation que les tubercules déterminent sur les tissus ambiants. L'huile de foie de morue, l'iode, s'adressent surtout à la froideur de tempérament, mais n'ont rien de spécifique contre les tubercules.

Phtisie bronchique, pulmonaire.

Il ne faut pas confondre cette phtisie avec l'engorgement scrofuleux des ganglions bronchiques ; ceux-ci, en tombant en fonte, peuvent s'ouvrir dans les bronches, ou bien dans le tissu cellulaire ambiant, de manière à donner lieu à des abcès par congestion ; mais, dans les deux cas, le tissu pulmonaire n'est pas atteint, et les malades peuvent guérir par un traitement iodé et huileux, et un régime très tonique. Dans la phtisie bronchique, la tuberculose s'étend aux poumons et donne lieu à une fièvre de consomption qui — indépendamment des arséniates — exige l'emploi des antifébriles, tels que l'aconitine, la strychnine : la première, pour faire tomber la fièvre ; la seconde, pour combattre l'anhélation ou la dyspnée.

Les tubercules, une fois formés, peuvent subir la fonte purulente, ou bien la transformation crétacée, caséeuse. Dans ces cas, si de nouveaux tubercules ne se forment, l'individu peut guérir ; mais — comme nous l'avons fait remarquer — la tuberculose est comme l'ivraie, c'est-à-dire qu'elle se sème sur place. Voilà pourquoi l'affection est le plus souvent mortelle.

Les signes qui indiquent la présence de tubercules dans les poumons se déduisent de l'auscultation et de la percussion, et sont facilement reconnaissables chez l'enfant, à cause du peu d'épaisseur des parois thoraciques. Ainsi, on entend un murmure vésiculaire, auquel on a donné le nom de *respiration rude*, avec un ronchus sec ou un bruit de craquement. La respiration est interrompue, saccadée. Plus tard, on entend des râles humides ; puis des râles à grosses bulles ; mais alors la fièvre de suppuration s'est déjà déclarée, et la maladie est entrée dans sa période colliquative. La voix a un timbre aigu, et une toux incessante, suivie de crachats purulents, tourmente le petit malade. Tous ces signes ne sauraient laisser le moindre doute. Le traitement, nous l'avons déjà indiqué : il consistera dans l'emploi de l'arséniate d'antimoine — de 4 à 6 granules par jour — selon l'âge — de l'iodoforme et de la codéine, comme calmant : de 3 à 4 granules de chaque, par jour, et de l'hydro-ferro-cyanate de quinine contre les frissons d'accès. Si la fièvre est continue — comme dans la phtisie galopante — on aura recours à l'aconitine, afin de modérer la chaleur et le pouls ; à la digitaline et à l'arséniate de fer, dans la période d'anémie ou d'infiltration. Ainsi que nous l'avons dit, on se servira de la mère comme intermédiaire, pour les enfants qui prennent encore le sein. Il faut se garder d'affaiblir les malades par les vésicatoires, à moins que ce ne soit à titre de révulsif momentané.

Phtisie abdominale (Tabes mesenterica).

Elle est très fréquente chez les jeunes enfants, puisque Rilliez et Barthez affirment qu'elle existe chez presque la moitié des enfants où il y a des tubercules dans d'autres viscères. L'enfant maigrit rapidement, au point de prendre l'aspect d'un petit vieillard. — Le ventre est dur et souvent très douloureux à cause de la péritonite. — Le traitement est le même que dans la phtisie pulmonaire.

Phtisie cérébrale.

Les tubercules dans le cerveau ne sont jamais très nombreux ; ils sont isolés. Louis cite un cas où il n'y en avait qu'un seul ; mais les effets sont bien plus fâcheux que ceux résultant de la présence de tubercules dans d'autres tissus, puisque les fonctions cérébrales sont profondément troublées. — Ce sont des convulsions, des douleurs intenses, arrachant par moments des cris à l'enfant, l'assoupissement, le coma, la perte de la vue, de l'ouïe, des facultés cérébrales, des paralysies, des vomissements, et enfin l'hydrocéphalie, suite de méningite. Cependant, la plupart de ces symptômes peuvent faire défaut.

Nous empruntons à West les faits suivants.

Un petit garçon de deux ans, que je surveillais quelques semaines avant sa mort, ne se plaignit jamais de la tête ; il était chagrin et criait si on le remuait. Mais il était parfaitement tranquille si on le laissait à lui-même dans sa chaise, où il serait resté à demi endormi pendant des heures. — Des troubles du système moteur se montrèrent souvent parmi les premières manifestations de la maladie ; mais ils n'étaient pas non plus assez nettement définis pour constituer un caractère pathognomonique du tubercule cérébral.

Un petit garçon, qui mourut à trois ans et demi, et dont l'hémisphère gauche du cervelet contenait un tubercule aussi gros qu'un pois, avait été sujet, depuis sa plus tendre enfance, à un mouvement rotatoire presque constant et involontaire de la tête, quand il était dans la position couchée.

Chez un autre petit garçon, qui avait deux ans à sa mort, la tête avait été pendante sur l'épaule gauche pendant quatre mois avant qu'il apparût aucun autre symptôme d'une affection cérébrale ; des convulsions survinrent alors brusquement, et l'enfant mourut en soixante-douze heures.

Si nous relatons ces faits, c'est afin de prémunir le médecin contre le jugement ou pronostic qu'il aura à porter. En général, si les effets de céphalalgie se répètent sans qu'aucun des moyens employés puissent les empêcher, et sont accompagnés de troubles cérébraux. ils seront toujours de mauvais augure. Le traitement sera le même que dans la tuberculose en général.

Rachitisme.

Le rachitisme constitue, en quelque sorte, la continuation de l'état des os chez le fœtus, où on sait que ces organes sont mous, gélatineux, manquant de cavités, et, par conséquent, de membrane et de réseau médullaires. Les points d'ossification ne se sont donc pas développés, et les os, ne pouvant soutenir le poids du corps, ni les efforts musculaires, se déforment et s'incurvent. Le corps, s'il n'est pas soutenu, prend alors des formes qu'il gardera toute la vie et qui gêneront l'action des organes, surtout si le rachitisme s'est attaqué à la colonne vertébrale ; ce qui est le plus fréquent.

Il ne faut pas confondre le rachitisme avec la tuberculose des os, qui donne lieu aux abcès par congestion et, subsidiairement, à une incurvation brusque — comme à une cassure — le noyau tuberculeux s'étant fondu après la destruction de sa coque osseuse. — Tel est, par exemple, le mal de Pott, ou tuberculose vertébrale, qui exige l'emploi des caustiques pour borner l'ostéide.

Le rachitisme est une maladie due au défaut de soins, d'une bonne alimentation et de bon air ; aussi l'observe-t-on surtout dans les villes où les quartiers populeux sont encombrés. A Turin, il existe des jardins d'enfants pour ces petits malheureux (Voir nos pérégrinations en Italie, *Répertoire de thérapeutique dosimétrique*).

Ce qui augmente encore la faiblesse native des enfants rachitiques, c'est le retard dans l'évolution des dents et leur sortie irrégulière. Dans quelques cas, les alvéoles sont à peine formées, de sorte que les dents sont comme celles de certains poissons (raies). Le traitement du rachitisme doit consister, avant tout, dans une bonne hygiène et, thérapeutiquement, dans l'administration des arséniates et des ferrugineux, auxquels on ajoutera la strychnine, comme coup de fouet. Ainsi on se trouvera bien de granules d'arséniate de fer et d'hypophosphite de strychnine, matin et soir. Ces moyens auront pour effet d'activer l'ostéogenèse. Cela est d'autant plus important que les os chez l'enfant — comme chez les oiseaux — jouent un rôle dans ce sens que ce sont les foyers où les globules sanguins s'oxydent, comme dans les poumons. Aussi n'y a-t-il point de tissus qui soient plus vascularisés. Pendant que nous étions professeur d'anatomie à l'Université de Gand, nous avons fait une série d'injections des os, qui mettent cette richesse vasculaire en plein relief, les os ayant été rendus transparents au moyen d'une solution d'acide chlorhydrique. On voit la membrane médullaire y constituer une véritable pie-mère.

Il faut faire avec les enfants rachitiques comme avec les gallinacés au moment de la ponte, c'est-à-dire leur donner de la chaux. La meilleure préparation, ce sont des écailles d'œufs, séchées au four et finement pulvérisées, qu'on mêle ensuite aux aliments. On donnera également avec avantage le phosphate de chaux soluble. Quant à la gymnastique, elle doit être instituée de bonne heure, dès que les enfants commencent à marcher. En règle générale, il faut éviter les appareils orthopédiques qui surchargent le corps et empêchent le mouvement. Celui-ci étant nécessaire au développement des os, il faut le diriger de telle sorte que le corps s'allonge de lui-même. La nuit, on pourrait faire coucher l'enfant dans la gouttière de Bonnet, laquelle, étant très commode, n'empêche point le repos. En général, en fait de redressement, on s'y prend trop tard. On veut tout obtenir de la mécanique artificielle, quand c'est la mécanique naturelle qu'il faut.

Lithiase.

La lithiase, ou tendance à la formation de calculs, est très prononcée chez l'enfant à cause de la composition chimique de ses urines, où prédominent les acides et les éléments terreux.

Le docteur Prout nous montre que, sur 1,256 malades reçus dans les hôpitaux de Bristol, Leeds et Norwich, pour être opérés de la pierre, 500, ou près de 40 %, n'avaient pas deux ans. Le docteur Schlossberger, dans l'examen des cadavres de 199 enfants, morts dans les trente jours après leur naissance, a trouvé chez 30 % des graviers d'acide urique dans les tubes urinifères des reins. On trouve fréquemment dans les urines des jeunes enfants de l'urate d'ammoniaque : d'autres fois, c'est le phosphate ammoniaco-magnésien qui prédomine. — Chez les enfants nourris avec trop de substances saccharines, nous avons constaté la présence de calculs muraux ou d'oxalate de chaux. Voulant confirmer le fait, nous avons nourri de jeunes chiens avec du sucre, et en peu de temps nous avons vu apparaître dans les urines de l'acide oxalique. La prédominance des éléments acides et terreux dans les urines de l'enfant lui est préjudiciable, non seulement au point de vue de la lithiase, mais surtout sous le rapport de l'ostéogenèse, qui se trouve ainsi arrêtée. Il faut donc soumettre l'enfant à un régime qui rende ses urines aussi neutres que possible ; par conséquent, à l'usage journalier du sel de Sedlitz, dont on mêlera quelques granules à sa boisson.

L'existence du calcul étant constatée, il faut en faire le plus tôt possible le broyement ou l'extraction. Ces deux opérations sont rendues faciles par l'anesthésie au bichlorure de métylène.

Diabète.

Chez l'enfant, le diabète est une affection rare, à cause de la rapidité avec laquelle s'opèrent les combustions respiratoire et nutritive. Le sucre formé dans le foie est complètement brûlé dans l'économie infantile ; il en est de même du sucre du lait de la mère. Mais il n'en est pas ainsi du sucre végétal, qui subit toujours des oxydations incomplètes, de manière à former des acides, tels que l'acide lactique, l'acide butyrique, l'acide oxalique. C'est là ce qui produit, en grande partie, les scrofules. Il faut donc donner aux enfants en bas âge très peu de sucre ou de sirops, et assaisonner au contraire leurs aliments et leurs boissons de quelques grains de sel commun ou chlorure de sodium, afin d'activer la digestion et l'hématose. Voici comment West décrit les diabétiques.

1re OBS. — Une petite fille, âgée de trois ans et demi, dont le frère était mort à l'âge de deux ans et la sœur à deux ans et demi, exactement avec les mêmes symptômes qu'elle, et qui dans les deux cas ne durèrent que six semaines, depuis le début jusqu'à la terminaison fatale, déclinait depuis deux mois et maigrissait rapidement, mais jusque-là n'avait encore éprouvé cette soif vive propre aux diabétiques. Elle était pâle, mince et un peu blafarde, la langue était un peu chargée, mais nullement caractéristique de sa maladie. L'urine, dont elle rendait environ 4 pintes (2 litres 1/4) dans les 24 heures, avait une pesanteur spécifique de 1045, devenait d'une couleur brune par l'ébullition avec la potasse, et donnait, avec le réactif de Trommer, des preuves de la présence du sucre en abondance. On ne pouvait persuader aux parents — qui avaient perdu tout espoir en raison de la mort de leurs deux précédents enfants — de régler son régime ou de la soumettre à un mode de traitement convenable ; et je n'ai jamais vu l'enfant qu'une fois.

2ᵉ OBS. — Une autre petite fille de dix ans, dans la famille de laquelle régnait la phtisie à un certain degré, et chez laquelle le premier symptôme de diabète s'était montré pendant la convalescence de la rougeole, dix-huit mois avant, avait, à un moment, rendu jusqu'à 2 1/2 litres d'une urine pesant 1035 et qui avait été jusqu'à 1040, 1050. Un traitement convenable était parvenu à en réduire la quantité à 1 1/2 litre, en même temps que la soif vive avait cessé ; et le gain en pareil cas de plusieurs livres justifiait l'espérance que l'enfant pourrait survivre, bien que l'urine fût encore surchargée de sucre.

3ᵉ, 4ᵉ, 5° OBS. — Dans trois autres cas, l'un était celui d'une petite fille âgée de dix ans, qui mourut soudainement quatre mois après le début de sa maladie et en apparence d'un ébranlement cérébral. Le second petit malade — un garçon âgé de sept ans et six mois — succomba à une tuberculose généralisée, au bout de six mois. Le troisième — un petit garçon de sept ans — s'est maintenu dans un état de santé moyen, depuis quinze mois, époque à laquelle on découvrit sa maladie, mais a dû ce résultat aux soins les plus incessants, à l'usage du fer et de l'huile de foie morue.

On voit, d'après ces observations, que le diabète est toujours une maladie constitutionnelle, par défaut des combustions respiratoire et nutritive, lesquelles doivent être activées par la brucine, la strychnine, les ferrugineux et l'huile de foie de morue. — Comme nous l'avons dit plus haut, le régime doit être salin et non sucré. Quant à une alimentation purement animale, nous la considérons comme antiphysiologique, l'homme étant essentiellement omnivore. D'ailleurs, l'une et l'autre alimentation exclusive donne une égale quantité de sucre, parce que les fonctions digestives sont affaiblies par cette uniformité de régime, et que les matières albuminoïdes peuvent subir la transformation saccharine tout aussi bien que les matières féculentes. Il faut donc un régime mixte et un traitement essentiellement névrosthénique.

Incontinence d'urine.

Cet inconvénient provenant surtout d'une faiblesse constitutionnelle, nous devons en dire un mot ici.

L'incontinence nocturne est souvent liée à un excès d'acide urique dans les urines.

Parfois elle dépend de la présence de vers, dans le rectum surtout (ascarides). Quelquefois elle est due à une digestion laborieuse ou mal faite. Mais, chez les enfants bien portants, c'est souvent le fait d'une mauvaise habitude ou une irritabilité trop grande du corps de la vessie, avec relâchement du col.

On voit par là que le traitement de l'incontinence d'urine doit être approprié aux diverses causes qui la produisent, et, comme tel, nous mentionnerons l'usage journalier du sel de Sedlitz, les vermifuges, et, le soir, 1 à 3 granules d'arséniate de strychnine. Quant à l'hyosciamine, elle n'est pas indiquée, puisque le col de la vessie n'est que trop ouvert. L'affection pouvant avoir une marche périodique, on y opposera l'hydro-ferrocyanate de quinine. En tout cas, il faut écarter les moyens mécaniques. Les enfants qui sont sujets à cette infirmité pèchent souvent par paresse. Dans ce dernier cas, il faut être sévère envers eux et les faire lever plusieurs fois la nuit pour uriner.

La cicutine est indiquée à l'époque de la puberté, pour diminuer l'orgasme génésique et les pollutions nocturnes — 2 à 3 granules en se couchant.

Scrofulose.

La scrofule est une maladie constitutionnelle, et par conséquent datant des premiers temps de la vie. Elle diffère de la tuberculose non seulement par sa forme, mais surtout par les organes qu'elle atteint. Ainsi — comme le fait fort bien observer West — la scrofulose est, plus que la tuberculose, limitée aux premiers temps de la vie ; elle affecte le système osseux, la peau, les membranes muqueuses, les glandes lymphatiques, de préférence aux poumons, au cerveau et aux membranes séreuses. La dégénérescence graisseuse du foie accompagne la tuberculose ; la dégénérescence albuminoïde ou amyloïde du même organe n'est pas rare dans la scrofule. La scrofule et la tuberculose ne se transforment pas l'une dans l'autre. Il est vrai que des manifestations de cette dernière se montrent souvent dans le cours de la première, mais l'inverse n'a pas lieu, et nous ne voyons pas habituellement, chez les enfants atteints de tuberculose, survenir des signes de scrofule, pendant qu'il n'est pas rare de voir tous les membres de certaines familles présenter l'ensemble des symptômes, sous leur forme la plus grave, de l'une ou de l'autre diathèse, exempte de complication. »

Nous ajouterons que les formes extérieures du scrofuleux et du phtisique sont tout à fait différentes. Le scrofuleux a un aspect lourd, les lèvres grosses, le nez empâté, les yeux, la plupart du temps, chassieux, la chevelure rude et rare, la barbe inégale, les mains rougeaudes, les pieds plats, les extrémités nouées. Le phtisique présente, au contraire, tous les caractères d'une aisance et même d'une élégance corporelles, les traits distingués, la chevelure et la barbe abondantes et soyeuses — le plus souvent noires — les mains aristocratiques, les membres longs et bien découplés.

Le moral même diffère, puisque autant le scrofuleux a l'intelligence lourde, autant celle du phtisique est ouverte et portée à la mélancolie. — C'est parmi les poitrinaires que se sont trouvés de grands poètes et de grands musiciens : tels que Weber, Hérold, Millevoye, etc.

Quant aux causes des deux maladies, elles sont également toutes différentes : chez les scrofuleux, elle est humorale ; chez le phtisique, se sont les conditions morales : la tristesse, le chagrin. En effet, dans la scrofulose, ce sont les acides, tels que l'acide lactique, butyrique, qui prédominent dans les tissus, qui les gonflent et les ramollissent ; les matières caséeuses, butyreuses, s'amassent dans les ganglions, envahissent les os et, en se ramollissant, forment les abcès scrofuleux, abcès mal élaborés et qui laissent des traces ou cicatrices indélébiles. Chez le phtisique, comme nous l'avons dit — ou au moins comme nous le pensons — ce sont les globules blancs du sang qui constituent les germes ou granulations miliaires dont les tubercules sont le produit.

Le traitement est également tout différent. Dans la scrofule, il faut l'huile de poisson, les alcalins ; dans la phtisie, se sont surtout les arséniates qui conviennent.

Maintenant, pour nous résumer, nous dirons que la scrofule et la phtisie, étant également héréditaires, il faut, autant que possible, les éloigner du mariage. Sous ce rapport, le médecin a un devoir rigoureux à remplir.

Syphilose.

De toutes les maladies constitutionnelles, la syphilose est la plus fâcheuse, parce qu'elle s'attaque à tous les tissus et entache profondément l'économie. La syphilis est acquise ou héréditaire. La première se transmet par inoculation ou par absorption. Ainsi, dans l'accouchement, une femme atteinte de syphilis primitive (chancre) peut la transmettre à l'enfant par suite d'écorchures. C'est le seul cas où ce dernier puisse contracter la syphilis d'emblée : principalement au nez, à la bouche, aux aines, aux parties sexuelles. Le chancre se présente alors avec tous ses caractères de contagionabilité, c'est-à-dire transmissible, à son tour, par inoculation, au sein de la nourrice, par suite de gerçures.

La transmission de la syphilis par absorption ne peut avoir lieu que pour la syphilis secondaire ou constitutionnelle, c'est-à-dire quand le mal a déjà pénétré dans le sang de la mère ou de la nourrice. C'est donc dans le cours de la grossesse ou de la lactation que l'infection de l'enfant a lieu. Quant au premier mode de contamination, le père peut en être cause tout autant que la mère. Nous ferons cependant remarquer que généralement la syphilis constitutionnelle rend infécond, et que la faculté de concevoir ou de féconder ne revient qu'après un traitement antisyphilitique complet.

La syphilis primitive chez l'enfant présente les mêmes caractères que chez l'adulte, c'est-à-dire le chancre sous ses diverses formes de chancre mou et de chancre induré : le premier inoculable, le second pas. Les phénomènes d'infection générale sont les mêmes que ceux de la syphilis transmise par absorption : tels que le coryza, avec excoriation ou ulcération de la pituitaire, des éruptions, cutanées ou roséoles, principalement au front et aux aines, les ulcérations ou rhagades aux commissures des lèvres.

Cependant ces signes ne sont pas aussi caractéristiques que ceux de la syphilis primitive ; voilà pourquoi on s'y trompe souvent. Ce qui est certain, c'est que la syphilis constitutionnelle provoque souvent l'avortement ; tandis que, d'un autre côté, des femmes atteintes de syphilis primitive ont donné naissance à des enfants gros et dodus. C'est que le virus n'a pas encore passé dans le sang.

Un des grands bienfaits de la science, c'est cette distinction. Avant les expériences des syphilographes de nos jours — parmi lesquels il faut surtout nommer Ricord — toute maladie vénérienne était soumise à un traitement mercuriel par extinction, c'est-à-dire jusqu'à salivation. Aujourd'hui on traite la syphilis primitive — c'est-à-dire n'ayant pas encore passé dans le sang — par des moyens locaux ; et le mercure, dans la période d'infection générale, se donne avec beaucoup de réserve.

Voici le tableau que West trace de la syphilis infantile.

Chez l'enfant nouveau-né, un indice de syphilis constitutionnelle, c'est — comme nous venons de le dire — le coryza sans rhume de cerveau ; il fait entendre, étant au sein, un ronflement nasal, avec une légère difficulté de téter. La muqueuse nasale secrète une matière jaune ichoreuse, quelquefois légèrement striée de sang, qui, en se desséchant, obstrue l'ouverture des narines. La voix aussi s'altère bientôt et prend un son rauque tout particulier, qu'on a comparé à celui d'une trompette d'enfant. Aussi, à ce moment, le fond de la bouche, le pharynx et le larynx présentent déjà un rouge brillant, parsemé d'une foule d'ulcérations superficielles. La peau de la lèvre supérieure, en contact avec les matières nasales, s'excorie souvent ou du moins prend une couleur d'un brun-jaunâtre particulier, analogue à la teinte d'une feuille sèche. Si la maladie n'est pas arrêtée dans sa marche, de larges plaques de la peau, sur la face et le front, présentent le même aspect, qui paraît dépendre d'une altération du pigment. Bientôt, les deux lèvres sont envahies ; un certain nombre de petites fissures perpendiculaires à leur direction s'y produisent et saignent lorsque l'enfant tette ; de petites ulcérations se forment à chaque angle de la bouche. En général, il arrive, avant que les effets de la maladie soient devenus très manifestes autour de la bouche, que la peau, sur différents points du corps, présente des altérations également caractéristiques. Sans être propre à aucune région, l'éruption syphilitique apparaît d'abord habituellement vers les fesses et les parties génitales, sous forme de petites taches circulaires, de couleur jaune-cuivré, ayant une surface un peu luisante, et ayant de la tendance à devenir un peu rugueuse à leur centre, par la desquamation de l'épiderme. Les papules au voisinage de l'anus dégénèrent souvent en petites ulcérations molles, fongueuses, reposant sur une base légèrement élevée ; il existe des fissures à la marge de l'anus, et la peau du scrotum, ainsi que celle de la partie interne des cuisses, devient rouge, douloureuse, érodée, luisante, et dépouillée d'épiderme. Les yeux sont sensibles, le bord des paupières sécrète une matière pruriforme, collante, plus abondante, en même temps qu'existe un peu de rougeur de la conjonctive. Quelquefois aussi les cheveux tombent, lorsque de petites taches rouges, légèrement élevées au-dessus de la

surface de la peau, s'étendent à tout le cuir chevelu. En général, pendant cette période, l'enfant se trouve réduit au dernier degré de faiblesse et d'épuisement ; mais,
même lorsqu'elle devient mortelle, la maladie n'affecte pas les os comme chez l'adulte.
J'ai eu l'occasion de voir un exemple de destruction de la portion osseuse du palais
par cette cause, chez un enfant de quelques mois, mais c'est un fait si rare que feu le
docteur Colles, de Dublin, malgré son immense expérience, dit ne l'avoir jamais
observé. Dans le cas où la maladie se prolonge ou qu'elle est arrivée à une période
avancée, les manifestations ultérieures consistent en de petites pustules aux environs
de la bouche, spécialement sur la lèvre inférieure et le menton, pustules qui détruisent
le derme et laissent des cicatrices. De même, dans certains cas graves, l'épiderme des
mains et des pieds se détache et s'épaissit, en général de façon à former une sorte de
croûte — comme sur le psoriasis — et ensuite se fendille pour tomber par écailles, et
laisse la peau fissurée et quelquefois profondément ulcérée au pli du poignet et aux
jointures des doigts et des orteils. L'épiderme nouveau et délicat subit, à son tour, un
semblable épaississement et tombe de la même façon ; ou bien il reste blanc et mince,
mais ridé, et semblable à la peau des blanchisseuses, attaquée par l'eau de lessive ;
puis il tombe par petits fragments, laissant le derme — surtout au bout des doigts et
des orteils — rouge et saignant avec la plus grande facilité, même au plus léger
contact.

Le lecteur nous saura sans doute gré d'avoir reproduit ce tableau
frappant de vérité. C'est d'autant plus important que le médecin, dans le
choix d'une nourrice, doit toujours se faire présenter son enfant et l'examiner
minutieusement à tous les endroits d'élection : les narines, la bouche,
les lèvres ; sur les différentes parties du corps : aux aines, à l'anus, aux
parties sexuelles, aux doigts, aux poignets, aux orteils, afin de constater s'il
n'y a pas indices de syphilis constitutionnelle.

Mais là ne se bornent pas les effets de la syphilis infantile ; les organes
internes sont également atteints, notamment le foie et la rate, et l'enfant tombe
dans le marasme le plus profond. Cependant, telle est la force de la vie, que
par un bon traitement l'enfant peut encore en revenir. Ce traitement consistera dans les préparations mercurielles iodées, principalement le proto-iodure,
dont on fera prendre à l'enfant de 3 à 4 granules par jour, dans un peu d'eau
de gomme. Cette préparation a l'avantage de ne pas pousser à la salivation,
comme les autres préparations mercurielles. West conseille l'*hydrargirum
cum creta*, à la dose de 5 centigrammes, deux fois par jour, pour un enfant
de six semaines, l'associant à 10 ou 15 centigrammes de craie, s'il y a du

dérangement d'intestins au début du traitement ou pendant son cours. Chose étrange que l'habitude ou plutôt l'abus d'un médicament ! Voici ce que le médecin anglais dit.

Je n'ai jamais vu que le médicament fût mal supporté, bien que *quelquefois* il cause du mal de cœur, auquel cas on peut le remplacer par de petites doses de calomel ou de la solution de sublimé corrosif. Dans certains cas — quelle que soit la préparation mercurielle — son usage prolongé détermine une si grande irritation de l'estomac, qu'on est obligé d'en cesser l'administration. D'habitude, l'enfant peut, de nouveau, la supporter après un repos de deux ou trois jours ; mais, s'il n'en était pas ainsi, nous devons abandonner le médicament et nous borner à prescrire une friction, faite deux fois par jour, dans le creux de l'aisselle, avec 1,50 gramme d'onguent mercuriel, ou à faire porter à l'enfant la ceinture mercurielle.

On voit par là que les médecins anglais sont encore imbus du principe des profondes mercurialisations, tandis que de petites doses solubles, telles que le proto-iodure, réussissent parfaitement. On doit avoir soin de rafraîchir l'enfant en ajoutant à sa boisson du matin quelques granules de Sedlitz Chanteaud, et si les forces digestives languissent, donner 1 granule de quassine avec un peu d'eau vineuse. La quassine a surtout pour effet de débarrasser le foie et d'empêcher la cholémie, qui joue ici un si grand rôle. On sait, en effet, que tous les virus ou venins s'amassent dans le foie et sont de là transportés dans l'économie entière.

Dans la chloro-anémie, suite de l'altération du sáng, on donnera, deux ou trois fois dans la journée, 1/4 de cuillerée à café de sucre à l'oxyde de fer soluble Chanteaud. De toutes les préparations ferrugineuses, c'est celle qui agit le plus rapidement sur les globules rouges du sang en lui apportant les premiers matériaux d'oxydation. C'est également la forme la plus digestible, puisqu'elle ne subit aucune réduction dans le canal intestinal.

Cancérose.

On pourrait croire que l'enfance est à l'abri du cancer. Ce serait une erreur, puisque, à aucun âge de la vie, l'affection connue sous le nom de *cancer encéphaloïde* n'est aussi fréquente.

Notons ici le cancer du cerveau, au sujet duquel West s'exprime de la manière suivante.

J'ai vu le cancer se produire dans le cerveau et ses membranes chez un petit garçon de 2 1/2 ans, et récemment chez une petite fille de 8 ans, qui mourut à l'Hôpital des Enfants. Une masse considérable de *gliome* dans le cervelet donna l'explication de différents signes de maladie du cerveau, qui avait succédé à une chute sur la partie postérieure de la tête, huit mois avant la mort. Mais si de tels faits sont intérressants en raison de leur rareté, je ne connais aucune circonstance, excepté l'absence de tubercules, qui puisse permettre de dire pendant la vie que certains symptômes cérébraux provenaient d'hydatides ou de cancer, et non de tubercules du cerveau.

Le cancer encéphaloïde n'est donc pas rare dans l'enfance ; et généralement c'est à l'œil qu'il s'attaque. Ce cancer a pour signe pathognomonique de n'offrir point de douleurs lancinantes, en raison de sa mollesse. Ce n'est que lorsqu'il est arrivé à un certain développement qu'il se manifeste par des signes de compression, tels que le coma, l'ambliopie, l'amaurose. Il n'y a donc aucun moyen de s'y opposer. Nous avons tenté l'extirpation de l'œil, mais la tumeur a récidivé, pour la raison qu'elle partait du cerveau. En effet, à l'autopsie, nous avons trouvé une tumeur encéphaloïde à la base du cerveau. Ce qui doit mettre le médecin sur la voie, ce sont les douleurs cérébrales persistantes, prenant le caractère d'accès qui sont rebelles à tous les antipériodiques.

VI

CHIRURGIE INFANTILE

DES OPÉRATIONS A PRATIQUER SUR LES ENFANTS.

Trachéotomie.

Les anciens avaient déjà pensé à la trachéotomie dans l'obstruction des voies aériennes ; cependant il existe peu d'exemples de cette opération à cette époque reculée de la chirurgie. Dans les temps modernes, il fallut de longs plaidoyers en faveur de cette opération pour qu'enfin on s'y décidât.

Ce n'étaient cependant ni les dangers ni la difficulté qui devaient en éloigner les chirurgiens, car la difficulté est nulle, et, quant au danger, il provient, non de l'opération, mais de la maladie, et de l'époque tardive où on l'institue. Ce fut Bretonneau, de Tours, qui, en 1825, sauva, à l'aide de la trachéotomie, une petite fille arrivée à la dernière période du croup. Huit ans plus tard, Trousseau faisait une seconde opération de ce genre, et obtenait un nouveau succès; et, pendant les vingt-cinq années qui suivirent, on y eut recours plus de cinq cents fois, et environ le quart des enfants opérés guérirent. Les mères de familles ne doivent donc pas s'effrayer outre mesure de cette opération; au contraire, elles doivent y encourager leur médecin quand l'indication en est bien précise. Or, c'est là le point capital. Il faut opérer avant que les forces de l'enfant soient épuisées, et ne pas attendre qu'il soit pâle, anémié, et la suffocation imminente. Disons cependant que, grâce à la méthode dosimétrique, on peut relever le petit malade et dissiper le spasme de la trachée-artère; l'expulsion des fausses membranes est ainsi plus facile, surtout quand on y pousse par l'émétine ou l'émétique (selon l'âge de l'enfant). La nécessité de l'opération — avant ces remèdes énergiques, et qu'on laissât les forces de l'enfant s'épuiser dans l'expectation — était donc plutôt relative qu'absolue. Nous avons la conviction que, partout où la méthode dosimétrique sera employée, on opérera moins et on guérira davantage. C'est encore un point sur lequel nous appelons la sollicitude des mères : d'engager vivement leur médecin à faire emploi de cette méthode.

Voici l'opinion du docteur West relativement à la trachéotomie.

Mais, si nous arrivons à conclure que, dans les cas de croup, qui n'ont pas cédé au traitement médical ordinaire et où il paraît y avoir des raisons de prévoir une prompte mort, à moins qu'on ne remédie vite à l'impossibilité où se trouve l'air de remplir les poumons, l'opération de la trachéotomie *n'ayant par elle-même aucun danger particulier plus certain et plus pressant que ceux au milieu desquels se trouve déjà le malade, c'est dès lors notre devoir d'y recourir, et non au dernier moment, mais aussitôt que nous sentons que nos remèdes tardent trop à triompher de la maladie.* En pareille circonstance, gagner du temps, c'est tout gagner ; et c'est précisément ce que la trachéotomie nous permet de faire.

Quand faut-il opérer? Nous pensons qu'il le faut faire quand il existe des accès de suffocation avec sifflement laryngé, et que, dans l'intervalle, la gêne de la respiration est caractérisée par l'enfoncement des parois de l'abdomen et de l'épigastre au moment de l'inspiration et la tension des muscles sus-sternaux. Il ne faut pas attendre la cyanose, car celle-ci c'est déjà l'agonie. On choisira pour pratiquer l'opération un intervalle de calme. Toutefois, le médecin étant appelé au dernier moment, ce n'est pas un motif de ne pas opérer; il faut, au contraire, opérer *même sans espoir*, l'opération ne pouvant pas tuer l'enfant et pouvant le sauver souvent. Trousseau était d'avis de ne pas pratiquer l'opération « dans le cas où le danger paraît dépendre de l'état général plutôt que de l'affection du larynx et de la trachée »; mais ce danger peut être éloigné par l'administration de la strychnine, de la brucine, de l'hydro-ferro-cyanate de quinine, de l'hyosciamine, ainsi que nous l'avons indiqué. L'opération est l'auxiliaire de la médication dans ce cas. Il faut que l'ouverture soit assez large pour y introduire une canule en rapport avec le calibre de la trachée-artère et qui puisse ainsi se maintenir d'elle-même. L'opération est très simple et peut encore être simplifiée en la pratiquant en un seul temps par le trois-quarts à double effet. Il faut une canule en lorgnette pour pouvoir l'allonger ou la raccourcir à volonté, car le danger provient surtout de ce que l'extrémité de la canule vient buter contre la paroi de la trachée et l'ulcère.

L'opération pratiquée et la canule fixée, il faut placer l'enfant dans une atmosphère humide et chaude, et veiller à ce que l'ouverture du tube ne s'obstrue point; on aura soin de la recouvrir d'une gaze légère.

Un point qu'il ne faut pas perdre de vue, c'est la dysphagie, qui survient souvent quand on a déjà retiré le tube. Cette dysphagie provient de la paralysie du voile du palais et du pharynx, et peut aussi nécessiter l'introduction de la sonde œsophagienne. On insistera, dans cette circonstance, sur l'emploi de la strychnine et de l'hyosciamine.

Atrésie de la bouche.

Elle est congénitale ou accidentelle, complète ou incomplète. Dans le premier cas, il y a fusion des deux lèvres par leur tissu spongieux. Afin d'éviter l'hémorrhagie, on les séparera par ligature ou écrasement linéaire, au moyen d'un mince fil d'argent. Dès que la séparation est opérée, on laisse téter l'enfant, les muscles des lèvres étant suffisamment développés.

Dans l'atrésie accidentelle, suite d'ulcération ou de gangrène, il faut commencer par détruire le tissu cicatriciel et faire ensuite un ourlet, au moyen de la muqueuse buccale. Le résultat de cette opération est toujours incomplet, l'ouverture ayant une tendance à rétrécir.

Bec-de-lièvre.

Il est simple ou double ; dans ce dernier cas, c'est l'os intermaxillaire qui ne s'est pas soudé aux deux maxillaires. Autant que possible, il faut conserver le mamelon médian, en faisant à la fois la suture osseuse et la suture des parties molles. Il importe de faire cette opération le plus vite possible, afin d'empêcher l'élargissement de plus en plus considérable de la fente et de permettre à l'enfant de prendre le sein. Cette anomalie ne permet pas, le plus souvent, à l'enfant de vivre, à cause de la fissure de la voûte palatine et du voile du palais, qui rend la déglutition très difficile.

Atrésie anale.

L'atrésie anale constitue une simple imperforation de l'anus, ou une anomalie du rectum. Dans ce dernier cas, l'intestin s'arrête à l'S du côlon, à la partie supérieure ou moyenne du bassin, ou bien il s'ouvre dans la vessie ou le vagin, dans une espèce de sinus uro-génital.

Dans le premier cas (anus imperforé), comme le sphincter existe, il suffit de percer la membrane au moyen du trois-quarts et d'agrandir l'ouverture par une mèche ou suppositoire belladoné, pour empêcher le spasme. Si le rectum forme cœcum à la partie moyenne ou supérieure de l'excavation du sacrum, il faut introduire le trois-quarts jusqu'à ce que le méconium apparaisse. Voici comment le docteur West s'explique sur cette opération.

Dans douze cas, l'anus manquait ; dans quelques-uns, il n'y en avait aucune trace, et le rectum se terminait par un cul-de-sac éloigné de deux à quatre centimètres environ. Cinq fois, les tentatives faites pour ouvrir l'intestin réussirent, et pour un laps de temps l'enfant fut bien ; dans deux autres cas, bien que l'opération fût suivie d'un soulagement temporaire, il survint pourtant des symptômes d'inflammation de l'intestin qui amena la mort en peu de jours. Dans trois cas, il fut impossible d'atteindre l'intestin, et, dans deux autres, on fit une ouverture dont la dimension fut insuffisante pour donner un libre passage au méconium accumulé ; l'issue fatale fut éloignée mais non empêchée. On n'atteignit pas l'intestin ; il paraît que cela dépendait ou de ce que le trois-quarts n'avait pas été introduit assez profondément, ou qu'il avait été dirigé trop en arrière. Le danger de produire une hémorrhagie ou de blesser la vessie, que quelques opérateurs paraissent avoir craint, n'est pas très à redouter. On semble avoir mieux réussi dans ces cas, en faisant une incision suffisamment profonde dans la direction du rectum, que par le trois-quarts. Le conseil d'Amussat, de tirer alors en bas le cul-de-sac de l'intestin et d'unir par une suture les bords divisés, à la marge de la peau extérieure, de façon à prévenir l'infiltration des matières fécales dans l'espace qui sépare l'extrémité du rectum de la plaie des téguments et de diminuer le danger de voir l'ouverture se fermer, mérite d'être prise en considération.

C'est encore Amussat qui a fait connaître la possibilité de pratiquer un anus lombaire, en opposition avec la méthode de Calissen, qui préconisait l'anus artificiel dans la région iliaque. Nous ferons remarquer que la plupart de ces anomalies sont mortelles, de même que lorsque le rectum s'ouvre dans la vessie, le vagin ou l'urèthre.

Étranglement. — Intussusception.

L'étranglement peut dépendre d'une hernie externe ou interne, de l'invagination d'une partie de l'intestin ou de son obstruction par une tumeur, une bride. La hernie externe peut être ombilicale, ventrale, inguino-scrotale, et exige, quand elle est étranglée, l'emploi du bistouri. L'intussusception ou l'étranglement interne se reconnaît à la distension et au ballonnement du ventre, à la vive douleur et aux cris de l'enfant, aux vomissements avec hoquets, à la prostration générale. Il faut, dans ce cas, voir si on n'obtient rien par les lavements et suppositoires belladonés, et, en cas négatif, procéder à la gastrotomie. On s'assurera d'une anse distendue de l'intestin, et après l'avoir amenée au dehors, on en fait l'ouverture dont on fixera le pourtour par un point de suture, de manière à établir un anus artificiel. Cependant, avant de procéder à l'opération, on essayera l'insufflation, dans la supposition que l'invagination existe au rectum. Voici l'opinion du docteur West.

Je regarde l'apparition des symptômes de l'intussusception comme impliquant la nécessité immédiate de cesser tout purgatif administré par la bouche. Des cataplasmes chauds sur l'abdomen, l'administration de l'acide cyanhydrique, non seulement en raison de sa faculté de calmer les vomissements, mais aussi en raison de ses propriétés sédatives en général ; l'opium donné à petites doses, pour calmer la douleur et le plasma, constituent des remèdes dans lesquels j'aurais plus de confiance, tandis que j'insisterais pour qu'il ne fût donné qu'une alimentation extrêmement légère. Si après 12 ou 24 heures les symptômes n'avaient pas disparu, j'aurais, sans délai, recours à l'insufflation de l'intestin, comme à un moyen offrant plus de chance de refouler la la portion d'intestin invaginée, que des grands lavements qui, pourtant, dans certains cas — dont un s'est offert à mon observation — ont été suivis de succès. Dans trois cas que j'ai observés, j'eus recours à l'insufflation ; dans un, elle fut suivie de la disparition de l'invagination et de la guérison de l'enfant ; dans le second, un lavement, donné après que l'insufflation eût échoué, fut couronné de succès ; dans le troisième, où l'invagination portait sur l'intestin grêle, l'insufflation échoua comme on pouvait s'y attendre.

Chute du rectum.

La chute du rectum s'entend, ou bien de l'invagination de l'intestin à travers le sphincter, ou du simple boursoufflement et renversement du bourrelet muqueux anal. Cette distinction est importante quant aux moyens à y opposer. Le renversement du bourrelet anal peut dépendre d'engorgement par suite d'efforts de défécation prolongés ou de la présence de vers. L'invagination dépend toujours d'un affaiblissement du sphincter et des muscles releveurs de l'anus. Dans le premier cas, il faut parer à la mauvaise habitude ou à la présence de vers ; dans le second, il faut donner les toniques, principalement la brucine ou la strychnine : 2 ou 3 granules par jour. Le tampon conseillé par quelques auteurs est illogique, puisqu'il tend à augmenter la dilatation du sphincter. On fera fréquemment usage de lotions froides, et d'une décoction de ratanhia ou de tormentille. Quant aux opérations chirurgicales, telles que la cautérisation ou la résection du bourrelet anal, l'excision des plis rayonnants de l'anus, il n'y faut recourir qu'à bon escient.

Phymosis.

La longueur du prépuce et l'étroitesse de son ouverture font obstacle à l'émission des urines, qui s'amassent dans la vessie, la distendent et la paralysent ; de là, l'incontinence par régurgitation. Il faut parer à cet inconvénient par la circoncision circulaire, laquelle se pratique en serrant le bout du prépuce entre les mords d'une pince, et en réunissant ensuite la peau et la muqueuse par des points de suture. Ce procédé est préférable à celui qui consiste à fendre simplement le prépuce, qui se rabat ainsi en deux ailes, pouvant gêner par la suite la fonction génitale.

Hypospadias.

Au premier degré: à la base du gland; au deuxième degré: le long de la verge; au troisième degré: à sa racine. Cette dernière anomalie coïncide avec la division du scrotum de manière à simuler l'hermaphrodisme. L'art ne peut rien que constater la difformité, de manière à éviter des erreurs de sexe.

Ectopie de la vessie.

Absence de la paroi antérieure de la vessie et ouverture des uretères au côté du trigone sous forme d'un mamelon au-dessus des pubis. État rudimentaire de la verge. Même observation que pour l'hypospadias au troisième degré.

Spina bifida hydrorachis.

Sans ulcérations des téguments, hydrocèle rachidien: — injection iodée. — Avec ulcération des téguments et fond fongueux: — mortel.

Rachitisme.

1° Ostéites scrofuleuses, tuberculeuses, carie du corps des vertèbres; abcès ossifluents: aux aines, à la partie interne des cuisses, au bas des fesses — gibbosité circonscrite: au cou, au dos, aux lombes; gêne de la respiration, paralysies — Traitement. Borner l'ostéite par la cautérisation. — Appareils mécaniques. — Traitement anti-lymphatique: Huile de foie de morue, sirop antiscorbutique iodé, ferrugineux (Voir *Diathèses*).

2° État cartilaginiforme des os, incurvation de la colonne vertébrale: en arrière, *cyphose ;* en avant, *lardose ;* latéralement, *scoliose*. Incurvation des membres, traitement gymnastique et orthopédique, anti-lymphatiques.

Pieds-bots.

En dehors : *varus ;* en dedans : *valgus ;* dans la plante des pieds (*pied équin*) : *congénital :* — atrophie musculaire — spasme intra-utérin ; — *accidentel :* luxations — caries. — Traitement : section des tendons raccourcis (ténotomie). — Redressement mécanique.

Fractures.

Les fractures chez les enfants se réunissent très rapidement (dix à vingt jours), aussi faut-il les maintenir dans leur rectitude, afin d'éviter des difformités. L'appareil gypso-ouaté remplit cette indication, d'autant mieux qu'il ne faut plus y regarder. On soumettra l'enfant à un régime phosphato-calcaire, afin de favoriser la consolidation du cal. On mêlera donc une certaine quantité de phosphate de chaux soluble à ses aliments et boissons.

Hernies abdominales.

1° *Congénitales :* ombilicale, *inguino-scrotale ;*
2° *Accidentelles :* de la ligne blanche, du diaphragme, de la paroi ventrale, à l'aine, au périnée, à l'ischion. — Réduire la tumeur et faire la cure radicale par le bandage et les emplâtres. L'opération est rarement nécessaire.

Abcès ossifluents.

Ces abcès étant dus à une maladie d'os — une carie, une fonte tuberculeuse — descendent par leur propre poids vers un point déclive, soit à l'aine, soit à la fesse, soit à la partie interne de la cuisse, où ils forment une poche fluctuante, sans inflammation, mais dont le danger peut provenir de leur ouverture prématurée. Il faut donc guérir avant tout l'os malade (voir *Rachitis, mal vertébral de Pott*), et, quant à l'abcès lui-même, l'évacuer par aspiration, avec la seringue de Dieulafoy. Le traitement médical doit primer ici le traitement chirurgical.

Tumeurs érectiles. — Varices de la peau.

Il faut distinguer les tumeurs érectiles des varices, en ce que les premières, étant formées par du tissu érectile, exigent leur ablation ou leur destruction par la ligature ou le caustique de Vienne. Ces deux opérations peuvent se pratiquer en une ou plusieurs fois selon leur étendue. Les varices de la peau étant dues à la distension des capillaires veineux, on effacera ces derniers par injection de perchlorure de fer, au moyen de la seringue de Pravaz. Quand l'accoucheur — à la naissance de l'enfant — s'aperçoit d'un point variqueux, il fera bien, lors de la vaccination, d'y insérer un bouton de vaccin.

Tumeurs encéphaloïdes.

Le *cancer* mou ou encéphaloïde est surtout propre à la deuxième enfance et se distingue par la rapidité avec laquelle il se développe ; aussi les secours chirurgicaux sont-ils rarement indiqués ici, ces cas étant mortels ou sujets à récidive. Nous noterons donc pour mémoire le cancer de l'œil ou fongus hémathode des Anglais, qui coïncide souvent avec des tumeurs de même nature du foie et de la rate.

Tumeurs abdominales.

Les tumeurs abdominales chez les enfants se rattachent souvent à la diathèse rachitique ; nous en fournirons l'exemple suivant emprunté à West.

Un petit garçon de 3 ans, incapable de marcher, entra à l'Hôpital des Enfants. Les cuisses et les jambes présentaient les courbures du rachitis ; la tête, volumineuse, avait la forme carrée caractérisque que l'on rencontre communément chez les enfants rachitiques. L'enfant était émacié, et on rapportait qu'il avait eu à diverses reprises de la diarrhée pendant les quatre mois qui venaient de finir, et qu'il avait subi durant cette époque un amaigrissement considérable ; il avait eu de temps à autre des nausées et des symptômes de dyspepsie. — En examinant son ventre, qui était fort volumineux, on sentait le bord saillant, résistant, du foie, à deux pouces au-dessus des fausses côtes. La rate, augmentée de volume, présentait les mêmes caractères de dureté, avec un bord saillant, descendant jnsqu'à un demi pouce de l'épine iliaque antérieure et supérieure, et s'avançant du côté de la partie interne de l'abdomen, jusqu'à deux pouces de la ligne médiane. — L'enfant, après un court séjour, quitta l'hôpital étant un peu mieux, mais ayant le foie et la rate aussi volumineux qu'à son entrée.

Le docteur West ajoute :

Ce qu'il vous importe de retenir, c'est que presque dans tous les cas où le rachitis est très marqué et les symptômes dyspeptiques intenses, vous trouverez une augmentation de volume du foie et de la rate, que cette augmentation de volume se trouve habituellement unie à une émaciation considérable, mais qu'elle n'a pas de rapport nécessaire avec l'affection tuberculeuse, ni chez les enfants scrofuleux, avec l'état lymphatique de l'organisme.

La tumeur du foie peut être de mauvaise nature ou cancéreuse, coexistant souvent dans ce cas avec le cancer encéphaloïde de l'œil. West en donne encore un exemple :

J'ai vu une petite fille de 3 ou 4 ans, dont la santé déclinait, depuis trois mois. On avait remarqué qu'elle maigrissait rapidement, ne supportait pas la fatigue, marchait avec une certaine peine, et que la peau prenait une teinte ictéroïde. Son appétit était devenu mauvais, les fonctions intestinales étaient troublées, l'abdomen avait augmenté de volume, bien que l'attention eut été éloignée de ce symptôme pour se fixer sur la proéminence graduellement croissante de l'œil droit, et bientôt sur une ecchymose des deux paupières, qui donnait à cet enfant un aspect singulier. Le globe de l'œil droit, quand je vis la petite malade, sortait à moitié de l'orbite, et il y avait sous la conjonctive deux taches de sang extravasé. — Le ventre était rendu volumineux par la présence d'une tumeur solide, non fluctuante, à surface inégale, à bords arrondis, avec dilatation considérable et générale des veines superficielles de l'abdomen. La tumeur occupait la région du foie, s'étendait de l'hypocondre droit jusqu'à la crête iliaque, se portait en haut du côté gauche, ou elle se cachait sous les fausses côtes, sans occuper d'aucune façon la région splénique. On constatait de la résonance à la percussion dans une étendue de 75 millimètres, en dehors du bord gauche de la tumeur.

La conclusion à tirer de ces faits, c'est que l'enfant est comme un terrain qu'il faut constamment amender par un bon assolement. Tout est encore à faire à cet âge, et il n'est pas de constitution, quelque chétive qu'elle soit, qui ne puisse être améliorée par un bon régime. Et, à ce sujet, nous allons donner quelques conseils d'hygiène.

VII

HYGIÈNE DE L'ENFANCE

Conseils pour le régime de l'enfance.

Il faut, dans le régime des enfants, suivre en tout la nature. Ainsi, les jeunes animaux ne prennent point de nourriture solide tant que leur appareil digestif n'a pas acquis le développement nécessaire : ce sont surtout les dents qui donnent le signal — comme chez le poulain — et encore ce qu'il mange n'est que pour s'amuser. L'enfant, pendant les premières semaines qui suivent sa naissance, dort et tette : c'est là toute sa vie ; aussi, quand on veut l'astreindre à un régime alimentaire artificiel, il meurt. Nous pourrions citer, pour exemple, la grande mortalité parmi les enfants de l'Assistance publique, parce qu'on les soumet trop tôt à une nourriture solide.

Les femmes du peuple ont l'habitude de bourrer leurs enfants de panades et de bouillies qui obstruent les vaisseaux chylifères et amènent le carreau, si fréquent dans les classes pauvres. Il faut se rendre compte de la manière dont s'effectue la nutrition chez l'enfant. Comme la plante, il a ses racines qui, à cause de leur délicatesse, ne peuvent absorber que les liquides.

Le lait de femme se trouve, sous ce rapport, être la seule nourriture qui convienne à l'enfant pendant les premiers âges de la vie, et on tenterait vainement de le remplacer par le lait d'animaux — qui est substantiel parce qu'il s'adresse à des êtres dont le développement est plus précoce — tel que le lait de vache, de chèvre, de jument. En vain voudrait-on le couper ; on ne fait ainsi que l'affaiblir, mais les éléments solides qu'il contient sont encore trop grossiers.

S'il en était autrement, c'est-à-dire si chaque espèce animale n'avait son lait propre, pourquoi observerait-on tant de différences dans la proportion des éléments solides de ce liquide. Mais il y a plus : du lait dépendent les caractères, et sous ce rapport encore rien ne peut remplacer l'allaitement par la mère, parce que, entre elle et son nourisson, il y a des rapports moraux salutaires [1].

D'ailleurs ce n'est pas la jeune mère qui cherche à se soustraire à ce devoir sacré, c'est son éducation. L'allaitement est une fonction à laquelle elle doit se préparer, une sorte de mise en chapelle ; et certes, ce n'est pas dans le tourbillon du grand monde que cette préparation peut avoir lieu. La jeune fille doit bien se pénétrer de cette vérité : que ce qu'il y a de plus précieux en elle, c'est la mère future.

Pour que la jeune mère puisse nourrir, il faut qu'elle ait le tempérament d'une nourrice. Non qu'elle doive en avoir les formes rebondies ; mais plutôt fermes et élastiques.

Elle acquerra ces qualités par un genre de vie naturel et non artificiel : en respirant l'air vif du dehors et non celui des salons ; en assaisonnant ses mets de sels et non de sucre ; en mangeant à ses heures, et des mets bien préparés ; en un mot, en se pénétrant de cette vérité : que pour donner un jour à son enfant son lait — qui est aussi son sang — elle ne doit pas se rendre chloro-anémique. L'étiolement tue la plante, comme la chlorose la jeune fille ; indépendamment d'autres infirmités secrètes qui viennent l'accabler.

La jeune mère doit être comme la Cornélie romaine, c'est-à-dire avoir pour bijoux de beaux enfants. De cette manière — c'est-à-dire en soignant leur santé — les faibles comme les fortes pourront encore nourrir, c'est-à-dire jouir du plus ineffable des bonheurs. En dehors de ce dernier, il n'y a plus rien, car, plus tard, les enfants sont une source d'inquiétudes, de tourments, de chagrins.

Pourquoi auraient-ils de l'attachement pour une mère qui ne les a pas nourris de son lait ? On nous demandera si nous n'admettons aucune exception à cette règle ? oui, mais ce sont ces exceptions-là qui devraient détourner du mariage. Et c'est pour cela que nos pères avaient bien fait d'instituer des ordres, dans lesquels des femmes faibles pouvaient encore être utiles, en soignant les infirmes et les malades. Malheureusement, le couvent est devenu cloître, c'est-à-dire l'effacement de l'humanité.

Mais, dira-t-on, il y a des vices héréditaires cachés. Nous l'admettons,

---

[1] Il y a cependant des exceptions, mais qui dépendent de la force des tempéraments, comme en Angleterre, où on nourrit généralement les enfants au biberon. La mère rachète ce premier soin par l'observance rigoureuse des règles de l'hygiène.

et nous dirons qu'on est plus certain d'hériter des vices de ses parents que de leur fortune; mais, même alors, l'allaitement maternel est nécessaire, parce que l'on peut modifier ainsi les vices naturels et les vices acquis.

Admettons qu'il s'agisse de la phtisiose, pouvant plus tard donner lieu à la phtisie; si on empêche la jeune mère de nourrir, c'est la condamner à une mort certaine, sans pour cela sauver son enfant — car la phtisie viendra à son heure. Que si, au contraire, on permet à la mère de nourrir, et si on la soumet à un traitement approprié (par les arséniates, par exemple), on a l'espoir de les sauver l'un et l'autre.

C'est une grande erreur de croire que l'allaitement soit une cause d'affaiblissement; à moins d'être une espèce de débauche. Aussi ne saurait-on trop recommander à la jeune femme la tempérance maternelle. En donnant le sein à des heures régulières, elle augmentera l'avidité de l'enfant à le prendre — et non l'y laisser pendre toute la journée comme une sangsue. Elle doit tenir un peu de son lait en réserve et le mêler d'eau pour la soif de l'enfant, en ayant soin d'y ajouter un tantinet de sel.

Le régime de la mère doit être propre à faire du lait, et, sous ce rapport, il ne faut pas se départir du régime naturel qui, pour l'homme, doit être mixte, c'est-à-dire un régime suffisamment azoté. Et comme le lait demande des matières grasses, des matières sucrées, albuminoïdes et salines, ce sont ces matières qui doivent faire la base de son alimentation; par conséquent, du laitage, des potages substantiels, des viandes blanches, des fécules légères, mais toujours avec du sel pour assaisonnement, et peu de sucre, car le sucre de lait diffère essentiellement du sucre de ménage, lequel est un sucre végétal qui s'assimile difficilement et donne lieu à des acidités dont l'enfant, à son tour, a à souffrir.

Étant obligée de se nourrir pour deux, il faut que la jeune mère se rafraîchisse le sang en prenant, chaque matin, une petite cuillerée à café de Sedlitz Chanteaud, dans de l'eau ou du café léger, le matin, avant de donner la première fois le sein à l'enfant.

Quant à ce qui est des soins généraux et particuliers à donner à l'enfant, ces soins se résument dans un mot : la propreté. Et pour cela, la première condition, c'est de ne pas l'emmailloter — ce qui est la ressource des mères peu soigneuses. L'enfant, comme la plante, a besoin d'absorber la lumière par tous ses pores.

Et ici nous ouvrons une parenthèse : l'homme est-il fait pour porter des vêtements ou pour aller nu? Il y. a là une question de décence et une question d'hygiène. La décence est, avant tout, un instinct; et puisque la nature a donné aux animaux une fourrure ou des plumes pour cacher leur nudité, il va de soi que, avec l'intelligence nécessaire, nous devons tendre au même but.

Quant à la question hygiénique, nous nous trompons souvent en confondant nos goûts — surtout notre mauvais goût — avec nos besoins. De là est née la mode, cette reine impérieuse qui n'a d'autre jouissance que de nous mettre à la torture. Eh bien ! n'anticipons pas pour ces pauvres petits êtres, en les emprisonnant dans ce linceul qu'on nomme le *maillot*. Si nous ne ne nous trompons, maillot vient de maille ; c'est donc un *rets* ou une espèce de ficelage qui enlève tout mouvement à l'enfant. Encore s'il était à jour — le maillot — on verrait du moins ce qui s'y passe, et le malheureux bébé ne souffrirait pas la torture d'une épingle mal attachée ou d'un lange souillé.

Chez le nourisson la perspiration cutanée est très active, afin de venir en aide aux reins; mais la matière sébacée obstrue les pores de la peau; voilà pourquoi il faut des bains journaliers, avec du son et du savon blanc de Marseille, afin de dissoudre les matières grasses. L'enfant témoigne instinctivement le plaisir qu'il a à se trouver dans ce milieu onctueux. Il y barbote comme un petit canard, en jetant par moments de petits cris. Élever des enfants n'est pas difficile; si nous le croyions, nous nous estimerions au-dessous des brutes. Mais, pour bien les élever, il faut les aimer d'amour, comme les animaux aiment leurs petits d'instinct.

Nous dirons maintenant un mot de la dentition et de ses orages, et pour cela, nous laisserons parler le docteur West, un des médecins qui ont le mieux compris les maladies des enfants.

Ordres d'apparition des dents.

Les changements que la nature produit constamment autour de nous et en nous-mêmes, sont le résultat de lois qui agissent en silence, mais d'une manière constante : d'où il résulte que nous voyons rarement dans ses œuvres les insuccès qui sont si fréquents dans les entreprises humaines, ou les dangers qui souvent accompagnent celles-ci ; ainsi, quand la nature a pour objet de faire que l'enfant cesse de dépendre de la mère pour son alimentation, elle prépare cette transition de longue main. Le premier indice en est fourni par l'augmentation considérable de l'activité des glandes salivaires, organes dont la fonction paraît, quelque temps après la naissance, être complètement inactive. Si vous examinez la bouche d'un petit enfant, vous serez frappé de la petite quantité de salive qui en humidifie la surface, fait qui explique, en grande partie, la tendance à la sécheresse que montre la langue sous l'influence d'indispositions très légères.

Toutefois, vers le quatrième ou le cinquième mois, cet état subit un changement notable ; on trouve maintenant la bouche constamment pleine de salive et l'enfant bave sans interruption ; mais il n'existe aucun autre indice de l'apparition des dents, si ce n'est quelquefois que le bord des gencives devient plus large. Il peut ne survenir aucune autre modification pendant plusieurs semaines, et c'est généralement vers la fin du septième mois — plutôt après qu'avant — qu'apparaissent les premières dents. Les incisives médianes inférieures percent généralement les gencives les premières ; ensuite apparaissent les incisives médianes de la mâchoire supérieure ; puis les incisives latérales inférieures et en dernier lieu les incisives latérales supérieures.

Cet ordre n'est toutefois pas invariable, car quelquefois toutes les incisives supérieures sont percées avant qu'apparaissent les incisives latérales inférieures. Les quatre premières molaires apparaissent ensuite, sans qu'il y ait un ordre régulier dans l'apparition des supérieures par rapport aux inférieures, quoique pourtant, dans la majorité des cas, celles de la mâchoire inférieure se montrent les premières. Les quatre canines viennent ensuite, et, pour terminer, les quatres molaires, ce qui fait en tout vingt-deux dents.

Nous ne devons pas toutefois nous représenter ce travail comme s'accomplissant d'une manière suivie, erreur que commettent souvent les mères, qui s'alarment au sujet de leurs enfants, en voyant qu'après l'évolution rapide des premières dents le travail de la dentition semble s'arrêter. La nature a déterminé que le *processus* dentaire, qui commence au septième ou au huitième mois, ne serait complet qu'au vingt-quatrième ou au vingt-huitième, et sans doute a agi ainsi en partie dans le but de diminuer les chances d'un trouble constitutionnel, auquel l'enfant aurait été exposé si l'évolution des dents s'était faite sans un temps de repos.

L'observation vous montrera qu'après l'apparition, en une semaine, des dents incisives médianes de la mâchoire inférieure, il s'écoule souvent un intervalle de six semaines ou de deux mois avant que les deux correspondantes de la mâchoire supérieure se montrent, lesquelles sont alors promptement suivies des incisives latérales. Il se produit alors fréquemment un repos de trois à quatre mois, avant que nous voyions sortir la première molaire ; et un pareil repos a lieu avant la sortie des canines ; et enfin un dernier repos encore plus long, avant celle des dernières molaires.

L'époque de la dentition est souvent fort orageuse, puisqu'elle produit des rages de dents et jusqu'à des convulsions. La fièvre est très intense, et il faut la faire tomber par 1 ou 2 granules d'aconitine, en procédant par un demi-granule à la fois, dans un peu d'eau sucrée.

On aura soin de rafraîchir constamment la bouche, et surtout de n'y placer aucun corps irritant, ou ulcérant, comme on a l'habitude de le faire. Il suffit de douces frictions avec le doigt. Si la résistance des gencives est fort grande, il faut les inciser jusqu'au delà du bourrelet et non se contenter de simples scarifications, qui ne remédient à rien.

La mère doit avoir soin de ne pas mettre trop souvent l'enfant au sein, dans l'espoir de le calmer. La diarrhée spontanée est plutôt utile que nuisible, puisqu'elle a pour effet de dégager la tête. Aussi, s'il y a constipation, il faut aussitôt recourir au sel de Sedlitz, dont on mettra quelques granules dans le biberon. S'il y a des aphtes à la bouche, il faut les toucher avec du miel ou jus de citron (Voir *Diphthéries*).

Enfin, nous devons signaler les éruptions eczémateuses et impétigineuses qui surviennent dans le cours de la dentition. Il suffit ici de soins de propreté, et ne rien faire pour répercuter ces humeurs. Les physiologistes disent que c'est une irritation de la peau : raison de plus d'en éloigner tout corps irritant.

Voici maintenant quelques conseils généraux relatifs à l'élevage de l'enfant. Nous supposons le sevrage fait, et l'enfant pouvant prendre de la nourriture solide. Il faut que la transition se fasse graduellement, c'est-à-dire ne donner d'abord que des aliments mouillés et bien broyés. On se servira, pour cela, de bouillon bien dégraissé, et on émulsionnera ainsi les fécules, la viande, de manière à en faire une pâte bien liée. Il faut habituer l'enfant de bonne heure à ne pas se laisser aller à la gloutonnerie. Pour cela, on le distraira dans l'intervalle des cuillerées, car il faut toujours faire appel à son attention. Cela lui ouvre l'intelligence en même temps que la bouche. Le paysan reste lourd, grossier, parce que, enfant, on lui a donné la pâtée. — Maintenant que l'enfant ne prend plus le sein, il n'est pas nécessaire qu'il s'endorme après avoir mangé ; il faut, au contraire, le tenir éveillé, afin de ne pas anticiper sur le sommeil de la nuit. Cela sera d'autant plus facile qu'on n'aura pas gorgé l'enfant de nourriture.

On fera bien de mêler aux aliments semi-liquides 3 ou 4 granules d'hypophosphite de chaux, afin de favoriser la formation des os. Les hypophosphites ont cet autre avantage de se combiner avec les éléments gras et de prévenir ainsi les engorgements scrofuleux ou tuberculeux, quoique entre ces deux ordres de maladies il y ait une différence d'origine. — Nous renvoyons à l'article relatif aux diathèses.

La tuberculose est une maladie qui se prépare de bonne heure, parce qu'elle à sa source dans le sang et que celui-ci est souvent altéré par des vices héréditaires. Il faut donc s'attacher à faire faire à l'enfant un sang pur ; et, pour cela, lui donner un bon air et une bonne nourriture. Souvent il est nécessaire de le soumettre à un traitement arsenical — que les enfants supportent parfaitement, parce que ce traitement est reconstituant et non dissolvant, comme est le traitement mercuriel. Les médecins anglais font grand usage de calomel qui, dans leurs mains, est devenu une espèce de panacée. C'est une grande erreur et en même temps un grand mal, parce que, de cette manière, ils préparent les maladies de lymphatisme.

Comme agent diététique, le sel est le meilleur antituberculeux ; et on ne saurait trop recommander aux mères de donner à leurs enfants, dans tous leurs aliments, un peu de sel, et d'en éloigner, autant que possible, le sucre.

Il existe contre le sel marin ou chlorure de sodium des préjugés que nous devons combattre. Ainsi, on dit que le sel donne la pierre ; c'est au contraire le sucre qu'il faut accuser de ce méfait, puisque, par son oxydation insuffisante, il donne lieu à des acides, notamment aux acides lactique, butyrique, oxalique, et prédispose ainsi au lymphatisme et aux calculs. — Les mères sont donc averties de ne pas laisser constamment aux mains de leurs enfants des sucreries.

On a dit encore que le sel produit des dartres, sèches. ou humides. C'est une autre erreur, puisque ces éruptions sont plutôt propres aux constitutions fades. Il en est de même pour les écoulements blancs ou leucorrhéiques.

Au reste, il n'y a qu'à suivre en cela l'instinct. Mettez à portée d'un enfant du sucre et du sel, quoique ayant la même apparence, c'est au sel qu'il reviendra de préférence.

Les jeunes animaux sont également friands de sel ; les premiers lèchent avec avidité les murs salpêtrés. Dans les grandes exploitations rurales de l'Australie, pour rallier les immenses troupeaux qui y vaguent, on place à diverses distances des auges avec du sel gemme. Les animaux pâturant en liberté y affluent par milliers, et les propriétaires malhonnêtes profitent de ce moment pour marquer des bêtes qui ne leur appartiennent pas. Il est vrai que, vu le nombre, on ne compte pas, tant il est prodigieux.

Les animaux sauvages savent également trouver les gites salifères, ou ce qu'on nomme les salados. Ainsi, dans les steppes de l'Amérique du Sud, on peut suivre à la trace les buffles à la recherche du sel.

Scientifiquement on peut expliquer cette préférence instinctive de l'homme et des animaux pour tout ce qui est salé. C'est que le sel, après l'air, ou son principe vivifiant, l'oxygène, est un des aliments de la vie, pour nous servir de la belle expression des anciens — *Pabulum vitæ*. En effet, le sel favorise l'oxygénation du sang. Un exemple nous en est fourni par la salaison des viandes fraîches, qui prennent ainsi une teinte rouge, preuve qu'elles absorbent de l'oxygène. Le sang retiré de la veine reste rutilant quand on y mêle du sel, en même temps qu'il se coagule lentement. D'où l'on peut conclure qu'en donnant du sel aux enfants on augmente leurs vives couleurs et on prévient les inflammations dues à l'épaississement du sang. Les matériaux albuminoïdes sont tenus liquides, et on empêche ainsi les dégénérescences amyloïdes du foie, si fréquentes dans l'enfance.

Le sel en imprégnant la pulpe cérébrale favorise les opérations de l'intelligence.

Sans être matérialiste, on peut admettre que le cerveau est l'instrument de la pensée. Par quel mécanisme? nous n'en savons rien, mais enfin, il n'y a pas d'esprit sans cerveau, comme il n'y a pas d'âme sans corps. Les poètes qui ont voulu idéaliser l'âme, ont été obligés d'admettre les champs Élyséens, où, il est vrai, tout était intangible, et, comme le dit si plaisamment Ch. Perrault, dans sa parodie du Xe livre de l'*Énéide* :

> Où à l'ombre d'un rocher
> On voyait l'ombre d'un cocher,
> Qui avec l'ombre d'une brosse
> Nettoyait l'ombre d'un carrosse.

Mais, laissons là ces facéties ; la science nous fait voir que la cervelle des idiots est diffluente et manque absolument de principes salins, surtout de chlorure de sodium, tandis que le cerveau des monomanes, souvent si ingénieux pour arriver à leurs fins, est consistant et riche en sel. D'où l'on pourrait conclure qu'entre la folie et la raison il n'y a que quelques grains de sel en plus ou en moins. En parlant d'un discours spirituel, on dit : Il est assaisonné de sel ; et le *sel attique* était là représentation de la finesse d'esprit qui caractérisait les Athéniens. Par contre, leurs voisins, les Béotiens, étaient lourds et patauds. On pourrait croire que cela dépendait d'une différence de constitution, les premiers ayant plus de sel dans le sang que les seconds.

Nous ferons remarquer qu'il ne s'agit point d'une plaisanterie, mais de la formation de la constitution de l'enfant ; or, le moral ne saurait s'abstraire du physique, et on ne saurait trop méditer la devise des anciens : *Mens sana in corpore sano.*

Aussi est-ce misère de voir une prétendue pédagogie tenir de jeunes enfants dans des locaux sans air, sous prétexte de leur donner la pâture intellectuelle. Cette pâture réussit si peu, qu'au bout de peu de temps, ces petits *prodiges* deviennent stupides.

Quand on entre dans ces classes, l'odorat est pris d'une odeur aigre qui prouve que la scrofulose y a élu domicile. Eh, pour Dieu ! faisons moins de savants, et les générations s'en trouveront mieux.

Au lieu de l'âpre odeur des bouquins, laissons respirer à nos jeunes enfants l'air sain des bois, l'atmosphère pénétrante de la mer ; laissons là tous ces classiques qui ne savent que vanter les héros de la guerre, ces détrousseurs en grand, qui, s'ils avaient opéré sur une échelle plus restreinte, auraient mérité d'être pendus par le cou. Le livre de la nature est à tous, et il ne faut pas tant d'esprit pour y lire.

Arrière les classes qui sont des serres chaudes où les enfants filent et s'étiolent, comme pour montrer que, sans air libre, il n'y a pas de vie possible ! Mais ce que les pédagogues ne savent pas, les mères doivent le comprendre, et nous sommes persuadé qu'en fait d'éducation elles seront de notre avis.

TABLEAUX SYNOPTIQUES

DES

MALADIES DES ENFANTS

ET DE

LEUR TRAITEMENT DOSIMÉTRIQUE

FIÈVRE EN GÉNÉRAL

Température.	Au-dessus de la normale (40-43).	Deffervescents et aconitine, vératrine, sels de Sedlitz.
Id.	Au-dessous (37 à 20).	Acide phosphorique, brucine, strychnine (sulfate, arséniate).
Id.	Oscillante (entre 38 et 40).	Hydro-ferro-cyanate de quinine.

FIÈVRE RÉMITTENTE

Forme bénigne.	Invasion lente, langueur générale, perte d'appétit, soif, somnolence, peau sèche et chaude, langue aride, pouls 120-130, chaleur 40 et 41. Exacerbation à l'entrée de la nuit.	Sedlitz Chanteaud, aconitine, vératrine.
Forme grave.	Altération du sang, taches rosées, pouls 146, chaleur 41-43. Engouement pulmonaire, ventre ballonné, langue chargée, délire, coma, convulsions.	Sel de Sedlitz, arséniate de strychnine, arséniate de fer.

FIÈVRE INTERMITTENTE

Accès de froid.	Dépression générale de la vitalité, engouement des poumons et de la rate.	Hydro-ferro-cyanate de quinine, arséniate de quinine, arséniate de strychnine.
Id. de chaleur.	Peau sèche mordicante, suppression des urines.	Aconitine, digitaline.
Id. de transpiration.	Sueurs abondantes.	Toniques, bouillons, vins, arséniate de fer.

FIÈVRES ÉRUPTIVES

Incubation.	Prostration, alanguissement.	Acide phosphorique, strychnine.
Combustion.	Chaleur mordicante (40-43), sécheresse de la peau, congestions internes, suppression d'urine.	Aconitine, vératrine, digitaline.
Résolution.	Transpiration profuse, prurit de la peau, desquamation, fièvre erratique.	Hydro-ferro-cyanate de quinine, régime rafraîchissant, sel de Sedlitz, toniques.

VARIOLE

Incubation.	Quatre jours , une semaine et même vingt jours : abattement, humeur maussade , dérangement gastrique, douleur frontale, sommeil troublé.	Sel de Sedlitz , arséniate de strychnine.
Combustion	Chaleur 40-42, peau sèche, mordicante, symptômes cérébraux.	Aconitine, vératrine.
Éruption.	Fièvre erratique ou de suppuration.	Hydro-ferro-cyanate de quinine, huile phéniquée pour les pansements.

ROUGEOLE

Incubation.	Abattement, symptômes catarrhaux.	Sel de Sedlitz, aconitine.
Combustion.	Chaleur 40-42, symptômes pectoraux : broncho-pneumoniques, cardiaques.	Sel de Sedlitz, strychnine, aconitine, hyosciamine, vératrine.

SCARLATINE

Incubation.	Abattement, mal de gorge, difficulté d'avaler, pouls petit, face rouge.	Strychnine, hyosciamine, sel de Sedlitz.
Combustion.	Chaleur 41-43, rougeur blafarde de la bouche et de l'arrière-bouche, spasme de la gorge.	Aconitine, vératrine, hyosciamine.
Desquamation.	OEdème, hydropisie, fièvre d'accès, oppression.	Digitaline, arséniate de fer, hydro-ferro-cyanate de quinine, strychnine.

DIPHTHÉRIES

Stomatite : folliculeuse, ulcéreuse, gangreneuse.	Bouche irritée, plaques diphthéritiques à la langue et aux angles des lèvres, ulcérations, gangrène, symptômes ataxiques, pouls 130-140, chaleur : 40-43.	Sel de Sedlitz , gargarismes et attouchements au miel acidulé (suc de limon), sulfure de calcium , aconitine, hyosciamine, strychnine.
Angine couenneuse.	Plaques diphthéritiques au palais, aux amygdales, difficulté d'avaler, engorgement du cou (comme dans la scarlatine).	Sel de Sedlitz, aconitine, hyosciamine, hydro-ferro-cyanate de quinine, sulfure de calcium, suc de limon.
Croup spasmodique.	Accès d'étouffement, face bleuâtre, pouls petit, urines supprimées.	Sel de Sedlitz, hyosciamine, brucine, digitaline, hydro-ferro-cyanate de quinine.
Croup couenneux : d'emblée, par extension.	Toux métallique, respiration stridente, peau sèche, face pâle ; accès croupaux, pouls petit, sidération nerveuse, formation de fausses membranes.	Strychnine, hydro-ferro-cyanate de quinine, émétine, sulfure de calcium.
Coqueluche.	Symptômes catarrhaux, toux éclatante, suffocante, exacerbation fébrile vers la nuit, crises de toux avec inspiration prolongée et sifflante, expectoration avec vomissement, ronchus ou râles bronchiques, pas de dérangement de la santé, à moins de fièvre continue.	Hydro-ferro-cyanate de quinine, hyosciamine, aconitine, strychnine, sulfure de calcium.

INFLAMMATIONS

Méningite (cérébrale).	Début insidieux, enfant triste, volontaire, irritabilité des yeux, vomissements, soif vive, langue rouge sur les bords, peau sèche, alternatives de froid et de chaleur, tête lourde, endolorie.	Brucine, arséniate de caféine, aconitine, hydro-ferro-cyanate de quinine, sel de Sedlitz, applications froides.
Méningite (spinale).	Enfants lymphatiques, rachitiques, douleurs dans les membres, épigastralgie, constipation, élancements suivis de paralysie, hyperesthésie de la peau (ramollissement aigu de la moelle), paralysie graduelle (hydrocéphalie).	Hydrothérapie, ventouses sèches, cicutine, aconitine, hyosciamine, hydro-ferro-cyanate de quinine.
Otite (profonde).	Oreilles brûlantes, élancements douloureux, troubles dans la coordination des mouvements.	Bains de vapeur, émollients révulsifs, aconitine, brucine.
Pleurésie.	Début brusque, douleurs ou point de côté, fièvre violente, pouls petit, serré, respiration saccadée, bruit de parchemin, égophonie.	Strychnine, aconitine, cicutine, digitaline, arséniate de fer, immobilisation du thorax, sel de Sedlitz.
Empyème.	Ampliation et déformation de la poitrine, espaces intercostaux dilatés, bruits respiratoires complètement disparus, dyspnée progressive.	Digitaline, arséniate de strychnine, hydro-ferro-cyanate de quinine, thoracocenthèse.
Péricardite.	Frisson suivi de chaleur, anxiété extrême, respiration légèrement accélérée, toux petite, fréquente, sans expectoration, bruit de râpe au-dessous du poumon gauche.	Brucine, aconitine, digitaline, révulsifs, sel de Sedlitz, paracenthèse capillaire.
Cardite. Endocardite.	Mouvements du cœur irréguliers, face bleuâtre, accès de suffocation.	Strychnine, hyosciamine, hydro-ferro-cyanate de quinine, révulsifs.
Péritonite.	Ventre en pointe, tranchées et vomissements incoercibles, pouls petit, face grippée, chaleur vive à la peau.	Sel de Sedlitz, brucine, aconitine, hydro-ferro-cyanate de quinine, suppositoires, calomel.
Diarrhée inflammatoire (entérite).	Ventre douloureux, tympanite, peau sèche, langue sale à la base, déjections séreuses.	Sel de Sedlitz, hyosciamine, brucine, émollients.
Néphrite albumineuse (souvent suite de scarlatine).	Bouffissure de la face, surtout autour des paupières, disparaissant le matin, fièvre, oppression, douleurs rénales ou lombaires, urines albumineuses.	Digitaline, arséniate de fer, hyosciamine, cicutine, régime plastique, lavement au chloral et au borax.
Bronchite capillaire.	Symptômes catarrhaux, toux difficile, irritable, râles secs au sommet des poumons, râles humides à la base, prostration générale.	Brucine, aconitine, hydro-ferrocyanate de quinine, sel de Sedlitz.
Catarrhe suffoquant.	Quelquefois attaque soudaine, fièvre muqueuse, anxiété et douleurs rétrosternales, toux paroxystique, respiration abdominale.	Strychnine, aconitine, hyosciamine, révulsifs.

Grippe.	Fièvre d'invasion (influenza), symptômes broncho-pulmoniques.	Révulsifs, aconitine, strychnine, hydro-ferro-cyanate, arséniate de quinine.
Pneumonie : état prodromique.	Face pâle, prostration générale, pouls petit.	Strychnine, sel de Sedlitz.
Pneumonie : invasion.	Face bouffie, teint livide, bruit respiratoire effacé, matité, pouls fréquent et petit, agitation, délire, taches pourprées, coma, mort.	Strychnine, hyosciamine, aconitine, arséniate de caféine, hydro-ferro-cyanate de quinine, révulsifs aux membres inférieurs.
OEdème pulmonaire.	Dans les fièvres éruptives, toux courte, saccadée, gène de la respiration, mouvements tumultueux du cœur, pouls faible, bouffissure de la face et bientôt générale.	Digitaline, arséniate de strychnine, arséniate de fer.
Gangrène pulmonaire	Dans les pneumonies palustres (scorbut du poumon), dépression générale, haleine fétide, efforts de vomir, répugnance à prendre des aliments.	Arséniate de quinine, strychnine, hyosciamine.

MALADIES NERVEUSES

Trismus ou tétanos des nouveau-nés.	Dans les premiers temps de la naissance, au plus tard vingt jours : secouses galvaniques, avec des cris aigus, rigidité générale.	Brucine, hyosciamine, digitaline, dès que la bouche peut s'entr'ouvrir.
Spasme de la glotte.	Respiration suspirieuse avec un bruit strident ou métallique, tête renversée en arrière, lèvres livides, poitrine immobile et suffocation imminente.	Strychnine — hyosciamine, aconitine, hydro-ferro-cyanate de quinine sel de Sedliz.
Eclampsia nutans.	Mouvement d'oscillation de la tête, léger mouvement convulsif du bras, convulsions générales.	Brucine, hyociamine, cicutine, aconitine, hydro-ferro-cyanate de quinine.
Épilepsie.	Accès plus ou moins rapprochés avec perte de connaissance, écume à la bouche, pouls petit, accéléré, face vultueuse, respiration gênée, déjections involontaires (à la fin de l'accès).	Strychnine, hyosciamine digitaline (aux approches des accès), valérianates — bromure de potassium dans l'intervalle des accès.
Chorée.	Mouvements gauches, brusques, presque exclusivement d'un seul côté, de la jambe et du bras, le plus souvent du côté droit, grimaces involontaires, pouls en général petit (chloro-anémie).	Strychnine, oxyde de zinc, valérianates.
Paralysie infantile idiopathique.	A la suite de convulsions générales.	Strychnine, brucine.
Paralysie symptomatique.	Dentition, vers.	Vermifuges.
Hyperesthésie, névralgie.	Acuité extrême des sens : toucher, vue, ouïe ; constipation, cris violents, avec des alternatives plus ou moins prolongées, douleurs névralgiques.	Brucine, hyosciamine, cicutine, hydro-ferro-cyanate de quinine, aconitine.
Terreurs nocturnes.	Brusques réveils, avec un sentiment de terreur, dérangement gastrique, constipation.	Sel de Sedlitz, hyosciamine et brucine le soir.

DIATHÈSES

Incontinence d'urine.	Débilité nerveuse, vers, fièvre périodique.	Brucine, hyosciamine, santonine, hydro-ferro-cyanate de quinine.
Scrofules.	Engorgement des tissus blancs, adénites, ostéites, abcès froids.	Huile de foie de morue, strychnine, quassine, régime salin.
Syphilis infantile constitutionnelle.	Coryza sans rhume de cerveau, ronflement nasal pendant que l'enfant tette, muqueuse nasale rouge, sécrétant une humeur jaunâtre, ichoreuse quelquefois sanguinolente, voix altérée, rauque, bouche et arrière-bouche d'un rouge brillant, parsemée d'ulcérations superficielles, narines et lèvre supérieure excoriée, avec une teinte de feuille sèche, fissures perpendiculaires aux lèvres, syphylides aux fesses et aux parties génitales, anus papuleux, ulcéré, fissuré, paupières collantes, chute des cheveux, marasme, etc.	Traitement ioduré mercuriel par la mère, reconstituants, l'air de la campagne, régime lacté sobre.
Cancer encéphaloïde.	Du cerveau : ambliopie, convulsions, coma ; tumeurs encéphaloïdes de l'œil et du foie.	Calmants.
Ictère des nouveau-nés.	Peau jaune et froncée, parcheminée, urines claires, indigestions, péritonite, phlébite ombilicale, hépatite.	Quassine, sel de Sedlitz.
Expansion imparfaite des poumons (*still-born* des Anglais).	Asphyxie, obstruction par les glaires.	Brucine, insufflation.
Sclérème.	Induration du tissu cellulaire.	Bains prolongés, brucine.
Tubercules.	Héréditaires, acquis.	Lait arséniaté, iodoforme, huile de foie de morue.
Tuberculose pulmonaire.	Respiration rude, toux, abcès circonscrits ou par congestion, fièvre erratique.	Aconitine, strychnine, hydro-ferro-cyanate de quinine.
Phtisie abdominale (tabes mesenterica)	Amaigrissement des extrémités, face grippée, abdomen volumineux, sensible au toucher, douloureux (péritonite).	Huile de foie de morue, sel de Sedlitz, hydro-ferro-cyanate de quinine.
Phtisie cérébrale.	Céphalalgie intense, troubles de la vision, convulsions, coma.	Voir Méningite tuberculeuse.
Rachitisme.	Défaut d'ossification.	Huile de foie de morue, phosphite et hypo phosphate de chaux.
Lithiase.	Urines chargées de dépôts calcaires.	Régime salin, benzoates.

PHTISIE

Le mot *phtisie* (de φθίω, je sèche) veut dire une maladie de marasme — comme une plante qui dessèche faute d'assolement. — C'est donc l'expression de la misère physiologique. On se demande, après cela, à quoi sert la civilisation, puisque ceux qui en sont les pionniers en sont les premières victimes.

Dans les forêts vierges du *Nouveau-Monde*, on a les serpents et autres animaux venimeux. Est-ce pour cela que dans le *Vieux-Monde* on parle tant de microbes ? Comme si ces infiniment petits, dont on veut faire les boucs émissaires des maladies infectieuses, n'étaient le produit de nos négligences — pour ne pas dire de nos égotismes.

Si nos ouvriers étaient mieux nourris, mieux vêtus, mieux logés, pense-t-on qu'il y aurait tant de tuberculeux parmi eux ?

Il en est de la phtisie comme des maladies infectieuses en général. La variole, qu'on a prétendu aussi être un mal naturel, les peuples primitifs ne la connaissaient pas — du moins l'histoire des civilisations antiques n'en montre pas de traces.

En attendant que le vaccin antiphtisique soit trouvé, appliquons-nous à guérir le mal ou plutôt à le prévenir.

Tel est notre but dans le présent chapitre. Non que nous prétendions avoir inventé les remèdes préventifs ou curatifs — mais le mode d'application — *modus administrandi*.

Ces remèdes, ce n'est pas aux spécifiques que nous les avons demandés, mais aux agents dosimétriques. Si nous réclamons pour eux ce titre, c'est qu'avant la dosimétrie il n'y avait en thérapeutique que des systèmes.

C'est ce qu'avait compris feu le docteur Marchal (de Calvi) quand il disait, au début de la dosimétrie : « Il ne faut pas s'arrêter aux mots *médecine dosimétrique*, qui pourraient donner l'idée d'une réforme générale. Il y a eu, par exemple, une *médecine physiologique* : il y a une *méthode dosimétrique*. Ainsi ramenée à ses proportions, l'œuvre du professeur de Gand reste considérable. En attendant la discussion, j'ai demandé des faits à M. Burggraeve, qui a bien voulu me les promettre (*Tribune médicale*, 1871).

Des faits? Nous en avons fourni jusqu'à satiété; mais la discussion est encore à venir.

Parmi les remèdes contre la phtisie, deux remontent à la plus haute antiquité : l'arsenic et l'iode ; le premier sous forme de sandaraque, le second sous forme d'éponge brûlée. Il y a là une idée fondamentale quant à la cause présumée du mal.

A ces puissants modificateurs de la nutrition la chimie pharmaceutique de nos jours a permis d'en ajouter d'autres, d'ordre vital, c'est-à-dire les alcaloïdes, sans lesquels il n'y a pas de thérapeutique possible.

La mission de l'art, alors qu'il ne peut guérir, est de soulager ; or, la médecine dosimétrique est *agissante*, sans être jamais *perturbatrice*. Quelle lueur d'espoir après une nuit calme que n'aura pas troublée la toux par ses douloureux déchirements ! La fièvre peut être mitigée, les frissons ou redoublements nocturnes, sinon coupés, du moins diminués. Les sueurs et les diarrhées colliquatives peuvent être supprimées; en un mot, la phtisie peut être ramenée à sa localisation première. Or, rarement les poumons sont atteints dans leur totalité, et ils ne sont pas tellement de premier ordre que le médecin n'ait du temps devant soi. Les exemples de cavernes cicatrisées ne sont pas tellement rares qu'il faille désespérer de la guérison d'un mal réputé jusqu'ici incurable.

L'art chirurgical a eu d'heureuses audaces qu'on aurait tort de vouloir proscrire. L'important, c'est que ces opérations ne soient pas mortelles par elles-mêmes.

Que de motifs, au contraire, pour le médecin de ne pas s'en tenir à une

stérile expectation, qui voit le mal faire son œuvre, sans rien oser tenter
pour le guérir ou du moins l'enrayer !

Dans le présent chapitre notre intention n'a pas été de faire un traité
de la phtisie, mais seulement d'en esquisser la physionomie, afin d'y appliquer les ressources de la dosimétrie, ressources puissantes alors qu'il s'agit
d'amender le terrain organique.

Il est un point sur lequel nous avons particulièrement insisté : l'hygiène
thérapeutique des phtisiques. Il est certain qu'on traite ces malades trop mol-
lement: on les séquestre et, pour peu, on les traiterait comme des lépreux,
sous prétexte de contagion. Mais, outre que celle-ci est loin d'être prouvée,
il y a tout motif de les soumettre à l'entraînement médical, non seulement par les agents hygiéniques, mais par ceux d'une thérapeutique sagement combinée.

Feu le docteur Amédée Latour qui a dit, avec tant de raison, que sans
thérapeutique le médecin n'est plus qu'un *inutile naturaliste*, a proposé
contre la tuberculose un traitement dont le sel commun (chlorure de sodium),
le tannin et l'opium font la base. Ce traitement, quoique logique, est trop
grossier pour que les malades puissent le supporter longtemps; or, la guérison de la phtisie est une question de temps. Voilà pourquoi la dosimétrie,
qui est une méthode foncièrement physiologique, est la seule appliquable
dans les maladies de long cours, les conditions habituelles ou la manière de
vivre n'étant pas supprimées.

I

MODE DE DÉVELOPPEMENT

La phtisie est un mal social, une misère physiologique, s'attaquant
aux deux extrêmes de la société, les classes inférieures et les classes supérieures : aux premières, à cause des privations ; aux secondes, par suite

de castes. C'est l'égalité devant la maladie et la mort. Nous l'avons suffisamment démontré dans nos livres d'hygiène populaire pour ne pas devoir encore insister sur ce point.

Les classes inférieures — surtout depuis l'introduction du travail industriel en commun — sont sujettes à toutes sortes de maladies, mais particulièrement à la tuberculose pulmonaire. Les classes supérieures, par une éducation molle — et surtout en se mariant entre elles — ont amené la dégénérescence de leur race. Ajoutons à ces causes les unions intéressées, mal assorties.

Qu'est-ce que le tubercule ? En thèse générale, on pourrait dire que c'est l'ivraie du corps animal, puisque, comme l'ivraie végétale, elle se sème et se multiplie. L'analogie ne saurait donc être mieux établie.

L'élément du tubercule est une petite cellule à enveloppe mince, avec un certain nombre de noyaux, de couleur grise, transparente ou opaline, élastique ; du volume d'un vingtième de millimètre à un ou deux millimètres, se présentant sous forme de granulations, pouvant subir la dégénérescence graisseuse ou calcaire.

Cette origine de la phtisie doit être prise en considération, puisqu'elle fait voir qu'il s'agit d'un affaiblissement du sang ou leucémie, et qu'ainsi il ne faut pas désespérer de sa guérison.

La phtisie confirmée est précédée d'une irritation qui constitue sa première période, et s'accompagne d'une fièvre plus ou moins ardente, laquelle constitue sa période de consomption, de fonte ou de suppuration.

Tant que cette fièvre n'existe pas, le mal peut encore être reculé et même arrêté par un régime et un traitement appropriés. La phtisie a deux sources principales : le ventre et la poitrine. Nous devons entrer ici dans quelques considérations sur les leucocytes.

Le sang, hiérarchiquement, se compose, indépendamment de ses matériaux plastiques ou *serum*, de globules blancs et de globules rouges. Dans les espèces animales inférieures ou à *sang blanc*, ce sont les leucocytes qui prédominent et existent même exclusivement. Dans les espèces supérieures ou les animaux à sang rouge, ce sont les *hématies* ou globules rouges.

L'homme présente également ces gradations ou sélections : c'est d'abord un animal à sang blanc, puis à sang rouge (Voir notre *Histologie*).

Les globules blancs constituent en grande partie la lymphe, et sont versés dans le torrent circulatoire par le grand canal thoracique.

Ces globules proviennent directement de l'abdomen, qui les transmet aux ganglions du mésentère, d'où ils passent, en partie dans les radicules de la veine porte, en partie dans le grand canal lymphatique (Voir notre *Histoire de l'anatomie*).

Les globules blancs qui passent par la veine porte et qui traversent le foie, sont destinés à renouveler les globules rouges anciens, mais ne reçoivent leur complète élaboration qu'en traversant les poumons où ils s'oxydent au contact de l'air.

Ceci nous fait voir que la phtisie est autant abdominale que pectorale, puisqu'elle est due à un appauvrissement du sang, soit par suite de conditions héréditaires, soit accidentellement.

Ainsi l'alcoolisme, la consanguinité, la syphilis héréditaire, une alimentation insuffisante, un air vicié, le travail dans des ateliers mal ventilés, un travail précoce, la réclusion, les peines morales, etc., sont autant de causes prédisposantes de la phtisie.

Ce qui prouve qu'il faut surtout s'attacher à écarter ces prédispositions ; malheureusement, elles sont souvent d'ordre social, par conséquent difficiles — sinon impossibles — à extirper (Voir notre livre *Études sociales*).

Les sujets prédisposés à la phtisie sont d'une constitution faible, lymphatiques ou leucocytémiques. Leurs tissus n'ont pas la résistance voulue, et à la moindre irritation s'injectent et deviennent le siège d'une irritation sourde. C'est la première période de la phtisie.

Si ce sont les poumons, ceux-ci deviennent secs et crépitants, le plus souvent à leur sommet, et cette irritation s'étend aux parties environnantes, aux bronches et à leurs ganglions. C'est le début de la maladie.

Tant que les tubercules restent à l'état cru, tout se borne à cette irritation, avec une petite toux sèche, en même temps que la digestion languit, les branches terminales des pneumogastriques étant en grande partie englobées dans les masses tuberculeuses.

Les deux poumons sont envahis successivement. Le tubercule jaunit, c'est-à-dire se remplit de graisse, et prend une consistance caséeuse, en forme de *corpus mortuum*, qui finit par tomber en fonte et constitue un foyer pyoémique, lequel s'ouvre dans les bronches et donne lieu aux crachats tuberculeux. La fièvre s'allume et constitue ainsi la deuxième période ou d'élimination.

Dans la troisième période de la phtisie, l'air, en pénétrant dans le foyer pyoémique, altère le pus, et donne ainsi lieu à la période de viciation ou de résorption, avec accès erratiques, chaleur et pouls morbides, émaciation, et enfin tous les phénomènes d'une consomption qui finit par le marasme et la mort.

II

SIGNES DE LA PHTISIE PULMONAIRE

Au début (période de crudité), les régions sus et sous-claviculaires sont légèrement aplaties ; les vibrations du thorax sont plus fortes que dans l'état normal, et le son vocal dans le poumon diminue ; la respiration au sommet est moins pleine en avant et en arrière, rude, saccadée, rare dans l'expiration, quelquefois intermittente, surtout en avant, sous les clavicules, et habituellement d'un seul côté. Des bruits secs ou craquements se perçoivent au sommet, en avant et en arrière, pendant l'inspiration.

Dans la seconde période (inflammatoire), les signes de la première deviennent plus évidents, et des signes nouveaux se manifestent, tels que craquements humides ou sous-crépitants aux deux temps de la respiration, des râles caverneux, la bronchophonie, surtout quand les cavités sont superficielles. Le poumon a diminué de volume, le cœur a remonté à gauche, et on observe de la matité cardiaque.

Dans la troisième période (ramollissement, élimination), les bruits caverneux ont augmenté : gargouillements, bruit de pot cassé, voix et souffle caverneux, tintement métallique comme dans le pneumothorax. Tous ces signes sont plus ou moins prononcés, selon l'étendue et la profondeur des cavernes. C'est ainsi qu'il y a la *pectoroloquie* (Laënnec,) la voix *caverneuse* éteinte (Barthe et Boyer), *la voix soufflée* (Woillez), comme sur le mannequin d'auscultation du docteur Collongues.

Dans la première période de la phtisie, la toux est sèche, petite, saccadée, quelquefois spasmodique, surtout chez les sujets nerveux, chloro-anémiques. Dans la seconde période, elle est grasse, bronchiale ; dans la troisième période, muco-purulente.

La fièvre, d'abord peu appréciable, est chaude, aiguë, dans la seconde période ; erratique dans la troisième période. En même temps, la gêne de la respiration, la dyspnée augmentent avec des symptômes cardiaques, des hémoptysies, sueurs nocturnes, perte d'appétit, souvent après un appétit augmenté, affaiblissement général, et tous les signes de la consomption.

III

TRAITEMENT DE LA PHTISIE

Ceci dit, nous arrivons au traitement, notre but n'étant pas de faire ici un traité complet de la phtisie, mais seulement de rappeler les circonstances qui doivent diriger ce traitement.

Il va sans dire que le traitement doit être à la fois hygiénique et thérapeutique, préventif ou curatif.

Hygiène des pthisiques.

Au point de vue de l'hygiène, il faut avant tout un air doux, suffisamment dense et humide. C'est en cela qu'on se trompe en envoyant les poitrinaires dans les climats secs et chauds, et à des altitudes où l'air est raréfié.

On a préconisé avec raison l'air des vacheries.

Il y a, à Auteuil, un établissement de ce genre. Les chambres des malades sont établies au-dessus des étables, dont les émanations pénètrent

à travers des grillages pratiqués dans le parquet et placent ainsi les phtisiques dans un milieu formé par les chaudes émanations des vaches.

Dans les appartements ordinaires, il faudra donc constamment entretenir un air chaud et humide. On aura soin que cet air soit incessamment
renouvelé, et de placer à distance des terrines avec de l'eau de chaux, afin
de décomposer l'acide carbonique de l'atmosphère ambiante.

On fera des fumigations guytoniennes ou sulfureuses, pendant que le
malade aura changé de chambre.

Les matières de l'expectoration seront constamment désinfectées au
moyen de l'acide phénique, et les linges de corps, ainsi que les habille-
ments et literies, au moyen d'une lessive à la térébenthine.

Ces précautions sont d'autant plus nécessaires que la phtisie, si elle
n'est pas contagieuse dans le sens absolu du mot, est infectieuse.

L'iode est un puissant moyen de désinfection, soit à l'état de trichlorure, comme fumigation, soit à l'intérieur par l'iodoforme, une des préparations les plus riches en iode (Voir *Pharmacie et Pharmacodynamie*).

La créosote est également un agent de désinfection, et nous voudrions
voir établir des hôpitaux en planches et poutres créosotées. On a remarqué,
en effet, que les ouvriers employés aux chantiers de créosotage des billes
des chemins de fer sont rarement atteints de maladies de poitrine.

Le goudron est aussi un désinfectant, soit en capsules, soit en solution
dans de l'eau ou du lait. Il faudra, dans ce cas, l'associer à la codéine, afin
d'amortir la toux.

Enfin, nous citerons les balsamiques, tel que le baume de copahu,
lequel a pour effet de produire un érythème qui agit comme révulsif.

Le régime des poitrinaires doit être gymnastique ; mais il faut les y
préparer par les stimulants toniques, tels que la quassine, l'arséniate de
soude, pour activer la digestion ; la strychnine pour leur donner plus de
ton. C'est une sorte d'entraînement qui permettra de les soumettre à des
exercices corporels, tout en évitant cependant l'excès. La marche, l'équitation, la natation, surtout dans la mer, sont particulièrement indiquées. Il
en est de même des douches et de l'hydrothérapie en général.

Nous conseillons également l'aérothérapie, qui a pour effet de dilater
les poumons et de s'opposer à leur retrait par le développement des tubercules.
Le docteur Clarke préconise le chant comme une sorte d'aérothérapie natu-

relle. Toutefois cette gymnastique de la voix a besoin d'être bien conduite, sans fatigue pour les poumons, c'est-à-dire en introduisant dans ces derniers de l'air par une lente inspiration, et en le laissant échapper graduellement, selon l'effet qu'on veut produire — comme l'organiste au moyen des pédales et des touches de l'orgue.

IV

MOYENS DE FAVORISER LA CRASE SANGUINE

Nous en venons maintenant aux moyens de favoriser la crase sanguine. Et, avant tout, de l'air pur. Dans les ateliers, comme dans les boudoirs, les sujets à poitrine faible subissent une lente asphyxie, surtout dans le jeune âge ; la poitrine s'aplatit et sa capacité diminue, d'autant que ces sujets ont un genre de vie sédentaire ou du moins peu actif.

C'est un reproche qu'on peut faire à la demeure de l'ouvrier et aux hôpitaux mal ou pas ventilés.

On évitera les courants, qui ont pour effet de répercuter l'action de la peau. Nos ouvriers des fabriques — les femmes et les enfants notamment — sont insuffisamment vêtus, de sorte qu'à la sortie de l'atelier, ils s'enrhument facilement et qu'ainsi le début de la phtisie est avancé [1].

Il ne faut pas tomber dans un excès contraire en habillant les personnes à poitrine faible trop chaudement, puisqu'elles ne sont que trop sujettes aux transpirations et que celles-ci amènent des refroidissements.

Les poitrinaires ont besoin d'une nourriture substantielle. Voilà pourquoi la quassine et l'arséniate de soude leur sont utiles. On conseille les peptones, mais il faut y avoir peu de confiance, parce que l'estomac doit produire ses propres peptones (Voir *dysphagies*).

---

[1] Nos manufacturiers sont mal inspirés en ne payant pas suffisamment leurs ouvriers; s'il en était autrement, la consommation des fabricants augmenterait (Voir notre livre : *Concours Guinard*).

Le régime doit être succulent, et les matériaux azotés et hydrocarbonés en quantité proportionnelle, pour un bon assolement.. On évitera surtout les mets échauffants.

Pour boisson, de l'eau minéralisée, riche en phosphates calcaires, ce sel étant nécessaire à la nutrition (Voir *dyspepsies*).

Autant on évitera les substances sucrées amylacées, autant on insistera sur le régime salin, tels que sardines, harengs saurs, etc. (Voir notre livre: *Amélioration de l'espèce humaine*).

Pour les jeunes sujets, on donnera la préférence aux viandes blanches sur les viandes noires, parce qu'elles sont riches en albuminates et n'ont pas les qualités ataxiques des secondes.

Parmi les légumes, on choisira ceux riches en principes azotés : fèves, lentilles — et en principes alcalins : choux et, en général, les légumes d'hiver qui permettent un régime gras.

Mais à côté de cette sorte de surmenage, il faut l'emploi du sel rafraîchissant au sulfate neutre de magnésie (Sedlitz Chanteaud, etc.). Ce sel active l'oxydation du sang et, par conséquent, la combustion des produits de la métamorphose régressive. De cette manière on évitera la formation des acides abnormes : lactique, butyrique, oxalique, qui jouent un si grand rôle dans les maladies humorales.

V

HYGIÈNE THÉRAPEUTIQUE

Nous entendons par hygiène thérapeutique, non pas seulement l'hygiène naturelle, c'est-à-dire par les modificateurs naturels : l'air, la nourriture, les aliments, mais l'hygiène artificielle par les agents thérapeutiques proprement dits.

Sans doute la plupart de ces agents existent dans les aliments et les boissons, mais plus souvent ils y font défaut ou n'y sont pas en proportion suffisante pour une bonne nutrition.

L'arsenic et ses sels — arséniates — comptent parmi ces agents de l'hygiène thérapeutique des poitrinaires, et c'est pour cela que les eaux minérales arsenicales leur sont utiles ; elles augmentent l'énergie de toutes les fonctions nutritives, et sont également des agents antidéperditeurs, notamment chez les poitrinaires, qui perdent une partie de leurs forces par les expectorations et les sudations exagérées.

Parmi les sels d'arsenic on choisira ceux qui sont le plus en rapport avec la constitution des malades ; ainsi, l'arséniate de fer aux chloro-anémiques ; l'arséniate de soude aux dyspeptiques ; l'arséniate de strychnine aux épuisés, aux énervés ; l'arséniate d'antimoine aux rhumatisants, aux arthritiques, etc. (Voir *Diathèses*).

Parmi les agents de l'hygiène thérapeutique il faut encore ranger l'iode, les chlorures, les bromures. Les eaux minérales iodées contiennent insuffisamment ces substances et quelques-unes y manquent absolument — comme dans le Valais, où l'on observe des goîtreux. Il semblerait que le corps thyroïde — qui est un agent de sanguification dans la vie intra-utérine — continue à se développer après la naissance pour suppléer à l'insuffisance de la crase sanguine.

Il sera bon, en tout cas, de donner aux poitrinaires des conserves de plantes marines ; varechs, fucus, etc., qui forment un assaisonnement agréable et digestif ; en même temps on leur fera prendre quelques granules d'iodoforme dans l'intervalle des repas.

Le phosphore et ses composés sont également des agents puissants d'hygiène thérapeutique. On pourrait les nommer proliférants, quand on voit l'énorme développement des animalcules phosphorescents. Nous parlons plus loin de leurs propriétés médicinales (du phosphore et de ses composés).

En tant qu'agents diététiques, on a : le phosphate de chaux soluble ; le phosphate lacto-phosphaté de chaux ; les phosphites et les hypophosphites. Ces sels sont d'autant plus utiles aux poitrinaires que la calcification des tubercules est un des modes que la nature emploie pour la nécrobiose des tubercules.

On donnera de préférence l'hypophosphite de soude comme étant plus soluble et se prêtant le mieux à l'assimilation.

Le chlorure de sodium, qui existe en si énorme quantité dans la nature, puisqu'il forme en grande partie la salure de l'eau de mer, est également un des excitants de la vie les plus énergiques, puisque sans sel marin les êtres supérieurs — et par conséquent l'homme — ne sauraient vivre, ou du moins tomberaient dans un état de *deliquium*, voisin du *scorbut* (Voir notre livre : *Économie médicale*).

On connaît le système antiphtisique du docteur Bouyer, de la Creuse, par le lait chloruré. Aussi ne saurait-on assez recommander aux éleveurs et maraîchers de donner du sel à leurs bestiaux. Virgile avait déjà dit que l'usage du sel et des herbes aromatiques fait donner plus de lait aux chèvres (Voir notre livre : *Amélioration de l'espèce humaine par le régime salin*).

Et puisque nous venons de citer Virgile, disons combien il importe de faire de l'hygiène thérapeutique par le lait maternel. C'est faire, comme on dit, deux pierres d'un coup. Ainsi beaucoup de jeunes femmes d'une constitution faible et menacées de phtisie, gagneraient à nourrir leur enfant, et elles le pourraient si elles y étaient convenablement préparées.

Ainsi il faudra les soumettre, avant, pendant et après leur grossesse, aux agents prophylactiques que nous venons de passer en revue.

VI

TRAITEMENT MÉDICAL DE LA PHTISIE

En tant que spécifiques, il n'y a pas de traitement antiphtisique absolu, puisqu'il faut agir d'après les causes et d'après les symptômes, c'est-à-dire par la *dominante* et la *variante* (Voir plus haut).

La *dominante* se trouve dans les moyens d'hygiène thérapeutique que nous venons d'indiquer, et par conséquent appartiennent surtout à la prophylaxie de la maladie. Disons que la *dominante* doit être instituée pendant toute la durée du traitement, et même être poussée à saturation, puisque c'est la seule manière de modifier le terrain organique. C'est généralement parce qu'on désespère de la maladie qu'on perd le malade.

Traitement arsenical.

Ce traitement est fort ancien, puisqu'il remonte à Dioscoride : en fumigations contre la toux invétérée et l'expectoration. En 1786, Fowler et

Pearson le mirent en usage comme antidiathésique, dans les fièvres intermittentes et les débililités en général.

Trousseau est le premier qui l'ait expérimenté sur les phtisiques et les poitrinaires par faiblesse de constitution, et il obtint ainsi une suspension momentanée des symptômes intercurrents, tels que la diarrhée, les sueurs, l'expectoration. Son malheur fut de ne pas connaître la dosimétrie, qui lui eût permis de donner, en même temps que la *dominante*, la *variante*, c'est-à-dire les alcaloïdes calmants et défervescents. Il reconnut toutefois que l'arsenic doit être donné à doses fractionnées, si on ne veut dépasser le but, c'est-à-dire un poison au lieu d'un remède.

Mais, à la longue, l'usage de l'arsenic pousse à l'obésité : or, ce n'est pas guérir un phtisique que de l'engraisser. Il en est comme de l'alimentation forcée, ou le gavage dont on a assez parlé à l'Académie de médecine pour ne plus rien en dire (ce qui est le plus sage).

Les sels arsenicaux, au contraire, peuvent être donnés sans qu'on ait à craindre leur accumulation dans l'économie, parce qu'ils sont très solubles.

Nous noterons principalement l'arséniate de strychnine, parce que c'est, avant tout, un modificateur névrosthénique et myosthénique. Toutes les fonctions se font alors avec plus d'énergie — surtout la fonction locomotrice — et le malade peut se livrer aux exercices corporels sans éprouver cette anhélation qui tient le malheureux phtisique dans son lit quand on le soumet à un traitement affaiblissant — comme c'est l'ordinaire.

Nous donnons donc à nos phtisiques des granules d'arséniate de strychnine : 5 à 6 par jour, que nous combinons à l'aconitine et à la digitaline quand il y a fièvre continue : 1 granule de chaque toutes les heures.

La fièvre continue étant ainsi rendue rémittente et même intermittente (si la lésion n'est pas trop avancée), nous donnons l'arséniate de quinine : 3 granules de chaque toutes les heures, sauf à revenir aux précédents quand la fièvre reprend une marche aiguë.

Il n'est pas nécessaire de donner l'arséniate de strychnine pendant toute la durée du traitement : dès que les forces sont relevées, on revient aux préparations antidiathésiques : arséniate de soude, d'antimoine, de fer, selon les indications.

Entre-temps, nous modérons la toux et désinfectons les crachats par la codéine et l'iodoforme, 1 granule de chaque à la fois, d'après l'intensité et la fréquence de la toux, l'abondance et l'infection des crachats. Nous faisons, dans ce dernier cas, mâcher au malade des granules d'iodoforme, afin de répandre autour de lui une atmosphère iodée — ce qui est le meilleur moyen de désinfection.

Pendant toute la durée du traitement nous soutenons les forces digestives par la quassine et l'arséniate de soude : 3 granules de chaque aux repas principaux.

Règle générale, il faut éviter d'affadir le malade par des potions écœurantes ; tout au plus on lui fera prendre du lait froid par gorgées, en y ajoutant chaque fois un granule de kermès minéral, qui de cette manière ne subit pas de décomposition par l'air et la lumière — comme quand on le prescrit en portion.

Contre la diarrhée — qui est le plus souvent un fait de relâchement — on donnera 1 granule de tannin combiné à 1 granule de narcéine, toutes les heures, jusqu'à effet, et on aura soin de laver tous les matins le tube intestinal avec le Sedlitz Chanteaud, une cuillerée à café dans un demi-verre d'eau, et après, deux ou trois gorgées d'eau fraîche.

Le traitement du docteur Amédée Latour, par le tannin, l'opium et le chlorure de sodium, se rapproche de notre traitement ; mais il est rare que le malade le supporte pendant longtemps.

Les sueurs nocturnes seront atténuées par le sulfate d'atropine, et mieux par le valérianate, pour peu qu'il y ait agitation et insomnie. On donnera 1 granule le soir, au coucher, qu'on renouvellera d'heure en heure, tant que le malade ne dort pas.

En général, on évitera les narcotiques et les anesthésiques, parce qu'ils dépriment et tiennent le malade dans une somnolence qui réagit sur son système fonctionnel général — et qu'ils rendent la bouche mauvaise.

Comme on le voit, il y a loin de ce traitement actif au traitement négatif des allopathes qui, à force de déceptions, finissent par ne plus rien faire.

Après cet exposé général, nous avons hâte d'en venir aux faits cliniques, parce qu'en médecine un fait bien observé vaut plus que la plus savante dissertation. Les médecins *dissertants* sont, en général, de pauvres praticiens. Leurs théories qu'ils ont devant les yeux, les empêchent de voir, comme les chevaux de manège : ils tirent ! ils tirent ! et au moindre heurt, ils appuient sur le licol au risque de le briser.

VII

FAITS CLINIQUES

1ᵉʳ Fait. — Ne serait-il pas trop indiscret, Monsieur le Professeur, de vous demander une consultation pour une personne de ma famille atteinte gravement de phtisie depuis huit ans. Trente-quatre ans, née de parents bien portants : d'un tempérament nerveux, légèrement lymphatique ; douée d'une grande force morale. Toux fréquente; crachats épais, légèrement verdâtres; râles dans le haut de la poitrine, à gauche surtout de temps en temps, insomnie et sueurs nocturnes et fortes hémorrhagies utérines; appétit capricieux ; marche très pénible, surtout en montant.

Traitement actuel. — Huile de foie de morue créosotée ; solution Coire; perchlorure de fer ; applications, souvent répétées, de vésicatoires. La malade, au lieu d'aller mieux, me semble décliner de plus en plus.

P. Serres, médecin vétérinaire en premier,
au 1ᵉʳ spahis, à Médéah (Algérie).

On voit par là l'impuissance de l'allopathie. J'ai conseillé le traitement exposé plus haut, mais sans beaucoup d'espoir, à cause de l'ancienneté de la maladie.

2ᵉ Fait. — Très honoré et vénéré Maître, je vous remercie d'avoir compté sur mes efforts pour affirmer la réalité des doctrines dont vous êtes l'apôtre, et l'efficacité de la thérapeutique que vous nous enseignez: beaucoup de confrères savants et sincères l'appliquent avec succès. Pour ma part, depuis quinze ans, j'exerce la médecine à Paris et j'ai toujours eu à me louer des alcaloïdes, que j'emploie à hautes doses sous leur forme la plus simple : ce sont donc de vieux amis avec lesquels je ne suis pas disposé à rompre.

Cependant l'action de baucoup d'entre eux me semblait peu connue et leurs indications mal déterminées, lorsque vos travaux — si clairs et si affirmatifs — sont venus modifier des notions puisées dans ma pratique ou dans des ouvrages incomplets et de parti-pris. Le résultat de ces études a été immédiat.

La première malade rigoureusement traitée par moi — d'après vos doctrines, vos indications thérapeutiques et vos préparations — a été une jeune phtisique âgée de vingt ans, dont le père était mort tuberculeux. Elle se trouvait dans une institution religieuse, et deux confrères fort répandus — l'un allopathe, l'autre homœopathe — l'avaient successivement traitée. Ils étaient parfaitement d'accord quant au pronostic : c'était la mort à bref délai. Je me rangeai de leurs avis. Cependant je soumis cette malade à votre médication, combattant les symptômes morbides par vos préparations, comme si chacun d'eux constituait une maladie isolée. Je pus alors assister à une véritable résurrection : tous les phénomènes pathologiques disparaissaient l'un après l'autre. L'effet produit, je supprimai le médicament ; et en quatre mois, la jeune malade était complètement guérie. Il y a deux ans de cela. C'est donc à vous que cette jeune malade doit la vie, elle le sait fort bien. Je suis heureux de vous en renvoyer tout l'honneur, car j'ai eu, pour ma part, une autre satisfaction : c'est la clientèle de l'Institution en question.

Je n'ai pas toujours été aussi heureux ; mais j'ai la conviction que vos doctrines me réservent encore d'autres surprises aussi agréables dans des cas désespérés et considérés comme incurables.

Dr BERTRAND,
Paris, rue Faubourg-Montmartre, 25.

Réflexions. — L'auteur de la lettre qu'on vient de lire est trop modeste. Le succès qu'il a obtenu fait voir sa sagacité de praticien. Quand il s'agit d'idées nouvelles — non encore acceptées par ce qui en fait la force, c'est-à-dire l'opinion publique — il y a une responsabilité, partant un danger à courir ; et il faut le sentiment du devoir professionnel pour s'engager dans la voie nouvelle, alors que dans l'ancienne ornière de la routine on est couvert par l'autorité de l'École. C'est là ce qui a fait que la dosimétrie a rencontré jusqu'ici tant d'obstacles à sa divulgation. Ne pouvant la combattre on lui fait la guerre du silence.

3e FAIT. — Mme L..., demeurant rue Christine, à Paris, vingt-deux ans, à la suite d'une lactation prolongée avait eu la *phtisie des nourrices*, pour laquelle elle avait déjà subi un traitement sans résultat. Elle vint me trouver le 3 août, à la consultation de la Société dosimétrique. Je constatai de l'oppression sous-sternale ; toux fréquente, quinteuse ; expectoration purulente très abondante ; fièvre ; pouls, 120 ; chaleur de la peau ; appétit nul ; absence de sommeil et transpiration nocturne ; enfin tous les accidents du troisième degré : cavernes aux deux sommets ; déformation de la poitrine.

La phtisie étant ainsi complètement déclarée, mon moyen d'investigation était inutile, puisque son utilité n'existe qu'au début du mal ; je pratiquai cependant la pressinervoscopie pour confirmer la cause de l'oppression sous-sternale. En effet, en

comprimant les pneumogastriques, je ne provoquai même pas la sensation physiologique, et l'irradiation était complètement absente. Cette absence était due à l'hypertrophie des ganglions bronchiques qui comprimaient les nerfs et arrêtaient les courants
nerveux.

J'essayai ensuite l'électricité, en posant le pôle négatif, comme explorateur, et le
pôle négatif sur le trajet de la huitième paire (pneumogastriques). Le courant ne s'établit
pas; il y avait donc arrêt complet de la circulation nerveuse.

Traitement. — Arséniate d'antimoine : 4 granules par jour, en quatre fois ; arséniate de strychnine, 1 granule le matin, et 1 granule avant le second déjeuner ; quassine, 4 granules avant chaque repas, et pepsine : 4 granules après le repas.

Le matin, une cuillerée à café de Sedlitz, dans un demi-verre d'eau. Le soir,
prendre, jusqu'à sédation de la toux, 1 granule de sel de Gregory (codéine et morphine), et 1 granule d'iodoforme. Liniment : iode, 1 gramme ; iodure de potassium,
4 grammes ; glycérine, 30 grammes. Faire matin et soir, un badigeonnage sur toute la
région antérieure et supérieure de la poitrine, et mettre par dessus un gilet ouaté.

Atropine (sulfate), 1 granule le soir, contre les transpirations de la nuit.

Le 6 août, je présentai ma malade au Congrès dosimétrique, où je fis surtout remarquer à mes confrères l'arrêt complet des courants nerveux et la complète insensibilité du pneumogastrique.

Le 17 août, je revis la malade. La toux s'est calmée au deuxième granule de sel
de Gregory et au second d'iodoforme, qu'elle a dû continuer pour éviter le retour. Les
crachats ont changé et sont devenus blancs et mousseux. L'oppression est bien diminuée, la marche plus facile. L'appétit est revenu et doit être modéré. Les digestions se
font bien. Pouls à 100. Je comprime le pneumogastrique droit : l'irradiation se produit au lobe moyen seulement, parce que les ganglions bronchiques sont dégorgés,
mais pas assez encore pour laisser passer entièrement le courant nerveux au lobe supérieur. A gauche, le pneumogastrique, qui était d'abord insensible, commence à redevenir sensible. Je place alors le pôle négatif sur le pneumogastrique droit, et le
pôle explorateur sur le lobe moyen : la malade éprouve — sur l'endroit désigné plus
haut — la sensation de milliers d'épingles tremblotantes ; au sommet, je n'excite qu'une
douleur locale, les nerfs étaient encore comprimés ; à gauche, le courant est sensible,
sans localisation de la douleur. — Même traitement en doublant la dose de l'arséniate
de strychnine.

Le 31 août, mieux appréciable ; la circulation nerveuse est presque rétablie à
gauche. En avant, au lobe moyen droit, la sensibilité se rétablit de plus en plus. —
Même traitement.

Le 4 septembre, le mieux se maintient ; rétablissement complet du courant
nerveux. A l'auscultation, à gauche du lobe moyen, respiration rude, craquements humides ; rien au lobe inférieur. A droite, au sommet, souffle rude, frottement pleural ;

vers la deuxième côte, respiration rude. La pressinervoscopie renvoie une douleur à l'angle inférieur de l'omoplate. A l'auscultation, gargouillement et égophonie.

Mᵐᵉ L... désire aller voir sa famille, qui habite Fontenay-aux Roses. Connaissant la situation de cette localité, j'accorde seulement une journée. La nuit elle est prise de trois à quatre quintes, et le lendemain elle est courbaturée et a de l'oppression. (Je noterai en passant, que la hauteur barométrique et l'air vif de Fontenay-aux-Roses sont mortels pour les phtisiques ou toute personne attaquée de la poitrine ; mais, par contre, il est excellent pour les personnes délicates et les enfants, qui s'y fortifient à vue d'œil.) A son retour à Paris, ces accidents passagers se dissipèrent et elle put reprendre ses occupations.

La pressinervoscopie et l'électricité donnent une douleur vive aux deux sommets ; l'auscultation, des râles ronflants.

Même traitement.

Le 5 octobre, je présentai cette malade à mes confrères de la Société de thérapeutique dosimétrique, et leur montrai le terrain conquis. En effet, voici ce que j'ai obtenu : 1° dégorgement des ganglions bronchiques, par conséquent, rétablissement de la circulation nerveuse des pneumogastriques et de leurs fonctions ; 2° commencement de cicatrisation des cavernes aux deux sommets ; 3° crachats muqueux — le matin — plus épais ; 4° l'appétit et les forces revenues ; 5° une irradiation légère aux sommets.

Traitement. — Je diminue l'arséniate d'antimoine et j'augmente l'arséniate de strychnine ; ce qui fait 6 granules en deux fois. A ce moment-là, si j'avais eu une malade d'une position aisée, je serais certainement arrivé à la guérison. Malheureusement, Mᵐᵉ L... habitait une petite chambre au quatrième, malsaine, sans air, et était obligée de faire son ménage.

Le 12 octobre, le froid commence à se faire sentir : la malade est fatiguée ; elle se dégoûte des médicaments ; enfin se décourage ; ses transpirations reviennent, l'appétit diminue ; elle ne dort plus ; l'atropine lui donne du délire ; le sel de Gregory, l'excite ; la toux augmente ; l'oppression est revenue. — Je supprime à regret l'atropine et le sel de Gregory, et donne le sulfure de calcium et l'arséniate d'antimoine.

Le 27, j'ai perdu tout le terrain gagné : l'oppression est complète ; insensibilité des deux pneumogastriques ; sueurs nocturnes ; toux, crachats purulents ; les cavernes se sont rouvertes ; la mort n'est plus qu'une affaire de temps. La malade a voulu retourner à Fontenay-aux-Roses, chez ses parents.

Dʳ A. PINEL, à Passy.

Réflexions. — Malgré sa mauvaise issue, le traitement du docteur Pinel n'en a pas moins été méritant, et dénote la sagacité du praticien. Il y a eu un mal contre lequel il a lutté vainement : la pénurie intérieure de sa malade. Le public ne se rend pas compte des angoisses du médecin ; ou plu-

tôt mesure son dévouement à son aune, c'est-à-dire l'intérêt matériel. Ah !
s'ils pouvaient se faire payer comme les princes de la science, les modestes
praticiens, ils seraient plus considérés.

L'observation qui suit a dû consoler le docteur A. Pinel.

4° FAIT. — Mlle Berthe C…, dix-sept ans, demeurant à Paris, rue Amelot, 132, au retour d'un voyage en Bourgogne est venue à la consultation dosimétrique de la rue des
Francs-Bourgeois, le 14 septembre 1878 ; elle était pâle, triste, inquiète, avec une toux
quinteuse, sans expectoration ; se plaignant d'une légère oppression sous-sternale ;
pouls, 88 ; peau chaude. Elle était venue déjà avec sa mère pour nous amener sa sœur,
prise d'un commencement de phtisie, et nous l'avions toujours vue gaie et rieuse. Je
fus étonné de ce changement, et l'attribuai d'abord à l'inquiétude qu'elle avait de se
trouver les mêmes symptômes que sa sœur.

La pressinervoscopie me donna de l'irradiation au sommet droit, produisant une
douleur locale sur une surface de 5 centimètres de circonférence, dans la région sous-
claviculaire. Par l'électricité, même effet, mais plus sensible, très bien circonscrit avec
le pôle explorateur.

A l'auscultation, au sommet et en avant, souffle vésiculaire ; râles muqueux dans
tout le creux sous-claviculaire, répondant à la surface ci-dessus. A la percussion légère matité dans la même région. Au côté gauche, le pneumogastrique est sensible dans
la fosse sous-épineuse, en avant, quand je pratique la pressinervoscopie et que je me
sers de l'électricité.

Traitement. — Sedlitz : une cuillerée à café dans un demi-verre d'eau, tous les
matins ; un par un en dix fois ; 10 granules de sulfure de calcium ; sulfate de
strychnine : 3 granules le matin, et 3 avant le second déjeuner ; avant les repas, quassine pour exciter l'appétit ; le soir, 1 granule de sel de Gregory et 1 d'iodoforme. Lini-
nent : iode, iodure de potassium et glycérine. Badigeonnage matin et soir ; gilet ouaté,
sans manches.

Le 21 septembre, l'oppression sous-sternale a diminué, plus à droite qu'à gauche. La
pressinervoscopie et l'électricité ne donnent à droite qu'un point sensible, avec oppression légère sur une surface de 5 centimètres que j'avais limitée le 14, par l'électricité.

Le côté gauche est mieux ; la respiration libre ; la toux moins fréquente ; l'appétit
est revenu et la gaieté aussi ; pourtant en examinant l'angle inférieur de l'omoplate
droite, j'entends un léger souffle. Je donnai, pour le soir, 3 granules de sel de Gregory
et 3 d'iodoforme, et ordonnai des badigeonnages sur le dos.

Le 27 septembre, elle n'a plus d'oppression sous-sternale, les pneumogastriques
sont insensibles à la pressinervoscopie et à l'électricité — toutes les fonctions sont
rétablies. Je maintiens encore le traitement pendant un mois, époque à laquelle, la
malade étant rétablie, je fais tout cesser.

D'après mes observations, le premier degré de la phtisie existe à la moindre sensibilité des pneumogastriques répondant aux poumons, et est immédiatement révélée par l'électricité. Pour que la santé soit parfaite, il faut que le courant électrique ne provoque aucune sensation. On ne sera donc pas étonné que les accidents aient été arrêtés en treize jours.

Réflexions. — La manière d'interroger les organes malades par la pressinervoscopie et l'électricité constitue un progrès réel sur les autres modes d'investigation. La guérison obtenue par le docteur A. Pinel sera-t-elle définitive ? on peut l'espérer ; mais la phtisie : *latet sub herba*. Le traitement devra donc être continué pendant des mois et même des années, en y revenant de temps en temps, à la moindre poussée inflammatoire. L'allopathie va beaucoup plus vite, puisqu'elle se fait l'auxiliaire de la maladie en débilitant les malades. J'ai été souvent écœuré, à l'hôpital de Gand, en voyant comment on traite les phtisiques, c'est-à-dire avec des drogues qui leur enlèvent tout appétit.

5ᵉ Fait. — *Phtisie.* — *Hydropneumothorax.* — *Laryngite tuberculeuse.* — Le 28 février dernier 1881, j'étais appelé auprès d'un jeune homme dont le médecin refusait de se trouver en consultation avec moi. Le père désolé, auquel on avait ôté tout espoir me suppliait de vouloir bien m'en occuper. Je ne le fis qu'avec une extrême répugnance, ne voulant pas marcher sur les brisées d'un confrère [1], ni prendre la responsabilité d'un cas que je jugeais moi-même désespéré.

Je trouve donc le jeune D..., âgé de dix sept-ans, malade depuis le mois de septembre précédent, traité d'abord à Paris — où il était ajusteur-mécanicien au chemin de fer de l'Ouest — par le médecin de cette compagnie, pour une bronchite, puis chez lui par le confrère en question.

Après des symptômes de bronchite tuberculeuse datant de plusieurs mois (toux fréquente, fièvre plus marquée le soir, douleur au côté, gêne de la respiration, perte d'appétit et de forces, vomissements après les repas, sueurs nocturnes), il avait été pris, le 25 décembre, d'un point de côté à gauche, plus violent et plus persistant, avec oppression considérable, suivie de fièvre plus forte, d'une toux incessante et d'une sensation de flot dans le côté gauche de la poitrine.

A ce moment — qui avait été celui d'une perforation de la plèvre par le ramollissement d'un tubercule superficiel, avec ses conséquences : épanchement de gaz et de liquide dans la cavité thoracique, pleurésie, etc. — on avait prescrit : diète, potages,

---

[1] On peut se demander de quel côté est la loyauté : de celui du médecin de la famille qui déserte son malade, ou du médecin étranger qui sacrifie sa dignité à son devoir professionel.

lait; calmants et sinapismes, comme traitement. L'état aigu un peu passé, on avait cessé
la diète. Vin créosoté; atropine; calmants. Les choses avaient ainsi continué pendant
deux mois avec les mêmes symptômes; l'affaiblissement continuait; un peu de diarrhée
de temps en temps.

Le cœur refoulé tout à fait à droite, battait très fort au moindre mouvement; menaces de syncopes, étouffements, impossibilité du décubitus à gauche, muguet, laryngite, extinction de la voix, vomissements glaireux, etc.

C'est à cette période que je fus appelé et qu'au soir je trouvais le malade dans un
triste état: émaciation, sueurs, toux continuelle, crachats abondants et caractéristiques,
voix éteinte, anhélation, etc.

A l'auscultation, craquements humides au sommet gauche, dans le tiers supérieur,
même un peu de gargouillement; puis, dans les deux tiers inférieurs les signes d'un
hydropneumothorax abondant qui refoulait le cœur tout à fait à droite; fluctuation
thoracique par succussion hippocratique, égophonie, tintement métallique, etc.

Jusque-là on n'avait rien fait ou peu de chose, pas plus au moment de la perforation de la plèvre que depuis. Le malade marchait donc rapidement vers sa fin, qui
paraissait ne pas devoir se faire attendre. La base du poumon droit avait aussi quelque
chose : l'oreille y percevait une crépitation fine. Je me mis résolument à l'œuvre, mais
sans espoir.

Traitement. — Granules d'émétique : 1 de chaque tous les quarts d'heure, jusqu'à
effet, le matin à jeun. Puis, arséniate de quinine, d'antimoine, hypophosphite de
strychnine, de soude, 2 granules de chaque. Dans les intervalles : aconitine ou digitaline
6 par jour, seuls ou dans une cuillerée d'un looch ; sulfate d'atropine : 1 ou 2 dans la
soirée, contre les sueurs nocturnes, grand vésicatoire à gauche ; puis un plus petit à
droite. Pour le larynx, fumigations, émollients, balsamiques; pulvérisations phéniquées.

Ce traitement fut ainsi continué pendant quelque temps avec des *variantes* : sel de
Gregory, iodoforme, cyanure de zinc pour calmer la toux, sulfure de calcium quand
l'état aigu fut un peu tombé, scillitine, hyosciamine, bromhydrate de cicutine ; plus
tard, cautères autour du thorax, me réservant de faire la thoracocentèse, si besoin
était.

Au bout de quelque temps, je fus étonné de voir du mieux ; cependant l'épanchement — qui n'était pas purulent — diminua; le cœur reprit, peu à peu, presque sa
place normale, sans la ponction ; on continua, en alternant avec les arséniates indiqués
ci-dessus, le sulfure de calcium, les hypophosphites de soude et de chaux, l'acide tannique, l'huile de foie de morue iodée, la créosote, les releveurs de la vitalité (l'hypo-
posphite, arséniate et sulfate de strychnine, l'acide phosphorique) ; les calmants variés
de la toux (codéine, morphine, cicutine, hyosciamine, cyanure de zinc, iodoforme,
etc.); l'atropine (contre la sueur); les deffervescents (aconitine, digitaline) ; les toniques
de l'estomac (quassine, brucine). Grâce à tout cela et aussi au lavage intestinal par le

Sedlitz Chanteaud, l'appétit n'avait pas tardé à revenir, et enfin on arriva à ce résultat ! « Que vous allez apprécier (écrivai-je, il y a près de trois mois, à mon ami Krishaber, auquel j'avais adressé mon malade pour l'examen du larynx), résultat qui, s'il n'est la guérison, est toutefois inespéré, et auquel a concouru sans doute et en même temps, l'influence heureuse de l'hydropneumothorax sur la marche de la phtisie signalée au Congrès d'Alger par Hérard. Mais incontestablement le traitement dosimétrique actif y a été pour la plus grande part. Vous allez constater, disais-je, que le malade a repris des forces, un embonpoint tel, que de 108 kilog., il en pèse 150 ; que si le poumon gauche n'est pas guéri, si le sommet présente encore des craquements humides — moins marqués et beaucoup moins étendus — la base est redevenue presque perméable ; l'épanchement ayant disparu avec le bruit de flot, avec l'égophonie et le tintement métallique. Plus de sueurs ; appétit énorme depuis longtemps ; toux et crachats seulement le matin, enrouement moindre, etc. »

Mais il y a de cela près de trois mois, je le répète, alors que Krishaber — qui me remerciait de lui avoir fait connaître ce cas intéressant au plus haut point — voyait dans les signes stéthoscopiques encore toute la gravité d'une situation à peine passée, trouvait les cordes vocales ulcérées, tuméfiées, rouges, d'aspect tomateux et chagriné ; en un mot, offrant l'exemple de tubercules *in loco*, manifestait son étonnement et concluait en disant à ce jeune homme qu'il me devait une belle chandelle ; Krishaber, dis-je, ne se doutait pas qu'en parlant ainsi, c'était à la dosimétrie surtout qu'il rendait hommage.

Or, aujourd'hui, le mieux ayant continué *crescendo*, il serait encore plus étonné ; il trouverait la voix plus claire, la respiration meilleure, le poumon plus perméable à sa base, plus près de la réparation au sommet, les forces encore augmentées, avec l'appétit et l'embonpoint ; en un mot, le malade presque guéri. Quelle que soit l'influence des moyens externes et de l'hydropneumothorax, sans la dosimétrie on n'aurait pas obtenu ce résultat.

Dr BOURDON, à Méru (Seine-et-Oise).

Réflexions. — L'observation qu'on vient de lire est intéressante à cause d'un cas presque analogue d'un personnage éminent, cas devant lequel sont venues échouer toutes les ressources de l'allopathie ; si l'on veut espérer détruire un état diathésique, ce n'est qu'en saturant l'économie par les agents antidiathésiques : les arséniates, les hypophosphites, les alcaloïdes défervescents, l'iodoforme, ainsi que l'a fait le docteur Bourdon. On dira que le malade n'est pas tout à fait guéri : c'est que c'est affaire de temps ; et il faudra encore revenir à la médication dosimétrique. En attendant, les forces sont revenues et le malade a repris les signes d'une nutrition luxuriante, puisque son poids a augmenté dans une notable proportion.

6ᵉ Fait. — Don D. V..., trente ans, tempérament nerveux, constitution délicate, thorax étroit, cou long, enclin à prendre des refroidissements, sans souffrances antérieures notables jusqu'en 1876, où il fut atteint d'une hémoptysie légère qui céda à l'emploi des astringents ; cette fois l'hémoptysie étant revenue en août de la même année, elle fut dissipée par les mêmes moyens. En novembre se déclara une pneumonie pleurétique latérale gauche. Combattue par le système mixte de Laënnec, elle se termina au second septénaire.

Le cinquième jour de la convalescence, survint une fièvre rémittente, qui fut traitée par le sulfate de quinine à l'intérieur, en frictions sur la colonne vertébrale et en lavements, sans que l'intensité diminuât d'un atome.

La tenacité de cette fièvre me fit soupçonner, ainsi qu'à mon confrère, le célèbre praticien docteur Vicente Grau, que derrière elle se cachait une lésion organique jusqu'alors inappréciable, mais qui en se localisant pourrait être déterminante de la réaction.

Effectivemeut, le 22 novembre, à onze heures du soir, le malade me fit appeler pour combattre une toux qui le fatiguait depuis neuf heures et qu'il ne pouvait plus supporter.

J'accourus à la hâte et le trouvai assis sur le lit, avec grande dyspnée, forte toux et abondants crachats, clairs et écumeux, comme de la salive battue, arrivant par quintes et produisant le vomissement. Le malade était très inquiet, ne pouvant respirer, et disait avoir la poitrine et le ventre si fatigués qu'il doutait de pouvoir résister à l'attaque.

Me basant sur son âge, son tempérament, sa constitution, ses souffrances antérieures et sur la persistance de la fièvre et les symptômes décrits, je ne doutai plus : il s'agissait d'un cas de phtisie passant de l'invasion à la première période.

Pour ne pas augmenter l'inquiétude du malade — assez érudit pour comprendre son état — je ne procédai pas à l'examen par l'auscultation et la percussion. Je pensai tout de suite aux moyens qui me permettraient de dominer cette situation ; et convaincu par l'étude que seuls les moyens dosimétriques pourraient procurer l'énergie et et la promptitude suffisantes pour atteindre le but, je me bornai, pour le moment, à administrer l'iodoforme et la codéine : 1 granule de chaque (ensemble) toutes les dix minutes.

A la troisième dose, les effets bienfaisants se manifestèrent ; les intervalles des quintes étaient plus longs et l'accès se termina à la neuvième dose. Il s'ensuivit que le malade put effectuer une position plus horizontale et dormit jusqu'au matin, avec quelques courtes interruptions.

Le 30, à l'heure de la visite, je racontai au docteur Grau ce qui s'était passé la nuit précédente, et avec toute la prudence voulue, nous procédâmes à l'examen par la percussion et l'auscultation.

A la première, nous trouvâmes au sommet — dans les régions *supra* et *infra* claviculaires des deux côtés, plus prononcé à gauche et à la seconde — dureté du bruit respiratoire et frottement pulmonaire. Ces symptômes, unis aux précédents, confirmèrent malheureusement le diagnostic. Grand fut notre chagrin à la découverte d'un si terrible ennemi, chagrin d'autant plus grand que, dans ce pays, la phtisie parcourt ses périodes en très peu de temps. Dans presque tous les cas, elle est galopante.

Convaincu de l'inefficacité de tous les moyens allopathiques dans ces cas, je rappelai à mon confrère l'existence d'un traitement rationnel par la méthode dosimétrique ; je le lui expliquai de mon mieux, et nous en fîmes la lecture plusieurs fois ; et mon confrère l'ayant approuvé et considéré comme un traitement logique, ne comptant plus sur les autres remèdes qui, dans sa longue pratique, ne lui avaient procuré aucun succès, il résolut d'adopter ceux de la dosimétrie.

Le malade, soumis au début à un traitement allopathique, avait eu dans la nuit du 30 (et encore trois jours après) ses accès, combattus comme la première fois et avec le même insuccès: respiration très difficile ; fatigue au moindre mouvement ; douleurs intercostales ; pouls, 118 ; température, 38° c. ; les crachats étaient plus épais et opaques avec quelques stries jaunes, preuve que l'affection avançait rapidement.

Le 4 septembre, le traitement fut enfin établi comme suit: 1° contre la fièvre : aconitine, vératrine, digitaline ; 2° contre la toux : codéine et iodoforme ; 3° contre les douleurs intercostales : cicutine ; 4° quassine, avec une alimentation analeptique, et lavage intestinal, le matin, avec le Sedlitz Chanteaud.

Pour ne pas fatiguer le lecteur par le récit de chaque jour, je dirai que ce traitement fut continué pendant quarante jours, au bout desquels le malade se trouva dans une amélioration progressive: plus de chairs et plus de forces, de l'appétit et une bonne digestion ; quelques accès de toux la nuit, de loin en loin, et de courte durée ; l'expectoration moins abondante est plus muqueuse ; pouls, 78 à 86. Pendant ces oscillations j'ai employé l'hydro-ferro-cyanate de quinine ; température 35° et 35°,5 (les deffervescents ont été suspendus). La différence entre la température et le pouls provenait de l'état anémique du malade.

Depuis cette date, j'ai administré les arséniates de strychnine et de fer, les hypophosphites de soude, de chaux et de quinine ; l'iodoforme et la quinine, alternant celle-ci avec la cicutine, dissoutes dans la salive. Certaines nuits j'employai le sel de Gregory: les premiers pour combattre la cause de la maladie — *dominante* — à la dose de 6 à 8 granules ; les seconds, comme *variante*, jusqu'à effet.

Cette médication fut continuée jusqu'au mois de mai, où par suite d'une légère irritation de l'urèthre, les arséniates furent suspendus et remplacés par l'hypophosphite de strychnine, les salicylates de fer et de quinine— traitement qui fut suspendu le 30 avril, parce que le malade se sentait en état de se promener à pied et à cheval et se plaisait au chant, avec une voie forte et sonore (pouls, 80 ; température, 37°, 2), et avait quatre livres de plus qu'au commencement du traitement.

Quinze jours avant d'abandonner le traitement et vingt jours après, le malade est allé à campagne prendre le lait de vache.

Dr José Péna (Espagne).

Réflexions. — La rapidité avec laquelle les symptômes ont disparu doit faire croire qu'il ne s'agissait pas d'une tuberculose confirmée, mais d'une de ces irritations que précèdent les granulations miliaires.

En tout cas, les modificateurs dosimétriques ont empêché la prolifération des cellules en détruisant leur protoplasme. Expliquerait-on sans cela que la phtisie n'a pu prendre la forme galopante propre à ces pays? Le docteur Vicente Grau, en accédant à la méthode dosimétrique, a fait preuve de plus d'esprit que le confrère maladroit qui refusa de consulter avec le docteur Bourdon. L'École est comme le ¡Vatican : elle a également son *non possumus*.

7º FAIT. — *Phtisie au premier degré*. — La jeune R..., vingt-quatre ans, couturière, température essentiellement nerveuse, était atteinte depuis quelque temps d'une petite toux sèche, augmentant dès que la nuit était venue et provoquant, par ses accès, des vomissements ; elle était maigre et d'une faiblesse extrême ; la gaieté, l'appétit avaient disparu, elle éprouvait parfois de violentes névralgies dans la tête ; avait eu quelques hémoptysies et éprouvait de la gêne à la respiration lorsqu'elle montait une forte côte.

J'ordonnai : hyosciamine, codéine, morphine, en granules Burggraeve, tantôt les uns, tantôt les autres : 6, 7, 8, dans la soirée ou la nuit. Cette médication modifia bientôt la toux et rétablit le volume de la respiration.

Ce calme obtenu, l'aconitine : 8 à 10 granules par jour, fit disparaître ou mieux, jugula cette petite fièvre qui la minait. Je pus alors, en employant de temps à autre cette médication, faire usage de l'iodoforme. Ce puissant dépuratif et fondant des petits tubercules crus de la phtisie (à cause de son passage rapide dans l'organisme), uni à quatre granules de strychnine pour relever les forces vitales affaiblies, me procura en quelques jours une grande amélioration.

Mais j'avais affaire à une dyspnée assez tenace ; j'eus recours au tonique de l'estomac, la quassine : 3 granules avant chaque repas. Bientot l'appétit revint, et notre malade put prendre quelque peu de viande rôtie et du vin vieux.

Comme j'avais besoin d'agir sur l'ensemble de l'économie, en réparant les pertes éprouvées, je fis prendre 1 gramme de phosphate de chaux en solution, dans un sirop d'oranges amères, conjointement avec l'arséniate de fer, afin de détruire cet état chlorotique et augmenter ainsi le nombre des globules rouges. Sous cette médication de deux à trois mois, la jeune femme vit ses forces renaître.

Le sel Chanteaud, à petites doses, une fois que les forces furent revenues, permit de lessiver la crasse de sang et de jeter au dehors les substances délétères qui infectaient l'économie.

Après cinq mois de ce traitement, la malade a pu reprendre ses occupations de ménage.

Dr BIRABENT,
à Masquières (Lot-et-Garonne).

Réflexions. — Quand feu le docteur Marchal (de Calvi) disait — tout au début de la dosimétrie — « que c'était une méthode et non un système », il l'avait appréciée avec son coup d'œil juste de praticien et l'esprit d'équité qu'on est en droit d'attendre d'un homme de science. Si ces confrères de la presse médicale avaient fait comme lui, c'est-à-dire s'étaient donné la peine d'étudier la dosimétrie, ils auraient compris qu'il y avait là une grande et salutaire réforme de la médecine. Au lieu de cela, ils se sont faits les séides d'un culte qui s'en va, c'est-à-dire de l'École allopathique.

On a pu voir par l'observation qu'on vient de lire, combien la méthode dosimétrique se prête aux traitements les plus variés et les plus difficiles. Le confrère de Masquières a rapporté la maladie comme il l'a observée, ou plutôt comme il l'a dirigée vers la guérison ; car c'est là le propre de la méthode : de servir de guide au médecin dans les cas épineux de sa pratique.

8ᵉ FAIT. — *Phtisie au deuxième degré*. — Le jeune homme qui va être le sujet de cette observation est âgé de vingt-huit ans, tanneur de son état. Dès les premiers jours de son séjour à Marseille, il eut une fluxion de poitrine. Depuis cette maladie, il n'avait plus été malade. Il appartient à un père et une mère assez robustes. Durant son séjour dans la grande ville, il s'était livré à tous les excès : les femmes, les veillées prolongées, l'abus du vin et de alcools : il avait usé de tout outre mesure.

Lorsque je le vis pour la première fois, le jeune D. rendait des crachats humides et mous, d'une couleur un peu grisâtre ou verdâtre, et avait eu force hémoptysies (époque à laquelle les tubercules se ramollissent). La toux était fréquente, surtout la nuit, et provoquait des vomissements. Les sueurs nocturnes l'avaient très affaibli ; la dyspepsie lui donnait un dégoût de tous les aliments. A la région claviculaire, la percussion donnait un excès de sonorité ; l'auscultation faisait entendre un craquement humide ; les omoplates étaient déformées ; de temps à autre, il avait le diarrhée et un état fébrile assez prononcé. L'amaigrissement était extrême et les forces vitales profondément diminuées ; son tempérament était lymphatico-sanguin.

En face d'un pareil désordre, je me hâtai de demander aide et secours aux alcaloïdes sédatifs et deffervescents ; il fallait éteindre ce foyer de fièvre qui consumait le malade, et du même coup donner du calme à cette économie épuisée.

Premier jour, et jusqu'à ce que la fièvre eût disparu, aconitine, vératrine : 1 granule de chaque par heure ; codéine, hyosciamine, morphine : 1 granule de chaque toutes les deux heures, alternativement.

Dans l'espace de quatre jours, j'eus un peu de calme dans la toux et un abaissement considérable de la fièvre : je pus donc ordonner la quassine : 9 granules par jour. L'appétit revint un peu et le dégoût des aliments disparut ; il put prendre ainsi quelques bols de bouillon avec du vermicelle et quelque peu de viande.

Les sueurs nocturnes furent combattues par l'atropine. Je lui fis prendre en outre, pour rafraîchir le sang, deux cueillerées de sel Chanteaud, tous les jours, quelques tisanes balsamiques et 5 granules d'arséniate de strychnine par jour.

Une fois que les forces furent un peu relevées et qu'un calme relatif fut obtenu, j'eus recours, simultanément, au plus puissant moyen dans le traitement des maladies des voies respiratoires : le phosphore. Les sels de chaux ne furent pas oubliés et vinrent augmenter la force de la médication. Avec ce puissant excitant des systèmes nerveux et musculaire, avec ce fondant des tubercules miliaires et cicatrisant par excellence, des cavernes pulmonaires — toujours uni aux armes puissantes de la dosimétrie, je pus remettre l'ordre dans cette économie profondément délabrée. Le phosphore et l'acide phosphorique, en réveillant l'appétit, augmentent la chaleur animale et laissent — pris dans la journée — un sentiment de bien-être le soir.

L'arséniate de fer, à la dose de 6 granules par jour, trouva ici son application et put, sous peu de jours, augmenter les globules rouges du sang.

L'huile d'amandes douces phosphorée fut employée en frictions prolongées, soir et matin, à la région sus et sous-claviculaire.

Je fis observer que le phosphore employé extérieurement et intérieurement pourrait amener d'autres hémoptysies, et qu'en le supprimant de temps à autre, on pouvait éviter ces accidents.

Je lui conseillai en outre de relever les forces de l'estomac par le tonique amer, la quassine : 3 granules avant chaque repas, et prendre en même temps 2 à 3 granules arséniate de strychnine, afin de réveiller la paresse de ce viscère. Avec l'inhalateur Lefort (de Lille), je fis pénétrer dans les poumons de l'acide phéniqué blanc, de la créosote, ainsi que de l'essence des meilleurs balsamiques, le camphre, le tolu, le goudron, la térébenthine.

Divers moyens, employés alternativement, produisirent en quelque temps les meilleurs effets, en calmant la toux, en purifiant les crachats et les rendant plus rares.

Quelques granules de brucine furent aussi administrés de temps à autre, afin de favoriser l'expectoration, faciliter la respiration et la défécation.

Ce traitement, continué pendant sept à huit mois, finit par être maître de l'affection pulmonaire. Étant en tournée, je pus, longtemps après, constater les bons effets de cette médication ; l'embonpoint, la fraîcheur des joues, les allures dégagées, la vie de la jeunesse surabondaient chez ce jeune homme.   (*Du même*).

Réflexions. — La phtisie pulmonaire est une de ces maladies à long cours où le médecin ne saurait avoir trop de moyens à sa disposition — s'il veut conserver la confiance de la famille — mais qui doivent tendre au même but, au lieu d'un vulgaire empirisme : aujourd'hui l'un; demain un autre; et ainsi de suite, « tant qu'ils guérisssent », c'est-à-dire que le malade n'en soit pas dégoûté. Nous ne parlerons pas des deffervescents, qui sont suffisamment connus et dont l'indication est précise, mais du traitement phosphoré, qui a eu ici un si bon résultat. Cet agent est surtout utile dans les maladies de consomption, notamment la tuberculose et les pertes séminales, pour compenser les pertes de l'économie en phosphore; les hypo-phosphites sous toutes les formes sont donc indiqués, bien qu'ils n'aient point les qualités fulgurantes du phosphore en substance. L'auteur a eu raison de recourir à l'huile d'amandes douces phosphorée. Nous approuvons également le créosotage des bronches. Nous avons déjà fait la remarque que les ouvriers employés aux chantiers de créosotage des billes de chemin de fer, sont rarement atteints de maladies de poitrine.

9ᵉ Fait. — *Phtisie au troisième degré*. — La nommée F..., vingt-quatre ans, vivant seule avec sa mère, est atteinte de phtisie au troisième degré. Malade depuis deux ans elle a pris tous les breuvages et potions allopathiques, mais sans aucun résultat. Fièvre ardente, toux continue, s'exaspérant la nuit et empêchant tout repos ; sueurs nocturnes maigreur extrême, sans forces, sans appétit ; les crachats qu'elle rend à pleine bouche ont une odeur fétide *sui generis*, qui vous fait reculer; deux immenses cavernes exis-tent aux deux poumons ; elle a eu plusieurs hémoptysies.

En présence de cette situation, je n'eus aucun espoir de guérir cette pauvre fille ; je pris cependant mon courage à deux mains et prescrivis le traitement suivant, pensant bien ne plus la revoir.

Traitement. — Aconitine, vératrine : 1 granule de chaque, toutes les heures; atro-pine 5 à 6 granules dans la journée, et le soir, 4 granules de strychnine, 10 de quassine d'iodoforme, de codéine: ceux qu'elle pourrait prendre.

Ne me voyant pas revenir, les parents m'écrivirent que la malade allait mieux et qu'elle désirait me voir. La fièvre avait un peu diminué, l'appétit s'était un peu réveillé depuis quinze jours.

Je conseillai de la bonne nourriture, sous toutes les formes, le vin vieux, et de con-tinuer le même traitement, en y ajoutant le biphosphate de chaux : 3 grammes par jour dans un sirop d'écorces d'oranges amères, et des frictions à l'huile d'amandes douces phosphorée : 4 grammes de bismuth dans du sirop de tannin, à prendre par cuillerées à bouche durant la nuit, afin de diminuer la diarrhée.

Étant revenu, une quinzaine de jours après, je trouvais ma malade bien mieux ; presque pas de fièvre, bon appétit, crachats moins abondants, sueurs nocturnes presque nulles, plus de diarrhée.

Huit jours après, une amélioration s'accentuant de mieux en mieux, je supprimai la quassine, l'aconitine, la vératrine et la codéine, que je remplaçai par l'iodoforme, la narcéine, la brucine et l'arséniate de fer.

Sous l'impression de ce nouveau traitement, notre malade alla de mieux en mieux. Je la vis quelque temps après levée pour faire une petite promenade dans son jardin.

Voyant les voies respiratoires et les poumons capables de supporter les inhalations, je prescrivis l'acide phénique, le créosote, alternativement. J'ordonnai aussi la térébenthine, le goudron, le tolu, le camphre en inhalations, et fis continuer ma dernière prescription.

Neuf mois après, la jeune personne avait repris la clef des champs, à la grande satisfaction de sa pauvre mère et des parents.

Voilà, mon cher et honoré Maître, ce qu'a pu faire le traitement dosimétrique, uni au phosphore et aux désinfectants. Que conclure de tout cela? Que sans la dosimétrie qui est venue à mon aide par ses moyens sûrs et énergiques, je n'aurais jamais pu avoir raison de cette fièvre de consomption qui minait l'organisme de cette jeune malade ; que la toux et les sueurs nocturnes auraient pu difficilement être arrêtées ; que sans la quassine et les autres granules énoncés dans ce traitement complexe, je n'aurais pu réveiller les forces vitales si rudement atteintes, et que les préparations phosphorées n'auraient pu seules remédier à cette situation délicate. Qu'on vienne maintenant parler contre la dosimétrie.

Du même.

Réflexions. — Les trois observations qui précèdent prouvent que la phtisie pulmonaire, bien attaquée dans ses divers degrés, n'est pas incurable. Comme nous l'avons dit, en commençant, ce résultat ne peut être obtenu qu'en sursaturant l'économie contre le principe morbide : microbes ou granulations miliaires. Ce n'est qu'en soutenant fortement la vitalité et non en la débilitant, qu'on obtiendra des résultats concluants. Non que dans la situation actuelle le mal puisse être extirpé. C'est un mal social, et il faudrait changer les conditions de la société, au point qu'il n'y eût plus ni riches, ni pauvres. Ne tombons point dans ces utopies, mais atténuons le mal physique dans la mesure du possible.

10⁰ FAIT. — *Phtisie pulmonaire.* — Bernardino de Cerquiera Coelho, Portugais, vingt ans, constitution régulière, habitant Magy Mirina. Traité sans aucun avantage pendant environ vingt jours pour une pneumonie gauche. Ce malade fut confié à mes soins le 24 février 1881, dans l'état ci-après : triste, craintif, pâle, amaigri ; douleur lancinante au côté gauche du thorax ; toux fréquente ; expectoration épaisse ou visqueuse ; respiration étouffante et difficile ; douleur dans la région dorso-spinale, rayonnant vers les épaules et occasionnant un grand abattement des bras. Dans le poumon gauche, le bruit respiratoire très faible ; voix rauque ; fatigue à la moindre conversation ; pulsations cardiaques exagérées ; langue saburale, nausées et constipation ; frissons ; accès de fièvre peu intense, tantôt le jour, tantôt la nuit ; sueurs abondantes l'obligeant à changer de linge huit à douze fois dans les vingt-quatre heures.

En voyant cette inflammation imparfaitement jugulée, j'ai pensé que la pneumonie avait laissé des germes de phtisie maintenant en pleine évolution, et je commençai le traitement de la manière suivante : 1° Sedlitz Chanteaud, tous les jours, à la dose laxative ; 2° arséniate de strychnine, pour relever la vitalité ; 3° digitaline, comme modérateur des mouvements du cœur ; 4° vératrine, comme controstimulant pour combattre le point de côté ; 5° kermès minéral, comme expectorant, alterné avec l'acide arsénieux 6° l'arséniate et l'hydro-ferro-cyanate de quinine, contre les exacerbations fébriles ; 7° codéine et atropine, comme calmants et contre les sueurs nocturnes, quassine aux repas comme tonique ; 8° et enfin un vésicatoire *loco dolenti*. Pour alimentation, lait avec cognac le matin ; œufs à la coque, bouillons substantiels, viande légèrement salée, vin généreux, café ; aussitôt que les accès de fièvre auraient disparu. Ce fut la seule médication pendant les cinq premiers jours. Le malade sentait une légère amélioration, la toux diminuant légèrement dans la journée, et continuant rebelle la nuit, au point de l'empêcher de dormir ; les sueurs nocturnes continuaient à être abondantes ; le vésicatoire fonctionnait régulièrement.

Je fis continuer la médication en supprimant l'arséniate et l'hydro-ferro-cyanate de quinine, puisque les accès de fièvre avaient peu après disparu, et les remplaçai par l'arséniate de potasse et 2 granules d'atropine dans la journée. L'état saburral moins intense, un peu d'appétit.

Le lendemain 29, le malade ressentait une céphalalgie frontale, avec peau sèche : il n'avait pas dû tout transpiré la nuit précédente. J'attribuai cet incident à l'atropine ; je recommandai au malade de s'en tenir à la dose primitive et combattis la céphalalgie par la caféine.

Au dixième jour du traitement, l'état du malade était satisfaisant ; il toussait peu et crachait sans grande fatigue. Le point de côté se faisait sentir seulement lorsque le malade se couchait sur le côté droit et qu'il parlait avec excès. La respiration était faible et imperceptible au niveau du point de côté ; il y avait des râles catarrheux dans les deux poumons ; le vésicatoire ayant séché, je fis appliquer au même point un emplâtre de poix de Bourgogne. La sueur avait beaucoup diminué, la langue était bonne et le malade se sentait en appétit.

Prescription. — Hyphophosphite de strychnine et émétine, scillitine : 1 granule de chaque toutes les deux heures; 1 granule arséniate de fer et de soude : 2 granules de chaque de deux en deux heures, alternés avec les précédents. Continuer avec la codéine et la quassine.

A partir de ce moment, le malade est venu tous les jours à ma clinique ; son état général présentait une véritable restauration ; la toux et le point de côté étaient les seuls symptômes, qui se montraient de loin en loin, mais à peine perceptibles.

L'auscultation accusait un état favorable des fonctions respiratoires, sauf la faiblesse de bruits. Je conseillai au malade de reprendre la vératrine et la digitaline, lorsque le point de côté se ferait ressentir.

Dans le cours de la maladie, j'ai encore employé — lorsque je le jugeai à propos — l'acide phosphorique, le lactate de fer, la morphine, l'aconitine, et enfin l'hypophosphite de chaux, sans omettre la strychnine, qui constituait la *dominante*. A l'extérieur des révulsifs variés.

Aujourd'hui, 20 mai, après avoir continué pendant un mois l'hypophosphite de chaux, plus ou moins, le malade ne ressent plus la moindre douleur thoracique, ni toux, ni point de côté; il a repris ses couleurs et se sent dispos ; sa physionomie est une véritable antithèse de ce qu'elle était au commencement de la maladie. De plus, la respiration est ample.

L'absence de symptômes franchement inflammatoires de la pneumonie, la fièvre peu intense et le type légèrement intermittent, la persistance de la toux et du point de côté, l'abondance des sueurs et l'amaigrissement progressif nous ont servi de base pour le diagnostic et le traitement.

Dʳ Venancio Naguera da Sylva,
à Mogy Murine, San-Paulo (Brésil).

Remarques. — On dira que c'était là une pleuropneumonie ; mais n'est-ce pas ainsi que beaucoup de phtisies débutent? Il n'est pas nécessaire pour cela que les granulations évoluent ; la persistance de la toux indiquait la présence de ces granulations que le traitement a fait avorter.

Quant à ce traitement, il a été rationnel : l'auteur a commencé par faire tomber la fièvre par les deffervescents, tout en soutenant les forces et en facilitant l'expectoration, puis a combattu l'état diathésique par les hypophosphites et les ferrugineux.

Quant au nombre et à la variété des granules, ils ont été en rapport avec les symptômes : or, la dosimétrie seule permet de faire une médication aussi complexe, les granules allant chacun à leur destination (Voir *Pharmacie et Pharmacodynamie*).

11e Fait. — Un honorable confrère nous écrit : j'étais à Madrid lorsqu'un jour j'entends dire qu'un médecin étranger, un docteur du nom de Burggraeve, donnait une conférence au Collège San-Carlos. Attiré par la nouveauté, j'y assistai, et je me rappelerai toujours les impressions que j'ai eues ce jour-là.

Il était certain que la science comptait des médicaments précis et sûrs pour combattre les maladies. Il était vrai qu'avec ces alcaloïdes, jusqu'alors considérés comme de terribles poisons, le médecin pouvait marcher sûrement et non à l'aveuglette, sans savoir ce qu'il pouvait espérer du médicament qu'il a prescrit. Il était possible de juguler une affection à son début, de l'abréger ou l'enrayer avec la même assurance que le pilote dirige son navire ; que le mathématicien résolut une équation.

Sceptique alors, une telle doctrine me paraissait une utopie ; mais je me dis qu'on ne perdrait rien à l'expérimenter et à l'étudier. Justement, à cette époque, celle qui est aujourd'hui ma femme, commençait à souffrir d'une affection qui avait été diagnostiquée : *phtisie pulmonaire*, par tous les médecins qui l'avaient examinée. Toux sèche et déchirante ; hémoptysies abondantes et fréquentes ; douleur oppressive dans la poitrine et les épaules ; lassitude après la marche ; absence des règles ; amaigrissement progressif et accès de fièvre intermittente : tel était le tableau qu'elle présentait lorsque je fus chargé de lui donner mes soins.

Elle vit encore, et c'est une de mes premières victoires obtenues par la dosimétrie. Sous l'influence de l'hydro-ferro-cyanate de quinine, de l'arséniate de fer, de la quassine, de l'iodoforme et de la codéine, disparut complètement le tableau symptômatique ci-dessus.

Depuis six ans, ma femme jouit d'une bonne santé, s'étant soumise à un régime hygiénique approprié.

Dr JUAN FERNANDES BALLESTEROS,
à Séville.

Remarques. — La lettre du docteur espagnol me rappelle une des circonstances les plus heureuses de ma vie, dont j'ai donné la relation dans le *Livre d'or de la médecine dosimétrique*. En Espagne, comme ailleurs, on croyait peu à la vertu des médicaments, parce que avec l'allopathie il y a de nombreuses déceptions.

Aujourd'hui, c'est en Espagne que nous avons nos adeptes les plus convaincus. Il est vrai que nous avons trouvé à Madrid, dans le docteur Vallédor, un homme toujours prêt à aller de l'avant, qui a pour principe que pour réussir il faut vouloir. Là aussi, on nous fait la guerre du silence, mais qui ne fait qu'ajouter à l'extension de notre méthode. D'ailleurs, comme dit le proverbe : « Qui ne dit rien consent », seulement c'est un consentement dont leurs malades ne profitent pas, puisqu'ils leur appliquent les vieux agissements de l'École officielle.

12° Fait. — Mme Jean Capdevielle, tempérament lymphatique, grande blonde d'une constitution délicate, mère de deux enfants, demeurant à la Nouvelle-Orléans a joui d'une bonne santé jusqu'à l'âge de quarante-cinq ans ; depuis cinq à six ans, elle contracte des rhumes avec la plus grande facilité. Le 16 février 1880, à la suite d'un froid humide, elle fut affectée de broncho-pneumonie et se trouva dans un état tellement grave que son mari me fit appeler.

Après quelques jours de sa bronchite habituelle, la broncho-pneumonie se déclara par un frisson suivi de chaleur, avec crachats rouillés abondants, douleur pongitive sous la mamelle droite, difficulté de respirer, toux, soif vive, débilité extrême, etc. La percussion donne un son mat dans le côté droit, surtout dans l'endroit affecté. A l'auscultation on entend un râle crépitant.

Traitement. — Tous les quarts d'heure 1 granule d'arséniate de strychnine et d'hydro-ferro-cyanate de quinine, ensemble, avec un looch kermétisé, une infusion de fleurs de mauve sucrée, chaude ; le matin, une cuillerée à soupe de Sedlitz, dans un demi-verre d'eau fraîche.

Le 17 février, je revois la malade et je constate une amélioration de tous les symptômes. Les crachats sont encore abondants, mais ils ne sont plus rouillés ; l'expectoration est facile.

Prescription. — Looch kermétisé ; digitaline et vératrine : 1 granule toutes les heures (ensemble) ; continuation de la tisane.

Le 18, la respiration est plus libre ; la toux est moins fréquente, moins fatiguante, suivie toujours de beaucoup de crachats. *Examen de la poitrine* : sonorité à peu près normale ; la douleur pongitive disparue ; râles ronflants et muqueux disséminés sur plusieurs points ; souffle amphorique avec gargouillement en arrière. Le murmure vésiculaire s'entend mieux pendant l'inspiration et l'expectoration ; les crachats toujours abondants.

Prescription. — Arséniate de strychnine et iodoforme : 1 granule de chaque toutes les demi-heures. Inhalations de vapeurs de goudron — deux fois par jour — pendant un quart d'heure.

Le 19, il y a encore, sous la mamelle droite, un peu de matité, avec un léger affaiblissement du murmure vésiculaire et, çà et là, quelques bulles de râles muqueux.

Prescription. — Arséniate de strychnine et iodoforme (ensemble) : 1 granule de chaque, matin et soir ; continuer encore les inhalations de goudron.

Ce traitement a été suivi jusqu'à la fin de février.

A cette époque, j'ai pratiqué la percussion et l'auscultation, qui ne m'ont rien révélé d'inquiétant ; l'état de santé m'a semblé si satisfaisant, que j'ai cessé de la visiter,

Ce cas est encore un beau triomphe pour la dosimétrie.

Dr Escoubas,
à la Nouvelle-Orléans.

Réflexions. — On sait que la Nouvelle-Orléans, située à l'embouchure du Mississipi, au milieu d'un terrain d'alluvion, sous un soleil ardent, est fréquemment décimée par les maladies palustres, lesquelles, à leur tour produisent la tuberculose pulmonaire. Il ne faut donc pas s'étonner du grand nombre d'adhérents que la dosimétrie y a rencontrés, parmi lesquels le docteur Escoubas est un des principaux. Nous saisissons cette occasion pour lui témoigner ici toute notre gratitude.

13° Fait. — *Phtisie aiguë.* — Le 16 octobre dernier, j'ai été appelé rue des Blancs-Manteaux, 32, à Paris, auprès d'un jeune homme de dix-neuf ans, malade depuis une douzaine de jours. Le médecin de la famille avait porté un diagnostic très alarmant, et les parents ne voyant survenir aucune amélioration, s'étaient décidés à essayer de la médication dosimétrique, sur laquelle plusieurs guérisons remarquables avaient déjà appelé leur attention.

Une chose me rassura tout d'abord et me fit présager, sinon une guérison immédiate, du moins une issue heureuse : j'avais affaire à une affection fébrile aiguë ; je devais en triompher par les alcaloïdes deffervescents.

J'en étais sûr, et] je fis immédiatement passer ma conviction dans l'esprit des parents.

Le médecin auquel je succédais avait diagnostiqué, très vaguement, une affection continue grave. Je m'informai : il y a encore des tuberculeux dans la ligne paternelle. Je pensai à une phtisie aiguë. En effet, la maladie avait débuté presque subitement par des frissons répétés, une grande fréquence du pouls, une chaleur vive et une anxiété précordiale persistante. Depuis le premier jour, le sujet maigrissait à vue d'œil, il avait des sueurs nocturnes très considérables, au matin. Il n'y avait pas cet état apathique qui accompagne la fièvre typhoïde ; d'ailleurs, la langue était nette et humide ; il n'y avait pas de symptômes gastriques ; au contraire, il y avait une hyperesthésie très aiguë, une toux presque incessante, de l'insomnie, une expectoration nulle.

Au premier abord, l'auscultation et la percussion ne révèlent pas grand'chose, car dans ce cas les nombreuses granulations miliaires sont entourées d'un tissu perméable encore ; la dyspnée intense, la suractivité cardiaque qui accompagnaient cet état fébrile, pouvaient faire croire à une simple hyperesthésie pulmonaire. Mais je m'y pris à plusieurs fois. Une auscultation très prolongée, très attentive, me fit découvrir aux sommets des deux poumons un bruit bien léger de froissement ; ce signe était précieux ; et j'acquis presque aussitôt la conviction que, sous chaque clavicule le son était un peu plus obscur qu'à l'état normal. En même temps l'application de la main me révéla une augmentation de vibrations quand le malade parlait.

Le temps était précieux ; il fallait instituer un traitement énergique. Je prescrivis : vératrine, aconitine, codéine, arséniate de quinine : 1 granule de chaque (les 4 ensemble), d'heure en heure ; digitaline, 1 granule de quatre en quatre heures ; atropine, 3 granules le soir ; Sedlitz le matin ; un vésicatoire sous chaque clavicule.

Le lendemain, le pouls, qui la veille était à 130, était descendu à 120.

La même médication fut continuée pendant le jour.

Que dirai-je ? peu à peu la chaleur est tombée, le pouls a diminué, la toux s'est apaisée, la respiration est devenue plus facile ; les sueurs nocturnes, si opiniâtres, si abondantes, ont presque cessé.

Le 23 octobre, j'ai apporté les changements que nécessitait la nouvelle phase de la maladie. Je prescris : arséniate d'antimoine : 6 granules par jour ; arséniate de strychnine : 4 granules par jour ; kermès, codéine : 1 granule de chaque d'heure en heure ; atropine, 3 granules le soir. Je continue la digitaline, 4 granules par jour, car le malade éprouvait encore une anxiété précordiale.

L'amélioration s'est soutenue. Deux jours après, l'expectoration commençait à se faire facilement.

Je la favorisai encore par l'émétine : 4 granules le matin, car la sécrétion bronchique est la terminaison la plus heureuse de ces phlegmasies pulmonaires acquises, puisqu'elle empêche la formation de protoplasmes morbides. L'expectoration, d'abord muqueuse, aérée, blanchâtre, rare, devint bientôt grasse et assez abondante.

Quinze jours après ma première visite, le malade quittait le lit. Depuis le milieu du mois dernier il sort, est gai, vigoureux ; il engraisse rapidement ; il est vrai qu'il boit six à huit cuillerées à soupe d'huile de foie de morue par jour et qu'il prend des décoctions de quinquina.

De sa maladie, il reste au sommet du poumon gauche un bruit de craquement, une toux très rare, mais significative, l'expectoration presque nulle. Je considère la maladie comme transformée en une phtisie chronique, à marche lente au premier degré ; et j'espère arriver à la guérison complète, si le malade ne commet pas d'imprudences, et si les voies respiratoires ne subissent aucune atteinte nouvelle par suite des froids rigoureux que nous traversons.

Voici le traitement qu'il suit actuellement : arséniate de soude, 12 granules par jour ; iodoforme, sel de Gregory : 4 granules de chaque le soir ; émétine, 4 granules le matin.

Dr AMÉDÉE ANDRIEUX, à Paris.

Réflexions. — On ne saurait trop approuver la prévoyance du docteur

Amédée Andrieux. Il n'arrive que trop souvent, qu'après une pneumonie mal résolue, on abandonne le malade sous prétexte de convalescence. C'est là une faute qui devrait toujours être évitée, car le malade n'est réellement guéri que lorsqu'il n'existe plus aucune trace de son mal. Mais généralement les malades sont impatients, et les familles se soucient peu de voir le médecin prolonger ses visites. S'il y avait l'abonnement, cela n'arriverait pas, puisque malade et médecin seraient également intéressés à la cure définitive.

14ᵉ Fait. — Marie Epenat, douze ans, demeurant à Genève, chloro-anémique, phtisie pulmonaire depuis cinq ans. Toux nerveuse ; crachats épais jaunes, assez rares ; appétit à peu près nul ; respiration pénible ; fièvre continue ; bruits respiratoires circonscrits dans les lobes supérieur et moyen des surfaces antérieure et supérieure du poumon gauche ; lésion commençant à la partie supérieure ; palpitations.

Traitée le 28 décembre avec le Sedlitz Chanteaud, l'iodoforme, l'aconitine, l'arséniate de strychnine et de quinine, le sulfate de soude. Prompte amélioration. J'ai reçu une lettre de remerciement m'annonçant la guérison de l'enfant.

Dʳ Bouclé.

Réflexions. — Les enfants de dix à douze ans, sont très sujets à la tuberculose pulmonaire. A Gand, où on reçoit dans les fabriques de coton des enfants de cet âge, il est rare qu'ils ne deviennent phtisiques. C'est le Saturne moderne dévorant ses propres enfants.

Nous allons maintenant mettre en regard des observations qui précèdent, un traitement allopathique, afin de laisser voir la différence avec le traitement dosimétrique.

15ᵉ Fait. — 17 mai 1870. — M. L..., dix-neuf ans, employé de commerce, grand, élancé, tempérament lymphatique ; père mort à 40 ans d'une diathèse rhumatique cardiaque ; le grand-père goutteux ; la grand-mère faible de poitrine.

État du malade. — Épistaxis très abondantes chaque jour, sans céphalalgie ni symptômes aigus quelconques ; faiblesse ; anémie ; toux fréquente ; oppression légère à la moindre fatigue ; pas d'expectoration ; au sommet du poumon gauche en arrière, craquements secs étendus, très perceptibles ; expiration prolongée ; matité ; creux sousclaviculaire très prononcé ; au poumon droit, rien de saillant.

Diagnostic. — Phtisie pulmonaire au début, d'origine arthritique.

Traitement. — Séjour à la campagne ; exercices corporels ; nourriture tonique ;

sirop d'hypophosphite arsénié : 30 grammes par jour, en deux fois ; sulfate de quinine, 30 centigrammes en deux pilules, avant la fièvre, pendant plusieurs jours.

16 octobre. — La fièvre a cédé, les épistaxis ont cessé, les forces sont revenues, plus de toux, d'oppression. *Paraît guéri.*

Aux premiers froids, l'affection pulmonaire se renouvelle : Fièvre tous les soirs ; toux fréquente le jour, quinteuse la nuit. Expectoration assez abondante ; amaigrissement ; faiblesse ; perte d'appétit ; au sommet gauche, en arrière, craquements humides mêlés de secs, à droite et à gauche ; respiration rude.

Traitement. —Sirop d'hypophosphite arsénié : 45 grammes par jour ; vésicatoire au sommet droit (laisser suppurer quelques jours) ; sulfate de quinine, 30 centigrammes avant la fièvre. Alimentation riche, vin généreux.

Le 23 octobre. — La fièvre a cédé ; respiration plus facile ; toux moins fréquente, appétit bon. Mêmes traitements et régime.

31 octobre. —Le mieux continue ; le malade cesse le traitement arsenical, malgré l'avis du médecin.

8 novembre. — Accès de fièvre très intense ; aggravation de tous les symptômes d'auscultation ; craquements humides au sommet gauche, en arrière, secs à droite, aux fosses sous et sus-épineuse ; murmure respiratoire obscur partout ; aspiration prolongée. Sulfate de quinine, 50 centigrammes en 3 pilules.

9 novembre. — Pas d'accès. Même dose de quinine.

13 novembre.— Fièvre continue ; sueurs abondantes. Tartre stibié, 15 centigrammes ; sirop diacode, 30 grammes ; eau de laurier-cerise, 2 grammes ; eau, 120 grammes, à prendre par cuillerées toutes les heures, à partir du matin. Éviter les vomissements par la glace, la position horizontale ; le repos absolu ; pas d'aliments dans la matinée.

Le 14 novembre. — Les vomissements, après quelques cuillerées, ne cessent pas. On suspend la potion pour la reprendre le lendemain. Le malade est très fatigué, anéanti.

15 novembre. — La tolérance ne s'établit pas ; face décolorée ; pouls faible et très fréquent ; sueurs froides très abondantes. On renonce au tartre stibié.

Prescription pour le lendemain : ipéca cassé, 2 grammes dans une décoction d'un litre, à prendre par demi-tasses toutes les heures.

16 novembre. — Pas de vomissements ; le litre a été absorbé ; bouillon froid ; le soir soupe légère et vin de Malaga. Demain matin, même dose d'ipéca et même régime.

18 novembre. — La fièvre a cédé. On suspend la médication ; alimentation et vin généreux.

20 novembre. — Plus de fièvre. Hier soir, quinte et toux très intenses ; chloral, 2 grammes avec sirop d'écorces d'oranges ; revenu au sirop d'hypophosphite arsénié : 15 grammes par jour, chaque fois, une demi-heure après les repas.

27 novembre. — Le malade s'est levé trois heures ; appétit bon ; 60 grammes de sirop ; toux très fréquente ; expectoration modérée.

6 décembre. — Amélioration progressive. Le malade sort en voiture ; 15 grammes de sirop ; toux très fréquente ; expectoration modérée.

15 décembre. — Mieux ; plus de fièvre ni de sueurs nocturnes ; la toux s'améliore ; les signes d'auscultation s'éloignent.

25 décembre. — Convalescence complète ; les accidents généraux ont cessé ; état local amélioré. Le malade se croit guéri. Invite à persévérer dans la médication arsénico-phosphorée, en diminuant la dose peu à peu.

14 avril 1871. — Hiver passé sans accidents ; toux assez fréquente, avec expectoration ; respiration un peu rude, avec aspiration prolongée ; craquements secs, disséminés au sommet à gauche, en arrière.

10 août. — Toux quinteuse, fatiguante ; oppression. Le malade part pour la campagne ; reprend le sirop d'hypophosphite arsénié.

30 novembre: — Toutes les apparences de la santé ; tout traitement suspendu.

12 mars 1872. — Passé tout l'hiver sans garder la chambre ; reprend ses occupations ; déclaré bon pour le service ; auscultation : même état qu'au début, c'est-à-dire que les craquements persistent.

Depuis trois ans je revois le malade, dont la santé se soutient. Espoir de guérison.

Dr Lescalmel, Marseille.

Réflexions. — Nous dirons avec l'auteur : « Ce n'est qu'un espoir. » *Hæret lethalis arundo.*

Quant au traitement, on ne saurait contester qu'il n'ait été méthodique ; mais le traitement dosimétrique eût été moins fatiguant, moins épuisant. Au lieu de combattre la fièvre par le brutal tartre stibié (stygié), on l'eût attaquée par les alcaloïdes deffervescents, et on eût obtenu ainsi une résolution complète de la pneumonie, qui maintenant est passée à l'état chronique, c'est-à-dire de tuberculose miliaire, ainsi que l'indiquent la persistance de la toux et les craquements secs.

Nous terminons ce chapitre par un mode d'interrogation visant des maladies peu ou pas connues, et qui peut servir à résoudre l'important problème : s'il y a phtisie ou non. Souvent le médecin s'arrête dans son traitement, parce qu'il désespère du résultat, condamnant ainsi le malade à une mort qui eût peut-être été évitée ou du moins retardée par un traitement énergique.

Dans sa thèse inaugurale : *Recherches sur la pathogénie de l'asthme,*

considérée principalement au point de vue de ses rapports avec la physio-
logie des nerfs pneumogastriques (23 août 1858), M. le docteur A. Pinel à
signalé la douleur produite par la compression sur le trajet des pneumogastriques et leurs ramifications. En poursuivant ses recherches sur les autres
affections thoraciques, il a rencontré constamment cette douleur caractéristique. Il a été ainsi amené à considérer la compression de la huitième paire
comme un nouveau moyen d'exploration dans la lésion des organes thoraciques, précédant les données fournies par l'auscultation et la percussion.

L'application du même procédé au grand sympathique, lui a fait aussi
rencontrer la douleur dans les maladies abdominales et les maladies cérébrales. Selon lui, la *Pressinervoscopie* doit attirer l'attention avant que l'auscultation et la percussion aient permis de se prononcer.

Nous avons cru devoir rappeler, en peu de mots cette méthode, pour
les médecins qui ne la connaissent pas et que l'École a laissés dans l'ignorance de ce moyen de diagnostic.

L'espace qui sépare le trou déchiré postérieur de la clavicule est de 14 à
15 centimètres. Les pneumogastriques ne sont accessibles seuls, que sur
un trajet de 5 à 6 centimètres, commençant à 10 millimètres de l'apophyse
mastoïde et finissant à l'intersection de l'omohyoïdien, c'est-à-dire à 7 centimètres au-dessus de la clavicule.

Le grand sympathique — de même que la huitième paire — ne peut
être atteint qu'en un endroit déterminé : au niveau de la grande corne de
l'os hyoïde et surtout au bord postérieur du cartilage thyroïde.

Ces nerfs se compriment à partir de l'intersection de l'omo-hyoïdien
jusqu'à la clavicule, en suivant le bord interne du faisceau externe du
sterno-mastoïdien. Sont aussi accessibles : les laryngés supérieurs, inférieurs et cardiaque supérieur, émanant du pneumogastrique.

Les laryngés supérieurs, au moment où ils vont se distribuer au larynx,
c'est-à-dire à 4 centimètres de l'échancrure médiane du cartilage thyroïde,
sont limités : en avant, par le muscle thyro-hyoïdien; en arrière, par la
membrane du même nom ; en haut, par l'os hyoïde et en bas, par le cartilage thyroïde.

Les laryngés inférieurs sont accessibles sur les parties latérales de la
trachée, entre elle et l'œsophage, au-dessous de la glande thyroïde.

Les cardiaques supérieurs se séparent de la huitième paire au niveau du cartilage thyroïde; quelquefois plus haut, rarement plus bas; se dirigent obliquement, de dehors en dedans, sur les muscles sterno-hyoïdiens et sterno-thyroïdiens jusque vers le milieu de la trachée, et descendent verticalement vers le ganglion cardiaque. Ils sont accessibles au moment où ils arrivent sur la partie presque médiane de la trachée, c'est-à-dire à la fourchette sus-sternale.

Mode d'exploration. — D'après ces données, si on explore le côté gauche de la région cervicale, avec la pulpe du pouce de la main droite appliquée sur le bord externe de la carotide primitive, et les autres doigts en opposition sur la région postérieure du cou, on sent sous l'artère un corps de forme tendineuse qui fuit sous une légère pression. En fixant ce corps tendineux sur la région antérieure de la colonne vertébrale, on fait naître une impression pénible, due à la pression exercée sur le pneumogas-trique.

Sensations physiologiques. — Pour juger des différents degrés de sensi-bilité, il faut les comprimer à l'état sain ; dans l'impossibilité de s'en rap-porter aux sensations de chacun, l'auteur a cherché un nerf qui pût pro-duire une sensibilité à peu près équivalente à celle du pneumo-gastrique, et il a trouvé que le nerf médian comprimé au poignet, rappelait assez la sensa-tion pénible qu'il lui fallait décrire ; avec cette différence que la sensibilité est plus grande chez la femme à cause du travail menstruel. La compres-sion du grand sympathique produit un effet *sui generis.*

États pathologiques. — Les états pathologiques sont représentés par l'exaltation de l'impression physiologique ; ils sont caractérisés par une dou-leur très vive correspondant au côté le plus malade. Le grand sympathique est excessivement douloureux dans les maladies abdominales, les conges-tions cérébrales, l'épilepsie, l'hystérie. Un fait à remarquer, c'est que dans l'état d'atonie et d'affaissement général, ces nerfs perdent leur sensibilité, pour ne la reprendre qu'au moment où la maladie est en voie de répara-tion.

Irradiation. — L'irradiation est produite par la compression du pneu-mogastrique et du grand sympathique, descendant pour le premier, et ascen-cendant pour le second. Lorsqu'il y a irradiation, le caractère spécial de la douleur qui suit son trajet jusqu'à la partie affectée, indique le genre de ma-ladie. Cependant, il est à observer que cette irradiation n'existe, pour le grand sympathique, que dans les maladies cervicales, dans l'épilepsie et l'hystérie.

Absence de l'irradiation. — La première période de la maladie étant passée, l'irradiation n'existe plus ; la douleur est locale et se limite à la partie comprimée ; ou bien elle descend et s'arrête toujours aux mêmes points, c'est-à-dire à gauche et à droite du sternum, répondant aux deuxième et troisième cartilages du même côté. Elle se produit à droite à la même hauteur et plus profondément qu'à gauche, où elle est sous-sternale.

Cette absence d'irradiation indique un arrêt dans la transmission du fluide nerveux de la périphérie au centre. L'obstacle existe au point même où elle cesse. Il y a donc là un arrêt dans les fonctions de la huitième paire ; une paralysie occasionnée par un corps qui la comprime. Ce corps n'est autre chose que les ganglions bronchiques hypertrophiés et qui, arrêtant le courant nerveux, donnent de l'oppression et une douleur sous-sternale.

Anatomie pathologique. — L'anatomie pathologique démontre l'exactitude de ces assertions. Au Val-de-Grâce, en 1858, en recherchant la disposition anatomique des ganglions bronchiques, l'auteur dit l'avoir constaté dans deux cas anatomo-pathologiques, qu'il fit voir au docteur Trudeau, professeur agrégé et chef des travaux anatomiques de l'École militaire. Après avoir enlevé le sternum du cadavre d'un phtisique, au niveau des deuxième et troisième cartilages du même côté, et avoir séparé le péricarde, l'auteur trouva le nerf phénique ; puis, à environ 2 centimètres, en arrière, un ganglion de la forme et du volume exagérés d'une figue aplatie latéralement, dont le sommet était dirigé vers la clavicule et qui, en haut, comblait l'espace compris entre l'aorte et le cordon fibreux du canal artériel oblitéré. Ce ganglion s'appuyait, à droite, en bas, sur l'artère pulmonaire, et à gauche sur le pneumogastrique et la bronche de ce côté. Les parties latérales de ce ganglion, pressées et maintenues entre les parties susmentionnées, le portaient avec force sur les anneaux bronchiques, point sur lequel le pneumogastrique était comprimé. Ce poumon était farci de tubercules, et les ganglions tuberculeux.

Sur un autre sujet, mort de pneumonie, après avoir relevé et maintenu sur le côté gauche le poumon droit qui était très hépatisé, l'auteur vit tout l'espace compris depuis l'entrée du pneumo-gastrique dans la cavité thoracique, jusqu'à l'artère pulmonaire, envahi par les ganglions bronchiques, rouges, ecchymosés et très hypertrophiés. Ces derniers enveloppaient très exactement la bronche droite, qui divisait cette masse ganglionnaire en deux parties : l'une, supérieure, juxtaposée et pressée par la plèvre, sur le pourtour supérieur et postérieur des anneaux bronchiques ; l'autre, inférieure enveloppant le reste de la bronche en la pressant en sens inverse, de manière à comprimer le pneumogastrique aplati et enflammé.

Sur d'autres autopsies, l'auteur dit avoir trouvé des dispositions analogues.

Il ne faut pas répéter trop longtemps cette exploration, à cause de la souffrance qu'on fait subir aux malades ; deux ou trois fois par mois suffisent pour se rendre compte de la diminution ou des progrès du mal.

Pleurésie. — Dans la pleurésie — s'il y a pleuro-pneumonie — la compression donne lieu à de la douleur locale et de l'irradiation juste à l'endroit atteint du poumon. Si l'on comprime à la fois le nerf du sixième espace intercostal et le pneumogastrique, la douleur est réciproque aux deux points comprimés. Dans la pleurésie chronique, la pressinervoscopie ne donne rien.

Résumé. — D'après le rapide exposé de ces faits, si de la compression des pneumogastriques et du grand sympathique résulte la simple manifestation de la douleur, l'irradiation ou son absence, l'auteur conclut :

1° Que la compression de ces deux nerfs fait connaître l'existence d'une maladie thoracique ou abdominale ;

2° Que le poumon, l'estomac ou le cerveau sont atteints ; on le reconnaît par la direction que suit l'irradiation et par son mode de production ;

3° Que l'absence d'irradiation, avec douleur prédominante, plus d'un côté que de l'autre ou des deux côtés à la fois, indique un arrêt des fonctions dévolues aux cordons nerveux.

Mais ce ne serait là qu'une « inutile histoire naturelle », si la thérapeutique ne venait en aide au médecin pour arrêter le mal ou du moins le retarder quand il en est temps encore. C'est ce que nous avons vu dans les différentes observations produites par le docteur Pinel.

Nous terminons par une remarque : C'est que dans l'École il n'est pas question de la pressinervoscopie du docteur Pinel. Mais aussi de quoi allait-il s'aviser ? Qu'au-dessus d'elle il peut y avoir de l'esprit ? Voyez à quoi cela mènerait !

Dans la phtisie, comme dans la pneumonie tout à fait au début, au moment où l'auscultation et la percussion ne peuvent offrir au médecin que le doute et l'incertitude, la pressinervoscopie, selon l'auteur, a une importance d'autant plus grande qu'elle donne immédiatement la raison de l'état pathologique du poumon, par le caractère de la douleur qu'éprouvent les malades. La douleur provoquée au cou, est très forte et persiste quelque temps encore après que le doigt a été enlevé. Les malades ressentent de suite une douleur au poumon atteint, douleur qui leur semble produite par un millier d'épingles qu'on enfoncerait dans la peau et qui va en s'affaiblissant.

Ainsi que dans la pneumonie, la compression, suivant les progrès de la phtisie, provoque des douleurs de plus en plus vives à l'irradiation, qui cesse de se manifester au deuxième et au troisième degré, car alors les ganglions bronchiques sont hypertrophiés. Si la phtisie ne progresse pas, l'irradiation s'affaiblit graduellement, puis disparaît ; mais la douleur au cou persiste encore longtemps.

VIII

MANNEQUIN D'AUSCULTATION DU DOCTEUR COLLONGUE OU PNEUMOSCOPE

L'auscultation pulmonaire est une des branches les plus importantes de l'enseignement médical ; elle est intimement liée au diagnostic des maladies de poitrine. Aussi les efforts des médecins inventeurs ont-ils eu pour but d'apporter des améliorations et des perfectionnements aux modes d'explorations usités jusqu'à ce jour. Tel a été le but du docteur Collongue par son mannequin d'auscultation ou pneumoscope.

Le professeur de pathologie interne ne possède aujourd'hui d'autres moyens que le stéthoscope ; aussi à la clinique, les élèves se trouvent complètement dépaysés, tant les bruits respiratoires sont souvent faibles et confus. C'est cette difficulté que le docteur Collongue a cherché à aplanir.

Le pneumoscope du docteur Collongue se compose d'un buste creux en carton-plâtre, sur la face antérieure duquel sont ménagées des ouvertures pour des tubes portant chacun l'inscription du bruit qui doit être entendu.

A la base du buste, supporté par un pied tout spécial, se trouvent des tubes correspondant à ceux de la paroi antérieure, dans lesquels on introduit un soufflet à la main, disposé et préparé *ad hoc*. Il suffit de presser et de dilater le soufflet pour produire l'inspiration et l'expiration prolongées.

L'élève, pour contrôler chacun de ces sons, applique le stéthoscope, d'une part sur le mannequin et de l'autre à son oreille ; il commence ainsi à s'habituer à la manipulation de cet instrument.

A chaque son, il transporte le stéthoscope sur l'ouverture où se trouve inscrit le bruit qu'il veut étudier. Veut-il produire et entendre la respiration normale, il applique le stéthoscope sur l'ouverture n° 1, prend le soufflet surmonté d'un tube de verre à double courant, et à l'entrée inférieure de la cavité pneumoscopique, il fait le jeu de pression et de dilatation graduée, simulant l'inspiration et l'expiration. La respiration forte, le bruit d'inspiration prolongée, sont produits par la fréquence ou la force de pression sur le soufflet.

Les souffles, soit rudes, soit tubaires, soit amphoriques, se produisent dans des tubes ou des ballons de diamètres combinés exprès. Toute cette classe de bruits est sans altération possible, parce qu'on opère à sec et dans des conditions identiques. Les sons sont déterminés par un liquide.

Les râles *sibilants*, *ronflants*, *muqueux*, *caverneux*, *crépitants*, se forment avec du liquide — la salive de préférence — mis en contact, tantôt avec une ouverture filiforme, tantôt avec de petits bouts de caoutchouc fendus, des morceaux d'éponge attachés à l'extrémité d'un tube, ou une spirale de cuivre déroulée. Le docteur Collongue décrit tout cela dans sa notice, où il livre des secrets qui lui ont coûté dix ans de travail.

Le meilleur moyen de savoir si tous ces bruits artificiels étaient exacts et identiques à ceux des maladies pulmonaires, était de les soumettre à des épreuves et contre-épreuves. C'est ce que l'auteur a fait avec une persévérance et une conscience toutes particulières. En effet, il nous apprend qu'il ne s'est pas tenu à son oreille d'auscultateur expérimenté : il a soumis son premier travail, en 1864, aux maîtres de la science d'alors, Barth, Trousseau, Bouillaud, Blaché, Moissenet, etc., et tous ces illustres médecins ont reconnu l'exactitude et la parfaite similitude de ces bruits avec ceux de l'auscultation humaine. Velpeau a présenté le pneumoscope du docteur Collongue à l'Académie des sciences de Paris (séance du 25 mars), et les journaux du temps ont dit, à propos de cette présentation : « Velpeau, esprit ferme et difficile, auquel personne ne pourra reprocher un excès de complaisance, était joyeux et fier, et ne tarissait pas d'éloges. » Pourquoi l'instrument du docteur Collongue erre-t-il encore dans les limbes de l'École? Celle-ci a-t-elle craint le développement du nouveau-né? Ou a-t-elle eu peur que l'invention nouvelle ne nuisît à celle de Laënnec?

Tout au contraire, le pneumoscope du docteur Collongue est venu confirmer les résultats du stéthoscope en en facilitant l'application au lit du malade, en écartant toute cause d'erreur et en le poussant plus au fond des bruits respiratoires normaux et abnormaux. Les traités d'auscultation n'enseignent qu'une seule sorte de souffle tubaire, une seule sorte de souffle caverneux et amphorique. Le pneumoscope nous fait entendre deux souffles caverneux ; et il est facile de se rendre compte que dans la classe tubaire, ou dans la classe amphorique, caverneuse, etc., on peut produire toute une gamme de nuances tubaires, caverneuses, amphoriques, etc.

Que de souffles inconnus jusque-là, que le pneumoscope nous fait entendre et comprendre ! Or, comme chaque modification de son tubaire ou de son caverneux, correspond à un changement survenu dans la lésion pulmonaire, le champ de l'étude de ces lésions se trouvait étendu et le diagnostic précisé.

Mais, nous ne cesserons de le redire, tout cela ne serait qu'une inutile et désespérante histoire naturelle, sans une thérapeutique appropriée à la maladie et au malade surtout. Le docteur Collongue aura sa place marquée dans l'histoire de la médecine, et c'est à la dosimétrie, qui a fait connaître ses travaux, qu'il le devra.

LA GOUTTE ET LE RHUMATISME

PREMIÈRE PARTIE

I

LA GOUTTE

La goutte est vieille comme le monde : c'est-à-dire qu'elle est mère de l'intempérance ; mais comme nous la transmettons à nos descendants, on peut dire que ceux-ci sont doublement punis : et pour leurs propres méfaits, et pour ceux de leurs ascendants.

L'antiquité a connu la goutte autant et peut-être plus que les temps modernes, puisque le père de la médecine, Hippocrate, l'a déclarée incurable, c'est-à-dire que déjà alors ses racines étaient profondes.

Un vieil auteur romain a dit : *Podagra Bacchi Venerisque filia*. Nous n'irons pas jusqu'à dire que tous nos goutteux se livrent à la bagatelle, car de la plupart d'eux on peut dire : « S'ils pouvaient ! : » Quant à la dive bouteille, nous ne disons pas non ; mais elle leur cause plus de remords que de jouissances.

Les femmes — qu'on voudrait accuser d'être cause de la goutte, n'en sont pas indemnes — il est vrai que ce sont celles qui ne reculent pas devant la *diva*. Chez les Romains, les soupers de Lucullus, où les femmes jouaient un grand rôle, en faisaient foi.

Cependant n'exagérons pas ce reproche; et ne confondons pas la goutte avec le rhumatisme goutteux (Voir plus loin).

La goutte est une sorte de salpêtrage du corps. L'urée, incomplètement brûlée dans l'économie des goutteux, s'amasse dans leur sang et, par des oxydations successives, est convertie en acide urique; celui-ci en urates.

Ces oxydations peuvent se faire dans les divers tissus : voilà pourquoi la goutte, qui s'attache particulièrement aux articulations, peut affecter les autres organes et même tous les organes à la fois, comme cela a lieu dans la goutte généralisée.

D'où il résulte qu'il peut y avoir du danger à la faire disparaître de son lieu d'élection naturel : les articulations.

La goutte a donc une marche régulière ou irrégulière, selon le régime du goutteux : bénigne chez ceux qui ne se livrent à aucun excès; maligne chez ceux qui font le contraire.

Quant à son intensité, cela dépend des tempéraments et des idiosyncrasies : aiguë chez les sanguins; subaiguë chez les lymphatiques. Les tempéraments nerveux y sont moins sujets.

La goutte a des symptômes avant-coureurs, mais qui eux-mêmes sont provoqués par le genre de vie : ainsi, chez les gastronomes, ce sont des dérangements d'estomac (Voir *Dyspepsies*). Chez ceux qui se livrent à des travaux de cabinet excessifs, des céphalées, des vertiges. — Chez les sédentaires, des paresses de ventre, des troubles urinaires : gravelle, calculs (Voir *Maladies urinaires*). Chez les jouisseurs qui s'adonnent au culte immodéré de Bacchus et de Vénus — pour parler comme l'auteur latin cité plus haut — des énervements, des épuisements, l'impuissance : c'est-à-dire le remords après le plaisir.

En général, l'accès de goutte s'annonce par un engourdissement général des mouvements spasmodiques dans différentes parties du corps.

Cet état symptomatique peut devancer, de plusieurs jours ou des semaines, l'attaque, et cesse subitement la veille de son apparition. On se croit débarrassé de son ennemi, et c'est tout le contraire.

Tantôt l'invasion a lieu à la suite d'une fatigue, d'un mouvement violent ou d'une brusque émotion; tantôt c'est au milieu du sommeil qu'elle éclate.

Dans les premiers temps l'attaque est bornée à des douleurs articulaires vagues, de sorte qu'on ne sait à quoi les attribuer; mais bientôt une douleur déchirante se fait sentir, d'ordinaire à l'un ou l'autre gros orteil, ou aux articulations avoisinantes, avec le frisson que donne la fièvre.

Celle-ci est d'abord légère, mais va en augmentant avec la douleur ; ce qui a fait dire que « la douleur est mère et fille de l'inflammation ».

Arrivée à son *summum*, la goutte se caractérise par une violente sensation de déchirement, de brûlure ou de froid excessif. La moindre pression est intolérable et le malade est d'une irritabilité extrême.

Cet état dure environ vingt-quatre heures et se termine quelquefois brusquement — comme la douleur — par l'apparition d'une sueur *uratée* et le retour du sommeil. Mais il reste un gonflement avec rougeur et chaleur de la partie affectée.

Ce que nous venons de dire constitue la résolution spontanée de la goutte, et ne peut avoir lieu qu'avec la goutte bénigne qui n'a pas imprégné l'économie entière. Nous dirons en quoi un traitement actif peut influer sur cet état ou sa jugulation.

Après ce premier accès et jusqu'à ce que l'attaque de goutte soit terminée, tous les soirs, la maladie présente un paroxysme, avec augmentation de la douleur et de la fièvre, sans que le goutteux doive être considéré comme un malade auquel toutes restrictions ou privations doivent être imposées. A part des contre-indications formelles du côté des organes internes, il faut, au contraire, sustenter ses forces, car la diète absolue lui serait préjudiciable (Voir plus loin, *Régime des goutteux*).

Parfois la goutte atteint les deux pieds, ou passe de l'un à l'autre, et s'étend aux articulations de la main et même aux grandes jointures des membres, mais rarement; ce qui fait distinguer la goutte du rhumatisme goutteux (Voir plus loin).

En tout état de choses, la goutte ne dépasse pas les limites de la fluxion. C'est dire qu'il n'y a ni épanchements, ni suppuration, comme dans les inflammations : autre signe distinctif de la goutte et de l'arthrite traumatique. La fièvre ne tend pas à prendre une forme ataxique ou adynamique ;

même il y a antagonisme entre ces différents genres de pyrexies (Voir *Fièvre*).

Pendant la durée de la fièvre goutteuse, l'urine est rare et laisse déposer un sédiment amorphe, composé, en grande partie, d'acide urique. Ce n'est que dans les cas de goutte suraiguë que les urines contiennent des cristaux d'acide urique, de l'albumine et même du sang (Voir *Maladies urinaires*).

L'attaque de goutte une fois terminée, les articulations se dégonflent, et il ne reste que de l'empâtement et de l'endolorissement, qui se dissipent par l'exercice au grand air, en ayant soin de garantir les pieds du froid, pendant la période de transpiration et de desquamation.

Les attaques de goutte aiguë sont généralement assez courtes, ne dépassant pas une quinzaine de jours, à moins que la maladie ne se généralise : mais ce sont alors ces complications mêmes qui constituent le danger de la maladie et que le médecin doit chercher à prévenir.

Les attaques subséquentes sont séparées, dans les premiers temps, par d'assez longs intervalles — quelquefois des années — mais se rapprochent de plus en plus ; le plus souvent deux fois l'an : au printemps et à l'automne, et, dans ces cas, la durée en est plus longue, et la crise peut dégénérer en un état morbide habituel (Voir *Faits cliniques*).

C'est que l'économie n'a plus la force de rejeter au dehors le principe goutteux : comme chez les vieillards et les personnes profondément débilitées. C'est ce qu'on nomme *goutte asthénique* ou *atone* (Voir plus loin, le traitement).

La *diathèse goutteuse* une fois établie, la goutte est chronique et se complique de douleurs musculaires et articulaires généralisées (Voir *Rhumatisme goutteux*). Les désordres intérieurs sont alors plus marqués : l'appétit nul ; les digestions laborieuses (Voir *Dyspepsies.*)

Dans la goutte chronique, les articulations s'incrustent de matières crétacées ou urates de chaux, de soude (c'est la goutte noueuse) ; les doigts des pieds et des mains se déforment, s'ankylosent et rendent tout mouvement, sinon impossible, du moins difficile. Toutes les articulations peuvent être ainsi envahies — mêmes celles de la colonne vertébrale.

Les accès n'en persistent pas moins, ou plutôt ils sont permanents. C'est surtout au cœur de l'été qu'ils sont les plus violents.

II

COMPLICATIONS DE LA GOUTTE

Nous parlons plus loin du rhumatisme goutteux ; nous devons nous occuper ici des complications localisées.

a) *Complications gastriques.*

Les désordres gastriques les plus fréquents chez les goutteux sont les dyspepsies acides, tant gastriques qu'entériques, augmentées par les fruits verts et les crudités en général. Quelquefois le ventre se ballonne, avec des coliques vives et une constipation opiniâtre. Ces affections présentent souvent une marche périodique qui met sur la voie de la goutte disparue.

b) *Complications cardiaques.*

Ce sont des palpitations du cœur, des irrégularités du pouls, avec augmentation de la pression intra-vasculaire, qui finit par amener l'albuminurie et le mal de Bright (Voir *Maladies urinaires*).

c) *Complications respiratoires.*

Ce sont : 1° des laryngites simples ou granuleuses, des altérations des cordes vocales, l'aphonie ; 2° des bronchites ou catarrhes, tantôt secs, tantôt humides, procédant également par accès — surtout la nuit ; 3° la pleurésie et la pneumonie, auxquelles les goutteux sont particulièrement sujets (Voir *Maladies thoraciques*).

d) *Complications urinaires.*

1° *Néphrites* pouvant affecter toutes les formes (Voir *Maladies urinaires*).

2° *Cystite.* — *L'irritable bladder* des Anglais, est la goutte vésicale. Érasme écrivait à un ami : « J'ai la néphrite : tu as la goutte : nous avons épousé les deux sœurs. »

3° La gravelle, la pierre, se rencontrent souvent chez les goutteux, mais ne leur sont pas exclusives.

4° *Dermatoses* : couperose, acné, pityriasis, psoriasis, eczéma (sec surtout). Toutes ces affections tiennent à un principe incrusté dans l'économie.

5° Affections du foie : *Cirrhose, Diabète*. Nous les comprenons sous le même titre parce que, souvent, elles sont identiques quant à la cause. Les anciens ont signalé la relation qui existe entre la goutte, la gravelle et le diabète. Claude Bernard admettait une forme de diabète qu'il appelait *alternant*, comme pour rappeler les accès de goutte. C'est surtout Marchal (de Calvi) qui a fait ressortir la connexion intime qui existe entre la goutte et le diabète ou le *diabète goutteux*. La goutte et le diabète coexistent rarement, mais on les voit se succéder l'un à l'autre.

D'ordinaire, c'est le diabète qui suit la goutte ; et il n'est pas rare qu'une fois établi, il disparaisse pour faire place à de nouveaux accès de goutte (Nous y reviendrons dans le traitement de la goutte).

6° *Albuminurie.* — L'albuminurie pout coexister avec la goutte, mais pas avec la même gravité que dans la maladie de Brigth. La raison en est que la goutte lui sert d'émonctoire.

III

RÉGIME DES GOUTTEUX

La goutte étant une maladie constitutionnelle — soit héréditaire, soit acquise — on comprend que son traitement exige de grandes précautions, surtout quant à sa rétrocession ou brusque disparition à la périphérie. C'est donc sur le régime des goutteux qu'il faut particulièrement insister.

On a dit des goutteux : *Flanelle et patience!* mais l'une et l'autre ne suffisent pas, et même présentent des inconvénients.

Il ne faut pas trop surexciter l'action de la peau, parce que c'est, de toutes les fonctions de l'économie, la moins stable, la moins régulière. Mieux vaut accoutumer le goutteux à se couvrir de vêtements légers favorisant la transpiration insensible, sans provoquer la sueur, qui est débilitante de sa nature.

Quant à la patience, elle sera d'autant plus facile au goutteux qu'il se sentira moins « pincé ».

Il importe que les goutteux se tiennent le corps constamment libre. De là l'emploi journalier du Sedlitz Chanteaud. Le sulfate neutre de magnésie qui en fait la base, indépendamment de l'exonération régulière qu'il provoque sans aucune hypersécrétion ou débilitation, rend le sang plus oxydable. C'est ce qui a lieu, même avec le sang tiré de la veine, c'est-à-dire qu'on lui voit reprendre sa couleur vermeille en y mêlant une certaine quantité de sel de magnésie (Voir notre livre : *Études médico-économiques*).

Le Sedlitz Chanteaud est une espèce de cure d'eau à domicile, qui dispense les bourses peu fournies de déplacements coûteux ; indépendamment que les cures d'eau naturelles dépassent souvent le but, puisqu'on voit les mêmes malades affluer chaque saison aux mêmes stations.

Régime alcalin. — Ce régime a particulièrement pour but de combattre la diathèse urique : mais, ainsi que nous l'avons déjà dit, cette diathèse puise sa source dans une insuffisance du tirage organique. C'est donc ce foyer qu'il faut activer, non pas tant en l'alimentant, mais en lui donnant de l'air.

Voilà pourquoi il faut au goutteux une vie active, gymnastique ; mais pour ce faire, il faut lui en donner la force ; et ce n'est pas en le saturant d'alcalins qu'on y parviendra.

Généralement le goutteux est anémique : aussi les ferrugineux (principalement l'arséniate de fer) lui conviennent. Il en prendra 6 à 8 granules par jour, dans l'intervalle des repas, jusqu'à relèvement du pouls et de la chaleur.

Aux repas, il fera usage de quassine et d'arséniate de soude — 3 granules de chaque — afin d'activer les fonctions digestives, surtout celle du foie, qui est la grande usine organique où les globules rouges du sang se préparent avant de se rendre aux poumons où ils s'oxydent.

Dans la journée, le goutteux prendra des alcalins, notamment du carbonate de lithine, qui agit également sur les urines dont il corrige l'acidité.

Une dizaine de granules par jour suffit, en y combinant une eau alcaline naturelle.

Il ne faut pas aller jusqu'à la polyurie, parce que, indépendamment de la fatigue des reins, on concentre ainsi les éléments salins du sang. En effet, les tissus des polyuriques subissent une dessication des plus marquées ; le sang loin d'être hydrémique offre, au contraire, un haut degré de concentration : la perspiration insensible est diminuée (Spring).

On connaît la théorie du docteur Ure quant à la transformation de l'urine en hippurates sous l'action de l'acide benzoïque, et aussi du carbonate de lithine, fait qui a été contesté par Bouchardat.

Quoiqu'il en soit, les alcalins — surtout la lithine — conviennent aux goutteux, mais à doses faibles, d'autant qu'il faut les continuer pendant longtemps.

Les sels de lithine sont d'ailleurs peu toxiques ; on peut, sans accident, en injecter 2 à 3 grammes dans les veines d'un chien ; Garrod a, le premier, en 1852, employé la lithine contre la goutte, avec des résultats satisfaisants. Le docteur Strickes dit avoir guéri au moyen de 10 centigrammes de carbonate de lithine, administrés pendant quinze jours, une femme de soixante-

douze ans, qui portait des concrétions tophacées, dont les eaux de Wiesba-
den n'avaient pu la débarrasser.

Ditterich, professeur à l'Université de Munich, dans la relation de sa
longue pratique, dit aussi que le rhumatisme goutteux et la gravelle peuvent
être guéris rapidement par la lithine (mais cependant plus lentement), de
même que les concrétions articulaires.

C'est donc longuement que le carbonate de lithine doit être administré,
en le combinant à l'alimentation. Ceci nous conduit à dire un mot du régime
alimentaire des goutteux.

IV

RÉGIME ALIMENTAIRE DES GOUTTEUX

Tous les excès sont nuisibles aux goutteux, d'autant plus qu'ils y sont
naturellement enclins. Encore si — comme Tantale — ne pouvant atteindre
au fruit défendu, il était hors de leur portée. Mais c'est généralement le
contraire, la goutte étant une affection des gens aisés. Ce n'est sans doute
pas au pauvre ouvrier qu'il faut prêcher la sobriété — bien que nous le
déclarions intempérant, pour cacher notre propre intempérance.

Si le goutteux doit être sobre, il ne doit pas s'affaiblir ; c'est dire que
son régime doit être naturel : de l'eau pour boisson, des mets pas trop
épicés, afin de ne pas réveiller sa gourmandise ; une grande régularité
dans sa manière de vivre ; et surtout une exonération complète du canal
intestinal.

Nous ne pouvons admettre les changements de régime sous prétexte
d'améliorer les digestions. En thèse générale, ces changements — surtout
ceux des hôtels — sont nuisibles aux goutteux. Pourquoi en serait-il autrement de l'homme que des animaux ? Ceux-ci sont-ils moins bien portants
parce qu'ils mangent toujours les mêmes aliments adaptés à leurs facultés
digestives ?

Cependant l'homme a besoin de préparer ses aliments — c'est-à-dire de la cuisine — mais celle-ci ne doit pas être un laboratoire où s'amalgament les ingrédients les plus indigestes et les plus disparates.

Les conducteurs de peuples, tels que Moïse, Mahomet, ont fait de l'hygiène un point de religion ; mais cela prouve qu'ils ont eu à réprimer des aptitudes par trop gloutonnes. Si Moïse a défendu le porc aux Juifs, c'est que l'abus qu'ils en faisaient leur échauffait le sang [1]. Mahomet a été plutôt politicien, en défendant à ses croyants le vin, et en leur accordant l'usage de l'opium, afin de les rendre plus gouvernables.

On se plaint, aujourd'hui, que les masses sont remuantes ; elles le seraient moins si elles étaient mieux nourries ; car « ventre affamé n'a pas d'oreilles ».

A part les mets faisandés, le goutteux, dans son régime, doit consulter ses idio-syncrasies. En fait d'aliments naturels, il n'y en a pas d'absolument « inédules », c'est-à-dire d'immangeables ; sous ce dernier rapport, les médecins se montrent souvent trop exclusifs — ou plutôt ils mesurent les autres à leur aune. Tel médecin qui ne supporte pas le café, l'interdit à ses malades (et ainsi de suite).

Ainsi aux goutteux — qui sont généralement amateurs de la table — nous dirons : « Mangez ce que vous digérez bien ; cependant, ne faites usage de viandes noires, de gibier que par extra. Buvez de l'eau à vos repas ; mais à l'occasion, donnez entrée à un verre de vin bien fait. Lesquels ? Ceux que vous supportez le mieux. » Quelquefois une légère pointe force l'ennemi à se démasquer.

Il en est de même des légumes, des fruits, qui tous sont utiles quand ils sont mûrs et bien préparés. C'est une erreur de croire que l'oseille donne lieu aux calculs d'oxalate de chaux ou de soude. Ce sont plutôt les féculents et les saccharins qui produisent cet effet. On dit que les asperges excitent la sécrétion urinaire ; mais cela dispense de recourir aux diurétiques ; bien que ceux-ci aient leurs indications propres.

Il n'est pas jusqu'aux groseilles, aux framboises, aux cerises, auxquelles on ne reproche de produire des bicitrates et des bimalates de potasse, au point de prétendre qu'une personne qui aurait mangé

---

[1] Il est probable que la trichinose existait déjà à cette époque.

500 grammes de cerises émettrait des urines aussi alcalines que si elle avait pris 12 grammes d'un sel alcalin végétal. Mais on ne mange pas les cerises avec excès.

Par contre, on vante la cure du raisin, parce que — dit-on — il aide à la transformation des divers urates de l'économie en bicarbonates solubles. Nous en doutons.

Vient le café (et le pousse-café). Ici encore « Hippocrate dit oui et Galien dit non ». Quelques médecins proscrivent la fève de Moka (ou plutôt Koka [1]) et les liqueurs fortes. Pour ces dernières, nous passons condamnation, puisque ce sont des extincteurs du sang — comme l'alcool, l'éther — mais le café et la fine champagne, pris modérément, ne sauraient nuire; au contraire, ce sont des digestifs. Ils sont légèrement diurétiques et, par conséquent, favorisent l'élimination de l'acide urique.

« Dans la gravelle urique, dit Bouchardat, guidé par les mêmes principes, je ne défends pas le café dans la goutte; non plus que dans les autres gravelles, quand après son usage les urines ne déposent pas d'acide urique ; dans le cas contraire, on doit s'en abstenir. » Ce qui n'est pas de l'Évangile, car ce n'est pas le dépôt d'acide urique qu'il faut empêcher, mais sa formation.

Nous ajouterons que la gravelle est, sinon inconnue, du moins rare dans les pays à café, notamment la Turquie, les Antilles.

Nous n'irons pas jusqu'à dire que le café supprime la goutte et la gravelle, à cause de son alcaloïde, la *caféine*, qui formerait avec l'acide urique un urate — comme il y a un arséniate et un citrate. Évidemment, la quantité de caféine que nous ingérons avec le café est trop faible pour donner lieu à une semblable transformation ; mais la caféine est un calmant ou sédatif du cœur et du cerveau.

Feu le docteur Pelletan (de la Charité de Paris) avait cru trouver un spécifique contre les cardiopathies dans une décoction de café vert ; mais comme il est mort d'une maladie organique du cœur, on peut dire qu'il a porté en terre son spécifique avec sa propre personne.

Les médecins anglais recommandent aux goutteux de ne faire qu'un repas en viande par jour, et de remplacer le vin par un petit verre de

[1] Le café est originaire de l'Abyssinie, d'où il a été introduit en Arabie.

bière. C'est le cas de répéter : « Fais comme je dis et non comme je fais ».

« L'eau est la vraie boisson du goutteux, dit Bouchardat, et on peut, au besoin, y joindre du quinquina, des toniques et des amers. » Nous pensons que ce serait gâter l'eau sans nul bénéfice. Que le goutteux fasse usage à ses repas de quassine et d'arséniate de soude (comme nous l'avons dit plus haut).

Les vins blancs — ceux du Midi surtout — quand ils sont jeunes, sont nuisibles aux goutteux; surtout quand ils font bonne chère et peu d'exercice, comme c'est généralement le cas. Les vins cuits ne leur conviennent pas également (Malaga, Xérès, Corinthe, etc.). Les vins de Moselle et du Rhin leur sont plutôt favorables, non parce que ces vins, par leur acide quinique ou succinique, ont le pouvoir de se dédoubler en acide benzoïque et en acide hippurique ; ou bien encore que le bitartrate de potasse se transforme en bicarbonate de potasse qui agit comme alcalin et favorise la diurèse ; à ce titre, ils devraient plutôt être rejetés du régime des goutteux, à cause du dédoublement de l'urée en carbonate d'ammoniaque. Or, ces vins acidulés — quand ils sont bien faits — sont rafraîchissants et nullement ataxiques.

Bouchardat voulait qu'on utilisât ces propriétés différentes des vins, pour les opérations agricoles et pour transformer les bitartrates de potasse du raisin en biquinates: — « Je l'ai tenté dans mes vignobles de Bourgogne et j'ai obtenu, à côté de crus qui donnent la goutte, ceux qui la guérissent. » Nous avouons notre peu de foi dans cette *poly-iatro-chimie*.

Les goutteux doivent se livrer à beaucoup d'exercice ; et on a même institué pour eux une sorte d'entraînement. Les jockeys auxquels on le fait subir jusqu'à en faire des hommes squelettes, n'ont jamais la goutte ; mais de là à vouloir soumettre un podagre corpulent à ces sudations forcées, il y a loin. C'est donc préventivement que la gymnastique et l'hydrothérapie peuvent être utilisées.

Il est certain que la vie retirée et studieuse amène à sa suite la goutte et la gravelle ; et de grands savants ont été aussi de grands goutteux ; nous dirons que ce sont précisément ceux qui ont le plus déblatéré contre cet héritage — nous ne dirons pas de nos premiers parents — car on peut encore se demander si le père Noé a été goutteux — mais de nos ascendants immédiats.

Horace, Leibnitz, Franklin, Pitt, Kant, Milton, Harvey, Sydenham, Hoffmann, Chesneau, Galinaria, Morgagny, Werloff, Small, Darwin (le premier, non le dernier), Hunter, Éverard Homme, ont été des goutteux diplômés. Pourrait-on arguer, contre ces illustrations, d'excès de table? Il faut croire, qu'à l'exemple d'Horace, c'étaient de fins gourmets, mais non des gloutons.

Réveillé-Parise — qui n'était pas également exempt de goutte — a dit que, chez les grands hommes que nous venons de citer, « la portion de puissance nerveuse qui appartient à la digestion, à la circulation, à la nutrition, se reportant en grande partie à l'intelligence, à la méditation et, par conséquent, au cerveau, certains organes ont le superflu, tandis que d'autres manquent du nécessaire, et qu'il en résulte une diminution de l'activité des reins, des troubles de la digestion, d'où formation et accumulation d'acide urique dans le sang. »

Nous ferons remarquer que c'est l'urée qui se forme dans le sang, et nullement l'acide urique. Le travail de la pensée est la gymnastique du cerveau ; et nous ne voyons pas pourquoi cette gymnastique serait moins utile que les autres. C'est, tout au plus, une excuse pour ceux qui ne pensent pas.

Pour résumer le régime thérapeutique des goutteux, nous leur dirons : Faites de la gymnastique intellectuelle et corporelle, comme faisaient les Grecs autrefois. Soyez sobres en toutes choses, mais prenez tous les matins le Sedlitz Chanteaud et tous les soirs la strychnine, l'aconitine, la digitaline, cette trinité dosimétrique.

V

TRAITEMENT DE LA GOUTTE

Le vulgaire, dans son bon sens, dit que contre la goutte il n'y a rien à faire. C'est qu'il en juge par les médications empiriques qui ont été mises successivement en usage.

C'étaient : tantôt des drastiques violents ; tantôt des diurétiques exagérés, sous prétexte d'éliminer le principe goutteux. Nous ne parlons pas des traitements externes, tel que celui de Pradier, de Turk, etc., mais des traitements internes : tels que nous venons de le dire.

Les purgatifs à outrance ont eu toujours le pas sur les autres moyens, parce que ce sont les plus faciles. Molière nous en a donné le burlesque cortège : et l'on voit encore ce pauvre M. de Pourceaugnac cherchant à se garantir de la batterie des Matassins. Non moins burlesque — mais plus lugubre — est son *malade imaginaire*, auquel M. Purgon prédit toute la kyrielle des maladies en *ies*, pour avoir refusé son lavement.

Cependant Hoffmann, Scudamore et tant d'autres — en passant par Alexandre de Tralles, etc. — n'étaient pas de vulgaires guérisseurs : la coloquinte, le savon médicinal, le sulfure d'antimoine, l'esprit de corne de cerf, étaient leurs remèdes les plus inoffensifs.

D'autres ont été moins abusifs : « La purgation, soit par haut, soit par bas, n'est pas moins à rejeter que la saignée, » — disait Sydenham. — Et il ajoute : « C'est une loi essentielle et inviolable de la nature que l'humeur goutteuse doit toujours être expulsée aux articulations. Or, les émétiques et les purgatifs ne produiront autre chose que de la faire rentrer dans le sang, d'où elle se jettera peut-être dans quelque viscère. »

Aujourd'hui nous disons qu'il s'agit d'une révulsion ou déplacement du champ de la goutte : des articulations sur le tégument interne ou la muqueuse gastro-intestinale ; ce sont ces irritations internes qui empêchent l'évolution naturelle de la poussée ou fièvre urémique.

Mais de là on est tombé dans un autre excès : celui des toniques. La fameuse poudre du duc de Portland était un composé de gentiane, de sommités de petit chêne (*Tencrinus chamœdrys*), de petite centaurée, c'est-à-dire très indigeste et produisant des gastro-entérites si difficiles à combattre chez les goutteux.

Nous en dirons tout autant des diurétiques, notamment la fameuse liqueur de Laville, dont la teinture de colchique fait la base.

Si les poudres toniques produisaient la gastro-entérite, les diurétiques ont donné naissance à la maladie de Brigh, tout aussi meurtrière.

On nous demandera si, dans la goutte aiguë, on ne saigne pas? Nous répondrons que cela dépend des indications ou plutôt des complications. Ainsi une pleuropneumonie, une cardite, exigent l'ouverture de la veine pour aller au plus pressé.

Avec les alcaloïdes deffervescents les saignées seront l'exception, parce que, en abaissant le pouls et la chaleur, ils font revenir la goutte à la périphérie. Ainsi la fièvre goutteuse doit être traitée comme telle, et non comme une entité morbide (Voir *Fièvre*).

En règle générale, il faut être sobre de narcotiques chez les goutteux, parce qu'ils ne feraient que congestionner le cerveau : les douleurs inséparables de la goutte se dissipent par le traitement deffervescent. Ainsi, la fièvre une fois déclarée, on la combattra par la strychnine, l'aconitine, la digitaline : 1 granule de chaque, tous les quarts d'heure, en y associant la codéine, contre la douleur, et l'hyosciamine, contre le spasme.

Une autre indication importante à remplir, c'est une révulsion énergique sur le siège primitif de la goutte : bains très chauds, rubéfiants, sinapisme, etc., en ayant soin de les étendre sur une large surface. Dans les cas de transport à la tête, la saignée au pied sera utile et quelquefois nécessaire. On évitera les vésicatoires, à cause des cantharides et de la colique néphrétique qu'ils peuvent déterminer : cependant en les saupoudrant de camphre, cet inconvénient pourra être évité.

Quand la goutte a de la peine à évoluer, qu'il y a des alternatives de froid et de chaud, il faudra recourir à la quinine : arséniate, hydro-ferrocyanate : 2 à 3 granules à la fois, toutes les demi-heures ou toutes les heures. Ceci nous conduit à dire un mot de la *goutte occulte* ou anomale.

La goutte occulte — dit Hufeland — peut naître de deux manières, et, par conséquent, être de deux espèces : 1° par rétrocession de la goutte déjà développée à l'extérieur et qui se rejette sur les parties internes (*Arthritis retrograda*). Ce phénomène a lieu, tantôt d'une manière subite, au milieu d'un accès fébrile de goutte, et presque toujours alors par l'effet d'un refroidissement (*Podagra retropulsa*), dont le résultat ordinaire est l'apparition d'une maladie également aiguë ou inflammatoire : gastrite, apoplexie, catarrhe suffoquant, transport au cerveau (aliénation mentale); tantôt d'une manière lente. Et ici se rapporte aussi la non manifestation d'un accès de goutte qui a l'habitude de survenir ; la connaissance de ces manifestations arthritiques repose sur celle des accès de goutte que le sujet éprouvait auparavant, et après la disparition desquels elles ont éclaté.

2° Par obstacle au développement et au dépôt de la goutte à l'extérieur, par sa rétention dans les systèmes internes (*Arthritis atonica*).

Le plus souvent la goutte reste dans les viscères et les vaisseaux du bas ventre (qui sont, à proprement parler, son officine), d'où il résulte des maladies chroniques des organes digestifs et abdominaux, particulièrement l'hypocondrie et autres affections nerveuses (ce qui fait qu'un seul accès de *podagra* enlève souvent ces dernières, mais peut également enlever le malade, etc.).

Cependant toutes les maladies chroniques peuvent aussi provenir de la même source ; ce qui arrive très souvent pour les exanthèmes et les ulcères chroniques (arthritiques).

En pareil cas, il est beaucoup plus difficile de reconnaître le caractère arthritique de la maladie. Les principaux signes sont : descendance de parents goutteux; douleurs passagères de goutte, effet salutaire de la transpiration ou sédiment calcaire dans l'urine, influence puissante exercée sur la maladie par l'époque de l'année, le temps, et surtout les variations barométriques de l'atmosphère.

J'ai souvent remarqué que la goutte occulte se décelait par une sorte d'engourdissement dans un point limité de la peau, ou par une sensation analogue à celle que produirait une pelleterie ou une étoffe de laine en contact avec le tégument.

Il est nécessaire de dégager les explications des vieux médecins (du reste basées sur l'observation) des doctrines humorales dont ils les entourent, d'autant que ce sont ces explications imagées, qui frappent surtout le vulgaire et l'induisent en erreur. Ainsi, quant à la prétendue rétrogression de la goutte, elle consiste plutôt dans ce déplacement de l'irritation arthritique, par suite d'imprudences, d'écarts de régime ou d'un traitement perturbateur, comme les drastiques et les diurétiques. Là est, en effet, le danger des médicaments anti-goutteux.

Quant à l'obstacle au développement ou au dépôt de la goutte à l'extétérieur par sa rétention dans les systèmes internes, notamment les viscères et les vaisseaux du bas-ventre ; cela veut dire que l'abdomen est le foyer de la goutte. Aussi Hufeland le reconnaît-il dans le passage suivant de sa *Pathogénie de la goutte.*

« La cause prochaine de la goutte est une dyscrasie particulière des humeurs et une anomalie de la nutrition, tenant à la faiblesse de la digestion et au mauvais état de la chylification. »

Cela est tellement vrai que les goutteux digèrent généralement mal, et que la nutrition ne leur profite pas. Les uns sont maigres ; les autres replets. Ce dernier mot dit tout, puisqu'il indique que les matériaux de la nutrition sont détournés de leur destination naturelle. La plupart des goutteux aisés cherchent un remède à leur mal dans les raffinements de la table ; ils sont viveurs à leur corps défendant, car ils sentent que les excès leur sont nuisibles.

VI

TRAITEMENT DES COMPLICATIONS DE LA GOUTTE

Nous avons comparé le corps des goutteux à un mur salpêtré, puisque, chez eux, il y a également infiltration dans les tissus de matières salines : notamment des urates de chaux et de soude. La cause première est donc un excès d'acide urique dans le sang, excès qui dépend lui-même d'une combustion incomplète des matières azotées de la dénutrition.

Le point de départ est donc un défaut d'activité vitale, soit par suite du genre de vie, soit par dispostion héréditaire. La source est l'estomac, car les causes accidentelles — comme leur nom l'indique — ne sont que des occasions.

La dyspepsie des goutteux est généralement acide ; les autres organes sont attaqués subsidiairement ; et c'est ainsi que l'on observe le catarrhe, la pneumonie, la phtisie, la laryngite. la néphrite, l'ophtalmie, l'otite et enfin.

toutes les inflammations goutteuses. Jetons un coup d'œil sur ces différentes (ou plutôt similaires) affections.

a) *Catarrhe goutteux.* — C'est l'affection la plus fréquente : souvent elle débute par un simple coryza et, de là, se jette sur les bronches. Cette bronchite, tantôt aiguë, tantôt chronique, mais tendant toujours vers ce dernier état, présente divers degrés d'intensité, et alterne très souvent avec des poussées eczémateuses sur diverses parties du corps.

Un fait sur lequel les auteurs insistent le plus, c'est la facilité avec laquelle le catarrhe pulmonaire dégénère en pneumonie. Van Swieten rapporte que, dans une épidémie de toux catarrhale qui survint au printemps, la plupart des sujets atteints n'éprouvaient que des accidents passagers, tandis que chez les goutteux, l'affection se transformait facilement en péripneumonie très grave et même mortelle. C'est surtout au moment présumé d'une attaque de goutte que se manifestent ces accidents.

Le catarrhe goutteux est attribué par Barthez à de fortes contentions d'esprit, ou à une infirmité relative, héréditaire. Il ne faut pas perdre de vue que les malades atteints de catarrhe goutteux sont souvent des individus affaiblis, des vieillards chez lesquels les congestions pulmonaires et la pneumonie sont si enclins à se déclarer. On observe souvent une alternance entre le catarrhe et les accès de goutte.

La dyspnée goutteuse existe sous toutes les formes : asthme convulsif, angine de poitrine, emphysème, œdème pulmonaire, etc.

La pleurésie goutteuse vient souvent compliquer le catarrhe goutteux. Quant à la phtisie pulmonaire goutteuse, elle a des traits particuliers qui la distinguent de la phtisie pulmonaire ordinaire : c'est de présenter des accès qui, par moments, peuvent faire croire, sinon à sa guérison, du moins à un temps d'arrêt.

La phtisie goutteuse a souvent été confondue avec la congestion de même origine. En 1874, M. Colin a lu à la Société d'hydrologie de Paris, un rapport sur un grand nombre d'observations de congestions pulmonaires arthritiques, caractérisées par des râles crépitants que l'on trouve en un point fixe, situé au tiers inférieur d'une ligne tombant du creux axillaire sur la base de la poitrine. Sans attribuer une grande importance à ces lignes géométriques, on peut s'en servir comme de points de repère.

C'est de trente à quarante ans que débute l'affection du poumon. Jusqu'à cet âge, l'arthritique a présenté : tantôt quelques douleurs erratiques, plus ou moins vives, sur le trajet d'un muscle ou dans les articulations ; tantôt une ou plusieurs atteintes de rhumatisme articulaire ou de goutte. Sous l'influence d'une cause réfrigérante quelconque, il est pris d'une toux, qui est mise sur le compte d'un *rhume*, mais qui s'éternise ; car au lieu d'une bronchite franche, c'est une congestion pulmonaire de nature arthritique qui commence.

Cette première atteinte peut être d'une durée relativement courte, comme elle peut aussi se prolongér pendant des semaines ; elle est, dans tous les cas, le premier anneau d'une série de congestions. A partir de ce moment et au milieu d'une santé parfaite en apparence, le goutteux sera pris de nouvelles crises, qui coïncideront, presque toujours, avec des changements brusques dans la température et la pression barométrique.

Voici, en général, comment les choses ont lieu : c'est, dans la majorité des cas, pendant la nuit, que paraît la crise ; après s'être mis au lit avec une santé qui semble ne rien laisser à désirer, le goutteux s'endort ; mais il est bientôt éveillé par un chatouillement à la gorge qui provoque une toux, faible d'abord, plus forte ensuite, mais habituellement sèche et on ne peut plus fatigante : il semble que la poitrine ne pourra, pas résister aux efforts qu'elle supporte ; quelques douleurs se font sentir sur le trajet des bronches ou des parois thoraciques. A ce moment, on remarque souvent des stries sanguinolentes dans les crachats.

Après un temps plus ou moins long, cette toux devient un peu moins sèche, un peu moins fatigante, par conséquent ; une légère moiteur s'empare du malade ; puis une abondante expectoration commence, en même temps que se fait, par les narines, un écoulement considérable de sérosité.

Les crachats, au début, sont filants, spumeux, semblables à du blanc d'œuf, et ce n'est qu'alors que leur quantité diminue et qu'ils deviennent plus épais. — C'est, en général, le signal de la rémission.

Pendant la journée, rien de particulier, si ce n'est un peu de toux, un peu d'expectoration ; souvent même rien ne rappelle les souffrances de la nuit. L'appétit est parfaitement conservé ; et quand vient le soir, le malade se met au lit avec l'espoir d'une bonne nuit, mais qui n'est pas moins mauvaise que la précédente. Ces accès ont besoin d'être coupés par l'arséniate ou l'hydro-ferro-cyanate de quinine, ainsi que nous le disons plus haut.

La laryngite simple ou granuleuse, les altérations des cordes vocales, l'aphonie, liées à la diathèse goutteuse, coïncident souvent avec des affections de la peau (Voir plus haut).

Les affections rénales affectent trois formes : 1° la néphrite goutteuse de Royer — gravelle des reins de Charcot — caractérisée par le dépôt de petites graines rouges, composées d'acide urique, fixées dans la substance corticale ou la substance tubuleuse, dans les calices ou les bassinets ; 2e la néphrite uratique de Durand-Fardel, avec des dépôts des cônes lobulaires de matière blanche, en tout semblable à celle des tophus articulaires, et formés d'urate de soude ; 3e la néphrite atrophique des auteurs anglais.

Les affections urinaires sont donc fréquentes chez les goutteux et deviennent presque la règle à une certaine époque de la maladie, tandis quelles sont rares dans les diverses formes de rhumatisme articulaire chronique.

Les inflammations arthritiques des séreuses sont fréquentes ; on peut même dire que c'est leur lieu d'élection : aussi faut-il prendre garde aux brusques déplacements ou répercussions. C'est là le danger des traitements violents.

Parmi les affections arthritiques de l'œil, l'iritis est la plus fréquente. Garrod a décrit une affection goutteuse de l'œil où la sclérotique enflammée présentait, à la surface, des dépôts d'urate de soude. Il en est de même de l'amaurose goutteuse, où il y a également infiltration de petites pointes uratées, qu'y décèle l'ophtalmoscope.

Toutes les affections que nous avons énumérées étant puisées à la même source, exigent le même traitement : dans la forme aiguë, les deffervescents ; dans la forme chronique, les dissolvants alcalins.

Les affections des voies aériennes exigent l'emploi de la strychnine, surtout chez le vieillard, afin de venir en aide à la détresse respiratoire. On y joindra l'iodoforme et la codéine contre la toux et pour faciliter l'expectoration. — Les resserrements spasmodiques des bronches seront levés par l'hyosciamine et l'atropine. Quelquefois on est obligé de combiner tous ces moyens en une seule gamme thérapeutique.

Sans être précisément goutteux, je ressens, à certaines époques, des picotements aux mains et aux pieds. — Une fois la saison froide et humide venue, ces picotements se produisent à la gorge et de là au larynx et à la trachée artère. Commence alors ma bronchite d'hiver, avec tous les symptômes décrits plus haut.

Il y a également des symptômes de gravelle urique avec élancements dans les reins; de la dysurie qui va jusqu'à la strangurie au moindre écart de régime. Ce dont je dois surtout me garantir, c'est du froid humide. Eh bien ! malgré mes quatre-vingt-trois ans, je n'ai pas cessé, un seul jour, mes travaux de cabinet; et je pense qu'il y a peu d'exemples d'une activité cérébrale aussi grande. C'est que mon cerveau ne participe pas de la diathèse arthritique.

Mon régime est devenu très sobre : une fois de la viande par jour — à une heure — de l'eau pour boisson : rarement un verre de vin — des laitages ; et, comme hygiène thérapeutique, le Sel Chanteaud le matin — la quassine et l'arséniate de soude au repas principal : 3 granules de chaque ; le benzoate de lithine : 6 ou 8 granules avec eau alcaline dans la journée ; et, le soir, au coucher, la strychnine (arséniate ou sulfate), l'aconitine, la digitaline : 3 granules de chaque. C'est de cette manière que j'entretiens mes forces musculaires et végétatives, et que j'espère arriver au terme naturel de l'existence (Voir mes livres sur la longévité).

DEUXIÈME PARTIE

I

RHUMATISME

Le rhumatisme est frère de la goutte, puisque le même principe urique le détermine. Rarement le rhumatisme est alcalin ; généralement il est acide. Comme dans la goutte, le rhumatisme procède par accès et peut affecter la forme aiguë et la forme chronique. C'est sous ces différents aspects étiologiques que nous allons le considérer : mais avant, nous allons établir quelques caractères différentiels entre les deux affections.

Les attaques de rhumatisme ne sont pas les mêmes que celles de la goutte. Après avoir eu le premier, on peut rester très longtemps sans une attaque nouvelle ; et s'il reparaît, c'est à des intervalles très irréguliers, et parce qu'on s'est exposé de nouveau à la cause qui l'avait produit une première fois, c'est-à-dire le froid humide, ou la suppression de la transpiration.

La goutte, au contraire, paraît presque toujours à des intervalles plus on moins longs : souvent sans qu'on se soit exposé aux causes qui la déterminent, surtout un excès de régime.

Le rhumatisme goutteux n'est pas héréditaire absolument, comme la goutte ; la plupart du temps, ce sont des acquisitions personnelles. — La diathèse est donc moins profonde dans le rhumatisme que dans la goutte.

Cependant, comme la goutte, le rhumatisme se déplace, allant d'un membre à un autre. Et ici nous citerons le fait suivant d'un des professeurs les plus distingués de l'École, feu le docteur Lasègue.

Un jeune homme, d'une vingtaine d'années, avait contracté, il y a trois ans, sous l'influence d'un refroidissement, un rhumatisme, dont il fut guéri au bout de deux mois, mais guéri comme on l'est en général du rhumatisme, c'est-à-dire pour un temps. Ce n'était, en effet, qu'un premier accès, qui fut suivi depuis de plusieurs autres.

Il y a trois semaines environ, il a été repris de son rhumatisme, devenu désormais sa chose, son tempérament, sa manière d'être pathologique. Après quelques alternatives d'amélioration et de reprises, fatigué de ne pas en voir venir le terme, il se décida à entrer à l'hôpital. Au moment de son entrée, il était anémique, quasi exsangue et souffrant de douleurs dans les cuisses, s'exaspérant à la moindre pression. Le cœur commençait à être entrepris et était le siège d'une douleur rhumatismale encore toute récente et à peine ébauchée. Enfin le malade éprouvait quelque peine à uriner et son urine était légèrement teinte de sang ; il y avait un léger degré d'hématurie. — Le malade était à peine depuis deux jours à l'hôpital, lorsqu'on s'aperçut, un beau matin, qu'il était complètement paraplégique. Ses membres inférieurs avaient presque subitement perdu toute contractilité ; ils retombaient comme une masse inerte — sitôt qu'on les avait soulevés — en les abandonnant à eux-mêmes.

En même temps qu'était survenue cette paraplégie, les douleurs des membres avaient cessé. Enfin, au bout de quelques jours, les symptômes de paraplégie se dissipent à leur tour, mais le malade accusa aussitôt des douleurs dans les pieds. Ce sont les articulations tibio-tarsiennes qui sont, pour le moment, le siège de la maladie.

Ainsi voilà un malade qui, quoique jeune encore, a eu plusieurs atteintes de rhumatisme, dont nous ignorons les formes et les localisations, mais qui a dû en avoir, très probablement, de diverses, à en juger par l'atteinte légère qui a déjà envahi le cœur : il arrive à l'hôpital avec des douleurs dans les muscles des cuisses et un léger degré d'hématurie, dont il y aurait lieu peut-être de rechercher la liaison possible avec le rhumatisme ; ces douleurs cessent tout à coup pour faire place à une paraplégie, accusant manifestement un transport ou une communication de la fluxion rhumatismale aux enveloppes de la moelle épinière, fluxion qui se dissippe à son tour pour être remplacée par des douleurs dans les articulations des pieds. (*Gazette des Hôpitaux*, 1875.)

Le traitement du rhumatisme doit s'appliquer, à la fois, à la cause et aux effets, c'est-à-dire par la *dominante* et la *variante ;* mais la première ne peut être instituée qu'après la seconde. C'est ainsi que dans le rhumatisme aigu il faut commencer par faire tomber la fièvre, tout en atténuant ou dissipant les douleurs.

Ainsi, dans la première période (aiguë), deffervescents : aconitine, vératrine, digitaline (1 granule de chaque tous les quarts d'heure) ; chlorhydrate de morphine (1 granule toutes les heures), contre les douleurs. — Bains. — Sedlïtz le matin, etc.

Dans la deuxième période (chronique), les alcalins conviennent, mais non à hautes doses — comme on le fait généralement — mais sous forme diététique, c'est-à-dire combinés à l'alimentation.

Mon habitude n'est pas de contredire aux faits ; mais, quand un médecin aussi autorisé que le docteur Archambault nous dit : 1° que le salicylate de soude est parfaitement toléré par les enfants, même à la dose quotidienne de 6 grammes ; 2° que le salicylate de soude fait disparaître rapidement, *presque* sûrement les manifestations rhumatismales ; 3° que le salicylate de soude prévient les complications cardiaques du rhumatisme articulaire aigu de l'enfance, — je pense que ces propositions ne peuvent être admises que sous toutes réserves.

Le salicylate — comme tous les sels alcalins — pousse à la diurèse, c'est-à-dire qu'il est rapidement écoulé par les reins ; la preuve, c'est qu'au bout de quinze à vingt minutes, on le retrouve en quantité notable dans les urines. Mais ces effets peuvent s'obtenir en agissant vitalement sur la circulation et les sécrétions, en administrant simultanément la brucine, l'aconitine, ladigitaline.

Le rhumatisme articulaire aigu est particulièrement grave chez l'enfant (plus que chez l'adulte), à cause des manifestations cardiaques. Bon nombre d'affections du cœur qu'on observe chez l'adulte, reconnaissent pour cause une attaque rhumatismale pendant l'enfance. C'est pour ce motif que les alcaloïdes que nous venons de citer, sont si utiles. On évite ainsi les irritations gastro intestinales, qu'on serait tenté d'attribuer à la même cause, quand elles sont le produit des doses massives de sels alcalins (et autres antirhu-matismaux) qu'on a employés.

Les sels salicylés sont très mordants, parce que l'acide salicylique est incomplètement saturé. Dans les pansements avec cet acide, on éprouve une espèce de brûlure aux mains. Qu'est-ce alors sur des tissus aussi délicats que les muqueuses ?

La posologie n'est pas également adéquate et rigoureuse. Ainsi, à partir de deux ans et demi, on donne 4 grammes de salicylate de soude ; à partir de cinq ans, 6 grammes, par doses de 2 grammes, en solution, à six heures d'intervalle ; mais ces doses peuvent être trop fortes pour un individu (jamais trop faibles, car elles sont excessives par elles-mêmes). D'ailleurs, connaît-on exactement l'état des reins ? M. Archambault nous apprend qu'un des enfants auxquels ces doses ont été administrées a eu des vomissements, mais qu'il était affecté de néphrite albuminurique (de Bright). Ce fait ne peut-il se rencontrer souvent, au point de devenir la règle ? En effet, qu'est-ce que le rhumatisme articulaire aigu ? Une sursaturation de l'économie par l'acide urique. La soude, dans ce cas, doit servir de neutralisant ; mais, ainsi que nous venons de le dire, l'acide du salicylate n'est jamais complètement saturé.

Remarquons qu'il s'agit du rhumatisme articulaire aigu, où il faut, avant tout, attaquer la fièvre ; ce qui restera ensuite de la diathèse sera attaqué par le régime alcalin. Voilà pourquoi les cures d'eaux alcalines sont utiles dans ces cas.

Le docteur Leuton (de Reims) préconise, dans le rhumatisme aigu, le cyanure de zinc, à la dose de 15 à 20 centigrammes dans une potion gommeuse de laurier-cerise. Mais c'est là encore un moyen dangereux, chez les enfants, à cause de l'acide cyanhydrique, qui peut se trouver en excès dans l'eau de laurier-cerise sauvage. — Le cyanure de zinc est un calmant du système nerveux — mais toujours à la condition qu'il n'y ait pas de fièvre.

II

FAITS CLINIQUES

1er Fait. — *Rhumatisme articulaire*. — Homme, quarante-cinq ans, marchand ambulant ; sanguin. — Récidive, quatrième attaque rhumatismale : oppression ; tête lourde ; yeux injectés ; rhumatisme à peu près généralisé ; tendance à la localisation cérébrale. — Pouls moyen, 108 ; chaleur, 39°,5.

Malade depuis quelques jours quand je le vois. — Après quelques petits remèdes, aggravation. — Saignée de 300 grammes (syncope qui oblige à suspendre) ; couenne inflammatoire. — Vératrine, 1 granule de demi-heure en demi-heure, jusqu'à chute du pouls et de la chaleur. — Après les premiers granules, malaise de l'estomac, brûlement, puis chute du pouls : 30 granules en deux jours. — Grand bain tiède qui a achevé la détente. Sel de Sedlitz le matin. — Le lendemain, comme il y a rémission, intermittence : granules hydro-ferro-cyanate de quinine : 10 par jour. — Guérison rapide en quelques jours. — A la suite, apparition d'une éruption rubéolique, comme cela arrive quelquefois, sans gravité, ni réaction — Il ne reste plus qu'un peu de raideur articulaire. — Je prescris arséniate d'antimoine : 12 granules par jour, pour combattre la diathèse ; la colchicine, contre les accidents uréiques.

Dr BOURDON (Méru).

Réflexions. — Voilà donc un cas de jugulation d'un rhumatisme articulaire aigu, avec tendances viscérales. La saignée générale n'ayant pu être supportée, c'est la vératrine qui l'a complétée par son action contro-stimulante : nausées, malaises. — L'hydro-ferro-cyanate de quinine a prévenu le retour des accès, et la colchicine, ainsi que l'arséniate d'antimoine, ont combattu la diathèse rhumatismale.

2° FAIT. — *Rhumatisme chronique.* — Jeune fille traitée, il y a quelque temps pour un rhumatisme articulaire aigu. — Il lui reste toujours : douleurs, tendance au rhumatisme noueux, bien qu'elle ait depuis longtemps repris ses occupations. Comme elle est d'ailleurs chloro-anémique, avec palpitations, douleurs des muscles du cou, se trouvant, par hasard, chez une cliente malade, je lui conseille : arséniate d'antimoine, arséniate de fer : 6 granules de chaque par jour ; 5 de colchicine. Sel de Sedlitz. — Teinture d'iode à l'extérieur. — Elle s'en trouva très bien. Quand je la revois, quinze jours après, elle va de mieux en mieux, tandis que depuis longtemps elle était souffrante et sans énergie. *(Idem.)*

Réflexions. — Le docteur Eisemann, de Wurtzbourg, prescrit, dans ce cas, le vin de semences de colchique associé à la teinture d'opium (gouttes d'Eisemann) ; il est préférable de donner la colchicine, associée à la morphine : 1 granule de chaque, matin, midi et soir.

3° FAIT. — *Attaque de rhumatisme aigu.* — *Traitement dosimétrique.* — *Guérison rapide.* — Don Vicente Martinez, de Revadeo (Espagne), trente-huit ans, tempérament sanguin, me fit appeler, le 2 octobre courant, pour un rhumatisme aigu qui le tenait immobile au lit. — Locman de la station navale, cet individu s'était voué à la vie maritime depuis vingt-six ans ; il avait navigué sur la côte cantabrique, du Brésil et d'Afrique, pendant cinq ans, et, pendant vingt et un ans, sur la rivière de La Plata.

Interrogé sur ses antécédents pathologiques, il ne se rappelle avoir souffert que de la fièvre jaune, à Rio-de-Janeiro, en 1857, et depuis sept ans, d'attaques de rhumatisme, contre lesquelles il avait employé des frictions d'eau-de-vie camphrée, des baumes divers, des douches et bains de vapeur, l'iodure de potassium et divers remèdes domestiques.

Il faut tenir compte que cet individu a souffert, pendant sa vie de bord, beaucoup de privations, ainsi qu'on peut le voir par le passage suivant d'une de ses lettres :

« Les premières quinze années de ma vie de marin furent très mauvaises, c'est-à-dire beaucoup de travail, beaucoup d'intempéries de temps, ayant passé quelquefois deux jours (et plus) mangeant seulement de la galette ; sans linge pour me changer parce que le peu que j'avais été mouillé. — J'ai beaucoup couché à l'intempérie de l'air et des saisons. »

Le 2, à ma première visite, je trouvai le malade au lit, couché sur la face, se mouvant avec difficulté, parce qu'il avait le corps endolori (ce sont ses paroles), et sur n'importe quel point où s'exerçât la pression, il ressentait une douleur intense. — Il se plaignait d'une céphalalgie frontale très forte ; la chaleur de la peau était augmentée au toucher, et le thermomètre, appliqué aux points convenables, indiquait 38°,2. — Le pouls était plein, dur et ne donnant que 85 à 90 pulsations par minute. Il y avait inappétence, grande soif, langue très saburrale, et depuis quelques jours le ventre serré. — Aucune altération dans la respiration, à moins d'une légère toux catarrhale

C'est-à-dire que les symptômes dominants appréciés par le malade, et qui constituaient sa maladie, étaient des douleurs intenses dans tout le corps, principalement aux lombes et aux extrémités inférieures, qui l'obligeaient à garder le lit dans une immobilité complète, douleurs qui l'avaient saisi depuis quelques jours, pour avoir été mouillé.

Diagnostic : Rhumatisme aigu.

Traitement. — Une cuillerée à bouche de Sel de Sedlitz dans une tasse d'infusion de violette et de camomille, à prendre immédiatement. Un litre d'infusion de fleurs de violettes avec deux cuillerées de Sel de Sedlitz, comme boisson ordinaire. — Granules de vératrine, benzoate de lithine et salicylate de soude : 1 tube de chaque ; à prendre 1 granule, les trois ensemble, tous les quarts d'heure, en éloignant les doses à mesure qu'il y aurait du mieux. — Bouillon toutes les heures.

Je n'oublierai jamais la très agréable surprise que j'éprouvais à mon retour, le lendemain, à dix heures, de trouver mon malade hors du lit, extrêmement soulagé de ses atroces douleurs. J'avoue sincèrement que je ne m'attendais pas à un si complet et si rapide résultat. Chose admirable ! le malade avait eu besoin de prendre seulement huit doses des médicaments prescrits. « Chaque fois que je prenais une dose — me dit-il — il me semblait qu'une force étrangère venait m'arracher les douleurs qui me faisaient tant souffrir. »

Il avait beaucoup transpiré ; la chaleur de la peau avait diminué et était devenue plus douce. Il y eut une abondante sécrétion d'urines qui, en même temps, devinrent plus claires (la veille, elles étaient rares et déposaient abondamment). Le malade avait envie de manger ; la langue était moins saburrale, et la soif moins intense. Je fis suspendre la vératrine et continuer avec la boisson au Sedlitz. J'ordonnai de prendre six doses, d'heure en heure, de 2 granules de salicylate de soude et 1 de benzoate de lithine. — Alimentation modérée.

Le cinquième jour, l'état du malade était si satisfaisant, qu'il fut appelé au service et se présenta à bord. Il continua seulement de prendre le salicylate de soude, pendant quelques jours, jusqu'à concurrence de deux tubes, à la dose de 8 granules par jour.

Aujourd'hui, 25 octobre, jour où je trace ces lignes, le malade se trouve parfaitement bien, sans éprouver la moindre indisposition, malgré le temps humide que nous avons eu, et ainsi que le prouve le passage suivant de la lettre qu'il m'écrit : « Aujourd'hui, grâce au traitement dosimétrique que vous m'avez ordonné, mes douleurs ont disparu d'une manière telle, que je ne ressens plus même une piqûre. Cette dernière attaque a été la plus forte, et qui a disparu le plus promptement. J'espère en Dieu et en vous, que je n'aurai plus d'attaques, du moins aussi fortes. »

Dr CIBRIAN Y DIEZ (Espagne).

Réflexions. — Voilà donc un rhumatisme chronique réveillé par une nouvelle cause déterminante : le froid humide — jugulé en quelques jours. Il faut faire la part de la boisson sudorifique et diurétique que le médecin a eu soin de faire prendre à son malade ; les alcaloïdes deffervescents et les sels alcalins ont pu ainsi donner tous leurs effets en peu de temps, à la grande satisfaction du malade et de son médecin. « Nous, humbles médecins — écrit ce dernier — dans l'exercice de notre profession, nous ne cherchons pas à acquérir de la gloire et de la renommée ; nous nous contentons seulement de la satisfaction que nous donne la guérison ou, du moins, le soulagement de nos malades, le plus promptement possible et par les moyens les plus commodes, ne nous préoccupant pas de certaines considérations secondaires et, par-dessus tout, sans aucune valeur sur le terrain scientifique. »

L'auteur fait allusion à cette petite guerre de boutique que les pharmaciens font à la méthode dosimétrique — et à cette opposition de vanité des hommes de l'École, parce que le progrès s'est fait sans eux et par-dessus.

4° FAIT. — *Rhumatisme articulaire aigu généralisé.* — Le 26 avril 1882, je fus appelé auprès d'une femme de 59 ans, atteinte de rhumatisme articulaire aigu généralisé, c'est-à-dire que toutes les articulations : vertèbres, orteils, phalanges, etc., étaient entreprises. — Cette femme avait déjà été traitée par moi d'une affection semblable : le traitement avait duré environ huit à dix semaines.

Peau chaude ; pouls, 140 ; température, 40° c. — J'ordonnai aconitine, vératrine, digitaline : cinq tubes de chaque, à prendre 8 granules de chaque dans les vingt-quatre heures, pour commencer à tâter la susceptibilité de la patiente.

Le 28, c'est-à-dire quarante-huit heures après, un commissionnaire vint me dire qu'on n'avait plus de médicaments. Effrayé, je me rends en toute hâte auprès de ma cliente, que je croyais trouver plus qu'à moitié empoisonnée. Aussi je fus soulagé en la trouvant assise sur son lit et me demandant, du plus loin qu'elle me vit, si je venais pour lui permettre de manger. « Et les douleurs ? » lui dis-je. — « Les douleurs : Il n'y en a plus depuis hier ! » — La langue était blanche, le pouls faible à 65, la température à 36° c. — Réconfortants.

Voici donc un rhumatisme aigu généralisé, guéri radicalement en moins de quarante huit heures par 100 granules d'aconitine et autant de vératrine et de digitaline. C'était — je le pense du moins — un rhumatisme articulaire à son *summmum* d'intensité.

Dr DUCHÊNE,
à Pavilly (Seine-Inférieure).

Remarques. — Cette quantité d'alcaloïde absorbée en si peu de temps, pourra paraître énorme ; mais il faut tenir compte de l'état aigu du mal, qui constitue une résistance aux remèdes. Cela prouve, du moins, qu'avec les médicaments dosimétriques administrés par granules parfaitement dosés et délivrés au public par tubes de 20 granules, les empoisonnements ne sont pas à craindre. Dans le cas présent, au lieu de 8 granules dans les vingt-quatre heures, on avait épuisé les cinq tubes. En eût-il été de même si on se fût trompé avec des doses d'aconit, de vératrum, de digitale, équivalentes ? Des cas d'empoisonnements fréquents prouvent le contraire [1].

5e FAIT. — J'ai en ce moment, à l'hôpital, un ouvrier mécanicien, âgé de vingt ans, de bonne constitution, atteint de rhumatisme articulaire, ayant déjà parcouru une grande partie des articulations, quoiqu'il ne date que de quelques jours.

---

[1] Chaque tube contient 20 granules au 1/2 milligramme ; par conséquent, 10 milligrammes de substance active ; ou 1/5 de gramme. — Quelle est la recette allopathique qui n'en contienne autant ? On cite le fait d'un médecin hollandais, ayant prescrit la teinture d'aconit, pour une névralgie faciale, et dont la malade avait offert des signes d'empoisonnement, et qui — pour faire voir à la famille qu'il ne s'était pas trompé de dose — en prit, séance tenante, une dose double et tomba mort comme foudroyé.

28

Le 27 mars, à ma visite, je trouve mon malade dans un état presque désespéré : délire, face cyanosée, respiration anxieuse ; la bouche pleine d'une écume sanguignolante, dont on me montre une grande quantité dans le vase ; pouls précipité, presque tumultueux. Cet état a débuté vers trois heures du matin. — Réveillé brusquement, le malade a été pris d'une toux incessante quinteuse : il y avait donc endocardite violente, ayant déterminé une grave congestion des poumons. — En face d'accidents aussi terribles, d'une mort presque certaine, j'ordonne aussitôt : vératrine, aconitine, digitaline, hyosciamine, arséniate de strychnine, à prendre 1 granule de chaque de demi-heure en demi-heure, sans interruption, jusqu'à production d'effet, c'est-à-dire jusqu'à amendement des symptômes. Le traitement est rigoureusement appliqué par la sœur de service, et vers le soir un changement complet a lieu, une véritable transformation à vue. Le malade avait absorbé 12 granules de chaque alcaloïde. Nous fîmes continuer, en réduisant de 5 granules de chaque par jour. Le surlendemain il y eut un retour qui nous obligea à revenir aux doses premières ; et depuis la convalescence ne fait que s'affirmer.

Ici encore les médicaments dosimétriques ont fait merveille. Ils ont — sans forme de procès — étranglé cette affection dans sa marche redoutable.

Dʳ Legoux, à Albert (Somme).

Réflexions. — De toutes les complications du rhumatisme articulaire aigu, la plus terrible est son transport sur le cœur et les poumons. On peut dire que les trois quarts des malades succombent par là. On vise la maladie et on perd de vue le malade. Mais on lui a donné le spécifique en faveur ! « Salicylate de soude que me veux-tu ? » Et la mort répond : « Présent ! »

6ᵉ Fait. — *Rhumatisme articulaire aigu.* — Veuve Renault, trente-six ans, mère de trois enfants, employée comme lavandière au lycée d'Angers ; n'a jamais été malade et a toujours été bien réglée. — Samedi, 30 août 1879, elle a ressenti une vive douleur dans l'articulation fémoro-tibiale gauche, avec chaleur, gonflement et douleur.

J'étais absent depuis quelques jours : et malgré ses souffrances, qui devenaient de plus en plus vives par le changement ou le déplacement des symptômes locaux, la malade a voulu attendre mon retour.

A mon arrivée, le 3 septembre, j'ai trouvé la malade clouée dans son lit, sans pouvoir faire le moindre mouvement. — La fièvre était intense, avec exacerbation, le soir, assez prononcée. Toutes les articulations des membres supérieurs et inférieurs ont été entreprises successivement ; celle de la colonne vertébrale également. — Sauf la douleur cardiaque et le trismus, la malade a tous les symptômes du tétanos.

Première ordonnance suivie pendant quatre jours de suite : Salycylate de soude, 1 granule toutes les deux heures ; granules digitaline (1/2 milligr.), 8 par jour ; sulfate de quinine, 2 grammes, en 40 pilules, 10 par jour (dose allopathique). — Grande amélioration, mais non guérison complète.   .

Seconde ordonnance. — Salycylate de soude : 4 grammes en 20 pilules, 5 par jour (dose presque allopathique). La malade n'a pu en prendre que 4 pilules en tout, à cause de la douleurs qu'elles lui donnaient au creux épigastrique, d'un brûlement occasionné par le vin et aussi à cause qu'elle avait, comme on dit, « le cœur sur les lèvres ». J'ordonne alors 40 granules vératrines (1/2 milligr.), à prendre 10 à 12 par jour, et dès le 4 septembre, elle était entièrement guérie.

Dans les quatre jours de convalescence, je donne le sirop de quinine.

Dr GOUAMIER (Angers).

Réflexions. — Cette observation fait voir que vouloir amalgamer la méthode allopathique et la méthode dosimétrique, c'est comme si on voulait concilier l'eau et le feu. Il est évident que ce sont les fortes doses de salycylate de soude et de sulfate de quinine qui ont déterminé l'irritation de l'estomac et forcé ainsi le médecin à s'en tenir exclusivement à la méthode dosimétrique. — La vératrine a agi ici comme deffervescent et contro-stimulant.

7ᵉ FAIT. — *Rhumatisme polyarticulaire ancien, par diathèse urique.* — *Traitement dosimétrique,* — *Prompte guérison.* — Thomas Guijarro, pharmacien à Fuente-la-Encena (province de Guadalajara), m'a consulté en octobre dernier (1880) pour un rhumatisme articulaire chronique, avec exacerbations périodiques très aiguës qui le tourmentaient depuis cinq ans. Depuis deux ans surtout, les attaques s'étaient succédé si fréquemment et avec tant d'intensité, qu'il lui était impossible de sortir de chez lui et parfois de se remuer.

Il est venu chez moi, appuyé sur un bâton et aidé par une autre personne, parce qu'il lui était impossible de le faire seul. Il avait un aspect très souffrant. — Les fonctions digestives ne présentaient rien d'anormal, si ce n'est une légère couche saburrale à la base de la langue. Rien du côté des organes circulatoires. — Les articulations fémoro-tibiales avaient un peu augmenté de volume, sans coloration à la peau, ni augmentation de chaleur. — Le gonflement des tarso-métatarsiens et des doigts étant fort grand ; ils étaient assez sensibles et avaient un peu augmenté de chaleur.

Pendant sa longue souffrance, il avait consulté plusieurs professeurs de la province et d'autres à Madrid. Tous lui avaient conseillé les eaux thermales sulfureuses, l'iodure de potassium à l'intérieur, et, dans les manifestations arthritiques, des applications émollientes et anodines. Tous ces moyens furent employés sans donner de résultat, et tous les ans il se trouvait plus mal.

Je lui demandai à avoir une analyse de ses urines ; et surpris de ma demande d'autant plus qu'elle ne lui avait point été faite jusque-là, il me répondit que fréquemment elles étaient troubles et sédimenteuses, mais qu'il n'y faisait que peu d'attention, ou mieux n'y ajoutait pas d'importance et ne s'était pas avisé de les faire examiner. — Je lui fis comprendre la nécessité de les faire analyser avant de donner ma consultation.

Examinées par un pharmacien expert de Madrid, collègue et ami du malade, le résultat fut qu'elles contenaient un grand excès d'acide urique, qui produisait des urates de potasse et d'ammoniaque.

Les antécédents de mon malade et l'examen de ses urines me firent diagnostiquer un rhumatisme articulaire ancien, par diathèse urique. — Je prescris : Benzoate de lithine, salicylate de soude, vératrine, les deux premiers contre la diathèse, la troisième contre les poussées arthritiques. — Tous les matins le Sédlitz Chanteaud.

Le lendemain, le malade partit pour chez lui, me promettant de me faire connaître le résultat de mes prescriptions. — Deux mois s'écoulèrent sans la moindre nouvelle, et ce silence se prolongeant me faisait craindre que le résultat ne fût pas aussi satisfaisant que je le croyais ; soit qu'il eût interrompu le traitement, soit que le mal déjà ancien opposât une plus forte résistance, ou bien encore que la rigueur de la saison d'hiver eût influé sur la persistance des phénomènes arthritiques.

Après quelques jours d'inquiétude, je reçus, avec une agréable surprise, la nouvelle que les douleurs avaient disparu complètement et que, malgré le froid et l'humidité de l'hiver, il n'avait éprouvé aucune exacerbation. L'urine avait repris son état normal. Enfin, pour me prouver son état de bonne santé, il me disait qu'il était sorti, et que depuis son retour, malgré de longues heures passées dans la montagne, il n'avait ressenti aucun malaise. Or, sa guérison était complète en moins de deux mois. — Je lui conseillai cependant, pendant la saison actuelle, où le froid et l'humidité pourraient lui être préjudiciables, de continuer le traitement pendant quelque temps et de se distraire dans sa maison.

Dr JUAN ACOSTA,
Sous-Inspecteur de 1re classe
de la marine (Madrid).

Réflexions. — Les rhumatismes articulaires chroniques ne marchent pas toujours aussi vite vers leur guérison, et il faut admettre que les eaux thermales sulfureuses et l'iodure de potassium avaient préparé cette heureuse terminaison.

8e FAIT. — *Effet de l'aconitine dans un rhumatisme articulaire* (août-septembre 1870). — Mme G. E..., à Marville, est une robuste femme de vingt-huit ans environ. Il y a un certain temps, elle fut prise d'un rhumatisme polyarticulaire avec souffle cardiaque qui, en douze jours, la cloua sans mouvement sur son lit, malgré l'emploi sagement fait et régulier de la poudre de digitale, de la propylamine.

Frappé de l'élévation de la chaleur qui allait bien de 38 1/2 à 40° c., je lui ordonnai l'aconitine : 1 granule toutes les heures, tous autres remèdes cessant. — Le treizième jour, douleurs plus tolérables. — Le quatorzième jour, presque toutes les articulations étaient libres. — Le seizième jour, sans m'attendre, elle s'était levée.

La guérison ne s'est pas démentie depuis un an passé, 3 novembre 1882.

Dr DUBOIS, à Marville (Meuse).

Réflexions. — Cette observation fait voir que dans le rhumatisme articulaire il faut, avant tout, faire cesser le trouble vital. Il est évident qu'avec une température de 36-39° c., le sang doit être surchauffé et, par conséquent, la combustion régressive plus active. C'est un foyer où il y a plus de fumée que de flamme.

MALADIES DE POITRINE

I

Dans aucune maladie, autre que la pleuropneumonie, les paroles sévères de feu le docteur Amédée Latour, directeur de l'*Union médicale*, ne sauraient être d'une application plus juste : « La médecine actuelle a dévié de ses voies naturelles ; elle a perdu de vue son noble but : celui de soulager ou de guérir. La thérapeutique est rejetée sur le dernier plan : sans thérapeutique cependant, le médecin n'est plus qu'un *inutile naturaliste,* passant sa vie à classer, à dessiner les maladies de l'homme. C'est la thérapeutique qui élève et anoblit notre art ; par elle seule il a un but ; et j'ajoute que par elle seule cet art peut devenir une science. »

On ne saurait contester que la médecine, à partir de l'invention du stéthoscope et du plessimètre, ne soit devenue plus rigoureuse dans l'investigation des maladies de la poitrine ; mais ce n'est qu'une inutile histoire naturelle quand on ne sait appliquer à ces affections un traitement préventif ou jugulateur. Malheureusement, la médecine s'est éloignée de la voie tracée par Hippocrate, celle du vitalisme.

Comme de son temps il y avait les *Cnidiens*, nous avons les *Organiciens* qui ne veulent voir dans les maladies que leur côté matériel, faisant abstraction du côté vital. Ce sont les fatalistes de notre époque qui prétendent qu'une maladie — n'importe laquelle — doit suivre son cours, sauf les incidents qui peuvent embarrasser sa marche.

Ne dirait-on pas d'un voyageur tombé dans une fondrière, aux bords de laquelle des individus l'empêcheraient de remonter? Ils (les organiciens) ne veulent faire emploi des principes simples, prétendant que les médicaments valent mieux en raison de leur complication même, et ils écœurent ainsi leurs malades que déjà la fièvre accable !

On pourrait appliquer à ces expectants les paroles foudroyantes de Mirabeau en face de la banqueroute nationale: « Catilina est à vos portes et vous délibérez ! »

C'est ainsi que les médecins organiciens se comportent en face de la mort : ils délibèrent, ils discutent et, le plus souvent, ne s'entendent pas. Molière qui a si bien dépeint les travers des médecins de son temps, serait bien venu encore à faire le portrait de nos modernes Déonandrès. « Saignez! disent les uns. — Purgez! clament les autres — et les plus avisés ne concluent pas.

C'est là un triste spectacle qu'il faut abolir ; la médecine ne sera véritablement un art et une science que lorsqu'elle aura une thérapeutique certaine, invariable, au milieu des incertitudes et des variabilités des maladies. — Cette thérapeutique, c'est la méthode dosimétrique.

II

CONSIDÉRATIONS GÉNÉRALES

Si théoriquement on peut distinguer la pleurésie de la pneumonie, il n'en est pas de même pratiquement, à cause de la connexité des tissus. Aussi faut-il reconnaître — avec Hufeland — que ces distinctions sont purement théoriques; car il est rare que ces inflammations soient isolées — du moins elles ne le restent pas et réclament un même traitement.

Une distinction plus pratique est celle des deux formes de la pneumonie : *douloureuse* et *non douloureuse* — car, dans les maladies, c'est toujours la douleur qui en règle l'intensité. Si la première forme est propre à la pleurésie, elle ne lui appartient pas exclusivement, mais seulement à la pleurésie localisée. Dans la pleurésie diffuse, le point lancinant, pongitif, existe peu ou pas : à tel compte que, si le malade n'est pas examiné attentivement, son état échappe aux premiers secours de l'art, les seuls presque efficaces.

Dans la forme douloureuse, le point de côté est tellement violent qu'il enraye la respiration ; aussi le poumon s'engoue-t-il : de là, petitesse du pouls, oppression, toux petite, saccadée, etc., cet état de gêne et de subparalysie sera rapidemement enlevé par une ou deux petites saignées — si l'état des forces le permet — et ce qui en reste, par l'acide phosphorique et le sulfate de strychnine.

Nous insistons sur cette première phase du traitement, parce qu'elle est décisive : de là dépendra l'issue de la maladie. Ainsi, immédiatement après la saignée, on donnera 1 granule d'acide phosphorique et 1 granule de sulfate de strychnine, qu'on répétera de quart d'heure en quart d'heure, jusqu'à ce que la dyspnée ait disparu.

On aura soin d'immobiliser la cage thoracique par un bandage ouaté — surtout si la pleuropneumonie est traumatique — car, ce qui entretient la maladie en provoquant la douleur, c'est le mouvement des côtes. Sous ce rapport il n'y a pas de différence entre une pleurésie et une arthropathie [1].

La deuxième période de la maladie — si celle-ci n'a pas été jugulée (car nous n'admettons pas ces périodes comme fatales, absolues, et le médecin qui ne ferait rien en expectant, serait comme un général d'armée qui attendrait que l'ennemi vînt le battre — la deuxième période — disons-nous — est celle du relèvement ; comme un ballon qui rebondit, le thorax se soulève en mouvements désordonnés ; le pouls devient plein et dur ; la toux augmente, accompagnée de crachats rouillés ; la chaleur est mordicante (39, 40° c.) ; la soif vive, les urines rouges et rares, l'oppression extrême ; le malade se place instinctivement sur son séant ou se couche sur le côté opposé, si la maladie est unilatérale ; des râles subcrépitants, la respiration rude, absente par

---

[1] Feu le professeur Nélaton, qui rendait compte annuellement, dans ses leçons cliniques, de nos appareils ouatés, disait que notre confiance dans ce mode de déligation était telle que nous l'appliquions jusqu'aux poumons. Il ne croyait pas si bien dire.

place, indiquent un commencement d'exsudation. La respiration s'accélère jusqu'à 40 par minute; les inspirations sont brèves et courtes ; le malade n'a pas assez d'haleine pour prononcer une phrase entière; les ailes du nez battent avec force; la dyspnée se lit sur son visage et s'explique, autant par l'augmentation du besoin de respirer, que par l'obstacle mécanique à l'entrée de l'air.

Une autre cause d'étouffement, c'est la cardite, qui complique, le plus souvent, la pleuropneumonie ou la précède. « Car — comme le dit encore Hufeland — la cardite, portée à un haut degré, entraîne toujours la pneumonie à sa suite. » Cette remarque du père de la macrobiotique a son importance: elle nous fait voir qu'au début de l'affection les déplétions sanguines ne sauraient être omises. « Ce qui importe surtout ici — ajoute Hufeland — c'est de pratiquer des saignées copieuses et fréquentes: plus le pouls est petit et intermittent, plus le froid est vif aux extrémités et plus aussi les émissions sanguines sont nécessaires. »

Nous devons faire ici une réserve : si Hufeland insiste sur les saignées fréquentes et copieuses, c'est qu'il ne voyait pas d'autre moyen de juguler la maladie. C'est ainsi que Bouillaud saignait coup sur coup, même les anémiques. On connaît les résultats déplorables auxquels il arrivait; au point que ses internes mêmes se refusaient à pratiquer les dernières phlébotomies qu'ils savaient devoir être mortelles.

La saignée ou les saignées doivent se pratiquer dosimétriquement, c'est-à-dire petites, sauf à les répéter si c'est encore nécessaire. On laisse aux vaisseaux le temps de revenir sur eux-mêmes et on prévient ainsi leur sub-paralysie. C'est le résultat qu'on obtient avec la strychnine.

En même temps que la saignée — qui a eu pour effet de faire tomber le pouls — on abaissera la température morbide par les alcaloïdes deffervescents: aconitine, digitaline, vératrine, — cette dernière surtout, qui exerce le controstimulisme et dispense ainsi, dans la pluralité des cas, de recourir au tartre émétique. Du moins, ce dernier ne doit être employé que lorsque le pouls s'est relevé ; faute de quoi, le malade tombe dans le collapsus.

On aura soin d'évacuer le canal intestinal qar le Sedlitz Chanteaud, contrairement à ceux qui pensent qu'on doit laisser les malades se constiper, afin de ne pas produire le vide dans le tractus intestinal. Ce sont ces mêmes médecins qui insistent sur l'asepsie ou les désinfectants et les absorbants (le charbon, le manganèse, etc.).

Il y a des pneumonies ataxiques ou putrides — comme dans le cours du typhus — raison de plus d'insister sur le Sedlitz et la strychnine, afin d'enlever le ferment typhogène et faire revenir l'intestin sur lui-même.

Il faut également rétablir la sécrétion urinaire et empêcher l'urine de stagner dans la vessie : non pas tant pour prévenir la formation de ptomaïnes, mais la décomposition du sang par la conversion de l'urée en carbonate d'ammoniaque. La strychnine, la digitaline, la colchine, sont donc indiquées dans ces cas (Voir *Pharmacodynamie* et *Fièvre*).

L'absence de sommeil épuise le malade : on y pourvoira par la morphine, la codéine, la narcéine, qui n'ont pas l'inconvénient de l'opium en substance. On donnera 1 granule de l'un ou l'autre de ces alcaloïdes, de demi-heure en demi-heure, jusqu'à sédation.

Enfin il y a un dernier point qu'il faut régler : l'expectoration ; il faut empêcher les canaux bronchiques de s'obstruer. En même temps qu'on provoquera la sécrétion du mucus, on facilitera son expulsion. Le premier effet sera obtenu par le kermès, le second, par la strychnine, sans préjudice des alcaloïdes deffervescents, s'ils sont encore nécessaires (ce qu'indiquera le thermomètre).

Comme on le voit, il s'agit de la jugulation ou résolution de la maladie, avant qu'elle soit entrée dans sa période organique. Celle-ci est toujours le résultat d'un traitement incomplet ou tardif. Ainsi Bouillaud, par ses saignées coup sur coup, brûlait ses vaisseaux. Il en était de même avec le controstimulisme de Rasori, de Thomasini ; et des drastiques (Leroy) !

Nous en dirons autant de l'expectoration dite armée, parce qu'elle ne fait que parer aux symptômes, au lieu de les prévenir, et abandonne ainsi les malades à tous les hasards de la maladie.

Le rôle du médecin, dans cette période de la maladie, est de soutenir les forces du malade par un régime réconfortant, et l'emploi de la quassine, de l'arséniate de soude, afin de relever les forces digestives, au lieu de les affadir par des potions indigestes. Il fera choix d'aliments à la fois légers et substantiels : — laitages, bouillons de viandes succulentes , de la volaille : le tout en petite quantité, mais souvent répétée. Il veillera à la pureté de l'air de l'appartement et surtout fera changer de chambre matin et soir, si elles sont contiguës.

S'il y a une expectoration muco-purulente, il en empêchera la putridité par l'iodoforme, combiné à la strychnine et à la codéine, afin de calmer, du même coup, la toux.

Enfin, s'il s'est formé une vomique dans le poumon ou un épanchement purulent dans la plèvre, il pratiquera la thoracocentèse, l'opération de l'empyème et, au besoin, la costotomie (opération d'Eslander).

Après ces considérations générales qui suffiront au praticien pour se guider dans le traitement de la pleuropneumonie, nous allons passer immédiatement aux faits cliniques qui ont servi de base à la théorie.

1ᵉʳ Fait. — *Pleuro-pneumonie enrayée par l'aconitine et la vératrine.* — Le 12 mars 1881, Maurice L..., quatorze ans, a eu un frisson l'avant-veille et a été pris de fièvre, de toux, de point de côté sous-mammaire à gauche, et à eu de l'insomnie toute la nuit dernière. A neuf heures du soir, il y a 125 pulsations avec une température de 39° et une respiration à 28 ; râles crépitants disséminés à la partie moyenne du poumon gauche, obscurité du son, broncho-égophonie ; vibrations pectorales diminuées ; murmure respiratoire beaucoup plus faible que du côté droit ; crachats muqueux et rares.

Traitement. — 1 granule aconitine et vératrine à neuf heures du soir, répétés à neuf heures et demie et à dix heures. Le pouls, qui est à 125, descend à 110. Les granules sont continués chaque heure. A onze heures, pouls, 111 ; à minuit, 100 ; à deux heures du matin, 95 ; à sept heures, 100 ; de même à huit et à neuf heures. J'avais recommandé de raréfier la distribution des granules, quand le pouls serait à 100. Chaleur 38° c., à neuf heures du matin.

Pendant trois jours, je me bornai à combattre la fièvre avec aconitine et vératrine. La mère du malade est chargée d'administrer les granules. Sous l'influence de cette deffervescence opérée par la médication si simple, le malade, le troisième jour, est loin de présenter le tableau habituel : on dirait à le voir qu'il n'est pas atteint de pleuropneumonie. Par la percussion et l'auscultation, on constate aisément la persistance des symptômes locaux existant avant le traitement, mais affaiblis : douleur diminuée ; oppression moindre ; râles crépitants disparus ou à peine sensibles : broncho-égophonie pas augmentée ; vibrations les mêmes.

Le 17, quatrième jour du traitement. — Je me décide à appliquer un vésicatoire. Il n'apporte aucune modification à l'état local.

Le 19 deuxième vésicatoire. — L'état local est le même.

Le 22, troisième vésicatoire. — Effet nul ou peu appréciable.

L'aconitine et la vératrine ont donc été, depuis le premier jour, les moyens exclu-

sifs dirigés contre la fièvre: impuissants contre la localisation déjà opérée, les deux alcaloïdes l'ont enrayée d'une manière évidente, et la maladie continue à suivre ses périodes, sans tourmenter le malade, ni les parents, ni le médecin.

Vingt fois pour une, quand le pouls tendait à monter, on l'a ramené à la moyenne
physiologique de 80 à 85.

Un jour le malade souffrant un peu de l'estomac, en accusa le granules; la mère
les supprima; aussitôt le pouls remontre à 110. La mère inquiète me dit: « Que voulez-
vous! je n'ai pas confiance en vos granules. » A l'instant même, j'en ai donné 1 de
chaque, et je réitérai la dose dix minutes après. Avant de sortir, je fis constater à
la bonne femme que le pouls était retombé à 96, et elle fut de nouveau enthousiasmée
du moyen.

Dr Barrere, à Sauternes.

2e Fait. — *Pneumonie enrayée par l'aconitine.* — Le 2 mars, Duprat, vigneron,
soixante ans, accuse une douleur sous-mammaire à droite; il a eu un frisson la veille
et a toussé pendant la nuit ; ses crachats sont muco-citrinés ; oppression modérée ;
pouls à 104; respiration, 27; chaleur, 37°, 2 ; son mat, obscur dans les deux tiers inférieurs du poumon droit; point encore de râles crépitants ; légère bronchophonie;
céphalalgie frontale marquée ; langue saburrale.

Je prescris, à neuf heures du soir, 1 granule aconitine chaque quart d'heure; Sel
Chanteaud pour le matin.

Le lendemain, à neuf heures, pouls à 88 ; chaleur, 38° c.; respiration, 22; le point
de côté est moins douloureux; la céphalalgie persiste. Les signes d'auscultation et de
percussion sont moins marqués. Je fais continuer l'aconitine à doses moins rapprochées.

Dans les quatre jours qui suivent, le mieux progresse, et je rétablis l'appétit au
moyen de la quassine, d'un vin apéritif et de légères doses de sel Chanteaud. Guérison
en six jours.   (*Idem.*)

Remarques. — Les deux observations qui précèdent font voir la possibilité de juguler la pleuro-pneumonie ; mais c'est une question d'opportu-
nisme. Si le traitement a été plus long dans le premier cas que dans le
second, c'est que la maladie était arrivée à une période plus avancée ; mais
la résolution n'en a pas moins été complète, sans souffrance pour le malade.

Les sceptiques diront que c'était parce que la maladie n'était pas confirmée : mais c'est précisément là où il faut en arriver, si on ne veut être
l'inutile naturaliste dont parlait naguère le docteur Amédée Latour.

Une autre remarque, c'est la facilité avec laquelle les garde-malades se font à l'appréciation du pouls et de la chaleur morbides, et la sécurité que cela donne au médecin. Il peut s'en aller tranquille ; et si, çà et là, il rencontre des hésitants, il les ramène à la croyance en leur faisant voir la chose par les yeux et palper par les mains. En présence de pareils faits, on ne comprendrait pas l'entêtement de l'École si on ne connaissait la puissance de l'amour-propre et de la vanité blessés. On guérit en dehors d'elle et malgré elle : quel scandale !

3° FAIT. — *Pleuro-pneumonie guérie en huit jours par la méthode dosimétrique.* — La malade qui va nous occuper est une jeune et gentille petite fille, âgée de douze ans, d'une constitution un peu frêle, mais cependant jouissant d'une bonne santé. A la suite d'un refroidissement, elle s'alite ; c'était le 7 septembre dernier.

Averti par le père, je me rendis à l'instant chez la malade, surtout lorsqu'il me dit que son enfant ne pouvait respirer. Je la trouvai couchée sur le côté droit, se plaignant d'une vive douleur sous le sein gauche, qui s'iradiait à l'épaule du même côté et l'empêchait de respirer. Langue blanche ; soif vive ; pouls à 90 ; toux sèche, avec quelques crachats muqueux, un peu sanguinolents ; la toux et le moindre mouvement augmentent la douleur. Entre l'omoplate et le rachis, au côté gauche, il existe un souffle tubaire avec un peu d'égophonie. A la percussion le son est mat.

Traitement. — Aconitine, vératrine : de chaque 1 granule toutes les demi-heures.

Le 5 août, au matin, même état que la veille ; même traitement, avec deux cuillerées à café de Sel Chanteaud le matin.

Le 9, le père me dit que l'enfant a eu un fort accès de fièvre la nuit et qu'elle était restée plusieurs heures dans un délire violent ; aconitine, vératrine, comme avant ; plus, 15 granules d'hydro-ferro-cyanate de quinine, en alternant avec l'aconitine et la vératrine : 2 granules à la fois.

Le 10, au matin, la fièvre a beaucoup diminué. Même traitement ; et, en plus, 8 granules de kermès à ajouter à l'hydro-ferro-cyanate, 2 à la fois.

Le 11, plus de fièvre, mais l'enfant est très faible : 6 granules d'arséniate de strychnine, en remplacement de l'aconitine et de la vératrine.

Le 12, la poitrine est presque dégagée ; il y a encore quelques bruits insignifiants, mais à de rares intervalles.

Le 13, plus rien dans la poitrine. Arséniate de strychnine : 4 granules dans la journée : 1 granule toutes les heures ; 6 granules de quassine : 2 granules, aux repas ; kermès avec la boisson, jusqu'à concurrence de 8 granules.

Le 14 au soir, la malade réclame, à hauts cris, de la nourriture. Vermicelle, vin vieux, une côtelette de mouton.

L'enfant est complètement rétablie. Je permets de la lever quelques heures, près du feu et d'augmenter la nourriture.

Quelques jours après, je revois l'enfant qui est en pleine convalescence,

Dʳ Birabent, à Masquières

Remarques. — Les allopathes qui sont habitués à laisser la maladie suivre son cours naturel — comme ils disent — ne croient pas à ces brusques guérisons des maladies inflammatoires. Nous leur répondrons : « Essayez ! jusque-là, vous n'avez pas à contester... sinon votre bonne foi. »

4ᵉ Fait. — *Pleuro-pneumonie.* — *Traitement dosimétrique.* — *Guérison.* — Josépha R..., à Castellon de la Plana, soixante-dix-neuf ans, veuve, d'un tempérament nerveux, sans aucun antécédent pathologique.

Dans la nuit du 2 août dernier (1881), cette femme se fit une forte contusion à la partie antérieure du thorax, en butant contre un meuble. Le lendemain, à ma première visite, je la trouvai couchée sur le dos, sans pouvoir changer de position, à cause des douleurs contusives qu'elle éprouvait dans tout le corps et spécialement dans le côté gauche, où la douleur était poignante et gravative : il y avait effectivement à la peau une ecchymose intense, au niveau de la région précordiale, et qui lui rendait la respiration difficile. Elle toussait un peu et rendait des crachats couleur rouille de sang et striés ; langue sèche et noirâtre ; assez d'altération, mais peu d'appétit. Le pouls était fébrile, un peu irrégulier, avec soubresauts, la chaleur augmentée et la tête un peu bouleversée.

Je prescrivis, comme traitement local, des lotions à l'alcool, et à l'intérieur, toutes les demi-heures, 1 granule d'aconitine et 1 granule d'hyosciamine, à prendre ensemble, dans une cuillerée de looch, jusqu'à épuisement de chaque tube. Pour boisson, de l'eau d'orge avec une cuillerée de Sedlitz.

Le lendemain, 4 août, le cadre symptomatique était le même, à peu de chose près. Je fis répéter le même traitement, en donnant les granules seulement toutes les heures.

Déjà dans la soirée et la nuit, la tête se débarrassa complètement, et la malade se sentit mieux. En effet, sa respiration était plus facile ; elle avait plus de facilité pour tousser et se mouvoir ; la douleur avait diminué, le pouls était moins fréquent, la langue plus humide et blanche. Elle eut un sommeil tranquille vers le matin.

Le 5, la malade prit 5 granules de digitaline et 10 d'arséniate de strychnine ; elle passa bien la journée, quoique le corps fût encore bien endolori dans les mouvements ; pouls régulier ; respiration meilleure ; crachats rares, muqueux et sans trace de sang.

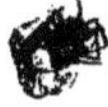

Elle prit quelques aliments (les jours précédents, elle avait pris seulement des bouillons) ; le sommeil fut calme.

Le 6, je fis répéter la même quantité de granules de digitaline et d'arséniate de strychnine. La malade se leva sans rien éprouver de nouveau.

Les jours suivants, les fonctions se font régulièrement; la malade était seulement tourmentée par le retentissement de la douleur dans la partie du corps où avait porté le coup. Sur sa demande, je fis appliquer *loco dolenti* un emplâtre sédatif. Elle continua à bien manger, reprit graduellement ses forces, tout cela sans rien garder du côté des organes thoraciques.

Dr GARCIA DEL REY.

Remarques. — Sans doute ce n'était pas là une pleuro-pneumonie traumatique confirmée ; mais fallait-il la laisser aller jusque-là. Dans notre service de chirurgie à l'hôpital civil de Gand, depuis l'introduction de la méthode dosimétrique, nous n'avons plus eu d'accidents fébriles ; et nous pourrions citer de nombreux cas où des inflammations traumatiques ont été conjurées par les alcaloïdes deffervescents.

5° FAIT. — *Pneumonie ataxique en même temps qu'un catarrhe pulmonaire chronique. — Traitement dosimétrique. — Jugulation.* — Ignacia B. ., soixante-huit ans, veuve ; tempérament nerveux; constitution bilieuse, d'une mauvaise santé habituelle. A la suite d'un catarrhe chronique du poumon gauche consécutif à une pneumonie dont elle avait été constamment tourmentée, il y a six ans, d'une toux, l'hiver surtout, avec grande tendance à se refroidir —qui la plongeait dans un grand abattement — fut prise d'une nouvelle attaque de pneumonie.

Je la trouvai au lit avec les symptômes suivants : face vultueuse; regard inquiet ; décubitus latéral gauche ; chaleur générale brûlante (40°,7) ; pouls plein, dur et fréquent (120) ; langue sèche, rougeâtre, soif intense et anorexie complète ; anurie depuis trente heures ; céphalalgie, dyspnée, toux fréquente, rendue très pénible par une forte douleur au côté gauche, en arrière ; son mat dans toute l'étendue de ce côté ; râle crépitant et court, jusqu'à la moitié du poumon gauche ; nul dans la partie inférieure ; expectoration couleur de rouille ou mucoso-sanguinolente, rare et difficile ; délire continu; et enfin les symptômes ataxiques d'une immense gravité. Impossible de remplir l'indication d'une émission sanguine.

Je prescrivis l'application d'un large vésicatoire *loco dolenti* et, à l'intérieur, des granules d'aconitine, de digitaline et d'hyosciamine : 1 de chaque tous les quarts d'heure dans une cuillerée de looch simple. Elle en prit seize doses jusqu'à onze heures du matin, où je les fis suspendre, tous les symptômes ayant diminué, spécialement la fièvre, l'agitation, le délire et la difficulté de tousser. Elle avait rendu environ 60 grammes d'urine rouge et d'une forte odeur urineuse.

A quatre heures du soir, la malade recommença à prendre les divers alcaloïdes indiqués ci-dessus, jusqu'à 6 granules de chaque. Pour la nuit, une simple infusion d'orge, comme boisson, et un looch.

Le lendemain matin, je lui fis prendre 15 grammes de sel de Sedlitz dissous dans une tasse de thé. Dans la journée, la malade eut deux évacuations, urina trois fois, mais en petite quantité. On pansa le vésicatoire avec la pommade de fleur d'orange camphrée. Le pouls se maintint à 90 et quelques pulsations, par minute, toute la journée. La douleur de côté avait un peu diminué, mais la malade ne pouvait se cou-cher sur le côté droit. Le soir, le délire augmenta un peu. A six heures, elle reprit de nouveau 1 granule d'aconitine, 1 de digitaline, et 1 d'hyosciamine, ensemble, chaque heure, jusqu'à six heures du matin, heure de ma visite. Je les fis suspendre, parce que le pouls était descendu à 80 : la chaleur et la douleur avaient diminué véritablement ; les crachats étaient plus muqueux, moins sanguinolents, moins briquetés, mais rares et difficiles. La malade avait uriné encore deux fois en plus grande quantité : l'urine était plus normale, elle avait dormi deux bons moments, et la céphalalgie était moindre ; l'inquiétude générale et l'état cérébral avaient entièrement cessé.

Dans le but de faciliter l'expectoration et en même temps de calmer l'excitation pulmonaire, je prescrivis 2 granules d'émétine, 2 granules de kermès et 2 d'apomor-phine d'heure en heure, ensemble, jusqu'à 10 de chaque sorte ; et le lendemain 10 autres de la même manière.

Dans ces deux jours, diminuèrent notablement la dyspnée et la difficulté d'expec-toration ; cette dernière devenait plus abondante et d'un caractère muco-catarrhal ; la continuité de la douleur avait disparu, elle se faisait sentir seulement au moment de la toux, et la malade pouvait se coucher quelques instants sur le côté droit, aussi bien que de tout autre façon ; les urines se régularisèrent en qualité et en quantité.

Les trois jours suivants, la fièvre prit le caractère franc, intermittent, quotidien. Pendant ces jours-là, la malade avait commencé à prendre graduellement du lait mé-langé avec du thé, du bouillon, des potages de tapioca et de vermicelle. Malgré cela elle conservait encore une grande anorexie et un peu de saburre gastrique.

Le huitième jour du traitement, la malade prit, le matin, en deux doses, 20 grammes de Sedlitz, qui produisirent assez de flux de ventre et laissèrent la langue beaucoup plus nette. Le soir, la malade prit, en une fois, 5 granules d'hydro-ferro-cyanate de quinine. Cependant le froid initial de l'accès survint, et je les fis suspendre jusqu'au lendemain matin, où, à des intervalles d'une heure, elle en prit 15, en trois fois. Je croyais avoir besoin de les répéter, mais comme il se faisait tard et que je devais m'absenter, j'attendis qu'un nouvel accès se déclarât le matin ; mais il n'arriva pas ; les 20 granules avaient suffi.

Les jours suivants, comme la malade avait peu d'appétit et qu'elle était très faible, je prescrivis 4 granules, par jour, de quassine, et 4 d'acide arsénieux en deux fois, jusqu'à épuisement de deux tubes.

La malade se leva; l'appétit alla en augmentant, les forces reprirent, au point qu'elle revint à son état antérieur, même amélioré.

Après quinze jours de traitement, je cessai de voir ma malade; ce que j'étais loin d'espérer lors de ma première visite.　　　　　　　　　　　(*Idem.*)

Remarques. — On sait combien la pneumonie ataxique est dangereuse, chez le vieillard surtout, où elle se termine souvent par gangrène du poumon. L'état typhique du canal intestinal, qui en fait une seule et même maladie, complique encore la situation. Le médecin allopathe ne sait alors comment s'y prendre : d'une part, l'état de la respiration lui commanderait les déplétions sanguines; de l'autre, l'état adynamique les lui défend. On vient de voir qu'avec la méthode dosimétrique toutes les difficultés sont levées, et que ces pneumonies peuvent se juguler en quelques jours sans laisser de traces. Ce qui doit attirer l'attention du praticien, c'est le passage de la fièvre typhique du type rémittent au type intermittent, et l'emploi successif des alcaloïdes deffervescents, aconitine, vératrine, etc., et des alcaloïdes fébrifuges : arséniate, hydro-ferro-cyanate de quinine. Dans le cas présent, l'auteur s'est servi de granules d'acide arsénieux, ce qui revient à peu près au même.

6ᵉ Fait. — *Pleuro-pneumonie ataxo-adynamique jugulée par la strychnine.* — Marie C..., ouvrière en tabletterie, âgée de quarante et un ans, taille petite, constitution très chétive et lymphatique, est malade depuis environ quatre jours; elle a pris froid sur la poitrine (selon son expression) le 13 novembre.

Le 15, ayant éprouvé du malaise avec perte d'appétit, frisson, etc., elle prit un purgatif.

Le 17, où je la vois pour la première fois, je la trouve un peu abattue, avec peu de fièvre, point de côté gauche, en dessous de la pointe du cœur. Un nouveau frisson s'était produit, et avec lui une toux sèche, peu fréquente. A l'auscultation, je constate la faiblesse de la respiration, presque pas de retentissement de la voix, ni d'absence de vibrations thoraciques.

Le diagnostic fut : pleurésie probable ou mieux pleuro-pneumonie débutante.

Traitement. — Ipéca stibié, vu l'état saburral de la langue et les nausées; puis l'arséniate de strychnine : 1 granule de demi-heure en demi-heure, à cause de l'abattement et de la grande faiblesse, me réservant les deffervescents quand la réaction se produirait. La malade avait une grande répugnance pour tout ce qui est granules ou pilules; elle prend donc le vomitif seulement, qui ne donne presque pas d'effet.

Le 18, il y avait fièvre instense ; pouls petit et fréquent (112,116) ; chaleur, 39°, 5 ; peau brûlante; langue sèche; céphalalgie; point de côté; dyspnée; toux fréquente, sèche, pas de crachats; souffle; matité plus grande; faiblesse de la respiration avec retentissement de la voix; vibrations thoraciques non abolies; faiblesse très grande; subdélire. La nuit avait été agitée; l'élément pneumonique prenait le dessus.

Traitement. — Toujours à cause de la répugnance pour les granules, potion, kermès, ipéca, digitale, aconit. Je fais néanmoins accepter au mari les granules d'arséniate de strychnine, dans le cas où l'oppression serait trop grande et menaçante.

Le 16, à peu près même état, mêmes symptômes; langue sèche et noirâtre; peau brûlante; pouls petit et faible; délire; matité du poumon gauche; souffle tubaire et bronchophonie; vibrations conservées; pouls et température idem; quelques crachats rouillés; à peine des râles crépitants. Même traitement et, à cause de la faiblesse très grande, un large vésicatoire au lieu de ventouses scarifiées.

Le 20, l'état s'aggrave; la fièvre est instense, le délire de plus en plus fort, alternant avec une prostration et une dyspnée profondes, etc.

Traitement. — Malgré l'état de faiblesse de la malade qui m'avait fait préférer le vésicatoire, je fais appliquer des ventouses scarifiées autour de la plaie du vésicatoire; même traitement; plus, le Sedlitz le matin. Le mieux se produit après les ventouses, mais en réalité c'était à la strychnine à plus haute dose qu'il fallait l'attribuer (le mari étant parvenu à en faire ingurgiter quelques granules : 3 à 4); il fallait suppléer à l'insuffisance nerveuse, venir en aide à la détresse respiratoire, aux forces vitales profondément déprimées, agir sur les vaso-moteurs.

Le frère de la malade vint la nuit, me disant que le délire augmentait, ainsi que la fièvre et l'oppression, et que la malade ne passerait pas la nuit. Vu l'état ataxique et l'adynamie profonde, je lui fais emporter une potion au musc, et un tube d'hypophosphite de strychnine, avec recommandation d'en faire prendre 1 granule toutes les demi-heures, puis toutes les heures; bouillon; vin.

Le lendemain, je constate un mieux sensible, incroyable. La scène avait changé de face : après la fièvre intense, le délire, les grands cris de la journée, vers le soir il n'y avait plus d'oppression, plus de toux, plus de délire aigu, seulement un état d'hébétude, les yeux hagards, des contractures des membres; elle se pince les jambes au point de se faire des ecchymoses; il y a du trismus, de la dysphagie, de l'aphonie, en un mot des accidents tétaniques,

A l'auscultation, plus rien; respiration presque normale; jugulation évidente, étonnante de la pneumonie, les symptômes locaux avaient disparu.

Pour expliquer ces phénomènes et ce changement d'état, il faut dire que le mari avait donné sans interruption, non seulement le tube de strychnine rapporté la nuit, mais le restant du tube que je lui avais remis la veille, dont il y avait plus de la moitié, ce qui faisait au moins 30 granules au demi-milligramme (c'est-à-dire un demi-centigramme en tout); on avait donc dépassé la mesure et l'on se trouvait en présence du mal du remède; mais la suite prouva que cela valait mieux encore que l'absence de ce remède.

Le 22, encore un peu de fièvre, langue moins sèche, mais pas de toux ; respiration presque normale. Il ne resta plus à combattre que les effets de la strychnine donnée en excès, c'est-à-dire, les accidents tétaniques qui persistèrent quelques jours.

Traitement. — Hyosciamine, chloral en lavement, quinquina, bouillon, vin.

Le 23, toujours délire, mais les accidents tétaniqes diminuent, et les symptômes locaux ont disparu entièrement ; la déglutition commence à se faire un peu. Potion au musc, bouillon, vin.

Le 24, la fièvre est tombée tont à fait. Je fais une absence de quelques jours.

Le 27, à mon retour, le mieux, qui a continué pendant mon absence, s'accentué de plus en plus : détente, apaisement progressif. Les jours suivants, elle va toujours de n.ieux en mieux. — Toniques, alimentation, vin, quinquina, etc. Guérison.

Dr Bourdon, à Méru.

Remarques. — En présence de ce fait, que devient cette crainte des alcaloïdes qui s'est étendue jusqu'aux malades et leur inspire une sorte de terreur, avec laquelle le médecin dosimètre est souvent obligé de transiger ? Heureusement que le délire et l'absence de connaissance a permis ici de faire prendre à la malade les granules de strychnine qui l'ont si merveilleusement sauvée. « C'est de l'empoisonnement, » disent nos adversaires. Nous leur répondrons : « C'est une résurrection qui vaut bien votre autopsie. »

Messieurs les allopathes, avant de parler de la paille, ressouvenez-vous de la poutre.

7e Fait. — *Pleuro-pneumonie très grave chez une femme enceinte de six mois.* — Mme D..., trente ans, anémique, lymphatique — trois enfants — est enceinte de six mois environ.

Lundi 24 novembre, elle a été prise, la nuit, de frissons et d'un point de côté qui l'a réveillée — elle était malade depuis cinq ou six jours et avait eu des frissons, avec catarrhe nasal.

Le 24, au matin, abattement, dypsnée, fièvre intense ; pouls, 120° ; température 40° ; point de côté à gauche, en dehors et un peu en dessous du sein ; crachats presque nuls, toux incessante, râles crépitants, obscurs ; souffle ; retentissement de la voix bronchoégophonique ; matité dans une grande étendue et symptômes stéthoscopiques loin du point de côté, beaucoup plus en arrière, du côté de la colonne vertébrale ; langue saburrale ; inappétence ; toux retentissant douleureusement dans le ventre ; douleur de côté forte, pongitive, comme dans la pleurésie.

Traitement. — Ventouses scarifiées, puis quelques granules de strychnine, d'aconitine, de vératrine, en vue de resserrer le tissu pulmonaire, mais en présence de la répugnanco de la malade pour les granules, je suis obligé de lui donner le tartre stibié à dose rasorienne (en potion de 30 centigrammes).

Le lendemain, même état: oppression très grande; fièvre intense et crachats sanguinolents visqueux. L'élément pneumonique prend le dessus; nuit très mauvaise ; souffle intense, bronchophonie retentissante et matité dans une grande étendue. L'inflammation tend à monter, pectiroloquie singulière.

Traitement. — Nouvelle application de ventouses; retour à quelques granules: aconitine, vératrine, strychnine et looch kermétisé avec digitale; et comme il y a des redoublements de fièvre, avec augmentation du point de côté, quinine (hydro-ferro-cyanate. Sedlitz Chanteaud.

Le 26, très mal; nuit mauvaise; dyspnée intense; subdélire; toux incessante, retentissant dans le ventre et y donnant des douleurs.

Traitement. — On revient franchement et exclusivement aux granules : aconitine, vératrine, digitaline, strychnine, en y ajoutant le sel de Gregory pour calmer la toux; quinine, vésicatoire, Sedlitz.

Le 27, mieux depuis qu'on a poussé les alcaloïdes jusqu'à effet, mais toujours accès vers les trois heures; quinine augmentée. Sedlitz, lavement laudanisé pour calmer les douleurs de ventre.

Le 28, toujours fièvre intense, oppression, point de côté, mais, au demeurant, du mieux ; langue moins rouge, l'inflammation ne tend plus à monter; nouveau vésicatoire. On augmente les alcaloïdes jusqu'à 20, par jour ; accidents de la vessie; cystite cataridienne ; Sel de Vichy ; laudanum; camphre.

Le 29, nouveau vésicatoire; mieux toujours; augmentation de la dose des granules; l'inflammation se limite, cesse de s'étendre.

Le 30, le mieux se maintient, la fièvre tombe tout à fait ; la pneumonie est en voie de résolution ; les signes stéthoscopiques existent toujours, mais moins marqués ; râle crépitant de retour.

Le 1er décembre, le mieux se maintient et s'accentue de plus en plus. Résolution obtenue, surtout à mesure qu'on augmentait la dose des alcaloïdes, qui ont été portés très loin, jusqu'à 60 granules de chaque en moins de trois ou quatre jours. C'est donc bien certainement la médication la plus sûre, la plus prompte et la plus commode, celle qui conserve le mieux les forces pour la convalescence.

(Idem.)

Remarques. — Ce qui fut cause des difficultés que le docteur Bourdon rencontra au début de sa pratique dosimétrique c'est une polémique déloyale qui fut dirigée contre la dosimétrie par un médecin en renom d'une ville voisine. Aujourd'hui, ce pourfendeur de médecins dosimètres se tait devant l'évidence des faits.

La pleuro-pneumonie survenant au cours de la grossesse est la plupart du temps cause d'avortement et de la mort de l'enfant. La victoire du docteur Bourdon a donc été double.

8e FAIT. — *Pleuro-pneumonie latérale gauche.* — Le 4 avril dernier, à cinq heures du soir, je fus appelé pour donner mes soins au nommé N. Flores, vingt ans, habitant la campagne ; tempérament sanguin, constitution robuste.

Ce jeune homme n'a eu d'autres maladies que celles qui sont particulières à l'enfance. A la suite d'un refroidissement subit, il a eu des frissons répétés avec une forte céphalalgie et fatigue dans les membres, ce qui l'a obligé de rentrer à la maison et de se coucher. La nuit entière s'est mal passée ; et voyant que cet état, au lieu de diminuer, augmentait, avec une douleur dans le côté gauche, il s'est décidé à me faire appeler.

A l'examen, je constate les symptômes suivants: décubitus dorsal, face vultueuse, douleur intense au côté gauche ; dyspnée ; toux ; expectoration sanguinolente ; céphalalgie ; langue saburrale ; pouls, dur et plein, à 104 ; température, 38° c. ; matité dans la région indiquée ; absence de bruit respiratoire ; râle crépitant.

Diagnostic. — Pleuro-pneumonie latérale gauche.

Traitement. — Saignée de 6 onces au bras ; décoction de guimauve.

Le 5, sept heures du matin. — Même état. Le malade a passé une mauvaise nuit. Une cuillerée Sel Chanteaud et, une demi-heure après, aconitine, vératrine, digitaline et cicutine: 1 granule de chaque, toutes les demi-heures, Guimauve. Bandage de corps au thorax.

Trois heures du soir. — Le malade a eu trois selles abondantes, jaunes et fétides ; la douleur de tête disparaît, la douleur de côté aussi ainsi que la toux ; quelques crachats de même caractère ; pouls à 96 ; température 38°, 3. — Même traitement d'heure en heure.

Dix heures du soir. — Tous les symptômes continuent à diminuer : pouls faible à 88 ; température, 38° c. Continuation du même traitement jusqu'à une heure du matin.

Le 6, à sept heures. — Le malade a dormi quelques moments ; toux à de plus longs intervalles ; trois crachats teints de sang. Pouls faible à 88 ; température normale. On suspend et on donne du bouillon toutes les deux heures.

Trois heures du soir. — Moins de faiblesse ; pouls à 80. Disparition de tous les symptômes. Bouillon, potages.

Le 7, à neuf heures du matin. — Le malade a bien passé la nuit et m'attend avec impatience pour que je lui permette de manger. Ration de poulet.

Le 8, le malade se lève et se sent en appétit. On cesse le traitement. Guérison.

Dr G. PENA (Espagne).

Remarques. — Voilà donc un nouvel exemple de jugulation de pleuro-pneumonie. Les médecins allopathes ne croient pas à la possibilité du fait, parce que généralement ils laissent passer la période dynamique de la maladie, qui, dès lors, entre dans sa période organique, laquelle, pour eux, constitue la maladie. Les uns saignent à outrance ou affaiblissent les malades par les controstimulants et la diète ; les autres se tiennent dans l'expectation. Quant à la fièvre, nul d'entre eux ne songe à la faire tomber par les alcaloïdes deffervescents ; et ce n'est que lorsque la fièvre est devenue rémittente, qu'ils donnent la quinine à hautes doses. De là nouveau danger : celui de l'empoisonnement quinique.

On vient de voir le contraire.

9° Fait. — *Pulmonie droite* — M..., dix-neuf ans, étudiant, de famille pauvre mais honorable ; tempérament nerveux et constitution faible.

Le jeudi 20 mars, après une longue course par un très fort vent de nord-est, il est pris de frissons et de fièvre. Je constate tous les symptômes d'une pneumonie à droite : douleurs sous le sein ; pouls, 120 ; respiration, 48 ; température, 39°,4.

Prescription. — Sel de Sedlitz le matin ; aconitine, hydro-ferro-cyanate de quinine : 1 granule de chaque de quart d'heure en quart d'heure. Boisson chaude ; hysope et nitre.

Le 21, la douleur est la même ; râles crépitants dans le poumon droit ; sonorité diminuée dans une certaine étendue, du creux axillaire au sein droit ; crachats visqueux, sanguinolents ; dyspnée intense. Sangsues sur le côté ; 1 granule aconitine et 1 granule digitaline, alternés de quart d'heure en quart d'heure.

Le soir, état satisfaisant.

Le 23, pouls à 120 ; état général amélioré ; respiration bronchique ; bronchophonie. Aconitine, digitaline ; hydro-ferro-cyanate de quinine, 1 granule de quart d'heure en quart d'heure.

Le soir, à 2 heures, le malade a eu un frisson.

Le 24, Sedlitz le matin ; respiration moins pénible, pouls moins dur, crachats plus abondants et moins striés. Aconitine, digitaline, kermès.

Le 25, mieux sensible ; pouls 112 ; expectoration plus abondante et moins sanguinolente : kermès, aconitine, quinine : 1 granule de chaque d'heure en heure.

Le 26, pouls à 80 ; expectoration très facile ; plus de sang : aconitine, quinine ; extrait de quinquina.

Le 27, pouls normal. Guérison complète.

Dr X.

Remarques. — Nous ne pourrions que répéter ce que nous avons dit à l'observation précédente : c'est-à-dire la sûreté, la rapidité et la commodité du traitement dosimétrique. Les médecins qui ne veulent pas l'adopter par esprit d'aveuglement ou de rancune, sont donc coupables de ce double chef.

10° FAIT. — *Pneumonie double au huitième mois de la grossesse.* —M..., épouse de J.- R. da Silva, à Braga ; trente ans ; multipare ; constitution faible ; tempérament lymphatique ; cette malade a déjà souffert antérieurement d'une pneumonie. Je fus appelé le 3 mars 1881. La malade est assise dans son lit, appuyée sur des oreillers, et ne peut garder d'autre position. Épiderme humide, pâle ; face rosée, traits tirés ; yeux écarquillés ; narines dilatées ; langue saburrale, blanche, épaisse ; soif, anorexie, constipation ; toux, expectoration difficile ; crachats épais, couleur de brique ; son mat dans tout le côté droit du thorax, sourd dans le côté gauche ; respiration bronchique ; râles et grosses bulles à droite, sous-crépitants à gauche ; respiration rude ; point de côté à gauche ; pouls ample ; température, 39° ; respiration courte à 56 ; urines rouges avec traces d'albumine. La malade s'est alitée depuis cinq jours à la suite d'un frisson intense.

Le symptôme dominant de cette scène morbide était une dyspnée qui avait pour facteurs : d'un côté, une hépatisation pulmonaire, suite d'une pneumonie antérieure ; de l'autre, le grand développement de l'utérus (huit mois). Pour la mère comme pour l'enfant, il était donc urgent d'intervenir.

Traitement. — Vésicatoires volants de 18 centimètres sur le point de côté et entre les épaules ; Sedlitz, deux cuillerées à soupe ; puis aconitine, digitaline, arséniate de strychnine : 1 granule de chaque toutes les demi-heures.

Je revins à quatre heures du soir. — Par un malentendu, la garde-malade avait administré deux cuillerées de Sedlitz de demi-heure en demi-heure. A mon arrivée j'empêchai la septième dose ; pouls très déprimé, sans être moins fréquent ; déjections diarrhéiques, sans abaissement de la chaleur. J'ordonnai une cuillerée de vin de quinquina toutes les trois heures et une cuillerée de vin généreux dans du bouillon.

Le 4, neuf heures du matin. — La malade a dormi par petits intervalles et a pris 4 granules de chaque tube ; pouls à 100 ; température, 38°,4 ; respiration, 44. Je fais continuer la même médication et appliquer un vésicatoire à la base de l'épaule gauche.

Cinq heures du soir. — La malade a pris 24 granules de chaque alcaloïde. Expectoration muqueuse ; pouls à 104 ; température, 37°, 6 ; respiration, 46.

Le 5, six heures du matin. — La malade s'est accouchée à quatre heures et demie du matin. (L'enfant a vécu deux cent trente-cinq jours.) Pouls, 89 ; température, 37°,6 ; respiration, 46. J'ordonne de comprimer légèrement l'hypograstre. La malade ne peut pas encore rester assise. Lotions vineuses sur la région du périnée et du pubis.

Quatre heures du soir. — L'accouchement suit son cours naturel. Pouls à 96 ; température, 38 ; respiration, 38. Je fais continuer le traitement, moins le vin de quinquina. Ergotine, 1 granule d'heure en heure, jusqu'à 10.

Le 6, onze heures du matin. — Pouls à 110 ; température, 37°, 5 ; respiration, 32.

Cinq heures du soir. — Pouls à 128 ; température, 38°, 5 ; respiration 42 ; crachats couleurs de pruneaux ; vésicatoire volant parcourant les quatre côtés du thorax : aconitine, digitaline, arséniate de strychnine, hydro-ferro-cyanate de quinine : 1 granule de chaque toutes les demi-heures. L'accouchement ne suit plus son cours.

Le 7, au matin. — Pouls à 120 ; température, 37°, 5 ; respiration, 60 ; mêmes crachats : vin au quinquina.

Le soir. — Même état.

Le 14. — Œdème des extrémités, combattu par la digitaline, l'hyosciamine et la brucine ; crachats muqueux ; pouls à 100 ; température, 38°, 1 ; respiration, 28.

Le 11, au soir. — Pouls à 88 ; température, 37° ; respiration, 24. L'œdème disparaît. Expectoration muqueuse abondante : lait étendu pour boisson.

Le 15. — Bien.

Le 17. — Troisième rechute ; crachats couleur brique ; pouls à 100 ; température, 38°, 3 ; respiration, 32 : digitaline, strychnine et hydro-ferro-cyanate de quinine : 1 granule toute les demi-heures. Plus, vésicatoires.

Dans la journée du 14, la malade entre en convalescence, jusqu'alors elle n'avait pu se coucher, avait les épaules et la tête appuyées sur des coussins ; maintenant elle se couche toute étendue. Lotions des parties génitales avec de l'eau vineuse.

Les lochies ont reparu pendant quelques heures dans la matinée du 10.

La malade, entièrement rétablie, jouit aujourd'hui d'une bonne santé.

Dr Ulysse Braga, à Braga.

Remarques. — On voit par quelles angoisses et quelles péripéties le médecin a dû passer. Qu'aurait fait en pareille occurence un médecin allopathe qui se refuse à l'emploi des alcaloïdes? Il eût fait de l'expectation, prodiguant ses visites (pour voir !).

Nous donnons du même docteur Braga l'observation suivante.

11ᵉ Fait. — *Pneumonie double jugulée en trente-six heures.*

> « L'évolution naturelle de la pneumonie ne peut être abrégée
> d'une heure. » (Jaccoud, *Path. int.*, t. II, p. 70, 1876.)

José Lopez, trente-trois ans, habitant à Braga ; pas d'autres accidents morbides qui aient pu influer sur le cas présent ; constitution robuste ; alité depuis quatre jours à la suite de frissons intenses ; toux légère ; point de côté à gauche, qui va en diminuant d'intensité.

Le 24 octobre, à une heure et demie du soir, agitation extrême ; sueurs ; langue allongée, saburrale, rude ; anorexie ; soif ; déjections plus fétides ; urines rouges, ammoniacales ; température, 39°,8 ; pouls à 108 ; râle crépitant léger, au sommet droit, crépitant et bouillonnant à la base ; souffle bronchique ; matité au sommet gauche ; point de côté ; crachats rouillés.

Prescription. — Éméto-cathartique ; vésicatoires volants entre les seins et les épaules ; sinapismes aux mollets et aux pieds ; pour boisson, eau d'orge et bouillon dégraissé ; aconitine, vératrine et arséniate de strychnine : 1 granule de chaque toutes les demi-heures, à partir de cinq heures du matin.

Le 25 à une heure et demie du soir. — Le malade a pris 16 granules de chaque ; température, 39° c. ; pouls, 92, dur, tendant à devenir mou ; respiration, 30 ; de plus, légère modification dans les autres symptômes. Le malade était sur le point d'être envoyé en chapelle [1] et était résigné. Je fis appliquer un vésicatoire pendant six heures sur le côté gauche, et six heures après sur le côté droit. Je fis continuer les granules toutes les demi-heures.

Le 26, à huit heures du matin. — Physionomie calme ; je permets de changer le malade ; langue humide ; température, 37° 2/10ᵉˢ ; pouls normal à 74 ; respiration, 18 ; crachats muqueux, mais présentant encore des stries de sang ; nuit bonne.

Le lendemain, à six heures du soir, quelques tiraillements dans le ventre : on a suspendu les granules. Le malade en avait pris 96, depuis cinq heures du matin. Je les fis continuer à quatre heures et demie : il en restait 5, sur 120, que je lui fis achever.

Le malade entre en convalescence. Vin de quinquina composé du Codex, comme tonique, et lait étendu pour boisson.

Le 27, la guérison s'est confirmée.   (*Idem.*)

Remarques. — En présence d'un pareil fait (et de tant d'autres), que penser de M. Jaccoud ? Rien, sinon que, comme beaucoup de ses collègues de l'École, il s'est dit : « La science, c'est moi ! » Mais la nature se rit de ces sentences *ex cathedra,* quand on lui vient en aide.

Nous emprunterons encore le fait suivant au médecin de Braga.

12ᵉ Fait. — *Pneumonie typhoïde jugulée en trente-six heures.*

> « La révulsion gastro-intestinale par un vomitif ou par un purgatif ne convient pas au début des phlegmasies aiguës. » Les révulsions cutanées à l'aide de vésicatoires ne conviennent qu'aux maladies aiguës. »
> (Bouchut et Desprès, *Dictionnaire de médecine et de thérapeutique.*)
> « L'auscultation accusant une lésion plus étendue ou plus profonde, le moment des révulsifs est venu. » (Pidoux, *Étude sur la phtisie.*)
> « Celui qui n'a pas une pratique suffisante doit s'appuyer sur les autorités ; c'est pour cela que lorsque je me trouve en face d'un pneumonique, ma première médication est la révulsion pour éviter les lésions étendues et profondes. » (Dʳ Braga.)

[1] C'est un reste de l'ancien fanatisme espagnol.

Marie ..., célibataire vingt ans, constitution robuste ; pas d'antécédents pathologiques.

Dans la matinée du 24 mars, dirigeant un cours d'eau dans un champ de maïs,
elle se sent mal et altérée, et va à la source boire pour se désaltérer et se coucher à
l'ombre d'un arbre. Ne pouvant plus se soutenir, on la transporte au lit. Elle eut
alors un frisson intense suivi de chaleur, avec dyspnée et un point de côté à gauche ;
du délire survint toute la nuit

Le 4, à huit heures du matin, j'étais appelé. Face vultueuse ; agitation extrême ;
peau sèche, brûlante ; langue effilée, saburrale, rude, écarlate, pointillée de papilles
violacées et blanches ; état nauséeux ; céphalalgie intense ; douleur sourde à la pression
sur la région cœcale ; constipation ; urines rares, rougeâtres, anormales ; soif : pouls
à 120, plein, mou, dicrote ; crachats sanguinolents ; toux légère et pénible ; légère
matité dans le thorax : murmure respiratoire très faible ; râle crépitant à la base postérieure du poumon gauche.

Prescription.— Éméto-cathartique ; vésicatoire volant sur la poitrine ; 12 sangsues au point de côté ; bouillies claires. N'ayant pas confiance dans les gardes-malades,
je fis appliquer les sangsues avant mon départ.

A onze heures, la dérivation hématique était effectuée, le sang était très diffluent.
Je fis administrer l'éméto-cathartique, qui produisit l'effet vomitif seulement ; vésicatoire et sinapisme furent alors appliqués.

A trois heures du soir, pas encore de garde-robe. Je prescrivis : Kermès minéral,
25 centigrammes en deux doses. Les morsures des sangsues n'étant pas encore
fermées, je les cautérisai au nitrate d'argent. Je fis changer les sinapismes au cou-de-
pied.

A huit heures du soir, état général moins alarmant ; la malade est toujours cons-
tipée ; lavement huileux au sel marin et, à l'intérieur une poudre de calomel, jalap,
scammonée, 30 centigrammes de chaque, en une fois.

Le 5, à huit heures du matin ; selle d'une odeur repoussante pendant la nuit ;
nouveau vésicatoire sur le point de côté encore un peu sensible. Respiration, 26 ; pouls,
96 ; température, 38° 8/10es. Aconitine, vératrine. arséniate de strychnine : 1 granule de
chaque toutes les heures.

Le 6, tout est rentré dans l'ordre ; convalescence ; herpès naso-labial considérable.

(*Idem.*)

Remarques. — On voit par cette observation que le docteur de Braga,
sous une apparente modestie, cache une pointe de malice. Pidoux a dit que
le moment des révulsifs est venu quand l'auscultation accuse une lésion plus
étendue ou plus profonde ; et lui, Braga, il remplace cette médication pour
éviter que les lésions étendues et profondes se produisent. Lequel des deux

a tort? Peut-être le malade qui a eu l'outrecuidance de guérir contrairement aux principes classiques.

Nous donnerons une dernière observation du docteur Braga, conçue
en vue du *Magister dixit*.

13° FAIT. — *Pneumonie franche jugulée dans les vingt-quatre heures.*

> « Quant aux irritants de la peau, tels que sinapismes et vésica-
> toires, il vaut mieux ne pas les employer du tout. » (NIEMEYER,
> *Pathologie interne*, 1873.)

Joao da Costa, de Braga, fut pris, le 6 septembre dernier, d'un frisson fort intense
suivi de chaleur, soif, point de côté, crachats muco-sanguinolents. Le curé, en lui
donnant l'extrême-onction, demanda le secours du médecin [1].

J'arrivai le 10, à dix heures du matin, et trouvai le malade dans l'état suivant :
Regard incertain ; agitation, délire ; peau sèche et brûlante ; langue saburrale, blanche,
rude ; nausées ; selles fétides ; céphalalgie ; point de côté à gauche ; toux petite ; son
mat dans tout le côté gauche de la poitrine ; souffle bronchique et râle sous-crépitant à
la base postérieure et latérale du poumon gauche ; dyspnée ; respiration râlante (36)
pouls dur (120) ; température, 39° 6/10°°.

Traitement. — Éméto-carthartique ; vésicatoire volant sur le point de côté ;
sinapisme aux mollets et aux pieds et, après effet : aconitine, vératrine, arséniate de
strychnine : 1 granule de chaque ensemble, toutes les demi-heures jusqu'à effet.

Le même jour, à cinq heures du soir. — Même état ; le malade est moribond ;
vésicatoire volant pendant huit heures sur la partie gauche de la poitrine. Je fais
continuer avec les granules et ordonne de m'avertir dans la soirée.

Le 21. — J'étais très fatigué ; j'arrive à cheval à sept heures du matin. A mon
grand étonnement la scène avait changé ; et, depuis ce moment, le malade entra en
convalescence.   (*Idem.*)

Remarques. — On ne saurait assez le répeter : les maladies aiguës
n'ont de gravité que par le temps perdu et la perte de forces vitales. En
agissant de prime abord avec énergie et *sine materia,* on coupe le mal à sa
racine. C'est ce que, malheureusement, les allopathes ne veulent pas comprendre.

14° FAIT. — *Pleuro-pneumonie entée sur un rhumatisme goutteux.* — Ma vieille

---

[1] Dans beaucoup de parties de l'Espagne, le spirituel va avant le temporel, l'âme avant
le corps ; mais, du moins, le curé dont il s'agit a fait acte de prudence.

mère, soixante-dix-neuf ans, tempérament sanguin, souffrant depuis vingt ans au moins d'un rhumatisme goutteux, est prise à la suite d'un refroidissement de frisson, de pleurodynie, avec fièvre, toux, râles crépitants du côté gauche ; puis apparurent au bout de huit heures les crachats rouillés. Le diagnostic n'était pas difficile.

Traitement. — Dominante : colchicine, 12 granules par vingt-quatre heures ; *variante :* digitaline, aconitine, morphine, 1 granule de chaque toutes les demi-heures ; vésicatoire sur le point douloureux.

Au bout de vingt-quatre heures, le pouls qui était au début à 105, tombe à 85 ; pas d'amélioration du côté des poumons, mais pas d'aggravation. Quarante-huit heures après, les crachats ne sont plus rouillés ; le poumon est mieux. Au bout de cinq jours, l'amélioration locale est sensible, mais l'énergie de la malade diminue ; il survient une sorte d'indifférence avec abattement et sueur. Aussitôt je fais prendre : arséniate de strychnine, caféine, acide phosphorique : 1 granule de chaque toutes les heures, et nourriture. Peu à peu les forces reviennent, l'énergie reparaît et le dix-huitième jour nous fêtions notre malade bien-aimée.

Son voisin et cousin, M. L..., maire à R..., même tempérament, même âge, pris le même jour de la même affection ; il survint aussi chez lui de l'insouciance, de l'abattement, de la faiblesse. Soigné par cinq allopathes, il succombait le neuvième jour.   Dr Calbris, à Tinchebray (Orne).

Remarques. — Voilà ce que le grand Corneille n'avait pas prévu : cinq contre un (au lieu de trois), il n'y a que le fameux « Qu'il mourût » qui est le même.

Nous profitons de ce fait pour dire un mot de la pneumonie du vieillard et de son traitement dosimétrique.

III

DE LA PNEUMONIE DU VIEILLARD ET DE SON TRAITEMENT DOSIMÉTRIQUE

La pneumonie du vieillard ne diffère point de la pneumonie de l'adulte, quant à la forme : ce sont les mêmes lésions anatomo-pathologiques quand on la laisse marcher ; mais ce qui la rend particulièrement grave et le plus souvent mortelle, c'est l'état adynamique général et la paralysie des poumons.

Ainsi le râle crépitant ou légitime, tel qu'on l'observe chez l'adulte, ne se manifeste chez le vieillard que quand on le fait tousser. Presque toujours c'est le râle sous-crépitant qu'on perçoit, à cause de la grande quantité de sérosité sanguinolente qui remplit les alvéoles du tissu pulmonaire enflammé (les vieillards sont généralement atteints de catarrhe pulmonaire).

Dans tous les cas, les râles humides, au début, ont peu de durée et sont bientôt remplacés par le bruit de souffle, qui apparaît beaucoup plus tôt que chez l'adulte.

Souvent il y a, chez le vieillard, hépatisation d'une partie plus ou moins considérable du poumon, ce qui rend les bruits d'auscultation plus obcurs. Quant à la percussion, on trouve souvent de l'emphysème et, par conséquent, une résonance plus grande que chez l'adulte.

Le pouls s'accélère en raison de l'insuffisance pulmonaire ; on dirait, en quelque sorte, le pouls d'un enfant ; il n'a ni ampleur, ni force ; quelquefois il est dur et irrégulier à cause de l'état athéromateux de l'artère. La température du corps est peu augmentée et même peut descendre au-dessous de l'état normal.

La peau est sèche et pulvérulente. Il y a atonie des voies digestives ; la langue est chargée d'un enduit jaunâtre ou brunâtre ; peu ou pas de soif ; le plus souvent constipation ; la diarrhée ne survient qu'à la fin par relâchement.

Les urines sont rares et rouges et, par suite, somnolence ou délire fugace, reflétant l'état moral du malade : un regard intérieur jeté sur toute son existence ; ce délire est peu prononcé aux approches de la nuit. Vers le jour le malade tombe dans un assoupissement qui est souvent sa fin.

« La pneumonie du vieillard — dit Prus — a été appelée adynamique à cause de la prostration dans laquelle elle jette avec une grande rapidité ; couché sur le dos, la bouche ouverte, la langue et les lèvres sèches, brunes, fendillées, en proie à un subdélire presque continu, le vieillard atteint d'une pneumonie au deuxième et au troisième degré offre le mourant tableau que Ph. Pinel a tracé de la fièvre adynamique en général. Je ne puis douter, en aucune façon, qu'il n'ait pris pour cette fièvre, des pneumonies des vieillards arrivées au deuxième et au troisième degré. »

Prus s'est trompé : il a mis, comme on dit, la charrue avant les bœufs, puisque la lésion dynamique précède toujours la lésion organique, de la même manière que la première vient s'enter sur une lésion organique ancienne.

La pneumonie du vieillard n'est donc jamais franche, à cause du manque de réaction. On pourrait presque dire qu'elle est latente : pas de frisson de début, pas de point de côté, pas ou peu de fièvre, toux peu fréquente, peu ou pas de dyspnée, expectoration catarrhale ou nulle. La pneumonie est plutôt extravésiculaire qu'intravésiculaire, ainsi que le montre l'autopsie. Dans la généralité des cas, elle présente des variations, des intermittences, qui font qu'on s'abandonne à une fausse sécurité. La durée de la maladie ne dépasse pas huit à dix jours; l'hépatisation secondaire, la suppuration, la gangrène, en sont les terminaisons. Si le malade peut aller jusque-là, le plus souvent il meurt subitement, presque sans agonie.

Après ce tableau esquissé à larges traits, et que nos confrères compléteront facilement, nous passerons au traitement, ce qui est le plus important pour ne pas faire de la médecine « une inutile histoire naturelle [1] ».

Les allopathes ne sont pas d'accord quant à la saignée ou aux saignées. En 1824, Foucard croyait être très hardi en faisant pratiquer une saignée et en prescrivant une application de sangsues, chez des sujets de soixante à quatre-vingts ans. En 1842, Chomel écrivait encore : « Une saignée est souvent utile chez les vieillards, mais il est rarement avantageux de la répéter. » Cependant, dès 1836, Hourmann et Dechambre disaient que dans la pneumonie des vieillards, trois ou quatre saignées, de quatre palettes chacune, ont souvent d'heureux résultats. Cazenave, en 1841, prescrivait trois saignées et une application de sangsues dans les premières quarante-huit heures; et il assure que la pneumonie sénile ne cède souvent qu'à de nombreuses émissions sanguines tant générales que locales.

Tout cela — on le voit — c'est comme le docteur Sangrado (de Le Sage) prétendant que ses malades mouraient parce qu'on ne les avait pas fait assez saigner et boire assez d'eau chaude. — Laissons dormir en paix

---

[1] Dans nos hôpitaux, les élèves passent une grande partie de la journée à assister aux autopsies. Il y a un assistant *ad hoc*, qui du matin au soir s'occupe à faire un métier grossier d'équarrisseur. Encore si cette lugubre besogne profitait à l'enseignement clinique, mais le plus souvent le chef de clinique n'y est pour rien.

le Sangrado de notre époque : il a assez fait son *mea-culpa* pour qu'on ne lui en fasse plus le reproche.

Nous en dirons autant du tartre émétique, d'autant plus dangereux dans la pneumonie du vieillard que la dépression vitale est plus grande et qu'il existe une inflammation ataxo-adynamique du tube intestinal ; souvent le tartre *stygié* (comme disait le sanguin Guy Patin) détermine une diarrhée intense et des pustules d'ecthyma dans la bouche, le larynx, le pharynx, l'œsophage et plus bas encore. Les purgatifs sont également dangereux, parce qu'ils augmentent la faiblesse générale.

Que faire ? Évidemment instituer le traitement dosimétrique. Donner la strychnine (arséniate ou sulfate) contre l'atonie générale et locale, et réveiller l'action du système nerveux vaso-moteur ; combattre la constipation, due à la sécheresse de l'intestin, par le Sedlitz Chanteaud, en y joignant au besoin le podophyllin — 3 à 4 granules le soir — ; rétablir, si possible, la sécrétion cutanée et rénale par l'aconitine et la digitaline ; favoriser l'expectoration par la scillitine ; activer la digestion par la quassine, la jalapine, etc.

Le vieillard — comme l'enfant — ne peut supporter le jeûne prolongé, lors même que l'organisme est en proie au trouble le plus marqué. Des bouillons, des potages substantiels, aident merveilleusement à la résolution de ses maladies. Nous en appelons à Hippocrate dans son admirable livre : *Du régime dans les maladies aiguës* (Voir nos *Études sur Hippocrate, au point de vue de la méthode dosimétrique* [1]).

Chez le vieillard, il se fait une combustion très rapide des principes azotés et hydrocarbonés. C'est une lampe qui jette ses dernières lueurs, si l'on n'a soin d'y verser de l'huile.

Par suite du rapprochement que nous venons de faire, nous terminerons le présent Manuel en jetant un regard sur le traitement de la pneumonie des enfants.

---

[1] Ce livre étant épuisé, nous en préparons une nouvelle édition plus complète que la première, et interfoliée comme le présent *memento*.

IV

DE LA PNEUMONIE CATARRHALE DES ENFANTS ET DE SON TRAITEMENT
DOSIMÉTRIQUE

La pneumonie catarrhale des enfants est alvéolaire — comme la pneumonie fibrineuse — et, non interstitielle, ce qui la distingue de la pneumonie des vieillards. Elle en diffère encore, en ce que l'exsudation des alvéoles n'est pas compacte, dure, formant l'hépatisation pulmonaire et, au contraire, qu'elle est épithéliale, mucineuse et leucocytique. De plus, elle n'occupe pas un lobe entier, mais des lobules disséminés en plus ou moins grand nombre, et forme la pneumonie lobulaire. C'est ce qui constitue la broncho-pneumonie ou bronchite capillaire des enfants.

Dans cette forme de pneumonie, l'invasion n'est pas aussi aiguë, ni aussi violente que dans la pneumonie fibrineuse; la température ne s'élève jamais rapidement si haut; elle commence comme un rhume, quelquefois comme un coryza qui gagne les bronches, par un accès de laryngite striduleuse, ou par une angine pultacée (Voir *Maladies diphtéritiques*).

Elle n'est jamais unilatérale, comme l'est habituellement la pneumonie fibrineuse; et elle occupe, en général, les deux poumons, dans leur partie postérieure.

La fièvre n'est pas très considérable et ne dépasse pas 39° c.; elle varie entre 37°,5, 38° et 39°. La percussion ne donne jamais de matité absolue, mais plutôt de la submatité, un peu plus forte d'un côté que de l'autre. A l'auscultation, on n'y trouve que du râle sous-crépitant, des râles muqueux fins et un peu de rudesse du bruit respiratoire, avec faible retentissement de la voix et des cris.

Dans ces conditions de subinflammation pulmonaire, de fièvre modérée, le traitement n'est plus le même que dans la pneumonie franche; les indications ne le sont pas également. Peut-on juguler la maladie? M. Bouchut ne le croit pas — comme M. Jaccoud pour la pneumonie franche (Voir plus haut). Malgré tout le respect que doit inspirer la parole du savant médecin de l'Hôpital des enfants, nous dirons qu'il faut toujours essayer d'enrayer la pneumonie au début, quelle qu'elle soit — nous en avons donné plus haut des exemples — et pour cela employer la strychnine, la brucine, l'aconitine, la vératrine, la digitaline, l'hydro-ferro-cyanate de quinine, selon les indications, et surtout le lavage du tube intestinal par le Sedlitz Chanteaud.

Dans son traitement, M. Bouchut se guide d'après les indications suivantes :

1° *Modérer l'inflammation du tissu pulmonaire*, par les révulsifs, loochs, potions gommeuses ; avec sirop diacode, d'althée, de codéine ; par l'alcoolature d'aconit. Les saignées ne doivent être faites qu'au cas de forte hyperémie pulmonaire et menace d'asphyxie.

Nous ferons remarquer que c'est précisément pour faire tomber cette hyperémie et prévenir l'asphyxie, que la strychnine, la brucine sont indiquées, et que les loochs, les gommeux, les sirops ne font qu'affadir l'estomac. Quant aux révulsifs, dont on abuse généralement, ils ne font qu'ajouter à l'hyperesthésie nerveuse, qui, à son tour, réagit sur l'hyperémie vasculaire. La fièvre devra être combattue par les alcaloïdes deffervescents : aconitine, vératrine, digitaline. L'alcoolature d'aconit est un moyen incertain et dangereux.

2° *Évacuer les mucosités bronchiques*, par l'ipéca ou le tartre émétique. C'est ici que l'émétine est de la plus grande utilité, parce qu'elle ne prostrée pas comme le tartre stibié.

Il suffit de 1 granule toutes les heures, avec une cuillerée à café de sirop aromatisé, pour avoir une bonne expectoration. Quant au tartre stibié, son action est plutôt controstimulante.

3° *Détourner l'inflammation pulmonaire par les vésicatoires volants*. — Nous avons vu, plus haut, que de grands praticiens condamnent les vésicatoires ; mais en les saupoudrant de camphre et en leur donnant une étendue suffisante, ils sont très utiles pour attirer le sang vers la périphérie et détourner le courant phlogosique, d'après les principes du père de la médecine . M. Bouchut recommande à cet effet les vésicatoires volants, parce qu'il faut agir vite et bien. Dans les inflammations aiguës, notamment dans la pleuropneumonie, il n'est pas besoin d'exutoire comme dans les inflammations chroniques.

4° *Soutenir la tonicité des bronches et des vacuoles pulmonaires* par les toniques, le vin, les alcooliques dilués. Il est à regretter qu'un esprit aussi distingué que le docteur Bouchut, n'ait pas compris l'importance de la brucine et de la strychnine, conjointement avec les alcaloïdes deffervescents. Nous avons rapporté, plus haut, de véritables ressuscitations obtenues par ces agents excito-moteurs. Quant aux alcooliques, il faut s'en abstenir, parce que s'ils excitent momentanément, ils dépriment, à la suite, la vitalité. D'ailleurs ce sont des extincteurs des globules rouges du sang.

5° *Tarir les sécrétions bronchiques qui se prolongent,* par les balsamiques ; quelquefois la fleur de soufre, le polygala senega. M. Bouchut a omis ici un modificateur très utile dans ces cas : le sulfure de calcium. (Voir *Diphthéries.*)

V

DE LA GRIPPE INFANTILE (INFLUENZA) ET DE SON TRAITEMENT DOSIMÉTRIQUE

Si, chez les adultes, la grippe est une affection plus grave en apparence qu'en réalité — tout au moins en ce qui concerne les sujets qu'une convalescence plus ou moins longue et un retour lent des forces n'exposent pas à être la cause efficiente de l'évolution de quelque diathèse redoutable — il n'en est pas de même chez les enfants que l'excès de la chaleur animale et de la circulation sur les autres âges de la vie exposent à des inflammations intercurrentes souvent mortelles.

Cela est surtout vrai dans la grippe épidémique, attaquant les enfants entre deux mois et trois ans. En même temps que les symptômes généraux : fièvre, dyspnée, etc., il y a des symptômes intercurrents : tels, que les douleurs dans les membres et les lombes, de nature urémique, qui empêchent les petits malades de garder une position relativement tranquille ; il s'agitent, crient au moindre attouchement.

A ces manifestations viennent se joindre des troubles gastriques et intestinaux encéphaliques, dégénérant en fièvre rémittente ou typhoïde, gastrite, entérite, méningite, etc.

Dans tous ces cas, la chaleur animale est très élevée, le pouls très rapide, la face rouge, anxieuse, grippée ; le sommeil agité, interrompu par des cris et souvent des convulsions (Voir *Maladies des enfants*).

Quant au traitement, voici comment un médecin d'enfants s'est exprimé. Nous mettons son traitement en regard de celui de West, parce que, autant le premier est imbu des principes de la dosimétrie, autant le second est entaché d'allopathie.

Dans ces cas, nous nous sommes toujours attaché à faire tomber l'état fébrile et à favoriser la détente générale.

A cette effet, nous prescrivons les granules d'aconitine, de vératrine, dans une cuillerée à café d'eau sucrée, d'un sirop pectoral ou rafraîchissant : 1 granule de l'un ou de l'autre de ces alcaloïdes, selon les indications. (Ainsi l'aconitine, quand l'agitation est très grande avec tendance aux convulsions ; la vératrine, contre la dyspnée et l'oppression ; la digitaline, contre l'état urémique. Chez les tout petits enfants, on écrase 1 granule dans un peu d'eau sucrée et on donne par petites cuillerées à café tous les quarts d'heure.)

En même temps, nous aidons encore à l'action de ces alcaloïdes par des lotions à l'eau fraîche, pour enlever le calorique en excès et diminuer le malaise.

A notre visite du matin, nous constatons généralement une notable amélioration dans l'état général. Il y a une transpiration ou, du moins, une moiteur de la peau ; la fièvre a diminué et l'enfant a pu reposer.

Il est toujours imprudent de cesser trop tôt de tenir l'économie de ces petits êtres sous l'influence du controstimulisme ; et ce qui nous donne la certitude du fait, c'est que plus d'une fois nous avons vu les symptômes fébriles reparaître au soir, alors que dans la journée, ils avaient été à peine marqués, au point de faire espérer une convalescence franche.

C'est cette considération qui nous conduisit à donner, une fois que nous avions obtenu une forte baisse de la chaleur et du pouls, des granules d'hydro-ferro-cyanat et de quinine, à la dose de 6 ou 7 dans la journée, et de digitaline, 3 à 4.

La première de ces préparations, outre son action sédative et antipériodique, avait, comme autre résultat: celui de calmer la toux ; la seconde, celle de favoriser la diurèse et l'élimination de l'excès d'urée dont le sang se charge sous l'influence de la suractivité de la dénutrition. (Voir *Maladies des urines*.)

Au troisième ou au quatrième jour, ne trouvant plus d'indication de continuer la digitaline, nous nous en tenons à l'hydro-ferro-cyanate de quinine seul, médicament qui reste en lutte contre le symptôme prédominant alors : la toux, et qui nous a semblé en avoir bien plus sûrement raison que les alcaloïdes de l'opium.

Quand parfois l'appétence tarde à reparaître, que la langue reste couverte d'un enduit blanchâtre, nous levons cette apepsie par 4 à 8 granules de quassine, dans la journée. L'association de 3 à 5 granules d'arséniate de soude nous a souvent servi pour rétablir le cours des digestions.

Dr Droixhe, à Huy (Belgique).

Remarques. — Les praticiens liront ces entractions avec fruit. Elles leur feront voir combien il est facile de médicamenter les enfants par la méthode dosimétrique, tandis que toutes les autres médications sont pénibles et incertaines. On sait l'effrayante mortalité que les affections des voies respiratoires occasionnent parmi les enfants : c'est qu'on a pas su faire le traitement de la *dominante* et de la *variante* (Voir *Thérapeutique dosimétrique*).

Dans la grippe ou influenza, il s'agit d'une cause miasmatique, et il n'est pas rare de rencontrer dans les produits des sécrétions, des vibrions ou bactéries, comme dans la stomatite aphteuse (Voir *Maladies des enfants*).

Mais, avant tout, il faut abattre la fièvre dans ses deux expressions pathologiques : l'excès du pouls et de la chaleur, cette dernière pouvant s'élever à 42°, 43°. Il est évident que la vie ne saurait résister longtemps à une pareille température. L'aconitine et la vératrine — quelquefois les deux ensemble — données coup sur coup : 1 granule de quart d'heure en quart d'heure, et puis de demi-heure en demi-heure, ramènent le pouls, et la chaleur à leur moyenne physiologique.

En même temps, il faut tenir en vue les organes respiratoires et, à la moindre dyspnée, administrer l'émétine, qui est l'expectorant par excellence dans l'espèce. Les sels d'opium, dans ces cas, ne font qu'engourdir les organes et les congestionner.

S'il y a des exacerbations fébriles, il faut les couper par l'hydro-ferro-cyanate de quinine. On a prétendu qu'il n'agit que par la quinine seule : c'est une erreur, puisque sa combinaison au fer et à l'acide, cyanhydrique en font, en même temps, un calmant et un tonique.

La quassine et l'arséniate de soude donnés aux repas facilitent la digestion et rétablissent la nutrition dans son état normal.

On voit, qu'à tous les points de vue, la dosimétrie est supérieure à l'allopathie, et que les praticiens, qui sont encore réfractaires à la première, se font du tort, à eux et à leurs clients.

MALADIES DU CŒUR

D'aucune profession, plus que de celle de médecin, on ne peut dire : *Hæret lethalis arundo.*

D'où vient la fréquence des maladies du cœur chez les médecins ? Sont-ce les rivalités de métier ou ce qu'on nomme l'*invidia medicorum pessima invidia ?* Nous ne le pensons pas. Mais parce que constamment occupés de la santé de leurs clients, ils négligent la leur propre.

Et puis, il faut bien le dire, la plupart sont sceptiques en leur art, parce que, traitant d'après la vieille méthode, ils en voient, non seulement les incertitudes, mais les dangers.

D'autres ont foi dans les spécifiques... « tant qu'ils guérissent encore. » C'est ainsi qu'on voit des médecins se jeter sur la première recette venue, pourvu qu'elle porte l'estampille du *magister dixit.* Ils demandent conseil à leur journal, tandis que leur véritable journal c'est la nature, c'est-à-dire une sage application des principes hippocratiques.

Le *primo non nocere* du père de la médecine n'existe pas pour eux : et ce n'est qu'après une triste expérience... sur leurs malades, qu'ils font retour... vers des mécomptes semblables.

Nous prenons pour preuve les discussions qu'ont provoquées, au sein des académies et des sociétés savantes, l'usage abusif de tels et tels médicaments, érigés en panacées : la digitale, le bromure de potassium, le salicylate de soude, les antipyrines et tant d'autres poisons, tandis que les remèdes véritables (les alcaloïdes) sont l'objet de leur répulsion.

En vain à ces sourds volontaires (mais inconscients), le *Répertoire*, depuis dix-sept ans, prêche le *medicus se curat ipsum*, ils ne veulent rien entendre et préfèrent se laisser mourir, voulant ainsi se couvrir devant leurs malades.

Et cependant, qu'est-ce qu'un culte où il n'y a pas de foi? Mieux vaudrait accepter franchement le rôle d'augure.

Nous savons que les médecins sceptiques en thérapeutique se réfugient derrière ce que feu le docteur Amédée Latour a nommé « une inutile histoire naturelle » ; mais d'elle aussi on peut dire : « *Tradidit mundum disputationibus illorum.* »

A quoi ont abouti les dissertations, sans fin, sur la valeur clinique de la bactériologie? Et ici, nous ne faisons que répéter ce que le professeur Semmola a dit au Congrès de Washington (1887) :

« Depuis cinq à six ans, on ne peut ouvrir un journal sans y lire la découverte d'un ou plusieurs bacilles pathogènes et — il n'est pas besoin de le dire — pendant que l'attention est tiraillée par tant de problèmes pathologiques restés sans solution, le meilleur moyen, le plus facile et le plus sûr d'arriver à la célébrité, c'est encore de découvrir un nouveau bacille ou un minuscule *micrococcus*. C'est un aveuglement universel : la pathologie — de l'avis de quelques-uns — n'est plus que le corollaire de la bactériologie. Tout clinicien à la mode doit ouvrir, à côté de ses salles, un laboratoire de cultures microbiennes. »

Et l'honorable professeur a ajouté :

« L'erreur du jour est de considérer la bactériologie comme la clef de toute thérapeutique. Dans l'état actuel de la nouvelle (?) science, on ne peut la prendre pour guide dans le traitement des maladies internes. »

Cela est si vrai, que la pratique n'a pas attendu après elle (la bactériologie) pour agir. Elle (la pratique) combattait la fièvre intermittente par le quinquina (et depuis par la quinine), avant que l'on sût que le miasme palustre contînt des microbes.

Qu'a fait le docteur Koch, de remuante envie, pour le traitement du choléra asiatique, avec ces bacilles en virgule? Force lui a été d'y mettre le point.

Eh bien ! il en est de même de tous les miasmes que le médecin doit braver journellement. Qu'il prenne donc ses précautions en suivant le régime prophylactique que nous lui offrons pour rien, et qu'il repousse parce qu'il prétend que ce n'est pas de la science. Nous entendons les médecins de par l'École.

A chaque instant l'École voit disparaître un de ses membres les plus importants. Mais : « Périsse l'humanité plutôt que le principe ! » Chez elle (l'École) le *non possumus* existe comme au Vatican... et également sa paille dorée.

Le véritable médecin est celui qui ne prend conseil que de lui-même ; et il le peut grâce à la dosimétrie, dont les prescriptions simples lui permettent de faire ce que nous avons nommé la *pierre-de-touche thérapeutique*.

Qu'il commence donc, par s'appliquer à lui-même ce qu'il ordonne à ses malades ; et surtout qu'il leur donne l'exemple d'une respectable longévité, au lieu de se laisser mourir avant le temps, comme par une fatalité de profession.

Hippocrate et la plupart des philosophes de son temps, sont devenus centenaires : pourquoi ne ferions-nous pas comme eux ?

I

INTRODUCTION

Bichat a dit qu'on meurt par le ventre, par le cœur ou par la tête : accidentellement, s'entend, car, naturellement, ces trois centres sont tellement pondérés entre eux qu'ils concourent au jeu général de la machine organique sans heurts ni bris. C'est donc nous qui dérangeons notre machine organique faute de savoir la conduire.

Il est vrai que l'homme a pour excuse la civilisation, avec ses luttes, ses émotions et — disons-le — ses excès que ne connaissent pas les animaux. N'accusons donc pas la nature, mais nous-mêmes.

Il y a — il est vrai — la médecine : mais cet art nous l'avons rendu souvent inutile — pour ne pas dire nuisible — en faisant des maladies des *Entités* et en leur érigeant des autels, par une sorte de fétichisme, comme font les peuples sauvages.

Le principe de la jugulation des fièvres a passé pour une hérésie ; et on a vu un Corps savant bâillonner un médecin assez honnête pour venir soutenir cette doctrine dans son enceinte.

Et cependant toutes les lésions organiques ne commencent-elles pas par être simplement fonctionnelles ? Pourquoi les maladies organiques du cœur sont-elles si fréquentes ? C'est parce qu'on les a laissées marcher, ou qu'on les a méconnues au début. Et ici nous laisserons un ex-prince de la science expliquer son propre cas. Voici ce qu'il nous écrivait tout au début de la dosimétrie.

Paris, 18 avril 1872.

Monsieur et très honoré Confrère,

J'ai reçu une lettre de vous sur votre nouvelle méthode de thérapeutique et votre *Guide de médecine dosimétrique*, et voulant essayer sa valeur, ne trouvant jusqu'à présent aucun soulagement par les moyens ordinaires, c'est moi-même qui viens vous demander votre avis sur le traitement que vous croirez devoir me conseiller.

J'avais depuis longtemps une légère hypertrophie du cœur, qui n'a jamais — même à présent — été accompagnée d'altération des valvules. Cette affection ne me gênait nullement pour exercer mon état, faire mes visites à l'hôpital et affronter toutes les fatigues d'une assez nombreuse clientèle, lorsque — il y a environ un an — revenant à Paris après avoir moralement bien souffert des épouvantables désastres qui ont ravagé mon pays, j'ai été pris de petits accès d'essoufflement qui me surprenaient le matin au lit, durant quinze à vingt minutes, me forçant à me mettre sur mon séant, et cédaient assez bien à un sinapisme appliqué, soit à la région du cœur, soit sur le creux sternal. Peu à peu et presque insensiblement, survenait un peu d'anhélation pendant la marche et dans l'ascension aux étages. Je me consultai avec mon collègue à la Charité, le docteur Bourdon, et il fut résolu que je prendrais de l'eau de laurier-cerise, des lavements de camphre à la valériane. Nous considérions cette affection, à son début, comme une névrose du cœur. Les symptômes ne furent point enrayés : j'avais des alternatives de bien-être pendant quelques jours, puis tout revenait comme par le passé.

Pendant l'été, j'eus deux ou trois accès d'oppression qui me forçaient à me lever ;

et, en même temps, la marche et l'ascension devenaient de plus en plus pénibles chaque jour. En effet, quand je marchais, je ressentais comme une constriction, un poids vers la région sternale ou la région précordiale, mais sans aucun retentissement dans le bras ou à l'épaule gauche.

Je continuai comme traitement les lavements à la valériane et au camphre qui me soulageaient, mais momentanément. Vers cette époque, je pris aussi des granules de digitaline et les granules de Papillaud, à l'arseniate d'antimoine. Ainsi se passa mon été. Je revins à Paris le 13 novembre, et avec Bourdon je vis mon collègue Pidoux, qui jugea aussi que mon cas était une névrose du cœur, approuva tout ce qui avait été fait et proposa des lavements d'assa-fœtida. J'en pris une vingtaine, mais sans soulagement marqué. Mes collègues m'examinèrent avec le plus grand soin, me trouvèrent une légère hypertrophie du cœur (celle que j'avais depuis vingt ans et qui avait été, pendant ce long espace de temps, enrayée par un médicament que j'ai découvert pour le cœur: la décoction de café vert. Ils ne trouvèrent absolument rien aux valvules. La respiration était ample et complète dans tout le poumon; mais ce qui les frappa, ce fut une assez forte distention de l'estomac par les gaz; de telle sorte que cet organe soulevant le diaphragme, venait encore ajouter à l'essoufflement que j'éprouvais.

Depuis mon retour à Paris, j'ai eu encore une fois un accès d'essoufflement à la suite d'une émotion morale, mais depuis les accès on complètement disparu.

Voici mon état actuel : teint bon et rosé, lèvres d'un rose vif, bon appétit, que je suis obligé de modérer, au dîner surtout, car alors, si je mange un peu trop, les gaz soulèvent l'estomac et j'ai de l'oppression pendant à peu près une heure, jusqu'à ce que les gaz soient sortis. Dans l'état de repos aucun essoufflement ; lorsque je prends une grande et complète inspiration, il y a une légère crampe des muscles intercostaux, à droite, à gauche et en avant, quelquefois aussi en arrière; mais ces douleurs sont fugaces. Dans le lit, le décubitus sur le dos est assez pénible ; sur le côté droit très facile mais plus encore sur le côté gauche ; la marche dans l'appartement est assez facile et sans oppression ; mais dans la rue, dès qu'il y a un peu d'ascension, la marche est très pénible : oppression, compression de la poitrine comme si un poids énorme venait peser dessus. Ces symptômes sont encore plus marqués lorsque l'estomac est plein, puisqu'à l'affection dominante vient se joindre le gonflement de l'estomac par le gaz ; et, chose encore fort singulière, c'est qu'après mon déjeuner, presque aussi copieux que mon dîner, je n'étouffe pas, tandis qu'après mon dîner, ce symptôme est presque inévitable.

Qu'est-ce que cette affection ? Après trente-six ans de service dans les hôpitaux et quarante années d'exercice dans Paris, *je n'en ai jamais rencontré de semblable.* Pidoux et Bourdon l'appellent *asthme cardiaque.* Est-ce, en effet, une perturbation dans les plexus servant à la respiration et à la circulation ? Est-ce une affection du pneumogastrique ? Une circonstance bizarre — et que j'avais oublié de vous signaler — c'est qu'avant d'éprouver les symptômes de ma maladie actuelle, j'avais, depuis cinq à six ans, de fréquentes intermittences du pouls, sans que ce symptôme apportât le moindre trouble dans ma vie active ; depuis ma vie actuelle, ces intermittences ont presque tout à fait disparu. Je serai bien heureux, Monsieur et honoré confrère, d'avoir votre avis sur cette *bizarre* et cruelle affection ; et si, dans votre nouvel arsenal thérapeutique vous n'avez pas un traitement à me proposer.

D^r. Baron de PELLETAN.

Afin de répondre à la confiance du confrère, je me suis rendu à Meudon — où il était en villégiature — et j'ai pu constater un état fort avancé, non seulement de la maladie du cœur (hypertrophie), mais d'un état brighitique qui avait déterminé une infiltration générale. La terminaison funeste à bref délai était donc manifeste, et je n'ai pu que lui conseiller l'emploi de la strychnine (arséniate), de l'aconitine, de la digitaline pour la nuit : 3 granules de chaque, en y ajoutant 1 granule d'atropine de demi-heure en demi-heure pendant les accès ; la quassine et l'arséniate de soude au repas du midi, et dans la journée quelques granules d'iodoforme et de codéine, contre l'oppression et la toux.

Passons maintenant son état en revue.

Le docteur Pelletan n'avait jamais été malade, sauf ce qu'il nommait une légère hypertrophie du cœur, contre laquelle il avait découvert un remède : le café vert. On sait, en effet, que la caféine est le modérateur du cœur ; mais, ici, il fallait également un *fouettant*, c'est-à-dire la strychnine (Voir *Pharmacodynamie*). En y combinant la digitaline, on eût diminué la pression intra-vasculaire et prévenu le mal de Bright, dont il a fini par mourir. Les lavements d'assa-fœtida, le camphre, l'éther, ne pouvaient rien ici, puisqu'ils n'ont fait qu'ajouter à la faiblesse musculaire et nerveuse.

L'influence de l'hypertrophie du cœur sur l'asthme et *vice versa*, n'est pas douteuse ; chez les goutteux, l'asthme est l'indice d'une maladie du cœur, et les intermittences du cœur le prouvent.

L'arséniate d'antimoine est indiqué dans ces cas.

Quant à la dyspnée, elle est essentielle ou symptomatique ; et parmi ces dernières, les unes sont *prochaines*, les autres *éloignées*. Parmi les premières, nous plaçons toutes celles qui sont dues à des maladies des voies respiratoires : *angino-laryngiennes*, *bronchiques*, *pneumoniques*, *cardiopathiques*, *thoraciques*, *stomacales* : c'était de celles-là dont souffrait le confrère.

Dans les dyspnées symptomatiques *éloignées* se rangent les névropathiques, myélopastiques, cérébrales, dyshémiques, etc., dont il n'y avait pas de traces dans le cas dont il s'agit (Voir la *Symptomatologie*).

II

FAITS CLINIQUES

Insuffisance auriculo-ventriculaire. — Empoisonnement par la digitaline. — Mme D..., atteinte d'une affection du cœur ancienne (insuffisance et rétrécissement auriculo-ventriculaire), avec un peu d'hypertrophie aggravée d'un état récent du cœur et des poumons, d'œdème des extrémités, etc., était traitée jusque-là comme simplement anémique. Elle était dans un état désespéré; elle avait pris, entre autres choses, de la poudre de digitale en pilules, de 10 centigrammes chacune, pendant seulement trois à quatre jours, à raison d'une pilule matin et soir, ce qui faisait 6 à 8 pilules, ou 30 à 40 centigrammes de digitale en substance. Allopathiquement, ce n'était donc pas une dose énorme, puisque les auteurs partisans du *maximum* disent qu'on peut aller jusqu'à 60 centigrammes par jour. Néanmoins, elle fut prise de tous les symptômes d'empoisonnement par la digitale : vomissements violents et répétés, glaireux et verdâtres, ralentissement et irrégularité du pouls, douleur à l'épigastre, puis de coliques, et de diarrhée, douleur et chaleur à la tête, troubles de la vue, etc., symptômes qui durèrent pendant plusieurs jours et que l'hyosciamine et la strychnine finirent par calmer avec beaucoup de peine. Quand le pouls fut revenu avec l'impulsion exagérée du cœur, dans la crainte d'une susceptibilité particulière à l'endroit de préparations de digitale et à cause des effets récents et terribles de celle-ci; d'autre part, n'osant pas donner la digitaline, je la remplaçai par l'aconitine jointe à la strychnine et à la scillitine ; vésicatoire, etc.., pour compléter le traitement.

Mais pour avoir la preuve qu'il n'y avait pas une idiosyncrasie particulière à l'endroit de toutes les proportions de digitale, je donnai plus tard la digitaline, qui fut bien supportée et aida à achever une guérison relative.

Dr BOURDON (Méru, Oise).

Réflexions. — Nous allons reproduire ici une discussion à la Société de médecine de Paris (22 août 1874) sur l'emploi de la digitale, du bromure de potassium, dans les maladies du cœur. Cela rappelle la fable : *les Animaux malades de la peste*, et n'en est pas moins instructif.

M. Durozier. — Je voudrais, à propos du procès-verbal, communiquer à la Société quelques faits où la poudre de digitale a été donnée à la dose de 15 centigrammes en tisane, et au bout de *fort peu de temps* le malade a succombé. Doit-on attribuer cette terminaison rapide au médicament ou à l'état graisseux du cœur, révélé par l'autopsie? *Je serais tenté de croire que c'est le médicament qui a précipité l'issue fatale.* Il y eut, pendant les derniers temps de la vie, des signes de l'action toxique de la digitale.

M. Peter. — Je demande à M. Durozier à quels signes il reconnaît l'état graisseux du cœur. Pour moi, je trouve ce diagnostic fort difficile ; l'état graisseux du cœur, en effet, n'a pas de signes suffisamment évidents pour permettre à l'observateur d'asseoir un diagnostic certain ; de telle sorte qu'on n'arrive à reconnaître la dégénérescence graisseuse que par un ensemble de probabilités : faiblesse du pouls, état athéromateux des artères, cercle sénile de la cornée, alcoolisme chronique avéré. C'est là que gît le danger de la digitale ; aussi la donnai-je très peu et presque à contre-cœur ; je m'en défie, je la redoute ; je ne l'emploie que comme régulateur des mouvements du cœur, quand ces derniers sont très irréguliers et très tumultueux. Il est une tendance dans la médecine de notre époque que l'on doit déplorer : c'est d'établir des équations toutes faites et surtout systématiquement, entre la maladie et le traitement : Syphilis? mercure. Maladie du cœur? digitale.

Ce n'est plus de la science alors, c'est une convention toute faite, systématique, stéréotypée; c'est le triomphe de la routine. On ne doit pas donner longtemps la digitale, sous n'importe quelle forme ; on peut — et on doit en suspendre l'usage ; car il faut qu'on le sache — et on ne saurait trop le redire — *la digitale est un médicament redoutable, dangereux.*

Maintenant que M. Durozier a fait un travail très intéressant, très utile, je lui demanderai de bien le coordonner ; de diviser ses *nombreuses* observations sous différents chefs, c'est-à-dire de rassembler, dans un même chapitre, tous les cas où, la digitale ayant été donnée, les *fonctions digestives ont été altérées;* dans un autre, il rassemblerait *tous les cas de délire, d'hallucinations, de troubles encéphaliques* en un mot, et *ainsi de suite;* car il ne faut pas que ce consciencieux et intéressant travail soit perdu en étant publié à de longs intervalles, ou passé, pour ainsi dire, inaperçu pour les lecteurs de la *Gazette des Hôpitaux.* Il est de la plus haute importance thérapeutique que les *praticiens de province* sachent bien les dangers de ce médicament, et que, pour les maladies du cœur « le commencement de la sagesse est la crainte de la digitale ». Je partage entièrement les idées de M. Durozier à cet égard.

M. Durozier. — Je ne demande pas mieux. Au reste, j'ai communiqué ce travail sans aucun parti-pris, de bonne foi, sans savoir quelles en seraient les conclusions, et, chemin faisant, *j'ai été effrayé en relevant mes observations des effets toxiques de la digitale.*

M. Delasiauve. — Je partage les opinions de MM. Peter et Durozier, mais j'en dirai autant du chloral et du bromure de potassium que l'on *emploie à tort et à travers sans discernement.* Dès que le malade souffre : chloral. Dès qu'un malade présente des symptômes d'un état nerveux quelconque : bromure de potassium. Et je ne suis pas du tout convaincu de l'innocuité de ces substances ; je crois même que leur influence se fait longtemps sentir, et n'est pas sans danger.

M. Forget. — Quand on fait de la médecine des symptômes, on fait de la mauvaise médecine ; on ne s'occupe que du moment présent, et l'on néglige l'effet éloigné du médicament. Qu'est-ce que je fais quand je donne le choral et le bromure de potassium ? Comment agissent-ils sur l'économie ? A la manière des agents toxiques. *C'est un véritable empoisonnement.* En tout cas, il y a deux sortes d'actions : une action primitive et une action secondaire. Le chloral est dangereux pour les femmes nerveuses ; je les ai vues souvent plus malades après l'administration de ce médicament. On ne se donne pas le temps d'expérimenter ; on ordonne le médicament à la mode ; c'est la vogue que l'on suit et non pas l'étude rationnelle du médicament. Ce n'est plus de l'expérimentation scientifique : c'est de l'innovation et rien de plus. Il faut y mettre plus de raison, plus de prudence, plus de patience ; et le travail de M. Durozier aura cette bonne fortune de faire connaître tous les dangers de l'emploi de la digitale.

Cela n'empêche que cette plante ne soit prescrite chaque jour sans discernement. Heureusement que la digitale de nos officines, pour une fois qu'elle est sauvage, il arrive dix fois qu'elle a été récoltée dans les jardins, c'est-à-dire complètement inerte et inoffensive. On voit cependant, çà et là, des empoisonnements, qu'on a soin de mettre sur le compte de la maladie.

Mais même la digitaline ne doit jamais être donnée seule quand la faiblesse et les intermittences du pouls indiquent la dégénérescence graisseuse du cœur. De même, quand il y a anémie, il faut associer la digitaline à la strychnine et aux arséniates, aux ferrugineux et à l'acide phosphorique, tous agents qui ont pour effet de soutenir la tonalité du cœur. C'est là la véritable médecine ; celle qu'on doit à la méthode dosimétrique.

Que résulterait-il de la discussion *probante (habemus fatentem reum)* que nous venons de reproduire ? C'est que le médecin devrait avoir peur de ses propres armes. Est-ce là la doctrine qu'on voudrait inculquer aux praticiens de la campagne ? Heureusement que ces derniers ne sont pas aussi ignorants que M. le professeur Peter l'a fait entendre. Et le seraient-ils, que cela tournerait contre l'École : « Tels maîtres, tels élèves. »

Quant au chloral et au bromure de potassium dans les maladies du cœur, allopathiquement, on ne sait pas les mesurer. A doses fractionnées et rapprochées d'après l'intensité des symptômes, ils peuvent être utiles.

Lettre d'un médecin cardiopathe et hypocondriaque.

Je suis cardiopathe et, par suite, hypocondriaque. L'allopathie ne m'a pas guéri, et je viens demander mon salut et mon repos à la dosimétrie.

Qu'ai-je en réalité? Plusieurs confrères m'ont ausculté et ont été unanimes à déclarer que je n'avais pas de maladie du cœur. Mais étaient-ils sincères? Je crains qu'ils ne m'aient caché la vérité. Voici, en tout cas, ce que j'éprouve. J'ai des intermittences et des faux pas du cœur, d'arythmie — si vous aimez mieux ; de temps en temps mon cœur bronche, il butte comme un mauvais cheval, et j'en ai conscience. Une systole enjambe sur la précédente, de manière à raccourcir le silence qui les sépare, et à prolonger l'intervalle qui existe entre elle et la suivante. Si mon esprit n'était pas frappé, je prendrais peut-être mon parti de cet état-là, mais j'en suis affecté; c'est tout dire, car il n'y a pas de pire malade qu'un médecin.

Mon mal dure depuis 1875 : comme étiologie, je ne trouve rien ; pas de rhumatisme, ni de scarlatine ; point de diathèse albumineuse ou glycosurique. Dans mon passé, je ne trouve aucune trace d'endocardite. Mais si l'endocarde et le muscle cardiaque — au dire de mes confrères — sont intacts, quelle cause reste-il à mes troubles? Je ne me connais pas en diathèses. Serait-ce de l'arythmie d'origine gastro-intestinale ? Bien souvent je me raccroche à cette branche pour me sauver de ma misanthropie ; mais cette mégère reprend bientôt le dessus.

Mes heures de repas sont souvent bien irrégulières ; j'ai quelquefois bon appétit, mais j'ai presque aussi souvent de l'anorexie. Mes digestions sont loin d'être toujours bonnes ; elles sont, en général, paresseuses et, par moments, d'une lenteur à désespérer. Je n'ai point de vomituritions, mais en revanche les rapports ne manquent pas.

J'ai fait beaucoup de traitements, excepté, à mon sens, le seul logique ; je veux dire le traitement de mon appareil gastro-intestinal. J'ai pris : bromure de potassium, digitaline, iodure de potassium, kina, etc. L'iodure de potassium, à un moment donné, avait mis de la mesure dans les battements du cœur: j'ai recommencé l'épreuve, mais sans succès. Si j'avais usé d'eau purgative naturelle, le matin à jeun, de quassine et d'arséniate de strychnine aux repas, je serais peut-être moins à plaindre. Mais je n'ai rien voulu faire sans votre avis. Il me semble que si mon cœur, qui bat très lentement (50 à la minute), entrait en action plus souvent, il se tiendrait mieux et ferait moins de faux pas. Ce qui me le fait espérer, c'est que sous l'influence d'une excitation fébrile — même très légère — ou sous celle des incitants généraux — quels qu'ils soient — les intermittences font place à un rythme parfait. Puis, quand le stimulant cesse d'agir, le cœur se remet à marcher de son pas lent et bronche.

Relevez-moi cette bête qui n'a pas le droit d'être fourbue à trente cinq ans. Dites-moi à quel entraînement il faut la soumettre, pour qu'elle puisse encore faire noblement un bon service. Je suis un peu beaucoup dosimétriste par la lecture de votre *Répertoire;* je le serai tout à fait quand vous m'aurez rendu en possession de mon cœur d'autrefois ; et ce n'est pas un cierge mais des montagnes de stéarine que je brûlerai, en souvenir, sur l'autel de la dosimétrie.

Dr X...

Réflexions. — Voilà un exemple bien caractérisé de dyspepsie cardiopathique. Le confrère reconnaît qu'il n'est ni rhumatisant, ni albuminurique, ni glycosurique ; et peut-être y a-t-il de tout cela dans son mal, car l'estomac qui est l'esclave des membres, en est aussi le tyran.

Nul n'ignore les rapports qui existent entre les dyspepsies et toutes les autres maladies, y compris l'hypocondrie — ainsi que le confrère nous le fait voir — tout en conservant sa spiritualité. Il est donc dans le vrai quant au traitement le mieux approprié à son état; et je lui ai conseillé le régime suivant : 1° le matin le Sedlitz Chanteaud ; 2° au repas principal, quassine, arséniate de soude: 3 granules de chaque et quelques gouttes d'acide chlorhydrique (6 à 8) dans un peu de vin; le soir, au coucher : arséniate de strychnine, aconitine, digitaline : 3 granules de chaque. Je lui ai dit de laisser là les iodures et les bromures de potassium, ces dissolvants de la fibre organique, dont les médecins feront bien de s'abstenir pour eux et leurs malades.

Autre lettre d'un médecin

Honoré Confrère,

J'ai lu, il y a peu de jours, un numéro de votre *Répertoire*, que je ne connaissais pas (8e année, 11e livraison, 1880). J'y ai trouvé des succès par la strychnine dans certaines affections du cœur où le relâchement des fibres de cet organe me paraît jouer un rôle des plus importants.

Permettez-moi d'avoir recours à vos lumières et à votre expérience pour moi-même, qui me trouve depuis longtemps dans une fâcheuse position du côté du cœur. Il est atteint d'hypertrophie — du moins le cœur gauche, le droit serait sain. — Je ne parle pas d'un bruit de souffle, etc., que je n'ai pas entendu. Je souffre beaucoup de l'asthme cardiaque; depuis un mois et davantage je ne puis dormir. Les extrémités n'ont jamais été enflées ; l'estomac est sain, et ma sobriété a toujours été absolue. Le

31

traitement allopathique ordinaire a été suivi ; j'ai, le plus habituellement, eu recours, sans succès, à tous les moyens ordinaires.

Les malheureux cessent de souffrir ou sont bien soulagés par l'espérance ; c'est pourquoi, très honoré Collègue, je m'adresse à vous, vous suppliant — au cas où vous viendriez à Paris — de me visiter (car je ne puis sortir), ou au moins de me dire si vous pensez que la médecine dosimétrique pourrait apporter quelque soulagement à mes souffrances.

Dr D....

Hélas ! appel tardif : la dosimétrie ne guérit pas les lésions organiques, c'est pourquoi elle cherche à les prévenir. Moi aussi j'ai eu un commencement de cardiopathie — quel est le médecin qui n'est pas dans ce cas ? — mais je l'ai combattue énergiquement par le régime indiqué, par la strychnine, l'aconitine, la digitaline.

Hypertrophie du ventricule gauche du cœur due à une lésion des valvules semi-lunaires. — Severiano Moreno Fernandez, carabinier du commandement de la province d'Alicante et volontaire de 1875, âgé de vingt-six ans. Il ignore la cause de sa maladie ; cependant il avoue avoir eu quelques frayeurs. Déjà, à deux reprises, il a eu des attaques d'oppression d'une certaine intensité, mais cependant à un degré moindre que celle qui a motivé son entrée à l'hôpital, le 7 novembre dernier. En effet, son état ne pouvait être plus alarmant : pâleur générale, extrémités froides, grande prostration presque commateuse, subdélire, respiration haletante, pouls faible et lent, dicrote par intervalles ; palpitations énergiques avec descente considérable de la pointe du cœur ; matité étendue dans toute la région précordiale ; bruit de souffle et souffle manifeste à la naissance de l'aorte. Par les deux côtés ou bords du sternum, au niveau du troisième espace intercostal, on entend un bruit métallique, dépendant de la vibration des valvules semi-lunaires — effet probable de leur rigidité. L'état de son intelligence ne lui permet pas de se rendre compte des phénomènes ou symptômes subjectifs.

Pour arrêter les progrès de la lésion cérébrale, on lui appliqua des révulsifs énergiques, et pour régulariser et tonifier le cœur, on lui fit prendre, tous les quarts d'heure, 1 granule d'arséniate de strychnine et autant d'aconitine, de vératrine, de digitaline. Le lendemain, le résultat obtenu fut peu notable ; mais le 9, l'état comateux avait cédé un peu ; de manière qu'on put lui administrer les sacrements, attendu que la lésion cardiaque menaçait d'une terminaison funeste, jusqu'à faire craindre une mort subite.

La gravité restait la même : il est vrai que l'hypertrophie concentrique du ventricule gauche compensait, par son énergie, le retour du sang depuis le tronc aortique. La fonction était altérée au dernier point, de sorte que dans un délai plus ou moins long, la grande circulation embarrassée ou engourdie pouvait affecter la circulation pulmonaire, ou peut-être une endocardite faire partie de la lésion mitrale dont les manifestations sont très graves et très étendues.

Les 10 et 11 on put remarquer une amélioration relative : la pulsation des radiales devenait assez normale et, quoique faible, n'annonçait pas son caractère bondissant : le retour de l'ondée sanguine. Les mouvements cardiaques n'étaient pas non plus si violents. Je fis suspendre l'aconitine, la vératrine, et fis donner, toutes les heures seulement, la strychnine et la digitaline ; l'intelligence est complètement libre ; grande faiblesse ; les urines, qui avaient été rares, sédimenteuses, sont presque normales en quantité et en qualité.

Jusqu'au 20, le malade alla un peu mieux, mais petit à petit. Cependant ce jour là, je remarquai un léger œdème des extrémités inférieures, ce qui fit aggraver un peu le pronostic, avec la crainte naturelle que la lésion cardiaque avait avancé, en attaquant, sur une plus grande échelle, la circulation sanguine à son retour. Il faut dire aussi que l'anémie profonde du malade pouvait donner lieu à ces épanchements. C'est pour cela que tenant compte de l'affection primordiale, avec les toniques du cœur on employa en même temps les diurétiques qui amenèrent le résultat désiré.

Le 3 décembre, ses forces étant déjà restaurées par une alimentation réparatrice, le malade put quitter le lit et faire quelques promenades sans fatigue ni augmentation d'intensité des battements du cœur presque normaux.

Comprenant que la lésion valvulaire était incurable, je proposai au malade, vu son incapacité au service militaire, d'entrer à l'hôpital de Valence, le 25 décembre, pour y attendre sa mutation réglementaire.

Il n'est pas sans intérêt d'attirer l'attention sur la facilité avec laquelle ont cédé les graves manifestations qui menaçaient la vie de cet individu dans un organe aussi essentiel que le cœur. Après quatre ou cinq jours d'un traitement par les alcaloïdes : strychnine, aconitine, vératrine, digitaline, la circulation dn sang s'est activée à tel point que les phénomènes cérébraux déterminés par l'affaissement anémique du *sensorium* allèrent en disparaissant, laissant derrière eux un bien-être relatif tel, que s'il était donné à la science d'attaquer directement la lésion organique, le malade aurait pu espérer une longue vie. Jusqu'à ce jour, malheureusement, c'est impossible, et nous devons borner nos efforts à diminuer les souffrances et à empêcher la propagation du mal à la totalité du viscère.

Dr JAIME GARAU,
Sous-inspecteur de santé militaire.

Alicante, 4 janvier 1882.

Réflexions. — Nous ajouterons quelques remarques à cette observation — à laquelle nous avons cherché à conserver sa saveur nationale. —

Les hypertrophies concentriques du ventricule gauche du cœur, coïncident ordinairement avec une insuffisance ou épaississement des valvules mitrales dus à une endocardite cachée. C'est un moyen que la nature emploie pour vaincre la résistance au passage du sang par l'aorte. Malgré cela, il y a anémie cérébrale et asystolie dans les artères périphériques. Nous avons rencontré le cas d'un individu ayant un anévrisme de l'aorte ascendante, qui était obligé de se tenir constamment la tête entre les genoux s'il ne voulait tomber dans les convulsions anémiques. Il finit par mourir subitement de la rupture du sac.

Le médecin espagnol a sagement agi en donnant, en même temps, les alcaloïdes deffervescents et excito-moteurs. La strychnine et la digitaline surtout sont indiquées.

Cardialgie. — Le 25 janvier, on m'a demandé pour M.S.., propriétaire à Gournay, âgé de quatre-vingt-cinq ans, homme de haute taille, un peu voûté, maigre, menton allongé ou saillant. Suivant la règle, je l'interroge : s'il a souvent mal de tête? Dans sa jeunesse oui, mais depuis trente ans presque jamais. Il ne tousse pas mal par moments, mais il est beaucoup gêné de la respiration : il étouffe, ce qui l'empêche de dormir la nuit. A l'auscultation rien d'anormal dans les poumons, sauf un peu de rudesse au sommet; pouls 66 ; le cœur fait entendre du clapotement sans lésion organique ; la constipation n'est pas fortement accusée ; cependant paraissant douteuse, j'ai donné une bonne cuillerée et demie de sel de Sedlitz, qu'il a pris dans la journée.

Le 26, à ma visite, tout allait bien ; il a même un peu reposé dans la nuit, et il a déjeuné avec appétit, puis il s'est rendu dans son jardin. Je lui fais observer qu'à son âge il doit se reposer ; il me répond que s'il ne travaillait pas il y a longtemps qu'il n'existerait plus. « L'année dernière — me dit-il — j'ai été deux fois malade ; on m'a fait passer pour mort dans le pays : eh bien ! je me suis rétabli ; mais je suis depuis cette époque toujours un peu oppressé. Le médecin ou, si vous voulez, l'officier de santé qui m'a soigné, me donnait du sirop de digitale pour le cœur. J'ai encore de ce sirop, mais il ne me fait plus rien. » On m'a rapporté qu'une personne lui a donné quelques cuillerées de sirop d'éther, ce qui l'a remis pour quelque temps.

L'histoire de sa maladie m'a été utile pour le diagnostic : les palpitations de cœur pour lesquelles il a été soigné n'étaient que symptomatiques ; bien souvent, lorsqu'on a mal de tête, les palpitations se déclarent. Ici, il n'y a pas, chez notre sujet, de douleur de tête, mais, en revanche, il y a un relâchement de force — comme chez les vieillards en général.

Le 29, à minuit, on est venu me chercher, disant que le malade étouffait. Il n'y avait plus pour moi de doute, quant aux choix des médicaments ; j'ai emporté arséniate de strychnine, aconitine, digitaline, dont j'ai fait prendre 2 granules de chaque toutes les demi-heures, jusqu'à effet, pour relever les forces.

Le 30, à ma visite, le malade me raconte qu'il a pris 6 granules de chaque et qu'il s'est endormi sans étouffement et sans tousser durant la nuit. Dans la matinée, il a eu plusieurs visites de ses nombreux amis, qui venaient pour s'informer et le féliciter d'avoir été si promptement soulagé d'une crise qui aurait pu durer encore deux mois et entraîner sa mort.

Les palpitations ou le clapotement du cœur ont cessé ; cependant le malade, à mon départ, m'a dit qu'il garderait les granules qui lui restent, et depuis il en prend souvent pour passer une nuit tranquille.

Dʳ Casimir Pienkowki,
à Gournay-sur-Aronde (Oise).

Réflexions. — C'est par le cœur que les vieillards les plus robustes succombent. Nous citerons Victor Hugo, auquel nous avions conseillé l'emploi des moyens indiqués plus haut. S'il avait suivi ce conseil, la France aurait encore son grand poète en vie, au lieu de sa dépouille mortelle, sous le dôme silencieux du Panthéon.

Encore d'un médecin cardiopathe

Coulmier-le-Sec (Côte-d'Or).

Monsieur le docteur,

Depuis deux ans environ, j'ai observé que les battements de mon cœur étaient modifiés parfois et par moments ; cette modification consiste en l'absence d'une pulsation radiale — ce que l'on appelle le faux pas du cœur — effet que j'ai quelquefois observé chez des personnes atteintes de fièvre et ayant le pouls précipité : ce qui m'arrive lorsque le pouls est fréquent (mon pouls est habituellement à 90). Maintenant j'observe cet effet presque tous les jours et assez fréquemment la nuit, surtout au matin. J'ai observé également qu'il y avait des battements précipités de la durée de quelques secondes, sans rien éprouver de particulier. J'ai soixante-six ans, je n'ai pas eu de maladies particulières. Il y a six ans environ, j'ai éprouvé un vertige au mois de mars, étant à la chasse. En rentrant chez moi, je marchais comme un homme aviné. J'ai été alité pendant quinze à vingt jours, et depuis je ne me suis senti de rien. Pour ce que j'éprouve du côté du cœur, on m'a conseillé le bromure de potassium qui me fait peu de chose. Je me crois d'un tempérament nerveux : car il y a trois mois environ, à la suite d'une indigestion, j'ai eu de la diarrhée blanche, avec des crampes enragées ; j'ai été soulagé en rendant les aliments. Depuis trois ans, je n'exerce plus la médecine ; mon régime de vie est assez régulier : je ne bois pas de café ni de liqueur ;

fortes. Je chasse avec modération ; je prends de l'excercice sans fatigue. Je n'ai pas ce
qui s'appelle de l'embonpoint ; mon poids est d'environ 130 livres ; taille ordinaire.
Je vous demande conseil sur ce que je puis faire pour atténuer ce qui pourrait se développer chez moi. Ce qui m'a donné l'éveil et le désir de vous consulter c'est votre
Répertoire.

Dr SYLVESTRE.

Remarques. — J'ai répondu au confrère qu'il s'abstînt de bromure de
potassium — ce poison du cœur — et de s'en tenir à une hygiène thérapeutique par le Sedlitz, le matin, la quassine et l'arséniate de soude au repas
principal et, le soir, l'arséniate de strychnine, l'aconitine, la digitaline
(*Experto crede Roberto*).

Lettre d'un médecin sur la dégénérescence graisseuse du cœur.

Mon cher Maître,

J'ai lu avec intérêt votre article sur la fréquence des maladies du cœur chez les
médecins, et à ce propos je me permets de vous adresser quelques réflexions sur le
traitement avec motifs à l'appui. Pour moi, la dégénérescence graisseuse n'est pas la
cause constante de ces troubles cardiaques ; il faudrait peut-être aussi tenir compte de
l'alimentation insuffisante des centres nerveux qui deviennent alors irritables à l'excès,
irritation qui retentit sur les grandes fonctions de l'organisme.

Le docteur Byasson a montré que le travail du cerveau consomme plus de phosphore et de soufre. Le docteur Bertillon s'est alors demandé, avec raison, s'il n'y a pas
de diététique plus particulièrement propre au travail nutritif des centres nerveux. Si
les aliments ne fournissent pas au cerveau une quantité proportionnelle de soufre et
de phosphore, sa nutrition devient insuffisante, et, partant, il y a excitation des centres
nerveux et des nerfs qui en émergent ; et parmi eux surtout, le spinal et le pneumogastrique. Ne peut-on attribuer le cauchemar, la dyspnée, avec ou sans congestions
l'embarras gastrique, la paresse du foie et de l'intestin, ainsi que les faux pas du cœur
et palpitations, à cette excitation des nerfs crâniens pneumogastrique et spinal, excitation proportionnelle à l'alimentation insuffisante des centres nerveux ?

C'est dire, en résumé, que j'admets d'autres agents vitaux que l'arséniate de strychnine, qui reste l'agent vital par excellence dans un organisme où toutes les fonctions
sont en harmonie, mais auquel manque surtout le ton. L'acide phosphorique serait
l'agent vital par excellence quand il y a alimentation insuffisante des centres nerveux.
L'arséniate de strychnine est un agent stimulant, tonique ; l'acide phosphorique est un
agent nutritif tonique. Dès lors, il n'est pas inutile de combiner ces deux médicaments ;
il y a même nécessité à le faire, si on ne veut pas se voir réduit à augmenter les doses

de jour en jour. Dans l'espèce, cette apathie médicamenteuse résulterait de l'insuffisance de l'alimentation des centres nerveux qui, par le fait, deviennent moins impressionnables à l'action des médicaments. Par conséquent, je m'en tiendrais aux doses que vous indiquiez dans le temps : arséniate de strychnine, aconitine, digitaline, et j'y ajouterais l'acide phosphorique. J'ai encore une observation à présenter par rapport aux agents vitaux. Dans certaines contrées, il faut compter avec les miasmes palustres, et même dans certaines villes avec la *malaria urbana ;* aussi me semble-t-il très utile d'ajouter au traitement l'hydro-ferro-cyanate de quinine.

En résumé, voici mon traitement de longévité : arséniate de strychnine, aconitine, digitaline, 2 granules ; hydro-ferro-cyanate de quinine, 6 à 8 granules ensemble ; le soir, au repas de midi, acide phosphorique 2 granules ; j'ajouterais iodure de soufre 1 ou 2 granules chez les tempéraments mous et lymphatiques ; iode comme anaplastique, soufre comme agent nutritif des centres nerveux.

Dr F. Paquet (Roubaix).

Remarques. — Ces observations sont fort justes et j'y ai pourvu d'avance, en introduisant dans la pharmacopée dosimétrique l'hypophosphite de strychnine, qui convient aux personnes faisant une grande dépense de forces nerveuses, par conséquent aux médecins qui vivent dans des études et des préoccupations continuelles.

III

FRÉQUENCE DES MALADIES DU CŒUR CHEZ LES MÉDECINS ET MOYENS DE LES PRÉVENIR AU MOYEN DE LA MÉTHODE DOSIMÉTRIQUE.

Beaucoup de médecins meurent par le cœur — comme les gourmets par l'estomac. Ce n'est pas que, parmi les premiers, il n'y ait de belles fourchettes et des gastronomes à la hauteur de Brillat-Savarin. Mais on peut dire cependant que ce n'est pas généralement le cas.

Les maladies du cœur, chez les médecins, résultent surtout de la profession, des fatigues, des ennuis et des émotions. Les plus courus sont les plus exposés, parce que le public est sans pitié.

Le médecin est quelquefois plus malade que son malade même. N'importe : il faut qn'il se rende au premier appel ; le plus souvent la nuit, par les temps les plus détestables, alors que, réveillé en sursaut par un brusque coup de sonnette, son cœur est encore palpitant. Tout médecin a eu plus d'une occasion de s'en apercevoir.

C'est dans ce cas qu'une célébrité médicale m'écrivait : « Je ne sais ce que j'ai ; mais ce qui est certain, c'est que de jour en jour je deviens poussif, haletant, incapable de vaquer à mes occupations ; la moindre ascension me met hors d'haleine. Mon cœur bat alors à tout rompre, comme s'il allait bondir hors de la poitrine, et je suis obligé d'y appliquer les deux mains pour le contenir. » C'est le commencement de la dégénérescence graisseuse.

On sait que Virchow, dans sa *Pathologie cellulaire,* rapporte cette dégénérescence à un processus passif. Parmi les processus macrobiotiques — la plus répandue et en même temps la plus importante de toutes les lésions cellulaires — c'est, sans contredit, la métamorphose graisseuse ou, comme on la nomme généralement, la dégénérescence graisseuse. Cette lésion amène une accumulation de graisse dans les organes.

L'antique conception de la dégénérescence graisseuse supposait déjà une modification augmentant toujours et finissant par la substitution adipeuse à des parties entières d'organes. Mais on en est arrivé à penser que cette ancienne théorie — dont on se sert encore dans le langage pathologique — comprend un grand nombre de lésions diverses ; et l'on se tromperait étrangement si on voulait juger tout ce groupe d'altérations à un seul point devue pathologique.

L'histoire de la graisse considérée dans ses rapports avec les tissus, peut se diviser en trois points : ainsi il existe dans le corps humain toute une série de tissus qui sont les conservateurs physiologiques de la graisse, dans lesquels cette substance est comme essentiellement nécessaire, sans que pour cela l'existence du tissu soit le moins du monde gênée. Au contraire, nous sommes habitués à juger le bien-être d'un individu d'après la quantité de graisse contenue dans certains tissus, et à apprécier la régularité de son assimilation d'après le degré de réplétion de ses cellules graisseuses. Cette catégorie est en opposition avec les lésions microbiotiques dans lesquelles la partie surchargée de graisse cesse d'exister.

Dans une seconde série, les tissus ne sont point régulièrement envahis par la graisse; nous la rencontrons dans ces tissus à certaines époques, d'une manière tout à fait passagère; elle disparaît au bout d'un certain temps, sans avoir modifié la partie. C'est ce qu'on observe dans la résorption ordinaire de la graisse par l'intestin.

Quand nous buvons du lait, nous pensons — d'après l'ancienne doctrine — que ce liquide passera peu à peu de l'intestin dans les vaisseaux lymphatiques chylifères et de là dans le sang; nous savons aujourd'hui que les substances digérées gagnent les chylifères en traversant l'épithélium et les villosités de l'intestin, et que ces parties sont remplies de graisse quelque temps après les repas. Ces villosités remplies, ces cellules épithéliales gorgées de granules graisseux, finissent, dans les circonstances normales, par abandonner leur graisse et redeviennent libres au bout d'un certain temps. C'est une infiltration graisseuse dont le caractère est d'être complètement transitoire.

Enfin il est une troisième catégorie de *processus* qui conduit à la nécrobiose et qu'on considère, depuis quelques années, comme des actes pathologiques spéciaux. Ces processus graisseux ressemblent à ce qui se passe chez les animaux à l'engrais ; et les muscles gras de l'homme présentent une disposition analogue, c'est-à-dire que les fibres musculaires finissent par être frappées d'atrophie ou de nécrobiose.

Nous n'étendrons pas cette citation plus loin: elle suffit pour faire voir l'importance qu'il y a à ne pas laisser ses muscles s'envahir par les cellules graisseuses; et pour cela réduire les parties accessoires, afin de donner plus de vigueur aux parties principales. Or, la graisse n'est pas rigoureusement nécessaire et peut, dans certains cas, devenir un embarras, comme chez les obèses, et une cause de mort, comme dans la dégénérescence graisseuse du cœur. Il faut donc réduire les cellules graisseuses à leur plus simple expression, c'est-à-dire les empêcher de se charger d'un protoplasme nuisible et, en tout cas, superflu, en activant la combustion respiratoire. C'est là ce qu'on obtient au moyen des arséniates de strychnine et de soude.

La plus grande partie des matériaux gras de la digestion sont absorbés par la veine porte, d'où ils sont transportés au foie, qui les transforme en sucre, lequel est lui-même brûlé dans la grande circulation. On comprend, dès lors, combien il est important d'activer l'action du foie, par la quassine et la caféine. Ceci nous conduit à dire un mot du rôle de cette dernière dans la nutrition,

IV

RÔLE DE L'ARSÉNIATE DE CAFÉINE DANS LE TRAVAIL DE LA DÉNUTRITION.

En 1850, Gasparin a soumis à l'Académie des sciences de Paris des documents précis sur le rôle du café dans la nutrition : ainsi il a fait voir que la quantité d'azote contenue dans les aliments d'un homme adulte bien portant, peut aller de 20 à 26 grammes par vingt-quatre heures. Ayant observé que les ouvriers mineurs des environs de Charleroi se conservent en bon état de santé tout en ne prenant qu'une quantité de principes azotés moindre que dans les conditions ordinaires d'une bonne nutrition, il a attribué ce résultat à ce que les ouvriers prennent du café à tous leurs repas.

La quantité de ces aliments représente : 1 kilogramme de pain, 60 grammes de beurre, 750 grammes de pommes de terre et légumes ; 30,59 grammes de café par jour ; en outre 1 1/2 kilogramme de viande par semaine ou 286 grammes par jour ; 2 litres de bière par semaine ou 286 grammes par jour.

Nous citerons également nos ouvriers des manufactures de coton et de lin, à Gand, qui sont à l'ouvrage depuis six heures du matin jusqu'à huit heures du soir et qui se nourrissent en semaine, de pain blanc, c'est-à-dire dépouillé en grande partie de gluten (la faiblesse de leur estomac ne leur permettrait pas l'usage de pain non bluté, à plus forte raison de pain de seigle), de pommes de terre assaisonnées de vinaigre et d'un maigre filet de beurre ; rarement de la viande (une fois la semaine), d'une infusion de chicorée pour boisson et de café : ceux à qui leurs moyens le permettent.

Nous ouvrons ici une parenthèse pour dire combien ce régime est au-dessous de celui des détenus dans nos prisons, dont le travail est peu fatigant et qui consomment en moyenne : 16,26 grammes d'azote et 475 grammes de carbone et d'hydrogène réunis, par vingt-quatre heures. Certes il ne faut pas vouloir pour nos ouvriers une table succulente, cela les empêcherait de travailler ; mais il faudrait qu'ils eussent au moins les matériaux réparateurs nécessaires. C'est à cette insuffisance de régime qu'il faut attribuer, en grande partie, le lymphatisme de ces ouvriers et le tribut énorme qu'ils payent à la tuberculose pulmonaire. Quand le public achète bon marché des produits manufacturés, il ne se doute pas que c'est en réalité du sang de l'ouvrier qu'il se vêtit. Il y a là une question d'humanité et de saine écono-mie politique que l'on devrait comprendre. Mais le *primo mihi* sera toujours la règle, de même que l'odieuse loi de l'offre et de la demande appliquée au travail de l'ouvrier (Voir notre livre *Le Concours Guinard*.) Mais revenons à nos moutons, c'est-à-dire au rôle du café dans la nutrition.

Gasparin conclut des chiffres qu'il a posés, que c'est à l'usage du café que les ouvriers du pays de Charleroi doivent de supporter leur régime ; aussi, depuis la publication de son travail, a-t-il été généralement admis que le café n'est pas une substance nourrissante, puisqu'elle n'entre pas pour plus d'un trente-cinquième dans le chiffre des substances nutritives, mais qu'il rend l'alimentation plus complète en diminuant ou retardant la dénutrition. Depuis, Pasteur a présenté à l'Académie des sciences une note de M. E. Roux, battant en brèche la théorie de Gasparin, et que nous allons résumer.

Il est généralement admis aujourd'hui — dit M. Roux — que la quantité d'urée excrétée, chaque jour, par un homme en bonne santé, provient, en partie, de la trans-formation des aliments ingérés. S'il en est ainsi avec un régime, une alimentation et un travail réguliers, les quantités d'urée devraient être à peu près constantes pendant un temps assez long ; dès lors, il suffira d'introduire dans ce régime telle ou telle substance pour pouvoir étudier son influence sur la nutrition produite par les aliments, ou la dimi-nution subie par les tissus. Cette influence sera facile à démêler avec des substances qui, comme le thé, le café, n'ont besoin que d'être prises en petite quantité pour produire sur l'organisme des effets sensibles. Or, les recherches de M. Roux l'ont conduit à des résultats tout à fait opposés à ceux de Gasparin, c'est-à-dire que le thé et le café n'empêchent point la dénutrition des tissus.

Pour rendre ses expériences aussi nettes que possible, M. Roux s'est astreint pendant cinq mois (du 22 mars au 26 juillet 1876), à un régime régulier comme exercice, travail, nourriture. Il recueillait ses urines à certaines époques, pendant un certain nombre de jours et à des heures déterminées, et il faisait leur analyse journalière.

Lorsqu'il obtenait des résultats constants (ce qui était d'ordinaire), il prenait du thé ou du café vert, non torréfié, et étudiait les variations de la quantité des matières éliminées. Il supprimait un jour l'usage de ces substances, pour voir s'il revenait à la moyenne normale.

Pendant ce long intervalle de temps, la quantité d'urée éliminée chaque jour a très peu varié : de 33 grammes en moyenne, en mars et avril, elle est montée assez brusquement à l'époque des premiers beaux jours du printemps. Depuis, elle s'est abaissée lentement, mais d'une manière continue, pour revenir en juillet au chiffre de 33 grammes. Les variations physiologiques les plus extrèmes, pendant une période de quinze jours, par exemple, n'ont été que rarement de 5 0/0 Presque jamais elle ne dépassaient pas 2 0/0 Le thé et le café ont toujours produit une augmentation dans a quantité d'urée et de chlorure de sodium rejetée par les urines.

Il résulte d'un tableau dressé par M. Roux, que le jour où l'on prend du café l'augmentation de l'urée est très considérable, mais que cette augmentation ne dure pas. En continuant à prendre du café, sans rien changer d'ailleurs aux autres conditions du régime, le chiffre d'urée revient peu à peu au chiffre normal. Il résulte de ces expériences : que le thé ou le café n'empêchent pas la dénutrition des tissus ; comment expliquer maintenant que leur effet semble diminuer au fur et à mesure de leur usage? La première action est-elle d'activer l'élimination de l'urée formée dans les tissus par un travail antérieur et, une fois ce lavage opéré, le régime normal se rétablirait-il malgré le thé ou le café? Ou bien faudrait-il y voir un résultat de l'habitude? C'est ce que M. Roux s'est proposé de rechercher.

Pour résoudre la question, il ne faut pas perdre de vue que le café en substance, est un aliment complet, puisqu'il contient de la fécule, de la légumine, des substances grasses, de la glutine, de l'albumine ; différents sels : de potasse, de chaux, de magnésie ; des acides : phosphorique, silicique, sulfurique, etc. Il n'est donc pas étonnant que les ouvriers y trouvent un appoint à l'insuffisance de leur régime. Mais cela ne prouve pas que le principe extractif — la caféine — ne retarde pas la dénutrition des tissus.

Lors des guerres continentales du premier Empire, en présence de la rareté et de la cherté du quinquina, on se servait — pour rompre une fièvre intermittente — d'une forte infusion de café noir; ce qui prouve l'action deffervescente de la caféine. Or, la caféine agit puissamment sur l'hématose hépatique, c'est-à-dire la conversion des matières grasses en glucose, et diminue ainsi les chances de dégénérescence graisseuse du cœur. La

caféine est un modérateur du cœur tout autant que la digitaline ; et avec
elle (la caféine), on n'a pas à craindre les intoxications par la digitale dont
nous parlons plus haut.

La caféine est également un agent contre l'anémie et la chlorose. Disons
donc un mot de ces deux états qui peuvent simuler les maladies de cœur.

V

MALADIES DU CŒUR CONFONDUES AVEC LA CHLOROSE OU L'ANÉMIE

ET VICE VERSA

Nous extrayons ce qui suit du *Bulletin de la Société de médecine*, de
Besançon. Nous ferons ensuite nos remarques.

Les médecins qui exercent dans les grandes villes, où tant de causes peuvent agir
sur l'organisme humain, de manière à modifier la composition du sang, à diminuer les
proportions de fibrine et de matière colorante, sont fort enclins à voir fréquemment la
chloro-anémie, même quand elle n'existe pas. Cette confusion peut entraîner des inconvénients graves ; j'en ai vu assez d'exemples et en veux rapporter un qui m'a frappé.

M. P...,.âgé de quarante-neuf ans, propriétaire à..., forte constitution, tempérament nervoso-sanguin, caractère impétueux et irascible, aimant la bonne chair et les
vins fumeux, ayant eu à diverses reprises des douleurs vagues de rhumatisme, fut pris,
à l'âge de quarante-quatre ans, de vertiges, dyspnée, palpitations du cœur. Je crus
voir en lui un état de pléthore bien caractérisé : face vultueuse, arborisée, pouls plein,
dur. Je prescrivis les émissions sanguines, un régime doux et la digitale.

Les accidents diminuèrent sensiblement et M. P... passa quatre ou cinq années
dans une situation très supportable, quoique les accidents du côté du cœur se montras-
sent chaque fois qu'il s'écartait de son régime ou du genre de vie paisible que je lui
avais tracé.

Des événements extraordinaires vinrent agiter profondément son existence et
ébranler violemment sa santé ; les palpitations redoublèrent, s'accompagnant de courts

moments de suffocations : souffle très marqué au premier bruit du cœur qui, du reste, a son volume à peu près normal. Les émissions sanguines le soulagent toujours.

M. P... devant se rendre pour affaires à Paris, je l'engageai à aller consulter Bouillaud. Celui-ci diagnostiqua — à mon grand étonnement — une chloro-anémie et lui prescrivit un traitement fortifiant et reconstituant. Cela flattait les goûts du malade, qui se mit à l'usage de mets succulents et usa largement des vins généreux qui remplissaient sa cave ; mais il ne tarda pas à voir revenir ses suffocations plus fortes et plus fréquentes que jamais : ses crises étaient coupées d'intervalles si calmes, qu'en vérité je me demandais quelquefois si les accidents n'étaient point spasmodiques : le pouls était très régulier ; le bruit de souffle du cœur ne se faisait pas entendre constamment ; la matité précordiale était à peine sensible ; les mouvements cardialiques un peu sourds, mais le malade avait une forte charpente, avec assez d'embonpoint, les bruits du cœur pouvaient donc être voilés par l'épaisseur des parois thoraciques. Je me rattachais de toutes mes forces à l'opinion de Bouillaud, qui nous offrait une planche de salut ; mais les signes locaux et généraux d'une affection organique du cœur se dessinèrent bientôt de plus en plus ; le nouveau genre de vie adopté par le malade leur imprima une marche rapide : bientôt survinrent l'orthopnée et l'œdème des extrémités inférieures ; les suffocations étaient si fortes, qu'à la fin le malade passa hors du lit, dans son fauteuil, les deux mois qui précédèrent sa mort.

Qui a eu raison du docteur Bouillaud ou du docteur de Besançon ? C'est le cas de répéter avec le poète tragique :

Devines si tu peux et choisis si tu l'oses.

C'est aussi généralement l'histoire des maladies du cœur à leur début, qu'on prend pour des névroses. Mais le cœur, par suite d'irrégularités de ses mouvements, finit par se déranger dans son mécanisme, comme une montre mal réglée. A ces dérangements s'ajoutent des dégénérescences granuleuses, athéromateuses calcaires, qui rendent le mal incurable. Nous citerons ici le cas suivant :

Le sieur Q..., instituteur ou maître de pension (on sait que cet état donne lieu à de nombreuses agitations, et qu'il y a peu d'individus de cette catégorie qui ne soient atteints plus ou moins de névroses du cœur), d'une haute stature et d'une puissante complexion, grand chasseur dans sa jeunesse et ayant aimé les exercices violents, avait fini par s'estropier en sautant les fossés : une gonarthrocace — qui se termina par ankilose — le força à l'immobilité. Ajoutez à cela une nature très irritable et les contrariétés que donne la direction d'une maison d'éducation. Probablement aussi que, dans sa vie de chasseur au marais, il avait contracté des germes de rhumatismes. Le fait est que Q..., à chaque instant, était obligé de s'arrêter dans ses leçons, à cause de vives lançures au cœur; quelquefois ces lançures s'étendaient à l'épaule et au bras gauche. Je le soumis aux arséniates de soude, d'antimoine, à la strychnine, la digitaline. Les choses allèrent ainsi cahin-caha pendant quelque temps, mais bientôt la maladie organique du cœur prit le dessus. Un médecin qu'il consulta alors, lui prescrivit le bromure de potassium, qui finit par déranger son estomac. Survinrent ensuite des symptômes d'albuminurie, avec hydropisie générale, qui amenèrent la mort en quelques mois.

Pour en revenir à la chloro-anémie, nous dirons qu'elle est inséparable des maladies organiques en général, et de celles du cœur et des reins en particulier. Il n'y a donc pas à songer aux déplétions sanguines, alors même que le pouls est encore fort — ce qui dépend le plus souvent d'une dégénérescence athéromateuse de l'artère. Les arséniates, la strychnine la digitaline, sont les seules armes dont le médecin peut se servir dans ces cas.

VI

DE LA MÉDICATION DOSIMÉTRIQUE DANS LES MALADIES DU CŒUR

La plupart des maladies organiques du cœur puisent leur source dans une névrose. Nous exceptons les cas aigus de cardite, qui sont relativement rares. C'est un travail incessant auquel les causes morales prennent une plus forte part que les causes physiques. C'est après les terribles événements de la première révolution française que Corvisart a pu écrire son livre sur les maladies du cœur, livre qu'il faut encore consulter de nos jours.

Bossuet a dit : « Tout est ménagé dans le corps humain avec un artifice merveilleux; il reçoit de tous côtés les impressions d'objets sans en être blessé; il a reçu des organes pour éviter ce qui l'offense ou le détruit; et les corps environnants qui font sur lui ce mauvais effet, font aussi celui de lui causer de l'éloignement. La délicatesse des parties, quoiqu'elle aille à une finesse inconcevable, s'accorde avec la force et la solidité. Le jeu des ressorts n'est pas moins aisé que ferme ; à peine sentons-nous battre notre cœur, nous qui sentons les moindres mouvements du dehors, si peu qu'ils viennent à nous. Les artères battent, le sang circule, les esprits coulent ; toutes les parties s'incorporent leur nourriture sans troubler notre sommeil, sans distraire nos pensées, sans exciter tant soit peu notre sentiment, tant Dieu a mis de règle et de proportion, de délicatesse et de douceur, dans de si grands mouvements. » (*De la connaissance de Dieu et de soi-même.*)

Dans ce magnifique exposé, Bossuet dépeint parfaitement ce qui se passe en nous — et permet de comprendre l'influence du moral sur le physique. Nous ne sentons pas — dans l'état ordinaire — notre cœur battre ; mais viennent des impressions de colère, d'effroi, de tristesse, il bondit comme s'il allait sauter hors de la poitrine, ou ralentit ses mouvements au point de produire la syncope. Et cet organe « dont les ressorts ne sont pas moins aisés que fermes » se détraque comme une horloge dont le ressort se détend.

Un des premiers effets de la névrose sthénique du cœur — la plus dangereuse de toutes, parce que c'est elle qui amène, le plus souvent, ses maladies organiques — c'est la céphalalgie, à cause de l'exagération imprimée à la circulation cérébrale. Ce cas nous a été présenté par un individu hypocondriaque — car ce sont ces individus qui sont le plus exposés à ce genre d'affections, à cause de leur constitution hémorroïdaire ou d'une hématocausie incomplète. Nous lui prescrivîmes la digitaline, l'arséniate de fer et le citrate de caféine, de chaque 4 granules par jour (3 par 3), en allant en augmentant jusqu'à 8. Peu de jours suffirent pour ramener le calme et la régularité dans les mouvements du cœur et faire cesser la céphalalgie. Nous devons ajouter que cet individu avait tenté vainement une foule de remèdes, entre autres le bromure de potassium.

Dans d'autres cas — la maladie du cœur étant entrée dans sa première phase d'hypertrophie — il y a insomnie parce que le cerveau ne peut « se coucher » [1]. L'opium produit le narcotisme plutôt qu'un sommeil répara-

---

[1] On sait que dans le sommeil les mouvements d'élévation et d'abaissement du cerveau diminuent.

teur : aussi les malades ne sont-ils pas reposés le matin en se réveillant. La digitaline et l'hyosciamine sont alors les seuls modificateurs qui conviennent.

Mais plus tard, dans la deuxième période de l'hypertrophie du cœur, c'est-à-dire celle de la dilatation, les mouvements du cœur sont irréguliers, comme flasques, et il faut ajouter à la digitaline et à l'hyosciamine, la strychnine (arséniates), et quelquefois l'arséniate de fer, si l'anémie est fort prononcée.

On demandera si dans les maladies du cœur on ne saigne jamais ? Nous répondrons qu'au début il le faudrait, s'il y a réellement pléthore — ce qui est de l'exception — à moins de cardite, d'endocardite ou de péricardite. Dans la généralité des cas, il y a dyscrasie, par suite des causes morales ou matérielles qui ont agi sur la nutrition.

Le cœur est, de tous les muscles, celui qui reçoit le plus de nerfs, soit du système cérébro-spinal, soit du grand sympathique. Ces derniers semblent être incitateurs, et les premiers modérateurs. Ainsi quand le nerf pneumo-gastrique est comprimé, le cœur bat avec une rapidité extraordinaire, comme une montre affolée. Nous citerons ici l'exemple suivant.

Un individu est amené dans notre service à l'hôpital civil de Gand pour un vaste épanchement sanguin au cou, suite de contusion. Il est pâle, presque sans connaissance, mais les battements du cœur, quoique faibles, sont tellement rapides qu'on peut à peine les compter. Dans la nuit il meurt. L'autopsie nous fit voir que le pneumogastrique gauche était comprimé par un caillot sanguin, tandis que le grand sympathique avait été protégé par le feuillet profond de l'aponévrose cervicale.

Dans les névroses du cœur — comme dans les névroses en général — il faut agir par les névrosthéniques (Voir *Névralgies, Névrose*).

VII

RÉSUMÉ DE LA SYMPTOMATOLOGIE DES MALADIES DU CŒUR ET DE LEUR TRAITEMENT DOSIMÉTRIQUE.

Il est quelquefois bon de faire un tour dans le champ allopathique, afin de faire voir les ronces et les épines dont il est encombré. Cette idée nous a été suggérée par la lecture d'un article du *Medical Dublin Journal : Commentary on Diseases of the heart and vessels*, dont voici le résumé.

Très souvent chez les personnes de soixante ans, on rencontre un arrêt momentané des battements du cœur et du pouls (une fois, par exemple, par minute), et ceci à certaines époques de la journée, jamais en d'autres temps.

Ce phénomène s'observe surtout lorsque ces personnes sont confinées au lit par une indisposition passagère, principalement de la poitrine. Cette suspension a lieu deux ou trois fois dans une minute, et est suivie d'une accélération des ventricules, pendant trois, quatre, six battements. Quelques malades ont la perception de cet arrêt momentané du cœur, qui s'accompagne chez eux d'appréhension et souvent de beaucoup d'anxiété et détresse d'esprit.

Dans quelques cas très prononcés, on observe l'*arc sénile* autour de la cornée ; ce fait vient à l'appui de l'idée que cette irrégularité du cœur est due à un affaiblissement de l'organe, rendu flasque, probablement par un commencement de dégénérescence graisseuse.

Il faut remarquer, en outre, que dans ces cas les mouvements du cœur sont gravement influencés par la respiration : ainsi une toux subite, ou une inspiration fort profonde, ou quelque autre effort inspiratoire ou expiratoire, causeront un arrêt immédiat, mais momentané, des battements du cœur et du pouls.

Les indications thérapeutiques qui résultent de ces symptômes sont :

qu'il faut éviter l'emploi des moyens déplétifs et affaiblissants, lorsque de pareils sujets sont atteints de lésions bronchiques ou pulmonaires subaiguës ; et, d'un autre côté, qu'il faut, chez ces personnes, soutenir l'économie — et particulièrement le cœur — par des aliments nutritifs et des stimulants (Nous disons lesquels plus loin).

Chez les adultes de trente à quarante ans, l'action irrégulière du cœur avec suspension momentanée des battements, survient à la suite de la prostration physique et nerveuse qui suit l'excitation désordonnée due à l'abus des alcooliques, pendant dix ou quinze jours de suite. Chez ces individus, l'impulsion cardiaque est faible ; la moyenne de la circulation 66 à 70, et le premier bruit du cœur est affaibli. Une pause cardiaque survient pendant deux à trois jours, après chaque série de quinze à vingt battements. Cette pause apparaît ensuite à des intervalles plus irréguliers, se montrant une ou deux fois, en deux ou trois minutes. Plus tard, ce symptôme ne se montre plus qu'à certains moments de la journée, vers le soir, lorsque l'économie du patient est plus affaissée.

A la suite d'un excès d'ivrognerie, on remarque une grande langueur et débilité pendant une partie de la journée — principalement l'après-midi — accompagnée de dépression cardiaque, de sensation d'un caractère hypocondriaque et mélancolique. Dans ces moments, la circulation est torpide, l'action du cœur faible, ses battements peu distincts et manquant de ton et de son (« wanting ton and ring ») ; l'artère radiale s'efface peu à peu sous la pression du doigt et ne réagit pas contre elle.

Cet ensemble de symptômes se rattache à une dégénérescence commençante du muscle du cœur. Un air pur, les toniques, les préparations de fer, une nourriture animalisée, prise par intervalles rapprochés, une stimulation modérée, principalement par les vins de Bourgogne, sont les moyens dont on retire le plus de bénéfice. Je ne doute pas qu'on ne puisse enrayer la dégénérescence graisseuse du cœur (Oui, mais par les moyens de la dosimétrie B.).

Chez les personnes d'un âge avancé, on remarque une autre et plus singulière forme d'irrégularités dans les mouvements du cœur : le pouls est lent (40 pulsations par minute et au-dessous) ; c'est une lente, faible ondulation, qui *traîne sous le doigt,* et qui, à la fois dépourvue de résistance et de force, peut être complètement effacée par une pression légère.

L'impulsion du cœur est excessivement faible ; le rythme du bruit cardiaque est altéré : au lieu de deux sons, on peut en percevoir un triple, un quadruple, ce qui peut s'expliquer par un manque de synchronisme dans l'action des cavités ventriculaires et auriculaires. Par exemple, si les ventricules ne se contractent pas précisément au même moment, le bruit est doublé ; si les grands vaisseaux : l'aorte et l'artère pulmonaire, ne réagissent pas sur le sang au même moment, un redoublement ou dédoublement du second bruit en sera la conséquence.

Chez les femmes très nerveuses, chez les filles chlorotiques, chez les garçons à l'époque de la puberté (s'ils se sont livrés aux plaisirs solitaires), ou dans d'autres circonstances qui ne sont pas nettement définies, un triple bruit se produit parfois. Ce n'est alors qu'un phénomène transitoire et momentané qui disparait facilement (mais toujours sous l'influence des moyens dosimétriques cités plus haut).

Une autre série de cas se rencontre chez les individus d'un aspect pléthorique, qui paraissent jouir d'une santé robuste : ce sont ordinairement des individus dans la force de l'âge (trente à quarante-cinq ans), de taille dépassant plutôt la moyenne, bien colorés, énergiques, de constitution vigoureuse, et qui — si pas dans le moment où on les voit, du moins dans le passé — ont déployé beaucoup d'activité physique. L'appétit est ordinairement bon, les fonctions s'exercent régulièrement. Quand de pareils individus se plaignent, on les traite de malades imaginaires, d'êtres bizarres, lunatiques, fantasques, etc. ; leur aspect extérieur dément leurs plaintes, et non seulement on ne leur accorde pas toujours de la sympathie, mais même on les fuit. Et cependant leur indisposition — on pourrait dire leurs souffrances — sont réelles et par moments aussi pénibles que celles qui surviennent dans le cours d'une nature moins douteuse. Dans ces cas les malades accusent une faiblesse générale, une prostration profonde et une mélancolie irrésistible, que la nature est impuissante à surmonter.

Chez quelques particuliers, ces symptômes durent une partie de la journée et constituent un ensemble de misère et de détresse qui, par moments, devient presque intolérable. Chez d'autres personnes, c'est seulement pendant la seconde moitié de la journée que ces symptômes se montrent. On dirait une horloge renouvelée et mise en état de marcher un certain nombre d'heures. Pendant ces heures, l'énergie mentale et nerveuse se soutient, et ils peuvent dépenser une activité physique même considérable. Un moment arrive — d'ordinaire dans l'après-midi — où le mouvement d'horlogerie cesse de marcher avec sa régularité habituelle, et le patient sent son système nerveux détraqué; l'appareil musculaire — faible et relâché — n'est plus capable de se servir de ses forces, de son esprit : une respiration suspirieuse, un besoin de se coucher, de la pesanteur, de la somnolence, s'emparent de lui alors.

Parfois les malades ont recours aux excitants (vin, alcool) parce qu'ils leur apportent un soulagement momentané, à l'affaissement dans lequel ils ont l'habitude de tomber à une certaine heure de la journée. L'action du cœur et du pouls est habituellement très faible dans ces cas ; le pouls radial est pauvre ; il y a là évidemment une circulation incomplète due à un état de faiblesse ou d'atonie incomplète des ventricules, et un commencement de dégénérescence graisseuse.

Il faut recommander, dans ces cas, un changement d'air ; l'exercice à pied et à cheval, un régime tonique, l'usage de viandes grillées, un repas du soir léger et pris de bonne heure, l'usage modéré de féculents, le brandy en petite quantité et convenablement coupé, de préférence au whisky ; les vins toniques et généreux de Bourgogne plutôt que les petits vins (On voit que c'est un médecin irlandais qui écrit). (Combien de malheureux payent de leur vie ces excès de régime!)

Souffles aortiques. — On rencontre des bruits de souffle se rapportant à la portion ascendante de l'aorte et succédant, à des intervalles très faibles mais appréciables, à la systole ventriculaire chez les personnes jeunes et saines, du sexe masculin, arrivées à l'époque de la puberté. Les individus en question paraissent jouir d'une santé solide ; ils sont d'une belle musculature, bien colorés, point du tout anémiques ou chlorotiques, de forte, sinon de robuste constitution. Dans quelques cas, le bruit de souffle se découvre accidentellement, à la suite de l'examen du cœur, par de légères palpitations, accompagnées d'un peu de gêne.

Dans d'autres cas, l'exploration de la poitrine fait découvrir le bruit de souffle, par hasard, alors qu'on ne soupçonne rien d'anormal du côté du cœur et des vaisseaux. Ce murmure est habituellement rude, soufflant ; il s'arrête aux valvules aortiques et ne s'étend pas aux ventricules. Parfois on ne l'entend guère que lorsque le stéthoscope est appliqué à un pouce au plus, et au-dessus du point qui correspond aux valvules sigmoïdes. Son maximum d'intensité est au point de jonction du tiers supérieur avec le tiers moyen du sternum; et quoiqu'on l'entende au bord supérieur de cet os, il n'est que faiblement propagé par les carotides. La cause de ce souffle est dans la portion ascendante de l'aorte.

Chez les personnes d'un âge plus avancé, l'état athéromateux des parois aortiques, avec ou sans dégénérescence calcaire de la tunique interne et la production de plaques de ces osseuses, explique le souffle localisé dans l'aorte et non accompagné d'un souffle anormal à l'orifice aortique. On sait que dans des états très avancés de dégénérescence des parois de l'aorte, s'étendant jusque près de l'oirgine des vaisseaux, les valvules semi-lunaires sont souvent dans un état d'intégrité parfait ; qu'elles conservent leur transparence et bouchent complètement l'orifice aortiqne, afin d'empêcher le retour du sang dans le ventricule.

Il est excessivement rare — quoique la chose soit possible — que la dégénérescence aortique soit antérieure ou immédiatement consécutive à la puberté. En général, la dégénérescence athéromateuse n'arrive que très exceptionnellement avant la trentième année.

Il est très important — pour le diagnostic — de déterminer la valeur et la source de ces murmures dans les cas en question. S'ils sont d'origine organique et s'ils dépendent de la dégénérescence athéromateuse des parois aortiques, on doit s'attendre à une dilatation anévrismale lente du tronc, avec formation, probable, d'une tumeur anévrismale vraie, fusiforme, pour le moment où le malade aura atteint sa quarantième année. Dans l'intervalle, il court risque d'une rupture des tuniques interne et moyenne à la suite d'un effort ou d'une violence exercée sur la poitrine. La rupture de ces tuniques est bientôt suivie d'un anévrisme disséquant ou d'un anévrisme faux. (On comprend que ces cas sont mortels ; mais on retardera le terme fatal par les moyens dosimétriques : strychnine, aconitine, digitaline, et un régime analeptique).

Myocardite simple sans complications. — Le dernier cas que rapporte l'auteur dans son mémoire, est d'un grand intérêt et d'une grande importance. Il fournit l'exemple d'un retour complet du cœur à l'action la plus normale et la plus régulière, après des années de souffrances dues à une affection cardiaque. Nous allons la rapporter en son entier.

Le patient, un gentleman âgé de quarante-quatre ans, grêle, mais d'une bonne constitution, d'un tempérament sanguin, actif d'esprit et de corps, qui avait toujours jouit jusqu'à ce moment d'une excellente santé, commença à se trouver, au commencement de 1850, dans des conditions de santé moins satisfaisantes que d'habitude. Au mois de juillet de cette année, il se plaignit de débilité, d'une sensation pénible dans la poitrine, de douleur dans le côté gauche. Il consulta alors un médecin, qui déclara qu'il était atteint d'une maladie du cœur. Le pouls était à 124 ; des sangsues, puis des vésicatoires et 20 gouttes de teinture de digitale, trois fois par jour furent le traitement auquel il fut soumis. Il n'y eut que peu ou pas d'amélioration. Parlant de son affection, dans une notice très bien faite qu'il me remit, le malade dit : « Je devins chaque jour plus mal ; le pouls s'accélérait ; le cœur lui-même était devenu souffrant et douloureux. Au bout de deux mois, j'étais devenu incapable de descendre un escalier ; j'étais réduit à rester toute la journée sur un sofa et je ne pouvais me mouvoir sans déterminer un surcroît d'action du cœur. Le traitement de mon médecin fut continué pendant quatre mois, sans aucun changement ; mais il parait que le pouls tomba à 72 . J'étais alors dans un grand état de faiblesse et de surexcitation nerveuse ; je ne pouvais rester un seul instant dans la même position ; j'avais des tiraillements nerveux et des sensations horriblement désagréables dans tout le corps.

Vers le milieu de juillet 1851, le cœur commença de nouveau à devenir très agité. Au commencement de mars, je me trouvais dans un état très misérable ; l'action du cœur était très rapide et très violente ; ses battements, en me couchant, rendaient le sommeil impossible. Incapable de me livrer à la lecture par suite des sensations pénibles que j'éprouvais du côté de la tête à la moindre fatigue cérébrale, incapable également de toute occupation, de tout amusement, je crus que je deviendrais fou. »

Deux ou trois mois après, une amélioration légère parait être survenue, mais l'état de la tête n'était pas meilleur : le malade ne pouvait lire trois minutes de suite sans éprouver de la chaleur, du mal de tête, et des sensations horribles s'étendaient de la tête à tout le corps. Le changement d'air et de régime amena une amélioration assez notable dans la santé générale et la vigueur du malade, au point qu'il put se promener quelques milles par jour, en différentes fois, avec des intervalles de repos. L'affection persista pendant les trois à quatre années suivantes, avec des alternatives de mieux et de pire. En somme, toutefois, un amendement lent, mais graduel dans l'état de la santé générale et dans les conditions et l'action du cœur survint de 1852 à 1855. Vers le milieu de cette dernière année, le malade se trouva assez bien pour reprenre l'exercice de sa profession d'homme de loi, mais sa santé ne fut entièrement rétablie qu'en 1857.

On employa successivement la digitale, l'acide prussique, les infusions amères, la fève de Saint-Ignace, le fer, le zinc, les toniques divers ; les épispastiques ou, comme dit le patient, la « torture des vésicatoires », de trois jours en trois jours. Pendant deux mois et pendant les quatre mois suivants, le malade fut en « sevrage », c'est-à-dire qu'on continua les vésicatoires, mais à des intervalles de plus en plus éloignés. On continua, pendant neuf mois, l'usage d'un régime tonique et les bains froids en pluie (*shower baths*), avec quelque amendement dans la santé générale. Le malade put faire à peu près deux milles par jour, mais il n'y avait pas d'amélioration considérable, « car — dit-il — m'étant un jour trop fatigué, je ne fus pas en état de sortir pendant un mois et je m'en ressentis tout l'hiver ». Peu de temps après, le malade se soumit, pendant un mois et demi, à un traitement hydrothérapique. Il parut retirer une grande amélioration de son emploi, quoiqu'il attribuât lui-même à l'air et au régime une part plus forte dans le résultat obtenu. Pendant cette période du traitement, sa consommation de viande fut réduite de moitié.

L'hydrothérapie fut abandonnée à son tour, et le malade se confia aux soins d'un adepte de Mesmer. J'eus plusieurs occasions de le voir alors que l'excitation du cœur était de plus en plus violente, plus tumultueuse que je ne l'ai jamais rencontrée chez aucun malade ; la face était rouge, surtout aux pommettes, d'un rouge vif et non d'un rouge sombre et cyanotique ; le pouls rapide (120, 130), mais régulier, ne présentant rien de particulier sous le rapport de la force et du volume ; l'impulsion du cœur contre la main était violente ; la percussion ne donnait aucune indication certaine d'accroissement de volume de l'organe, mais au stéthoscope on entendait un bruit de souffle éclatant, se percevant dans toute l'étendue de la région précardiaque, avec la même intensité, forte et égale. Aucun doute ne se présenta jamais à mon esprit, à chacun de mes nombreux examens de ce malade, qu'il ne fût atteint d'une lésion organique valvulaire incurable et que l'issue fatale n'était qu'une question de temps. Je puis franchement assurer que cette opinion était partagée par tous les médecins qui examinèrent le patient (et parmi eux on compte quelques-uns de nos meilleurs stéthoscopistes).

Le malade reprit sa profession au mois de juin 1855, comme nous l'avons dit. En 1857, il se considérait comme parfaitement rétabli. L'année suivante, il résolut de prendre une assurance sur la vie, et à la suite d'un rapport parfaitement satisfaisant du médecin de la compagnie, il fut admis comme une excellente assurance. Le médecin concluait à l'absence de tout signe ou symptôme morbide se rapportant au cœur et au système circulatoire. Depuis lors, dans deux circonstances différentes, je dus l'examiner à propos de son assurance ; et après l'examen le plus minutieux, le plus prolongé et le plus attentif, je ne pus que conclure à ce qu'on l'admît comme une assurance de première classe, sans lui faire payer de prime supplémentaire : comme la première fois, son assurance fut acceptée par deux compagnies qui m'avaient délégué à cet effet. Il est inutile d'ajouter que dans chacun de ces cas, la demande d'assurance fut accompagnée de l'histoire détaillée de son affection antérieure et du rapport du médecin examinateur. Je dois dire que pendant que ce rapport était à l'impression, je fis une nouvelle exploration très attentive du cœur du malade, l'impulsion et le bruit cardiaque étaient parfaitement normaux et réguliers ; le pouls égal, modéré en force et en volume à 72.

Si on réfléchit à ce cas singulier — sinon unique — les suppositions suivantes se présentent : 1° on pouvait croire à une affection fonctionnelle ; 2° à une chloro-anémie ;

3° à quelque forme obscure de maladie nerveuse, avec dérangement secondaire et symptomatique du système circulatoire ; 4° à une affection organique des valvules mitrales ; 5° à une affection obstructive de l'orifice de l'aorte — ; comme corollaire à la quatrième et à la cinquième supposition, on pouvait prétendre que le cas était ou plutôt est un exemple d'affection organique de la valvule mitrale et de l'orifice aortique, avec suppression consécutive du bruit de souffle qui accompagne d'abord ces affections, comme d'autres et moi-même en avons vus des cas ; 6° on pouvait dire qu'il s'agissait d'une myocardite pure, sans complication, mais très chronique.

Que cette dernière supposition est la seule admissible, la seule qui rende compte de tous les phénomènes qui se sont offerts dans ce cas très curieux et très instructif, je vais essayer de la démontrer.

Tous les praticiens versés dans la pathologie du cœur, ont rencontré des lésions fonctionnelles singulières et anormales de cet organe ; je ne connais cependant aucun exemple — et je ne conçois même pas la possibilité qu'il en existe — d'une lésion fonctionnelle du cœur, ayant eu une durée aussi prolongée que dans le cas qui nous occupe.

En outre, il est hors de doute que la détresse cardiaque, la souffrance de l'organe, son action tumultueuse, l'accélération du pouls, la congestion de la face, la coloration rouge vif des pommettes, la débilité générale, que nous avons observées dans ce cas, il est hors de doute, disons-nous, que tous ces symptômes étaient des phénomènes positifs et non subjectifs. L'impulsion ventriculaire violente, le bruit de souffle intense (battements d'aile, — *lang winged murmur*), suffisaient pour que tout observateur songeât à quelque lésion organique et se refusât à admettre qu'aucun dérangement fonctionnel pût produire des phénomènes d'un caractère aussi étrange.

L'hypothèse ; d'une chlorose ou anémie doit être écartée : l'histoire du malade, son tempérament sanguin, la coloration des téguments et de la face, l'aspect extérieur du corps, ne permettent pas d'y croire. Quant à la quatrième et à la cinquième supposition, il n'existe aucun fait pathologique qui nous autorise à admettre que, lorsque les valvules sont atteintes de lésions organiques, elles puissent retrouver leur parfaite intégrité. En effet, l'examen le plus superficiel de la disposition anatomique et de la texture délicate des valvules semi-lunaires et mitrales, nous démontre, *a priori*, que l'atteinte la plus légère apportée à ces membranes si fines, n'admet pas leur réparation par les tendances de la nature.

L'anatomie pathologique nous apprend que les conditions morbides diverses des valvules du cœur, telles que fissures, perforations crébriformes, ulcérations, végétations variqueuses, dépôts calcaires ou toutes autres altérations tendent à devenir des lésions de plus en plus graves. Nous avons déjà prouvé qu'en certains cas l'équilibre circulatoire n'étant que faiblement troublé, la vie peut se prolonger, même avec des lésions valvulaires, pendant une période plus ou moins longue. Mais nous n'avons aucune preuve que des altérations organiques des valvules soient susceptibles de cure radicale, avec retour du fonctionnement parfaitement normal de l'organe et cessation de tout phénomène morbide. Il est bon de faire remarquer qu'on a vu quelquefois la suppression temporaire du murmure cardiaque dépendant des lésions organiques des valvules, mais cette suppression n'explique pas — comme on pourrait le supposer — les particularités de l'observation que nous venons de rapporter.

La suppression temporaire ou même la cessation complète d'un bruit de souffle existant à l'orifice mitral, est un fait qui n'est pas étrange pour les médecins au courant de la pathologie cardiaque. Cette suppression a été signalée pendant plusieurs jours du malade, alors que les contractions du cœur perdent leur énergie habituelle et que le sang n'est plus projeté — au delà des irrégularités valvulaires — avec une force suffisante pour donner naissance à ces bruits. On a également observé la suppression du souffle mitral à une époque de longtemps antérieure à la mort; elle semble due à un rétablissement artificiel de l'équilibre circulatoire et à la cessation de la régurgitation ventriculo-auriculaire par l'adaptation, à l'orifice mitral, des valvules malades mais devenues plus épaisses et plus larges. Ces valvules qui, au début de leur affection, étaient incapables de fermer l'orifice qu'elles devaient protéger, sont, par suite de leur épaississement ou d'une adaptation particulière des masses végétatives, devenues de nouveau insuffisantes à fermer l'orifice, lequel, du reste, est lui-même, dans plusieurs cas, devenu relativement trop étroit.

Pour ce qui a trait à la sixième supposition, il faut observer que la myocardite, quoiqu'elle soit encore peu connue du médecin praticien, est un état morbide parfaitement démontré en anatomie pathologique. Les cas cités par Testa, entre autres, prouvent que l'inflammation des parois du cœur peut survenir indépendamment d'une lésion valvulaire; et les abcès du parenchyme cardiaque, quoiqu'ils n'aient pas été jusqu'ici diagnostiqués pendant la vie, se dévoilent fréquemment à l'examen anatomo-pathologique. Nous savons, en outre, que plusieurs autres lésions de la texture musculaire du cœur se présentent dans les cas où il n'existe aucune lésion du péricarde, de l'endocarde ou des valvules. Nous pouvons citer pour exemple le ramollissement du cœur dans le *typhus fever* et la dégénérescence graisseuse de cet organe. Nous avons même rencontré un dépôt de tissu cancéreux dans les parois des ventricules, sans le moindre état morbide de l'endocarde ou du péricarde.

Ayant démontré — comme je l'espère — qu'aucune des autres hypothèses n'est capable de nous rendre compte des symptômes qui se rencontrent chez notre malade, je suis amené, par voie d'exclusion, à adopter la théorie d'une myocardite simple, non compliquée, laquelle seule peut nous donner la clef de cette observation, inexplicable sans elle. L'état de santé parfaite dont jouit actuellement ce gentleman, après tant d'années de maladies; la complète intrégrité de l'appareil circulatoire constatée par tant et de si minutieuses explorations, faites à de longs intervalles et par des observateurs différents, à propos d'assurance sur la vie, sont des preuves concluántes qu'à aucune époque il n'exista de lésions valvulaires. La détresse cardiaque, la douleur, les palpitations, les bruits de souffle diffus et non limités à l'aire d'un orifice valvulaire, l'œdème accidentel, tout cela s'explique facilement par l'hypothèse d'une myocardite chronique, tandis que le retour du cœur à un état parfait de santé, après des années de souffrances, ne se comprend par aucune autre théorie connue de pathologie cardiaque.

Remarques. — En reproduisant cette longue dissertation, notre intention a été de faire voir combien la médecine allopathique, fondée sur la diagnostic, est incertaine, vague et trompeuse. *Experientia longa, vita brevis, judicium difficile,* a dit le père de la médecine, aussi a-t-il fondé ses pronostics sur l'observation de la nature et non sur une science théorique. En médecine, il est facile de raisonner sur les cas — à preuve les médecins de Molière — mais agir sans nuire — *primo non nocere,* comme a dit également Hippocrate — est plus difficile en allopathie, parce qu'on n'a que des moyens grossiers. Qu'on se rappelle ce pauvre docteur Pelletan, que ses collègues de la Charité traitaient en M. de Pourceaugnac, et qui finit par succomber au bout de vingt années de souffrances. Il en eût été de même du gentleman dont nous venons de reproduire le cas, si sa nature n'avait été assez forte pour resister à tant de remèdes. Il y a eu chez lui, simplement un état névrosique en rapport avec son tempérament sanguin ; et nul doute pour nous qu'avec une application, de temps à autre, de sangsues à l'anus, avec l'usage journalier du Sedlitz, avec les alcaloïdes deffervescents, strychnine, aconitine, digitaline, il ne se fût tiré facilement d'affaire jusqu'à l'âge de retour, où se dissipent ces sortes d'affections.

VIII

MALADIES CHRONIQUES DU CŒUR

On comprend que nous ne puissions traiter ici de ces maladies qu'au point de vue du traitement, car sans cela il faudrait des volumes.

Nous avons donné plus haut l'histoire de la maladie d'un médecin en renom, maladie que lui-même avait diagnostiquée comme une légère hypertrophie, et ses collègues comme une simple névrose. Il faut se méfier des irrégularités d'action du cœur et les traiter sérieusement, au lieu de perdre son temps à donner des palliatifs ou des antispasmodiques.

Les maladies chroniques du cœur sont généralement la suite d'inflammations mal éteintes ; elles peuvent cependant s'établir insensiblement et presque à l'insu du malade. Nous avons été atteint d'une affection de ce genre, et si nous n'y avions veillé, nous en aurions été une triste victime, comme beaucoup de médecins.

Toute douleur ou sensibilité anormale dans le rayon du cœur doit donc être enlevée immédiatement : par des ventouses, un vésicatoire, et l'administration interne de la strychnine, de la cicutine (si les douleurs sont lancinantes), de l'hyosciamine (s'il y a asthme cardiaque). L'angine de poitrine est généralement dans ce cas.

Ce traitement, institué avec énergie, préviendra, neuf fois sur dix, l'état symptomatique.

Quant à la *dominante*, c'est-à-dire le traitement, il devra s'appliquer à la cause reconnue ou présumée : rhumatisme, goutte, dartrose, etc. Il faudra donc recourir aux arséniates d'antimoine, de potasse, de soude : une dizaine de granules par jour, de l'un ou de l'autre, selon les indications.

De toutes les lésions du cœur, les plus graves sont celles qui atteignent l'organe dans son mécanisme ou le jeu de ses valvules, parce que celles-là sont irréparables.

Les causes sont, comme pour la plupart des maladies chroniques, des inflammations mal éteintes : endocardite, péricardite, myocardite ; des diathèses : rhumatisme, goutte, alcoolisme, syphilis, abus des mercuriaux ; des maladies des poumons, des plèvres, du foie, de la rate, se propageant au cœur ou à ses enveloppes, la maladie de Bright, les fièvres éruptives, les intoxications palustres ou métalliques (saturnines), les privations, les excès, les émotions morales, l'hérédité, etc.

Dans tous ces cas, il faut fortifier le cœur et non l'affaiblir par des médicaments hyposthénisants. Par conséquent, la strychnine et la digitaline constitueront la *variante* du traitement.

Augmentation de volume. — Règle générale, un cœur trop volumineux, c'est-à-dire dépassant ses limites naturelles, est un danger, tant pour lui-même que pour les organes environnants et éloignés. D'abord pour lui-même, parce qu'étant bridé par une fibreuse qui se continue avec le centre phrénique du diaphragme, son action est gênée ainsi que la respiration. C'est le cas des hypertrophies.

Voici quelques indications à ce sujet, fournies par Bouillaud. Lorsque l'hypertrophie est générale et considérable, le poids du cœur peut atteindre près de 700 grammes ; sa circonférence peut aller jusqu'à 340 millimètres et la largeur jusqu'à 130. La pointe du cœur, au lieu de battre dans le cinquième espace intercostal, se trouve dans le sixième, le septième et quelquefois le huitième, et la base remonte jusqu'à la clavicule gauche. Le cœur est placé à peu près transversalement dans le côté gauche de la poitrine, et sa pointe, mousse, comme effacée, et déviée à gauche et en dehors du mamelon. Le cœur est globuleux, arrondi, sphérique. La force et l'étendue des battements sont augmentées ; le rythme n'est pas altéré. Quand l'hypertrophie est considérable, la poitrine présente une voussure accompagnée d'un élargissement des espaces intercostaux. On comprend que tous ces changements n'arrivent que graduellement ; mais c'est une raison d'y faire attention, afin d'y remédier à temps.

Le traitement, on le comprend, doit être celui de la cause (*dominante*) et celui de la *variante* ou des effets. Or, c'est à la force d'expansion qu'il faut s'opposer tout d'abord, par la strychnine. Les saignées ne feraient qu'affaiblir l'organe et par conséquent accéléreraient son expansion en hauteur et en largeur. Il faut le brider, le contenir dans ses limites. Si ses mouvements deviennent tumultueux, on les modèrera par la digitaline, mais toujours avec la strychnine. Enfin quand les battements commencent à devenir plus mous, moins distincts, on donnera les arséniates de fer, de soude, de potasse, suivant les indications. On voit qu'on reste toujours dans la même gamme thérapeutique physiologique.

Nous sommes parfaitement de l'avis de M. le docteur Fleury quand il dit :

1° Qu'à la période ultime des plus graves altérations chroniques du cœur, de lésions *inévitablement* mortelles, la mort *actuelle* est souvent l'effet direct, non de la lésion locale, mais de l'asthénie générale, des troubles de la circulation capillaire générale, de la digestion et de la nutrition.

2° Que, dans ces conditions, le médecin ne doit jamais désespérer ni du malade ni de lui-même, et qu'il doit *agir* jusqu'au dernier moment.

3° Que l'on peut parvenir, à l'aide d'une médication générale efficace, à soulager les malades et à prolonger leur existence pendant un temps souvent considérable.

Il est vrai que pour M. le docteur Fleury ce traitement est exclusivement l'hydrothérapie.

Dilatation du cœur. — La dilatation peut s'étendre à toutes les cavités du cœur, mais beaucoup plus fréquemment aux cavités droites qu'aux cavités gauches. A agir avec violence, les fibres musculaires s'affaiblissent et le sang n'est plus complètement expulsé dans la systole. Il y a donc recul vers les oreillettes. Le cœur devient flasque, molasse, moins résistant ; il perd de sa coloration, ses fibres se déchirent plus facilement, le tissu cellulaire qui les unit est aussi plus friable (il s'agit d'effets cadavériques, car pendant la vie les choses ne vont pas jusque là, surtout si on a eu soin d'instituer un traitement vigoureux par les alcaloïdes et les arséniates). L'amincissement est réel quand il dépend d'un certain degré d'atrophie des fibres musculaires, ou apparent quand il résulte de la distension éprouvée par les parois du cœur. Dans ce cas, tout en activant la nutrition tant générale que particulière par les arséniates, il faut favoriser le retour du cœur sur lui-même par la strychnine et les ferrugineux : ainsi l'arséniate de strychnine et l'arséniate de fer, donnés à la dose de huit à dix granules par jour. Le perchlorure neutre de fer, à la dose de 5 a 6 gouttes dans un verre a liqueur d'eau, matin, midi et soir, fait merveille dans ce cas. On fera bien de tenir constamment sur la région du cœur un sachet de tannin. N'était la décomposition des alcaloïdes, on donnerait l'acide tannique à l'intérieur, une dizaine de granules par jour ; mais il pourrait également tanner les tissus par la coagulation de la gélatine. C'est surtout dans les anévrysmes passifs que cet agent devrait être employé.

Les causes les plus fréquentes de la dilatation des cavités droites du cœur sont les inflammations chroniques des poumons et des bronches, l'emphysème pulmonaire qui tend à oblitérer le réseau capillaire des alvéoles et à rétrécir le champ de la petite circulation, les pneumonies répétées qui ont amené l'induration d'une partie du parenchyme pulmonaire et causé l'oblitération d'un certain nombre de ramifications de l'artère pulmonaire, c'est-à-dire tout ce qui peut enrayer le libre passage du sang des cavités droites du cœur aux poumons. Il se produit alors un recul qui se fait sentir dans la tête, dans les hypochondres et jusque dans le système rénal.

De là, les complications dont nous parlions plus haut. En effet, dans cette période de la maladie, il se forme des apoplexies cérébrales — surtout pour peu qu'il y ait dégénérescence artérielle — des congestions du foie et de la rate et, par suite, trouble dans les fonctions de ces importants organes. On sait que, sauf la partie des matériaux graisseux qui passent par les vaisseaux chylifères, toutes les autres substances absorbées dans l'intestin pénètrent dans les radicules de la veine-porte pour être conduites au foie. Ce viscère sécrète la bile, de plus il injecte continuellement dans les veines sus-hépatiques une matière sucrée abondante, qui se trouve entraînée bientôt dans le grand courant de la veine-porte. Ainsi donc, indépendamment de la stase sanguine produite par la dilatation des cavités droites du cœur, la sécrétion biliaire est suspendue ainsi que la glycogénie hépatique, partant la combustion respiratoire et la vénosité du sang sont augmentées ; de là, une asphyxie lente, à laquelle les malades finissent par succomber, à moins qu'on ne leur vienne puissamment en aide.

Nous avons eu à traiter une marchande de fleurs, à Paris, femme d'une haute stature, et qui, par suite des intempéries des saisons, était atteinte d'un rhumatisme du cœur ayant amené sa dégénérescence graisseuse. Les cavités droites étaient manifestement dilatées et il se faisait un recul dans le cou et jusque dans le flanc. La face était bleuie, ainsi que tout le corps, et les extrémités froides, les jambes, les cuisses, les hanches et les lombes énormément infiltrées et dures, comme dans le sclérème des nouveau-nés ; le pouls petit et le cerveau anémié. Bref, quand cette malade me fut présentée, je craignis qu'elle n'allât expirer dans le salon où je la recevais. Je la fis reconduire en toute hâte chez elle, la mettre au lit, la réchauffer par des étuves en étain, du vin chaud aromatisé de quelques gouttes de teinture de canelle, et en lui faisant prendre avec chaque cuillerée à café du liquide, deux granules arséniate de strychnine, deux granules arséniate de soude et deux granules digitaline. Grâce à ces moyens la mort subite fut évitée, et à mon grand étonnement, la malade revint me voir au bout de six semaines, presque entièrement dégagée. Les bruits de souffle dans les veines jugulaires avaient notablement diminué ainsi que les mouvements systoliques.

On voit par là qu'on gagne à ne pas désespérer de l'art et du malade. Quand au contraire on laisse la maladie marcher, la mort arrive par paralysie du cœur, par hydropisie générale, par œdème pulmonaire ; or, notre malade touchait à ce terme.

Les accès d'orthopnée sont ordinairement précédés d'une diminution de sécrétion rénale accompagnée d'une augmentation de volume du foie ; il faut, aux remèdes indiqués plus haut : arséniate de strychnine, arséniate de soude et digitaline, ajouter la quassine, aux repas. La caféine et ses sels pourront servir à relever le cerveau de sa torpeur. On peut en donner jusqu'à vingt granules par jour. Si les accès sont nettement dessinés on donnera l'hydro-ferro-cyanate de quinine. En tout cas, il faut aller aux indications les plus pressantes. Une toux chronique, sèche, tourmente d'ordinaire le malade : on l'apaisera par l'iodoforme et la cicutine : deux granules de chaque toutes les demi-heures, jusqu'à sédation, et on donnera la scillitine comme expectorant : trois granules avec les quatre précédents, avec une cuillerée d'orgeat.

La dilatation du cœur droit est due le plus souvent à un état scorbutique, dans les contrées palustres : ici la quinine (arséniate, hydro-ferro-cyanate) et la strychnine sont nécessaires. La saignée, dans ces cas, serait mortelle, en augmentant la faiblesse du cœur. On tirera un grand parti des valérianates de fer et de zinc. Nous avons observé le cas chez un matelot norwégien entré dans notre service pour un scorbut aigu. Le pouls était *reptant*, à peine sensible, la gêne de la respiration fort grande. Nous lui fîmes prendre des granules de valérianate de fer, à raison d'une douzaine par jour ; au bout de six jours, le pouls, au sphygmographe, s'était complètement relevé.

La dégénérescence graisseuse du cœur a lieu ordinairement chez les alcoolisateurs. L'arséniate de soude, l'arséniate de strychnine et l'acide phosphorique (dont l'action ne doit pas être confondue avec celle du phosphore) rendent ici de grands services, d'autant que, dans ce cas, il y a d'ordinaire *delirium tremens*. On évitera ainsi, du côté du cerveau, des vertiges, l'obscurcissement de la vue, les syncopes, les pseudo-apoplexies, et du côté des poumons les accès d'apnée, consistant en une série d'inspirations de plus en plus fortes, jusqu'au maximum d'intensité, après quoi elles diminuent progressivement d'étendue et de force, et finissent par une suspension, en apparence complète, de la respiration. Le malade peut rester longtemps dans cet état, parce que les personnes présentes le croient mort, puis, une première inspiration faible, suivie d'une deuxième mieux marquée, indique que l'accès est passé. Il est nécessaire de prévenir de nouveaux accès par l'arséniate de quinine.

Dilatation des cavités gauches du cœur. — Comme nous l'avons déjà dit, ces dilatations sont beaucoup plus rares que celles des cavités droites, et on comprend que les symptômes soient tout à fait différents de ceux du côté droit. Ainsi le sang ne pouvant être lancé en quantité convenable aux organes, il y a anémie générale, surtout du cerveau. Ce même fait se présente quand c'est l'aorte ascendante qui est anévrysmée. Nous avons constaté ce cas chez un individu qui se tenait constamment la tête entre les jambes et qui, quand on le forçait à la relever, était pris de violentes convulsions et de syncope. Il fallait se hâter de le mettre la tête en bas, comme dans la perte de connaissance produite par le chloroforme. Un matin, on le trouva mort à côté de son lit. L'autopsie fit voir un large anévrysme de l'aorte ascendante. On comprend que malgré la dyspnée, les étouffements, il faille être très-réservé avec les déplétions sanguines. L'arséniate de strychnine est ici le remède indiqué. On fera bien de faire prendre au malade, deux ou trois fois par jour, vingt gouttes de perchlorure de fer neutre dans un peu d'eau. Nous en avons vu un merveilleux effet chez un malade qui portait un anévrysme du tronc brachio-céphalique droit. En quelques semaines la tumeur avait presque entièrement disparu. Chez ce malade il y avait également anémie cérébrale avec accès syncopaux et absence de pouls dans la carotide droite.

Congestion des poumons dans les maladies organiques du cœur. — Les poumons se ressentent, avant tous les autres organes, des maladies organiques du cœur : c'est souvent même par eux qu'on découvre que le centre circulatoire est malade. Il est, en effet, bien des personnes, chez qui les bronchites surviennent très facilement et durent un temps infini, qui sont habituellement un peu essoufflées et se plaignent d'oppression ou de pesanteur dans la poitrine. Nous pouvons nous citer comme exemple et nous pensons que la maladie du cœur dont nous portions le germe se serait développée depuis longtemps si nous ne faisions usage, tous les jours, en nous couchant, de quatre granules d'arséniate de strychnine et d'autant d'aconitine et de digitaline. Les malades qui ne font rien finissent par avoir un catarrhe chronique laryngo-trachéo-bronchique, avec une expectoration séreuse ; plus tard un peu d'emphysème s'ajoute à cet état ; c'est plutôt un toussottement continuel qu'une véritable toux ; l'expectoration peu abondante est souvent ténue, très difficile à se détacher. Parfois c'est l'expectoration de l'angine glanduleuse : crachats perlés. De temps en temps quelques crachats sanguinolents viennent effrayer le malade. Cet état peut être dû à ce que les veines pulmonaires se vident difficilement dans l'oreillette gauche, parce qu'il y a un obstacle à la valvule mitrale. Dans ces cas le traitement sera, non par les émollients ou les *bechiques*, mais par la strychnine (arséniate ou sulfate) et l'émétine, un granule de chaque toutes les heures avec une cuillerée de looch blanc.

Maladie de Bright dans les maladies organiques du cœur. — Il nous reste encore à attirer l'attention des praticiens sur la complication si fréquente de la maladie de Bright avec la cachexie cardiaque. Dans les premiers temps d'une maladie organique du cœur, l'urine est souvent rare, dense et fortement colorée, avec dépôt de sels, notamment des urates ; elle peut même être sanguinolente. Ces changements de quantité et de densité sont dus à la diminution de la pression artérielle et à l'augmentation de la pression veineuse. Ces congestions passives amènent l'albuminurie permanente ; de là la tendance aux infiltrations. Il ne faut pas pour cela qu'il y ait néphrite. Traube et Rosenstein ont prouvé que l'albuminurie cardiaque est différente de l'albuminurie rénale, mais non moins mortelle. Le traitement sera le même : arséniate de strychnine, digitaline, aconitine, un granule de chaque quatre fois par jour.

Maladies nerveuses dans les maladies organiques du cœur. — Nous terminerons ce chapitre par quelques emprunts faits à l'ouvrage classique d'Ollivier d'Angers : *Traité des maladies de la moelle épinière* — comme pouvant servir à éclairer le diagnostic des maladies organiques du cœur.

Irritation spinale prise pour une hypertrophie du cœur. — Dans le cas rapporté par Ollivier, les désordres des mouvements du cœur, l'étendue et la force de ces battements, la suffocation imminente que déterminaient les moindres mouvements du corps et le coucher horizontal, etc., avaient fait considérer la maladie comme une hypertrophie du cœur, dont les progrès rapides devaient faire craindre une issue funeste. Depuis un an le malade était à une diète lactée ; on avait pratiqué un grand nombre de saignées, qui causaient toujours un soulagement momentané, mais bientôt tous les accidents reparaissaient. Le malade était dans un état de faiblesse extrême, tourmenté par une insomnie continuelle, ou, s'il s'assoupissait, il était réveillé en sursaut par un étouffement et un sentiment de déchirement dans la région du cœur, avec redoublement des palpitations. Ce fut alors qu'il vint consulter le docteur Ollivier. Dans la semaine précédente, les accidents ayant augmenté d'intensité, on n'avait rien trouvé de mieux que de lui faire trois abondantes saignées et appliquer 80 sangsues sur la région du cœur, qu'on avait recouvert d'un large vésicatoire huit jours auparavant. Il était pâle, presque exsangue, ne pouvait parler qu'à demi-voix et avec une grande difficulté; pour peu qu'il se renversât sur un fauteuil, la dyspnée devenait insupportable. Après l'avoir laissé reposer quelques moments, le docteur Ollivier explora successivement la poitrine et le rachis et développa par la pression une vive douleur dans la moitié supérieure de la colonne dorsale; cette douleur, que le malade n'avait pas même soupçonnée jusque-là, fut en même temps accompagnée d'un accès de suffocation et d'une douleur sous-sternale excessivement aiguë. Après avoir constaté à plusieurs reprises cet effet, le docteur Ollivier conseilla pour le soir même une application de 12 sangsues *loco dolenti*. Le sang coula assez abondamment et pour la première fois depuis neuf mois, le malade eut un sommeil calme pendant toute la nuit. Un soulagement aussi rapide — et qu'on était loin d'espérer, attendu l'ancienneté de la maladie — fit conseiller une deuxième application de sangsues le lendemain. Une troisième fut faite le cinquième jour. Depuis lors tous les accidents ont disparu.

Que faut-il conclure de cette observation? C'est qu'il y avait une congestion active de la moelle épinière, congestion qui avait été méconnue et que les saignées générales n'étaient point parvenues à lever. Il a fallu ensuite une constitution exceptionnelle du malade pour résister à tous ces débilitants.

En dosimétrie on est beaucoup plus réservé; on ne dit jamais : telle maladie existe, mais tel symptôme ; et on agit en conséquence.

Flourens a fait voir que la destruction de la moelle dorsale n'arrête point sur-le-champ la circulation ; cet arrêt n'existe que par la destruction de la moelle allongée. La destruction de la portion lombaire affaiblit la circulation dans le train de derrière, tandis qu'elle continue sans altération dans les extrémités antérieures.

On sait, en outre, qu'il y a des nerfs modérateurs de la circulation et des nerfs accélérateurs : les premiers appartiennent au pneumogastrique ; les seconds au grand sympathique. Chez l'homme et chez les mammifères l'action modératrice du pneumogastrique sur le cœur existe d'une manière constante, de même que l'action accélératrice du grand sympathique. Nous en avons vu un exemple remarquable chez un individu qui avait eu le cou obliquement traversé par une charrette chargée de foin. Il en résulta une contusion avec épanchement de sang considérable. Le blessé ayant repris connaissance, on observa que le pouls était faible et battait avec une accélération telle qu'il était impossible de le compter. La mort survint au bout de peu de temps. A l'autopsie nous constatâmes la compression du pneumogastrique par un fort caillot de sang. Le grand sympathique, au contraire, avait été protégé par le feuillet profond du fascia du cou : et ainsi l'équilibre fonctionnel avait été rompu.

Ceci doit servir de règle dans l'administration des médicaments antagonistes. Ainsi dans bien des cas on donne ensemble la strychnine et l'hyosciamine, parce qu'on a à combattre des symptômes de spasme et des symptômes de paralysie.

MALADIES ABDOMINALES

Le présent chapitre se borne aux maladies gastro-intestinales, celles des organes génito-urinaires devant être traitées à part. La doctrine de Broussais, qui a longtemps régné en médecine, n'a permis d'y voir que des inflammations passibles de la diète et des soustractions sanguines : de là, les nombreuses lésions organiques qui sont venues grossir le cadre nosologique. Au début, ces inflammations constituent des mouvements fébriles qui sont facilement enrayés par le traitement dosimétrique. Il s'agit surtout de relever le malade de la prostration où jettent les troubles vitaux qui sont concentrés dans le ventre et qui, après une lutte toujours plus ou moins longue et toujours pénible, entraînent les malades, au grand désespoir du médecin allopathe, ce qui doit le porter à se rallier à la méthode dosimétrique.

I

GASTRITES

Il n'y a pas de maladies plus fréquentes que celles de l'estomac ; ce qu'expliquent autant la contexture anatomique de l'organe et ses nombreux rapports — soit directs, soit réflexes — avec les autres organes, que son fonctionnement presque continu et ses surmènements incessants.

Anatomiquement, c'est un organe faible en apparence, puisqu'il se compose de membranes ; mais, par sa position même, il offre un grand degré de résistance. Ce n'est que lorsque ces membranes se sont ramollies qu'elles se déchirent.

Physiologiquement, ses attributions sont multiples : chimiques, vitales, sensorielles. C'est lui qui prépare les matériaux du sang et, par conséquent, qui est la source de la plupart des diathèses. C'est lui encore qui détermine les actes spontanés ou involontaires. De là, l'influence du physique sur le moral et *vice versa*.

Aucun organe n'est plus riche que lui, en vaisseaux, en nerfs, en glandules. A proprement parler, c'est une résille dont les membranes constituent la trame.

Ses artères procèdent du trépied cœliaque et ainsi, il reçoit presque directement l'impulsion du cœur ; de là, les battements épigastriques à la moindre impression.

Ses veines, par contre, se rendent à la rate et au foie avant d'arriver au centre circulatoire. Il est donc la source principale de la chaleur animale, circonstance qui influe sur l'état physiologique et pathologique du viscère.

Ses glandules sont nombreuses et forment une espèce de pavement sur toute la surface interne de l'organe.

Les nerfs appartiennent — les uns, aux pneumogastriques, dont ils constituent les terminaisons : cordons œsophagiens ; les autres, au grand sympathique, qui enlace ses vaisseaux d'un fin réseau, lequel finit par se fondre dans l'intimité du tissu.

Ses membranes sont — indépendamment de l'enveloppe adventive ou péritonéale — une tunique musculaire, se composant de deux couches de fibres superposées : les unes longitudinales, allant du cardia au pylore ; les autres semi-circulaires, c'est-à-dire embrassant la circonférence du viscère, par entre-croisement, de manière à exercer une sorte de pétrissage. Ces fibres n'obéissent point à la volonté : de sorte que leurs mouvements sont inaperçus dans l'état de santé, mais très sensibles et même douloureux dans l'état de maladie. La tunique intermédiaire est fibreuse — les anciens la croyaient de nature nerveuse — comme tous les tissus blancs. La tunique interne est muqueuse, veloutée, spongieuse, recevant le dernier épanouissement des vaisseaux et des nerfs. Les lymphatiques forment la dernière couche ou sous-épithéliale de la muqueuse.

Ces considérations anatomiques étaient nécessaires pour expliquer les phénomènes morbides dont l'estomac est le siège. Ainsi la gastrite, par son réseau vasculaire ; les absorptions toxiques, par son réseau veineux ; les spasmes douloureux, par ses fibres musculaires ; les sécrétions anormales par ses glandules cylindriques. C'est dans cet ordre que nous allons examiner ces affections et les désordres anatomo-pathologiques qui en sont la conséquence quand on ne les arrête pas à temps.

La gastrite, dont Broussais avait fait le fond de la médecine, est assez fréquente pour occuper une large place dans la pathogénésie : elle est aiguë ou chronique.

a) *Gastrite aiguë*

La gastrite aiguë se fait reconnaître par une vive douleur, avec chaleur dans la région épigastrique, augmentant à la pression et suivie d'une réaction violente ou fièvre continue. Toutes les membranes peuvent être également entreprises, mais c'est généralement la muqueuse qui en est le siège, par suite de son contact immédiat avec les corps irritants.

Si nous venons de dire que Broussais avait fait de la gastrite aiguë le fond de la médecine, c'est qu'à son époque cette dernière était incendiaire, ou procédant par les irritants. Heureusement que l'estomac est comme le limaçon qui englue ses ennemis.

Voici comment Broussais a décrit la gastrite aiguë :

La maladie étant arrivée à l'état aigu, la chaleur augmente, les ingesta sont vomis, les souffrances sont si fortes après les avoir pris, que le malade refuse de boire et à plus forte raison de manger ; la soif se substitue à la faim, elle finit même par ne plus pouvoir être apaisée, parce que l'estomac rejette jusqu'aux boissons les plus légères.

En même temps, une douleur extrêmement forte, accompagnée d'anxiété et d'un malaise inexprimable, est supportée, non seulement à l'épigastre, mais à toute la moitié intérieure et inférieure de la poitrine, jusqu'au niveau des seins ; tout le milieu du tronc est le siège d'une chaleur brûlante, comme celle d'un brasier.

L'inflammation remonte de plusieurs pouces dans l'œsophage, au-dessous du cardia. La peau de cette région est endolorie et plus brûlante que dans le reste du corps, phénomène sensible pour le malade et pour ceux qui l'explorent.

Dans le commencement, il perçoit un sentiment de froid, quoiqu'il y ait augmentation de chaleur ; la langue est contractée, pointue, toujours rouge dans le premier degré ; plus tard, elle s'aplatit et perd de sa rougeur parce que cette sympathie s'use.

Si l'on fait ouvrir largement la bouche, on aperçoit de la rougeur au pharynx, et les follicules muqueux de la base de la langue plus prononcés et gonflés.

En même temps, le pouls est fréquent, la tête douloureuse, il y a un sentiment de faiblesse et de prostration extrême.

Traitement. — C'est contre cette prostration qu'il faut surtout agir, en même temps qu'on calmera le spasme douloureux ; par conséquent, la strychnine, l'hyosciamine, la morphine, sont indiqués au début de la gastrite aiguë. Les émollients, les déplétions sanguines sont des moyens locaux qu'il ne faut pas négliger, mais qui ne sont que secondaires. C'est à la dosimétrie qu'on doit de pouvoir faire à la fois ce double traitement.

La gastrite suraiguë se fait surtout remarquer dans le choléra indien : le malade, glacé à la périphérie du corps, brûle au-dedans et écarte ses vêtements ; en même temps sa soif est inextinguible. (Voir *Faits cliniques.*)

La fièvre dans la gastrite aiguë est ardente quoique concentrée ; le pouls est serré, souvent même petit et déprimé, à cause de l'intensité de la douleur ; la chaleur dans l'aisselle surélevée (39-40° c.).

Dans la privation d'aliments, surtout liquides, la gastrite aiguë peut aller jusqu'à la gangrène. Tout cela fait voir combien les alcaloïdes sont nécessaires.

Cela fait voir également que dans le traitement il faut tenir compte de la cause du mal. Ainsi, dans la gastrite aiguë palustre. il est nécessaire de recourir à la quinine, combinée aux alcaloïdes que nous avons mentionnés plus haut : ce qui doit se faire, la douleur étant ici le principal élément de la maladie.

Ce traitement préventif est d'autant plus nécessaire que la gastrite suraiguë tend à la désorganisation du viscère, et que la dépression vitale est plus grande.

b) *Gastrite chronique*

Elle est consécutive à la gastrite aiguë, ou bien s'établit lentement, soit par le fait d'un mauvais régime, soit par celui d'une médication mal appropriée.

Presque toujours il y a anorexie, dégoût d'aliments ; mais il y a aussi les fausses faims, que le malade expie cruellement s'il s'y abandonne. Ici encore, il faut modifier cette fausse appréciation du malade, par la strychnine, l'hyosciamine, la morphine.

La douleur locale exige l'application d'un révulsif, de préférence le caustique de Vienne, qui a cet avantage de pouvoir être converti en exutoire (Voir *Gastralgies*).

La soif, quoique moins vive que dans la gastrite aiguë, existe presque toujours ; elle éclate après qu'on a mangé et persiste pendant tout le temps de la digestion stomacale (Voir *Dyspepsies*).

La douleur occupe le plus généralement le creux de l'estomac, mais peut exister plus haut, au point qu'on peut la croire pectorale : mais le plus souvent, retentit dans le dos.

Quoi qu'il en soit, le traitement indiqué plus haut, rectifiera le diagnostic, ou plutôt dispensera d'en faire. En médecine, le premier soin doit être de soulager. Qu'importe ensuite qu'elle a été la cause ?

Broussais, qui en fait de gastrites était un virtuose, a établi des gastrites, les unes générales, les autres partielles : au cardia, au grand cul-de-sac, au pylore ; mais cela dénote déjà des lésions anatomo-pathologiques.

Les malades atteints de gastrite chronique éprouvent — soit pendant, soit après le repas — de la fatigue, de la courbature, de l'accablement et une céphalalgie souvent très vive ; les migraines ne tiennent pas souvent à une autre cause. Il faut, dans ces cas — indépendamment des moyens indiqués plus haut — recourir à la quassine, à l'arséniate de soude, à la caféine ou ses sels (citrate, arséniate), soit au commencement soit à la fin du repas.

Il dépendra donc beaucoup ici du régime, lequel doit avoir pour but d'écarter toute cause d'irritation. Cependant, nous ferons remarquer qu'un régime trop sévère entretient souvent la gastrite, tandis qu'avec les moyens thérapeutiques que nous venons d'indiquer, on pourra arriver à une alimentation reconstituante (Voir *Faits cliniques*.)

C'est dans la gastrite chronique que convient le régime lacté. Le lait, en tant qu'aliment complet, remplacent les aliments solides dont la digestion est longue et pénible (Voir *dyspepsies*).

Broussais ne s'est trompé qu'à demi quand il a fait de la gastrite le fond de la médecine. Il est certain que de son temps cette affection était beaucoup plus fréquente qu'aujourd'hui, à cause des abus des stimulants que Brown avait mis en vogue. En dehors des ivrognes, nous observons maintenant peu de gastrites, mais par contre beaucoup de gastroses, l'estomac étant devenu plus faible ou plus irritable.

Il serait oiseux de vouloir établir une ligne de démarcation nettement tranchée entre la dyspepsie et la gastrite chronique, l'une ne pouvant aller sans l'autre, pas plus que la fonction sans l'organe. En effet, c'est la muqueuse et son appareil de glandules qui sont le siège de la lésion. La langue est ordinairement blanche, comme si elle avait été brûlée, surtout chez les alcoolisateurs ou chez les personnes qui ont habituellement les sucs de l'estomac acides. La bouche est pâteuse ; l'appétit et la soif très-diminués et même complètement abolis. Une sensation de poids et de plénitude est éprouvée dans le creux épigastrique ; les digestions lentes, difficiles, accompagnées de fermentation des aliments dans l'estomac, de regurgitations acides ou pyrosées ; le matin à jeun il y a des vomissements glaireux, ainsi qu'après les repas. Il existe une grande dépression morale. Ces personnes viennent-elles à succomber, on trouve à l'autopsie la muqueuse parsemée de plaques plus ou moins étendues d'un rouge brun, gris ardoisé, allant même parfois jusqu'au noir ; épaissie, hypertrophiée, mamelonnée, la tunique musculeuse et la membrane nerveuse plutôt amincies qu'hypertrophiées.

Chez les buveurs de spiritueux il existe un ramollissement pultacé de la petite courbure de l'estomac, avec hypertrophie des glandules tubulées. Ce ramollissement peut aller jusqu'à amener la déchirure de l'estomac entre les deux feuillets de la séreuse gastro-épiploïque, et donner ainsi lieu à des épanchements rétro-péritonéaux, comme nous l'avons constaté sur le cadavre d'un alcoolisateur, lequel après son repas du midi tomba comme foudroyé et fut pris d'un emphysème général. Il pompait de l'air à flots et son corps enfla à mesure.

Une autre lésion à marquer, c'est l'ulcère simple de l'estomac. Les personnes qui en sont affectées éprouvent, au moment des digestions, du malaise, de la pesanteur, de la distension gazeuse, des douleurs plus ou moins vives dans la région épigastrique. L'appétit est le plus souvent conservé et même les douleurs se calment en mangeant, mais pour reparaître la digestion faite. Cette douleur est fréquemment accompagnée d'un point dorsal au point qu'on pourrait croire à une myélite localisée. Le malade maigrit, comme dans toutes les maladies organiques. D'ordinaire il y a absence de fièvre, à moins que la gastrite devienne aiguë : dans ces cas des symptômes d'adynamie se présentent.

On ne confondra pas l'ulcère simple de l'estomac avec le cancer, qui donne lieu à des douleurs lancinantes, à des vomissements de matières noirâtres où le microscope fait découvrir des cellules cancéreuses. Le cancer est accompagné de l'induration des parois de l'estomac et de tumeur plus ou moins circonscrite ou diffuse.

Telles sont les lésions chroniques dont l'estomac peut devenir le siège : quant au traitement il doit consister dans le lavage journalier et matinal du viscère au moyen du Sedlitz Chanteaud, le seul sel qui n'irrite pas et qui pris à grande eau déblaye tout le tractus intestinal. Quand aux modificateurs, on aura surtout recours à la strychnine, afin d'empêcher la dilatation de l'estomac, et on y joindra l'hyosciamine contre la coarctation spasmodique du cardia. En effet, ce dont souffrent le plus les malades, c'est de ballonnements, les gaz ne pouvant s'échapper. Afin d'activer la digestion on donnera au commencement des repas une dizaine de gouttes d'acide chlorhydrique pur et deux à trois granules de quassine. Grâce à ces moyens l'espèce de mal de mer que les malades éprouvent sera dissipé. Et puisque nous parlons de mal de mer, disons que les moyens que nous venons d'indiquer réussissent également chez les personnes tourmentées de ce mal. Nous en avons fait l'expérience maintes fois dans nos nombreuses traversées de la Manche, qui est comme on sait une mer très mauvaise. Au moment de s'embarquer on prend trois granules arséniate de strychnine et un ou deux granules hyosciamine. Il est préférable de ne pas partir à jeun, mais de lester convenablement l'estomac.

Dans la dilatation sténotique, c'est-à-dire due à une coarctation du pylore par une affection organique, le mal est sans remède, mais peut cependant être soulagé de la manière dont nous venons de le dire.

c) *Gastro-entérite*.

C'est l'extension de la gastrite à l'intestin grêle; elle est également aiguë ou chronique.

1° *Gastro-entérite aiguë.* — La soif est plus ou moins vive, la bouche pâteuse, amère; la langue rouge et sèche, avec ou sans enduit (selon l'état de la digestion); il y a perte d'appétit, nausées, vomissements, extension de la douleur épigastrique à toute la partie moyenne ou ombilicale; resserrement du ventre; coliques plus ou moins violentes.

Dans la gastro-entérite franche, la réaction l'est également; le pouls ample et plein, la chaleur périphérique conservée. Au contraire, dans la gastro-entérite miasmatique, le pouls est petit, misérable; la peau froide; les coliques — qui sont de véritables crampes — sont continuelles; vomissements et déjections de matières, soit bilieuses, soit albumineuses, soit lientériques verdâtres, noirâtres; urine rare ou supprimée.

On comprend combien, dans ces cas, il est urgent de dégager tout le tube intestinal par un lavage au Sedlitz Chanteaud, et de donner de suite les calmants excito-moteurs, afin de ramener la chaleur à la périphérie et de relever le pouls (Voir *Fièvre*).

2° *Gastro-entérite chronique.* — La langue est rouge, pointue, contractée, avec de gros follicules à la base; rougeur des gencives, des lèvres et des yeux; teinte de la peau et de la face tirant sur le rouge brun; ventre rétracté; tristesse; traits tirés, yeux secs et excavés.

Le malade est immobile, semblable à une momie, taciturne, hébété, vous regardant fixement comme un imbécile; il ne peut manger ou vomit tout ce qu'il prend; il va quelquefois à la selle, mais sans ténesme; il a souvent un mouvement fébrile peu intense, qui revient dans l'après-midi; il ressent des frissons vagues ou entremêlés de chaleur, surtout si la phlegmasie n'est pas trop généralisée.

Quand il a pris quelques aliments ou boissons, il éprouve, le soir, un accès d'exacerbation, avec la peau sèche et chaude; et, le lendemain, cela disparaît.

Il souffre des douleurs variables, qui ne sont fixées dans aucune région et qui consistent plutôt en un sentiment de malaise qu'en de véritables douleurs ; souvent on peut déprimer l'abdomen sans en provoquer aucune et même on soulage le malade.

Au bout de deux ou trois semaines, il tombe dans un marasme complet, se dessèche ; on le déclare attaqué de fièvre hectique et il meurt. (BROUSSAIS).

Ce lugubre tableau se rapporte surtout aux gastro-entérites miasmatiques, si fréquentes dans les pays chauds (comme en Afrique, au Tonkin), surtout quand à ces influences climatériques viennent se joindre un mauvais régime et l'abus des boissons spiritueuses.

Il faut bien faire attention aux exacerbations vespérales ou matinales — qui tendent à mener la maladie à l'état typhoïde — pour administrer la quinine et la strychnine (arséniate) conjointement avec les défervescents (Voir *Fièvres*).

Quant au traitement local, il doit être calmant — mais non relâchant comme le voulait Broussais — codéine, narcéine, etc., régime blanc.

d) *Côlite*

C'est l'inflammation du gros intestin. Ses symptômes diffèrent selon la partie de l'intestin envahie : cœcum, côlons ascendant, transverse, descendant, et du rectum.

La position de ces différentes parties du gros intestin, leur direction, permet de reconnaître ces différentes inflammations. Ainsi, la typhlite ou l'inflammation du cœcum dans la fosse iliaque droite ; la côlite ascendante, dans la partie droite de la zone abdominale ; la côlite transversale, dans la limite qui sépare la zone épigastrique de la zone ombilicale ; la côlite descendante, dans la partie gauche de la zone ombilicale ; la côlite de l'S du côlon, dans la fosse iliaque gauche ; la rectite, dans le bassin.

La sensibilité du gros intestin étant moins grande que celle de l'intestin grêle et sa position plus fixe, il y a moins de douleur ou tord de l'intestin, celui-ci étant fixe dans la plus grande partie de son parcours.

Les symptômes sont : le ballonnement du ventre, les borborygmes, les troubles de la défécation : tantôt diarrhée, tantôt constipation ; les engorgements veineux, qui se font souvent sentir jusque dans le canal vertébral et le crâne, par suite du recul du sang dans les sinus veineux du rachis, lesquels n'ont pas de valvules ; les flux sanguins, soit dysentériques, soit hémorroïdaires ; les engorgements subséquents de la veine porte, qui se font sentir dans la rate et le foie, tels sont les divers troubles qu'entraînent les côlites.

Traitement. — Il consistera surtout dans la liberté du ventre, par conséquent le lavage par le Sedlitz Chanteaud ; en cas de sécheresse de l'intestin, par les huileux : huile d'olive, huile de ricin, auxquelles il sera quelquefois nécessaire de combiner la strychnine et l'hyosciamine.

FAIT CLINIQUE

Il y a trois jours, j'ai été appelé près d'un jeune homme de dix-neuf ans qui — me dit le père — n'avait pas fait ses besoins depuis huit jours et ne faisait que vomir, en se plaignant de douleurs atroces dans le ventre. Le pauvre patient était, en effet, dans le triste état que le père m'avait décrit ; la partie supérieure du ventre était énormément météorisée, ce qui rendait la respiration haletante ; la face était pâle, anxieuse, les yeux enfoncés dans les orbites, le pouls misérable. Depuis sept jours il n'avait eu ni selles, ni émission de gaz ; tout revenait par en haut, suivant son expression. J'ordonnai : strychnine et hyosciamine, 1 granule toutes les demi-heures, les deux à la fois, et toutes les heures une cuillerée à café d'huile de ricin. Le lendemain, le père vint me rendre compte de l'état de son fils : après avoir pris une quinzaine de granules de chaque espèce, la débâcle avait eu lieu et le malade était guéri.

Dr ROUSSEAU, à Pont-l'Abbé.

On voit, par cette observation, combien la médication par les purgatifs drastiques peut être nuisible, parce qu'elle ne fait qu'augmenter les troubles intestinaux. Évidemment, dans le cas du docteur Rousseau, il y avait, à la fois, spasme et subparalysie, d'où, ballonnement et météorisme, qui n'ont été levés que par l'action combinée de la strychnine et de l'hyosciamine.

Dans les congestions hémorroïdaires ou fluxionnaires du gros intestin, il faut donner le podophyllin de préférence aux aloétiques, ces derniers congestionnant les vaisseaux hémorroïdaires du rectum et même de la vessie.

Ces mouvements fluxionnaires se rattachent souvent à une constitution arthritique.

Mlle X, vingt-quatre-ans, tempérament lymphatico-nerveux, régulièrement menstruée depuis l'âge de douze ans. Du côté des ascendants, arthristisme sous toutes les formes. Mlle X. a éprouvé de fréquentes migraines, suivies de vomissements ; de douze à vingt-et-un ans, plusieurs fois des fluxions articulaires aux genoux et aux gros orteils, sans trop d'acuité. Après une première saison à Vichy, en 1878, les migraines disparurent, et les jointures ne furent plus affectées. Mais depuis cette époque, Mlle X. a toujours eu une santé peu stable.

Pendant l'hiver de la même année, à partir du mois de novembre, commencèrent à se montrer divers accidents de mobilité nerveuse, tels que : impressionnabilité soudaine du centre épigastrique, bouffées de chaleur, agacements multipliés, des pleurs pour rien, etc. A la fin de janvier 1879, ces accidents s'aggravèrent ; survint une fièvre nerveuse, pendant laquelle se montra un flux hémorroïdal actif qui, depuis cette époque, s'est toujours régulièrement reproduit quelques jours après les règles. En février de la même année, je donnais mes soins à la malade pour des accidents congestifs survenus du côté des poumons. Les accidents nerveux finirent par s'améliorer vers la fin de mars, sous l'influence des toniques, du bromure de potassium, de la quinine et de l'eau de Vichy. En mai, les accidents, qui paraissaient s'être calmés, réparurent pendant un court voyage, sous forme d'anxiété épigastrique, distension gazeuse de l'estomac, cardialgie, dysphagie passagère, pleurs et affaissement moral. Nouveau séjour à Vichy, en juillet 1879. Mêmes accidents pendant le séjour.

Pendant l'hiver 1879-1880, apparition de sable rouge abondant dans les urines ; nouveaux accidents nerveux mobiles, qui cédèrent rapidement au benzoate de lithine, à l'arséniate de soude et à l'hydro-ferro-cyanate de quinine. Pendant ce même hiver, une tumeur hémorroïdale — qui sortait fréquemment — s'était ulcérée, il en résulta quelques douleurs aiguës dans la région annale (sans constriction du sphincter). Des onctions avec une pommade à l'iodoforme eurent rapidement raison des accidents.

Pendant l'été de 1880, Mlle X..., devenue tant soit peu anémique — à la suite de l'abondance du flux hémorroïdal — éprouva une leucorrhée intense, qui céda à l'usage des martiaux et des injections astringentes.

Le 25 janvier dernier, à la fin de la période hémorroïdale, se sont montrés subitement des accidents nerveux semblables à ceux de mai et juillet 1876, mais beaubeaucoup plus intenses, qui ont, depuis cette époque, constamment apparu à la fin du flux hémorroïdal. L'*aura*, partant toujours du centre épigastrique, se traduit par bouffées de chaleur, d'agacements multiples, une impressionnabilité de l'épigastre ; bientôt ce sont des défaillances de l'estomac, puis de véritables spasmes du même viscère : de l'œsophagisme passager, une tension intestinale, du ténesme rectal, des évacuations gazeuses inodores, par haut et par bas ; les selles, souvent suivies de défaillances, sont quelquefois un peu douloureuses, et d'autres fois indolores. Quelquefois c'est de l'ischémie avec des urines troubles ; mais, le plus souvent, avec des urines nerveuses. Une fois j'ai constaté du gravier rouge ; douleurs dans les reins, le coccyx et sur le trajet du rectum ; quelquefois derrière le pubis ; quelquefois dans les membres ou dans la tête, donnant la sensation d'une calotte de plomb. Découragement et abattement profonds, pleurs souvent abondants et pour rien.

Après trois ou quatre jours, les accidents morbides vont en décroissant, se présentant périodiquement dans les après-dîners ; finalement, pour disparaître au bout de quelques jours, laisssant la malade dans un affaisement moral, dont elle se relève bientôt jusqu'au retour d'une nouvelle crise. Le calme n'est toutefois que relatif, la malade éprouvant encore quelquefois, pendant ce temps, quelques impressions à l'épigastre et quelques légères coliques, etc. La langue, toujours saburrale au début des accidents, reprend peu à peu son aspect normal dans les intervalles de calme. L'appétit ne reste en général, chancelant que deux à trois jours ; en dehors de ce temps, les digetions sont excellentes. La menstruation est régulière ; l'utérus ne présente rien d'anormal. L'aspect général n'est pas trop mauvais en dehors des crises. Les muqueuses ont bon aspect. Le pouls, nerveux, souvent sec, s'élève quelquefois jusqu'à 100. La température est normale. Pendant deux à trois fois, la malade éprouve, cinq à six jours avant les règles, de l'enchifrénement, ainsi qu'un picotement très incommode aux conjonctives. Du côté de l'anus j'ai constaté, depuis quelques mois seulement, l'ulcération superficielle de deux tumeurs hémorroïdales, avec deux fissures, dont l'une se prolonge assez haut dans l'anus, et l'autre à l'entrée.

Pendant la crise hémorroïdale, les ulcérations deviennent très douloureuses au moindre contact, A cette heure, la crise étant déjà passée depuis quelques jours, on peut, très facilement introduire le doigt dans l'anus sans provoquer de douleur, si ce n'est un peu au niveau d'une ulcération. Les selles ne sont pas douloureuses.

Le diagnostic porté est le suivant : 1° Fluxion arthritique active du système porte, avec troubles trophiques du foie ; 2° état névrosique diathésique dont l'indépendance actuelle me paraît démontrée (en dehors des accidents produits par les lésions anales) par son analogie avec les troubles nerveux antérieurs, sa coexistence avec la fluxion, la gravelle pendant une crise, sa plus grande intensité, avec et après la cessation du flux, le froid aux pieds dont se plaint souvent la malade, le pouls nerveux, les urines qui sont décolorées, *l'aura* épigastrique, les pleurs, etc., 3° avec complication de fissures, les ulcérations anales donnant lieu aux douleurs dans la partie malade et les régions voisines, à la constriction du sphincter anal, etc.

Le traitement employé dès le début, a consisté en Sedlitz tous les matins, arséniate de soude et quassine pendant la période des accidents ; bromhydrate de morphine, camphre monobromé, hyosciamine, d'après les symptômes ; et, sur la fin, valérianate ou bromhydrate de morphine ; bains tièdes pour aider à la détente qui se marque sur la fin par d'abondantes sueurs ; sangsues pour décongestionner le ventre.

L'hyosciamine a été poussée parfois jusqu'à la dilatation la plus complète des pupilles et le resserrement le plus énergique du gosier, sans pouvoir maîtriser le spasme. Les accidents derniers s'étaient montrés avec une acuité inaccoutumée (vomissements convulsifs bilieux, spasmes violents intenses). J'ai modifié le traitement ainsi qu'il suit: arséniate de soude, benzoate de lithine, 2 granules de chaque trois fois par jour, aux repas, avec 1 granule quassine chaque fois. Dans l'intervalle: aconitine, vératrine, hyosciamine, 1 granule, six fois par jour; le soir: aconitine, digitaline, vératrine, 2 granules de chaque, ensemble, au coucher. Topique avec iodoforme, onguent populéum, extrait de ratanhia. Une ulcération (la plus grande) a disparu en partie, sous l'influence de ce pansement. Par ce dernier traitement, la malade rend beaucoap de sable par les urines.

18 juin 1881.

Dr LAMOURDEDIEU,
à Samazan (Lot-et-Garonne).

Remarques. — Le proverbe des anciens : *Vena portarum porta malorum* se vérifie ici. En effet, tous les accidents et maux éprouvés par la malade dépendent d'un engorgement de la veine porte sous l'influence de la diathèse arthritique. Le traitement du confrère de Samazan se trouve ainsi justifié; toutefois le succès eût été complet s'il y eût joint la strychnine, afin de rétablir l'équilibre fonctionnel.

Parmi les accidents propres à la côlite, il faut ranger la diarrhée lientérique, si commune dans les pays chauds et humides.

FAIT CLINIQUE

Valentin Acosta (mon frère), résidant à Ferrol — dont il est vicaire général — âgé de quarante-six ans, d'une constitution robuste et tempérament sanguin. Pendant l'hiver de 1878 à 1879 (hiver très humide à Ferrol), il fut atteint d'un catharre intestinal auquel il ajouta peu d'importance. Cette affection devint chronique, avec diarrhée, au point d'avoir plus de vingt selles par jour. L'altération des fonctions digestives était telle, que la nutrition était complètement suspendue; et il arriva à un tel amaigrissement que d'un homme robuste et relativement gras qu'il était, il ressemblait plutôt à un squelette, avec une peau rugueuse, devant réunir ses forces pour monter l'escalier de sa maison. Parmi les confrères qui l'avaient soigné, un ami me fit part de la gravité de l'état de mon frère, et de l'avantage qu'il y aurait pour lui à changer de climat; que dans l'état actuel où il se trouvait, il lui était impossible d'entreprendre un long voyage mais qu'avec un peu d'amélioration il pourrait aller jusqu'à Madrid.

Par suite de ces renseignements je le fis venir chez moi et crus voir un cadavre.

34

La diarrhée continuait, et dans les déjections on remarquait les parties des aliments non digérées, c'est-à-dire qu'il y avait atonie ou manque de vitalité dans l'appareil digestif, ce qui empêchait celui-ci de fonctionner et, par suite, produisait une nutrition nulle.

Je lui ordonnai de se couvrir chaudement le ventre et prescrivis : arséniate de strychnine : 4 à 6 granules par jour, et deux fois dans la journée, aux heures des principaux repas, 3 granules quassine.

Pendant deux mois qu'il est resté à Madrid, il n'a suivi que le traitement indiqué avec une alimentation réparatrice. Quand il partit pour le Ferrol, ses fonctions digestives étaient revenues à l'état normal et la diarrhée avait complètemenl cessé. Le malade avait recouvré l'enbompoint et les forces qu'il avait avant sa maladie. Depuis il n'a plus eu de dérangements de ventre.

Madrid, avril 1860.

Dr JUAN ACOSTA,
Sous-inspecteur de 1re classe de la marine.

Remarques. — Cette observation prouve que le catarrhe intestinal, passé à l'état chronique, ne doit pas être traité seulement par les émollients, mais exige les excito-moteurs, ainsi que l'a fait le confrère espagnol.

Il en est de même de la dysenterie épidémique.

FAIT CLINIQUE

Dans ce moment-ci, je me vois aux prises avec une épidémie de dysenterie qui n'est pas sans gravité ; le traitement que j'ai suivi est celui-ci : tous les matins, une ou deux cuillerées de Sel Sedlitz dans un demi-verre d'eau ; granules narcéine, atropine, hyosciamine, chlorhydrate de morphine de quart d'heure en quart d'heure ou d'heure en heure, selon l'intensité des symptômes, douleur et ténesmes ; la narcéine fait merveille dans les cas de selles sanguinolentes. Chez les enfants de trois à six mois, la marche de la maladie a été très rapide : en deux ou trois jours les forces ont été anéanties, et les petits sujets étaient menacés de mort, bien que, grâce aux granules ci-dessus, les déjections fussent moins abondantes. L'hypophosphite de strychnine a été la planche de salut : 2 ou trois granules, dissous dans un peu de sirop simple, ont ramené les enfants à la vie. Il a suffi pour obtenir ce résultat de quelques cuillerées à café de cette solution. Comme me disait la mère, « j'ai vu ressusciter l'enfant. »

Il y a un an j'obtenais le même succès avec l'acide phosphorique et le sulfate de strychnine dans une épidémie de dysenterie aussi grave, qui avait atteint un grand nombre d'individus.

Novembre 1865.

Dr MOROT,
Au Bignon (Loiret).

Remarques. — Ici encore, on voit que tout ce qui est irritation ne doit pas être traité par les sangsues et les émollients — ainsi que le voulait Broussais. — Les opiacés sont insuffisants, parce qu'ils ne font qu'endormir le mal. Il faut, avant tout, reconstituer l'équilibre physiologique, ainsi que l'a fait le confrère dont on vient de lire la relation. On peut dire que la dosimétrie — quand elle sera généralement admise — aura changé la face de la médecine. Ce sera le retour à l'Hippocratisme avec les ressources de la science moderne.

GASTRALGIES

Nous mettons le mot « gastralgie » au pluriel, parce que ces affections — souvent si douloureuses et si rebelles — peuvent dépendre de causes diverses qu'il importe d'apprécier pour le traitement.

FAITS CLINIQUES

1er Fait. — *Gastralgie simple.* — Il s'agit d'une jeune femme de vingt quatre ans, blonde, tempérament lymphatique, mariée depuis quarante jours, et qui probablement par suite d'une grossesse débutante, est atteinte d'une gastralgie simple : quelquefois à jeun, quelquefois la nuit, elle se plaint de douleurs au creux épigastrique, mais c'est surtout après chaque repas que les symptômes gastralgiques sont les plus marqués : tiraillement, pesanteur, douleur. — Il n'y a pas encore de vomissements. J'ai prescrit six granules d'arséniate de strychnine par jour, 3 avant chaque repas ; et tous les soirs 2 granules de podophylin, pour lutter contre constipation, qui est fort opiniâtre, mais qui paraît cependant céder. Quel serait, au point de vue dosimétrique le traitement dans le cas actuel et généralement dans des cas semblables, dans toutes leurs périodes. Un article spécial dans le *Répertoire* serait utile. Voyez-vous de l'inconvénient à donner la morphine, l'atropine ou l'hyosciamine pendant l'acte de la digestion ?

Dr CAYRÉ, à Reguet (Aveyron) 1887.

J'ai répondu que, dans le cas particulier dont s'agit, la strychnine était indiquée, mais qu'il fallait y associer l'hyosciamine et la morphine, afin d'attaquer, à la fois, le symptôme spasme-paralysie et la douleur. Il n'y a aucun inconvénient à donner ces trois alcaloïdes ensemble, une demi-heure avant le repas ou une heure après : 1 granule de chaque, et ainsi de demi-heure en demi-heure, si la névralgie persiste pendant toute la durée de la digestion. Dans la gastralgie des femmes enceintes, il y a, à la fois, subpa-

ralysie, spasme et douleur ; aussi les digestions sont laborieuses et douloureuses, sans que pour cela il y ait dyspepsie. Dans ce dernier cas, il
faudrait faire prendre quelques gouttes d'acide chlorhydrique à la fin du
repas, sans préjudice des alcaloïdes mentionnés plus haut. L'estomac est
un organe capricieux qu'il faut savoir contenir et flatter. Le podophyllin
est utile dans ces cas contre la constipation, mais, le matin, il faut faire le
lavage du tube intestinal avec le Sedlitz.

2ᵉ Fait. — *Gastralgie aiguë*. — Mᵐᵉ G... F..., trente ans, d'un tempérament lymphatico-nerveux, mère d'un garçon de six ans, bien portant, habitant Paris, se trouve
en ce moment (31 août 1880) en Belgique, où elle est venue visiter la famille de son mari.
Elle se plaint de resentir souvent (et depuis assez longtemps) aussitôt après ses repas,
même pris avec appétit, des douleurs d'estomac déchirantes. Je lui donne 5 granules
d'arsnéiate de caféine, 1 granule de cyanure de zinc et 1 granule d'hyosciamine, qui
la soulagent instantanément. Je lui recommande pour la suite, les granules d'hyosciamine, de cyanure de zinc, de diastase, de quassine et au besoin, de jalapine. J'ai appris
récemment que le mieux s'est soutenu et que l'embonpoint habituel s'est reconstitué.

Dᵣ LEMARCHAND,
à Heusy (Belgique).

ENTÉRALGIES. — COLIQUES.

Elles sont souvent très violentes, comme si on tordait l'intestin ; quelquefois même il peut en résulter des nœuds ou étranglements internes, avec
vomissements antipéristaltiques, peau froide ; c'est l'iléus ou miserere proprement dit.

Ces coliques ou entéralgies sont surtout violentes dans les intoxications
saturnines.

FAITS CLINIQUES

1ᵉʳ Fait. — Le nommé R ..., vingt ans, peintre en bâtiments, a la mauvaise habitude de négliger les soins de propreté nécessaires et recommandés aux ouvriers de sa
profession. Le mercredi 5 septembre dernier (1877), il fut pris de coliques dont l'intensité augmenta dans la nuit et les jours suivants. Les attribuant à un empoisonnement
par le plomb, sa mère lui fit boire du lait autant qu'il put en prendre, mais ce moyen
n'ayant amené aucun soulagement, il prit quelques lavements et enfin une bouteille
d'eau de Sedltiz, qui restèrent sans effet jusqu'au samedi soir. Ce ne fut que vers les
onze heures du soir que je fus appelé auprès de lui. Je le trouvai, en effet, en proie à

des tortures cruelles que, d'après mes investigations, je ne pouvais attribuer qu'à l'intoxication saturnine, vu sa profession. Je me bornai à prescrire, pour le moment :
1° une onction pratiquée longuement sur la région abdominale avec la pommade
souffrée : 2° 1 granule d'hyosciamine toutes les deux heures pendant les deux premières heures et les autres d'heure en heure jusqu'à effet.

Il prit le premier granule à onze heures du soir. A une heure il prenait le cinquième, et à cinq heures du matin le neuvième, lorsque survint l'évacuation et avec
elle le soulagement immédiat.

Le lendemain matin, à ma première visite, je trouvai le malade parfaitement
calme et dormant. Je n'interrompis pas son sommeil, mais j'ordonnai d'insister encore
sur les onctions avec la pommade souffrée, et je prescrivis 60 grammes de sulfate de
magnésie dans un litre d'eau, à prendre par demi-verres dans la journée. Ce qui fut
fait.

Le lendemain matin, je trouvai le malade en parfait état, s'apprêtant à déjeuner
de bon appétit et tout disposé à reprendre son travail.

Je ferai remarquer qu'il n'y eut aucun trouble de la vision.

Dʳ REGNAULT (Paris).

Remarques. — Qu'on compare ce traitement, si simple, à celui que
l'on institue encore en certains hôpitaux, et dans lequel il entre une foule de
drastiques : séné, jalap, scammonée, nerprun, des narcotiques, des sels
neutres, etc., et qu'on dise après cela si le traitement dosimétrique n'est
pas un véritable bienfait.

On nous permettra de faire ici une excursion sur le terrain de la médecine vétérinaire, parce que c'est chez nos grands animaux domestiques
que les coliques, en dehors de toute intoxication, présentent le plus de
violence.

2ᵉ FAIT. — Le 24 février dernier (1882), à huit heures du soir, une forte jument
poitevine, âgée de onze ans, en traitement chez moi pour une maladie des pieds (le
crapaud), est prise de coliques avec ballonnement. Immédiatement j'institue le traitement suivant : Frictions d'essence de térébenthine, lavement savon noir ; arséniate de
strychnine et hyosciamine ensemble, 20 granules de chaque dans son breuvage ;
une demi-heure plus tard, même dose. A dix heures, on veut administrer son
breuvage contenant 50 grammes d'éther : la bête n'avale pas, se relève vivement et le
rejette à peu près en entier.

A une heure du matin, le 25, ensemble 20 granules d'hyosciamine et 30 granules
d'arséniate de strychnine. A une heure et demie, même dose. A six heures, aucune
amélioration ; la tympanite augmente. J'administre, à l'aide de la seringue, un

breuvage composé de : sulfate de soude 100 grammes, arséniate de strychnine et hyosciamine, de chaque 40 granules.

A sept heures et demie, deuxième bravage avec 150 grammes sulfate de soude et huile : 250 grammes.

A huit heures, pas d'amélioration ; fouille rectale ; le gros côlon, très distendu par les gaz, est fortement engagé dans le bassin ; il foule le rectum, aussi les lavements sont-ils rejetés aussitôt qu'administrés.

Entérocenthèse. Expulsion d'une grande quantité de gaz ; affaissement du flanc ; la canule est laissée en place trois quarts d'heure, et les granules sont donnés de quart d'heure en quart d'heure, à la dose de 5 granules de chaque à la fois. A une heure de l'après-midi, la bête a donc absorbé le contenu de dix tubes d'hyosciamine, plus dix tubes de strychnine, et son état semble s'aggraver. Le ballonnement reparait assez prononcé pour motiver la réintroduction du trocart, qui donne issue à peu de gaz et est retiré presque aussitôt. Le pouls baisse, il est petit et très vite ; les conjonctives sont peu injectées, la bouche est sèche. La jument, très abattue, se couche avec précaution, mais se relève bientôt, la respiration étant très gênée pendant le décubitus. Une demi-heure plus tard — soit à une heure et demie — on donne, ensemble, 20 granules d'arséniate de strychnine et autant d'hyosciamine. A deux heures et demie, même dose. On continue ainsi, en ajoutant aconitine et digitaline. De sept à dix heures et demie, la bête a pris le contenu de trois tubes d'arséniate de strychnine, trois d'hyosciamine, trois de digitaline et trois d'aconitine.

Le 26, à quatre heures du matin, je distribue, en quatre injections hypodermiques, en avant et en arrière de chaque épaule, une solution de 20 grammes d'arséniate de strychnine, 40 d'aconitine et 40 d'hyosciamine. A sept heures, je fais donner un breuvage avec 250 grammes de sulfate de soude et 20 granules d'arséniate de strychnine.

Toute la matinée la bête est calme, et reste longtemps, soit couchée, soit debout, dans un état de somnolence prononcé ; borborygmes fréquents, expulsion considérable de gaz et défécation abondante.

Le soir, à onze heures, absorption spontanée de trois litres d'infusion tiède de foin.

Le flanc est tout à fait désenflé ; l'appétit revient et la jument tire bien le foin.

Du 24, à huit heures du soir, au 26, à quatre heures de l'après-midi, elle a pris : arséniate de strychnine 18 centigrammes, hyosciamine 16 centigrammes, digitaline 10 centigrammes, aconitine 5 centigrammes.

Le 27, la guérison est complète : bon appetit ; demi-ration ; sulfate de soude dans les barbotages et, le soir, 10 granules d'arséniate de strychnine, 10 d'aconitine, 5 de digitaline.

Ce fait, ajouté à ceux déjà si nombreux que le *Répertoire* a publiés, ne vient-il pas attester de l'innocuité et de l'efficacité de la méthode dosimétrique, sinon de sa supériorité? Ne prouve-t-il pas, en second lieu — après bien d'autres faits encore — l'innocuité de l'entérocenthèse chez le cheval, à la condition toutefois que l'opération soit faite assez tôt? Je vous en adresse la relation, afin de ne pas manquer à l'engagement que j'ai pris en sollicitant l'honneur d'être membre de l'Institut dosimétrique, étant avant cela, et surtout, l'un de vos plus humbles disciples et de vos plus sincères admirateurs. Est-il besoin, après les nombreuses communications de mes confrères en dosimétrie, de vous dire les succès inespérés que j'ai obtenus dans la pneumonie du cheval, et dans la paraplégie du cheval et du bœuf?

A. Besnard, médecin-vétérinaire,
à Viart (Deux-Sèvres).

Remarques. — Les médecins de l'homme pourraient être étonnés et même effrayés de la quantité d'alcaloïdes absorbés; mais qu'ils réfléchissent que la dose proportionnelle de l'homme au cheval, est de 1 à 5 granules, par conséquent — dans le cas actuel — ces doses n'ont pas dépassé ce qu'on donne comparativement chez l'homme.

Depuis, ces granules pour usage vétérinaire ont été dosés au demi-centigramme. Mais il y a un autre point fort important à considérer : c'est que plus le cas est aigu — par conséquent la tension grande — plus il faut d'alcaloïdes deffervescents pour la vaincre. Il faut donc continuer jusqu'à obtention de l'effet qu'on a en vue. Jusqu'ici les médecins, effrayés par ce qu'on leur a appris à l'École, n'osent pas donner les alcaloïdes au delà des doses maxima prescrites, et n'obtiennent pas ainsi les effets voulus. Petit à petit, cette peur se dissipe; mais ce qu'on a laissé mourir de malades faute d'une médication à point, est effrayant; tandis que le nombre de ceux qu'on a sauvés est nul.

HÉPATITE

Le foie a une sensibilité propre, obtuse, n'ayant que peu de rapports avec les organes éloignés. Ses réflexes sont l'épaule droite et la fosse iliaque du même côté. Ses affections ont rarement ce caractère aigu propre à l'estomac, auquel cependant des connexions nerveuses et vasculaires le rattachent.

Comme centre de sanguification, c'est plutôt avec les poumons qu'il a des solidarités plus ou moins intimes. C'est donc au point de vue de l'hémopoïèse qu'il faut le considérer.

Le foie est, de tous les organes du corps humain, celui dont les altérations fonctionnelles et les modifications de texture subissent le plus directement l'influence de la chaleur atmosphérique. La statistique démontre que le nombre des maladies de cet important viscère croît, suivant les latitudes, en raison directe de l'élévation de la chaleur.

Jusqu'à présent cette loi se déduit principalement des observations faites sur des Européens résidant dans les pays chauds; mais elle est aussi confirmée par de nombreuses autopsies d'indigènes, tant dans les Indes orientales qu'en Égypte et en Syrie, autopsies dans lesquelles on a constaté que chez ses habitants le foie se trouvait rarement dans son état normal.

A la vérité, dans la zone torride, l'hépatite ne règne pas seulement dans la saison chaude, mais elle se montre aussi l'hiver. Mais cette déviation apparente de la loi commune, tient seulement à ce que pour toutes ces maladies, le moment où elles se déclarent, n'implique pas les prédispositions individuelles.

Dans tous les cas, c'est l'été qui apporte le germe de l'affection hépatique et d'ordinaire en favorise le développement jusqu'au point d'entraîner la mort.

On observe aussi beaucoup de lésions du foie dans les contrées septentrionales, mais elles sont causées par des conditions accidentelles, agissant dans le même sens que les conditions naturelles des pays méridionaux : la chaleur des appartements, une vie sédentaire, les boissons alcooliques, etc.

S'il est donc vrai que l'on constate déjà dans l'Europe méridionale une suractivité des fonctions du foie qui entraîne des altérations pathologiques, cette suractivité est encore plus grande en Asie et en Afrique.

Même à l'état normal, le foie subit pendant la digestion, une certaine congestion physiologique provoquée par l'accumulation des matériaux charriés par la veine porte.

Ces congestions passagères se convertissent facilement en hyperémies permanentes, si des repas copieux trop rapprochés imposent au foie un surcroît de travail.

Ces hyperémies — qui ont rarement des suites fâcheuses dans les pays froids — acquièrent dans la zone torride une grande violence; en effet, l'organe qu'ils intéressent est encombré de matériaux de combustion que les muscles et les poumons ne sont pas à même d'utiliser.

De plus, son pouvoir sécréteur n'est pas assez actif pour séparer les éléments accumulés dans sa masse. On sait que la circulation des vaisseaux sanguins du foie et des conduits biliaires, se fait sous une faible impulsion et qu'elle est accélérée par l'aspiration et la pression du ventre. Or, l'énergie de la respiration et spécialement des muscles qui concourent à l'accomplissement de cette fonction, est diminuée dans les pays chauds ; et l'on ne connaît pas d'autre facteur qui favorise au même degré la circulation à l'intérieur du foie.

Telle est la cause de cet état d'hyperémie dont la persistance trouble profondément la nutrition ; de sorte qu'une circonstance insignifiante suffit pour provoquer la formation d'exsudats inflammatoires et finalement d'abcès.

Telle est donc, généralement, la marche de l'hépatite aiguë que rien n'est venu arrêter dans sa marche ; et ce sont surtout des fièvres miasmatiques qui la déterminent.

L'hépatite purulente, consécutive à l'hyperémie, reconnaît souvent, pour cause directe et spéciale, l'abus des boissons alcooliques, les aliments fortement épicés. Même dans la zone tempérée de l'Europe, l'abus de l'alcool détermine la cirrhose et une hépatite chronique interstitielle, comme, par exemple, le *Gindrinkers lever* des Anglais.

On sait aussi, qu'à cause de la rapidité avec laquelle les processus morbides font leur évolution sous l'influence des pays chauds, des exsudats se forment dans les lobules du foie — aussi bien dans le cours de l'hépatite chronique que dans l'hépatite aiguë — qui n'ont pas le temps de s'organiser, mais se convertissent bientôt en pus et entraînent la destruction des lobules en contact avec eux.

Souvent, dans les pays chauds, il se trouve dans la veine porte des entozoaires tels que l'*Anchylostomum duodenale* et le *Diostoma hœmatobium*, qui sont cause d'un grand nombre de troubles pathologiques, particulièrement la lithiase hépatique et l'hématurie, endémique, au Caire, à Jérusalem, à Jaffa, à Hébron, etc.

L'auteur auquel nous empruntons ces détails, le docteur Loudon — ancien médecin en chef de l'hopital autrichien à Jérusalem — dit qu'à Jérusalem et à Jaffa — où la dysenterie est endémique — il a souvent vu des abcès du foie se développer à la suite de cette maladie. Il est vraisemblable que, dans ces cas, le pus sécrété par les ulcérations du rectum avait été absorbé par des petites veines enflammées de cet intestin, et que ce pus, joint à des petites parcelles de la muqueuse nécrosée et à des caillots sanguins, avait été entraîné dans les radicelles de la veine porte, puis avait formé dans le foie des thrombus, source de l'inflammation et de la suppuration de cet organe.

En dehors de l'influence générale de la température, il y a dans les pays chauds d'autres conditions climatériques qui influencent le foie, à la suite de l'excitation que les fièvres intermittentes et pernicieuses impriment à la rate : la preuve de la relation étroite qui existe entre ces deux affections, réside dans ce fait que des altérations importantes du foie peuvent se présenter avec les mêmes allures que ces fièvres : on remarque souvent dans les contrées où la malaria est endémique, que les affections hépatiques ne se présentent pas seulement comme des complications chroniques, lentes, difficiles à diagnostiquer pendant la vie, mais aussi comme des états idiopathiques.

C'est aussi l'hépatite parenchymateuse qu'on observe dans les contrées où le miasme paludéen engendre beaucoup de fièvres intermittentes et pernicieuses. — L'hépatite interstitielle chronique (cirrhose) s'y montre moins souvent ; et l'on y voit plus rarement encore les affections offrant l'ensemble des symptômes attribués à l'atrophie jaune aiguë du foie.

FAIT CLINIQUE. — CIRRHOSE

Le docteur Loudon cite l'exemple suivant :

Le 16 juillet 1873, je fus appelé, par télégramme, de Jérusalem à Jaffa. Le soir même, j'étais introduit auprès du nommé Ward, Irlandais de naissance, âgé de quarante-cinq ans, menuisier de l'école de cette ville. Il était déjà sans connaissance, atteint, presque toutes les dix minutes, de spasmes toniques et cloniques, et je ne pus obtenir de son entourage que peu de renseignements sur ses antécédents. Le malade n'habitait l'Orient que depuis un an; il a toujours été bien portant et n'a fait usage d'eau-de-vie qu'avec modération. Dès le mois qui a suivi son arrivée à Jaffa, il a été atteint d'une fièvre tierce qui a duré trois semaines. En octobre 1872, il a eu une dysenterie qui a persisté pendant cinq semaines. Le 12 juillet 1873, en se promenant en plein champ, il fut pris d'un frisson, suivi de chaleur, avec des vomissements de matières jaunes, verdâtres et amères ; céphalalgie; élancements dans les deux hypocondres. Sa femme, sans ordonnance de médecin, lui avait posé des sangsues aux régions du foie et de la rate, fait des applications froides sur la tête et administré de l'huile de ricin. (En Orient, le vulgaire emploie volontiers cette huile à peu près contre toutes les maladies). Le malade l'avait vomie presque immédiatement, ainsi qu'une drachme de poudre de quinquina, que sa femme lui avait fait prendre un quart d'heure après l'huile. Bien qu'il fut survenu de la transpiration, la température du corps continua à s'élever ; les vomissements persistèrent, ainsi que les douleurs dans l'hypocondre droit.

Le 14 juillet, la famille s'était adressée à un autre médecin, qui diagnostiqua une fièvre pernicieuse et prescrivit une potion avec de l'acide muriatique et des lavements de quinine.

Le 16 juillet, un ictère intense et des convulsions vinrent s'ajouter aux symptômes existants. C'est alors que je fus appelé comme consultant. A mon arrivée, je trouvai le malade déjà dans le coma. C'était un individu de taille moyenne, à charpente osseuse assez grêle, à muscles flasques et amaigris, la chevelure brune, le cou mince, la cage thoracique étroite. La peau était d'un jaune foncé, ainsi que les sclérotiques ; les pupilles dilatées, la langue aride, fendillée, fuligineuse ; les muqueuses apparentes jaunes. A la percussion, en avant et à droite du thorax, sur la ligne présternale, sonorité jusqu'à l'arc des côtes ; sur la ligne du mamelon, sonorité jusqu'à la sixième côte ; puis, matité sur une largeur de deux travers de doigt ; au delà, son tympanique ; sur cette ligne axillaire, sonorité jusqu'à la sixième côte, et matité jusqu'à un travers de doigt en dehors de l'arc des côtes ; à gauche, jusqu'à la troisième côte, et de là, matité de la troisième à la sixième ; sur la ligne axillaire sonorité jusqu'à la neuvième côte, puis jusqu'à deux travers de doigt de l'arc des côtés. La matité du cœur s'étendait de la ligne sternale à celle du mamelon ; en arrière et sur les côtes, son normal, seulement, un peu de matité vers l'acromion, à gauche. Aux poumons, bruit vésiculaire, rude aux deux sommets, en avant et en arrière ; à la base, bruit respiratoire peu net et accompagné de râle crépitant. Rien d'anormal au cœur, à l'aorte et à l'artère pulmonaire ; rétraction du ventricule droit. Au foie, son tympanique sur la ligne présternale ; sur la ligne du mamelon, matité occupant la largeur d'un travers de doigt, et sur la ligne axillaire, la sixième, à l'extrémité inférieure du thorax ; râle, matité entre la neuvième et douzième côtes. Hypocondre droit extrêmement sensible à la pression, et faisant contracter les traits du visage. Vue et ouïe entièrement abolies, pupilles insensibles à la lumière ; 107 pulsations ; respiration 30° température 38°. Urines obtenues par la sonde, safranées, acides, poids spécifiques 1,018, donnant au réactif de Gmelin (mélange d'acides nitrique, chlorhydrique et sulfurique) de la bilifuscine et des acides biliaires ; au nitrate d'argent, diminution des chlorures ; au microscope, ni lucine, ni cristaux de tyrosine. Tout cet ensemble de symptômes : convulsions, état comateux, ictère et surtout diminution frappante de la matité du foie, présentait, dans sa rapide évolution, les traits caractéristiques d'une atrophie jaune aiguë du foie, vraisemblablement survenue sous l'influence de la malaria épidémique qui s'était manifestée, dès le début, sous forme de fièvre pernicieuse, et ayant atteint principalement le foie. Comme il était impossible, à cause de l'état comateux du malade, de rien introduire par la bouche, j'eus recours au camphre en lavement. A dix heures du soir, la percussion ne faisait reconnaitre la présence du foie que dans la ligne axillaire. Dans la ligne du mamelon, on constatait un son tympanique un peu assourdi, et dans la ligne présternale un son tout à fait clair. Puis le collapsus augmenta, et vers minuit le malade mourut.

Le préjugé qui règne encore en Syrie — surtout en Palestine — ne permit point de faire une autopsie complète ; on put seulement constater — dans la cavité abdominale — le foie atrophié, d'une teinte jaune pâle, les acinis gonflés, entourés de bandes de tissu cellulaire, étroites, d'un rouge foncé ; les couches périphériques du lobe droit visqueuses et d'un rouge sombre : tout le parenchyme parsemé de noyaux ronds, ictériques, d'une teinte foncée, dont la couleur et la consistance ne différaient point de celles du reste de l'organe ; la rate d'une couleur foncée, un peu hypertrophiée, l'estomac pâle ; les deux reins volumineux, rouge foncé, d'une teinte ictérique ; dans la vessie une urine ictérique foncée. Les bandes étroites et rouge de tissu cellulaire autour des acinis gonflés, prouvent une inflamation aiguë et diffuse du foie. Il serait difficile de déterminer si ce processus pathologique doit être considéré comme idiopathique ou simplement comme symptomatique d'une affection générale et grave (fièvre pernicieuse ou typhus). L'hypothèse d'une fièvre intermittente semble vraisemblable à cause de ce fait : que l'affection idiopathique *suis generis*, connu sous le nom *d'atrophie jaune aiguë du foie* n'atteint guère que les femmes, particulièrement les nouvelles accouchées, tandis que le cas présent est celui d'un homme ayant vécu dans une contrée pleine de miasmes délétères, dans un foyer bien connu de malaria, où il avait déjà souffert de la fièvre intermittente et de dysenterie.

Remarques. — Nous dirons que dans ces contrées, où règnent les fièvres pernicieuses palustres, il faut faire un usage constant d'arséniate de strychnine et de quinine, ne fût-ce que 5 à 6 granules de chaque par jour, afin d'en être saturé contre les miasmes. L'École, en ne voulant pas se rendre aux vûes hippocratiques de la dosimétrie, est doublement coupable envers la science et envers l'humanité.

Nous allons mettre en regard de l'observation du Dr Loudon les cas suivants, et le lecteur jugera ainsi des deux méthodes.

1er FAIT. — *Un cas d'hépatite parendchymateuse aiguë, traitée avec succès presque exclusivement avec l'hyosciamine, l'arséniate de strychnine, la quassine. Entrée en convalescence après dix jours de traitement.* — Le 8 mai 1880, j'ai été appelé auprès de la femme Louveau, habitant Mauves. Cette malade a eu une jaunisse, il y a quatre ans, dont elle a été traitée ; elle a été dix-huit mois malade, et a toujours conservé depuis une teinte ictérique, tant de la cornée que de la face. A mon arrivée, j'ai constaté tous les symptômes d'une hépatite parenchymateuse : douleurs très fortes s'irradiant de l'hypocondre droit jusqu'à l'épaule — en avant et en arrière — et le long de presque tout le côlon transverse. La percussion donne une dimension presque double de celle du foie normal. Pas de traces de maladie du côté du poumon.

Traitement. — Le 8 mai, vomissements fréquents de bile : 1 granule d'hyoscia-mine toutes les dix minutes ; cessation des vomissements après dix granules.

Le 9. — 60 grammes d'huile de ricin, précédés et suivis de 1 granule d'hyoscia-mine. Pas de vomissements — sept à huit selles, composées presque exclusivement de bile.

Le 10. — Fortes douleurs sur la région du côlon transverse ; embrocation d'un lini-ment de : 10 grammes de chloroforme, 100 grammes de baume tranquille. — Soula-lagement.

Le 12. — 60 grammes d'huile de ricin, avec les mêmes précautions que la première fois ; plus, 1 granule d'arséniate de strychnine, toutes les dix minutes ; urines rares : 1 gramme de sel de nitre dans une décoction de chiendent. Fièvre : 10 pilules de sul-fate de quinine, à 10 centigrammes, dans la journée.

Le 13. — Plus de fièvre ; sécrétion urinaire rétablie ; urines normales, ne contenant plus les éléments de la bile : 1 granule d'hyosciamine, d'arséniate de strychnine et de quassine, toutes les demi-heures. Quatre à cinq selles, composées presque exclusive-ment de bile, sans adjuvant.

Du 13 au 14. — Même nombre de selles bilieuses.

Le 18. — Digestion difficile. Traitement *ut supra ;* 30 centigrammes de pepsine. Digestion facile ; même nombre de selles, toujours sans adjuvant. La femme se lève et se livre à quelques travaux une grande partie de la journée, notamment la confection du filet. Elle a continué le même traitement, comme granules, jusqu'au 20, et rend cons-tamment trois à quatre selles bilieuses dans la journée. La teinte ictérique des yeux a disparu ; le teint est même redevenu plus clair, car comme je l'ai fait observer, elle avait conservé de sa première maladie un teint ictérique très prononcé, tant de la face que des cornées.

Du 22 au 25. — Bon appétit ; selles moulées ; le foie revenu presque à sa dimen-sion normale ; plus de douleurs.

J'ai dans ma pratique soigné un assez grand nombre d'hépatites parenchymateuses et n'ai obtenu la convalescence qu'après un ou deux mois de traitement. Un confrère avoisinant, dans un cas semblable à celui dont je parle, a laissé la même malade dix mois en traitement. A quoi tient une entrée en convalescence si prompte ? C'est sans contredit à l'emploi des médicaments dosimétriques, qui sous un petit volume sont très actifs et d'un effet certain.

Dr ROYER, à Randonnai,

Ex-interne des hôpitaux de Paris, ex-aide major de 1re classe
des hôpitaux militaires de France et d'Algérie.

2° FAIT. — *Cirrhose hépatique guérie en vingt jours* — Jeromina, trente-trois ans. femme de laboureur.

L'endroit qu'habite la malade est sur un penchant exposé au nord. Les terres qu'elle cultive avec son mari, contiennent des eaux bourbeuses, qui parfois lui inondent les pieds. Elle se rappelle d'avoir souffert d'hémorroïdes, il y a déjà plus de trois ans.

Il y a environ deux ans, cette femme a eu une vive frayeur, à la suite de laquelle les hémorroïdes séchèrent et le flux cataménial s'arrêta pendant trois mois. Depuis lors, elle a eu une hypoménorrhée, souffrant plus ou moins du ventre. Elle perdit, il y a un an, un fils qu'elle aimait beaucoup : depuis ce moment, les souffrances se prononcèrent davantage ; des vomissements, alimentaires et bilieux, étaient précédés d'une douleur constrictive épigastrique, se *faisant un trou dans l'estomac* (selon l'expression de la malade, pour indiquer le retrait du lobe gauche du foie); douleur sourde continue, dans la partie postérieure gauche de l'estomac, et par picotements autour de cet organe, manifestant la distention permanente du ligament coronaire triangulaire gauche et des ligaments gastro-hépatique et splénique); douleurs erratiques, rémittentes dans la région du foie, et permanente dans l'épaule droite, où elle durait plusieurs jours; douleurs lombaires ; poids et douleurs hypogastriques à mesure que le ventre augmentait de volume ; constipation, céphalalgie, vertiges, bourdonnements d'oreilles. Sur les parties du corps exposées à l'air commence à se montrer un eczéma papuleux, rouge, hyperesthésique, prurigineux, qui s'étend depuis le dos des pieds jusqu'à moitié des jambes, et du dos des mains jusqu'au milieu des avant-bras, et sur la figure, où l'on voit comme des pièces de monnaie vermeilles (*sic*) ; peu de temps après, ces points étaient le siège d'un œdème sous-cutané, d'une sérosité transsudante ; l'épiderme gercé, se détachait (semblable à ce qui se passe avec la substance atrabilaire de Bartholin, et qui, de couleur rose à l'état frais, se change rapidement en brun-noirâtre au contact de l'air). Des dépôts pigmentaires bruns, noirâtres, transformaient cet eczéma papuleux en un eczéma lichenoïde, avec tous ses caractères. Ce phénomène se reproduisait périodiquement toutes les trois semaines. Au régions plantaires, l'épiderme devenait aussi épais qu'un cuir (*sic*), tombait en morceaux, pour s'hypertrophier de nouveau. Les urines étaient peu abondantes, de couleur foncée, et laissaient déposer une poudre fine, de couleur brique.

État actuel, 16 mars. — Cette femme, maigrie, le ventre volumineux, parait être enceinte de sept mois; de petites taches pointillées, disséminées à profusion sur un visage brun, lui donnent un aspect terreux ; les conjonctives sont parsemées de nuages d'un jaune sale; dans les plis inter-digitaux existe un dépôt purulent moins abondant jusqu'aux poignets, et prurigineux au dos du pied, de couleur identique à celle du pigment des cellules hépatiques; la langue est presque nette ; l'eau que la malade boit a besoin d'être sucrée (aglycogénie) : anorexie, vomissements; hypertrophie de la rate, ascite; palpitations et dyspnée; hypogastre très sensible à la pression; douleurs aux tempes, comme des coups de marteau (*sic*). Au lit, la malade se trouve mieux la tète penchée; faiblesse extrême; elle ne peut se retourner sans être soutenue. Hypocondrie; dégoût de tout ce qui l'entoure, etc.

Thérapeutique.—Sedlitz, tous les matins, dans une infusion de café, coupé avec de l'orge torréfiée; vésicatoires volants à l'épigastre; sulfate de strychnine et hyosciamine: 1 granule de chaque, six fois par jour; régime sobre. Pommade d'Helmerich. Je fais conserver l'urine.

Le 19. — La malade se sent mieux; douleurs dans l'hypocondre droit, rayonnant jusqu'à l'épaule; vésicatoire; continuation du même traitement.

Le 22. — La malade se voit déjà beaucoup mieux et a de l'appétit; les vomissements ont disparu; elle n'a plus de douleurs, ni de prurit; la peau se nettoie, devient uniformément lisse; les urines sont normales: hyosciamine et strychnine: 6 granules par jour.

Le 5 avril 1882. — Tout va bien; suspension du traitement.

Braga, 26 avril 1882.

Dr ULYSSE BRAGA.

Remarques.— On objectera que ce n'est pas là une cirrhose confirmée; mais là est précisément la question, de ne pas la laisser devenir telle. C'est parce que les allopathes n'instituent pas de traitement vital qu'ils se ménagent tant d'insuccès anatomo-pathologiques.

3ᵉ Fait. — *Coliques hépatiques*. — Carlos Travassas, dix-huit ans, tempérament sanguin, d'une constitution robuste, habitant la ville de Penha. Ses souffrances consistent en une douleur profonde dans la région hépatique, rayonnant dans la région épigastrique et le côté droit du thorax. Anxiété; vomissements alimentaires et bilieux. Pendant les accès le malade ne trouve aucune position qu'il puisse tenir, se roule par terre, a une sueur froide et ne se trouve soulagé que dans un bain très chaud. Ces accès arrivent *ex abrupto,* après ses repas.

Traitement. — Sulfate de strychnine, hyosciamine et bromhydrate de morphine: 1 granule de chaque tous les quarts d'heure, pendant l'accès; et ensuite deux cuillerées de Sedlitz. En dehors des accès, 4 granules de chaque par jour, et 6 de benzoate de soude.

Après quinze jours de ce traitement, le malade nous apprend que ses accès n'ont pas reparu pendant tout ce temps; qu'il a pu manger à n'importe quelle heure du jour et de la nuit, et, par conséquent, il se considère comme guéri.

Comme traitement, je lui conseille l'usage journalier du Sedlitz

Dr VENANCIO VERGNURE DA SYLVA.

Mugy-Mérim (San-Paulo, Brésil), 1ᵉʳ juin 1882.

Remarques. — La promptitude avec laquelle la guérison a été obtenue prouve l'efficacité du traitement dosimétrique. C'est le *Tuto, Cito, Jucundo* de Celse transporté en médecine.

Dans maints cas, les coliques hépatiques sont dues à la présence de calculs biliaires: il faut alors instituer le massage de la région, afin de faciliter la descente du ou des calculs dans le duodénum.

Quelquefois ces calculs sont assez volumineux pour exiger l'extraction par la lithotomie hépatique.

SPLÉNITE

L'inflammation aiguë de la rate est assez rare, à moins de causes traumatiques. Le plus souvent ce sont des égorgements par cause palustre. La douleur sourde se propage le long des dernières côtes, à l'épigastre et vers l'omoplate.

Dans la splénite chronique, la nutrition est altérée, comme le prouvent le teint terreux et l'amaigrissement de tout le corps. La fièvre est d'ordinaire rémittente ou intermittente. Les hémorrhagies par le nez, l'estomac, l'intestin, les hémorroïdes, sont dues à l'obstacle apporté à la circulation abdominale. Il y a également congestion du côté du foie, du poumon, du cœur avec anxiété précordiale, palpitations; de sorte qu'il est souvent difficile de diagnostiquer les engorgements spléniques, à moins d'une augmentation considérable du volume de l'organe.

Nous n'avons à nous occuper ici que des maladies de la rate, au point de vue des diathèses : or, comme c'est généralement la diathèse palustre qui existe ici, c'est par les arséniates (de quinine, de strychnine) qu'il faut combattre cette dernière.

Nous devons donc nous occuper des rapports de l'hypertrophie de la rate avec la fièvre intermittente. Il est certain que le plus grand nombre des habitants des pays palustres souffrent d'engorgement de la rate qui s'étend quelquefois jusqu'à la fosse iliaque gauche : l'hydropisie et l'œdème sont la conséquence de cet énorme développement.

A différentes reprises, on a tenté l'extirpation de rates hypertrophiées, mais on comprend que le succès de cette opération est attaché à l'état général, et exige, en tout cas, un traitement préalable par les arséniates (quinine, strychnine), sans quoi le succès est plus que douteux, sans parler du danger des hémorrhagies. On a vu des malades mourir pendant l'opération.

MALADIES CHRONIQUES DE LA RATE

Le point de vue auquel nous devons considérer ces affections est celui de la leucémie, c'est-à-dire l'augmentation anormale des globules blancs et la diminution des globules rouges. Cela tient probablement à ce que les premiers n'étant plus détruits dans la rate malade, et les ganglions lymphatiques continuant à en verser un grand nombre dans le torrent circulatoire, il se forme une véritable leucythémie.

Suivant M. Vidal — qui a publié sur la leucémie un excellent article dans la *Gazette hebdomadaire* — il est probable que l'altération du sang est consécutive à l'altération des solides ; mais une augmentation passagère, même considérable, des globules blancs, ne constitue pas essentiellement la cachexie leucémique ; de même que le passage accidentel de l'albumine dans l'urine ne suffit pas pour qu'il y ait albuminurie.

Le signe le plus constant de la leucémie, outre la prédominance des globules blancs, c'est l'hypertrophie de la rate ; mais il ne s'en suit pas que l'altération du sang existe toutes les fois qu'il y a quelque hypertrophie. Nous avons plusieurs fois examiné le sang dans des cas de cachexie paludéenne, sans rien observer de semblable (Berne et De Lore, *Influence de la physiologie moderne sur la médecine pratique*).

A l'appui de cette opinion, ces auteurs citent le fait suivant.

« Mme..., âgée de 42 ans, s'est exposée fréquemment à la pluie, a couché dans les lieux humides ; elle est malade depuis trois ans. Elle entre à l'Hôtel-Dieu le 10 novembre. Son teint est blafard, ses téguments œdématiés ; au cou, sous les aisselles, elle présente des engorgements lymphatiques prononcés ; de plus, elle a un vaste épanchement dans la plève droite. Une piqûre pratiquée au doigt donne une gouttelette de sang peu coloré. A l'examen micrographique nous constatons un huitième de globules blancs et nous annonçons une altération probable de la rate. La malade meurt brusquement le 15 novembre. A l'autopsie on constata une hypertrophie de la rate, qui contenait quatre ou cinq abcès volumineux. Plusieurs ganglions lymphatiques avaient également suppuré. »

De ce fait on peut conclure qu'il en est de la rate comme du foie : c'est-à-dire que l'impaludation agit sur l'un comme sur l'autre organe et que, lorsque les accès fébriles se multiplient, il se forme des abcès parenchymateux. L'arséniate de quinine et le sulfate de quinine eussent prévenu cette terminaison fatale. Il est rationnel d'admettre que ce sont les globules blancs qui se transforment en globules purulents. D'où il faut conclure que les engorgements de la rate réclament impérieusement les antipériodiques. Piorry, en attribuant ces engorgements à la quinine, disait vrai à demi : c'est-à-dire que les fortes doses de cet alcaloïde affaiblissent la rate et produisent son augmentation de volume. Il en est de même de tous les médicaments administrés allopathiquement. Ainsi la digitale à fortes doses affaiblit le cœur ; à petites doses, au contraire, elle le fortifie.

La rate n'est pas un organe indispensable à la vie : ce qui le prouve ce sont ses extirpations, dont il existe aujourd'hui de nombreux exemples. Mais avant il faut toujours instituer un traitement dosimétrique par la quinine et la strychnine combinées.

MALADIE DU PANCRÉAS.

On admet généralement que le suc du pancréas sert à l'élaboration de la graisse. Si on examine le duodénum d'un lapin, après qu'on lui a ingurgité une certaine quantité de graisse, on trouve cette substance intacte dans toute la portion de l'intestin située au-dessus de l'abouchement du canal pancréatique ; au contraire, immédiatement au-dessous, la graisse a perdu ses caractères physiques et chimiques et a subi une modification intime. Un peu plus bas, elle a disparu, ayant été absorbée par les chylifères.

Si dans un vase à réaction, maintenu à une douce température, on mélange de la graisse et du suc pancréatique, la liqueur, d'abord alcaline, devient bientôt acide ; l'odeur et les propriétés spéciales dénotent la formation de l'acide butyrique. Les objections déduites des herbivores n'ont pas détruit cette théorie, puisque l'herbe dont se nourrissent ces animaux contient beaucoup de substances grasses, plus difficilement assimilables que les graisses animales. Il n'est donc pas étonnant qu'ils aient un pancréas très volumineux.

Le pancréas manque souvent chez les poissons, précisément parce qu'ils s'assimilent peu de principes gras. Cela ne veut pas dire que sans pancréas la graisse ne puisse être digérée et assimilée — mais en moindre quantité.

La conclusion à tirer de ces faits c'est que le pancréas a son rôle déterminé dans la fonction digestive. Quand il ne fonctionne point ou mal, les selles deviennent grasses et il se forme de l'acide butyrique. C'est ce qui a lieu chez les scrofuleux.

Voici quelques observations qui le prouvent.

Première observation. — Diagnostic : *Dyspepsie.* Graisse dans les matières fécales. — Autopsie : Induration du pancréas : oblitération des canaux pancréatiques.

Deuxième observation. — Matières fécales grasses, huileuses. Vives douleurs au niveau des reins. — Calculs pancréatiques.

Troisième observation. — Mêmes symptômes. — Altération profonde du pancréas.

Traitement. — Il doit consister dans l'emploi de la strychnine comme incitant vital, et dans celui des arséniates de soude, de potasse, d'antimoine de fer comme agents d'isolement.

MALADIES CHRONIQUES DE L'INTESTIN

Afin de comprendre l'importance de ces affections on doit se rappeler la physiologie de l'intestin, considéré trop généralement comme un canal de passage.

Intestin grêle. — En dehors du mouvement péristaltique, il y a à considérer le suc intestinal, complémentaire du suc gastrique. Ce sont les follicules de Lieberkühn qui le secrètent. Leuret et Lassaigne ont vu sortir de leurs orifices une humeur plus ténue que le mucus. Ce suc est neutre en dehors de la digestion intestinale, acide pendant. Dans les irritations intestinales, ce suc, comme celui de l'estomac, devient presque corrosif au point d'attaquer et d'ulcérer les glandules qui le fournissent. C'est le cas dans la fièvre typhoïde.

La conséquence de ce fait physiologico-pathologique est qu'il faut insister avant tout sur le lavage de l'intestin par le Sedlitz Chanteaud, et calmer le mouvement péristaltique par la strychnine et l'hyosciamine, car, en même temps que contracture des fibres circulaires, il y a subparalysie des fibres longitudinales. Ceci s'observe dans la colique des peintres.

Gros intestin. — Chez l'homme où le régime est mixte, l'acidité du suc intestinal existe dans le cœcum, tandis que dans le côlon il devient de plus en plus alcalin. On peut donc considérer le premier comme la limite ultime de la faculté digestive. L'acidité du suc cœcal est un fait tout vital, car lorsqu'il se produit en dehors des conditions physiologiques, les acides sont abnormes et corrosifs, au point d'attaquer l'intestin. Dans le rectum toute action digestive a disparu ; par contre, l'absorption médicamenteuse et toxique est extrêmement active. Dieffenbach avait déjà observé qu'une substance nutritive injectée dans le bout d'un anus artificiel, soutenait mieux les forces que le rectum.

Dans les maladies infectieuses, des microbes extrêmement vénéneux apparaissent dans les sécrétions des gros intestins et rendent ces matières contagieuses : comme dans le typhus, la dysenterie. Cependant elles conservent cette contagiosité après que les microzoaires en ont été séparés.

Il y a donc un principe affectant propre ou *fecine*. De là, la nécessité du lavage journalier intestinal, non-seulement dans l'état de maladie, mais dans l'état de santé.

Dyspepsie flatulente. — Dans l'état normal le tube intestinal ne contient point de gaz : ceux-ci ne se forment donc qu'anormalement.

L'*empansement* survient chez les animaux à la suite d'une grande consommation de fourrage humide. C'est alors l'acide carbonique qui se dégage. Dans certaines dyspepsies, la sécrétion gazeuse prend divers caractères, la plus mauvaise est la dyspepsie sulfhydrique, non que l'hydrogène sulfuré soit un poison — c'est, au contraire, un antiparasitaire — mais il faut qu'il se produise en dehors des matériaux de l'économie, comme dans la médication par le sulfure de calcium. La formation spontanée de ce gaz indique toujours une grande dépression nerveuse. On y remédiera par la strychnine et l'hyosciamine : un granule de chaque jusqu'à sédation de l'intestin. On a préconisé le bismuth (sous-nitrate de) pour décomposer les hydrogènes sulfurés; mais mieux vaut les empêcher de se former (Voir *Dyspepsies*).

1er Fait. — *Gastro-entérite aiguë*, — L'enfant Eduardo (F. M.), âgé d'un an, tempérament mixte, bonne santé habituelle, d'une constitution actuellement affaiblie par les accidents de la dentition, souffrait depuis quelques jours d'un catarrhe gastro-intestinal, ainsi que d'un refroidissement, ce qui le fatiguait beaucoup et avait amené la fièvre.

Tout cela avait affaibli ses forces et anéanti notablement son organisme, lorsque je fus appelé à le soigner dans les premiers jours de juin dernier (1870).

En examinant le petit malade je lui trouvai la peau subictérique et une fièvre continue, à accès multiples sans périodicité proprement dite : alternatives de chaleur générale brûlante, surtout au ventre, qui était un peu tympanisé et hyperesthésique ; fortes plaintes ; polydypsie haletante ; vomissement de tout ce qu'il ingérait ; langue saburrale et lèvres très sèches ; urines rares, rougeâtres ; selles fréquentes, muqueuses, jaunes et en petite quantité, se changeant, en peu de temps, en une couleur vert foncé ; grande irritabilité ; tendance à s'effrayer au moindre bruit.

A ces symptômes venaient s'ajouter un antécédent de la mère, qui avait ressenti des troubles dans les fonctions gastriques et utérines depuis deux mois, soupçonnant le commencement d'une grossesse.

Diagnostic. — Gastro-entérite catarrhale, avec retentissement à la poitrine et à la tête.

Je fis changer immédiatement l'allaitement de l'enfant, en faisant prendre une nourrice, et prescrivis, pour boisson, une dissolution légère de Sedlitz et des granules de jalapine et d'hyosciamine : 2, toutes les heures, de chaque, en alternant avec 2 autres d'aconitine et de vératrine. L'enfant vomit les trois ou quatre premières doses à peine après les avoir ingurgitées avec un peu d'eau froide ; l'estomac finit par les tolérer ; il y avait seulement quelques nausées de loin en loin ; et depuis ce moment jusqu'à la nuit, garda le lait sans le rejeter.

Dans les premières vingt-quatre heures du traitement, l'enfant avait pris un tube de chacun des quatre alcaloïdes et 6 grammes de Sel de Sedlitz, qui amenèrent, outre la cessation des vomissements (l'hyosciamine aidant), quatre selles normales, une diminution de la tension abdominale, ainsi que de la soif, et presque la disparition de la fièvre, et enfin un sommeil tranquille de deux à trois heures.

Le second jour du traitement, l'enfant a continué l'eau de Sedlitz, et comme les symptômes prédominants étaient la tendance à s'effrayer et la rareté des urines, j'ai fait continuer le traitement avec 2 granules d'hyosciamine, combinés à 1 granule de cicutine toutes les heures. Après la huitième dose, je les fis suspendre, parce qu'alors, vers le soir, la fièvre s'accentuait notablement : pouls, 160 ; température, 41°,3. Je fis reprendre 1 granule d'aconitine et 1 granule de digitaline toutes les demi-heures : depuis ce moment, jusqu'à quatre heures du matin — où je revins le voir — je constatai un abaissement notable du pouls et de la température : chaleur modérée, peau devenant humide.

A huit heures du matin, le malade était complètement apyrétique, la tête libre, plus de soif ni de vomissements. Selles régulières, ainsi que l'émission des urines. Calme général ; transpiration abondante. Tenant compte de la constitution endémique palustre de la localité, je ne doutais plus que l'état continu avait été vaincu et que la fièvre, de continue, était devenue intermittente : je fis prendre 3 granules d'hydro-ferro-cyanate de quinine, d'heure en heure, jusqu'à 15.

Dans la journée, il n'y eut d'autres symptômes notables que quelques selles avec douleur et une grande sensibilité au toucher au ventre et à l'épigastre. Je fais faire une friction avec une pommade de 5 centigrammes chlorhydrate de morphine dans 15 grammes de graisse à la fleur d'oranger ; pour boisson, de l'eau albumineuse.

Le lendemain matin, les parents me dirent qu'ils n'avaient pas jugé utile de m'appeler, comme je le leur avais recommandé, parce que la seule chose qu'ils avaient observée était un peu de fièvre, précédée d'un frisson. A ma visite du 6, au matin, je remarquai encore un peu de fréquence du pouls. Je prescrivis 10 granules hydro-ferro-cyanate de quinine, à prendre 2 granules toutes les heures.

Les jours suivants, il ne se manifesta aucun symptôme digne d'être combattu ; seulement le petit malade se trouvait dans un état de prostration de forces très notable, avec une grande lassitude dans les membres, tendance à pleurer, etc. Je lui fis prendre, chaque jour, 4 granules d'hypophosphite de strychnine et 2 de quassine, une ou deux fois, jusqu'à épuisement des deux tubes du premier et un du second.

Au bout de ce temps, c'est-à-dire dans les premiers jours de juin, le traitement fut suspendu, l'enfant se trouvant bien.

Nota. — Avec ce petit malade, la médication allopathique eût été impossible ; les moyens externes étant insuffisants ou nuls. La maladie a suivi les impulsions de la nature et la dosimétrie l'a secondée.

Dʳ Garcia del Rey (Espagne).

Remarques. — On connaît l'énorme mortalité parmi les enfants nouveau-nés à Paris. Ainsi à l'Hôpital des enfants malades, il meurt les trois quarts des enfants, qui y sont envoyés généralement par suite de gastro-entérite avec diarrhée, engorgement des ganglions du mésentère, méningite intercurrente. Il n'est pas entré jusqu'ici, dans le traitement des maladies infantiles l'idée de donner dans ces cas, la brucine, la strychnine, l'aconitine, la digitaline, la vératrine, l'hydro-ferro-cyanate de quinine aux doses employées par le médecin espagnol. On croit qu'aux enfants il faut des doses plus faibles qu'aux autres âges, tandis que c'est tout le contraire, la fièvre ayant chez les enfants une marche très aiguë, à cause de la chaleur de leur sang (40°-42°) et l'accélération de leur pouls (120, 130, 140). C'est pourquoi nous appelons l'attention de nos lecteurs sur l'observation qui précède.

2° FAIT. — *Gastrite aiguë jugulée en vingt-quatre heures.* — F..., célibataire, vingt-deux ans. — Le 27 octobre 1881, à onze heures du matin, s'est sentie malade ; elle avait la face injectée, la peau chaude, la langue saburrale, blanche, rouge sur les bords et à la pointe ; céphalalgie ; douleur épigastrique à l'ombilic et dans la fosse iliaque gauche ; pouls, 136 ; température, 40° c. ; constipation.

Traitement. — Sinapismes aux mollets, sur la poitrine et à la plante des pieds ; tant qu'elle pourrait les supporter, catharto-émétique, et, après l'effet : aconitine, digitaline, arséniate de strychnine : 1 granule de chaque, toutes les demi-heures.

A onze heures du soir, la malade éprouve des douleurs articulaires (le temps était froid et humide) : diaphorèse ; température, 39° ; pouls, 120. La malade a pris 11 granules de chaque alcaloïde. Je fais ajouter 3 granules de morphine, et ordonne pour le matin, à cinq heures, le Sedlitz Chanteaud ; et à six heures continuer les granules.

Le 28, à une heure de l'après-midi, la malade n'a pu encore dormir ; elle ne sent déjà plus les douleurs articulaires, mais elle accuse un point de côté qui gêne la respiration. Température, 38°,4 ; pouls, 108. La malade a pris 12 granules de chaque alcaloïde ; je fais appliquer deux thapsias sur le point de côté.

Le 29, à une heure de l'après-midi, la malade a bien dormi et a bon appétit. Température et pouls normaux. Convalescence.

Dr BRAGA, à Braga (Espagne).

Remarques. — C'est surtout dans la gastrite aiguë que l'estomac vide tourne sa fureur contre lui-même ; ses sécrétions deviennent âcres, corrosives, la bile remonte jusque dans la gorge et on a, comme on dit, le brûlant. Il est évident que plus vite on le remet en état de fonctionner et plus vite les forces reviendront. Il faut surtout combattré la fièvre qui est cause des symptômes pectoraux et cérébraux. Ce qui a fait donner à ces inflammations, par Broussais, les noms de gastro-entéro-pneumonique, cérébral, etc. Le physiologisme du médecin de Val-de-Grâce n'a pu sauver son système. A moins de quelques retardataires.

DEUX CAS DE GASTRITE AIGUE

1er CAS. — Marie, neuf ans, tempérament sanguin, constitution robuste. Hier matin, à son déjeuner, l'enfant fut prise de vomissements, suivis de quelques nausées avec répugnance invincible pour les aliments; peau chaude; la malade se plaint de fortes douleurs de ventre et de la tête; soif invincible; fort délire dans la nuit; augmentation croissante de la fièvre, somnolence; dans la nuit, il y a eu une garde-robe naturelle.

16 juin, à une heure du soir. — Chaleur de la peau mordicante; température axillaire, 39°, 50; pouls, 136; épigastre douloureux à la palpation; langue blanchâtre un peu humide; point de côté droit, léger quand la malade est immobile, très fort quand elle change de position.

Traitement. — Sedlitz Chanteaud dans la boisson ordinaire avec de l'eau d'orge; vératrine, aconitine, 1 granule de chaque, toutes les demi-heures, trois fois, et ensuite toutes les heures. Diète absolue.

Le 17 juin, à neuf heures du matin. — La nuit a été meilleure que la précédente; la malade est peu altérée, de manière qu'elle boit peu de son eau de Sedlitz; pas de déjection; pouls, 136; température axillaire, 39°, 3 c. : une grande cuillerée de Sedlitz et après continuer les mêmes granules aux mêmes intervalles.

Huit heures du soir. — Le point de côté a disparu : la langue est plus nette; la tête n'est déjà plus douloureuse et la malade répond vivement et avec gaieté aux questions qu'on lui adresse; température axillaire, 39°, 2 c.; pouls 90; trois évacuations.

Le 18 juin. — Pouls, 84; température, 38° 8 c. Le point de côté est revenu pendant la nuit; langue moins saburrale et moins humide. Même traitement; bouillon.

19 juin. — Pouls, 72; température, 36° 5 c.; langue presque nette; appétit : convalescence parfaite; alimentation graduée.

2° CAS. — G. Mendès, vingt ans, tempérament sanguin, constitution régulière. Seize jours avant, elle avait accouché pour la première fois, avec le cours régulier de tous les phénomènes puerpéraux. La veille au soir, elle avait ressenti de petits frissons par tout le corps, avec forte céphalalgie et douleurs violentes sur les orbites; nausées; vomissements: douleurs crampiformes dans les jambes. La malade a passé une nuit agitée, avec une chaleur excessive, sans transpiration. Pas de garde-robes depuis deux jours; les lochies se sont arrêtées.

16 juin, deux heures du soir. — Regard animé, visage vultueux; expression triste; mouvements lents, comme douloureux; peau brûlante, sèche à la tête et aux mains, humide au tronc et aux membres; épigastre et tout le ventre, douloureux à la palpation; pouls, 50; température, 40°, 4 c.; langue entièrement couverte d'une saburre rougeâtre, épaisse; soif; inappétence absolue; respiration rude.

Traitement. — Une grande cuillerée de Sedlitz; pour commencer, et une autre dissoute dans un demi-litre d'eau d'orge, comme boisson ; vératrine, aconitine : 1 granule de chaque toutes les demi-heures ; diète absolue.

A huit heures du soir. — Pouls, 120 ; température axillaire 39°, 6 c. ; urine trouble, mais sans sédiment ; céphalalgie moins forte ; les douleurs abdominales et des membres ont cessé ; la malade est plus calme et plus tranquille.

Le 17, huit heures du matin. — La malade avait pris depuis une heure du soir 12 granules de chaque alcaloïde. Température axillaire, 37° c. ; pouls, 99. Au point du jour elle se sentit incommodée par le manque d'air ; elle avait eu trois évacuations abondantes ; la langue est moins saburrale ; la soif et tous les phénomènes douloureux ont disparu.

Prescription. — Hydro-ferro-cyanate de quinine : 2 granules toutes les heures, et toutes les trois heures une tasse de bouillon léger.

Sept heures et demie du soir. — Température, 37°, 5 c. ; pouls, 72 ; langue encore saburrale ; la malade prend le bouillon avec plaisir, mais n'a pas d'appétit pour les aliments solides.

Pour les jours suivants, j'ordonnai Sedlitz et des granules de quassine proportionnées à l'appétit.

Nota. — L'analyse de chacun de ces deux cas, non seulement par ce que nous en pensons, mais encore par l'étude comparée des deux cas, nous a aidé à établir quelques propositions qui viendront confirmer des faits ultérieurs.

La première maladie a exigé 44 granules d'aconitine et autant de vératrine, pour ramener la chaleur au degré physiologique ; dans la seconde, 28 de chacun des mêmes alcaloïdes ont suffi pour obtenir le même résultat.

La première malade (petite fille de neuf ans), a lutté contre l'hyperthermie pendant cinquante-cinq heures ; la seconde (une femme de vingt ans), la fièvre a cédé au bout de dix heures, et peut-être moins.

Chez la première malade, la colonne thermométrique n'a pas dépassé 30°, 6 c. et le pouls 136. Chez la seconde malade, il y a eu 40°, 4 c. et 150 pulsations.

Chez la première malade, le traitement a commencé trente heures après que la fièvre s'était déclarée. Chez la seconde malade, la maladie a été attaquée dix-huit heures après les frissons.

On a employé dans les deux cas le même traitement évacuant, et l'on a obtenu les mêmes résultats. Les autres conditions qui auraient pu influer sur la marche de la maladie, étaient sensiblement les mêmes chez les deux malades.

En présence de tout cela, on se demande pourquoi la fièvre a duré plus longtemps chez un enfant de neuf ans que chez une femme de vingt, la fièvre chez cette dernière étant plus modérée que celle de l'enfant, tout en ayant employé à doses égales les mêmes médicaments.

Nous répondons : la fièvre a résisté davantage chez l'enfant : ou parce que le traitement fut commencé lorsqu'elle durait déjà depuis trente heures ; ou par la somme de ces deux circonstances. La solution se trouve positivement dans une de ces trois explications. Voyons si par l'analyse comparative des symptômes secondaires, nous pourrons éliminer une de ces circonstances. La fièvre a persisté davantage dans le premier cas, parce que le mal avait attaqué l'organisme qui était devenu très impressionnable depuis quelque temps, et, par conséquent, avait passé de la période dynamique à la période somatique, parce qu'il existait déjà quelques lésions et que déjà il s'était produit quelques exsudations dont le retour ne pouvait s'effectuer faute de temps. En premier lieu, l'impressionnabilité devait se trouver contre-balancée dans ces deux cas ; et ensuite, si dans la première observation l'âge était moindre, il y avait aussi dans la seconde l'état puerpéral, dont personne n'ignore l'influence. En second lieu, il ne nous paraît pas que l'évolution de la maladie ait moins progressé dans le second cas que dans le premier, peut-être par le seul fait de la puberté et la plus grande intensité de la fièvre. L'état de la langue, plus saburral chez la femme que chez l'enfant, nous fait voir que le fait de lésions plus accentuées dans le premier cas ne devait pas être mis en cause, et que le délai plus grand dans le traitement n'avait eu aucune influence sur la plus grande résistance de la fièvre, modérée de plus en plus par l'action des agents deffervescents. Ainsi se trouve éliminée la première solution. Nous éliminerons de même la troisième, et il restera démontré, par exclusion, que la seconde est la vraie. Ensuite nous concluerons que, malgré que la fièvre fût fort modérée, malgré l'emploi d'une plus grande quantité de médicaments deffervescents donnés aux mêmes doses, et la différence de l'âge, la deffervescence s'est produite beaucoup plus tard dans le premier cas, parce que les doses avaient été données moins fréquemment que dans le second : toutes les heures au lieu de toutes les deux heures. C'est une confirmation évidente, de plus, du principe capital de la thérapeutique dosimétrique : c'est-à-dire que les effets des médicaments sont moins en raison directe de la quantité de chaque dose, qu'en raison inverse des distances ou intervalles auxquels ces doses ont été données.

Dr OLIVEIRA CASTRO,
à Porto (Portugal).

Remarques. — Nous ajouterons quelques mots, afin de faire comprendre que chez l'enfant la chaleur vitale étant plus grande que chez la femme, et le pouls plus vite, il faut plus de temps pour les ramener à la moyenne physiologique. Et enfin, qu'il ne faut pas craindre de faire chez l'enfant une thérapeutique tout aussi active que chez l'adulte, l'effet du médicament devant être en rapport avec le degré de résistance que l'organisme lui oppose.

5° FAIT. — J..., esclave noire, trente ans, constitution débile et tempérament lymphatique, ayant été examinée par deux médecins allopathes dont le diagnostic avait été : tuberculose du poumon droit, dans sa première période, ayant déjà envahi une vaste étendue, avec hématose incomplète et respiration compensatrice du poumon gauche. Les confrères croyant que les douleurs que la malade sentait dans le côté gauche, étaient des reflexes de la pleurésie tuberculeuse du poumon, avaient porté un pronostic fatal et avaient prescrit : pilules arsenicales, huile de foie de morue, etc.

En présence de ces conditions si décourageantes, j'ai fait la prescription d'après la dosimétrie, et la malade déjà condamnée à une mort prochaine, s'est sauvée grâce à Dieu et aux granules.

Une douzaine de jours après, elle entrait en convalescence.

Voici le traitement que j'ai institué : Sedlitz Chanteaud, arséniate de strychnine et de quinine, de fer, de soude et de caféine, quassine : 3 granules de chaque aux repas, et hydro-ferro-cyanate de quinine dans la journée : une douzaine (2 à la fois).

Remarques. — Ce qui caractérise cette observation, ce n'est pas seulement la rapidité avec laquelle l'affection gastrohépatique a été combattue, mais en même temps la paralysie du poumon droit et par conséquent une hématose incomplète, paralysie qui avait fait diagnostiquer par les premiers médecins une tuberculose dans sa première période et fait prescrire les pilules arsenicales et l'huile de foie de morue. En pratique, ce n'est pas tant le diagnostic qui importe que le traitement symptomatologique, d'après le proverbe : *Sublata causa tollitur effectus*. Et à ce sujet nous rappellerons les paroles du professeur Spring dans la préface de son beau livre : *Symptomatologie ou traité des accidents morbides :* « Une sorte de défaveur pèse depuis trop longtemps sur la symptomatologie; si elle ne se justifie pas, elle s'explique du moins par la tendance même qui est propre à la médecine du XIXe siècle et qui en fait la gloire (?). En effet, à force de concentrer l'attention sur les lésions anatomiques, on s'est habitué, peu à peu, à regarder les troubles des fonctions comme des effets insignifiants, variables et incertains. Puis, comme c'était précisément contre la médecine dite *symptomatique* qu'on avait à lutter, il était naturel que l'étude des symptômes fût enveloppée avec elle dans une commune réprobation. Et pourtant, quelque sincère que soit l'admiration qu'on professe pour les progrès réalisés à l'aide des travaux anatomiques, microscopiques, chimiques, quelque convaincu que l'on soit de l'insuffisance d'un diagnostic et d'une thérapeutique purement symptomatiques, il n'en est pas moins vrai que ces troubles fonctionnels demeurent le sujet principal de la préoccupation du médecin comme du malade. Hélas ! il est si rare de guérir, tandis qu'il est toujours urgent de soulager. La douleur, le spasme, la paralysie, toutes les maladies des nerfs, sont-elles connues, même de la médecine rigoureusement scientifique, autrement que comme des accidents fonctionnels ? Et dans les maladies chroniques — incurables pour la plupart — que reste-t-il à faire même au médecin le plus savant, sinon à rechercher et à remplir les indications symptomatiques ? Je ne parle pas des obstacles qui, dans la pratique de tous les jours s'opposent si souvent à l'exploration méthodique des organes et par conséquent à l'établissement du diagnostic certain de la lésion. Enfin, ai-je besoin de démontrer combien le diagnostic *rationnel* préalable, s'appuyant exclusivement sur les symptômes facilite dans tous les cas le diagnostic matériel et physique ? »

On ne saurait mieux parler. Et quant au regret que l'éminent professeur exprime sur la rareté de guérison, cela ne saurait s'appliquer à la médecine dosimétrique, mais bien à la médecine allopathique, avec ses procédés grossiers. Quant aux incertitudes du diagnostic, elles sont souvent levées par les médicaments dosimétriques servant de pierre de touche, ainsi que le démontre le fait suivant.

FAIT CLINIQUE

6ᵉ FAIT. — *Colique saturnine. — Kélotomie. — Emploi de strychnine et de l'hyosciamine.* — Un ouvrier peintre en bâtiments, en traitement à l'hôpital civil de Gand pour une intoxication saturnine, dans un des accès ou tord intestinal, il se produit une petite hernie névronée sur la ligne blanche de l'abdomen, au-dessus de l'ombilic. Tous les moyens de réduction étant restés impuissants, je pratique, à onze heures du soir, l'opération de la hernie étranglée, et j'ordonne ensuite l'hyosciamine : 1 granule toutes les demi-heures avec une cuillerée à dessert d'huile de ricin. A la visite du matin, l'opéré n'avait pas eu de garde-robes ; je fais ajouter alors à l'hyosciamine, la strychnine (sulfate), également 1 granule. Au bout de trois quarts d'heure, la débâcle se produisait et, chose remarquable! la colique saturnine qu'on combattait vainement depuis des semaines par les drastiques et l'opium, fut guérie. Je le soumis aux bains de vapeur hydrosulfurés du docteur Brémond père, et la diathèse saturnine fut de cette manière également extirpée. Le livre du docteur Spring ne saurait être mieux comparé qu'à l'Éden de nos premiers parents, où l'on pouvait jouir de la vue des fruits, mais non les cueillir. Tant il est vrai que, comme l'a dit feu le docteur Amédée Latour, « la médecine sans thérapeutique n'est qu'une inutile histoire naturelle ».

MALADIES DIATHÉSIQUES

Le terme *diathèse* vient du mot grec διατίθημι « je dispose » ; c'est-à-dire que c'est une disposition à telles ou telles maladies humorales, auxquelles les anciens avaient donné le nom de « matières peccantes ».

On sait combien la verve satirique de Molière s'est égayée aux dépens de cet humorisme, qui cependant n'avait d'autre défaut que la forme, le fond étant vrai.

Aujourd'hui que la chimie physiologique est parvenue à découvrir les causes les plus fréquentes de ces maladies humorales (sang ou lymphe), il reste cependant un point à élucider : celui de leur transmissibilité d'un individu sain à un individu malade : telle, par exemple, que la phtisie pulmonaire, dans laquelle on a fait intervenir les *microbes,* comme le *Deus ex machina.* Mais cette question est loin d'être résolue. L'important, c'est de se mettre en garde contre ces causes occultes.

Parmi les maladies diathésiques, il y en a une qui autrefois faisait de grands ravages, au point que les malheureux qui en étaient atteints étaient exclus de la société. — Nous voulons parler de la lèpre. Cette maladie a disparu de tous les points de l'Europe où les règles de l'hygiène sont bien observées ; ce qui doit nous faire espérer qu'il en sera de même des autres maladies diathésiques.

Nous avons nommé la phtisie pulmonaire. Malheureusement cette dernière tient à des conditions sociales difficiles à modifier : nous voulons parler de la misère physiologique qui règne au haut et au bas de l'échelle

sociale, et où interviennent également les causes morales et les causes physiques.

La lutte pour l'existence devient de jour en jour plus âpre, tant pour
les besoins factices que pour les besoins réels.

Espérons qu'un jour les idées d'internationalité prévaudront et que les
peuples finiront par s'entendre, au lieu de s'obstiner dans une paix armée,
présage de la guerre.

Espérons également que les grandes industries comprendront qu'il est
de leur intérêt d'avoir des ouvriers valides, courageux au travail, consom-
mant leurs propres produits, au lieu d'une classe malingre que la bienfai-
sance est insuffisante à soutenir.

Espérons enfin que la médecine fera assez de progrès pour ne pas
laisser se multiplier des maladies qu'avec une bonne hygiène thérapeutique
il est possible d'éviter.

Tel est le but que nous nous sommes proposé dans le présent chapitre.

I

CONSIDÉRATIONS GÉNÉRALES

Quoique la nutrition consiste dans une rénovation incessante du corps,
celui-ci finit par s'obstruer quand cette rénovation est insuffisante ou incomplète.

C'est-à-dire que les matières inertes organiques ou inorganiques, en
s'accumulant dans les solides et les liquides, rendent le mouvement physiologique impossible et, par conséquent, la fonction.

Telle est la source d'une foule d'infirmités, et souvent la cause de morts
non naturelles.

Ce sont ces affections que nous allons passer en revue dans le présent
manuel, uniquement au point de vue du traitement dosimétrique, le seul
capable de les prévenir et de les soulager, quand on ne peut les guérir.

Telles sont, en premier lieu, la goutte, la gravelle, les calculs urinaires, hépatiques, etc. ; les rhumatismes, les dégénérescences graisseuses, athéromateuses, calcaires, etc.

Ces maladies proviennent, soit d'un excès de nutrition, soit d'un manque de rénovation. Chez les individus qui font peu d'exercice, les matériaux inertes s'amassent dans leur économie. Au contraire, la vie active est un puissant moyen de s'en débarrasser.

L'urée en excès dans le sang tend à produire les concrétions uratées ; goutte, gravelle, calculs. — La cholestérine forme les calculs hépatiques, etc.

Plus la respiration est active, plus la combustion organique l'est également ; l'oxygène des globules rouges du sang brûle alors plus de carbone et empêche ainsi les dégénérescences graisseuses des tissus.

C'est par la peau que s'éliminent ces produits ; et une action insuffisante de cet émonctoire aide à ces dégénérescences, notamment du cœur et des muscles, enrayant ainsi les mouvements volontaires et involontaires des poumons, où ils forment des dépôts caséeux ; des artères, dont ils constituent l'état athéromateux ; du foie, où ils produisent la cirrhose et les calculs hépatiques, etc.

Mais tout cela est subordonné à la vitalité ; de sorte qu'en tenant celle-ci à hauteur, on peut prévenir ces infirmités.

Il en est ainsi de ce que le grand poète Racine a nommé « des ans l'irréparable outrage » ; quoiqu'il ne s'agisse pas de ces trompe-l'œil, de ces cosmétiques qu'emploient ceux qui ont trop abusé de la vie.

La vieillesse n'est pas « ce qu'un vain monde pense » c'est la robusticité du corps — comme celle du chêne — çà et là, il s'y fait du bois mort, mais qui ne fait que prouver sa résistance.

Il ne faut pas confondre la vieillesse avec la décrépitude. Celle-ci peut venir avec le temps ; mais la décrépitude naturelle résulte d'une pétrification des fibres organiques, qui finit par obstruer les vaisseaux et rend tout mouvement de rénovation impossible.

Feu le professeur Martens, de Louvain, a démontré que des cœurs de vieillards donnent à l'incinération plus de matières terreuses ou de cendres que des cœurs de jeunes gens.

Ici encore, il dépend beaucoup du régime pour retarder cette espèce de solidification des tissus. Tel est surtout l'usage journalier du Sedlitz Chanteaud, devenu aujourd'hui général. Ce sel, très soluble, empêche les concrétions en entraînant les molécules inorganiques au dehors.

On en facilite les effets par l'usage des alcaloïdes défervescents, agissant à la fois sur tous les systèmes, tant de la vie organique que de la vie animale.

C'est ainsi que la gravelle, qui tend à s'accumuler dans les reins, est cause de coliques néphrétiques. Ainsi, même les urines claires au moment de leur émission, chez les personnes goutteuses laissent déposer en refroidissant, un sable rouge, qui n'est rien que de l'acide urique. Cet acide, en s'unissant aux bases terreuses, forme les calculs.

Il va de soi qu'en ajoutant au régime salin les alcaloïdes deffervescents, qui ont une action d'élimination puissante, tels que la strychnine, l'aconitine, la digitaline, on parera aux effets d'une vie trop sédentaire.

Mais le mouvement moléculaire se restreint par l'âge ; de sorte que s'il n'est pas en notre pouvoir d'empêcher la pétrification organique, nous devons, du moins, chercher à la retarder. C'est là où tend notre système de longévité.

Les eaux minérales naturelles sont un grand moyen de rénovation du corps ; elles rendent le sang plus vif, plus pénétrant, activent les sécrétions et empêchent ainsi les obstructions, en dissolvant les matières inertes qui se sont amassées dans le corps.

Mais pour cela, il faut l'aide des agents vitaux. « Il n'appartient pas à tout le monde d'aller à Corinthe » ; et il serait malheureux que ceux qui sont attachés à la glèbe professionnelle dussent payer de leur santé ces prédispositions, plutôt acquises que naturelles.

Ceci dit, nous pouvons aborder notre sujet.

II

GOUTTE

On ne saurait mieux comparer un goutteux qu'à un mur salpêtré. En effet, tous ses tissus blancs sont imprégnés de sels uratés — tout comme un mur humide de sels de nitre.

On comprend les effets que doivent produire ces infiltrations dans des tissus qui, quoique insensibles dans l'état physiologique, deviennent sensibles au plus haut degré dans l'état pathologique (Bichat).

Les articulations, les tendons, se gonflent, deviennent spongieux et s'endolorisent au point de paralyser les mouvements.

Les concrétions qui se forment alors sont composées principalement d'urates de soude, de chaux, etc., preuve que ces sels viennent de l'intérieur.

Cependant on y trouve également de l'urate d'ammoniaque, mais en petite quantité ; des phosphates de chaux, de soude.

L'urine des goutteux laisse déposer un sédiment rougeâtre, composé, en grande partie, d'acide rosacique, qui est un mélange urique, d'urate d'ammoniaque, de phosphate de chaux, de soude.

Il en résulte que le goutteux perd ainsi, en grande partie, son phosphore et que ses organes sont frappés d'atonie — circonstance qu'il ne faut pas perdre de vue pour le traitement.

La goutte débute soudainement, mais est précédée de symptômes dyspeptiques : malaise, tension épigastrique ou précordiale, flatuosités, langue blanche, constipation, etc.

Le goutteux a des velléités gastronomiques et sexuelles [1], auxquelles il lui est difficile de résister et qui précipitent les accès.

L'attaque se déclare, le plus souvent, la nuit, par une douleur vive au

---

[1] Probablement à cause du phosphore qui se dégage.

gros orteil — rarement aux deux à la fois — quelquefois au talon, à la plante des pieds, au gras de la jambe.

La douleur augmente graduellement et bientôt est insupportable et persiste à ce degré pendant quarante-huit heures. C'est la période de début.

Puis les douleurs deviennent lancinantes, déchirantes, comprimantes, et le malade cherche vainement une position.

Elle cesse d'ordinaire au matin; c'est la deuxième période : le malade éprouve tout à coup un soulagement, qu'étant encore inexpérimenté, il peut croire définitif; il lui prend une douce moiteur et il s'endort. A son réveil, les douleurs ont encore fort diminué et les parties malades sont tuméfiées; le pouls, qui dans la première et la deuxième période était serré, petit, devient ample et dur : c'est la période de réaction, mais non de résolution.

Tous les soirs, le malade a un redoublement de chaleur et un mouvement fébrile qui diminue vers le matin; cependant la douleur persiste, quoique à un faible degré, pendant le reste de la journée.

La durée d'un accès de goutte abandonnée à elle-même est de deux semaines; mais il y a des goutteux chez qui les accès se touchent et qui l'ont presque ainsi en permanence. Alors on remarque qu'elle est vague, passant d'une articulation à une autre.

Lorsque la marche de la goutte est régulière, les accès sont séparés par des intervalles plus ou moins considérables : trois ou quatre ans; ils reviennent ensuite une ou deux fois l'an, se rapprochant par degrés, et deviennent plus longs à mesure qu'ils perdent d'intensité, accompagnés de douleurs moindres, mais d'un malaise intérieur et de symptômes plus ou moins graves. On dit que la goutte est *atone*, n'ayant pas la force de se développer à l'extérieur. Ce sont ces déplacements qui en constituent le danger et qu'il faut surveiller avec soin.

1° *Symptômes stomachiques ou digestifs.* — Le plus souvent c'est une paresse, une langueur de l'estomac, des étouffements avant ou après la digestion — de la gastralgie, des vertiges ou de la céphalalgie; le pyrosis, la langue couverte d'un enduit blanc ou jaunâtre, en même temps que les phénomènes arthritiques disparaissent. C'est ce que les auteurs ont nommé « répercussion de la goutte » et ce qui en réalité est un déplacement du principe goutteux ou uréfique.

La peau prend alors une teinte jaunâtre : les hypocondres et l'épigastre sont douloureux, tendus ; la constipation opiniâtre ou bien des selles décolorées ; en un mot, tous les symptômes de la dyspepsie gastro-hépato-intestinale (Voir *Manuel des dyspepsies*).

Un symptôme qui n'est pas rare chez les goutteux c'est la diarrhée. Si c'est sans coliques ni tranchées, et qu'elle est séreuse, on peut y voir un moyen de dégagement et, par conséquent, il n'y a qu'à la laisser aller, tout en y accommodant le régime.

Le contraire a lieu si la diarrhée est inflammatoire, accompagnée de coliques, de déjections bilieuses, âcres : auquel cas il faudra l'arrêter ou du moins la modérer.

2° *Symptômes catarrhaux, broncho-pneumoniques, cardiaques.* — Ce sont les plus dangereux — quelquefois foudroyants. On les voit surtout survenir l'hiver dans les brusques passages du chaud au froid. Ce sont donc ces transitions qu'il faut surveiller et ménager.

3° *Symptômes cérébraux.* — L'apoplexie goutteuse n'est pas rare, bien que toute congestion sanguine vers la tête, chez les goutteux, ne soit pas un signe de pléthore. C'est donc un point délicat de diagnostic, car le traitement qui convient aux goutteux n'est pas le même que celui qu'exige le tempérament franchement sanguin ou pléthorique. — Nous y revenons plus loin.

4° *Symptômes rénaux.* — Surtout chez les graveleux — on voit par là que la gravelle et la goutte sont sœurs. — Dans l'une et l'autre, il y a excès d'acide urique, qui tend à s'éliminer par toutes les voies.

La néphrite est une complication très fréquente de la goutte. Chez les sujets affectés de néphrite goutteuse, il se forme dans les reins, principalement dans la couche corticale, de petits grains de sable fin, de nature urique pouvant donner lieu à des calculs rénaux ; les canaux urinaires peuvent en être également obstrués, et des grains en boule, de la grandeur d'un grain de chapelet, descendent dans la vessie. C'est ce qui nous arrive de temps en temps, depuis que nous avons subi la lithotricie.

Les urines des goutteux peuvent contenir de l'albumine et parfois aussi du sucre, si l'irritation de la moelle épinière a été très vive, comme dans la miellite goutteuse.

Dans la goutte chronique, tous les organes internes peuvent être atteints à la fois et constituent alors la cachexie goutteuse. L'hydropisie et l'anasarque en sont presque toujours la conséquence.

C'est surtout le foie qui est entrepris et qui est passé à l'état cirrhosique.

On a dit que la goutte est le fruit de l'amour et que les femmes en sont moins souvent atteintes que les hommes. Ceci mérite réflexion. Les femmes, sous ce rapport, peuvent tenir de l'homme si elles sont dans les mêmes conditions hygiéniques et manière de vivre. On pourrait appliquer à Hippocrate le : *Quandoque bonus dormitat Homerus,* quand il a écrit : *Mulier podagra non laborat.*

La goutte se montre plus souvent dans les classes aisées que dans les classes pauvres. C'est une compensation, ou plutôt la peine du talion d'une existence trop égoïste. Les riches ne comprennent pas combien il leur serait utile de sacrifier une de leurs entrées de table au profit de malheureux qui n'ont souvent rien à se mettre sous la dent.

Une nourriture succulente, fortement azotée, l'usage de viandes de haut goût et riches en fibrine, des vins capiteux, prédisposent à la goutte, indépendamment que Vénus vient à la rescousse de Bacchus. *Inde Bacchi et Veneris filia salutatur a poetis podagra,* a dit Van Swieten.

Nos jeunes hommes qui dépensent leurs forces dans une vie active, sont peu enclins à la goutte. Craignons d'en faire des podagres par une vie sédentaire. Ce qu'on amasse sur les bancs de l'école n'est pas toujours de la science, mais plutôt le germe de vices qui n'attendent pour se développer que le moment de l'émancipation.

Les pays froids, humides, mal drainés, prédisposent à la goutte ; mais plus particulièrement au rhumatisme goutteux (Voir plus loin).

Les considérations dans lesquelles nous venons d'entrer étaient nécessaires pour fixer le traitement de la goutte. Peut-on guérir de cette affection ? Cela dépend des circonstances qui l'ont produite ; mais, en tous cas, on peut la modérer en l'éliminant insensiblement.

Nous avons comparé le goutteux à un mur salpêtré. Or, celui-ci, quand il est exposé à un air sec, ne se couvre point d'incrustations. Ce qui veut dire que pour le goutteux, la première condition c'est un air vif et le mouvement, une vie sédentaire prédisposant à la formation d'un excès d'urée et d'urates. Mais pour cela, il faut que le podagre s'applique à marcher plus vite que le mal qui l'attend. Chez les anciens, qui pratiquaient la gymnastique avant tout, il n'y avait pas de podagres.

Les podagres de naissance ou d'occasion doivent donc mener une vie active — et surtout se défier de Vénus et de Bacchus. Ils doivent se vêtir légèrement, afin de faciliter l'aération du corps, et se livrer à des exercices qui poussent à la transpiration. Ils auront soin de prendre — l'été — des bains de rivière ou de mer, en se donnant du mouvement. Les bons nageurs sont exempts de goutte. Leur nourriture sera simple mais reconstituante ; et ils se garderont de spiritueux.

Le bonhomme La Fontaine a dit :

> . . . Goutte bien tracassée
> Est — dit-on — à demi pansée.

Ce qui n'est pas exact, puisque la goutte rend impotent. C'est à la prévenir qu'il faut s'attacher. Ceci nous conduit à dire un mot de la thérapeutique de la goutte.

Et tout d'abord tenir le corps libre par l'usage journalier du Sedlitz Chanteaud. Le sulfate neutre de magnésie corrige l'acidité du sang et, par conséquent, la tendance aux produits uratés. Il favorise l'oxygénation et, partant, la combustion des principes azotés et hydrocarbonés surabondants.

En outre, ce sel détermine, sur toute la surface intestinale, un mouvement exosmotique qui débarrasse d'autant le système rénal ; dès lors, les affections néphrétiques sont moins promptes à naître.

Quant aux moyens thérapeutiques proprement dits, ils consistent dans l'emploi, sinon journalier, du moins opportun, de la strychnine (arséniate ou sulfate), de l'aconitine et de la digitaline.

La strychnine, pour combattre l'atonie goutteuse ; l'aconitine, pour prévenir la fièvre ; la digitaline, pour activer la sécrétion urinaire, en diminuant la pression intra-vasculaire.

On voit que ce traitement n'a rien d'abortif ; il est, au contraire, préventif, dans ce sens qu'il élimine insensiblement le principe goutteux, au lieu de le répercuter brutalement, comme font la plupart des médicaments antigoutteux, tels que les drastiques et les diurétiques violents.

Le traitement curatif de la goutte confirmée, sera le même — mais beaucoup plus actif : ainsi, au lieu de prendre seulement 5 à 6 granules des alcaloïdes prénommés, on en prendra 1 ou 2 toutes les deux heures, jusqu'à chute de la fièvre ; et si celle-ci tend à devenir rémittente ou intermittente, on aura recours à la quinine (arséniate, hydro-ferro-cyanate, salicylate) : 3 ou 4 granules toutes les heures, entre les accès.

On a prétendu que faire tomber la fièvre goutteuse, c'est empêcher l'élimination de son principe. C'est là une grande erreur — qui a été commise également dans le traitement des fièvres éruptives. Plus la peau est moite, fraîche, plus cette élimination se fait facilement. Au contraire, c'est quand le corps brûle que les inflammations internes sont le plus près de naître.

On a préconisé contre la goutte différents topiques dont il y a lieu de se méfier, parce que leur action n'est pas constante et peut ainsi donner lieu à des répercussions. Parmi ces traitements, nous signalerons le remède Pradier, dont voici la composition : Baume de la Mecque, 24 grammes ; quinquina rouge, 31 grammes ; safran, 16 grammes ; sauge, salsepareille, 31 grammes ; alcool rectifié, 1 kilogramme. On fait dissoudre le baume dans le tiers de l'alcool, et on fait macérer dans le reste les autres ingrédients pendant deux fois vingt-quatre heures. On filtre et on unit les deux liqueurs.

Pour l'usage, on mêle la teinture obtenue avec trois fois autant d'eau de chaux ; on agite la bouteille avant de s'en servir et on arrose de larges cataplasmes qu'on applique à chaud sur les surfaces endolories.

Le remède de Turk consiste en lotions d'aluminate de potasse. On prépare ce sel avec de l'alun bien pur, que l'on combine à une solution de potasse ou de soude, plus ou moins concentrée. Ces lotions ont pour but de neutraliser l'acidité des sécrétions cutanées — comme le remède Pradier de les activer — mais on comprend que ce ne sont là que des adjuvants de la médication interne.

Cette médication — indépendamment du traitement antifébrile mentionné plus haut — doit avoir particulièrement pour effet d'activer les fonctions de l'estomac par la quassine et l'arséniate de soude : 3 granules de chaque aux repas, et dont le goutteux devra faire usage pendant tout le temps des intervalles des accès.

Nous devons maintenant mettre le public en garde contre les moyens perturbateurs de l'allopathie, tels que les purgatifs drastiques (aloès, jalap,

scammonée), les vomitifs, les sudorifiques, les stomachiques, les élixirs soi-
disant antigoutteux, notamment la liqueur de Laville — qui font tant de victimes, en rejetant la goutte sur les organes nobles : l'estomac, le cœur,
les reins, etc.

III

GRAVELLE, CALCULS URINAIRES

Ce que nous venons de dire de la goutte s'applique, en grande partie, à
la gravelle et aux calculs urinaires, puisqu'il n'y a que les lieux de dépôt
qui diffèrent, ainsi que les formes de précipitation et d'agglomération.

Tantôt c'est un sable ou poudre fine ; tantôt des concrétions en forme
de paillettes ou de grains du volume d'une tête d'épingle ou d'un pois ; tantôt
des masses plus ou moins concrètes ou calculs. Les mucosités servent ici
de liant.

La composition chimique est plus variée que dans les concrétions goutteuses ou tophacées : c'est de l'acide urique pur, du phosphate ammoniaco-
magnésien, du phosphate ou de l'oxalate de chaux.

Ces variations dépendent, en grande partie, du régime : ainsi l'abus du
sucre tend à produire de l'acide oxalique et, par conséquent, des calculs
d'oxalate de chaux, calculs très durs et en forme de mûres ou mûraux.

Les graviers, très fins, sont généralement formés par une seule substance, tandis que les calculs peuvent être formés de plusieurs. Ainsi l'acide
urique est presque toujours associé à de petites quantités d'urates de potasse,
de soude, d'ammoniaque, de chaux, d'oxalate calcaire ou phosphate.

Ce qu'il y a à remarquer ici — comme chez les goutteux — c'est
l'énorme déperdition de sels devant servir à la consolidation des tissus ; d'où
des ramollissements ou ostéomalacies, propres à ces genres de déperditions,
notamment des phosphates ; et la conséquence à en tirer pour le régime, qui
doit être tonique, reconstituant, et non affaiblissant — comme on le fait en
allopathie.

Les troubles fonctionnels chez les graveleux, sont, comme chez les goutteux :

1° *Digestifs* ou dyspeptiques — indépendamment des symptômes réflexes dus à la présence des calculs dans les reins, les uretères, la vessie (Voir *Maladies urinaires*) ;

2° *Circulatoires* — l'anémie, les palpitations, les accès fébriles ;

3° *Nerveux* — spasmes, coliques, névralgies ;

4° *Inflammatoires* — gastrite, colite, péritonite, pneumonie, phtisie ;

5° *Pyrexiques* — fièvres d'accès.

Le traitement de la gravelle et des calculs urinaires est préventif ou curatif.

Le traitement préventif consiste surtout dans le régime, c'est-à-dire — comme pour la goutte — activer la digestion et les fonctions d'assimilation afin de ne pas laisser dans l'économie des acides ou des bases sans emploi.

C'est ainsi que chez les enfants il faut éviter les sucreries et, au contraire, leur donner un régime salin (Voir *Maladies des enfants*).

De la même manière, il faut neutraliser les acides abnormes de l'estomac par la quassine, l'arséniate de soude aux repas (Voir *Dyspepsies*).

On activera les fonctions d'assimilation par la strychnine (de préférence l'hypophosphite), en même temps que la circulation et les sécrétions de désassimilation (urinaire, cutanée), par l'aconitine et la digitaline : 3 granules de chaque le soir, au coucher.

Mais on aura surtout soin de tenir le corps libre par l'usage matinal du Sedlitz Chanteaud — ainsi que nous le disons plus haut.

Le traitement curatif consistera surtout dans l'emploi des dissolvants, tels que les eaux minérales alcalines.

Ainsi les eaux de Vichy dissolvent les concrétions d'acide urique, d'urate d'ammoniaque, de phosphate ammoniaco-magnésien, en un mot, toutes celles formées par un excès d'acide urique.

Les concrétions formées par un excès de bases devront plutôt être attaquées par les eaux minérales acidulées, telles que : de Saint-Galmier, de Seltz, de Schwalheim, d'Orezza, etc.

On comprend que cette dissolution n'est possible qu'autant que les éléments des calculs puissent encore être désagrégés ou attaqués chimiquement.

On a cherché à dissoudre les calculs sur place, au moyen des agents chimiques ou physiques, notamment l'électricité ; mais les insuccès et d'ailleurs les accidents inflammatoires ont forcé de renoncer à ces opérations de laboratoire. — C'est donc, en fin de compte, à la chirurgie qu'il faut s'adresser (Voir *Maladies urinaires*).

IV

RHUMATISME

Le mot *rhumatisme* (de ρεω, couler) serait inusité de nos jours si, — comme dans la goutte, la gravelle — il ne s'agissait d'une diathèse humorale. Aussi les rapports de ces trois genres d'affections sont-ils intimes.

Nous parlons du rhumatisme articulaire, qu'il serait difficile de séparer de la goutte, puisqu'il s'attaque aux mêmes éléments histologiques : fibreux, synoviaux, cartilagineux et osseux. C'est l'arthritisme proprement dit.

Mais il y a, en outre, le rhumatisme musculaire qui s'attache aux corps charnus, et le rhumatisme viscéral qui s'attaque aux parenchymes.

C'est dans ce sens que nous allons passer en revue ces divers genres de rhumatismes en leur appliquant le traitement dosimétrique.

Tous ont un caractère commun, mais qui varie d'après les tissus attaqués et la fièvre, dans l'état aigu.

Le rhumatisme articulaire aigu se caractérise — comme la goutte — par le gonflement et une douleur vive, spontanée, augmentant par le mouvement et le moindre contact.

Comme dans la goutte, elle se calme dès que survient le gonflement œdémateux.

Comme dans la goutte aussi, la fièvre est aiguë avec des phénomènes inflammatoires et angioténiques. — Pouls à 120 — chaleur, 40, 41° c.

Dans le plus grand nombre de cas, les symptômes généraux se montrent en même temps que les symptômes locaux : Frisson de début, céphalalgie, courbature, malaise ; dérangements digestifs : nausées, vomituritions, constipation ; urines rares et rouges. Il s'élève des parties malades une vapeur âcre, acide, qui indique la nature du mal. Le corps se couvre d'une transpiration profuse, également acide. Le pouls est tantôt plein et dur, tantôt faible et dépressible.

La fièvre, après être montée à son apogée, devient rémittente, quelquefois typhoïde, avec des redoublements plus ou moins réguliers et qui, abandonnés à eux-mêmes, se traduisent en septénaires pour s'éteindre peu à peu, laissant le malade dans une anémie profonde, à cause des pertes qu'il a subies de ses éléments salins, notamment l'acide phosphorique et les phosphates. — On voit que c'est la répétition de la goutte aiguë.

On ne doit donc pas s'étonner de l'assimilation que les auteurs ont faite des deux affections.

Les complications les plus à craindre sont : l'endopéricardite, les phlegmasies des méninges cérébrales et spinales, la pleuropneumonie, etc. De là le danger du traitement abortif par le salicylate de soude, à dose massive.

Ici — comme pour la goutte — c'est la fièvre qu'il faut traiter et, subsidiairement, la diathèse.

Le traitement de la fièvre consiste dans l'emploi des alcaloïdes deffervescents : strychnine, aconitine, digitaline ; puis des antipériodiques : arséniate, hydro-ferro-cyanate et salicylate de quinine (Voir *Fièvre*).

Le traitement antidiathésique est également, comme contre la goutte, les toniques et les neutralisants, principalement la quinine et l'arséniate de soude.

Le traitement local consistera dans la compression méthodique au moyen d'un bandage ouaté, dans les badigeonnages iodés, les frictions au baume de Fioraventi ; quelquefois les vésicatoires volants, pour empêcher l'hydrarthrose.

Généralement, on sera sobre de déplétions sanguines, à cause de la nature essentiellement adynamique do la fièvre.

La marche de la maladie sera d'autant plus courte — et partant aussi la convalescence — que la fièvre aura été traitée avec plus de décision ; surtout qu'on n'aura pas provoqué des irritations internes par les prétendus antiarthritiques.

Rhumatisme musculaire

Dans le rhumatisme musculaire, il y a également acidisme — comme dans les affections goutteuses et arthritiques. Le suc musculaire qui — dans l'état normal — est neutre, douceâtre, devient acide dans l'état rhumatismal; de là rigidité et douleur dans les mouvements. Quelquefois aussi il s'y fait des concrétions, comme dans la goutte, et de même nature.

Le rhumatisme musculaire peut avoir une marche aiguë, sans cependant présenter les symptômes des phlegmasies franches, ni les complications. La douleur — térébante, exacerbante — est plutôt celle de la névralgie.

C'est également dans ce sens qu'il faut le traiter: par les alcaloïdes deffervescents : notamment, l'aconitine, la digitaline; les antipériodiques : quinine, etc., et localement par les bains simples ou aromatiques, les bains de vapeur, les frictions iodées, narcotiques, les teintures, l'hydrothérapie, l'enveloppement et les sudations, les bains turcs, le massage — selon le degré d'avancement du rhumatisme.

Le traitement antidiathésique sera le même que pour la goutte et le rhumatisme articulaire.

Rhumatisme interne ou viscéral

Le rhumatisme — en tant que fluxion — peut s'attaquer aux organes internes et à leurs enveloppes : au cerveau, au cœur, aux poumons, à l'estomac, aux intestins, à l'utérus, à la vessie, aux nerfs, etc.

La *méningo-cérébrite* — ainsi que nous l'avons dit plus haut — n'a pas le caractère franc propre aux inflammations non diathésiques ; elle tient plutôt de la nature des névralgies, c'est-à-dire que si la fièvre qui l'accompagne est caractérisée par des accès plus ou moins réguliers, elle n'en a pas également les suites phlegmasiques, tels que : épanchements, exsudations, suppurations. Souvent la fièvre prend un caractère adynamique, comme dans les fièvres pernicieuses. Aussi elle réclame — dès le début — l'usage des deffervescents et des antipériodiques : aconitine, digitaline, strychnine, quinine (hydro-ferro-cyanate, arséniate, salicylate).

Mêmes observations pour la cardite et l'endocardite rhumatismales. Ici ce sont encore les phénomènes névralgiques qui sont les plus prononcés : dyspnée, palpitations, syncopes, irrégularités du pouls, etc. Ces affections exigent — dès le début — l'intervention de la quinine, si l'on veut conjurer les accidents apoplectiformes.

Il en est de même encore dans la pleuropneumonie, la bronchite, la laryngite rhumatismales.

Dans le rhumatisme gastrique; ce sont également les symptômes gastralgiques qui l'emportent sur les symptômes inflammatoires : gêne et pesanteur à l'épigastre, crampes d'estomac, pneumatoses, fièvre peu accentuée. Le traitement est le même que celui indiqué plus haut.

De même encore dans le rhumatisme intestinal, qui est plutôt de l'entéralgie. Souvent il se termine en dysenterie dans les pays chauds et humides.

Le rhumatisme de la vessie donne lieu à de fréquents besoins d'uriner : à l'ischurie, la dysurie; il y a peu ou pas de changement dans l'état des urines : ni sang, ni pus. En général, les rhumatismes viscéraux s'adressent aux plans fibro-musculaires plutôt qu'au plan muqueux.

Le rhumatisme utérin présente les caractères de douleur ou tranchées partant du fond et irradiant autour du col. Ces douleurs arrêtent le travail de l'accouchement et exigent l'emploi de la strychnine, de l'hyosciamine, de l'ergotine, de l'aconitine, de la quinine (Voir *Maladies puerpérales*).

Le rhumatisme des nerfs — tel que la sciatique — a son siège dans le névrilème; de là des symptômes d'étranglement qui occasionnent les douleurs térébrantes, tensives, propres à ces inflammations et qui suivent les ramifications des cordons nerveux — la morphine calme ces douleurs, mais pour un moment seulement. Il faut les attaquer par l'aconitine, la cicutine, l'hyosciamine, la strychnine, la quinine, d'après la marche du mal : continue, rémittente, intermittente (Voir *Névralgies*).

V

DÉGÉNÉRESCENCES GRAISSEUSES ET ATHÉROMATEUSES

Ce sont les matières grasses incomplètement brûlées qui donnent lieu à ces dégénérescences.

Tantôt elles envahissent les fibres — en tant que néoplasmes — et rendent ainsi ces fibres hors d'état d'agir.

C'est ce qu'on observe notamment dans les muscles striés (volontaires) et les non striés (involontaires), et dans les muscles mixtes (cœur, matrice) subissant plus ou moins l'empire de la volonté.

La dégénérescence graisseuse du cœur rend cet organe incapable d'agir normalement : ses pulsations sont faibles, irrégulières : ses parois sont amincies (Voir *Maladies du cœur*.)

Il ne faut pas confondre cette dégénérescence avec l'obésité du cœur — ou l'accumulation du tissu adipeux entre ses faisceaux ou plans musculaires — comme chez les obèses en général. Ici ce sont plutôt des compressions, un sentiment de poids, d'anhélation.

Dans la dégénérescence graisseuse proprement dite, les fibres musculaires ont pris une teinte plus pâle et se sont atrophiées. Généralement, ces dégénérescences tendent à l'anhématosie et à l'hydropisie du péricarde et sont caractérisées par l'état cyanotique, le cœur ne se débarrassant qu'incomplètement du sang noir.

Dans ces cas, il faut venir en aide à l'organe par la strychnine, la digitaline : la première, en vue de la systole et de la diastole ; la seconde, en vue de la diurèse. L'hyosciamine et les narcotiques, en général, doivent être administrés avec réserve.

La dégénérescence athéromateuse des vaisseaux artériels — qu'il ne faut pas confondre avec l'ossification — a lieu particulièrement entre la tunique interne et la tunique moyenne et rend ces vaisseaux durs, cassants ; aussi est-ce une cause d'apoplexies sanguines, comme cela a lieu chez les individus secs. Il y a peu de chose à faire, sinon modérer l'impulsion du cœur par la digitaline et la strychnine, et tenir le corps constamment libre par l'usage journalier du Sedlitz Chanteaud.

VI

CIRRHOSE, CALCULS BILIAIRES

La cirrhose s'entend de la dégénérescence du foie (mais qui peut exister également ailleurs) en une sorte d'adipocire, avec ratatinement du parenchyme qui le rend impropre à fonctionner. Le tissu hépatique est changé en une foule de bosselures formées par de la matière grasse, les éléments histologiques ayant disparu par atrophie ou compression.

Dans la cirrhose, les reins étant obligés de suppléer le foie, finissent également par devenir malades, et il existe alors de l'albuminurie néphré tique ou maladie granuleuse de Bright (Voir plus haut).

La cirrhose hépathique est souvent précédée de maladies du cœur, ce qui rend toute guérison impossible. C'est donc au début qu'on peut encore attendre quelque chose du traitement.

Ce traitement consistera principalement dans l'emploi de la quassine, de la caféine (comme antidéperditeurs), de l'arséniate de soude, et dans un régime rafraîchissant. On soutiendra la vitalité par la strychnine, l'aconitine, la digitaline.

Les calculs biliaires — ou la lithiase hépathique — sont également dus à l'accumulation des matières grasses du foie ou cholestérine. Il est probable que cette matière procède des aliments — comme chez les ruminants, où l'on rencontre fréquemment des calculs biliaires.

Ces concrétions sont presque exclusivement formées par la partie colorante de la bile ; et la cholestérine est en bien moindre quantité que dans les calculs hépatiques — comme chez le porc nourri de déchets gras.

Il faut donc aux personnes qui ont des calculs biliaires un régime maigre et l'usage de la quassine et de l'arséniate de soude aux repas — le matin, à jeun, le Sedlitz Chanteaud — pour boissons, les eaux minérales alcalines coupées. En même temps, une vie au grand air, afin de brûler les matières hydrocarbonées du sang. Soutenir la vitalité par la strychnine, l'aconitine, la digitaline — dissiper les spasmes par l'hyosciamine.

VII

CASÉOSE. — TUBERCULOSE. — DÉGÉNÉRESCENCE CALCAIRE

Nous rapprochons ici ces trois états morbides, parce qu'ils sont, en quelque sorte, solidaires.

La caséose s'entend du dépôt de matières caséeuses dans les ganglions lymphatiques, les poumons, les os, où ils forment des masses qui font disparaître les éléments histologiques normaux par atrophie ou compression, et qui donnent lieu à des cavernes ou foyers de résorption des matières purulentes.

On trouve dans ces matières des proto-organismes ou microbes qui font croire à une maladie parasitaire, tandis qu'au fond, ce sont des dépôts organiques qui détruisent les parenchymes par une sorte d'atrophie ou de nécrose.

La dégénérescence caséeuse présente deux phases : celle d'irritation et celle de fonte. Dans la première phase, il se fait autour des dépôts un travail inflammatoire plus ou moins aigu : chaleur, tumeur, douleur. Des abcès se forment — tantôt chauds, tantôt froids — et la matière caséeuse se mélange au pus.

Telle est, généralement, la marche des scrofules. Quand ce sont les ganglions superficiels qui sont le siège du dépôt de la matière caséeuse, celle-ci en se fondant donne lieu à des abcès laissant des traces cicatricielles plus ou moins apparentes, selon qu'on les a laissés s'ouvrir d'eux-mêmes ou qu'on les a ouverts avec le bistouri. On évitera ces cicatrices en traversant ces abcès d'un fil qui servira de drain.

Quand la scrofulose se fixe sur les os, ceux-ci se ramollissent, se carient, et à leur suite il y a des cicatrices adhérentes qu'on ne pourra détruire que par excision, ou par autoplastie.

Quand ce sont les ganglions intraparenchymateux qui sont entrepris, la fièvre de résorption tourne également en phtisie, à moins d'un traitement énergique. Il en est de même quand la matière caséeuse s'épanche dans les parenchymes.

La scrofulose exige un traitement par les alcalins, principalement l'arséniate de soude, qu'on donnera aux repas, conjointement avec la quassine : 5 à 6 granules de chaque; en même temps qu'on excitera la vitalité par l'hypophosphite de strychnine : progressivement, jusqu'à 20 granules par jour. Un air vif, des exercices journaliers, un régime tonique, salin, les bains froids aideront à la reconstitution des humeurs. Celles-ci étant aigres, à cause des acides butyriques, lactiques, oxaliques, il faudra, pour boisson, des eaux minérales alcalines coupées.

La tuberculose s'entend de productions miliaires où l'on a voulu voir des microbes, tandis que ce sont des germes morbides qui se sèment dans le tissu cellulaire interstitiel ou parenchymateux, et qui, *probablement,* sont formés de globules blancs du sang ou leucocythes (Voir *Phtisie*).

La microscopie fait voir que, lorsque ces globules sont en excès dans le sang, un grand nombre émigrent, en passant à travers les pores du vaisseau, par un mouvement propre ou amyboïde, et se répandent dans le tissu connectif, où ils finissent par constituer un *corpus mortuum,* qui, en s'enkystant, forme ces granulations auxquelles on a donné le nom de tuberculeuses.

Ce n'est peut-être là qu'une hypothèse, mais qui conduit à un traitement rationnel.

Ce traitement consistera dans l'emploi — tant diététique que thérapeutique — de reconstituants, comme on fait pour les plantes étiolées, maladives, par un bon assolement.

Ce sont les arséniates qui doivent prévaloir ici : l'arséniate de strychnine, comme excitant vital ; l'arséniate de fer, contre la chloro-anémie; les hypophosphites de chaux, de soude, les phosphates, etc.

Ces agents pouvant être combinés avec l'alimentation, devront être continués jusqu'à saturation.

La fièvre qui donne à la maladie une marche galopante, devra être combattue par les alcaloïdes deffervescents : aconitine, digitaline, quinine, d'après l'état de la fièvre.

Comme il faut aux phtisiques une forte nourriture, on leur fera prendre, avant les repas, la quassine et l'arséniate de soude : 3 ou 4 granules de chaque, et, le matin, le Sedlitz Chanteaud, non-seulement pour laver toute la surface intestinale, mais pour ouvrir le champ de l'absorption.

Comme généralement dans la phtisie : laryngique, bronchiale ou pulmonaire, il y a hypersécrétion des glandules muqueuses, on facilitera l'expectoration par le sulfure de calcium, l'iodoforme — tant comme anesthésiques que comme anti-putrides — et même, s'il y a des microbes, pour les tuer et empêcher ainsi la maladie de s'étendre. On y ajoutera la codéine, la narcéine, pour calmer la toux.

Tel est le traitement dosimétrique de la phtisie tuberculeuse. S'il n'est pas radical, il a du moins le mérite d'être rationnel, physiologique.

Quant à vouloir extirper le mal, c'est impossible, puisqu'il revient sans cesse sous l'influence de causes soit héréditaires, soit acquises : principalement la misère physiologique.

La dégénérescence calcaire a quelquefois pour résultat d'arrêter la dégénérescence tuberculeuse quand celle-ci n'est pas trop étendue. Ainsi nous citerons le fait d'un élève en médecine, que, depuis des années, on considérait comme phtisique. L'auscultation ne faisait cependant reconnaître rien de décisif. Un jour, à la suite d'une violente quinte de toux, il expectora une boule calcaire du volume d'un gros pois. Au centre on reconnaissait le creux où la matière tuberculeuse avait été contenue. Dès lors, tous les symptômes de consomption disparurent, et le jeune homme fut rendu à ses études. C'est aujourd'hui un de nos bons médecins.

On voit par là combien les hypophosphites de chaux, de soude, sont utiles pour préparer cette calcification — comme la poule mange de la chaux pour former l'écaille de ses œufs. Dans le monde pathologique, comme dans le monde physiologique, tout se tient.

VIII

SCLÉROSES

Les scléroses sont des productions, tantôt organiques, tantôt inorganiques, qui se forment dans les tissus, où elles pénètrent plus ou moins profondément, à la manière d'un cor au pied, produisant ainsi des douleurs vives par copression et étant cause de convulsions — comme dans l'épilepsie — ou de paralysies — comme dans les amauroses.

Dans l'ataxie locomotrice, la sclérose est cause du *tabes dorsalis* de Nimeyer, ou périmyélie, caractérisée par des douleurs fulgurantes, des élancements dans les membres, des troubles de la coordination des mouvements, suivis de paralysie progressive, avec atrophie des muscles. C'est un mal irrémédiable, mais qu'on peut soulager par la dosimétrie (Voir *Faits cliniques*).

IX

CANCÉROSE

Le cancer est l'hydre de la médecine car, extirpé sur un point, il renaît sur un autre — et souvent sur plusieurs autres à la fois.

Ses manifestations diffèrent selon les tissus où il se forme : l'épiderme, les ganglions lymphatiques, les glandes, les os et leurs dépendances ; les viscères : estomac, cerveau, etc. A proprement parler, c'est une dégénérescence de ces tissus ou hétéromorphie.

De tout temps, on a cherché à extirper l'hydre sans y parvenir. Hippocrate l'a déclaré un mal incurable ; un *noli me tangere*.

Il est certain que — quant aux guérisons — on a souvent pris pour cancers, des fibromes, des épithélioma, des hypertrophies glandulaires (mamelles, prostate, etc.), dont la destruction est généralement définitive, tandis que les cancers véritables, il est rare qu'ils ne récidivent pas, et même ne fassent que généraliser la diathèse.

La cancérose est donc une maladie générale, une perversion du *nisus formativus*, dont les éléments primordiaux sont fournis par le sang.

Ce sont, généralement, des cellules, d'ordinaire plus volumineuses que les cellules normales, à noyaux multiples qui se répandent dans les tissus sains après la rupture ou déhiscence des cellules mères.

Les sucs cancéreux ayant été ensuite résorbés, le sang en est infecté, au point que la nutrition générale est altérée : de là, les signes cachectiques qui signalent la dernière période de la cancérose : amaigrissement, teint jaune, pâle, troubles de la digestion, etc.

Nous n'insisterons pas sur les formes des cancers, parce que celles-ci sont fort variables et même ne sont pas en rapport avec les organes au sein desquelles ils se produisent.

Ainsi les cancers des os sont généralement mous, médullaires ; le cancer des seins, squirreux ; le cancer du cerveau, fongueux, etc. Mais tous se terminent de la même manière, c'est-à-dire par la fonte ichoreuse, avec des débris, tant du cancer que des tissus qu'il a envahis et corrodés.

Ainsi on trouve dans le cancer épidermique ou épithélial des cellules ou squasmes cornées ; dans le cancer des seins, des restes de vaisseaux galactophores ; dans le cancer des os, des cellules ostéogènes.

On prétend y avoir trouvé également des microbes. C'est probable, puisqu'il y en a dans tout liquide ou solide en voie de désagrégation ou de dissolution putride.

On a fait à ces infiniment petits une part pathogénique trop grande, puisqu'ils sont effet et non cause des maladies. Ce n'est d'ordinaire que dans la dernière période des maladies infectieuses qu'ils se manifestent et alors seulement qu'ils deviennent contagieux, c'est-à-dire susceptibles de reproduction — comme tout germe vivant.

Ce que nous disons ici de la cancérose s'applique à toutes les affections virulentes.

Le traitement de la cancérose doit être antidiathésique : c'est-à-dire amender le terrain organique par une bonne hygiène thérapeutique : la quassine, l'arséniate de soude, l'arséniate de fer, comme reconstituants du sang ; aussi il ne faut pas craindre d'en saturer l'économie, en les faisant marcher de pair avec l'alimentation qui doit être substantielle.

Afin de calmer les douleurs lancinantes des cancers, on a la cicutine, la morphine.

Enfin, pour soutenir les forces vitales et empêcher la fièvre de résorption, on aura recours à la strychnine et à la quinine (arséniates, hydro-ferrocyanate).

Quant aux soins locaux, ils consisteront particulièrement dans la propreté des pansements et des *applicata* en général. On s'attachera à momifier le cancer en voie de dissolution, par l'iodoforme, le perchlorure de fer neutre, les salicylates ; mais on se gardera d'y toucher avec l'instrument tranchant, toute perte de sang étant préjudiciable aux cancéreux.

Que si on veut employer les caustiques, c'est aux caustiques coagulants qu'il faut recourir, telle que la pâte de Canquoin au chlorure de zinc.

X

SYPHILOSE

La syphilose, c'est l'infection de l'économie par le mal vénérien ou le chancre.

Un grand progrès a été fait sous ce rapport, dans le sens qu'on ne considère plus comme syphilitique que le chancre huntérien. Encore y a-t-il de vives controverses sur l'unité de ce virus.

On a dit que le chancre induré était le seul indice de l'infection générale : et cependant le chancre mou peut également donner lieu à des symptômes secondaires ; mais il y a cette différence que généralement les symptômes secondaires du chancre mou sont également la mollesse, tandis que ceux du chancre induré sont la dureté, ou une sorte de tissu nacré.

Prenons, par exemple, le bubon : s'il succède à un chancre mou, il est phlegmoneux ; si, au contraire, il est le produit d'un chancre induré, le ganglion s'indure lui-même et entre les doigts on a la même sensation qu'un pois-chiche coupé en deux.

Nous n'insisterons pas ici sur la syphilographie, qui est suffisamment connue, mais nous dirons un mot du traitement.

La dosimétrie restreint ce traitement, en le réduisant presque exclusivement aux granules de proto et deuto-iodures de mercure, avec lesquels on est certain de guérir le mal, sans exposer le malade au mal du remède, c'est-à-dire au mercurialisme.

Si les maladies syphilitiques virulentes sont aujourd'hui moins fréquentes et moins hideuses qu'autrefois, c'est que les trois quarts de ces prétendues syphilis étaient des affections mercurielles. C'était les préparations de mercure administrées avec excès — *intus* et *extra* — qui nécrosaient les os, ulcéraient les parties molles et finissaient par produire ces cachexies qui remplissaient les hôpitaux de leurs victimes.

Pour guérir une syphilis primitive, quelques granules de deuto-iodure de mercure suffisent ; mais il faut avoir soin, en même temps, de donner les reconstituants du sang, principalement les arséniates de soude, de fer, soutenus par un régime tonique.

On fera donc prendre au malade une dizaine de granules de deuto-iodure de mercure par jour : trois ou quatre chaque fois ; et aux repas la quassine, l'arséniate de soude : 3 à 4 granules de chaque.

Avec ce traitement, la maladie deviendra rarement chronique, et on ne sera pas obligé de recourir aux iodure et bromure de potassium, qui font du corps des malades un laboratoire de chimie.

XI

DARTROSES

Ce sont des productions morbides qui s'attachent à la peau comme les mousses aux arbres : c'est-à-dire qu'elles sont le résultat d'un terrain organique malsain.

Ce sont : les dartres furfuracées (*Ptyriasis — Lepra vulgaris*) — les dartres squameuses (*Herpes squammosus — Eczema — Lichen,* etc.) — les dartres rongeantes (*Lupus*) — les dartres crustacées (*Herpes crustaceus — Impetigo*) — les dartres pustuleuses (*Acne, Sycosis*) — les dartres phlycténoïdes, érythénoïdes.

Toutes ces affections ne varient que par la forme, et dépendent d'un vice interne. Ce sont, la plupart du temps, des legs héréditaires, des produits de la misère, de la malpropreté, d'une mauvaise alimentation, de diathèses antérieures mal guéries, ou plutôt mal traitées.

C'est donc le terrain organique qu'il faut amender par les reconstituants : la quassine, l'arséniate de soude, combinés avec l'alimentation ; les excito-moteurs : strychnine, aconitine, digitaline, le sel de Sedlitz, pour empêcher les échauffements : dans l'herpès, par exemple, dont le liquide est irritant à l'égal du suc des plantes vésicantes.

Parmi les affections herpétiques, nous signalerons le zona, qui forme des courbes plus ou moins régulières autour du corps : tantôt à droite, tantôt à gauche, en suivant la direction des nerfs cervicaux, intercostaux, abdominaux ; donnant lieu à une sensation de brûlure qui lui a fait donner le nom de *feu de Saint-Antoine,* de *feu sacré* — et qui engendre l'engorgement des ganglions lymphatiques, et même des bubons gangreneux, ce qui le rapproche de la peste d'Orient. C'est donc également une maladie virulente, et il n'est pas étonnant qu'on trouve des microbes dans le liquide des vésicules. En effet, le zona présente quelquefois le caractère épidémique. Le traitement est celui que nous avons indiqué plus haut.

L'acné est une affection pustuleuse, souvent rebelle, qui a son siège dans les follicules sébacées de la peau et envahit le cuir chevelu, la face, par un grand nombre de petites pustules, assises sur un fond rouge enflammé et pouvant ainsi donner lieu à une sorte de fièvre éruptive — comme la rougeole, la varioloïde, etc. Il faut alors la combattre par les alcaloïdes deffervescents indiqués plus haut.

La dartre rongeante ou *lupus*, est une scrofulose, s'étendant plus ou moins profondément et détruisant les tissus sous-jacents : fibres, cartilages, os, comme à la face. Il faut donc la traiter anti-scrofuleusement, notamment par l'huile de foie de morue iodée. Mais, en même temps, il faut les reconstituants, comme nous l'indiquons plus haut. — Localement, il ne faut que des soins de propreté. Les caustiques ne font ici qu'étendre la destruction.

Mais de toutes les maladies de la peau la lèpre était autrefois la plus rebelle, au point de faire exclure les malheureux lépreux de la société. Il faut croire qu'elle comprenait d'autres dartroses mal appréciées et mal guéries, surtout la syphilose, ce qui expliquait sa contagiosité.

La lèpre se caractérise par des sortes d'écailles ou paillettes, s'étendant circulairement sur un fond enflammé, avec un état de tension et des douleurs plus ou moins vives. — C'est une affection épidermique, mais qui peut s'étendre à toute l'épaisseur de la peau. Il faut donc se tenir en garde contre les topiques irritants. De simples lotions légèrement savonneuses suffisent. Le traitement interne consistera principalement dans l'emploi des arsenicaux sous forme de granules : acide arsénieux, arséniate de soude, arséniate de fer, arséniate de strychnine, pour relever la vitalité, et l'arséniate de quinine, si la maladie prend une marche aiguë. — En même temps on relèvera les forces digestives par la quassine et on tiendra le corps libre par le Sedlitz Chanteaud.

XII

FAITS CLINIQUES

a. Phtisiose

1er FAIT. — *Phtisie aiguë.* — Le 16 octobre dernier (1879), j'ai été appelé rue des Blancs-Manteaux auprès d'un jeune homme de dix-neuf ans, malade depuis une dizaine de jours. Le médecin de la famille avait porté un diagnostic très alarmant, et les parents ne voyant survenir aucune amélioration, s'étaient décidés à essayer de la méthode dosimétrique, sur laquelle plusieurs guérisons fort remarquables avaient appelé leur attention.

Cette famille étant très connue, la mort ou la guérison du malade devait avoir un certain retentissement.

Une chose me rassura tout d'abord et me fit présager, sinon une guérison immédiate, du moins une issue favorable. J'avais affaire à une affection fébrile aiguë ; je devais triompher par les deffervescents : j'en étais sûr et je fis immédiatement passer ma conviction dans l'esprit des parents.

Le médecin auquel je succédais avait diagnostiqué très vaguement une affection continue grave. Je m'informai : il y a encore des tuberculeux dans la ligne paternelle. Je pensai à une phtisie aiguë. En effet, la maladie avait débuté presque brusquement par des frissons répétés, une grande fréquence du pouls, une chaleur très vive et une anxiété précordiale persistante.

Depuis le premier jour, le malade maigrissait à vue d'œil ; des sueurs nocturnes très fortes apparaissaient tous les matins ; il n'y avait pas cet état apathique de la fièvre typhoïde ; d'ailleurs, la langue était nette et humide ; il n'y avait pas de symptômes gastriques, mais, au contraire, une hyperesthésie très aiguë, une toux presque incessante, de l'insomnie ; expectoration nulle.

Au premier abord, l'auscultation et la percussion ne me révèlent pas grand'chose, car — dans ce cas — les nombreuses petites granulations miliaires sont entourées d'un tissu perméable encore ; la dyspnée intense, la suractivité cardiaque qui accompagnaient cet état fébrile, pouvaient faire croire à une simple congestion pulmonaire. Mais je m'y pris à plusieurs fois. Une ausculation très prolongée, très active, me fit découvrir au sommet des deux poumons, un bruit bien léger de froissement. Ce signe était précieux ; et j'acquis presque aussitôt la conviction que sous chaque clavicule le son était un peu plus obscur qu'à l'état normal. En même temps, l'application de la main me révéla une augmentation de vibration quand le malade parlait.

Le temps était précieux : il fallait instituer un traitement énergique.

Je prescrivis : vératrine, aconitine, codéine, arséniate de quinine : 1 granule de chaque (les quatre ensemble) d'heure en heure ; digitaline : 1 granule de quatre en quatre heures ; atropine : 3 granules le soir ; sel de Sedlitz le matin ; application d'un vésicatoire sous chaque clavicule.

Le lendemain, le pouls qui la veille était à 130, était descendu à 120.

La même médication fut continuée pendant le jour. Que dirai-je? peu à peu la chaleur est tombée, le pouls a diminué, la toux s'est apaisée, la respiration est devenue plus libre ; les sueurs nocturnes, si opiniâtres, si abondantes, ont presque cessé.

Le 23 octobre, j'ai rapporté le changement que nécessitait la nouvelle phase de la maladie. Je prescris : arséniate d'antimoine, 6 granules par jour ; arséniate de strychnine, 4 granules idem ; kermès, codéine, 1 granule de chaque d'heure en heure ; atropine, 3 granules le soir.

Je continue la digitaline : 4 granules par jour, car le malade éprouvait encore une certaine anxiété précordiale.

L'amélioration s'est soutenue. Deux jours après, l'expectoration commençait à se faire facilement ; je la favorisai encore par l'émétine, administrée à 4 granules le matin, car la sécrétion bronchique est la terminaison la plus heureuse de ces phlegmasies pulmonaires acquises, puisqu'elles empêchent la formation de protoplasmes morbides. L'expectoration d'abord muqueuse, aérée, blanchâtre, rare, devint bientôt grasse et assez abondante.

Quinze jours après ma première visite, le malade quittait le lit. Depuis le milieu du mois dernier, il sort, il est fort, vigoureux ; il engraisse rapidement ; il est vrai qu'il boit 6 à 8 cuillerées à soupe d'huile de foie de morue, qu'il prend des décoctions de quinquina. De sa maladie, il reste au sommet du poumon gauche, un bruit de craquement, une toux très rare mais significative, une expectoration presque nulle. Je considère la maladie comme transformée en une phtisie chronique, à marche lente au premier degré, et j'espère arriver à la guérison complète si le malade ne commet pas d'imprudences, et si les voies respiratoires ne subissent aucune nouvelle atteinte par suite des froids rigoureux que nous traversons.

Voici le traitement actuel : arséniate de soude 12 granules par jour ; iodoforme, sel de Gregory, 4 granules de chaque, le soir ; émétine, 4 granules le matin.

Dr AMÉDÉE ANDRIEUX, à Paris.

Remarques. — Cette observation fait voir que si la phtisie pulmonaire aiguë était toujours attaquée avec énergie, la phtisie chronique serait sinon arrêtée du coup, du moins enrayée par la résolution complète des granulations miliaires. Ainsi que nous l'avons dit, il est probable que ces granulations sont des leucocytes qui peuvent disparaître sans laisser des cavernes dans les poumons, cavernes où l'air s'engouffre et entretient une suppuration constante, avec fièvre de résorption. On ne peut donc qu'approuver le traitement suivi par notre confrère de Paris.

Dr B.

2° FAIT. — *Phtisie du premier degré.* — Mme R..., âgée de vingt-quatre ans, couturière de son état, tempérament essentiellement nerveux, était atteinte, depuis quelque temps, d'une petite toux sèche, augmentant dès que la nuit était venue et provoquant, par ses accès, des vomissements.

Elle était maigre et d'une faiblesse extrême ; la gaieté, l'appétit avaient disparu ; elle éprouvait parfois de violents maux de tête et à la poitrine. Elle avait eu déjà quelques hémoptysies et avait une forte gêne pour respirer quand elle montait l'escalier.

J'ordonnai : hyosciamine, codéine, morphine, en granules Chanteaud : tantôt les uns, tantôt les autres : 6, 7, 8, dans la journée ou la nuit. Cette médication modifia bientôt la toux et rétablit le calme dans la respiration. Ce calme obtenu, l'aconitine (8 à 10 granules par jour) fit disparaître ou plutôt jugula cette petite fièvre qui la minait.

Je pus alors, en employant de temps à autre cette médication, faire usage de l'iodoforme. Ce puissant dépuratif et fondant des petits tubercules crus de la phtisie (à cause de son passage rapide dans l'organisme), unis à 4 granules de strychnine, pour relever les forces vitales affaiblies, procura, en quelques jours, une grande amélioration. — Comme j'avais affaire à une dyspepsie assez tenace, j'eus recours au tonique énergique de l'estomac: la quassine, 2 granules avant chaque repas. Bientôt l'appétit revint, et notre malade put prendre quelque peu de viandes rôties et de vin vieux.

Comme j'avais aussi besoin d'agir sur l'ensemble de l'économie, en réparant ses pertes, je fis prendre 1 granule de phosphate de chaux en solution, dans un sirop d'écorce d'oranges amères, conjointement avec l'arséniate de fer, contre l'état chlorotique et afin d'augmenter le nombre des globules rouges du sang.

Sous cette médication de deux à trois mois, la jeune veuve vit ses forces renaître. — Le Sel Chanteaud, à petites doses, une fois que les forces furent revenues, fut continué.

Au bout de cinq mois de traitement, Mme R... put vaquer à ses occupations, et même se rendre au chef-lieu de canton, pour ses provisions, comme elle avait l'habitude de le faire avant sa maladie.

Dr BIRABENT, à Masquière (Lot-et-Garonne).

3° FAIT. *Phtisie au deuxième degré.* — Le nommé D..., vingt-huit ans, tanneur, dès les premiers jours de son arrivée à Marseille, fut pris d'une fluxion de poitrine. — Antérieurement il n'avait jamais été malade. — Père et mère sont forts, robustes.

— Durant son séjour dans la grande ville, D... s'était livré à tous les excès : les femmes, les veillées prolongées, l'abus du vin et des alcools.

Quand je le vis pour la première fois, D... rendait des crachats humides et mous, d'une couleur un peu grisâtre-verdâtre, et avait eu forces hémoptysies (époque à laquelle les tubercules se ramollissent). Toux fréquente, surtout la nuit, provoquant de fréquents vomissements.

Les sueurs nocturnes l'avaient fort affaibli, et la dyspepsie lui donnait un dégoût de toute sorte de nourriture. A la région claviculaire, la percussion donnait un accès de sonorité, l'auscultation faisait entendre un craquement humide ; les omoplates étaient déformées. De temps à autre, de la diarrhée et un état fébrile fort prononcé. L'amaigrissement était extrême et les forces vitales étaient profondément diminuées. Son tempérament était lymphatique et sanguin.

En présence de pareils désordres, je me hâtai de demander aide et secours aux alcaloïdes sédatifs et deffervescents : il fallait éteindre ce foyer de fièvre qui consumait le malade, et, du même coup, donner du calme à cette économie épuisée.

Premier jour — et jusqu'à ce que la fièvre fût tombée — aconitine, vératrine, 1 granule de chaque par heure ; codéine, hyosciamine, morphine, 1 granule de chaque toutes les deux heures, alternativement avec les granules précédents.

Dans l'espace de quatre jours, j'eus un peu de calme dans la toux et un abaissement considérable de la fièvre. — J'ordonnai alors : quassine, 9 granules par jour, et fis prendre en outre, tous les matins, le Sedlitz Chanteaud, comme rafraîchissant du sang, et 5 granules d'arséniate de strychnine par jour. Une fois que les forces vitales furent un peu relevées et qu'un calme convenable fut obtenu, j'eus recours simultanément au plus puissant moyen dans le traitement des maladies des voies respiratoires ; l'acide phosphorique. Les sels de chaux ne furent pas négligés et vinrent augmenter la force et l'énergie de la médication.

Avec ce puissant excitant du système nerveux et musculaire (le phosphore), avec ce fondant des tubercules miliaires (l'iodoforme) et cicatrisant par excellence des cavernes pulmonaires, toujours uni aux alcaloïdes deffervescents, je pus rétablir cette économie profondément délabrée. Je fis alors continuer avec l'arséniate de fer, contre l'anémie ; la quassine, pour relever les forces digestives ; l'huile d'amandes doucces phosphorée, et les inhalations, avec l'appareil Le Fort (de Lille), d'acide phénique, de créosote, d'essences balsamiques (camphre, goudron, térébenthine), aidèrent à la cicatrisation des cavernes.

Ce traitement, continué sept à huit mois, finit par être maître de l'affection pulmonaire.

Étant en tournée de visites, je pus, longtemps après, constater les bons effets de cette médication. L'embonpoint, la fraîcheur des joues, les allures dégagées, la surabondance de vie, tout chez ce jeune homme indiquait le retour à la santé.

(Idem.)

4ᵉ Fᴀɪᴛ. — *Phtisie au troisième degré.* — La nommée Françoise, vingt-quatre ans, seule avec sa mère, est atteinte de phtisie au troisième degré. Malade depuis deux ans, elle a pris tous les breuvages et potions allopathiques, mais sans aucun résultat.

Voici son état : Fièvre ardente ; toux continue, s'exaspérant la nuit, empêchant tout repos ; sueurs nocturnes ; maigreur extrême ; sans force, sans appétit. Les crachats qu'elle rend à pleine bouche ont une odeur fétide, *sui generis*, qui vous font reculer. — Deux immenses cavernes dans les poumons. — Elle a eu plusieurs hémoptysies.

En présence de cette situation, je n'eus aucun espoir de guérir la malade ; je pris cependant mon courage à deux mains et prescrivis le traitement suivant, pensant bien ne plus la revoir : aconitine, vératrine, 1 granule de chaque toutes les heures ; atropine, 5 à 6 granules le soir ou dans la journée ; 4 granules de strychnine, 10 de quassine, de codéine et d'iodoforme : ceux qu'elle pourra prendre.

Ne me voyant pas revenir, les parents m'écrivirent que la malade allait mieux et qu'elle désirait me revoir.

La fièvre et la sueur avaient un peu diminué ; l'appétit s'était un peu réveillé depuis quinze jours. Je conseillai la bonne nourriture sous toutes les formes, du vieux vin. — Le même traitement qu'avant, avec bi-phosphate de chaux, 3 grammes par jour dans un sirop d'amandes amères ; des frictions à l'huile d'amandes douces phosphorée ; 4 grammes de bismuth dans du sirop de tannin, à prendre par cuillerées à bouche durant la nuit et la journée, afin de diminuer la diarrhée.

Étant revenu une quinzaine de jours après, je trouvais ma malade bien mieux : presque pas de fièvre, bon appétit, crachats moins abondants, sueurs nocturnes presque nulles, plus de diarrhée.

Huit jours après, l'amélioration s'accentuant de plus en plus, je supprimai la vératrine, l'aconitine, la codéine, que je remplaçai par l'iodoforme, la narcéine, la brucine et l'arséniate de fer.

Sous ce nouveau traitement, la malade alla de mieux en mieux. — Je la vis quelque temps après ; elle s'était levée quelquefois pour faire une petite promenade dans son jardin. — Trouvant les voies respiratoires capables de supporter les inhalations, je prescrivis les mêmes que dans le cas précédent, et fis continuer le même traitement.

Neuf mois après, Françoise avait repris la clef des champs, à la grande satisfaction des parents.

(Idem.)

Remarques. — Ces trois faits sont concluants Les sceptiques contesteront peut-être l'existence de la phtisie tuberculeuse ; il n'y aurait alors de phtisies que celles dont on meurt. C'est ce qui arrive, en effet, avec les médecins expectants. A force d'insuccès, ils se sont condamnés au rien-faire. Triste position pour un médecin de cœur et vraiment philanthrope.

5ᵉ Fait. — *Phtisie confirmée.* — La lettre qu'on va lire est d'un médecin sceptique, qui a trouvé depuis son chemin de Damas. La malade qui en est l'objet est sa propre femme ; par conséquent, il a pu l'observer jour et nuit, nous ajouterons avec peu d'espoir de la sauver.

J'étais à Madrid lorsque j'entendis dire qu'un médecin étranger, un docteur du nom de Burggraeve, donnait une conférence au collège San-Carlos. Attiré par la nouveauté, j'y assistai, et je me rappellerai toujours les impressions que j'ai eues ce jour-là.

« Il est certain que la science compte maintenant des médicaments précis et sûrs pour combattre les maladies qui assaillent notre pauvre humanité — il est certain qu'avec ces alcaloïdes, jusqu'ici considérés comme de terribles poisons, le médecin peut marcher sûrement et non à l'aveuglette, sans savoir ce qu'il pouvait espérer du médicament qu'il avait prescrit. Il est possible maintenant de juguler une affection à son début, de l'abréger, de l'enrayer, avec la même assurance que le pilote dirige son navire, que le mathématicien résout une équation. » — Voilà ce que nous disait le docteur Burggraeve. Sceptique alors, une telle doctrine me paraissait être une utopie ; mais on ne risquait rien à l'expérimenter, à l'étudier. Justement à cette époque, celle qui est aujourd'hui ma femme, commençait à souffrir d'une affection qui avait été diagnostiquée : *Phtisie pulmonaire* par tous les médecins qui l'avaient examinée. Toux sèche, déchirante ; hémoptysies abondantes et fréquentes ; douleur oppressive dans la poitrine et les épaules ; lassitude après avoir marché ; absence de règles ; amaigrissement progressif et accès de fièvre rémittente : tel était le tableau qui s'offrit à moi lorsque je fus chargé de lui donner mes soins.

Elle vit encore ; et c'est un de mes premiers prodiges obtenus par la dosimétrie. Sous l'influence de l'hydro-ferro-cyanate de quinine, de l'arséniate de fer, de la quassine, de l'iodoforme, de la codéine, disparut complètement le tableau symptomatique ci-dessus. Depuis six ans, la malade jouit d'une bonne santé, tout en restant soumise à un régime hygiénique approprié.

Ma lettre serait interminable, si je voulais vous énumérer les merveilleux résultats que m'a donnés votre méthode. La réputation que j'ai laissée au Portugal et aux Philippines, et la confiance, de plus en plus grande, dans ma nouvelle résidence, parlent en faveur de votre doctrine.

Dʳ Juan Fernandez Ballesteros,
ancien médecin de l'armée espagnole, à Séville.

Remarques. — La lettre du docteur Ballesteros me rappelle un des événements les plus heureux de ma longue carrière, c'est-à-dire la conférence faite au collège San-Carlos, à Madrid, en présence de plus de quinze cents auditeurs et à laquelle assista toute la Faculté de médecine, le doyen en tête.

Hélas ! depuis cette époque, deux événements douloureux sont venus frapper le jeune et intelligent monarque auquel l'Espagne avait confié ses destinées. — Nous voulons parler du roi constitutionnel Alphonse XII. Ce fut d'abord la perte de sa première femme, par la suite d'une fièvre typhoïde ; puis sa mort prématurée, suite d'une phtisie diathésique. Nous ignorons la manière dont les deux illustres malades ont été traités, mais ce que nous pouvons dire ici — sans être indiscret — c'est que nos offres de service n'ont pas seulement paru dignes d'une réponse.

b. Sclérose

1ᵉʳ FAIT. — *Sclérose épinière ou ataxie locomotrice.* — Cette affection est caractérisée par un affaiblissement graduel des mouvements volontaires et l'atrophie des muscles, accompagnée de douleurs lancinantes, de convulsions, de douleurs tétaniques, qui indiquent une altération de la moelle épinière et des ganglions spinaux. C'est un mal incurable, en tant que lésion de texture, mais que la dosimétrie permet de soulager là où les traitements allopathiques ont échoué, ainsi que le fait voir le fait suivant.

M. X... est atteint, d'une manière très sérieuse, d'une ataxie locomotrice, traitée par un savant professeur de Paris, qui l'avait qualifiée *tabes dorsalis* à début brusque, et par un autre savant professeur qui l'avait nommée « Péri-myélite chronique », maladie grave, il le savait bien, et sur la guérison de laquelle il ne devait pas compter.

Depuis février 1879, à la suite des vives douleurs des reins, il n'avait plus fait de traitement régulier, la maladie étant restée stationnaire ; mangeant et dormant mieux, et souffrant moins souvent.

Quoique habitué à l'idée de l'incurabilité de son mal, M. X... voulait tâcher d'éviter la paralysie complète des membres inférieurs, de la vessie et de l'intestin, qui ne fonctionnaient pas ou mal. C'est dans ces conditions qu'il voulut voir si la dosimétrie ne pourrait pas lui être utile.

Il avait ressenti, en 1876, les premières atteintes du mal : anesthésie des membres inférieurs, etc. Après avoir fait d'abord des frictions excitantes, puis de l'hydrothérapie, deux saisons aux bains Lamalou, sans beaucoup de résultat, et voyant une aggravation de son mal : marche difficile, etc., il était venu à Paris au mois de mars 1878.

Depuis cette époque jusqu'en novembre, il avait suivi le traitement du premier professeur, qui avait consisté en pilules de nitrate d'argent après les repas ; seigle ergoté avant, et iodure de potassium, quoique excluant l'idée de la syphilis; petites pointes de feu, de temps à autre, sur divers points de la colonne vertébrale — mais sans résultat.

En novembre 1878, le nitrate d'argent et l'iodure de potassium avaient été remplacés par le phosphure de zinc — de vives douleurs de reins s'étaient manifestées. Ce dernier médicament avait été supprimé en février 1879. — En mai de la même année, le traitement de l'autre professeur avait été essayé : quatre cautères à la région dorso-lombaire; repos au lit; reprise de l'iodure de potassium ; bains d'électricité ; le tout sans grand résultat.

Depuis mai 1879, M. X..., découragé, a cessé tout traitement, sauf un peu d'hydrothérapie en mai et juin.

Le mal n'avait pas progressé : marche toujours très difficile ; douleurs fréquentes, mais non permanentes. Dernièrement, douleur sciatique, pas de douleurs spinales, picotements aux gros orteils, serrement à la ceinture; pas d'élancements dans les membres, mais incoordination des mouvements et impossibilité de marcher dans l'ombre ou les yeux fermés : membres inférieurs seuls atteints; vessie paresseuse : constipation.

Comme étiologie, M. X... me dit : 1° être tombé en arrière en se dandinant sur une chaise; 2° avoir beaucoup travaillé, veillé, etc. ; 3° peut-être excès vénériens, et aussi, dit-il, excès de sensibilité, le moral frappé dans ses affections les plus chères.

C'est en juin ou juillet dernier qu'il a commencé le traitement dosimétrique — qui s'est toujours fait par correspondance. — Il a consisté d'abord dans une cuillerée à café de Sedlitz Chanteaud, le matin en se levant, avec 6 granules de citrate de caféine : puis en 5 granules de benzoate de soude, bromhydrate de cicutine à midi ; 3 granules d'arséniate de soude et 2 de sulfate de strychnine dans la journée. En se couchant 2 granules de sulfate de strychnine, 2 d'aconitine, 2 de digitaline, 3 de bromure de camphre, 2 d'hyosciamine : plus tard, on a ajouté la pilocarpine.

M. X... m'écrit au mois de septembre qu'il va déjà mieux : plus de forces dans les jambes ; la vessie et le rectum fonctionnent mieux ; la marche a gagné, la chaleur a repris dans les membres inférieurs.

Au commencement d'octobre, nous prescrivons — de concert avec notre ami le docteur Paquet — injections de pilocarpine, iodoforme, benzoate de soude, alternés avec l'acide benzoïque, aux repas; acide chlorhydrique et pepsine ; le soir au coucher strychnine (hypophosphite), vératrine, daturine, digitaline : 2 granules de chaque; bains de pieds, sinapismes, deux fois par jour; eau de Vittel, comme tisane; pas d'exercice forcé, promenades ; bonne nourriture.

L'amélioration a continué, bien que moins marquée, dans la deuxième quinzaine de novembre.

M. X ... m'écrit dans sa dernière lettre : « Ce qu'il y a de certain, c'est que la dosimétrie m'a donné des résultats tels que tous les traitements antérieurs ne m'ont jamais procurés. »

Dr Bourdon,
à Méru (Seine-et-Oise).

Remarques. — Il faut admettre ici une diathèse, peut-être syphilitique. — En tous cas la chose n'a rien d'extraordinaire, la dosimétrie étant une méthode rationnelle et non un spécifique : aujourd'hui un remède, demain un autre, tant que la patience du malade n'est pas épuisée. On peut se demander ce que peuvent faire ici, le nitrate d'argent ; puis l'iodure de potassium ; puis le phosphure de zinc, auquel il a fallu bientôt renoncer. Il est évident qu'il y avait ici, à combattre l'hyperesthésie de la moelle épinière, avant-coureur de la paralysie ; il y avait ensuite à régulariser la circulation et les sécrétions. En un mot, rétablir l'équilibre physiologique. C'est ce que le docteur Bourdon a fait, ce qui lui a valu la reconnaissance de son client.

MALADIES CÉRÉBRO-SPINALES

I

INTRODUCTION

Ce chapitre pourrait être tout aussi bien intitulé *Revue du Répertoire universel de médecine dosimétrique* quant aux *maladies cérébrales,* car il se compose exclusivement de faits empruntés à cette collection, aujourd'hui presque introuvable, preuve qu'elle a été détruite en partie par ses adversaires, auxquels elle a été adressée à titre gracieux (c'est ainsi que procèdent les ennemis de la lumière). Nous n'avons pas voulu nous parer des plumes du paon et avons rendu à César ce qui appartient à César.

Pour les maladies cérébrales, nous avons surtout insisté sur la méningite, faussement appelée *tuberculeuse* — du moins dans les cas accidentels ou spontanés, où elle peut encore être jugulée par les alcaloïdes deffervescents et les anti-parésiques.

En effet, c'est par la paralysie du cerveau que se termine, le plus souvent, la scène quand, après avoir combattu l'inflammation, on n'a pas eu recours à la strychnine ou à la brucine (d'après l'âge des malades).

Nous en dirons tout autant de la fièvre apoplectiforme, où la saignée ne fait souvent que précipiter la mort. Il en est encore de même dans les paralysies essentielles.

Le lecteur trouvera le complément du présent chapitre dans les chapitres de la fièvre, des inflammations, des maladies des enfants, des maladies diathésiques, etc., qui forment chacun une clinique dosimétrique à part.

La dosimétrie réalise l'hippocratisme en médecine. C'est l'application des règles si sagement déduites, par le père de la médecine, du pronostic plutôt que du diagnostic. Si on peut dire du diagnostic qu'il trompe souvent, le pronostic, par une sorte de suggestion (il faut bien se servir du langage du jour), prévoit ce qui va arriver et permet de fuir devant la tempête — comme un marin expérimenté — au lieu d'aller au devant, comme l'allopathe obstiné.

II

FAITS CLINIQUES

Traitement de la méningite des enfants (hydrocéphalalgie aiguë)

Parmi les maladies qui déciment les enfants, une des plus redoutables est, sans contredit, la méningite cérébrale, non seulement à cause de sa fréquence dans les grandes villes, mais encore parce que sa terminaison est presque toujours fatale. Les moyens préconisés dans ces derniers temps pour la combattre sont venus échouer entre mes mains, de sorte que je me demande aujourd'hui encore s'il y a une guérison à attendre ou seulement des palliatifs à administrer. La méthode dosimétrique m'a inspiré un traitement qui m'a donné un résultat inespéré.

La symptomatologie de la méningite se résume, d'après le docteur Bouchut, dans les symptômes suivants : Céphalalgie, vomissements, convulsions, paralysie. J'ajouterai qu'un symptôme domine presque toujours la scène pathologique et la précède souvent de quelques semaines sans aucun trouble apparent : l'insomnie.

1er Fait. — *Méningite (hydrocéphalie aiguë)*. — L'enfant Dangin, rue de Charenton, six mois, allaité par sa mère, est amené à ma consultation le 16 décembre 1876.

Il était souffrant depuis quelques jours, ne dormait plus, vomissait fréquemment et portait la tête inclinée en arrière. Il n'avait pas encore de convulsions, mais les pupilles étaient dilatées, avec strabisme. L'enfant ne toussait pas.

Diagnostic. — Méningite.

Traitement. — Bromhydrate de morphine, 50 centigrammes ; eau distillée, 50 grammes ; chaque gramme de la solution représentant 1 centigramme de sel de morphine.

Le lendemain, tous les symptômes de la veille s'étaient accrus. Je prescrivis alors une dose relativement forte, c'est-à-dire 7 à 8 milligrammes de bromhydrate de morphine, mélangée à 20 grammes de sirop de sucre, qui furent administrés en trois fois, d'heure en heure. L'enfant dormit quatorze heures consécutives. Quand il se réveilla, il prit le sein avec avidité, n'eut pas de vomissements et s'endormit de nouveau pendant deux heures.

Je continuai ainsi pendant quelques jours la dose de bromhydrate de morphine, et comme je remarquais, tous les deux jours, une intermittence marquée, je joignis à la solution 5 centigrammes de bromhydrate de quinine. Pour combattre la constipation je donnai, tous les deux jours, du calomel ou des lavements au miel mercuriel.

Je dois dire que jusque vers le 10 janvier, la maladie a suivi sa marche habituelle, en parcourant ses phases avec une lenteur inusitée ; mais il n'y a eu que deux fois des convulsions, trois fois seulement des vomissements ; la contraction des muscles de la nuque était toujours prononcée. J'eus recours alors à l'hyosciamine, conjointement avec ma prescription précédente.

Bromhydrate de morphine. . . . . 1 centigramme.
     —   de quinine 5   —
Hyosciamine. . . . . 1 milligramme.
Sirop de sucre. . . . . 20 grammes.

Partager en trois doses — une dose par jour — avec un jour de repos tous les quatre jours.

Depuis lors, l'amélioration a été remarquable. Aujourd'hui l'enfant paraît guéri, il est maigre, mais dort bien et prend régulièrement le sein et va régulièrement à la selle. Une rougeole s'est déclarée depuis, mais s'est dissipée sans encombre.

Dᵣ A. ANDRIEUX (Paris).

Remarque. — Cette observation confirme le proverbe : « L'inflammation est fille et mère de l'inflammation ». C'est à dire que cette dernière débute tantôt par le système nerveux, tantôt par le système sanguin, et que c'est au tact du médecin à l'apprécier pour fixer son traitement.

2º FAIT. — *Méningo-cérébrite.* — Garrigou, dix-neuf mois, bébé vigoureux, bien doué, n'a jamais été malade. Le 20 octobre 1888, il perd sa gaieté habituelle. Les parents, croyant à une affection vermineuse, me consultent le 21, et me demandent un remède contre les vers. Je prescris : calomel, 15 centigrammes ; santonine, 5 centigrammes, incorporés à sucre, 1 gramme ; en trois paquets, à prendre, un, le 21, le soir ; un, le 22, le matin, et si l'effet n'est pas obtenu. donner le troisième, le soir.

Dans la journée du 23, trois attaques de convulsions ont lieu. Le 24, je suis demandé. Je trouve l'enfant les yeux convulsionnés en haut, la tête portée en arrière et enfoncée dans les épaules. Pouls à 130 ; chaleur, 29 ; cris méningitiques ; grincements de dents.

Traitement. — Cataplasmes sinapisés aux pieds, renouvelés quatre fois par jour ; aconitine, vératrine et iodhydrate de morphine : 1 granule de chaque d'heure en heure.

Le 25, le petit malade est dans un état désespéré : yeux vitreux, pouls inperceptible ; l'enfant ne prend plus le sein de la mère : huile de croton en frictions sur la tête ; calomel, 10 centigrammes en trois paquets : un d'heure en heure ; hydro-ferrocyanate de quinine avec les autres granules.

Le 26, légère amélioration ; l'enfant prend de temps en temps une cuillerée à café du lait de la mère. Pouls, 120 ; température, 28 ; moins de cris, collapsus plus prononcé, paupières tombantes ; chairs flasques, comme paralysées. Suppression de la morphine, qui est remplacée par la strychnine ; le reste est supprimé.

Le 27, l'enfant a repris le sein ; on continue le traitement.

Le 29, tout à fait bien ; continuer les granules.

Dr MAUPAT, à Cazan (Lot).

Remarques. — Ici encore la cérébro-méningite était imminente et a été conjurée par l'aconitine, la vératrine, l'iodhydrate de morphine et la strychnine. C'est cette dernière qui a déterminé la victoire — comme Blücher à Wellington : Souvent les médecins font comme Wellington ils attendent, c'est-à-dire laissent le malade mourir — faute d'une tentative suprême. La thérapeutique est une bataille, où il faut avoir toutes ses réserves sous la main. C'est parce qu'elle s'est faite systématique que la médecine s'est noyée dans le torrent des spécifiques : aujourd'hui tel remède, demain tel autre... « tant qu'ils guérissent encore ».

3° FAIT. — *Fièvre de dentition méningo-cérébrale.* — Jeune enfant espagnol, quinze mois ; sevré, dentition incomplète.

2 janvier 1882. — Apparition de fièvre continue avec exacerbation nocturne ; cris, agitation, insomnie ; point de vomissements.

Le 3 et le 4, la maladie s'accentue, surtout les phénomènes cérébraux et thermiques.

Traitement. — Calomel à doses fractionnées, de demi-heure en demi-heure, 10 paquets de 5 centigrammes ; cataplasme ; lavements émollients.

Les 3, 4, 5, un tiers de la potion suivante : sulfate de quinine, 1 gramme ; sirop de quinquina, 70 grammes, et pendant le jour et la nuit en potion : Teinture d'aconit, 20 grammes ; sirop de fleurs d'oranger, 30 grammes ; infusion d'oranges, 150 grammes.

Le 6, au matin, vésicatoires aux mollets. Le soir, l'enfant ne reconnaît plus personne de la famille ; ses yeux sont ternes, fermés instinctivement ; insomnie et cris continuels ; mouvements convulsifs du bras gauche.

Le lendemain 7, à bout de ressources, j'instituai le traitément dosimétrique, n'en attendant aucun effet salutaire (l'enfant dès ce moment était condamné) : aconitine, vératrine, digitaline, hydro-ferro-cyanate de quinine, 6 granules de chaque ; pousser ces derniers jusqu'à 10, 2 de chaque, d'heure en heure.

Le 7 au soir et le 8, pas d'effet apparent. On continue.

Le 9, au matin, je trouve l'enfant apyrétique : disparition de l'expression grippée de la face, qui avait existé deux jours avant ; l'enfant a dormi la nuit ; les mouvements convulsifs ont disparu : continuer aux mêmes doses. Le soir et la nuit la chaleur reparaît ; journée tranquille : 1 granule d'hyosciamine.

Le 10, apyrexie ; nuit bonne, sans agitation, pour la première fois depuis dix jours ; l'enfant a pris un peu de lait, 4 granules d'aconitine, de vératrine, de digitaline ; 6 granules d'hydro-ferro-cyanate de quinine, d'heure en heure, 2 de chaque à la fois.

Le 12, traitement tonique et reconstituant : arséniate de fer, hydro-ferro-cyanate de quinine : 2 de chaque deux fois par jour.

Vu mon inexpérience en cette méthode, la forme cérébrale et l'âge de l'enfant, je n'osai pas prescrire le sulfate de strychnine, ce que j'aurais pu et dû faire sans doute.

Malgré toute leur bonne (?) volonté, les princes de la science seront forcés de voir dans cette observation quelque chose de plus qu'un embarras gastrique fébrile, déterminé par la dentition. Chose bizarre, l'enfant n'a jamais eu des envies de vomir et a admirablement supporté les alcaloïdes. Pour moi, je veux voir dans le cas actuel au moins une forme de fièvre cérébrale, n'appliquant à cette désignation que le sens vulgaire.

Dr NOEL (à Saint-Denis du Sig).

Remarque. — Cette observation fait voir que dans la fièvre méningétique il faut surtout avoir égard au type continu, rémittent ou intermittent. D'une erreur de ce chef peut dépendre la vie de l'enfant.

    4e FAIT. — *Méningite spinale à paroxysmés convulsifs (méningite cérébro-spinale des auteurs), avec bronchite du côté droit.*

         « Une longue et pénible convalescence précède le retour à la santé. » (TOURES, *Méningite cérébro-spinale*, 1843.)

         « Dans l'enfance presque tous les cas sont mortels ; les signes fournis par les lésions de la moelle épinière ont toujours été les plus fâcheux, et l'isolement des symptômes cérébraux a été, au contraire, d'un heureux augure... La diminution prompte des symptômes les plus graves est loin d'amener toujours une terminaison heureuse. » (WOILLEZ, *Dict. de diag. méd.*, 1880.)

         « Que la méningite soit simple, granuleuse ou cérébro-spinale, il est rare de la voir guérir une fois qu'elle a atteint la forme convulsive. » (BOUCHUT, *Dict. de méd. et de thérap.*, 1873.)

         « La léthalité est effroyable... le sulfate de quinine n'a pas réussi. » (LABOULBÈME, *Méningite cérébro-spinale*, 1881.)

    Vendredi, 4 mai, je visitai Jules M..., dix ans, nerveux, sanguin, complexion sèche, constitution moyenne, très intelligent, atteint depuis huit jours d'embarras gastrique fébrile, avec frissons intermittents, raideur du rachis ; l'enfant est comme ivre, quand il se tient debout les yeux lui piquent ; il a perdu sa gaieté, se plaint de douleurs dans les genoux, surtout dans le droit.

    Dans la nuit du jeudi au vendredi, il a été pris d'un grand frisson. A neuf heures du matin, je me rends auprès de lui. Décubitus latéral, en prostration, mais pas cette hébétude propre aux typhoïdes ; il y a eu du subdélire toute la nuit, du cauchemar, dépendant sans doute du retard de la circulation veineuse. L'enfant n'a pas dormi depuis plusieurs jours (ce symptôme a une grande valeur dans les maladies fébriles graves, puisqu'il suffit à lui seul à faire craindre l'apparition de la méningite). Les lèvres sont couvertes de croûtes épaisses d'herpès ; langue sèche, couleur ocre ; pas d'empâtement de la bouche ; sclérotiques et face subictérique ; sur le fond jaunâtre de la joue droite, une plaque d'un rouge vineux, signe de collapsus. Le malade répond sans hésitation aux questions, s'assied sur son séant pour compléter l'examen ; il se plaint d'une douleur dorsale vers la huitième vertèbre. Respiration à type costal supérieur, constriction circulaire à la base du thorax, toux sèche, oppression. Le malade se couche de préférence sur le côté droit. Râles sibilants dans toute l'étendue du poumon droit, en avant et en arrière ; pas de souffle ; râles sous-crépitants vers la base du poumon droit ; sonorité exagérée dans toute l'étendue du poumon droit et submatité à la base. Au côté gauche, murmure vésiculaire plus rude que dans l'état normal ; crachats spumeux et visqueux adhérant au vase ; épigastralgie ; ventre serré ; hypocondres tendus ; constipation ; oligurie ; urines rouges, chargées de dépôts uratés ;

pouls mou, dicrote à 124; température axillaire droite, 40°,6; à gauche, 40°,1 : respiration, 32.

Traitement. — Arséniate de caféine, arséniate de strychnine, aconitine : 1 granule de chaque toutes les demi-heures, puis hydro-ferro-cyanate de quinine, salicylate de soude, cyanure de zinc, hyosciamine, benzoate de soude.

Guérison.

Dr PAQUET, à Roubaix.

Remarques. — On voit par cette observation combien la méthode dosimétrique se prête aux traitements les plus complexes. Le confrère a eu ici à combattre, à la fois un état typhoïde avec complication de méningite, de bronchite et d'arthritisme : il a emprunté à la dosimétrie les divers agents qui s'y appliquent, tant comme *dominante* : salicylate de soude, benzoate de lithine, que comme *variante* : aconitine, vératrine, digitaline, hydro-ferro-cyanate de quinine, contre les processus fébriles; strychnine, contre la prostration nerveuse.

5°, 6°, 7° FAITS. — *Trois cas de méningite tuberculeuse*. — Soupirs, grimaces de la face, intermittence du pouls; respiration inégale, suspirieuse ; céphalalgie intolérable; cris hydrocéphaliques, et, chez deux, commencement de coma, constipation, ventre rétracté, grincements de dents.

Ces trois sujets ont été traités par le camphre bromé, le bromhydrate de cicutine, l'arséniate et l'hydro-ferro-cyanate de quinine, et tous les moyens accessoires : sinapismes aux extrémités, compresses froides sur le front, etc.

Ces trois malades se sont offerts à mon observation dans le courant de 1879 ; j'ai donc obtenu dans — cette seule année, relativement à la méningite tuberculeuse — des résultats que quinze années d'exercice médical antérieur n'avaient pu réussir à me donner.

Dr REIGNIER,
à Surgères (Charente-Inférieure).

Remarques. — En vain constesterait-on la valeur et la réalité de ces observations : la céphalalgie intolérable, les cris hydrocéphaliques, le coma, la constipation, sont des signes, sinon certains, du moins très probables de la méningite chez les enfants, surtout à l'époque de la dentition. Mais il y a cette différence entre les dosimètres et les allopathes que ces derniers confirment leur diagnostic par l'autopsie, tandis que les premiers se contentent de guérir.

8ᵉ Fᴀɪᴛ. — *Méningite tuberculeuse.* — Parmi les malades qui se sont présentés dans ces derniers temps à mon observation, il en est un surtout dont la guérison a été enlevée triomphalement, grâce au Burggraevisme. C'est un enfant de cinq ans, atteint, depuis quarante-huit heures, de vomissements incessants, avec céphalalgie atroce, photophobie, mouvements convulsifs, pouls à 130, enfin toutes les apparences menaçantes d'une méningite à son début. — Brucine, hydro-ferro-cyanate de quinine, caféine, codéine : 1 granule de chaque toutes les demi-heures.

Le lendemain, le pouls était à 120, mais l'œil était bon, le visage reposé, les vomissements ne s'étaient pas reproduits depuis le soir. Je recommandai à la mère, encore inquiète, de continuer les autres granules d'heure en heure.

Hier, le pouls ne marquait plus que 90 ; la mère avait levé un peu l'enfant dans la matinée et lui avait fait prendre de la nourriture. Mêmes granules, mais seulement toutes les trois heures.

Aujourd'hui l'enfant va très bien. La mère, stupéfaite d'une guérison si prompte après des symptômes si effrayants, ne peut assez me remercier.

La brusque cessation d'une maladie qui s'annonçait si grave, constitue à mes yeux une véritable jugulation ; mais malgré les apparences, je me garderai bien de prétendre avoir enrayé une véritable méningite, sachant trop combien cette maladie est constamment mortelle.

Dr Rᴏᴜssᴇᴀᴜ, à Noisiel (France).

Remarques. — Il en est de la méningite comme de la plupart des inflammations des organes centraux : si on veut en avoir raison, il faut les étouffer au début. Ces inflammations sont comme les incendies, où l'on arrive souvent quand le feu a envahi le bâtiment entier. Prétendrait-on qu'on n'aurait pu l'éteindre à son origine ?

9ᵉ Fᴀɪᴛ. — *Méningite tuberculeuse, suivie de guérison.* — Le 16 septembre 1880, j'étais appelé pour un jeune enfant âgé de trois ans à peine. Au mois de mars dernier, je l'avais déjà traité pour une affection caractérisée par un mouvement fébrile assez violent et des symptômes assez graves pour m'autoriser à faire appliquer immédiatement un vésicatoire à la nuque, en même temps que je faisais prendre à l'intérieur le calomel à doses fractionnées. Je fus assez heureux pour voir tous les symptômes se dissiper en deux jours et cessais de voir l'enfant. Je dois dire qu'il n'y pas d'antécédents de famille : le père et la mère se portent bien.

Donc, le 16 septembre, je revois mon petit malade. Les parents m'apprennent que depuis deux jours il est dérangé, mais comme cette indisposition ne présentait pour eux rien de grave, ils avaient retardé de me faire venir. Depuis le 13, il a cessé de jouer, se plaignant de la tête ; il veut toujours être couché et demande à aller au lit ; « il y avait de la fièvre » ; me disent les parents, et l'appétit est supprimé. La nuit a été un peu agitée. Les journées du 14 et du 15 se sont passées comme celle du 13, mais tous les symptômes constatés le premier jour ayant pris plus d'intensité, ils se sont décidés à m'appeler. Je trouve l'enfant couché dans le décubitus dorsal, dans un état d'abattement très marqué ; pouls à 112, large, régulier ; respiration 36, inégale mais non suspirieuse ; langue blanchâtre ; ventre plat, souple, indolore ; visage pâle, exprimant l'hébétude ; l'enfant répond aux questions et se raidit quand je veux lui ouvrir les yeux pour examiner les pupilles, qui se contractent vivement à la lumière ; il porte souvent la main à la tête, qu'il tourne et retourne sans cesse sur l'oreiller ; clignotement des deux paupières ; pas de contractures ni de convulsions, pas de vomissements ni de selles ; sensibilité intacte ; chaleur de la peau assez élevée ; rien au cœur, ni aux poumons.

Diagnostic. — Probablement méningite tuberculeuse.

Traitement. — 50 centigrammes de calomel en dix paquets ; compresses fraîches sur le front.

Le 17, pouls 110 ; respiration, 30. La nuit a été moins agitée ; plusieurs garde-robes ; tous les symptômes précédents persistent. Aconitine, 5 granules ; compresses froides.

Le 18, nuit agitée ; peu de sommeil ; cris plaintifs ; une selle. L'enfant est presque toujours somnolent et porte souvent la main à la tête ; rougeurs passagères et subites du visage ; décubitus dorsal ; langue humide ; ventre plat ; la tache méningitique se produit assez rapidement ; contraction égale des deux côtés du scrotum ; pouls, 120 ; respiration, 26, irrégulière, temps d'arrêt suivi de quelques inspirations rapides ; quelques râles muqueux disséminés en arrière ; vésicatoire à la nuque ; glace sur la tête : hydro-ferro-cyanate de quinine et aconitine : 5 granules.

Le 19, l'enfant a crié à plusieurs reprises dans la journée et a gémi une partie de la nuit ; ce matin encore, il continue à se plaindre ; il paraît moins somnolent qu'hier ; pas de strabisme ; regard plus net ; pupilles également dilatées ; lèvres sèches ; ventre plat, non retracté. Le simple attouchement sur divers points du corps semble provoquer une douleur très vive ; pas de selle ; pouls, 124 ; respiration, 32, inégale, suspirieuse. Continuer avec l'hydro-ferro-cyanate, l'aconitine et la glace.

Le 20, pouls, 108 ; respiration, 32. L'enfant a dormi un peu, mais le sommeil a été souvent interrompu par des gémissements, qui continuent encore au moment de ma visite ; la douleur de tête paraît plus violente et l'enfant porte très souvent la main au front ; la tête roule continuellement à droite et à gauche sur l'oreiller, et quand on l'assied pour panser le vésicatoire, elle retombe sur l'épaule ; sourcils froncés ; paupières complètement closes ; quelques mouvements brusques du corps ; respiration toujours irrégulière, suspirieuse ; vomissements assez copieux de matières glaireuses ; ventre plat ; hyperesthésie assez grande ; deux garde-robes dans le lit provoquées par des lavements laxatifs ; langue blanche sans enduit ; quelques râles disséminés ; l'enfant ne parle plus.

Le soir, pouls, 140 ; respiration, 40 ; l'enfant n'a pas parlé de la journée ; une consultation est demandée par la famille.

Traitement. — Lait ; glace ; vésicatoire à chaque mollet et sur la partie antérieure de la poitrine ; aconitine, 5 granules.

Le 21, pouls, 120, régulier ; sédation momentanée ; cessation des cris ; sommeil pendant une heure environ ; les gémissements reprennent au réveil ; les rougeurs diffuses du visage se reproduisent et l'enfant porte très souvent la main à la tête ; l'hyperesthésie paraît beaucoup plus marquée qu'hier, mais la motilité est intacte ; langue rose, sans enduit ; ventre plat, non rétracté ; la peau n'a pas perdu son élasticité ; décubitus dorsal en *chien de fusil;* une seule selle, non diarrhéique. Cette nuit, quelques râles humides, disséminés.

Je revois mon petit malade à midi, et le soir, à six heures : *statu quo*. Quelques mouvements brusques du corps.

Traitement. — Hydro-ferro-cyanate de quinine, aconitine : 5 granules ; glace sur la tête ; cataplasme sur le ventre ; lavement laxatif ; eau vineuse (l'enfant ne voulant pas prendre de lait).

Le 22, la nuit, à trois heures, on vient me chercher ; l'enfant a des convulsions très violentes du visage et du côté droit du corps. J'applique moi-même deux petits vésicatoires aux apophises mastoïdes et fais prendre au petit malade 1 granule de bromhydrate de morphine tous les quarts d'heure ; glace sur la tête ; calomel à doses fractionnées.

Le matin, à 8 heures, je trouve l'enfant paralysé de tout le côté droit, mais plus la jambe que le bras ; la sensibilité persiste dans les partie paralysées ; en chatouillant le scrotum, le côté droit ne se contracte pas ; les convulsions ont diminué de fréquence et d'intensité ; plus de mouvements brusques du corps. Je reste auprès du petit malade et administre moi-même des granules d'arséniate de strychnine, d'hydro-ferro-cynate de quinine, d'aconitine : 1 de chaque (ensemble) toutes les vingt minutes.

A neuf heures, pouls à 124 ; à neuf heures et demie, 126 ; à dix heures et demie, 122 ; à deux heures, 102 ; respiration, 30 ; à trois heures, pouls à 116, après deux vomissements de matières glaireuses. A trois heures et demie, pouls, 140, et le soir, à huit heures et demie, pouls 107 ; respiration, 30, assez régulière.

Une sédation assez marquée suit l'administration des granules ; mais les gémissements reprennent bientôt. L'hyperesthésie est moindre qu'hier ; l'enfant supporte mieux les pressions diverses. Endormi au moment de ma visite, à huit heures du soir, l'enfant est très agité en se réveillant, avec injection soudaine et très vive de la face exclusivement ; dilatation égale des pupilles, qui sont un peu plus larges qu'hier ; langue recouverte d'enduit ; lèvres sèches ; ventre légèrement rétracté ; pas de selle ; râles muqueux assez abondants en arrière.

Traitement. — Aconitine, quinine, strychnine ; lavement laxatif ; glace sur la tête ; eau vineuse.

Le 23, huit heures du matin, pouls, 140; respiration, 38; la nuit a été moins agitée; la céphalalgie paraît constante; l'enfant se plaint et supporte avec peine le plus léger attouchement; il est beaucoup plus agacé; l'hyperesthésie, qui paraissait hier un peu atténuée, a repris toute son acuité; pupilles très dilatées : langue rose et humide; ventre rétracté, selle après lavement; la peau de l'abdomen a perdu son élasticité; l'intelligence paraît conservée; l'enfant se raidit chaque fois qu'on lui administre les médicaments, mais sans parler; il retourne la tête et cherche à rejeter ce qu'on lui a mis dans la bouche.

Le soir, à deux heures, pouls, 110; respiration 28; la paralysie du côté droit persiste; décubitus dorsal, toujours en chien de fusil: même traitement.

Le 24, pouls, 108, régulier. Il y a eu de l'agitation dans la nuit; pupilles comme hier; la sensibilité subsiste : l'hyperesthésie paraît moindre; les membres sont en résolution; l'iris ne se contracte plus; les rougeurs subites persistent et sont très marquées; la tache méningitique se produit très rapidement; rétraction abdominale plus grande; respiration irrégulière, suspirieuse; décubitus dorsal; selles involontaires; urines rares; quelques râles humides en arrière.

Traitement. — Hydro-ferro-cyanate de quinine et arséniate de strychnine.

Le 25, état demi-comateux; pouls, 120. Les cris ont été plus rares, mais plus forts, *statu quo ;* rétraction plus accusée de l'abdomen; pupilles plus dilatées qu'hier, également des deux côtés; l'hémiplégie persiste, mais la paralysie semble avoir un peu diminué dans le bras; toujours quelques râles humides.

Traitement. — Comme hier; ajouter quelques granules de codéine.

Le 26, l'enfant n'a pas crié la nuit; état somnolent, presque comateux; refus absolu de prendre quoi que ce soit; la vue paraît abolie; les paupières fermées; pupilles également dilatées; mêmes rougeurs passagères du visage; l'hyperesthésie persiste; pas de vomissements ni de convulsions; le ventre paraît se rétracter davantage, et quand on plisse la peau, il est facile de constater qu'elle a perdu beaucoup de son élasticité ; les plis s'effacent lentement ; décubitus dorsal (en chien de fusil); la jambe paralysée reste dans la position qu'on lui donne [1]; quelques râles disséminés.

Traitement. — Granules de strychnine, de digitaline, de codéine.

Le 27, résolution presque complète des membres; décubitus dorsal; les mouvements continuels de la tête sur l'oreiller ont usé les cheveux à l'occiput et déterminé à ce niveau une inflammation de cuir chevelu; la vue paraît abolie; l'enfant sent des pincements, qui provoquent aussitôt des rougeurs au visage ; pouls, 150, régulier; l'irrégularité du système respiratoire est plus prononcée; de temps en temps une inspiration suspirieuse; difficulté très grande de faire prendre les médicaments; ventre très rétracté; une selle liquide, involontaire; l'amaigrissement est frappant ce matin. Même traitement.

---

[1] Signe de catalepsie, toujours fâcheux dans ces cas.

Le 28, l'enfant tousse toujours; pas de mouvements convulsifs; pas de selle ; pouls, 144; l'intelligence paraît complètement abolie ; l'enfant retire les jambes quand on lui chatouille la plante des pieds ; hyperesthésie moins marquée ; lèvres sèches; l'amaigrissement continue ; l'enfant prend un peu de vin, pupilles moins dilatées qu'hier.

Traitement. — Arséniate de strychnine, hydro-ferro-cyanate de quinine.

Le 29. — État comateux dont l'enfant est sorti à plusieurs reprises pour prendre quelques gorgées d'eau vineuse; la sensibilité persiste évidente, car l'enfant cherche à se soustraire à la plus légère pression. Pas de selles; pouls, 154; respiration très irrégulière et suspirieuse; pas de convulsions; gémissements violents ; la paralysie du bras diminue; il y a quelques mouvements légers.

Traitement. — Bromhydrate de morphine, caféine, aconitine, strychnine d'heure en heure.

Le 20. — *Statu quo.* Pouls, 142; pas de selle malgré les lavements.

Dans la nuit, à onze heures, on vient me chercher; l'enfant a le ventre extrêmement ballonné. Cataplasme; calomel: 50 centigrammes, 5 paquets. Reprendre morphine, aconitine, strychnine.

Le 1er octobre. — Le calomel a produit plusieurs selles, et le ventre a repris le caractère qu'il avait les jours précédents ; il est très rétracté; l'enfant paraît un peu plus tranquille. Pouls, 134. Continuer le traitement, en y ajoutant l'arséniate de fer.

Le 2. — La nuit a été assez tranquille et l'enfant, sur les instances de sa mère, a prononcé le mot maman. Je veux l'entendre moi-même, et après l'avoir longtemps supplié d'appeler maman, il finit par prononcer lentement et péniblement ces deux syllabes. J'examine le bras et la jambe paralysés: la paralysie a évidemment diminué, mais surtout aux bras où les mouvements sont assez étendus. Ce retour de la parole et du mouvement le vingtième jour de la maladie, nous rend un peu de courage et d'espoir ; et j'insiste auprès des parents pour qu'on observe exactement mes prescriptions. Arséniate de strychnine, de fer, aconitine, digitaline.

Le 3. — La nuit a été un peu moins mauvaise et à plusieurs reprises l'enfant a dit: Maman! Maman! mais toujours sur les instances de la mère; le bras droit exécute quelques mouvements, mais avec maladresse; les doigts se contractent péniblement et la main, pour saisir un objet, s'avance sans assurance et manque le but. Une selle; pouls, 124. Même traitement.

Le 4. — L'enfant a reposé un peu la nuit. Ce matin il ouvre légèrement les yeux pour les refermer presque aussitôt; la parole est un peu plus assurée, mais l'enfant ne parle pas spontanément; les mouvements du bras sont un peu plus étendus, mais la maladresse de la main est toujours très grande. La jambe droite se meut un peu. Pouls, 120.

Même traitement ; on augmente la dose de strychnine, d'arséniate de fer ; eau vineuse ; bouillon.

Le 5. — La nuit a été assez bonne ; l'enfant ouvre les yeux et pleure à ma vue ; la jambe et le bras droits ont repris un peu de force ; l'émaciation est extrême. Pouls, 102 ; respiration, 24, assez régulière ; une selle naturelle.

Le 6. — La nuit a été meilleure ; l'enfant a reposé plusieurs heures ; la force revient insensiblement dans les membres paralysés. On essaye d'alimenter l'enfant, mais c'est avec peine qu'on parvient à lui faire prendre deux cuillerées à café d'un œuf à la coque ; il commence à accepter du lait. Pouls, 104.

Le 7. — L'amélioration continue ; alimentation un peu plus abondante ; l'enfant prend toujours les granules de strychnine, de fer, d'aconitine. Au bout de quelques jours il se sert parfaitement de ses membres ; l'intelligence revient ; l'appétit renaît ; les fonctions se régularisent et le petit malade entre en convalescence. Il continue à prendre ses granules chaque jour.

Le 16. — L'enfant commence à se lever et reste ainsi plusieurs heures auprès du feu, dans son petit fauteuil. L'appétit est si vif qu'on est obligé de le modérer ; peu à peu les forces renaissent et l'amaigrissement diminue ; l'enfant marche d'abord en titubant. Au bout de quelques jours, la marche est plus assurée ; et aujourd'hui, 24 octobre, il peut être considéré comme définitivement guéri.

J'eus l'occasion de le voir fréquemment, et la guérison se confirme chaque jour davantage ; l'embonpoint fait des progrès considérables et l'enfant a retrouvé, avec ses forces, la gaieté de son âge.

Dr DARSIN,
à Lamotte-Landeron (Gironde).

Remarque. — Il est évident que c'est ici la strychnine qui a donné le *coup de fouet;* sans elle, l'enfant, à bout de forces, eût succombé. Mais cela prouve combien les ressources de la nature sont grandes, et qu'en l'aidant, on peut arriver à obtenir des guérisons presque inespérées.

8° FAIT. — *Méningite aiguë, jugulée en cinq jours par le traitement dosimétrique.* — Le 22 juillet 1881, je fus appelé pour donner mes soins à un enfant de douze ans, d'un tempérament lymphatique et faible, ayant passé par toutes les maladies infantiles.

Symptômes. — Rigidité extraordinaire des extrémités et derrière le cou ; état somnolent dont on a de la peine à le faire sortir ; stupeur générale ; pouls irrégulier et mou, à 86 ; langue saburrale, rouge sur les bords et à la pointe ; vomissements fréquents de matières bilieuses ; constipation ; délire tranquille et sombre, chaleur, 37°,5.

L'enfant est malade depuis quatre jours, et les parents, pensant que c'était un simple rhume, s'étaient bornés à des remèdes domestiques ; mais voyant que la maladie s'aggravait, ils me firent appeler.

En présence de symptômes alarmants, je diagnostiquai une méningite aiguë.

Traitement. — Sangsues à la nuque et 60 gr. de Sedlitz Chantéaud dans un litre d'infusion de café, comme boisson ; 1 granule d'aconitine et 1 de strychnine toutes les demi-heures; sinapismes aux jambes.

A onze heures du soir, je retournai voir le malade : il a eu plusieurs selles dans la journée et a uriné abondamment; la chaleur était montée à 39° c. ; le pouls à 110 ; stupeur et état comateux, avec délire.

Traitement. — Deux larges vésicatoires aux extrémités inférieures. Je fais suspendre l'arséniate de strychnine et ajouter l'hyosciamine et la caféine : 1 granule de chaque toutes les demi-heures; continuation du Sedlitz comme boisson.

Le 13, au matin. — Pouls, 100; température, 38 ; rigidité moins prononcée, mais le délire continue. Même traitement ; les vésicatoires ont produit un grand trouble.

Le 13, au soir. — Même état. Continuation du traitement.

Le 14, au matin. — La rétraction du cou et la rigidité des extrémités ont complètement disparu et le petit malade prend une position naturelle dans le lit ; les pupilles sont un peu dilatées; l'état comateux et le délire diminuent; pouls, 98; température, 37°,8. Je fais suspendre l'hyosciamine et la remplace par l'hydro-ferro-cyanate de quinine, avec l'aconitine et la caféine : 1 granule de chaque toutes les deux heures. Continuation du Sedliz dans de l'eau de café.

Le 15, au soir. — Même état. Même traitement.

Le 16, au matin. — Le danger a disparu ; le petit malade a dormi tranquillement toute la nuit et ne s'est réveillé que pour prendre ses médicaments. Pouls, 80; température, 37° c. Le malade désire manger. Je fais continuer le même traitement toutes les quatre heures ; un peu de pain trempé dans du bouillon ; continuer le Sedlitz.

Le 16. — Pouls normal, chaleur naturelle; langue encore un peu rouge sur les bords et à la pointe; l'appétit a reparu; l'enfant a bien dormi Je fais suspendre la médication à l'exception du Sedlitz, et permet d'augmenter l'alimentation. L'enfant entre en convalescence.

Vu la gravité des symptômes lorsque j'ai été appelé, et la solution si prompte et si favorable d'une affection que j'ai vue durer des semaines avec le traitement allopathique ordinaire, je proclame, une fois de plus, la puissance jugulatrice de la méthode dosimétrique.

Dr JUAN FERNANDEZ BALLESTEROS,
à Séville.

1ᵉʳ août 1881.

Remarques. — Comparée à l'observation précédente, on voit que le traitement a été plus franc et, par conséquent, la guérison plus prompte et plus franche. C'est le propre de toute méthode nouvelle de provoquer d'abord un peu d'hésitation; mais celle-ci cesse bientôt, et tout médecin qui a pratiqué une fois la dosimétrie y devient bientôt expert ; tandis que l'allopathie ne fait qu'augmenter ses doutes et ses incertitudes, au point de devenir sceptique et expectant.

9ᵉ Fait. — *Méningite simple.* — Enfant mâle, de dix-sept mois, petit, bien constitué, très vif, d'un appétit glouton.

Les 16 et 17 juin. — Il est triste, refuse sa nourriture et dort dans un coin retiré de la chambre.

Le 18. — Même état ; grande faiblesse ; il vomit et n'a pas eu de garde-robe.

Le 19. — Je suis demandé. Je constate de la chaleur à la tête ; langue sèche, rouge à la pointe et sur les bords ; joues rouges alternativement, aux pommettes ; respiration faible ; pouls petit, fréquent. L'enfant se plaint quand on le touche et jette des cris comme s'il avait peur ; yeux brillants ; ventre chaud, ballonné ; urines rouges marquant le drap ; température, 40° c. ; pouls, très vite.

Diagnostic. — Méningite.

Traitement. — Aconitine, brucine, hydro-ferro-cyanate de quinine : 1 granule de chaque toutes les demi-heures ; pommade camphrée ; onguent napolitain belladonné en frictions sur le ventre ; cataplasmes ; infusion de tilleul pour boisson.

Le 20. — Mêmes symptômes mais moins forts ; pouls, 90-100 ; température, 40° c. Même traitement.

Le 22. — L'enfant n'est plus somnolent et ne crie plus ; plusieurs garde-robes ; urines bonnes ; tousse par accès prolongés ; rien à l'auscultation.

Traitement. — Hyosciamine, iodoforme, hydro-ferro-cyanate de quinine : 1 granule toutes les heures.

Le 23. — Amélioration notable. Mêmes granules ; bouillon ; lait.

Le 24. — Plus de fièvre, mais toujours la toux. Mêmes granules dans une cuillerée de sirop de capillaire au chloral.

Le 25. — Guérison.

Dᵣ Bruyère,
à Saint-Ouen (Seine).

Remarques. — Cette observation fait voir combien la méningite simple au début, se dissipe promptement par un traitement énergique, tandis qu'en la laissant marcher, elle devient organique, c'est-à-dire incurable, ou si l'enfant en revient, c'est aux dépens de ses facultés psychiques.

10ᵉ Fait. — *Méningite simple chez un adulte.* — Campagnard vigoureux, malade depuis trois jours, fondant à vue d'œil ; fièvre intense ; vomissements ; diarrhée. A mon arrivée, je trouvai le malade couché sur le dos, le facies déprimé et les yeux enfoncés ; soif très vive, bien que la langue fût pâle. Sans m'occuper des symptômes gastro-entériques, je laissai deux tubes, un de strychnine et un d'hyosciamine, avec recommandation de donner 1 granule de chaque toutes les demi-heures jusqu'à chute de la fièvre. Au bout de deux heures, les vomissements et la diarrhée avaient cessé, et le malade se sentit revenir à la vie. Bref, on continua le jour suivant, et le mieux se prononça de plus en plus.

Je n'ai vu le malade qu'une fois, et six jours après, il put venir me voir à Béthune. Il ne conservait qu'une grande faiblesse et une douleur de tête couronnante. Je lui donnai des granules d'arséniate de caféine et de quassine et tout rentra dans l'ordre.

Dr LOTTE,
à Béthune (Pas-de-Calais).

Remarques. — Combien de gastro-entéro-encéphalites dont quelques granules de strychnine, d'hyosciamine, de caféine, auraient facilement eu raison ! En cela Broussais est moins fautif que l'Ecole actuelle, qui ne veut voir la maladie que dans sa forme organique. Broussais eut à lutter contre le système incendiaire qui avait cours à son époque ; et d'ailleurs, la plupart des alcaloïdes n'étaient pas découverts, à l'exception de la morphine et de la quinine. Il est vrai qu'il ne connaissait pas non plus les prétendus spécifiques vantés de nos jours « tant qu'ils guérissent encore ».

Nous allons terminer par un cas emprunté à la médecine vétérinaire, qui prouvera que la dosimétrie est également utile pour nos grands animaux de ferme.

11ᵉ Fait. — *Méningite aiguë chez une vache.* — Dans la contrée que j'habite (la Dordogne), la méningite sévit pendant la période des grandes chaleurs sur la race bovine, et fait éprouver à l'agriculture des pertes assez considérables. La mortalité dans ma clientèle était des neuf dixièmes avant l'emploi de la thérapeutique dosimétrique. Aujourd'hui, avec cette nouvelle méthode, je guéris huit sur dix. Voilà l'enseignement envers la dosimétrie clairement déduit.

Le 8 de ce mois, je fus appelé dans une ferme, à Combemenier, pour une vache de race limousine, âgée de dix ans. La bête refuse les aliments depuis le matin, tient la tête basse, et dans la marche vacille sur les membres antérieurs.

A mon arrivée, je constate les symptômes suivants : tête basse ; la bête pousse au mur par moment ; les cornes et les oreilles sont chaudes ; l'œil terne et à demi-fermé ; mufle sec ; bouche brûlante ; température générale du corps très élevée ; poil piqué ; artère ronde ; pouls petit, vite et serré ; les membres antérieurs n'obéissent plus à la volonté ; au moindre mouvement, la bête menace de se laisser choir.

Diagnostic. — Méningite aiguë.

Traitement. — Saignée à la jugulaire de 3 kilogrammes ; applications froides sur la région occipitale, souvent renouvelées ; frictions révulsives aux quatre membres ; aconitine ; vératrine, digitaline, 4 granules d'heure en heure.

Le 9, après mon départ de la veille, la bête a poussé plusieurs fois au mur avec violence et a fini par s'abattre. A mon arrivée, je la trouve dans le décubitus abdominal ; la tête paraît moins lourde ; la température générale du corps a sensiblement baissé, ainsi que celle des cornes et des oreilles ; les convulsions spasmodiques du cou et des muscles de l'avant-main ont cessé ; l'artère est souple sous le doigt, et le pouls presqu'à l'état normal, mais un peu irrégulier. Un ptyalisme assez abondant s'est produit pendant la nuit (ce phénomène s'observe toujours sur les sujets de la race bovine lorsqu'on administre l'aconit) ; la bête a ruminé à plusieurs reprises ; les forces musculaires sont dans un état de résolution complète. On donnera, plusieurs fois par jour, de la tisane de lin, de la boisson blanche avec de la farine d'orge ; 2 granules de vératrine et 4 de sulfate de strychnine, toutes les deux heures ; nouvelles frictions révulsives sur les membres ; continuation des applications froides sur la tête.

Le 10. — A mon arrivée, la bête est debout ; elle cherche avec satisfaction à manger ; la locomotion est facile ; la tête a son port naturel ; le regard est vif et n'indique plus aucune souffrance ; pas de fièvre ; le pouls est plutôt faible que fort, mais toujours un peu irrégulier. J'annonce une guérison prochaine et définitive. Diminution de fourrage sec, boissons blanches à la farine d'orge et tisane de graine de lin, avec addition de sel vétérinaire Chanteaud : deux cuillerées à bouche, soir et matin ; arséniate de strychnine, 9 granules matin, midi et soir, 3 chaque fois.

Le 11 — La bête est convalescente. Il n'y a plus qu'à bien la nourrir.

DUCHATEAU, médecin vétérinaire,
à Tacane-Saint-Apre (Dordogne).

18 juillet 1881.

Remarques. — Ce qui frappe dans cette observation, indépendamment du prompt rétablissement d'une maladie qui — dans la même localité — entraînait une mortalité des neuf dixièmes, c'est l'action sialagogue de l'aconit. A cette occasion nous rapportons la note sur la pilocarpine et la méningite, lue à la Société de médecine dosimétrique de Paris, dans sa séance du 5 décembre 1879, par le docteur Droixhe, à Huy (Belgique).

LA PILOCARPINE ET LA MÉNINGITE

Il est une plante exotique médicinale dont, pendant ces dernières années, on a fait, un peu partout, un usage assez intéressant : c'est le jaborandi ou *Pilocarpus pinnatus*, importé du Brésil en France par le docteur Cotentio.

Nous n'avons pas à vous apprendre que c'est un sialagogue et un sudorifique des plus énergiques, et qu'à ce titre, il est appelé à rendre de grands et importants services dans les fièvres et les phlegmasies, notamment à leur période initiale. Cependant, nous désirons attirer quelques instants votre attention sur une phlegmasie particulièrement grave, où la température atteint rapidement 40° et 41° c., et où le pouls vibrant s'élève non moins rapidement à 140 et 160 pulsations à la minute, où la dénutrition est extrêmement rapide, sous l'influence de cette combustion exagérée, où enfin d'effrayants phénomènes nerveux éclatent simultanément à ces symptômes fébriles. Il s'agit de la méningite. C'est dans de telles circonstances que nous avons donné, non pas le jaborandi, parce qu'il est souvent, presque toujours même, impossible de faire ingérer aux enfants la quantité d'infusion nécessaire pour produire l'effet attendu, mais le nitrate de pilocarpine, à la dose de 5 centigrammes dans 40 grammes de sirop de sucre ou de fleur d'oranger. Cette solution est administrée par cuillerées à café de cinq en cinq minutes, jusqu'à production des premières manifestations de la salivation et de la diaphorèse. C'est encore de la dosimétrie, tout comme les alcaloïdes en général. C'est le seul moyen d'éviter les accidents qu'on a eu avec l'emploi mal ordonné de la feuille du *Pilocarpus*. Incontestablement, si l'on s'obstinait à n'utiliser invariablement la pilocarpine en injections sous-cutanées, à la dose de 1 centigramme, sans prendre garde à l'état de susceptibilité individuelle, on donnerait raison à ces paroles prononcées au sein de l'Académie royale de médecine de Belgique : « La pilocarpine est un agent d'une grande infidélité, même dans la manifestation des deux phénomènes qui l'ont tout d'abord fait apprécier : la diurèse et la diaphorèse. Tantôt il produit de violentes coliques, de véritables crampes intestinales et une diarrhée cholériforme, tantôt des vomissements parfois suivis d'hémorrhagies, de gastralgies qui ne *guérissent plus* ou que fort tardivement ; d'autres fois une dysurie des plus pénibles, une anxiété extrême, une douleur précordiale déchirante, un refroidissement glacial et poisseux de la peau, une faiblesse inquiétante du pouls avec lenteur extrême (15, 20, 30 à la minute), ou avec une fréquence excessive (20, 30, 40 au quart), une respiration exagérée, angoissante, des syncopes successives et prolongées, un affaiblissement bientôt suivi de trouble ou perte de la vue, comme dans l'anémie cérébrale. »

En présence de ce lugubre tableau, on pourrait bien se demander : De quel côté est le danger : du médicament ou du médicamenteur ?

C'est du *modus faciendi* que découle le bien, ou que surgit le mal ; le *modus faciendi* est, du reste, l'une des bases de la méthode Burggraevienne. Ne considérant que les vertus réellement thérapeutiques de la pilocarpine, nous devons reconnaître : que la sudation est un moyen antiphlogistique excellent ; c'est l'expression d'une détente générale, un moyen physique de réfrigération, la sueur qui s'évapore refroidissant la surface sur laquelle l'évaporation a lieu, à l'instar des applications hydriques sédatives.

Mais, en ce qui concerne la méningite, il y a plus que cela ; il y aurait un phénomène qui serait particulièrement critique : c'est la salivation. C'est une idée que nous avons entendu émettre par un éminent maître, feu le professeur Spring (de Liège). Or, de même que nul diaphorétique ne peut rivaliser en certitude d'action avec la pilocarpine, nul agent de la matière médicale n'a non plus une vertu sialagogue aussi puissante que l'alcaloïde du jaborandi. C'est dans ce double but que nous l'avons administré dans la méningite aiguë des enfants...

Remarques. — Sans contester les vertus du jaborandi, nous dirons que, comme la plus jolie fille du monde, « il ne peut donner que ce qu'il a ». Or, dans la méningite, les indications sont multiples, et se borner à un seul moyen, en tant que *spécifique*, est toujours, nous ne dirons pas un désavantage, mais un danger. Les sudations profuses sont nuisibles, surtout quand elles dépassent l'effort critique de la nature. Dans le choléra indien, nous avons vu l'accès de froid revenir à la suite d'une sudation prolongée (Voir notre livre, le *Choléra Indien*).

III

APOPLEXIE

Dans l'apoplexie, différentes circonstances peuvent se produire : perte de connaissance ; coma profond ; face vultueuse; respiration stertoreuse ; pouls lent, fort et dur ; pouls accéléré et faible; face pâle; respiration insensible; convulsion, paralysie, etc. Nous notons de suite ces circonstances, parce que ce sont elles qui doivent déterminer le traitement.

Qu'on se garde cependant de croire que, parce qu'il y a des signes de turgescence, il faut indistinctement saigner. Dans beaucoup de cas cela ne fait que précipiter le collapsus et la mort. Ainsi, dans l'apoplexie à la suite d'un repas copieux, il faut débarrasser avant tout la circulation veineuse abdominale par les évacuants. Un purgatif fera ici l'effet d'une saignée.

Nous en dirons autant des apoplexies des buveurs. Là aussi, la circulation est débilitée, et la moindre saignée l'annihilerait. Il faut, au contraire, administrer les nervins, tels que : la strychnine, l'acide phosphorique, etc.

Nous citerons de suite le fait suivant, car en médecine pratique, il n'y a que les faits pour se diriger.

Dans la nuit du 3 au 4 septembre dernier (1871), je fus appelé près d'un individu âgé de cinquante-huit ans, garde du génie, coutumier du petit verre — et même à l'occasion, du grand. Il venait d'être frappé d'une attaque d'apoplexie — attaques auxquelles il est sujet depuis trois ans. Il était hors de connaissance ; la respiration profonde, stertoreuse ; la face vultueuse ; les yeux roulant dans leurs orbites et, par moments, entr'ouverts ; pas de paralysie ; le malade par instants change de position ; émission involontaire des urines ; ventre ballonné ; le pouls ample, mai peu résistant, à 95 ; la chaleur augmentée.

Je connaissais le malade de longue date et sa fâcheuse habitude ; je ne risquai donc pas de tomber dans l'erreur de la saignée. Je prescrivis un purgatif au séné et au sel neutre de magnésie ; puis, l'effet obtenu : acide phosphorique et sulfate de strychnine, de chaque 1 granule toutes les heures.

En faisant cette prescription, mon but était de relever l'action cérébrale, toujours déprimée chez les buveurs, malgré une surexcitation apparente. L'acide phosphorique (qu'on ne doit pas confondre avec le phosphore) possède les propriétés des acides minéraux, avec cette différence — toute à son avantage — qu'il est assimilable, comme moins éloigné de l'organisme vivant (Burdach). C'est ensuite un puissant nervin : sous ce dernier rapport, en même temps qu'il tempère l'action de la strychnine, il lui vient en aide. Aussi nous employons généralement ces deux agents ensemble.

Ainsi s'explique notre médication dans le cas présent : le malade a pris successivement jusqu'à 20 granules d'acide phosphorique et autant de sulfate de strychnine par jour ; puis la dose a été en décroissant. Le résultat a été que cette dernière attaque n'a pas eu de suite fatale.

Nous allons maintenant relater les faits cliniques comme nous venons de le faire pour la méningite.

1er Fait. — *Apoplexie cérébrale.* — Mme C..., soixante-dix-sept ans, haute en couleur, d'un caractère violent et commandant sa maison avec une verdeur toute virile, bien portante jusque-là, est tombée du coup — me dit la famille — frappée au moment où elle venait de se mettre à table ; elle est transportée dans son lit sans sentiment ni mouvement.

Traitement. — Lavement au séné et au sulfate de soude, sinapismes. J'hésite à donner un vomitif, les attaques ayant eu lieu avant le repas. C'était heureux, car les vomitifs dans ces cas doivent être écartés, non seulement à cause des efforts qu'ils provoquent, que par le collapsus qui en est la suite.

La nuit se passe sans changement appréciable, quand, le 22 octobre, c'est-à-dire le lendemain matin, j'arrive près de la malade. Je la trouve sans mouvement, ne répondant point à mes appels réitérés ; la face immobile et tout le côté droit paralysé ; la sensibilité abolie. Je me contente de faire donner de nouveau un lavement purgatif salin et, de plus, appliquer de la glace sur la tête.

Au soir, la malade est dans le même état ; le lavement a cependant produit son effet, mais les phénomènes, loin de s'amender, semblent s'aggraver de plus en plus, et un ronflement de mauvais augure me laisse peu d'espoir. Pourtant, désireux de savoir à quoi m'en tenir, j'applique le marteau de Mayor, qui me donne peu ou pas de résultat.

Je quitte la malade pour revenir le lendemain de bonne heure. — Elle est toujours dans le même état, peut-être même plus grave, car il y a eu de l'excitation dans la nuit. Je me décide alors à pratiquer une saignée pour ainsi dire exploratrice, en faisant appliquer 8 sangsues derrière les oreilles. Immédiatement il s'est fait une détente, car à midi, quand je reviens, la malade semble prêter de l'attention à ce qui se passe autour d'elle. Je lui dis de pousser la langue ; après bien des efforts, elle parvient à entr'ouvrir la bouche, mais la langue est complètement immobile et ne peut pas sortir. J'essaye de lui faire avaler un peu d'eau, mais elle est rejetée par régurgitation. Il m'était désormais impossible d'établir un traitement interne par voie liquide. J'eus recours aux granules Chanteaud : aconitine, digitaline, arséniate de strychnine, de chaque 1 granule toutes les deux heures, dans un peu de miel, placé sur le plan incliné de la langue leur permettant de glisser plus profondément, ce qui se fit très exactement.

Le soir, la malade était sensiblement mieux, elle avalait plus facilement et répondit par signes aux questions qui lui étaient adressées. Elle avait pris 12 granules de chaque alcaloïde.

C'était le troisième jour de l'attaque et la sixième heure du traitement dosimétrique. J'avais évidemment affaire à la forme apoplectique, mais la période comateuse passée, je pouvais avoir bon espoir, sans oublier cependant que tout danger n'avait pas disparu. Les granules furent donc continués, mais seulement toutes les heures d'abord, puis toutes les deux heures et enfin toutes les trois heures. Les choses allaient bien ; la malade pouvait prendre café, eau vineuse, bouillon froid et le sel Chanteaud le matin.

Huit jours après l'attaque, il se produisit un mouvement fébrile ; la malade se plaignit d'une douleur vive dans la tête, ne dormait plus, avait des rêves, voyait des fantômes, avait de l'agitation et des contractures dans les membres paralysés. Je pensai alors que j'avais affaire à une encéphalite secondaire, se développant autour d'un foyer hémorrhagique. Cet état de choses qui avait duré toute une nuit, menaçant de continuer, je fis reprendre les mêmes granules, tous les quarts d'heure, pendant six heures, au bout desquelles tous les phénomènes morbides cessèrent pour ne plus reparaître. C'est donc à la méthode dosimétrique que la malade a dû son salut.

Dr BECLU (Paris).

Remarques. — Cette observation est pleine d'enseignements: c'est que l'apoplexie veineuse — avec ou sans hémorrhagie circonscrite — exige l'emploi des deffervescents et des névrosthéniques ; et le docteur Beclu a été heureusement inspiré dans le cas présent. On peut dire que les trois quarts de ces apoplexies sont mortelles faute d'être convenablement traitées. La saignée, dans ces cas, doit être locale et seulement comme moyen d'exploration ; immédiatement après, il faut relever l'action cérébrale.

2° FAIT. — *Apoplexie hémorrhagique, laryngo-cérébrale. — Traitement dosimétrique. — Guérison.* — Dona Flora…, vingt-six ans, mariée ; tempérament sanguin, constitution bonne, bonne santé habituelle, enceinte de cinq mois, sans antécédents pathologiques ni cause appréciable, éprouva, une heure après avoir mangé, à une heure de l'après-midi, un grand vertige, suivi d'une douleur de tête et au larynx, avec vomissement alimentaire, grande chaleur générale et cuisson au palais ; on la coucha et on me fit appeler. Je trouvai la malade dans un trouble extrême et un état pléthorique très prononcé, avec incohérence cérébrale, aphonie, soif intense, pouls dur, plein et fréquent ; céphalalgie si forte qu'elle était obligée de soutenir sa tête avec les deux mains.

Je prescrivis : aconitine, digitaline, hyosciamine, 1 granule de chaque, ensemble, tous les quarts d'heure. Après la quatrième ou la cinquième dose, les symptômes commencèrent à diminuer graduellement et la malade fut un peu plus tranquille. Le soir, après consommation du contenu des trois tubes, le pouls devint normal et la malade recouvrit la voix ; enfin, à la dernière heure de la soirée, elle s'endormit tranquillement.

Le lendemain matin, de très bonne heure, elle prit quelques aliments qu'elle vomit immédiatement : je la vis après ; le pouls était légèrement fébrile, la langue saburrale ; la malade ressentait une lourdeur de tête avec céphalalgie. Je lui fis prendre une cuillerée à café de Sedlitz Chanteaud dans un verre d'eau d'orge, ce qui produisit quelques évacuations. Quelques heures après, je fis prendre, toutes les demi-heures, 2 granules d'aconitine associés à 2 granules d'arséniate de strychnine, jusqu'à consommation du contenu des deux tubes.

Le soir, la malade se trouvait fort bien et complètement débarrassée ; elle soupa avec plaisir et ensuite dormit parfaitement. Toute la journée du lendemain se passa sans aucun trouble et toutes les fonctions étaient redevenues normales.

Depuis lors la malade n'a plus ressenti aucune indisposition.

Dr GARCIA DEL REY.
(Revue dosimétrique de Madrid.)

Remarques. — Il s'est agit ici d'une congestion à la base du cerveau, ainsi que le démontrent les symptômes du larynx, congestion qui aurait pu devenir mortelle en se jetant sur les poumons.

3° FAIT. — *Apoplexie nerveuse.* — X..., soixante-cinq ans, valétudinaire, ayant perdu, depuis cinq ans, son embonpoint habituel, à la suite d'une entérite chronique qui ne le laissait qu'à de rares intervalles jouir d'une santé fragile. De temps en temps, un refroidissement de la peau ou un écart de régime provoquaient des accidents tétaniques qui lui tournaient la bouche comme dans les apoplexies sanguines et séreuses — lorsqu'il survint, en décembre 1872, une véritable apoplexie nerveuse, qui le rendit complètement hémiplégique à gauche, fit dévier la bouche et l'œil du même côté et rendit la déglutition impossible. Des sangsues à l'anus et toute la médication classique ne modifièrent en rien cet état.

Je vis le malade le lendemain et le trouvai plus affaibli que la veille. J'eus alors recours au sulfate de strychnine, qu'on parvint à faire prendre au malade au moyen d'un peu d'huile d'amande douce sur le plan incliné de la langue, chaque fois 1 granule ; frictions avec un mélange de teintures de noix vomique, d'ammoniaque liquide et d'essence de térébenthine. Le malade prit ce soir-là 3 granules de strychnine ; le lendemain il en prit 2 seulement. Vers onze heures, la prostration devint telle qu'il ne fut pas possible de rien tenter ; il survint une transpiration ruisselante qui dura dix-huit heures, au bout desquelles le malade en sortit, appelant sa femme, je ne le vis pas ce jour, mais le lendemain ; je le trouvai dans son fauteuil, et son premier mouvement fut de se frotter les mains et de répondre à mes questions ; et il put faire quelques pas dans la chambre.

Dr DELRIEUX,
à Angoulême (Charente-Inférieure).

Remarques. — La rapidité avec laquelle l'état apoplectiforme s'est terminé ne permet pas d'admettre un épanchement séreux ou sanguin ; ça été plutôt un collapsus cérébral, dont la strychnine à eu raison. Le mot *apoplexie* veut dire abattre.

4° FAIT. — *Apoplexie hystérique.* — Une jeune femme de la campagne, d'une bonne constitution, veuve depuis deux ans, un peu hystérique avant son mariage et depuis son veuvage, tomba complètement hémiplégique et aphone, dans son champ, d'où elle fut rapportée chez elle sans connaissance.

Appelé en toute hâte, je trouvai la malade avec un pouls souple et régulier ; la face régulière sans coloration anormale. Sangsues à l'anus, frictions énergiques sur l'épine dorsale avec un mélange d'alcali volatil, teinture de cantharides et teinture de noix vomique. Au bout de quatre jours, la déglutition devint assez facile pour pouvoir donner une potion de teinture de noix vomique. Des lavements d'assa-fœtida aidant, je pus faire avaler des granules de sulfate de strychnine, sans obtenir d'amélioration avant le onzième jour, où commença à se manifester de la douleur dans les membres paralysés. Le quinzième jour, la malade pouvait porter la main à la tête et saisir les objets. Enfin, le vingt-deuxième jour, elle marchait à l'aide d'un bâton ; et le vingt-quatrième, elle allait faire visite à ses voisins appuyée sur une simple canne.

(Idem.)

Remarques. — Le cas s'indiquait ici par les précédents hystériques : jeune fille et veuve — c'était la bête dont parle Platon — qui n'avait pas reçu satisfaction.

5e FAIT. — *Apoplexie chez un vieillard*. — Un vieillard (soixante-quinze ans) fut trouvé un matin dans son lit sans parole, sans connaissance. Arrivé près de lui, je le trouve en supination, les paupières closes ; langue déviée ; membres paralysés, froids et insensibles ; cet homme venait d'être frappé d'apoplexie.

Traitement. — Sinapismes aux extrémités ; frictions sèches. M'étant assuré que la déglutition se fait encore, je prescris 40 granules arséniate de strychnine, 1 tous les quarts d'heure, avec une infusion aromatique. Le lendemain le malade avait repris ses sens, ouvrait les yeux, parlait, remuait bras et jambes ; la sensibilité et la chaleur étaient revenues.

Dr TAULIER,
à Châteauneuf de Masène (Drôme).

Remarques. — La dosimétrie n'a pas la prétention de faire des miracles mais c'en est presque un que de voir un vieillard, frappé inopinément d'apoplexie dans son lit, revenir à la vie sous l'influence de quelques granules de strychnine. Combien d'autres ne sont-ils pas passés aux sombres bords, qui avaient été peut-être moins profondément atteints ?

IV

PARALYSIE

Les paralysies qui dépendent des apoplexies centrales se dissipent avec elles ; il n'en est pas de même des paralysies périphériques, qui peuvent exister en dehors de toute lésion cérébro-spinale, du moins celles qui sont encore curables; ce sont celles que nous allons examiner ici, car à quoi bon un emplâtre sur une jambe de bois ?

FAITS CLINIQUES

1er Fait. — *Paralysie des membres inférieurs, suite de rhumatisme chronique.* — Une femme âgée de soixante-quatre ans, est atteinte, depuis quatre ans, de paralysie des membres inférieurs due à une dyscrasie rhumatismale. J'ordonne : acide phosphorique et sulfate de strychnine, de chaque 4 granules par jour. Petit à petit, le sentiment et le mouvement revinrent : des picotements, des élancements, des soubresauts de tendons furent les prodromes de l'effet médicamenteux. Bientôt une certaine raideur dans les membres annonça la contraction fibrillaire. La malade pouvait s'appuyer sur ses jambes et rester quelque temps debout, alors qu'avant elles pendaient au corps comme une masse inerte. Après trois mois de traitement, elle put aller à béquilles, respirer l'air vif et sec du milieu du jour. Comme c'était au commencement de l'été, et que la température était propice, j'ordonnai que ces exercices journaliers fussent continués malgré les réclamations de la patiente, qui craignait de faire une chute ; des aides la soulevaient et dirigeaient ses premiers pas.

Aujourd'hui elle s'est débarrassée de ses béquilles et vaque aux besoins de son ménage comme avant. Elle fait même quelques courses peu éloignées de chez elle; elle continue à prendre les granules d'acide phosphorique et de sulfate de strychnine, en les suspendant de temps à autre. Comme auxiliaire, elle prend de l'huile de foie de morue et une décoction de quinquina : deux cuillerées de chaque par jour. — Comme régime, de la viande de bœuf, du bon pain et du lait. — De la flanelle sur tout le corps et un badigeonnage à la teinture d'iode aux membres inférieurs qui restèrent œdématiés pendant deux mois, avec douleurs articulaires. J'ai cessé quand ces symptômes eurent disparu.

J'ai réussi à guérir deux cas de paralysie rhumatismale de la main et de l'avant-bras, en suivant le même traitement et régime.

Dr Nackers, à Moorsel (Belgique).

Remarques. — Les paralysies rhumatismales sont souvent le désespoir du médecin, tout autant que du malade ; plus même, puisque ce dernier conserve l'espérance là où le premier n'en a plus. Cependant, tant que les muscles ont continué à se nourrir, il ne faut pas désespérer d'y voir revenir la sensibilité et le mouvement. Quelquefois la cause réside dans une interruption des courants nerveux entre la moelle épinière et les nerfs périphériques, auxquels cas on observe la paralysie progressive: mais, même alors, il faut encore tenter le traitement névrosthénique: acide phosphorique, strychnine, arséniates, ferrugineux, regime salin.

2e Fait. — *Paralysie des membres inférieurs.* — L..., vingt ans, légèrement lymphatique, séminariste au séminaire de Coutances (Manche) ; il y a deux ans, veut se lever, à la cloche du matin ; il croit ses jambes engourdies et les met le long du lit avec ses mains ; puis il tombe quand il veut marcher. Le docteur appelé constate une paralysie contre laquelle, dit-il, il n'y a rien à faire. La semaine après, on me conduit le malade en voiture. On se tient de chaque côté pour le faire marcher.

Voici son état : déviation de la bouche à gauche, strabisme interne de l'œil droit, parole embarrassée, mémoire de mots diminuée ; rire d'idiot; diminution considérable de la force du côté droit (bras et jambes), moins du côté gauche. Si on met le malade debout et qu'on l'appuie, les jambes peuvent se soutenir ; mais s'il veut marcher, elles fléchissent; la gauche un peu moins. Au dynamomètre, la force est moindre dans la main droite. Le malade étant assis et cherchant à donner un coup de pied dans la main qu'on lui présente, lève encore assez haut le pied plus qu'on ne pourrait le supposer en le voyant marcher. Le tégument est sensible partout à la piqûre d'une épingle.

Quoique m'expliquant difficilement cette paralysie, je demandai un an de traitement. J'ai fait prendre à mon malade 10 granules d'arséniate de strychnine et 10 d'acide phosphorique par jour. Au bout de huit mois, la guérison était complète. Le jeune lévite est retourné à ses études.

Dr Calbris, à Tinchebray (Orne).

Remarques. — La carrière du malade étant donnée, et ses vices secrets connus, on peut se demander s'il n'y avait pas là un épuisement nerveux dont l'acide phosphorique et la strychnine ont eu raison. Le phosphore, comme on sait, est un des facteurs principaux de l'innervation; or, chez le malade dont nous venons de rapporter l'histoire, il y a eu évidemment une irrégularité dans la distribution nerveuse; ainsi que la déviation de la bouche, le strabisme, la diminution de la force plus d'un côté que de l'autre le démontrent, sans qu'il y ait eu pour cela lésion vasculaire, ni épanchement. Le confrère a eu confiance dans la dosimétrie. Aujourd'hui nos hypnotiseurs auraient recours à la suggestion.

3e FAIT. — *Paralysie diphthéritique.* — Il y a un mois environ, j'ai été appelé près d'une petite malade qui avait déjà été soignée par un de mes confrères. Elle était atteinte de subparalysie des membres inférieurs, consécutive à une angine diphthéritique. Depuis deux jours, elle se trouvait dans cet état; les parents étaient désolés, et moi-même, en les voyant, je ne pus m'empêcher de leur dire que la guérison serait longue.

J'ordonnai, pour commencer, l'arséniate de strychnine: 6 granules par jour, 1 à la fois, d'heure en heure, avec une cuillerée de café noir à chaque prise; plus, un bain sulfureux d'une demi-heure. Je promis de revenir le surlendemain. Or, jugez de ma stupéfaction, lorsque à ma seconde visite, je trouvai ma petite malade jouant au soleil, dans la cour de la maison; il ne lui restait qu'un peu de faiblesse dans les membres malades, mais elle marchait bien et d'un pas régulier. Elle avait pris 12 granules d'arséniate de strychnine et deux bains sulfureux.

Depuis dix ans que j'exerce dans ce pays, j'ai eu beaucoup d'accidents de ce genre consécutifs à la diphtérie; deux fois j'ai vu, malgré tous mes soins, la mort arriver par l'extension de la paralysie à tout le corps; et ceux qui ont été les moins malades en ont toujours eu pour plusieurs semaines à se remettre.

Dr J. DEVELLE,
à Saint-Benoît-sur-Loire (Loire).

Remarques. — Quelle est la cause de la paralysie diphtéritique? Un poison animal, diront les uns; un microbe, répondront les autres. Nous préférons ne pas le savoir, mais agir symptomatiquement. Voilà pourquoi dans l'angine diphtéritique il faut, indépendamment des antipyrétiques — aconitine, hydro-ferro-cyanate de quinine — le sulfure de calcium et la strychnine (Voir *Fièvre*).

V

ALCOOLISME. — RAMOLLISSEMENT DU CERVEAU

L'abus de l'alcool amène le ramollissement des tissus mous, par conséquent, du cerveau. Voici comment Rokitansky s'exprime à ce sujet :

« Comme le ramollissement dans le cerveau ne diffère de ce qu'il est dans d'autres organes, qu'en raison de la délicatesse du tissu cérébral, il ne peut être considéré comme doué d'une existence propre, et son étude ne doit être faite qu'avec les lésions diverses dont il est le résultat. »

(*Anotomie pathologique.*)

Haase, en parlant du ramollissement cérébral en général, lui reconnaît trois causes principales, et distingue ainsi :

1° Un ramollissement par imbibition et macération, auquel il rappporte, en grande partie, les ramollissements entourant les foyers hémorrhagiques et les tumeurs ;

2° Un ramollissement d'origine inflammatoire ;

3° Un ramollissement provenant d'une diminution ou d'un manque de nutrition.

Ces trois genres de cérébro-malacie s'expliquent par l'abus des spiritueux, dans ce sens que ces derniers produisent l'état athéromateux des artères, l'hyperémie des capillaires, et enfin l'atrophie des cellules nerveuses de la substance grise, siège principal du ramollissement.

Le ramollissement cérébral est toujours précédé d'ischémie, ou oblitération des vaisseaux par thromboses, embolies, ou dégénérescence athéromateuse.

Mais il faut également admettre un ramollissement idiopathique : c'est celui que produit particulièrement l'alcool. Ce dernier sature le tissu cérébral, dissout sa graisse phosphorée et le rend incapable de fonctionner. Les vaisseaux frappés de paralysies se laissent distendre, et il se fait des suffusions et des épanchements séreux dans les interstices lamellaires et dans les ventricules, sans qu'on y constate des produits plastiques d'une inflammation. Virchow admet qu'il faut surtout faire intervenir ici le reflux veineux, par suppression ou diminution du *vis a tergo*.

Au début du ramollissement cérébral on constate un affaiblissement de diverses facultés, notamment de la mémoire. Bientôt le jugement perd de sa netteté, les idées se confondent ; la vue se trouble et devient très faible ; l'ouïe et le toucher s'émoussent. Puis, surviennent des fourmillements, de la pesanteur dans les membres, — très souvent d'un même côté, — des étourdissements et un état vertigineux presque constant.

Ce qui caractérise surtout cet état, c'est l'anémie cérébrale ; et c'est en cela que beaucoup de médecins se trompent croyant qu'il s'agit d'un état congestif actif. L'apoplexie ne tarde point à survenir si on ne rend au tissu sa consistance et aux vaisseaux leur élasticité (voir plus haut). Il est bien entendu que ces malades doivent renoncer à leur mauvaise habitude, surtout quant aux spiritueux ; un bon régime et l'exercice au grand air. Le délire des ivrognes doit être attaqué par la strychnine, l'aconitine, la digitaline et l'hyosciamine, ainsi que nous en produisons plus loin des exemples.

Une nouvelle forme de ramollissement cérébral a été décrite dans ces derniers temps par Parrot : c'est le ramollissement des nouveau-nés, qu'on aurait tort de prendre pour une encéphalite et qui est, au contraire, le résultat d'une nutrition insuffisante du tissu cérébral. De là les bons effets des hypophosphites, principalement de l'hypophosphite de strychnine.

FAIT CLINIQUE

Emploi dosimétrique de l'acide phosphorique et du sulfate de strychnine dans le collapsus cérébral. — Un enfant de sept ans est amené dans notre service, à l'hôpital civil de Gand. Le petit malade se plaignait peu, répondait lentement aux questions qu'on lui faisait ; sa face était pâle ; les pupilles fortement dilatées ; le pouls, petit, filiforme, s'effaçait sous le doigt. Il y avait à la région fronto-temporale droite une plaie contuse en voie de réparation : l'accident, une chute, datait de dix jours.

Était-ce le commencement d'une méningite traumatique ? On pouvait le craindre, mais la faiblesse du petit malade excluait l'idée d'une opération. Pour ce motif et afin de ne rien compromettre, nous nous bornâmes aux nervins : acide phosphorique et sulfate de strychnine (après un lavement au sel de cuisine), 1 granule de chaque toutes les demi-heures. Il en fut administré ainsi deux doses de chaque dans la journée.

Les pupilles se contractèrent; et les urines, — que jusque-là on avait dû évacuer par la sonde, — furent émises volontairement.

Le lendemain, le traitement fut continué. Le pouls, — qui était à 120, — se releva et diminua de 10 pulsations dans la journée; l'action excito-motrice de l'acide phosphorique et de la strychnine était donc manifeste. Malheureusement, comme c'était à prévoir, l'enfant succomba dans la nuit du troisième jour. L'autopsie fit voir l'hémisphère cérébral du côté de la plaie recouvert d'une plaque de suppuration tenace, adhérente à l'arachnoïde, qui était fortement granulée.

VI

DÉLIRE NERVEUX

Quoiqu'il n'y ait point de fonctions sans organes, on peut admettre une exagération des premières sans lésion matérielle des seconds. C'est ce qui explique la rapidité avec laquelle les troubles purement dynamiques se laissent juguler par les agents dosimétriques; et, par contre, que ces troubles persistant pendant un certain temps, la lésion matérielle en est la conséquence plus ou moins prochaine. De là, pour le médecin, la nécessité d'agir avec énergie au début de tout trouble fonctionnel assez marqué pour détruire l'harmonie générale, c'est-à-dire l'état de santé.

Le délire nerveux est dans ce cas, puisqu'il peut exister *sine* et *cum materia*. Il peut être passager, ou être l'indice d'une lésion matérielle du cerveau, notamment le ramollissement, comme le fait voir la lettre suivante.

Monsieur Burggraeve,

Je suis avec un vif intérêt les progrès de la dosimétrie. Je suis un de vos anciens élèves de Gand; à un enfant gâté on permet plus qu'au vulgaire. Veuillez donc excuser la franchise de la présente lettre.

J'ai eu à traiter, depuis plusieurs années, des délires nerveux chez les alcoolisés: il ne s'agissait pas alors de dosimétrie. Depuis, j'ai donné : aconitine, digitaline, arséniate de strychnine.

J'ai réussi à merveille bon nombre de fois, dans les vingt-quatre heures, au grand étonnement de l'entourage et à ma grande satisfaction. Je vous en rends grâce.

Cependant un homme que j'avais bien guéri il y a un an, en vingt-quatre heures, par votre médication, m'a laissé en plan cette dernière fois. Je lui ai administré les trois alcaloïdes un jour : toutes les demi-heures 1 granule de chaque. Au deuxième jour rien. Le troisième jour, je force la dose de strychnine ; mon homme devient de plus en plus furibond. J'ai administré le chloral à forte dose (7 grammes) ; il s'est endormi pour se réveiller guéri.

Dᴿ Schaan, à Sedan.

Remarques. — Cela prouve que dans le traitement des maladies — comme avec les jolies femmes — il ne faut omettre aucun point ; c'est-à-dire que dans le délire nerveux des ivrognes, l'hyosciamine est une condition *sine quâ non.*

MALADIES DES VOIES URINAIRES

Le présent chapitre paraîtra bien mince à côté du livre magistral de M. le professeur Félix Guyon : *Leçons cliniques sur les maladies des voies urinaires, professées à l'hôpital Necker* (Paris, 1885, chez Baillière et fils). Mais c'est par là même que nous avons pu être court.

Lié par la reconnaissance à notre éminent collègue, qui nous a permis de reprendre nos occupations par son habilité opératoire, il nous tardait de proclamer *urbi* et *orbi* l'excellence de son œuvre.

M. le professeur Guyon, à un grand talent opératoire unit un grand esprit d'observation et une grande prudence. Ce n'est pas l'homme des témérités inutiles ; et ce n'est pas lui aussi qui sacrifierait son malade à sa vanité.

Ce que nous avions à dire des maladies urinaires, c'était particulièrement au point de vue de la méthode dosimétrique. Dans nulle autre maladie, les effets de cette méthode ne sont aussi évidents, puisqu'ils sont immédiats. C'est le *tuto, cito, jucunde* de Celse, en dehors de toute opération.

Et quand il faut en venir à cette extrémité, c'est encore la même sécurité, puisque les dangers de la fièvre traumatique sont éloignés ainsi.

Cette heureuse alliance de la médecine et de la chirurgie, nous la devons à la dosimétrie. Autrefois on n'était que chirurgien ; maintenant on est, avant tout, médecin. — *Consilio manuque.*

I

SYMPTÔMES DE LA SÉCRÉTION URINAIRE

Les reins constituent le système hydraulique du corps : la santé générale dépend ainsi de leur fonctionnement régulier ; c'est donc par là que nous devons commencer le présent chapitre.

1° *Oligurie.*

On désigne ainsi la diminution de la sécrétion urinaire. — On comprend que cela dépend, en grande partie, du régime et du milieu ambiant. Règle générale, on urine moins l'été que l'hiver ; et moins dans les pays chauds que dans les pays froids.

On peut estimer, chez un homme sain, la quantité d'urine rendue dans les vingt-quatre heures, à environ 1,500 centimètres cubes.

L'oligurie est :

a) Dyshémique, ou par défaut de forces générales et de tension sanguine dans le système rénal : comme par le progrès de l'âge ; à la suite de grandes pertes, etc. On y opposera la strychnine, l'aconitine, la digitaline : 3 à 4 granules de chaque le soir au coucher, car c'est principalement la sécrétion nocturne qui est en défaut.

b) Ischémique, ou par obstacle mécanique, tels que : tumeurs, collections séreuses, anévrismes, embolies ou thromboses ; l'opération peut lever ces obstacles, mais, en tout cas, il faut augmenter la force d'expulsion par la strychnine.

c) Marastique, par faiblesse générale ou marasme ; dans les fièvres, les hydropisies. Il faut ici — conjointement — la strychnine, l'aconitine et la digitaline.

d) Organopathique. — L'atrophie simple ou enfarctique d'une portion plus ou moins considérable du parenchyme rénal. La strychnine, l'aconitine et la digitaline sont indiquées dans ces cas, pour activer l'action des portions saines.

e) Toxique. — Dans les fièvres miasmatiques. — Exige l'emploi de la quinine, principalement de l'hydro-ferro-cyanate. — Dans les empoisonnements médicamenteux : cantharides, opium, sels de plomb, d'arsenic, de cuivre, etc. Les bains de vapeur sont indiqués ici (notamment avec la térébenthine iodée, l'iodure de potassium, le soufre, etc.), tout en soutenant la vitalité par la strychnine, l'aconitine, la digitaline, etc.

2° *Oligohydrurie.*

L'*oligohydrurie* est plus souvent un bien qu'un mal, quand elle ne dépend d'aucue lésion interne. Ainsi, chez les femmes nerveuses, elle corrige l'hydrémie et empêche les infiltrations (œdèmes) et les épanchements séreux (hydropisies). Elle peut être :

a) Statique, quand la circulation rénale est affaiblie, comme dans les maladies du cœur, des poumons, et exige l'emploi de la strychnine, de l'aconitine et de la digitaline, qui sont ici les meilleurs diurétiques.

b) Fébrile — comme dans les affections pyrétiques. — Aux moyens précédents on ajoutera la quinine.

3° *Anurie.*

C'est la suppression complète de la sécrétion, avec des troubles résultant de la rétention dans le sang des principes fixes de l'urine ; même les principes salins, qui forment alors des efflorescences soit dans les tissus, soit à la surface de la peau.

L'*anurie* est :

a) Névropathique — comme dans l'hystérie. — Les conséquences n'en sont pas immédiates, puisque toutes les fonctions végétatives sont suspendues dans les accès. On y opposera la strychnine et l'atropine (valérianate), 1 granule de chaque toutes les demi-heures.

b) Réflexe — comme dans la cystotomie, l'urétrotomie. — De là la nécessité de ne jamais négliger, dans ces opérations, l'emploi des deffervescents : vératrine, hydro-ferro-cyanate de quinine, etc., 1 granule de chaque toutes les demi-heures.

c) Organopathique. — Dans la maladie de Bright, etc. On insistera sur l'emploi de la strychnine, de l'aconitine, de la digitaline, afin de soulager les reins et de diminuer la pression intra-vasculaire.

d) Miasmatique. — Dans le choléra, le typhus, les fièvres éruptives, puerpérales. — De là l'obligation de ne jamais négliger les moyens diurétiques vitaux : strychnine, aconitine, digitaline. — Les boissons diurétiques, dans ces cas, font plus de mal que de bien, en distendant outre mesure les vaisseaux et produisant l'analbuminose.

e) Toxique. — Dans les empoisonnements métalliques (Voir *Oligurie*).

f) Ischémique. — Dans les embolies rénales. On augmentera le *vis-a-tergo* par la strychnine; en même temps qu'on dilatera les canaux par l'hyosciamine : 1 granule de chaque toutes les demi-heures (Voir *Faits cliniques*).

4° *Urémie.*

Elle s'entend de la rétention de l'urée dans le sang. — Les accidents urémiques sont principalement des troubles nerveux, soit d'excitation, soit de dépression vitale : apathie intellectuelle, somnolence, coma, tendance au délire, troubles de la vision : ambliopie, troubles auditifs, vertiges, vomissements, dyspnées, douleurs articulaires; quelquefois fièvre. On les combattra par la *Trinité dosimétrique :* strychnine, aconitine, digitaline : 3 granules de chaque au coucher; et comme généralement il y a dyspepsie, on donnera aux repas quassine et arséniate de soude : 3 à 4 granules de chaque (ensemble). — Tous les matins, le Sedlitz Chanteaud. — L'urémie peut dépendre d'une lésion des reins (Voir plus loin).

5° *Ammoniémie.*

Elle est la conséquence de l'anurèse, dont elle constitue un prodrome. Elle est due à la présence de l'ammoniaque dans le sang, et est caractérisée par une forte fièvre (voir *symptômes de l'excrétion urinaire*), ce qui la distingue de l'urémie où la fièvre manque ou est peu développée, l'urée ne s'étant pas convertie en carbonate d'ammoniaque. — Il faut combattre l'ammoniémie par la quinine et la strychnine (arséniates), l'aconitine, la digitaline : 1 granule de chaque tous les quarts-d'heure, afin de relever la vitalité et d'ouvrir tous les exutoires — en même temps qu'on lèvera l'obstacle à la miction (Voir *Opérations urinaires*).

6° *Diuries*.

Les besoins incessants d'uriner sont l'indice d'une susceptibilité exagérée du col de la vessie et d'une subparalysie du corps de ce réservoir et, par conséquent, de son évacuation incomplète. Elle se fait principalement sentir quand on est debout. Il faut, dans ces cas, recourir à la strychnine et à la cicutine : 1 granule de chaque toutes les demi-heures.

La diuerie provoquée par la gravelle nécessite l'emploi des benzoates, des salicylates, etc., des eaux légèrement sulfureuses (Contrexéville, etc.). —Les calculs sont cause d'une irritation vive ou épreintes, au bout de la verge et au périnée.

7° *Polyurie*.

Ou mictions excessives. — On les observe surtout à la fin des grandes névroses, et nécessitent l'emploi de la strychnine : 6 à 8 granules par jour.

8° *Glycosurie ou Diabète*.

On désigne par là la présence dans l'urine d'une quantité facilement appréciable de glucose (car l'urine en contient toujours une quantité que révèle l'analyse chimique). La glucose animale joue un grand rôle dans la nutrition, qu'elle soit produite dans les glandes intestinales ou dans le foie. C'est sous ce rapport que le diabète amène rapidement des symptômes de consomption, bien que le besoin de prendre des aliments soit augmenté, au point de dégénérer en boulimie ; et comme cet état se rattache à une polyurie, la soif est inextinguible. Toutes les fonctions s'en ressentent. Le moral est affecté profondément, jusqu'au suicide. —La perspiration est supprimée et la peau se couvre d'éruptions érythémateuses, prurigineuses, herpétiques. Les dents se déchaussent et se carient, à cause de l'acidité de la salive ; les nerfs sont constamment agacés ; les poumons finissent par s'entreprendre, ainsi que les ganglions du mésentère (phtisie diabétique). Généralement le foie est ratatiné ou cirrhosique, et il survient de l'hydropisie

—le cœur subit la dégénérescence graisseuse. Tous ces symptômes se développent dans un temps plus ou moins long ; et la mort par consomption en est la conséquence, si on ne parvient à rétablir les troubles nutritifs.

Le diabète est :

a) *Idiopathique*. — C'est celui qui affecte le caractère le plus général, n'étant masqué par aucune autre affection. Il exige le relèvement des fonctions par la strychnine (arséniate, hypophosphite), la quassine, pour activer les fonctions du foie et calmer la fausse faim ; le podophyllin, contre la constipation ; les eaux légèrement sulfureuses (Contrexéville, etc.) ; un régime mixte (contrairement à l'opinion généralement admise d'un régime exclusivement animal, les substances albuminoïdes ou azotées étant susceptibles d'être converties en glucose et celui-ci en graisse).

b) *Névropathique*. — Dans les affections du système nerveux, principalement dans les ramollissements du cerveau, dans les épuisements vénériens (on se rappellera les expériences de Claude Bernard). L'hypophosphite de strychnine est ici indiqué — jusqu'à 20 granules par jour, graduellement.

c) *Dyshémique*. — Dans l'impaludisme, la goutte invétérée. — Exige l'emploi de la quinine (arséniate, hydro-ferro-cyanate), la strychnine, l'aconitine, la digitaline.

d) *Toxique*. — Dans les diathèses métalliques, notamment le mercure. —Les iodés sont indiqués ici, mais par doses fractionnées, afin de ne pas fatiguer les reins.

9° Inosurie.

C'est le diabète insipide : au lieu de sucre, l'urine contient une grande quantité d'inosite.

10° Azoturie.

La présence d'une grande quantité d'azote dans l'urine indique une combustion organique absolument ou relativement trop forte ; par conséquent, dans les exercices violents ou les fatigues excessives : de là un amaigrissement rapide. C'est un moyen de corriger l'obésité. En Angleterre, on entraîne les individus comme les chevaux. L'azoturie morbide se rattache à toutes les grandes pertes de l'économie, notamment la polyurie, le diabète, les fièvres graves, etc. Il faut soutenir les forces par la strychnine : 6 à 8 granules par jour, et combattre la fièvre par les deffervescents : aconitine, vératrine.

11° *Acétonurie*.

Elle est l'indice de la présence de l'acétone dans le sang et se caractérise par des phénomènes de dépression nerveuse : lourdeur de tête, affaiblissement de la mémoire, inaptitude intellectuelle, morosité, apathie musculaire, dilatation des pupilles, ralentissement des mouvements du cœur et de la respiration, coma apoplectique. C'est donc le commencement et la fin du ramollissemeut du cerveau ; aussi l'acétonurie est souvent la conséquence de l'alcoolisme [1] et exige l'emploi de l'hypophosphite de strychnine : 6 à 8 granules par jour. Il faut activer l'action du foie par la quassine et l'arséniate de soude : 3 à 4 granules aux repas.

12° *Albuminurie*.

L'albuminurie se confond souvent avec le diabète (diabète albumineux), la glucose et l'albumine étant des éléments très transmutables. Comme dans le diabète, il y a consomption plus ou moins marquée. Le passage de l'albumine dans l'urine peut n'être que temporaire, mais sa présence permanente indique la néphrite granuleuse ou maladie de Bright. — L'urine normale ne contient pas d'albumine — à moins de quantités négligeables. L'albuminurie se rattache à l'analbuminose et à l'hydrémie, c'est-à-dire de l'appauvrissement du sang de ses matériaux plasmiques et salins.

a) *Albuminurie névropathique*. — Dans les grandes névroses : épilepsie, éclampsie, tétanos. — Exige l'emploi de la strychnine, de l'aconitine, de la digitaline, jusqu'à 20 granules de chaque, graduellement. Le bromure de potassium doit être écarté dans ces cas.

b) *Organopathique*. — Dans les lésions du bulbe de la moelle épinière, dans les phrénopathies (Guislain), dans les congestions des reins *a frigore*,

[1] Les animaux auxquels on administre de l'acétone manifestent des signes d'ébriété.

D^r B.

dans les néphrites parenchymateuses, les thromboses des veines rénales. — Les urines sont en général rares, rouges et denses. Quand il y a lésion rénale, le microscope y fait découvrir des débris épithéliaux (Voir *Maladie de Bright*).

c) Dyshémique. — Dans les fièvres éruptives : scarlatine, etc. (Voir *Fièvres*). Dans les grandes inflammations : pneumonie, bronchite, rhumatisme articulaire; après les hémorrhagies abondantes : état puerpéral. L'emploi des alcaloïdes deffervescents est ici indiqué : strychnine, aconitine, vératrine, digitaline : 1 granule de chaque tous les quarts d'heure ou demi-heures.

d) Toxique. — Cantharides, phosphore, acide cyanhydrique, acide phénique.

e) Organopathique. — (Voir *Maladies des reins.*)

13° *Albuminorrhée.*

Le passage de l'albumine dans l'urine peut avoir lieu d'une manière directe quand le sang est trop affaibli par une diète prolongée et l'abus des tisanes, comme cela a lieu dans les hôpitaux. Il faut à ces malades un régime salin soutenu par la quassine, la strychnine, afin de tonifier les parois vasculaires. — On l'observe encore dans les empoisonnements métalliques ou métalloïdes, comme le mercurialisme chronique, le bromurisme, l'iodisme, etc.

14° *Hématurie ou Hémaglobinurie.*

Cet état s'entend de la présence dans l'urine de la matière colorante du sang. Ce sont les globules rouges qui se sont ainsi décortiqués. On l'observe dans l'impaludisme, et exige, dans ces cas, l'emploi de quinquina en substance : vin, extraits, viande crue ou en poudre, etc. Comme thérapeutique, les arséniates (de quinine, de strychnine, de fer) : une dizaine de granules par jour — d'après les indications — et on combattra les poussées inflammatoires par les alcaloïdes deffervescents (Voir *Faits cliniques*).

15° *Chylurie. — Galacturie. — Lymphurie.*

Les urines ressemblent à du lait ou à une émulsion légèrement teinte en rose, à cause du mélange de quelques globules sanguins. Ce sont les globules blancs de la graisse du sang qui déterminent cet état. Quelques auteurs pensent que c'est le chyle en substance qui passe dans l'urine — passage a... iquement impossible. La destruction des globules rouges ayant lieu dan: ι rate, on comprend que la chloro-anémie en soit la conséquence, c'est-à-dire la leucémie, comme Virchow l'avait déjà indiqué. Ce sont donc les arséniates, la strychnine, la quassine, auxquels il faut avoir recours.

II

SYMPTÔMES RELATIFS A L'ÉTAT DES ORGANES URINAIRES

1° *Symptômes des reins.*

a) Néphrodinies — Néphralgies. — Les néphrodinies ou coliques rénales, suivent le trajet du plexus rénal : d'une part, aux hypocondres ; de l'autre, aux aines, les testicules et la partie interne des cuisses. Les caractères pathognomoniques sont donc nettement accusés et on ne saurait s'y tromper, vu l'absence de lésions des organes sur lesquels ils irradient.

Le siège principal de ces coliques est la région lombaire, aux côtés de la dernière vertèbre dorsale, si les deux reins sont entrepris ; ou bien à droite ou à gauche, si c'est l'un des reins seulement. De là, la douleur rayonne le long des uretères et de l'urètre jusqu'à l'extrémité de la verge, ce qui peut, — dans certains cas, — rendre le diagnostic douteux.

Enfin, pour peu qu'elle soit intense, la douleur rénale provoque des vomissements répétés, aqueux, alimentaires ou bilieux. C'est par le plexus solaire que se fait cette transmission.

La néphralgie procède par accès : la douleur apparaît brusquement pour atteindre presque immédiatement son apogée. Elle a son siège dans la région rénale, mais se calme par l'immobilisation. Cette circonstance, propre aux néphrodinies en général, est importante pour le traitement.

L'absence de tuméfaction et de chaleur *loco dolenti,* différencie la néphralgie de la néphrite. Il en est de même des urines qui ne sont pas enflammées.

La néphralgie reconnaît le plus souvent pour cause les diathèses : arthritiques, rhumatismales, palustres, etc., et, par conséquent, se rattache à un état général ou constitutionnel, héréditaire ou acquis.

Le traitement local consistera dans l'immobilisation du tronc au moyen d'une ceinture ouatée compressive, afin d'empêcher le ballottement des reins [1].

A l'intérieur on donnera la strychnine, l'aconitine, la digitaline et l'hyosciamine, afin de calmer les mouvements réflexes.

On combattra ensuite les diathèses par les moyens appropriés : benzoates, salicylates de lithine, les eaux minérales alcalines et un régime modéré, rafraîchissant.

b) Néphrite. — Elle peut exciter simultanément des deux côtés, sourde ou aiguë, sans ou avec fièvre. Dans le premier cas, c'est une simple congestion ou hyperémie, souvent de nature rhumatismale : les bains généraux, les sangsues, les cataplasmes légèrement vinaigrés; à l'intérieur, les purgatifs salins, et, s'il y a fièvre, les alcaloïdes deffervescents : aconitine, vératrine, cicutine, empêcheront que ce premier degré de la néphrite ne soit dépassé. — Dans ce dernier cas, il faut renforcer ces moyens par les déplétions sanguines générales ou locales. Quelquefois les moyens chirurgicaux sont indiqués pour prévenir des désordres graves, comme dans la néphrite calculeuse [2].

Dans la néphrite albuminurique (maladie de Bright), indépendamment de la présence de l'albumine dans les urines, on constate — si l'hyperémie est considérable — des globules sanguins, des cylindres hyalins, quelquefois épithéliaux, c'est-à-dire, des débris du parenchyme rénal — comme dans la phtisie pulmonaire des fragments de fibres élastiques (Schrœder van der Kolk).

Ordinairement, dans la première période de la maladie, l'urine est abondante, pâle, inodore, relativement pauvre en urée et ne renfermant que peu d'éléments morphologiques (Spring).

Plus tard, il y a oligurie; l'urée diminue dans une proportion considérable et l'urine devient trouble, sédimenteuse; on y constate une grande

---

[1] On a préconisé dans ces derniers temps la fixation du rein par une suture, moyen incertain et d'ailleurs dangereux.

[2] La néphrotomie a été instituée plusieurs fois avec succès.

quantité de cylindres hyalins, graisseux, agglomérés, ou à l'état d'émulsion, quelquefois aussi des globules rouges et blancs.

Dans la néphrite albuminurique, l'anasarque se déclare rarement d'emblée, comme dans l'analbuminose. Ce sont d'abord des infiltrations des paupières, le matin ; et aux malléoles, le soir ; puis l'œdême s'étend et gagne tout le tissu sous-cutané, et l'hydropisie finit par devenir générale, la peau restant pâle et sèche.

La désalbuminose du sang porte son action sur la rétine, dont elle détermine la dégénérescence, se traduisant d'abord par des lacunes dans le champ visuel, puis, par l'amaurose définitive et complète.

C'est à cette même cause qu'il faut attribuer les désordres du côté du cœur, des poumons, de l'abdomen, consistant principalement dans des dégénérescences graisseuses. — L'ensemble de ces accidents constitue ce qu'on appelle la *cachexie brightique*. La mort arrive souvent au milieu d'attaques urémiques (Voir : *Urémie*).

La néphrite suppurative affecte tantôt une marche aiguë, tantôt une marche lente ; rarement le pus se fraye une issue au dehors par abcédation, comme dans la périnéphrite. La descente du pus se fait le long des uretères avec les urines, qui sont alors épaisses, muco-purulentes. Cette abcédation parenchymateuse est difficile à tarir et entraîne la consomption. Il faut combattre la fièvre erratique par la quinine (arséniate, hydroferro-cyanate) et soutenir les forces par la strychnine, à laquelle on adjoindra, dans la marche aiguë, l'aconitime, la digitaline, la vératrine. Pour les moyens externes, voir plus loin : *Chirurgie urinaire*.

La néphrite goutteuse est rarement suppurative et toujours relativement modérée. Elle est caractérisée par l'abondance de l'acide urique et des urates ; ce qui la distingue des autres albuminurrhées organopathiques (Spring).

2° *Symptômes de la vessie.*

a) Cystalgie. — Dans l'état physiologique, la vessie a peu de sensibilité propre, même, dans la lithiase — à moins de calculs volumineux, rugueux — le malade s'en aperçoit peu quand il est couché. On peut y promener la sonde sans douleur. Il en est de même des opérations pratiquées sur le réservoir en vue d'extractions de corps étrangers.

Dans la cystalgie, les douleurs sont quelquefois atroces et irradient vers les reins d'une part, vers l'urètre et l'anus de l'autre. La miction est arrêtée, difficile, douloureuse, saccadée. La pression sur l'hypogastre n'augmente pas la douleur, celle sur le périnée la soulage. Le cathérisme, dans ce cas, est très dangereux, et il faut s'en abstenir avant d'avoir dissipé le spasme.

Le traitement consistera dans l'emploi de la strychnine, de la cicutine, l'hyosciamine : 1 granule de chaque, de quart d'heure en quart d'heure, jusqu'à sédation, — On appliquera au périnée et sur l'hypogastre des sachets chauds.

b) Cystite. — Dans la cystite catarrhale aiguë, la douleur compressive ou brûlante se fait sentir à l'hypogastre et au périnée, et augmente par la pression. Quelquefois elle s'étend à tout le ventre, quand le péritoine est entrepris.

La miction est accompagnée et suivie d'une sensation de brûlure, comme celle d'un fer rouge; et comme, d'autre part, le besoin d'uriner est incessant, le malade éprouve une véritable torture.

La douleur se propage aux reins, et jusqu'aux testicules et dans les cuisses.

Les urines excrétées sont denses, rouges, acides, muco-purulentes. Parfois il y a rétention complète.

La cystite aiguë nécessite les bains tièdes prolongés, les émollients, et, à l'intérieur, les alcaloïdes deffervescents : aconitine, digitaline, morphine, cicutine, hyosciamine : 1 granule de chaque tous les quarts d'heure jusqu'à sédation, et au moindre frisson on y associera l'hydro-ferro-cyanate de quinine et l'arséniate de strychnine.

Pour les calculs et les néoplasmes, nous renvoyons à la *Chirurgie urinaire.*

3ᵉ *Cystorrhagie (pissements de sang).*

a) Essentielle. — Elle est quelquefois supplémentaire — chez les femmes imparfaitement ou non réglées, les hémoroïdaires — et s'accompagne d'épreintes ou ténesmes, et de douleurs hypogastriques quand la vessie est fortement distendue. Elle exige l'emploi de l'hydro-ferro-cyanate de quinine, de l'hyosciamine, de la strychnine, afin d'arrêter l'écoulement du sang et de favoriser son expulsion. On donnera 3 à 4 granules hydro-ferro-cyanate, 1 granule hyosciamine et 1 granule strychnine (sulfate), tous les quarts d'heure, jusqu'à cessation du ténesme et des douleurs hypogas-triques.

b) Miasmatique. — Dans les pays palustres, à cause du refoulement du sang dans l'accès de froid. — Le traitement est le même que dans le cas précédent.

c) Toxique. — Par les cantharides, le baume de copahu à hautes doses, les truffes, les mets échauffants, les vins spiritueux — on a dit le café ; mais le café est plutôt un modérateur, par la caféine, tout comme la quinine. — C'est donc à ces deux alcaloïdes qu'il faudra avoir recours, en y associant l'hyosciamine et la strychnine, quand il y a subparalysie.

d) Dyshémique. — Dans les fièvres graves, les diphthéries zymotiques. — Exige l'emploi des styptiques, notamment le tannin. — Pour les cystor-rhagies traumatiques, voir *Chirurgie urinaire.*

4° Fibrinurie.

Dans l'albuminurrhée hématurique. — L'urine se coagule un peu après son émission et se prend en une masse gélatineuse. S'il y a en même temps rétention, le coagulum se fait dans la vessie même et rend les injec-tions dissolvantes nécessaires. — On donnera, conjointement, la strychnine, l'hyosciamine, la digitaline, afin de favoriser la miction et de ne pas laisser la vessie se paralyser.

5° Blennurie.

S'entend de la production et de l'accumulation du mucus au delà des conditions normales. On y trouve des cellules épithéliales et quelques cris-taux d'urate et d'oxalate de chaux. Le magna se différencie de l'albumine en ce qu'il se dissout par les acides.

La sécrétion exagérée du mucus dans les voies urinaires peut donner lieu à de sérieuses éventualités, telles que la formation de calculs par cimentation des particules sédimenteuses ou gravelles suspendues dans l'urine.

Le mucus agit en outre comme ferment de l'urée et peut ainsi donner lieu à l'ammoniémie, par sa décomposition en carbonate d'ammoniaque, comme dans la vieillesse où c'est souvent une cause de mort. De là, nécessité de l'usage journalier du sulfate de magnésie deshydraté — comme lavage — et de la strychnine, de l'aconitine, de la digitaline, comme anti-ferments.

6° *Pyurie.*

Le pus, dans les urines, peut provenir des reins (néphrite suppurée), ou de la vessie (cystite). L'urètre peut également en fournir, mais en petite quantité, surtout après l'expulsion de l'urine (Voir *Urétrite*).

La présence du pus dans l'urine se reconnaît à l'aspect opalin de cette dernière, après son émission, et le précipité blanc-jaunâtre par le repos. Le microscope y fait voir de nombreux leucocytes plus ou moins altérés, ainsi que des globules graisseux ou des cylindres épithéliaux.

La pyurie est une cause d'épuisement quand elle se prolonge et est très abondante. Il faut donc soutenir les forces par la strychnine (préférablement l'hypophosphite) et les analeptiques. — On fera des lavages de la vessie pour empêcher la fermentation du pus et l'ammoniémie — comme dans le cas précédent.

7° *Physurie.*

La vessie — comme l'utérus — peut donner lieu à une exhalation d'acide carbonique, chez les personnes nerveuses (*Flatus essentiel*). Il faut, dans ces cas, soutenir la constitution par la strychnine (arséniate, hypophosphite) et un régime tonique.

8° *Mycéturie.*

De même que dans l'urine exposée à l'air il se forme des cryptogames microscopiques, de même il peut s'en développer dans la vessie : ce sont les ptomaïnes dont il a été tant question dans ces derniers temps, au point de faire croire à un auto-empoisonnement : la *Torula cerevisiæ* — le *Penicillum glaucum* — le *Leptothrix vaginalis*.

La *Torula* apparaît particlièrement dans l'urine sucrée — le *Penicillum* dans l'urine albumineuse — le *Leptothrix* dans le catarrhe des voies génitales, entraîné avec l'urine.

L'*Oïdium albicans* se rencontre quelquefois dans le muguet vaginovulvaire et la diphthérie vésicale.

Tous ces parasites doivent être attaqués par le sulfure de calcium : 6 à 8 granules par jour. En même temps on donnera la brucine ou la strychnine, selon l'âge : 3 à 4 granules par jour — et on fera des lotions antiseptiques.

Pour la constitution chimique des urines, voir *Chimie urinaire*.

9° *Symptômes de l'urètre.*

a) *Urétralgie.* — Douleur aiguë, névralgique, siégeant dans la profondeur du canal de l'urètre, hors de la miction, et n'étant pas augmentée par elle.

Les accès se répètent à des intervalles irréguliers ; quelquefois cependant ils sont périodiques : le plus souvent le soir.

On y opposera la strychnine et la quinine (arséniates) ; et contre le spasme douloureux, l'hyosciamine ou bien la cocaïne (cette dernière en injections) : 2 granules de chaque toutes les demi-heures jusqu'à sédations.

b) *Urétrite blennorrhagique.* — Elle peut occuper différents points du canal ou toute son étendue, par extension successive ou d'emblée.

La douleur de l'urétrite est gravative hors de la miction, et brûlante, cuisante au commencement ou à la fin. Elle peut s'étendre aux corps caverneux — comme dans la chaude-pisse cordée.

Le muco-pus est irritant et contagieux s'il y a chancre intra-urétral.

L'urétrite peut s'étendre à la vessie, mais surtout aux aines : d'où, des bubons inflammatoires ou spécifiques.

Le traitement de l'urétrite doit être antiphlogistique : repos, diète, sangsues aux aines ou au périnée, et à l'intérieur l'aconitine et la digitaline : 1 granule de chaque toutes les demi-heures. — Les benzoates et les salicylates sont indiqués quand les urines sont fortement acides, de même que le muco-pus.

L'urétrite syphilitique exige l'emploi des iodures mercuriels. Il faut, avant, combattre l'inflammation par les moyens indiqués ci-dessus.

L'urétro-blennorrhée — ou ce qu'on nomme la goutte militaire — sera combattue par les injections antiseptiques, à cause des microcoques qui rendent le pus virulent. On se servira de préférence du sublimé au 1/1000ᵉ.

c) Spermatorrhée. — Elle est due, le plus souvent, à une action réflexe de la moelle épinière, suite d'excès vénériens ou solitaires, et coïncide avec le diabète (Voir ce dernier).

Le traitement consistera dans l'emploi de la strychnine (de préférence l'hypophosphite) et du camphre mono-bromé.

Pour les troubles de la miction, voir *Chirurgie urinaire.*

III

CHIRURGIE URINAIRE

Les voies urinaires étant accessibles sur leur parcours, les moyens chirurgicaux peuvent leur être appliqués. Cependant, dans ces cas, il ne faut jamais négliger les moyens internes.

Ainsi, préalablement à toute opération, il faut instituer ce que Chassaignac nommait l'*entraînement chirurgical,* ou ce qu'il eût dû nommer plutôt *entraînement médical.*

De là, l'heureux emploi de l'acotine, de la digitaline, de l'hydro-ferrocyanate de quinine, de l'arséniate de strychnine : 1 granule de chaque toutes les demi-heures. — En un mot, il faut empêcher les opérés d'être des malades (selon l'expression ingénieuse d'un prince de la science).

1° *Chirurgie rénale.*

Les reins, par leur position en arrière du péritoine, sont accessibles du côté des lombes ; aussi, dans ces derniers temps, on a pratiqué sur ces organes des opérations qu'on eût considérées comme téméraires avant.

a) Abcès périnéaux. — Ces abcès ont été précédés des signes phlogosiques : chaleur, tumeur, douleurs pulsatives, puis gravatives ; fièvre continue, etc.

La conversion de la fièvre continue en erratique, de la douleur pulsative en gravative; les sueurs gluantes, la bouche pâteuse; l'empâtement local, la fluctuation profonde, indiquent la formation du pus.

On appliquera un caustique de Vienne afin de favoriser la collection du pus, et on fera une incision le long du carré des lombes, en procédant couche par couche, aponévrose par aponévrose.

L'abcès est alors largement ouvert et on y laisse un drain, qu'on recouvre d'une épaisse couche d'ouate antiseptique; le tout soutenu par un bandage de corps.

On continue à donner à l'opéré les alcaloïdes indiqués plus haut.

Grâce à ces précautions, l'opération sera rarement suivie de résorption purulente ou de septicémie.

b) Abcès rénaux. — Ils ont été précédés des signes de la néphrite suppurée (Voir plus haut). On reconnaîtra que l'abcès est formé aux signes pyogéniques.

Généralement, ces abcès se vident par les uretères dans la vessie; mais afin d'empêcher la formation d'une caverne et, par conséquent, la résorption ichoreuse, on se décidera, d'après l'urgence, à porter l'instrument dans le rein, pour donner directement issue au pus au dehors.

L'opération est la même que pour les abcès périnéaux, quant aux couches superposées. L'incision du rein aura lieu au point fluctuant. — Les soins consécutifs, comme dans les abcès périnéaux.

c) Calculs rénaux. — La présence des calculs dans les reins se reconnaît à la colique néphrétique (Voir plus haut). Cette colique éclate spontanément, ou à la suite de mouvements ou secousses corporelles; elle acquiert d'emblée une intensité extrême du côté du calcul, et irradie le long de l'uretère, de la vessie, de la verge; gagne le testicule et le haut de la cuisse, quand le calcul est engagé dans l'uretère. Quand il est recélé dans le bassinet, la douleur remonte vers l'estomac et provoque des vomissements.

La sécrétion et l'excrétion de l'urine se font difficilement; cependant, le calcul n'existant que d'un côté, l'anurèse n'est pas complète. La miction est douloureuse; l'urine concentrée et souvent sanguinolente.

Au fort des crises, le pouls est petit, la température abaissée au-dessous de la moyenne physiologique, la face grippée, l'anxiété extrême; une sueur froide recouvre le corps. Quelquefois il y a des phénomènes réflexes généraux, tels que des convulsions cloniques et même éclamptiformes.

Tous les moyens pour soulager le malade ayant été épuisés (voir *Néphralgies*), il faudra recourir à la taille rénale — qui se fera dans les mêmes conditions que l'ouverture des abcès (Voir plus haut).

Quand la lithiase rénale dure depuis longtemps, les reins sont convertis en un kyste multiloculaire; il importe donc de faire l'opération à temps, afin d'empêcher le déplissement de l'organe.

Le traitement consécutif, tant externe qu'interne, est le même que pour les abscès (Voir plus haut).

d) Calculs vésicaux. — Quand ces calculs sont arrivés à point, les douleurs, jusque-là peu appréciables, siègent surtout au col de la vessie et se font sentir, soit dans la position debout, soit dans la défécation, soit dans la miction, ou dans les cahotements en voiture, la course, l'équitation. — Le coucher les fait disparaître momentanément.

Ces douleurs se manifestent tout le long de la verge, au méat, et forcent le malade à l'étirer; d'où, oblongation du prépuce, surtout chez les jeunes sujets.

A ces douleurs se joignent le spasme au périnée et les irradiations jusqu'aux reins — quelquefois des sensations réflexes de la moelle, aux cou et à la plante des pieds.

C'est donc le corps de la vessie qui est le moins impressionné : seulement, on éprouve un sentiment de pesanteur au bas-fond et à l'anus.

Si le calcul est mobile — et surtout s'il y en a plusieurs — le mouvement produit un pissement de sang qui cesse au repos; les urines redeviennent aussitôt limpides — à moins de cystite.

Les calculs vésicaux peuvent être enchatonnés dans le corps de la vessie, qui prend alors la forme d'une calebasse. D'autres fois ils ont glissé entre la muqueuse et la tunique musculaire. Enfin, ils peuvent s'être enkystés, par suite d'inflammation exsudative.

On comprend que ces diverses positions doivent influer sur le diagnostic.

Le calcul — ou les calculs — une fois reconnu, quel est le mode d'extraction le plus convenable? Cela dépendra de son volume, de sa situation et de sa dureté.

Les calculs très friables, tels que ceux d'urate et de phosphate de chaux, pourront être broyés, l'opération pouvant se faire en une séance.

Les calculs durs ou d'oxalate de chaux devront être extraits par la taille périnéale ou hypogastrique, selon leur volume.

La taille rectale expose à des fistules, de même que la taille de Celse, chez les enfants.

Ces diverses indications ne pourront être acquises que par le cathétérisme préalable; nous devons donc en dire un mot.

Et, tout d'abord, il faut y préparer le malade, à cause de la susceptibilité des voies urinaires.

On le soumettra donc pendant quelques jours à l'hydro-ferro-cyanate de quinine, afin de prévenir les frissons.

Cette précaution est nécessaire à cause de la fièvre d'accès qui peut survenir dans ces cas et avoir des conséquences fâcheuses.

Dans ces sortes d'examen il est bon de ne pas opérer à vide, c'est-à-dire après l'évacuation complète de la vessie, dont la sonde vient alors frapper les parois et peut en imposer à l'opérateur.

On se servira d'une sonde à robinet, comme le faisait le chirurgien Amussat.

La sonde doit être à peu près droite, le bec légèrement relevé. Avec les sondes à grande courbure on risque constamment de passer au-devant du calcul.

Si on trouve de la difficulté à pénétrer dans la vessie, il faut attendre que le spasme soit passé, et, dans l'intervalle, on donnera 1 granule d'hyosciamine de demi-heure en demi-heure, et on fera placer le malade au bain de siège (Voir *Histoire des maladies*).

La mobilité et la nature du ou des calculs une fois reconnues, on se décidera entre les différents modes d'extraction indiqués plus haut.

Quelquefois on est obligé de procéder à la dilatation préparatoire : par exemple en cas d'atrésie du canal. Cette opération doit se faire avec beaucoup de précaution, afin de ne pas déchirer ou érailler les parois du canal.

En général, il est préférable de lithotricier en une seule séance, avec des intervalles de repos, le malade étant tenu sous l'influence du chloroforme.

Le broiement fait, les fragments sont aspirés au moyen de la ventouse à air, et on fera des lavages à grande eau, afin de ne laisser aucun fragment dans la vessie.

Après l'opération on tiendra le malade sous l'influence des alcaloïdes deffervescents : aconitine, digitaline, strychnine, hydro-ferro-cyanate de quinine, afin de prévenir la fièvre traumatique.

Quoique celle-ci soit peu à craindre avec les précautions que nous venons d'indiquer, nous devons en indiquer ici les caractères propres, ainsi que la marche.

Cette fièvre est précédée d'un frisson violent et d'une grande dépression vitale; puis survient la réaction : température, 38-39; pouls, 100, 120. Jusque-là, les organes urinaires ne paraissent pas engagés, preuve que la fièvre est purement dynamique. On donnera l'aconitine, la vératrine, la digitaline comme deffervescents.

Ce n'est que dans les cas où la néphrite traumatique se déclarerait, qu'on aurait recours aux déplétions sanguines.

La fièvre urémique est infiniment plus à redouter, à cause des phénomènes généraux (Voir *Urémie*). On insistera principalement sur les arséniates : de strychnine, de quinine, afin de parer à la résorption urinaire.

La fièvre urineuse présente tous les symptômes traumatiques de la fièvre, quoique celle-ci soit rare après l'opération de la lithotricie — la vessie étant peu sensible par elle-même — à moins qu'il n'existe des lésions graves, suite de l'opération mal faite.

Les alcaloïdes deffervescents — notamment la strychnine et la digitaline — en faisant couler abondamment les urines, empêchent la fermentation de ces dernières, partant, la fièvre urineuse, si à redouter à cause de l'empoisonnement par le carbonate d'ammoniaque (Voir plus haut).

Avec la dosimétrie — telle que nous venons de l'exposer — toutes les discussions sur la fièvre urineuse cessent, puisqu'il n'y a pas de fièvre. C'est un point sur lequel nous ne saurions assez insister. Ayant été lithotricié par le professeur Guyon, en une seule séance, et nous étant ensuite soumis à la méthode dosimétrique, nous pouvons en parler en connaissance de cause : *Experto crede Roberto.*

La taille — en tant qu'opération sanglante — est loin de valoir la lithotricie; cependant, elle a ses indications spéciales — telles que le volume et la dureté du calcul — ce qu'on reconnaîtra à l'exploration.

C'est parce qu'on a érigé la lithotricie en méthode absolue, qu'on a eu tant de revers.

La taille est encore nécessaire dans les cas de calculs enchatonnés ou enkystés.

Par où faut-il tailler : par l'hypogastre, le périnée, le rectum ? Cela dépendra des circonstances. Les calculs trop volumineux pour être extraits par le périnée, devront l'être par l'hypogastre. D'ailleurs la taille hypogastrique est loin de présenter les dangers qu'on a prétendu.

La vessie étant ouverte en dehors du péritoine, l'épanchement dans ce dernier n'est pas à craindre. Et quant à l'épanchement dans le bassin, il n'est pas également à redouter, puisque l'ouverture de la vessie est supérieure au col qui est la voie d'écoulement naturelle. Il n'est donc pas nécessaire de laisser une sonde à demeure à la région hypogastrique. La vessie, en revenant sur elle-même, permet la réunion par première intention de la plaie abdominale.

La taille rectale — quoique d'un accès facile — laisse souvent à sa suite, une fistule urinaire, le bas-fond de la vessie venant s'encadrer dans la courbure du rectum. D'ailleurs, elle expose à la lésion des vésicules séminales et de leurs conduits.

La taille de Celse — en arrière du sphincter vésical — si facile chez les enfants, expose également à la fistule urinaire, le col de la vessie restant fermé et empêchant ainsi l'écoulement de l'urine.

C'est donc — à tout prendre — la taille périnéale, soit latérale, soit bilatérale, qui est préférable. Rarement il y a hémorrhagie par les artères honteuses internes, si on a soin de bien calculer l'ouverture du lithotome.

Après la taille — comme après la lithotricie — il faut insister sur l'administration des alcaloïdes deffervescents.

Fongus de la vessie.

Autrefois, ces tumeurs étaient considérées comme incurables. Aujourd'hui on les attaque par la cystotomie hypogastrique, au moyen de l'opération sanglante ou du galvano-cautère. C'est affaire de diagnostic.

Les caractères généraux sont ceux de la cancérose ; les caractères locaux, ceux de la liquéfaction du fongus, qui est ici le principal danger. Les urines troubles, fétides, les hématuries se reproduisant à des intervalles plus ou moins longs, l'affaiblissement du malade, sont des phénomènes d'urgence. L'examen microscopique complètera le diagnostic.

La tumeur une fois reconnue, on n'hésitera pas d'ouvrir la vessie par l'hypogastre et on enlèvera tout le tissu morbide par excision ou par la cautérisation galvanique.

Le galvano-cautère est préférable à l'opération sanglante, parce qu'on n'a pas d'hémorrhagie.

Paracentèse vésicale.

Autrefois, on n'avait, pour pratiquer cette opération, que des trois-quarts grossiers ; aujourd'hui — grâce à l'appareil Dieulafoy — on peut instituer la paracentèse capillaire et y revenir autant que de besoin. Nous citerons le cas suivant qui fera connaître un des motifs pressants qui rendent l'opération nécessaire.

Un individu de soixante-cinq ans, d'une constitution hémorroïdaire, a des hématuries qui se répètent presque chaque mois. Celle pour laquelle nous avons été appelé a été assez forte pour remplir la vessie, sauf le sommet qui est remonté jusqu'à l'ombilic. Le sang s'est pris en coagulum, d'où impossibilité d'uriner. Nous cherchons vainement à la débarrasser par la sonde, dont les yeux se bouchent par le caillot. Cependant l'anxiété du malade est extrême, il fallait donc prendre un parti. En perculant la vessie nous nous aperçûmes que le son, mat dans la zone inférieure, était clair dans la zone supérieure ; et que la consistance, cotonneuse au-dessous, était rénitente au-dessus. Nous nous décidâmes alors en faveur de la paracentèse capillaire, à trois travers de doigt au-dessus du pubis, ce qui amena, par aspiration, à peu près un verre à bière d'un liquide citrin. Le malade s'en trouva soulagé ; mais au bout de quelques heures, il fallut en venir à une nouvelle évacuation. Nous eûmes soin de faire servir la même ouverture cutanée, en déviant de côté pour la ponction de la vessie. Il en fut ainsi pendant une douzaine de jours, c'est-à-dire le temps nécessaire à la résorption du caillot. Dans l'intervalle nous fîmes prendre des granules d'hydro-ferro-cyanate de quinine, afin de prévenir de nouvelles hémorrhagies. Quand le moment arriva d'uriner, il se trouva que la vessie n'avait pas le ton voulu, et nous dûmes recourir à la strychnine et à l'hyosciamine — cette dernière contre le splasme du col. Il arriva ce qui était facile à prévoir, mais non à éviter : c'est-à-dire une incontinence d'urine, à laquelle nous obviâmes en faisant cesser l'usage de l'hyosciamine. Tout rentra ainsi dans l'ordre.

On voit par là de quelle ressource sera dorénavant l'appareil ingénieux du docteur Dieulafoy, qui a acquis ainsi, du coup, des droits à l'immortalité.

Opérations sur le canal de l'urètre.

Rétention d'urine. — Nul accident n'est plus pressant que la rétention d'urine ; il ne faut donc pas s'étonner que l'art se soit empressé d'intervenir. Nous ferons remarquer que de cet empressement même sont nés, non seulement des inconvénients, mais des accidents mortels, qu'on eût pu éviter en tirant parti de la vitalité de l'urètre.

Combien d'individus ont des rétrécissements à moitié et même aux trois quarts du canal, qui cependant urinent encore et qu'on ferait uriner davantage par les moyens dosimétriques !

Nous citerons ici l'exemple suivant : Un individu se présente dans notre cabinet pour se faire sonder avec les sondes dont il était porteur et dont il se servait depuis des mois qu'il avait été en traitement à Paris, près d'un spécialiste. Il nous dit que l'obstacle gisait à la portion prostatique du canal. Le voyant en grande anxiété, nous lui dîmes de retourner chez lui, de se mettre au bain pendant trois quarts d'heure, et lui remîmes 3 tubes : 1 de strychnine, 1 d'hyosciamine, 1 de cicutine.

Notre but était de parer, à la fois, à la subparalysie du corps de la vessie et au spasme douloureux du col. — Nous n'avions plus revu le malade, quand il revint, le surlendemain, nous dire qu'au bout de deux heures, grâce à notre prescription, il avait uriné mieux qu'avant ; mais que maintenant il ne savait plus garder ses urines, ce qui le désolait beaucoup. Nous lui dîmes de continuer avec la strychnine et la cicutine, mais de laisser là l'hyosciamine. Ce qu'il fit, en effet, avec succès. Depuis il n'a plus songé à faire calibrer son urètre, trouvant que la miction était suffisante. Seulement, par moments, il est obligé de reprendre la strychnine et l'hyosciamine, surtout après un écart de régime.

Nous ne prétendons pas conclure contre la dilatation mécanique de l'urètre, mais nous disons que dans beaucoup de cas, elle pourra être évitée par les moyens vitaux.

La rétention d'urine aiguë succédant à l'inflammation, ou à la contusion du canal, exigeait autrefois le cathétérisme forcé, opération fort dangereuse, produisant, huit fois sur dix, la déchirure du canal — aujourd'hui on a la paracentèse vésicale, qui permet d'attendre la résolution de l'inflammation.

La rétention chronique d'urine n'est jamais complète, mais à des degrés divers. Le retrécissement peut être périphérique ou latéral ; quelquefois il y en a plusieurs, de manière à disposer le canal en zigzag.

Le rétrécissement varie de nature : tantôt il est simplement hypertrophique ; tantôt muqueux, fongueux, fibreux. On comprend, dès lors, que les moyens de le détruire doivent varier : depuis la dilatation simple jusqu'à la cautérisation, l'incision, l'excision.

Mais quels que soient les moyens auxquels on a recours, il faut qu'ils laissent les parois du canal intactes : sans cela, on substitue un rétrécissement à un autre, quelquefois plus considérable. C'est dans ce sens que nous allons examiner les divers modes opératoires urétraux.

Dilatation. — Elle se fait au moyen de la bougie ou de la sonde, quand celle-ci doit être laissée à demeure. La bougie a peu d'action dilatante, puisqu'elle subit, au contraire, la compression du rétrécissement. C'est donc la sonde métallique qu'il faut préférer.

Il y a la dilatation brusque — comme la faisait Mathias Major (de Lausanne), et la dilatation graduée. La bougie ayant pris l'empreinte du rétrécissement, on a des sondes en étain de la même forme, afin que la dilatation porte directement et uniquement sur la partie rétrécie.

L'introduction de la sonde sera toujours précédée et suivie de l'administration des alcaloïdes deffervescents mentionnés plus haut. Grâce à ces moyens — et avec de la patience — il est rare qu'on n'arrive pas à ses fins.

Nous ne donnons pas ici les différents procédés opératoires, renvoyant aux ouvrages spéciaux, notamment au livre magistral de M. le professeur Félix Guyon : *Leçons cliniques sur les maladies des voies urinaires* (Paris, 1855).

Infiltrations d'urine.

Elles sont le résultat de contusions profondes du périnée, avec déchirure sous-cutanée du canal de l'urètre. Nous n'avons pas parlé de la contusion et de la déchirure de la vessie, accidents toujours mortels.

L'infiltration est limitée par les facia aponévrotiques, de manière qu'elle ne s'étend pas dans les régions avoisinantes.

Les symptômes dominants sont la rétention, ou du moins la difficulté de la miction, le gonflement périnéal ou bosse sanguine.

Le cathétérisme est souvent impossible à cause du magna sanguin ; et, en tous cas, on risque de faire fausse route. C'est ici que la paracentèse vésicale hypogastrique devra être instituée, en attendant que le foyer de la contusion soit évacué.

Pour cela, on incisera les parois contuses et on cherchera à trouver la déchirure du canal, qu'on obturera par une bougie fixée par delà la déchirure, et on attendra la cicatrisation de la plaie avant de rendre aux urines leur cours naturel.

Les accidents traumatiques du canal de l'urètre sont toujours graves et souvent mortels, si on ne parvient à y parer. L'observation suivante que nous empruntons au livre de M. Guyon en est la preuve.

Un individu pris dans un éboulement n'eut d'abord que peu d'accidents urinaires, malgré une fracture du bassin ; mais bientôt une infiltration d'urine se produisit ; des fistules s'établirent, la miction ne se fit plus qu'incomplètement, les urines se chargèrent de pus, l'état général s'affaiblit, et finalement le malade, au moment de son entrée à l'hôpital, présentait le type complet de la rétention d'urine incomplète, compliquée de cachexie urineuse. Malgré une ankylose de la hanche et des déformations osseuses évidentes de la symphyse, nous essayâmes l'urétrotomie externe sans conducteur. Nous ne pûmes trouver le bout postérieur, ou, pour mieux dire, ne pûmes le reconnaître. Quelques jours après, le malade succombait aux progrès de la cachexie.

Nous pensons que c'eût été ici le cas de faire la paracentèce vésicale et de donner des alcaloïdes deffervescents.

Extraction de corps étrangers de l'urètre.

Ces corps, introduits du dehors, cheminent dans le canal jusque dans la vessie, mais peuvent être repoussés à travers la paroi du canal. Nous citerons les deux faits suivants.

1er Fait. — Un petit-frère présentait tous les signes d'une pierre dans la vessie. La sonde ne laissait percevoir aucun bruit métallique, mais l'exploration par le rectum permettait de constater la présence d'un corps volumineux à surface irrégulière, bosselée et élastique. La taille rectale permit d'amener une sonde élastique, repliée sur elle-même en un corps ovoïde, avec un fort enduit mucoso-calcaire. Le saint homme prétendit qu'ayant voulu se sonder lui-même, la sonde lui était échappée et avait pénétré dans la vessie. La peur d'une réprimande lui avait fait cacher son mal depuis plusieurs mois. Tout en acceptant l'explication pour ce qu'elle vaut, on voit par là que les corps étrangers sont entraînés par une sorte d'aspiration.

2º FAIT. — Nous sommes appelé pour un jeune garçon de quatorze à quinze ans, atteint, depuis quelques heures, de rétention d'urine. Il souffrait cruellement, se tordait sur son lit ; en proie, par moments, à des convulsions ; la face pâle, le pouls presque imperceptible, le corps couvert d'une sueur froide. En explorant du doigt le perinée, nous nous blessâmes à deux pointes aiguës, et en les tirant à nous, nous pûmes nous assurer que c'étaient les pointes d'une épingle à coiffer. L'anse de l'épingle ne permettant pas de la retirer, nous fendîmes sur elle le canal et en fîmes l'extraction. Cette urétrotomie externe n'eut aucune conséquence facheuse. Ici encore, on voit avec quelle force les corps étrangers peuvent être repoussés.

De petits calculs peuvent s'enclaver dans le canal. Il faudra les extraire par une incision de dehors en dedans, au lieu de chercher à les refouler dans la vessie.

Nous extrayons du livre de M. Guyon le cas suivant qui fera voir les suites fâcheuses qui peuvent résulter de la présence de ces calculs.

Voyez, par exemple, cette pièce qui provient d'un malade mort dans nos salles, au mois de novembre dernier. Les accidents qui l'amenèrent dans notre service remontaient à près de dix-huit mois. A la suite de douleurs rénales, il avait vu, un jour, son jet d'urine, déjà petit antérieurement, disparaître tout à fait. La miction ne se faisait plus qu'en bavant et au prix d'efforts très pénibles. Peu à peu, sa santé s'altéra, d'abord lentement, puis rapidement, et lorsqu'il entra à l'hôpital, l'état général était tellement mauvais, les urines tellement sales et infectes, à odeur gangreneuse, que toute guérison me parut impossible. En procédent à un examen attentif, nous pûmes constater un rétrécissement peu étroit de la portion spongieuse du canal, et derrière lui, l'existence d'une pierre, reconnaissable au frottement rude de la bougie à son contact. Le temps pressait : nous fîmes une boutonnière urétrale qui nous permit de retirer le calcul que voici (je ne saurais mieux le comparer qu'à une datte à bords mousses). La mort n'en survint pas moins rapidement ; voici les lésions que nous constatâmes : Immédiatement derrière le rétrécissement, une petite fossette creusée sur la paroi inférieure de l'urètre logeait le calcul ; à partir de ce point, toutes les voies urinaires sont distendues : l'urètre en arrière du rétrécissement, la vessie, les uretères, les bassinets, sont considérablement augmentés de volume ; bien plus, il existe une urétrite, une cystite suraiguë à forme pseudo-membraneuse, comme vous pouvez vous en convaincre par les lambeaux qui flottent encore à la surface de la pièce : c'est un de ces cas de rétention incomplète avec distension et cysto-néphrite qui défient toute intervention et toute thérapeutique.

Comme on le voit, l'incontinence d'urine a été incomplète dans ce cas, à cause de la fossette dans laquelle le calcul s'est logé, laissant la moitié supérieure du canal libre. C'est donc la cysto-néphrite qui a été cause de la mort.

Incontinence d'urine.

Incontinence sans lésion matérielle des voies urinaires. — Nous voulons parler seulement des incontinences purement nerveuses, telles qu'on les observe chez les enfants — principalement la nuit — et chez les individus épuisés par des excès vénériens.

Trousseau employait l'extrait de belladonne dans ces cas. L'irritabilité exagérée du col vésical lui paraissait être la principale cause, tout en faisant la part de la subparalysie du corps de la vessie ne permettant qu'une évacuation incomplète. A l'extrait de belladone, il ajoutait donc le sirop de sulfate de strychnine, de manière à faire prendre, le premier jour, 1 milligramme du principe actif, et en augmentant la dose suivant les besoins.

Combien ne faut-il pas regretter que ce grand clinicien ait disparu de la scène avant l'avènement de la dosimétrie, qu'il eût sans doute accueillie des deux mains !

Il faut rejeter toutes les manœuvres ou opérations qui ne feraient qu'aggraver le mal : cathétérismes, bougies. cautérisations, injections irritantes, etc., pour s'en tenir aux moyens purement vitaux ; par conséquent, les alcaloïdes excito-moteurs, qui suppléent à la faiblesse, tant générale que locale : brucine, strychnine, atropine, cicutine, etc.

M. le professeur Guyon emploie l'électrisation directe du canal, pour laquelle il a un instrument *ad hoc*, et voici ses conclusions : 1° l'électrisation, convenablement employée, est un moyen fort utile pour le traitement de l'incontinence d'urine chez les enfants ; 2° l'atonie du sphincter urétral est la cause principale de l'affection ; l'irritabilité exagérée du muscle vésical étant fort douteuse et, dans tous les cas, absolument secondaire au point de vue de la thérapeutique.

Nous ne saurions partager cette dernière proposition, puisque l'électricité agit en apaisant cette irritabilité.

En tout état de choses, nous pensons que la brucine et l'atropine sont d'une pratique plus facile et supérieure — par leur action vitale — à l'action purement physique de l'électricité.

L'incontinence d'urine chez l'adulte est autrement grave que chez l'enfant, parce qu'ayant lieu de nuit comme de jour, elle force à une sorte de séquestration du monde. Aussi les résultats obtenus par notre méthode lui ont valu la bénédiction des malades.

Incontinence avec lésion matérielle des voies urinaires.

Incontinence, suite de rétrécissement. — Derrière le rétrécissement — alors que la miction se fait encore — il se fait une dilatation du canal qui finit par s'étendre à la vessie et forme ainsi deux poches, lesquelles se vident par régurgitation. L'obstacle étant mécanique, il n'y a que l'opération pour y remédier ; c'est-à-dire la destruction du rétrécissement par les moyens indiqués plus haut. Plus vite l'opération se fait et plus vite le succès est assuré.

Nous ne parlons pas des incontinences par cause organique : tubercules, cancer, passés à l'état d'érosion ; ces incontinences étant irrémédiables. D'ailleurs, les malades ne vont pas loin.

Fistules urinaires.

a) Chez l'homme. — Ces fistules sont traumatiques ou organiques. Les premières guérissent par bourgeonnement, qu'on aura soin d'activer par des cautérisations répétées au nitrate d'argent.

Les fistules par cause organique exigent le même traitement, l'obstacle une fois levé (Voir *Rétrécissements*).

b) Chez la femme. — Chez la femme, les fistules succèdent, le plus souvent, aux manœuvres de l'accouchement, surtout l'application du levier, du forceps ; elles sont donc établies par la mortification des parties du canal excréteur qui a subi la compression — ou plutôt la contusion. Elles constituent toujours une infirmité grave dont la femme a hâte d'être débarrassée.

Il y a ici deux méthodes en présence : la cautérisation et la réunion directe ou par première intention.

La cautérisation — soit actuelle, soit potentielle — s'applique surtout aux fistules anciennes, à bords indurés. Ceux-ci une fois détruits, la fermeture de la fistule a lieu par bourgeonnement.

Pendant que ce travail se fait, il faut avoir soin de sonder la femme à chaque besoin de miction, préférablement à la sonde à demeure qui laisse passer l'urine entre elle et les parois de l'urètre. Ce n'est donc qu'en cas de rétrécissement qu'il faut recourir à ce moyen.

Le nitrate d'argent est préférable aux autres caustiques, parce que c'est en même temps un cicatrisant, par destruction des cellules épithéliales.

La réunion des fistules par première intention exige une manœuvre assez compliquée, mais que facilite le procédé de Sims. Après avoir avivé les bords et séparé les lèvres de l'urètre et du vagin, on réunit ce dernier seulement par des points de suture séparés, afin d'empêcher l'urine de filtrer le long des fils. La réunion des bords de l'urètre se fait ainsi en deuxième intention.

Dans cette opération, il faut soumettre la femme à l'entraînement chirurgical par l'aconitine et la strychnine, 3 à 4 granules de chaque par jour.

Hypospadias. — Faux hermaphrodisme.

L'arrêt de développement de l'urètre sur sa longueur, chez l'homme, produit cet état particulier qu'on désigne sous le nom d'*hypospadias*.

Selon les degrés, le méat s'ouvre en arrière et au-dessous du gland, ou dans la portion membraneuse au-dessous du bulbe de l'urètre.

Le premier degré seul est curable au moyen d'une autoplastie, le lambeau étant emprunté au prépuce, qui forme alors une sorte de gouttière, le long de laquelle le sperme peut être projeté en avant.

A moins de cette opération, le coït ne peut être fécondant qu'en changeant les positions respectives de l'homme et de la femme.

L'hypospadias périnéal entraîne le faux hermaphrodisme. Le scrotum est divisé en deux lèvres dans l'épaisseur desquelles se trouvent les testicules ; quelquefois ces derniers sont retenus dans le ventre ou dans l'anneau inguinal. La verge rudimentaire — sorte de clitoris — est entre les lèvres du scrotum. A première vue, on peut donc s'y tromper. Cette monstruosité est sans remède. Généralement ces individus ont des goûts féminins.

Ectopie de la vessie

Dans cette monstruosité — surtout propre à l'homme — les uretères s'ouvrent à l'hypogastre sur les côtés d'un mamelon qui représente le trigone vésical. Il n'y a donc pas de vessie proprement dite. C'est un vice de conformation irrémédiable.

Ouverture des uretères chez la femme, dans le sinus uro-génital.

Cette monstruosité rappelle le cloaque des ovipares. Souvent il y a absence de vagin et de matrice, comme nous avons observé les deux cas suivants.

1er cas. — Une forte fille — sorte de virago — est venue mourir à l'hôpital civil de Gand, d'une suite de méningite. En inspectant le cadavre, nous constatons un seul méat, s'ouvrant dans la vessie. Le vagin et la matrice manquent; et les uretères avaient chacun un sphincter, en arrière duquel ils formaient une dilatation ovoïde ou poche, comme chez la tortue marine [1].

Comme complétant les rapports de cette fille avec les gallinacés, nous constatons qu'il n'y a pas de voile du palais. D'après nos renseignements, cette fille, qui était très portée pour l'homme, avait eu de fréquents rapports sexuels, lesquels se passaient dans la vessie, sans qu'il y ait eu incontinence d'urine, les uretères s'ouvrant au-devant du méat.

2e cas. — Un couple, nouvellement marié, vint nous consulter, dans notre cabinet, pour une impossibilité d'accomplir les devoirs conjugaux. Nous constatons également une absence de vagin et d'utérus et un méat unique donnant dans la vessie ; et la femme nous déclare qu'elle urine par la voie naturelle. Dans cette occurrence, nous avertîmes le mari de la monstruosité de sa femme, en lui recommandant de ne faire aucune tentative de coït ; qu'au reste, c'était un vice rédhibitoire, dont il pouvait se servir en justice — ce qui ne lui plut que médiocrement, — sa femme lui ayant apporté une belle dot. — Quelques jours après, le couple revint nous voir, l'un et l'autre très

---

[1] Chez ces ovipares, la vessie est une poche très rétractile que l'animal remplit d'eau par aspiration, et qu'il lance comme une douche quand il se sent attaqué de trop près.

penauds. Malgré notre recommandation, ils avaient tenté l'aventure ; la malheureuse femme en avait gardé une incontinence d'urine. Le mal était donc irrémédiable.

Nous avons rapporté ces deux cas, parce qu'ils sont uniques dans la science.

IV

FAITS CLINIQUES

Les faits que nous allons produire, résument et confirment ce que nous avons dit dans le présent chapitre. Tant il est vrai que la théorie ne saurait s'abstraire de la pratique.

1ᵉʳ FAIT. — 15 mars 1875, G... est atteint de rétention d'urine due à un spasme du col, avec inertie ou subparalysie du col de la vessie, affection qui a déjà nécessité mes soins en 1873. Le malade souffre de pesantaur au périnée, d'envies fréquentes d'uriner, de douleurs très intenses. Il y a de la fièvre ; les yeux et la face sont animés ; je sens à l'hypogastre une tumeur dure et globuleuse. Connaissant le canal pour l'avoir déjà pratiqué, et sachant n'avoir à redouter aucun rétrécissement, devant les instances pressantes du malade, je me décide à le sonder. L'urine coule en bavant, sans jet, et je suis obligé de peser sur l'hypogastre pour vider complètement la vessie. Je prescris 4 granules d'hyosciamine et autant de cicutine et de sulfate de strychnine. Le soir, il y a des frissons, le malade a uriné difficilement et en petite quantité ; un peu de sang se trouve mêlé à l'urine.

16 mars. — Deux selles abondantes ont eu lieu ; le sang n'a pas reparu dans l'urine ; l'écoulement, encore lent, est difficile et en petite quantité. Je prescris 5 granules des mêmes alcaloïdes.

17 mars. — Le mieux est très sensible ; la facilité d'émission beaucoup plus grande et presque normale. Je fais néanmoins continuer les granules pendant quelques jours. Depuis cette époque, le malade n'a plus besoin de mon ministère.

En 1873, pour la même affection, ne pratiquant pas alors la méthode dosimétrique, je fus obligé de sonder le malade pendant plus de huit jours matin et soir. Ce ne fut qu'après un traitement assez long et des injections froides, souvent réitérées dans la vessie, que cette dernière reprit ses fonctions.

En 1875, au contraire, devant des accidents analogues, et aussi graves, un seul sondage a suffi, et le soir même, le malade a pu uriner. J'aurais bien voulu laisser agir les granules seuls et ne pas vider la vessie, mais devant l'insistance du malade et la distance à franchir, je n'osai pas tenter l'expérience, qui aurait, je crois, réussi.

Que pourrais-je dire de plus concluant pour affirmer la rapidité et la sûreté du traitement dosimétrique ?

Dr Cassius, de Layrac (Gironde).

Remarques. — Nous avons rappelé, plus haut, un fait analogue à celui que nous venons de rapporter, et où il s'agissait d'un rétrécissement hypertrophique de la portion prostatique de l'urètre, compliqué de spasme du col et de subparalysie du corps de la vessie, et dont le porteur se trouvait depuis deux mois, entre les mains d'un spécialiste renommé, sans que sa position se fût améliorée. Grâce à la cicutine, à l'hyosciamine, à la strychnine, la dysurie fut levée, et quoique la cause organique existât toujours, le malade put reprendre ses occupations, sans avoir besoin de recourir à chaque instant à la sonde. Combien de semblables victimes de la spécialité ne pourrait-on citer ? Ce qu'il y eut de remarquable chez notre malade, c'est que la paralysie du corps de la vessie ne se révéla qu'après que le spasme du col eut été levé par la cicutine et l'hyosciamine. Je remplaçai cette dernière par la strychnine, et au bout de quelques jours, cette infirmité — la seule jusque-là — disparut. Depuis le premiers cas, j'en ai cité bien d'autres qui prouvent combien les modificateurs internes ou vitaux sont nécessaires avant l'emploi des moyens mécaniques.

La similitude entre mon cas et celui du docteur Cassius est telle, que, n'était la distance qui nous sépare et la parfaite ignorance où nous étions l'un de l'autre, on aurait pu croire à un concert. Mais on ne saurait admettre que les maladies sont autrement constituées au bords de la Garonne qu'aux bords de l'Escaut. En tout cas, nous pourrions nous porter son garant, car un fait ayant eu lieu, il n'y a pas de raison de rejeter les faits analogues. D'ailleurs, il ne s'agit point d'un miracle, mais de phénomènes que la physiologie explique parfaitement sans qu'il soit nécessaire de recourir au surnaturel.

2e Fait. — M. L..., cultivateur à Oycke (Flandre orientale), âgée de soixante-dix-neuf ans, de bonne constitution, mais usé par de rudes travaux de la campagne et les privations de son état, réclame mes soins le 19 novembre 1878, pour une rétention d'urine datant de plus de vingt-quatre heures. La souffrance — me dit-il — était intolérable ; et j'avais une distance à franchir de cinq kilomètres par de mauvais chemins. A mon arrivée — vers les huit heures du soir — j'eus recours au cathétérisme qui fut difficile et douloureux à cause d'un engorgement de la prostate. — Pour éviter, autant que possible, l'emploi de la sonde, je cherchai dans l'arsenal dosimétrique le moyen préventif et curatif. La rétention pouvait être causée, soit par une paralysie du corps de la vessie, soit par un spasme du col ; je fis choix, comme pierre de touche, de l'arséniate de strychnine : 1 granule de deux heures en deux heures, jusqu'à 10. Le lendemain, à ma visite, point d'amélioration. Nouveau cathétérisme ; et je remplaçai la strychnine par l'hyosciamine. A ma visite du soir, le malade, après beaucoup d'efforts, était parvenu, à deux ou trois reprises, à lâcher quelques gouttes d'urine. Je dus encore recourir à la sonde, que mon client redoutait au plus haut point. Ayant vu poindre un léger mieux, je crus pouvoir insister sur le même traitement, toujours avec une *variante*.

Prescription. — Deux granules d'hyosciamine, toutes les heures ; 1 granule arséniate de strychnine toutes les deux heures, de façon à prendre 20 granules d'hyosciamine et 10 granules d'arséniate de strychnine. Le résultat dépassa mon espérance. Le cathétérisme devint inutile.

Maintenant que je suis instruit par l'expérience du maître, je donnerai d'emblée, — et simultanément, — les 3 granules de demi-heure en demi-heure, selon l'urgence.

A ma dernière visite, je conseillai à mon client de recourir à son thé de chiendent et de bourrache et surtout à quelques granules — dont je lui laissai un tube de chaque — dès qu'il éprouverait la moindre difficulté d'uriner. De cette façon, l'accident ne s'est plus renouvelé.

D^r ACH. CEUTERICK (Gand).

Remarques. — On voit, par cette observation, que pour réussir avec des granules, il faut aller jusqu'à effet utile, sans s'arrêter, *quel que soit le nombre de granules déjà employés*. Quant à donner des granules différents à la fois, c'est un fait d'antagonisme physiologique.

3° FAIT. — M. Z..., dix-neuf ans, Rétrécissement constaté par nous, à 15 centimètres de profondeur. D'après nos indications, ce jeune homme est parvenu à passer des bougies de 6 millimètres. Tout à coup, il s'aperçoit qu'il ne peut plus uriner ; il fait des efforts surhumains et ne rend que du sang. Nous essayons de le sonder, mais nous sentons bien vite qu'il sera impossible de pénétrer dans la vessie à cause des contractions du canal (1) ; rien que du sang en abondance ; douleurs atroces, vessie à l'ombilic ; et pour comble de malheur il est minuit.

(1) Afin de se faire une idée de cette force de contraction, nous rapporterons le fait suivant.

42

Prescription. — Cataplasmes, bien chauds, de farine de lin ; tisane de chiendent et de queues de cerises ; toutes les demi-heures une demi-tasse très chaude. Nous faire lever, si c'est nécessaire, avant le jour. A une heure du matin, le malade urine abondamment, remplit son pot. Il est guéri ! Nous le voyons à sept heures et lui conseillons un bain et de la tisane en abondance, pour rendre l'urine plus aqueuse et de déphlogoser le canal. A midi, on revient nous chercher : la vessie est pleine, impossible d'uriner douleurs excessives, du sang en abondance.

Prescription. — Granules d'hyosciamine et de sulfate de strychnine : toutes les demi-heures, 2 de la première et 1 du second. A trois heures, le malade a pris 20 granules d'hyosciamine et 10 de strychnine. Vers la quinzième prise, miction complète et sans douleur. Nous voyons le malade à cinq heures : sensation de bien-être, les pupilles sont dilatées. Le père du jeune homme n'en revient pas de l'effet des « petits grains ». Tous les médecins savent que dans la retention d'urine, plus le malade fait d'efforts, plus le col de la vessie se ferme hermétiquement. Nous allions être forcé de ponctionner la vessie, si la dosimétrie n'était intervenue. Nous conseillons au malade de prendre chaque jour 3 ou 4 granules de chaque espèce précitée, jusqu'à rétablissement du cours normal des urines.

Dr JUHEL, à Caen (Calvados).

Remarques. — Nous ferons remarquer que, dans ces sortes de cathétérismes forcés, on risquait, chaque fois, de faire des fausses routes et de produire des abcès urineux, presque constamment mortels.

Le fait suivant est d'autant plus intéressant qu'il a pour sujet le médecin même :

Monsieur et cher Maître,

Pour vous prouver combien je tiens à la propagation de la nouvelle méthode dosimétrique inaugurée par vous, je vous envoie dès aujourd'hui mon observation. C'était la semaine dernière : j'étais au lit depuis deux heures à peine, lorsque je me réveillai éprouvant un malaise général avec des envies de vomir et surtout une douleur au niveau des reins, et un grand besoin d'uriner. Malgré mes efforts, l'émission est presque insignifiante. C'était la première fois que pareille chose m'arrivait, et ma pensée première fut d'avoir recours à la sonde. Réflexion faite, j'envoie, au point du jour, chez le pharmacien, chercher un tube d'hyosciamine et un tube d'arséniate de strychnine. Je pris, de vingt minutes en vingt minutes, 1 granule de chaque alterna-

Nous avions dans notre service un malade atteint d'aliénation mentale, qu'à tout moment il fallait sonder. A chaque fois notre homme se raidissait ; et ce n'était qu'en lui appliquant brusquement un soufflet, que nous parvenions à pénétrer dans la vessie. Sans cela, nous eussions risqué de passer la sonde à travers les parois du canal.   Dr B.

tivement. A la quinzième et la seizième prise (passez-moi l'expression), je pissai à plein canal. Un détail qui n'est pas à négliger : n'ayant pu, dans la matinée, aller voir deux malades à la campagne, je partis l'après midi, et prenais mes granules en voiture. J'attribue mon accident à ce que la veille j'étais resté trop longtemps sans uriner.

Dr BONSIRVEN, à Briatexte (Tarn).

Remarques. — C'est ainsi que les rétentions *cum materia* se forment et se compliquent par l'emploi intempestif de la sonde.

4e FAIT. Dans la nuit du 22 mars 1880, je suis appelé chez M. B..., rentier, à cinq kilomètres de ma résidence. Il me dit avoir fait une assez longue promenade et pris quelques verres de bière. Il ne sait pas uriner et se plaint de douleurs atroces. La vessie est fortement distendue. A l'aide de ma sonde courbée de trousse, j'évacue une certaine quantité d'urine, que j'évalue à environ un litre et demi. Le canal et la prostate sont indemnes de toute lésion, puisque je pénètre si facilement et sans douleur avec une sonde d'un aussi fort calibre. J'ai donc devant moi une paralysie du corps de la vessie, avec spasme du col. Je retourne le matin : mêmes douleurs ; vessie distendue. Je sonde : et donne un tube d'hyosciamine et un tube de strychnine : à prendre chaque fois 2 granules, dans la journée, de demi-heure en demi-heure, et dis de retourner le soir. Je touve encore le malade dans le même état et suis obligé d'évacuer la vessie. Le 23, au matin, même état. Je donne deux nouveaux tubes ; j'apprends au malade à se sonder lui-même, et promets de revenir le 25. Je trouve le malade beaucoup mieux ; il urine seul, mais vide incomplètement sa vessie. Le 27, l'amélioration continue, et le 29 le malade vient lui-même me remercier.

Dr COPPENS, à Hondschoote (Pas-de-Calais).

Remarques. — Les adversaires de la dosimétrie diront que cette rétention se serait dissipée d'elle-même : c'est possible ; mais en attendant, le malade eût continué à souffrir ; et l'incontinence serait devenue chronique. C'est ce qui arriva à J.-J. Rousseau, à l'âge de quarante ans, et fut cause de sa misanthropie. Son rival, Voltaire, se maintint allègre jusqu'à la fin, parce qu'il avait les voies urinaires en bon état.

5e FAIT. — Mme J..., à Val-Saint Lambert (Liège), que j'avais accouchée au moyen du forceps, pour une présentation de la face, le 6 juillet dernier, fut prise, huit jours après, de spasmes douloureux du col de la vessie : miction difficile ; ténesme ; irradiations douloureuses dans le bassin. Quelques granules d'hyosciamine dissipèrent tous ces accidents, qui ne se sont pas reproduits jusqu'à ce jour.

Dr DEJACE.

Remarques. — En effet, c'est souvent à ce spasme qu'il faut attribuer les symptômes hystériques et autres troubles de l'innervation, principalement du côté de la moelle épinière.

6° FAIT. — M. G..., élève en pharmacie de notre ville, fut pris, il y a quelque temps, d'une rétention d'urine. En mon absence, on appela dans la soirée un de mes confrères. Le malade n'avait pas uriné de la journée. Le cathétérisme fut tenté à plusieurs reprises et amena une grande quantité de sang, mais pas une goutte d'urine. La nuit fut des plus douloureuses et des plus agitées. Le lendemain matin, je vis le malade avec le confrère. Tour à tour nous essayâmes, mais en vain, de le sonder. Cependant le malade souffrait toujours. Nous prescrivîmes un grand bain, puis des granules d'hyosciamine et de strychnine, 1 de chaque toutes les demi-heures. Le malade n'urina pas dans le bain, mais il commença à uriner un peu dans la soirée, et dans la nuit, la fonction se rétablit si complètement que le lendemain matin la vessie était vide. Le malade était dans un grand délire causé par l'hyosciamine ; nous jugeâmes à propos de suspendre les granules, l'effet désiré ayant été obtenu ; et nous fîmes prendre au malade, qui n'avait pas eu de garde-robe depuis deux jours, une médecine blanche. Le soir, le malade urinait de nouveau très péniblement, et le lendemain la rétention était complète. Sans hésiter alors un instant et sans même essayer le cathétérisme — qui avait toujours été malheureux — nous ordonnâmes de nouveau l'hyosciamine et la strychnine — et, comme la première fois, l'émission des urines redevint facile après douze heures. Alors, au lieu de cesser brusquement l'usage des granules, nous avons diminué insensiblement les doses, et le malade, après quarante-huit heures, ne prenait plus de médicament. Il a toujours continué à bien uriner depuis.

Dr LEMARIÉ, à Pont-Audemer.

Remarques. — On doit féliciter les deux confrères d'avoir persévéré dans l'emploi de l'hyosciamine et de la strychnine. Le délire a été un fait d'idiosyncrasie ; et d'ailleurs ne pouvait avoir aucune fâcheuse conséquence. Dans ces derniers cas, il est bon de combiner à l'hyosciamine la caféine ou ses sels : citrate ou arséniate ; et on donnera une tasse de café noir, avec une goutte de cognac.

7° FAIT. — Au mois de juillet 1884, je suis appelé, en toute hâte, à Thouaré, pour un jardinier qui ne pouvait uriner depuis plus de douze heures. Le malade, âgé de soixante-sept ans, jouissait d'une bonne santé habituelle et n'avait jamais eu d'affection syphilitique. La vessie est démesurément distendue. Le malade, après avoir fait de nombreuses et de vaines tentatives pour uriner, s'est patiemment recouché et en proie à des douleurs atroces ; il me supplie de le soulager. Je fais donner devant moi un bain de siège, et après des tentatives réitérées de cathétérisme, je ne puis pénétrer dans la vessie. Je pense alors de suite à un spasme du col de la vessie, et au lieu de continuer mes essais de sondage, je donnai le bromhydrate de cicutine et l'hyoscia-mine : 1 granule tous les trois quarts d'heure jusqu'à effet. Au bout d'une heure un quart, le malade urinait seul et était émerveillé de se trouver presque subitement guéri par de si « petites graines ».

Le lendemain, je revins voir mon homme : dès qu'il m'aperçut il se mit à sourire. Je lui demandai alors s'il se sentait soulagé ? Avec sa franchise toute primitive, il me répondit : « Oh ! Monsieur, je suis soulagé, mais voilà bien une autre affaire.., je pisse au lit ; je crois bien que la porte qui était fermée, est grandement ouverte maintenant ! » J'ordonnai alors de remplacer l'hyosciamine par le sulfate de strychnine : 1 granule d'heure en heure ; et je le mis à l'usage journalier du Sedlitz Chanteaud. Un mois après, je retrouvai mon homme bêchant la terre. Heureux et content, il vint à moi pour me dire qu'il ne ressentait plus aucun mal, et qu'il urinait comme aux plus beaux jours.

Je n'avais fait, pour ma part, que suivre les enseignements du maître.

Dr Mesnard, à Doulan-lez-Nantes.

Remarques. — Oui, l'art de guérir, dans ces conditions, est un art divin ; et les anciens eurent raison de lui donner pour auteur Apollon, le dieu de la lumière. Pourquoi nos matadors de l'École ferment-ils les yeux et les oreilles à la dosimétrie ?

8e Fait. — M. L... souffrait d'une rétention spasmodique d'urine, qui nécessitait ordinairement l'intervention de la sonde. Le 13 du mois dernier, je fus appelé la nuit, pour tâcher de le faire uriner sans l'opération du cathétérisme. Je sortis de suite mon inséparable pharmacie de poche et lui administrai *stante pede* 1 granule d'hyosciamine et 1 granule d'aconitine, ensemble, toutes les dix minutes ; et j'arrivai ainsi par un traitement, si simple, à ce que le malade put uriner à la quatrième dose. Depuis cette date, quatre jours se sont écoulés sans que le malade ressentît la moindre souffrance.

Dr Bernardo, à Pire (Cuba).

Remarques. — On objectera que la rétention a dû revenir ; mais alors il n'y aurait eu qu'à reprendre les granules. Et dire qu'une méthode si bien-faisante, qui provoque les bénédictions des malades, soit repoussée par l'École officielle !

9e Fait. — F. E.., d'Aquaron, se trouvait, par pur hasard, depuis quelques jours en cette ville, lorsque son frère m'appela pour la voir. Il était neuf heures du soir, et d'après ce qu'il me dit, la malade n'avait plus uriné depuis quatre jours qu'elle gardait le lit. Comme ce n'était pas la première fois que cela lui arrivait, on avait employé les moyens que les médecins lui avaient prescrits les autres fois ; mais voyant que chaque jour elle empirait et que ces moyens lui donnaient des convulsions, il s'était décidé à m'appeler. A mon arrivée, je trouvai sur le lit une femme de quarante ans, célibataire, d'antécédents douteux et rhumatisante. Elle était couchée sur le dos, tenue par deux hommes pour l'empêcher de tomber sur le plancher, tant elle était agitée. Dès qu'elle me vit, elle s'écria : « Ne me sondez pas, Monsieur, je préfère mourir! » Elle me dit alors qu'elle avait déjà eu de ces accès bien souvent, et que la dernière fois qu'on l'avait sondée on l'avait tellement blessée, et que cela avait duré si longtemps, qu'elle avait juré de ne plus se laisser introduire la sonde. Je parvins à la tranquilliser, et pu alors l'examiner. Le ventre était distendu et douloureux, et la vessie s'élevait jusqu'à l'ombilic ; le pouls était petit, fréquent et contracté, la chaleur au-dessous de la normale (35,5) ; langue sèche, soif, face grippée, anxiété extrême. Je voulus alors examiner les parties génitales, mais la malade croyant que j'allais la sonder fut prise d'une convulsion tétaniforme. Je diagnostiquai: spasme vésical ; et j'attendis que la convulsion eût un peu cessé. Me rappelant les heureux cas du maître, et celui rapporté dans le premier numéro de la *Revista* [1], je prescrivis : hyosciamine et cicutine : 1 granule de chaque et 2 ensemble, de dix en dix minutes. A la seconde dose, je remarquai que la malade était moins agitée ; à la troisième, sa voix attira mon attention quand elle dit : « J'urine! passez-moi le vase. » Et c'était la réalité !

Au bout de trente minutes de ce traitement, le spasme avait disparu suffisamment pour que la malade rendît environ deux litres d'urine. Le calme était revenu ; et tout ce qui, une demi-heure auparavant, était angoisse et douleur, s'était changé en jubilation. Je me retirai satisfait, en laissant quelques granules d'hyosciamine et de cicutine, à prendre, jusqu'au lendemain. A ma visite du matin, la malade me dit qu'elle avait dormi presque toute la nuit, qu'elle avait uriné plusieurs fois avec facilité et qu'elle se trouverait bien, n'était la douleur qu'elle ressentait au genou, conséquence d'un rhumatisme chronique. Aucun changement ne survint pendant huit jours ; et la malade repartit pour Saragosse, sa résidence. Ce fut le premier cas dans lequel j'employai la dosimétrie ; les résultats que j'avais obtenus avaient dépassé mes espérances. Je me souvins de la phrase de notre honorable maître : « Les gloires de la chirurgie ne font pas le bonheur de l'humanité, » et je m'en voulais de n'avoir pas été dosimètre plus tôt.   Dr AURELIO BENITO, à Paniza (Saragosse).

Remarques. — Les « gloires de la chirurgie qui ne font pas le bonheur de l'humanité », sont celles qui peuvent être évitées par un traitement interne — de même que les gloires de la guerre, par un traité de paix honorable.

[1] Le journal dosimétrique créé et dirigé par le docteur Valledor, à Madrid.   Dr B.

10e Fait. — M. G..., âgé de soixante ans, souffre depuis cinq ans d'une accumulation d'urine dans la vessie, urinant incomplètement tous les quarts d'heure, avec beaucoup d'épreintes. Il lui est impossible de prendre aucun liquide excitant, tels que cidre, vin, café, sans avoir immédiatement un arrêt complet de la miction. Je fus appelé la première fois, il y a quatre mois ; il y avait vingt-quatre heures qu'il n'avait uriné. Je pratiquai le cathétérisme pour débarrasser la vessie : la sonde passa très bien : pas de trace de calcul. Je retire environ deux litres d'urine, qui ne laisse aucun dépôt dans le vase. Je prescris ; hyosciamine, cicutine, strychnine (arséniate), 1 granule de chaque toutes les deux heures : et de continuer jusqu'à ce que la vessie se vide complètement. En effet, au bout de quarante-huit heures, tout rentra dans l'ordre. On continua l'emploi des granules pendant trois semaines, jusqu'à concurrence de 4 de chaque, par jour ; et le malade est complètement guéri, mais il n'ose pas encore faire usage des liquides qui lui faisaient du mal.

Dr Carle, de Feuquières.

Remarque. — Quand le docteur Amédée Latour écrivait dans *l'Union médicale :* « La médecine actuelle a dévié de ses voies naturelles ; elle a perdu de vue son noble but, celui de soulager ou de guérir ; la thérapeutique est rejetée sur le dernier plan. Sans thérapeutique cependant, le médecin n'est qu'un inutile naturaliste, passant sa vie à reconnaître, à classer, à dessiner les maladies de l'homme. C'est la thérapeutique qui élève et anoblit notre art ; par elle seule il a un but ; et j'ajoute que par elle seule cet art peut devenir une science ». Quand il disait ces rudes vérités aux médecins de son époque, il avait particulièrement en vue ces lésions qu'on laisse se former faute d'un traitement préventif.

11e Fait. — 13 juin 188..., M. C..., âgé de cinquante ans, vient me voir, souffrant d'un terrible besoin d'uriner, qu'il ne peut satisfaire.

J'essaye de passer une sonde de 3 millimètres, puis une de 2 : impossible ! L'obstacle est au col de la vessie. Est-ce un rétrécissement ou un simple spasme ? Le malade n'éprouve pas habituellement de difficultés pour uriner ; il ne s'est pas non plus refroidi. Le diagnostic reste obscur. N'ayant pas d'aspirateur, je le conduis chez un spécialiste, dans mon voisinage, lequel ayant du monde, préféra attendre ou envoyer le malade à l'hôpital. Chemin faisant pour revenir, le malade s'arrêta en pleine rue et parvint, avec beaucoup d'efforts, à faire passer quelques gouttes d'urine. De retour dans mon cabinet, pensant qu'il n'y avait peut-être qu'un spasme accidentel, je prescris : sulfate de strychnine et hyosciamine : 1 granule de chaque, tous les quarts d'heure, pendant deux heures, disant au malade de me faire prévenir au bout de ce temps, si la médication n'avait pas réussi. Je n'ai pas de ses nouvelles jusqu'au lendemain. Alors il revient triomphant me dire, qu'au bout d'une heure, c'est-à-dire après avoir pris 8 granules de chaque, il avait pu déjà uriner comme d'habitude. Depuis lors, je l'ai revu : le spasme ne s'était pas reproduit.

Ce cas est un exemple frappant de ce que vous dites dans l'article intitulé : *Médecine expérimentale*, page 402 du *Répertoire* (1881). Il est vraiment heureux pour les praticiens qui veulent se donner la peine d'étudier la dosimétrie, d'avoir à leur disposition des médicaments aussi actifs et dont l'emploi est basé sur des principes aussi rationnels que ceux que vous exposez. Permettez-moi de vous en exprimer ici toute ma reconnaissance.

Dr THIERRY-MIEG, Paris.

Remarques. — Voici l'article dont il est question dans la relation qu'on vient de lire :

Médecine expérimentale. — Pharmacodynamie et médicaments dosimétriques. — Diagnostic par les médicaments ou pierre de touche thérapeutique. — Ces questions qui ont occupé la troisième séance du Congrès sont très importantes, puisqu'il s'agit du but véritable de la médecine, qui est de guérir ou de soulager. Jusqu'ici le galénisme avait fait de la pharmacie une sorte de *Thé de Mme Gibou*, où l'on mêlait toutes sortes d'ingrédients pour le corser, jusqu'aux substances les plus hétéroclites. La thériaque d'Andromaque est un modèle du genre, puisqu'on y trouve jusqu'à des queues de vipère (*In cauda venenum*). L'allopathe ne saurait donc se prévaloir d'aucun progrès en médecine : celui-ci est venu principalement de l'homœopathie ; seulement il y a dans cette dernière plus d'imagination que de réalité. Hahnemann ne se servait pas d'alcaloïdes, mais d'extraits, d'alcoolatures ; il n'a donc pu arriver à rien de précis.

Entre-temps, la chimie pharmaceutique avait commencé à dégager les alcaloïdes des plantes : Seguin avait trouvé la morphine dans l'opium ; Pelletier et Caventou, la quinine dans le quinquina. D'autres alcaloïdes furent successivement extraits de leur gangue ; et cette mine féconde est loin d'être épuisée. Dès ce moment, on put commencer à expérimenter sérieusement, non seulement sur des animaux, mais sur l'homme, sain ou malade.

En prenant en main la réforme de la thérapeutique, notre premier soin fut d'essayer les alcaloïdes sur nous-même — et nous pouvons dire que nous sommes allé quelquefois jusqu'à la témérité ; mais nous n'engagions que notre propre existence, pour être utile à nos semblables. Si nous avions succombé, peut-être nous eût-on plaint ; mais à coup sûr les allophathes, acharnés contre la méthode nouvelle, se fussent frotté les mains. Autant de gagné pour le monopole, car il eût fallu du temps pour recommencer les essais.

Ce qui résulte de nos expériences, c'est que l'action des alcaloïdes est tout autre

sur le système cérébro-spinal que sur le grand sympathique. Ainsi l'aconitine, la vératrine, quand on les mâche et les mêle à la salive, déterminent une vive constriction du
gosier, une sécheresse, et un malaise qui va jusqu'à des efforts de vomissements, auxquels s'oppose la fermeture spasmodique du cardia. Cet effet est moins prononcé quand
on les associe à la morphine, à la cicutine ; de ce double fait nous tirâmes tout d'abord
la conclusion : que les alcaloïdes ont des actions opposées dont on peut tirer parti
pour rétablir l'équilibre des fonctions. Certes, Gubler ne se doutait pas de cet antagonisme thérapeutique, lui qui voulait que l'on n'employât ensemble que les alcaloïdes
congénères, et les alcaloïdes antagonistes pour dissiper l'action des premiers. Ce qui
prouve qu'il ne connaissait pas la manière de s'en servir, puisqu'il défaisait d'une main
ce qu'il avait fait de l'autre.

Nous arrivâmes ainsi à nous servir des alcaloïdes pour éclairer le diagnostic —
comme pierre de touche ; c'est là le côté brillant de la dosimétrie, et on peut s'étonner
que les professeurs de clinique ne l'aient pas compris. Ainsi, voilà un individu pris de
rétention d'urine : un instant avant il urinait encore — il est vrai plus longuement et
par un jet en spirale : c'est qu'il y a prostatite — mais enfin les urines passaient. Soit
par un brusque refroidissement, soit par tout autre cause, il éprouve un vif besoin
auquel il ne peut satisfaire ; son anxiété est au comble ; le chirurgien est appelé, qui
s'empresse de vouloir le sonder. Il se peut qu'il y parvienne la première fois, mais à
une deuxième ou troisième, ses tentatives échouent ; et s'il s'opiniâtre à franchir
l'obstacle, il s'expose à déchirer le canal. Les plus osés tentent alors le cathétérisme
forcé avec la sonde conique de Boyer ; mais la fièvre arrivant, emporte souvent le
malade.

Aujourd'hui, grâce à la dosimétrie, on ne s'expose plus à de semblables mésaven-
tures : contre la paralysie du corps de la vessie on donne la strychnine, et contre le
spasme douloureux du col, l'hyosciamine et la cicutine. Ces agents employés isolément
échoueraient et n'atteindraient pas leur but.

CONCLUSIONS

On peut donc dire qu'avec la dosimétrie les violences chirurgicales
n'ont plus de raison d'être. Il en est de même en médecine : au lieu de
vouloir vaincre l'obstacle vital mécaniquement, on le surmonte physiologiquement.

Nous pensons que les faits que nous venons de rapporter, suffiront pour
lever tous les doutes, et que la dosimétrie sera bientôt universellement
admise.

UROLOGIE

L'uroscopie est, à proprement parler, la chimie du corps. On y lit
l'état de santé comme l'état pathologique, et les moindres nuances peuvent
y être saisies dans les rapports avec la genèse des maladies.

C'est de l'humorisme, plus la science moderne.

Le présent chapitre n'a pas la prétention d'élucider un aussi grave
sujet. Plusieurs points sont encore à l'état de problème.

Ce que nous avons voulu faire connaître, c'est le rapport intime qui
existe entre l'état vital et les changements survenus dans la sécrétion urinaire et, par conséquent, la nécessité d'y opposer les moyens vitaux.

La plupart des troubles de la santé — troubles qui ne tardent point à
se traduire en lésions organiques — sont dus à un défaut de dépuration du
sang, ou à des agents médicamenteux qu'une pratique maladroite ou
excessive y a introduits. On a voulu faire des voies urinaires un évier.

C'était déjà trop qu'elles fussent solidaires de nos excès et de nos
imprudences

Avec cela que la nature — peut-être peu prévoyante — y a rattaché la
fonction la plus impérieuse de toutes, la plus individuelle malgré son but
général — la reproduction de l'espèce.

A tous ces titres, on ne saurait donc trop donner son attention aux
urines, tant dans l'état de santé que dans l'état de maladie.

Nous avons fait suivre l'uroscopie de quelques considérations sur les assolements organiques, qu'il importe de prendre en considération, tout comme en agronomie en soigne le sol pour le rendre aussi productif que possible.

C'est une erreur quelquefois de trop pousser à la diurèse : autant prétendre que le fumier des fermes gagne à être conservé en plein air, exposé à la pluie qui lui enlève ses sucs les plus nourriciers.

C'est encore là une de ces erreurs thérapeutiques dont l'allopathie ne ne se fait pas défaut, et que la dosimétrie a permis de redresser.

I

CONSIDÉRATIONS GÉNÉRALES

De l'uroscopie

Dès les temps anciens, l'inspection des urines a fait partie de la médecine, mais en l'absence de données scientifiques, qui empêchaient d'en faire une application sérieuse à la diagnose et la prognose des maladies, le charlatanisme s'en était emparé.

Qui ne connaît l'admirable tableau de Gérard Dow : *la Femme hydropique ?* La pauvre malade jette sur le « docteur des urines » des yeux mouillés de l'espérance, mais hélas ! ce n'est pas de lui qu'elle doit attendre sa guérison !

Il en est encore de même aujourd'hui avec les uromanes. Ce qu'ils voient à travers la bouteille, ce sont les écus qu'elle doit leur rapporter.

Nous allons examiner dans le présent chapitre — un état des urines étant donné — quels sont les traitements dosimétriques qu'il faut y appliquer.

Ce n'est pas l'iatro-chimie que nous entendons faire prévaloir, mais une médecine essentiellement vitale, car il faut, avant tout, dissiper le trouble vital.

Nous n'avons pas à refaire ici l'étude des urines pathologiques, mais les différents aspects sous lesquels se présente ce liquide dépurateur, ainsi que sa composition chimique, pouvant donner lieu à des indications qu'il ne faut pas négliger dans le traitement des maladies, tant générales que locales.

Les reins reçoivent à travers leur parenchyme, dans les vingt-quatre heures, environ 250 kilogrammes de sang, et celui-ci, dans le même laps de temps, sous une température extérieure moyenne et un régime ordinaire, s'y dépouille de 1,200 à 2,000 grammes de matières résiduelles : eau, urée. acides urique, hippurique; matières extractives : créatine, créatinine ; substances grasses et pigments; sels : chlorure de sodium, phosphate acide de soude, phosphates terreux de chaux, de magnésie, etc.

Dans l'état pathologique et même dans un simple dérangement de la santé, d'autres éléments peuvent se rencontrer dans les urines, dont les uns, tels que : l'albumine, le sucre de raisin ou glucose, la graisse, indiquent un trouble de la nutrition ou dyscrasie ; les autres, tels que : cellules épithéliales, corpuscules de sang, de pus, etc., laissent préjuger un désordre organique soit dans les reins, soit dans leurs voies d'excrétion.

C'est à déterminer les rapports du produit excrété avec la nature et le siège des maladies que le médecin doit spécialement s'attacher.

On peut dire que sans examen et analyse des urines, il n'y a ni diagnose ni prognose, ni traitement rationnel possibles. C'est ce qui nous a déterminé à écrire le présent chapitre.

II

CARACTÈRES PATHOLOGIQUES DES URINES.

Nous disions, tout à l'heure, que les reins sont des filtres, mais des filtres vivants, susceptibles de se resserrer ou de se détendre d'après l'état général ou local, laissant passer, tantôt l'eau du sang, tantôt les matières solides qui y sont en suspension.

a) Couleur. — Rien de plus variable que la couleur des urines, et cette coloration nous sert à reconnaître l'état de la nutrition et même l'état nerveux et moral. Ainsi les urines dites « spasmodiques » sont presque exclusivement aqueuses ; il n'en résulte aucune déperdition pour l'économie ; mais, par contre, surgissent des troubles généraux, suites de la rétention dans le sang de principes excrémentitiels. Ainsi, presque toutes les irritations sont dues aux principes extractifs retenus dans le sang.

Il en est de même dans les maladies fébriles aiguës : les urines, plus ou moins foncées, sont sans dépôt au début de l'affection, aussi l'irritation est-elle alors à son summum, la chaleur âcre, mordicante, le malaise général, le pouls vif, précipité. Vienne la détente : aussitôt les urines sont hypostatiques, des dépôts s'y forment, où l'on retrouve les matières qui avaient été retenues dans le sang, où ils ont été cause du trouble général ou de la fièvre (Voir plus loin).

Cette manière d'expliquer la fièvre est loin d'être de l'humorisme, puisque c'est toujours le trouble vital qui a précédé. Ce trouble a commencé par fermer les émonctoires : d'où rétention, dans le sang, de ce que les anciens nommaient les *matières peccantes*.

Arrêtons-nous un instant à la valeur pratique de ce *criterium* : c'est que dans toutes les affections fébriles, avec urines sédimenteuses, il faut agir sur le système nerveux vaso-moteur, afin de produire la détente générale et de rouvrir les voies excrémentitielles.

C'est ce qu'on fait en médecine dosimétrique, quand on administre, à doses fractionnées et coup sur coup, les alcaloïdes déffervercents et calmants : la digitaline, la vératrine, l'hyosciamine, la strychnine, etc. (Voir *Fièvre*).

A quoi servent les délayants dans ces cas, sinon à augmenter la fatigue des reins et souvent à produire une albuminurie et une glycosurie artificielles, ainsi qu'il résulte des expériences de Claude Bernard ?

Les saignées sont souvent inefficaces et même dangereuses, à moins d'être purement mécaniques, comme dans les obstructions viscérales (Voir *Maladies de la poitrine*).

b) Densité. — Il est important que le médecin constate la densité des urines au moyen de l'*uromètre*. Cette densité peut être augmentée avec ou sans changement de coloration ou perte de transparence. Dans le premier cas, ce sont les matières organiques dissoutes ou en suspension, qui ont augmenté le poids spécifique du liquide ; dans le second cas, ce sont les matières inorganiques en voie de précipitation ou en dépôt, telles que :

1° *Albumine*. — Signalons en premier lieu la présence de l'albumine comme la plus importante, par rapport aux troubles généraux ou locaux dus à la soustraction du plasma nutritif du sang.

L'albuminurie se rattache, en effet, à une altération de la nutrition, dont la source est dans les centres nerveux végétatifs, comme il résulte des expériences de Claude Bernard. Nous entendons parler de l'albuminurie essentielle et non de celle produite par l'altération du tissu rénal (Voir *Maladies urinaires*.)

L'albuminurie est précédée de symptômes de dépression des forces nerveuses et musculaires, se manifestant surtout dans les systèmes respiratoires. Le pouls est lent, à cause de la dilatation, non instantanée, de l'artère ; mou et ample — parfois seulement dans certaines artères, pendant que dans d'autres il présente des caractères opposés.

Sous l'influence de la paralysie de ses éléments musculaires, les voies circulatoires subissent une dilatation pathologique, ce qui — joint à l'éxagération de la pression intra-vasculaire — produit des infiltrations et des épanchements séreux.

La conséquence pratique de ce fait anatomo-pathologique, c'est qu'il faut toujours recourir à la strychnine, l'aconitine, la digitaline (Voir *Pharmacie dynamique*).

L'albuminurie a ses degrés ; et ce n'est que quand elle est entrée dans sa période organique qu'elle est mortelle. C'est donc là ce qu'il faut empêcher.

Pour reconnaître de faibles quantités d'albumine dans les urines, il faut certaines précautions. Généralement, on se sert d'acide nitrique, mais il faut étendre ce dernier d'une certaine quantité d'eau, afin que la substance organique ne soit pas détruite immédiatemnnt après avoir été précipitée. Il faut ensuite faire en sorte que les deux liquides — acide et urine — demeurent superposés, afin que la couche ou pellicule d'albumine puisse se former.

Le meilleur procédé consiste à verser un peu d'acide nitrique dans une éprouvette, avec une pipette ; laisser couler l'urine le long de la paroi sans secousse ni ébranlement ; la moindre partie d'albumine devient alors sensible.

Un second procédé consiste à chauffer l'urine après y avoir ajouté une ou deux gouttes d'acide acétique ; puis à traiter le précipité par l'acide nitrique : s'il ne se dissout pas, c'est de l'albumine.

A défaut d'éprouvette et de pipette, on se servira d'un verre conique au fond duquel on verse l'acide étendu, puis on fait couler l'urine le long de la paroi. Le procédé, généralement suivi, de verser l'acide nitrique concentré dans l'urine est vicieux et ne peut servir que lorsque l'albumine y existe en grande quantité.

La quantité d'albumine qu'on obtient dans un volume déterminé d'urine, peut être évaluée en se servant de verres exactement semblables. Mais pour le médecin, cela importe peu ; il lui suffit de savoir qu'il y a perte d'albumine par les reins pour qu'il emploie, en temps, les remèdes antialbuminuriques, c'est-à-dire les modificateurs hématiques.

Signalons maintenant quelques particularités qui, dans l'examen des urines par les réactifs, pourraient induire le médecin en erreur : ainsi, quand on a versé l'acide nitrique dans une urine albumineuse, il se forme, indépendamment du coagulum, une belle coloration rouge due à l'action de l'acide sur le principe colorant du sang.

Il en est de même quant au trouble dû à la décomposition des sels uriques : il se produit dans ce cas de l'acide urique libre, peu ou point soluble dans l'eau. Le trouble produit par ce dernier, disparaît quand on chauffe le liquide, contrairement au caillot albumineux.

Les deux précipités — quand ils existent simultanément — forment deux couches distinctes, séparées par une couche d'urine plus ou moins limpide : la supérieure formée par les urates, se fondant insensiblement dans le liquide : l'inférieure nettement tranchée, plane et lisse comme les corps albumineux en général. Voilà pourquoi dans les expériences, il faut éviter les remous.

Notons encore les cristaux de nitrate d'urée, caractérisés par leur disposition entrecroisée et leur solubilité dans l'eau : ainsi pour les faire disparaître, il suffit d'étendre l'urine avec deux ou trois fois son volume d'eau.

Quand l'urine est rendue épaisse par du mucus, il suffit de se rappeler que la *mucine* ne se coagule pas par la chaleur et que le contraire a lieu par l'alcool, l'acide acétique et l'alun en solution. D'ailleurs, la forme du magma diffère essentiellement de celui de l'albumine : ce dernier est compact, lisse, uni ; le second est filamenteux. Il suffit, du reste, de quelques gouttes d'acide chlorhydrique pour fondre et faire disparaître le magma albumineux. Au microscope ou à la loupe montée, on reconnaît les cellules épithéliales qui se trouvent constamment dans la mucosité, celle-ci étant en grande partie due au renouvellement de l'épithélium.

2° *Sucre*. — Il ne faut pas que la quantité de sucre dans les urines, aille au point de constituer un état diabétique, pour qu'il y ait altération de la nutrition. Il suffit qu'il y en ait une quantité appréciable, pour qu'il en soit de la glycosurie comme de l'albuminurie. Il est vrai que dans l'urine normale, il y a des traces de sucre, mais sans importance.

Une remarque générale, c'est que les urines diabétiques restent presque toujours claires et pâles, quoique leur poids spécifique soit notablement augmenté. Ce sont donc les matières colorantes qui y font défaut. Cela coïncide également avec l'abondance des urines ou polyurie poussée au plus haut degré dans le diabète sucré (Voir *Maladies urinaires*).

La présence du sucre dans les urines coïncide souvent avec celle de l'albumine ; aussi les causes qui déterminent ces deux états sont-elles identiques : une irritation du système nerveux cérébro-spinal, suivie d'affaiblissement et de paralysie (Cl. Bernard). Ce sont les individus faibles, se livrant aux plaisirs solitaires, qui y sont particulièrement sujets.

Le sucre se produit-il dans les reins ? On pourrait le croire quand on voit le diabète apparaître dans les lésions atrophiques du foie. Nous pourrions citer le système porte des reins chez les oiseaux (ou de Jacobson), qui établit une analogie dans les deux systèmes héma-uro-poïétiques.

D'après ce que nous venons de dire, le traitement dosimétrique de la glycosurie doit être le même que celui de l'albuminurie, c'est-à-dire par les alcaloïdes deffervescents et excito-moteurs. Il faut relever les fonctions digestives et respiratoires : par la quassine, l'arséniate de soude, la strychnine, l'acide phosphorique, etc. (Voir *Maladies urinaires*).

Pour reconnaître *grosso modo* le sucre dans les urines, il y a deux méthodes : l'inspection et la réaction.

Inspection. — On fait tomber sur un morceau de papier blanc une goutte d'urine dans laquelle on soupçonne du sucre, et on laisse sécher à la chaleur du poêle ou de la lampe. S'il y a du sucre, le papier sèche moins vite, et laisse une tache sirupeuse qui, en l'imbibant, devient transparente, comme une tache d'huile. On peut encore exposer à la braise incandescente des morceaux de papier sur lesquels on a projeté des gouttes d'urine. Si elle contient du sucre, on obtient une coloration foncée, comme une espèce d'encre sympathique — ; ou bien, on répand une goutte d'urine diabétique sur un morceau de drap foncé, qu'on expose à une douce chaleur : on obtient ainsi une tache brunâtre, un peu visqueuse.

Une autre expérience consiste à mettre de l'urine dans un pot de terre non vernissé : au bout de quelque temps, le liquide imbibe toute l'épaisseur du vase et le couvre à l'extérieur d'une efflorescence blanchâtre, qui n'est autre que la substance saccharine — ; ou bien encore, on met de l'urine dans un vase qu'on couvre d'une feuille de papier, et on l'expose à proximité du poêle, après y avoir ajouté un peu de levure : au bout de deux jours, le liquide répand une odeur semblable à celle du moût de vin au début de la fermentation, et se couvre de moisissure ou champignons de la bière (*Torula cerevisiæ*. — Voir *Maladies des voies urinaires*).

Réaction. — Nous indiquerons ici sommairement les principaux procédés usités en urologie.

a) Méthode Méanmené. — On laisse tomber sur une étoffe claire de laine, imbibée de chlorure de zinc puis séchée, une goutte d'urine diabétique : par la chaleur il se produit une tache noire. (D'autres substances hydrocarburées peuvent donner la même réaction : il n'y a donc qu'une simple présomption.)

b) Réaction Malagute. — On fait bouillir de l'urine diabétique dans une partie égale d'une solution concentrée de potasse : le liquide prend une teinte brune de miel, parfois même noir de goudron, après l'avoir laissé reposer quelques minutes.

c) Réaction Trommer. — On verse dans une éprouvette, à hauteur d'un pouce environ, de l'urine, avec quelques gouttes de potasse et une goutte ou deux de sulfate de cuivre et d'acide tartrique. Le protoxyde de cuivre mis en liberté donne lieu à une coloration jaune. Par l'ébullition, le liquide devient rougeâtre. (Dans ces deux réactions les alcalis, secondés par la chaleur, décomposent le sucre en acides glucique et mélasique.) Les mêmes réactions sont produites par la liqueur de Bareswell, à base de potasse et de sel de cuivre, et par celle de Franqui, à base de bismuth.

d) Méthode de Trousseau et Dumontpallier. — Elle consiste dans l'emploi de la teinture d'iode et n'a rien de constant, puisque l'action décolorante attribuée par ses auteurs, au sucre, est propre à toute urine acide.

e) Méthode de Cuttow et de Krause. — Elle consiste à réduire la glucose par l'acide chromique : ce dernier passe par désoxydation à l'état de protoxyde ou d'oxyde, en donnant à l'urine une teinte verte.

Nous citerons encore deux autres méthodes :

A. Une solution de carmin indigo, alcalinisée par du carbonate de soude, est chauffée jusqu'à ébullition avec l'urine à analyser. Si elle contient peu de sucre, le liquide se colore d'abord en vert, puis en rouge pourpre. Si, au contraire, la quantité de sucre est très considérable, l'urine devient rouge, puis jaune.

B. On chauffe l'urine avec une solution ammoniacale argentique pendant un assez long temps : l'argent se précipite en forme de métal brillant. (Plusieurs acides organiques présentent la même réaction, de sorte qu'elle n'est pas tout à fait caractéristique pour l'urine diabétique.)

Toutes ces méthodes ne donnent que des résultats qualitatifs ; pour une analyse quantitative, il faut avoir recours à la volumétrie ou au polarimètre. Il serait à désirer que chaque pharmacie fût munie d'un laboratoire expérimental, et que les pharmaciens fussent également chimistes, au lieu de simples manipulateurs.

Régime des diabétiques. — Au début et pendant toute la première période de la maladie, la quantité de sucre contenue dans les urines est toujours proportionnée à celle des aliments féculents ingérés. Dans la seconde période, au contraire, les proportions de sucre sont tout à fait indépendantes de la nature de l'alimentation. Un régime exclusivement animalisé donne lieu à une égale quantité de sucre qu'un régime exclusivement végétal. On sait, du reste, que les matières albuminoïdes sont susceptibles de subir l'action glycosurique du foie (ou des reins ?). Quoi qu'il en soit, il est évident qu'il faut non un régime exclusif, mais un régime mixte.

3° *Fibrine.* — La présence de la fibrine dans les urines s'observe dans l'hématurie et la diphtérie (voir *Maladies urinaires*) ; on l'y trouve alors sous forme de plasma amorphe, ou de cylindres fibrillaires. La fibrinurie n'a donc pas la même expression générale que l'albuminurie.

La fibrine passe-t-elle directement du sang dans les urines ? On peut en douter, puisque cette substance est éminemment coagulable dès qu'elle est soustraite au mouvement circulatoire et à la chaleur du corps. En d'autres termes, la fibrine n'existe point, comme telle, dans le sang et, par consé quent, ne peut passer dans les urines directement : ce n'est qu'à l'état de *corpus mortuum*, qu'elle peut s'y trouver.

On pourrait objecter que, dans les vaisseaux, la fibrine peut se trouver à l'état de caillot ou d'embolie : mais alors la cessation de la circulation générale ou locale en est la conséquence. Si on trouve si rarement de la fibrine à l'état de caillot dans l'urine, c'est qu'elle y est dissoute par les alcalis, notamment le carbonate d'ammoniaque. Sa présence ne peut donner lieu qu'à peu de données séméiotiques en dehors de l'exsudation sanguine qui l'a déterminée.

4° *Chyle-lymphe.* — Dans quelques cas, infiniment rares, on a cru rencontrer de la lymphe et du chyle dans les urines : il faut se tenir en garde contre ces apparences. De ce que l'urine est blanche, laiteuse, il ne faut pas se hâter de conclure à la présence du chyle ; ce sont plutôt des substances grasses émulsionnées.

Si, dans l'état normal, on ne trouve dans l'urine que des traces à peine appréciables de substances grasses, celles-ci peuvent, sous l'influence de certains états morbides, y devenir abondantes au point de rendre l'urine laiteuse. Ces prétendues urines chyleuses peuvent être des urines puru-lentes ; c'est au microscope à renseigner sur ce point.

Toutefois il y a des signes d'investigation qu'il ne faut pas négliger : ainsi les urines grasses cessent d'être opaques quand on les mélange à de l'éther ; en outre, elles laissent sur le papier des taches, qui sont transpa-rentes après dessiccation. Par l'ingestion habituelle d'aliments gras, l'urine en peut présenter les caractères. Nous l'avons constaté chez des personnes des polders, se nourrissant, l'hiver, en grande partie de lard. Comment cela se fait-il? La graisse n'est pas absorbée directement et ne peut passer du canal alimentaire dans le sang et du sang dans les urines; c'est dans le foie que la graisse alimentaire est convertie en sucre. Il faut donc admettre que lorsque cette substance est surabondante au point de ne pouvoir être convertie en glucose, la partie excédente passe dans le sang par les veines sus-hépatiques et de là dans le système circulatoire général. Réali dit avoir observé, durant plusieurs mois, chez une femme de cinquante ans, une urine grasse, dont l'émission n'avait lieu ordinairement que dans la matinée : mille grammes d'urine fournirent 15 grammes de matières grasses.

Les urines grasses peuvent encore se rencontrer dans la dégénérescence graisseuse des reins et de leur épithélium. Mais, nous le répétons, il ne s'agit pas ici de chyle. Cela se concevrait s'il existait chez les mammifères et l'homme un système rénal porte, comme chez les oiseaux (Voir plus haut).

5° *Matières extractives.* — Les reins sont particulièrement chargés d'éliminer les matières azotées en excès dans le sang, notamment l'urée; or, l'urée, sous l'influence des ferments organiques se dédouble en acide carbonique et en ammoniaque [1] ; c'est là son danger (Voir le *Chapitre de la fièvre.*) On comprend donc l'importance des agents diététiques qui ont pour effet d'entretenir la diurèse dans son état physiologique : Sedlitz Chanteaud, strychnine, aconitine, digitaline (Voir *Pharmacie et pharmacodynamie*).

La quantité d'urée rejetée par les urines dans l'état de santé, par vingt-quatre heures, peut être évaluée de 25 à 30 grammes; mais subit de notables augmentations par suite des fatigues corporelles et des excès. Chez l'homme, comme chez les carnivores, la quantité d'urée dans les urines l'emporte de beaucoup sur celle de l'acide urique; l'une et l'autre diminue par le régime végétal.

L'urée est le dernier terme de la métamorphose régressive des éléments azotés dans l'organisme; c'est donc une marque de l'activité organique : aussi ne faut-il pas s'étonner que l'urée diminue dans la chloro-anémie; d'ou nécessité d'un régime azoté. Mais, avant tout, il faut relever l'action digestive, principalement celle du foie. Dans l'atrophie jaune aiguë de cet organe, l'urée disparaît presque complètement du sang et des urines. L'atrophie jaune aiguë est une maladie presque toujours mortelle, en quelques jours, après les accidents caractéristiques (Voir *Maladies abdominales*).

---

[1] L'urée est un isomère ou cyanate d'ammoniaque, puisqu'il suffit de chauffer ce dernier pour le transformer en urée.

Dans les maladies fébriles aiguës, la gravité se gradue d'après la quantité d'urée excrétée; on peut dire que c'est un baromètre organique qui ne trompe point. Quand dans le typhus la production normale d'urée s'arrête, c'est que la convalescence n'est pas loin : à chaque septénaire, la quantité d'urée dans les urines diminue — si tant est que ces périodes ne puissent être abrégées ou coupées — or, sous l'influence des alcaloïdes deffervescents : digitaline, aconitine, vératrine, strychnine, etc., la quantité d'urée diminue dans une notable proportion, non seulement à cause d'une excrétion plus abondante d'urine — ce qui ne ferait que déplacer la difficulté — mais par suite d'une combustion moindre et de la sédation du système nerveux vaso-moteur.

Dans les catarrhes chroniques, la production d'urée est moindre, mais elle est compensée par une augmentation d'acides. Dans le choléra, la maladie de Bright, les névroses, la production d'urée est également moindre.

Expériences sur les animaux. — La ligature des artères rénales ou l'extirpation des reins donnent lieu à des convulsions et enfin à un état comateux qui se termine par la mort. Quand on injecte de l'urée dans les vaisseaux, on provoque des symptômes urémiques, à moins que les reins ne redoublent d'activité. Quelquefois il survient un état typhique, par suite du dédoublement de l'urée en carbonate d'ammoniaque (Voir plus haut).

L'urée, en tant qu'altérant du sang, peut donner lieu à l'anémie et à l'œdème du cerveau, se traduisant en apoplexie séreuse, en méningite, etc. (Voir *Maladies cérébrales*).

Pour isoler l'urée, il faut commencer par condencer l'urine en l'évaporant, et la traiter par l'acide nitrique : on obtient ainsi un nitrate d'urée, insoluble dans l'eau fortement acidulée. On décompose ensuite le nitrate d'urée par le bicarbonate de baryte : il se forme du nitrate de baryte, en même temps que l'acide carbonique se dégage et que l'urée se sépare. On traite alors le tout par l'alcool rectifié qui dissout l'urée, et on isole cette dernière en évaporant le liquide préalablement décanté. L'urée pure cristallise en aiguilles prismatiques transparentes, sans odeur, avec une saveur fraîche, légèrement amère. Elle est très soluble dans l'eau ; moins dans l'alcool.

L'urée est un produit de la nutrition ultime, ainsi que nous l'avons dit ; chez le chloro-anémique, elle se forme en petite quantité. Il faut donc un traitement excito-moteur et reconstituant, principalement par les arséniates, les phosphates (Voir *Pharmacie pharmacodynamique*).

6° *Matières colorantes, pigment*. — Ce sont : l'*urophéine* et l'*uroxanthine*. Cette dernière donne lieu à l'*uroglaucine* et à l'*urrhodine*, sous l'influence de l'oxydation. Il y a encore l'*uroerythrine*, qu'on ne rencontre qu'en cas de maladie. Viennent ensuite les colorations étrangères à l'urine produites par la bile, le sang, et dont il faut également tenir compte dans la séméiotique.

L'*urophéine* est un dérivé de l'hématine. Pour l'obtenir, on évapore au bain-marie un kilogramme d'urine et plus, jusqu'à consistance sirupeuse ; le résidu est délayé dans de l'alcool (qui dissout l'urée et les sels) ; on filtre et on concentre à son tour par évaporation jusquà consistance sipureuse, et on laisse reposer dans un endroit frais, afin d'obtenir l'urée et les sels sous forme cristalline. On décante ensuite le liquide restant, et on le traite par l'éther, qui s'empare de l'uroxanthine et de la petite quantité d'acide hippurique qui peut s'y trouver. Il ne reste plus alors qu'à sécher avec précaution, pour obtenir un résidu formé en grande partie d'urophéine, sous forme d'une substance brune, acide, douée d'un grand pouvoir colorant, se décomposant à l'air en donnant naissance à du carbonate d'ammoniaque. On peut admettre que la même opération a lieu dans les fièvres graves ou ataxo-adynamiques (Voir *Fièvres*).

L'hématinurie se rattache à la déglobulisation du sang. Nous voulons parler de l'hématinurie ou *mélanturie* qu'on observe à la suite de fièvres intermittentes de longue durée, accompagnée de tuméfaction chronique de la rate, du foie et des reins (Voir *Maladies urinaires*).

Les autres produits colorants de l'urine, tels que la *créatine*, la *xanthine* l'*inosite*, sont dus à des oxydations incomplètes et aux métamorphoses nutritives régressives. Ainsi l'inosurie est une maladie d'affaiblissement qui se rapproche beaucoup de l'albuminurie et de la glycosurie. Pour reconnaître l'inosite dans l'urine, on se sert, comme réactif, du nitrate d'oxyde de mercure concentré : on évapore lentement dans une capsule. S'il y a de l'inosite, quelques gouttes suffisent pour obtenir un précipité jaunâtre.

En continuant à chauffer, le précipité devient d'un rose plus ou moins foncé, selon la quantité de matière extractive. On précipite l'inosite par l'acétate de plomb, et on décompose par l'acide sulthydrique le précipité, puis on traite par l'alcool, dans lequel l'inosite est insoluble.

La coloration ou pigmentation de l'urine indique l'état de la combustion organique. Nous ne parlons pas des colorations dues aux boissons *(urina potus)*, mais de celles, au contraire, qu'on observe dans l'abstinence et les états fébriles. La combustion organique est-elle faible, la coloration des urines l'est également (anémie, chloro-anémie, etc.). Dans les maladies fébrile aiguës, c'est le contraire (typhus, septicémie, etc.). On comprend d'après cela, combien il est important d'agir sur la diurèse : Sedlitz, strychnine, digitaline (Voir *Fièvres*).

Urines acides ou alcalines. — Nous devons revenir ici sur ce que nous avons dit dans le *chapitre des maladies urinaires*. Dans l'état de santé, les urines sont acides, à cause du phosphate acide de soude ; mais pour peu qu'on s'écarte de cet état, il se forme des acides abnormes, tels que : acides lactique, hippurique, urique, c'est donc une question de régime. Avec un régime végétal les urines sont alcalines, à cause des bicarbonates terreux, du bicarbonate de chaux surtout ; avec un régime animal, les urines sont acides. On voit par là qu'il n'est pas indifférent de prescrire aux malades tel ou tel régime : dans les affections chloro-anémiques, le régime doit être animal ; dans les affections inflammatoires, il sera, au contraire, végétal. L'homme étant omnivore, il lui faut un régime mixte ; ainsi nos premiers parents étaient à la fois frugivores et carnivores : il vivaient de racines, de fruits sauvages et du produit de leurs chasses.

L'urine saine est neutre ou du moins très peu acide; elle devient alcaline par le dédoublement de l'urée en carbonate d'ammoniaque. De là la nécessité de ne pas laisser trop longtemps l'urine séjourner dans la vessie.

Quand les urines sont alcalines au moment de leur émission ou peu de temps après, c'est un état grave (ou auto-empoisonnement). Dans le rhumatisme articulaire aigu, les urines sont fortement acides, le suc des muscles l'est également ; de là l'importance du traitement alcalin (Voir *Diathèses, Gouttes, Rhumatismes*).

Parmi les acides abnormes de l'urine, il faut comprendre l'acide oxalique, qui donne lieu aux calculs durs ou muraux (Voir le *Chapitre des maladies urinaires*). On a prétendu que les fruits acides produisent cet état d'oxalurie ; ce sont, au contraire, les substances sucrées qui, par le fait d'une combustion incomplète, donnent lieu à une formation d'acide oxalique.

Les maladies fébriles aiguës ou les exacerbations des maladies chroniques (phthisies, consomptions) influent sur la formation des dépôts d'acide urique. L'aspect de ce sédiment est fort variable : couleur brique, cannelle, rose, etc. Ce sont ces dépôts qui forment la gravelle et plus tard les calculs d'acide urique. C'est pour n'avoir pas surveillé notre santé que nous avons été atteints de calculs de ce genre, dont nous avons été heureusement débarrassé par notre collègue et ami, M. le professeur F. Guyon. Depuis lors, nous observons un régime neutre et nous nous en trouvons bien.

Chlorures. — Le chlorure de sodium est un des facteurs de la santé (Voir notre ouvrage sur l'emploi du sel). Aussi est-il d'une grande importance dans les pyrexies et les inflammations. Dans toutes ces affections, le chlore tend à disparaître des urines : pneumonie, pleurésie, rhumatisme aigu, etc. Dans le typhus, la disparition du chlore dans les urines est subordonnée aux excrétions intestinales ; quand il reparaît, c'est un signe de convalescence. Dans les affections leucocythémiques, l'absence de chlore dans les urines est un signe néfaste.

Les déductions qu'on peut tirer de ces faits, c'est qu'à l'homme malade, comme à l'homme en santé, il faut du sel commun dans ses aliments et ses boissons — et nullement un régime fade — comme cela se fait généralement. Quand la médecine deviendra-t-elle rationnelle, au lieu d'être esclave des préjugés populaires ?

Pour constater la présence du chlore dans les urines, on se sert d'une solution de nitrate d'argent : quelques gouttes versées dans le liquide y forment un précipité blanc, compact, pesant, gagnant bientôt le fond du vase en laissant à la surface une pellicule blanchâtre, qui finit elle même par gagner le fond.

Phosphates. — Il s'agit de constater les conditions des phosphates dans les urines. Et tout d'abord il faut établir la différence entre les phosphates alcalins : de potasse, de soude, et des phosphates de chaux, de magnésie ; de même que parmi les phosphates calciques il faut distinguer ceux qui sont acides et ceux qui sont basiques ou alcalins. On comprend que la présence de ces derniers dans les urines se rattache à un manque de nutrition des os (ostéomalacie ou rachitisme).

Il n'y a que les phosphates alcalins qui sont éliminés par les urines, en tant que métamorphose régressive. Leur quantité, dans les vingt-quatre heures, peut être évaluée à 3-4 grammes. Dans les maladies aiguës, la diminution des phosphates alcalins coïncide toujours avec la période d'aggravation (dans la pneunomie par exemple). La réapparition des phosphates est un signe précurseur d'une heureuse terminaison.

Pour déterminer la présence des phosphates alcalins dans les urines, il faut ajouter au liquide quelques gouttes d'ammoniaque : le trouble ou effervescence est d'autant plus instantané que la quantité de phosphates alcalins est plus grande.

Le phosphate basique de chaux est tenu en suspension dans l'urine par l'acide carbonique. Le moyen de le découvrir consiste donc dans l'ébullition. Pour distinguer le magma de l'albumine, il suffit de verser dans la solution quelques gouttes d'acide acétique.

L'utilité de l'acide carbonique dans les eaux artificielles est au moins douteuse : si, par leur fervescence, elles facilitent la digestion, l'acide carbonique les rend débilitantes, surtout pour les personnes faibles (Voir *dyspepsies*).

Quand les éléments des phosphates terreux manquent dans l'économie, il faut les y introduire : c'est pourquoi l'acide phosphorique est indiqué avec les éléments terreux : chaux, soude. Mais il faut, en même temps, donner ce que nous nommons le coup de fouet. Chez les enfants rachitiques, comme chez les femmes épuisées par une lactation trop prolongée, l'hypophosphite de strychnine et l'eau de chaux sont indiqués.

Le sel de strychnine se décompose dans l'économie, et l'acide phosphorique combiné à la chaux produit un phosphate de chaux soluble utile à la nutrition. La nécessité de l'acide phosphorique résulte encore de la rapidité avec laquelle les éléments phosphorés sont éliminés avec les urines. Dans un grand nombre d'affections du système nerveux, l'élimination des sels calcaires dépasse la proportion physiologique. Il en est de même dans les affections de consomption.

Pour évaluer avec une précision approximative la quantité d'éléments terreux dans les urines, il faut laisser déposer le précipité au fond du verre, et y ajouter une ou deux gouttes d'ammoniaque, afin de provoquer artificiellement la précipitation des phosphates. En effet, les phosphates terreux sont tcnus en dissolution par les acides libres et les sels acides contenues dans le liquide. On explique ainsi la formation des calculs.

Il peut se faire que la précipitation des phosphates terréux se produise spontanément à la suite du passage dans les urines de sels alcalins de potasse et de soude, ou de fortes proportions de carbonates alcalins ; ou bien encore à la suite du dédoublement de l'urée.

Les phosphates terreux abondent dans l'urine des rhumatisés. C'est Bouillaud qui, le premier, attira l'attention des praticiens sur la coïncidence fréquente de l'endocardite, de la péricardite et du rhumatisme aigu. Si dans le cours de ce dernier une péricardite se déclare, les phosphates terreux diminuent dans l'urine, tandis qu'y apparaît de l'albumine. Rien de semblable ne s'observe dans l'endocardite. Quand la péricardite est en voie de résolution l'excès de phosphate terreux que caractérise le rhumatisme reparaît dans les urines.

Dans les affections chroniques en général, mais particulièrement dans celles des reins, de la moelle épinière et dans les névroses, la quantité des phosphates terreux descend au-dessous de la moyenne physiologique. Le phosphate basique de chaux (phosphate des os) est dissous dans l'urine par l'acide carbonique ; il se précipite spontanément quand il y existe en trop grande proportion. C'est ce qui existe dans beaucoup de névroses et de névralgies, dans la méningite, la carie des os ou le rachitisme, l'ostéomalacie. De là l'importance de la médication par les phosphites et les phosphates, ainsi que nous en avons déjà fait la remarque.

Matières médicamenteuses. — Le passage des matières médicamenteuses dans les urines est plus ou moins rapide d'après leur solubilité ou leur volatilité. On sait avec quelle instantanéité — pourrait-on dire — l'huile essentielle de térébenthine s'y manifeste par une odeur prononcée de violette.

Viennent ensuite les iodures (potassium), les cyanures (ferro-cyanure de potasse). Sur un individu qui avait une ectopie vésicale, on a remarqué que, huit minutes après son ingestion, l'iodure de potassium, à la dose de 1 gramme dans 50 grammes d'eau, apparaissait déjà dans l'urine.

L'iodure de potassium passe inaltéré dans les urines. L'iode s'y retrouve à l'état d'iodure de potassium ou de soude.

L'iodure de potassium active l'élimination du mercure dont l'économie a été saturée. C'est là-dessus qu'est basé le traitement iodé dans les accidents tertiaires, qui ne sont souvent que du mercurialisme. C'est ainsi qu'on voit les ulcérations, les engorgements glandulaires, les gommes des os et du périoste disparaître après l'expulsion totale du mercure par un traitement iodé.

Les iodures de mercure (*proto, deuto*) doivent donc être préférés dans le traitement de la syphilis, comme présentant les conditions de solubilité voulues. Dans le traitement mercuriel, le mercure ne sort de l'organisme qu'en partie ; il en résulte qu'au terme de la cure il reste le quart environ du mercure introduit ; on cite même des exemples de fortes quantités de mercure métallique dans le squelette de syphilisés. Schneider a trouvé du mercure, deux ans après la cessation du traitement mercuriel, dans l'urine de deux individus qui avaient été atteints d'hydrargirose.

Les autres préparations métalliques : arsenic, cuivre, plomb, etc., restent également dans l'économie, n'étant éliminés qu'en partie par les urines, et exigent un traitement par l'iodure de potassium, qui rend urophanes beaucoup de métaux qui ne le seraient pas sans cela.

Il n'en est pas des alcaloïdes végétaux comme des métalloïdes : c'est-à-dire qu'ils n'apparaissent point dans l'urine, à moins d'avoir été ingérés à dose toxique. A la suite d'un grave empoisonnement par la morphine, Shearman retrouva dans l'urine une grande quantité de cet alcaloïde. Il en est de même pour la nicotine ; avec la plupart des autres acaloïdes ou plutôt glycosides, on n'en retrouve que de faibles traces, même après un usage prolongé. Si on retrouve la quinine, c'est par suite des doses massives auxquelles on emploie cet alcaloïde. La strychnine se décompose presque en totalité dans l'économie. D'où il résulte que les alcaloïdes, réputés violents poisons, n'en sont pas en réalité et, en tout cas, beaucoup moins que les plantes vireuses en substance. Ainsi viennent à tomber tous les reproches faits à la dosimétrie : d'agir par des poisons.

III

ASSOLEMENT ORGANIQUE

L'étude des engrais agricoles a fait un immense progrès depuis les travaux de Liebig. Ce chimiste a démontré, qu'outre l'oxygène, l'hydrogène, le carbone, l'azote, qui composent — en proportions diverses — les engrais des plantes, celles-ci exigent pour se développer une quantité déterminée de sels terreux. Il a aussi prouvé qu'en introduisant dans les engrais des matières minérales, qui manquent dans certaines terres, on active l'assimilation d'autres éléments.

Les principes minéraux de la cendre des plantes étaient regardés, avant les travaux du chimiste allemand, plutôt comme empruntés au sol que comme des principes constituants, et on leur donnait peu d'importance dans les analyses.

Les principes minéraux qui se trouvent dans les végétaux — bien que n'en constituant en poids qu'une très faible quantité — ont été reconnus, comme indispensables à leur développement.

Ces principes ne font pas seulement partie des matériaux inorganiques qui composent les plantes : leur présence utilise encore tous les composés d'origine organique mis à leur disposition ; de même que leur absence rend inutiles les matériaux au milieu desquels les végétaux finiraient par périr.

On connaît les services que l'acide phosphosrique des phosphates rend à la cultures des céréales : la récolte du froment ou du maïs est triplée et même quadruplée, lorsque le sol a reçu un engrais de ces sels. La vigne prospère au point de devenir inattaquable par l'oïdium, quand on la soufre et qu'on emploie à l'engraisser du fumier contenant des sels de potasse et de chaux. La silice favorise la végétation des graminées. Le plâtre active puisamment la production des herbes potagères et surtout du trèfle.

Des expériences répétées avec des engrais chimiques on fait voir que dans du sable calciné, auquel on ajoute des substances minérales contenues dans la cendre des végétaux, et des matières azotées sous forme de sels ammoniacaux ou de nitrates, la végétation s'opère aussi vigoureusement que dans la terre la plus fertile. Ce résultat a lieu même quand on néglige l'hydrogène, l'oxygène et le carbone, qui concourent à la formation des plantes.

Il a été constaté également, pour l'emploi de l'engrais complet de ville dont les bases sont l'acide phosphorique, la potasse, la chaux et l'azote, que ces éléments doivent être employés tous ensemble, et que l'absence d'un seul d'entre eux paralyse l'action de tous les autres. Les plantes, en effet, ont des besoins complexes et variés, aux différentes époques de leur vie.

Ce principe physiologique dont l'application a déjà donné de si beaux résultats à l'agriculture, peut être appliqué également à la nutrition des animaux. Il peut nous frayer une voie nouvelle et plus sûre pour activer et améliorer le processus trophique dans l'organisme humain, pour assurer le développement corporel des enfants et des jeunes gens, pour conserver une santé florissante aux adultes et pour obvier à certaines indispositions qui prennent exclusivement naissance dans un défaut partiel de nutrition d'un organe quelconque.

De même, on a reconnu l'utilité des préparations ferrugineuse dans l'anémie ; des phosphates et des sels calcaires dans l'ostéomalacie et le rachitisme, pour accélérer la solidification du cal cartilagineux dans les fractures des os, et pour crétifier le ramollissement caséeux des poumons chez les tuberculeux ; de même, ne pourrait-on pas rechercher quelle est la masse des combinaisons minérales propres à favoriser la nutrition générale du corps humain, à en corriger le défaut, ou même à la développer et à l'activer quand elle est normale.

Dans le milieu organique liquide constitué par le sang, où se développe comme un animal aquatique — pour me servir d'une phrase de Claude Bernard — la famille des éléments histologiques qui forment l'animal. terrestre, ne pourrait-on pas introduire, outre les composés hydrocarbonés et azotés fournis par l'alimentation, une quantité plus ou moins forte de ces composés minéraux que les aliments — surtout après leur préparation culinaire — ne contiennent pas toujours ? « En effet, ce *milieu liquide interne* (la partie liquide du sang) n'est pas suffisamment pourvu — dans notre régime habituel — de ces principes minéraux qui activent la nutrition des tissus et des organes, et qui se trouvent précisément dans la cendre de ces organes et de ces tissus ; en les introduisant artificiellement dans l'économie on s'assurerait un moyen certain (?) d'utiliser le reste des aliments hydro-carbonés et azotés ; d'empêcher ou de réparer les pertes qui s'affectuent continuellement par le fait des excrétions dépuratives et excrémentitielles. »

Du moment où l'on connaît les principes minéraux dont l'analyse a révélé l'existence chez l'homme, il est évident qu'un mélange de ceux-ci, représentant dans de justes proportions tous les principes fournis par l'incinération du cadavre d'un homme adulte et bien constitué, pourrait donner une *poudre nutritive* ou *trophique*, non moins utile que celles que fournissent aux plantes les engrais les plus précieux. Ce mélange pourrait s'appeler d'une manière concise, *poudre zootrophique*, pour la distinguer des poudres *phytotrophiques*, qui servent d'engrais aux végétaux (Voir plus loin).

De même que la dose d'oxygène dont notre corps a besoin, nous est fournie par l'air inspiré ; l'hydrogène, le carbone et l'azote, par nos boissons et nos aliments, de même, la partie minérale destinée à compléter la nutrition sera indiquée par l'analyse des cendres des divers organes du corps humain. Voyons quels sont ces composants et comment est démontrée leur influence spéciale sur le processus plastique.

Nous savons, jusqu'à ce jour : 1° que le cerveau et les nerfs contiennent du phosphore à l'état d'acide phospho-glycérique ; ou bien en combinaison quaternaire albuminoïde ; ou bien encore à l'état de phosphates alcalins et terreux ; 2° que dans la graisse cérébrale on trouve du soufre, de la potasse, du fer et des traces de manganèse ; 3° que les os et les dents contiennent du phosphate de chaux, du carbonate de chaux et des traces de fluorure de calcium ; 4° que le sang contient des phosphates et des chlorures en abondance, du soufre sous divers états, du fer et du manganèse, de la potasse, de la soude, de la chaux, de la magnésie à l'état de sels ; 5° que dans les parties molles on trouve — en plus ou moins grande quantité — les composés minéraux du sang ; 6° que dans le poils et les ongles il y a aussi de la silice.

Quand aux phosphates, on sait qu'il existe une solidarité étroite entre ces sels et les matières albuminoïdes. L'existence, dans une plante, d'une de ces substances implique la présence d'une quantité proportionnelle de l'autre.

Le phosphate qui entre dans la composition des végétaux ne fait pas partie de leur squelette ; il accompagne, au contraire, la matière azotée, dont l'existence est indépendante anatomiquement de celle des tissus. (Dusart.)

La quantité de phosphate de chaux contenue dans les êtres vivants, est toujours proportionnelle à leur activité, à leur température, à leur développement. Un animal soumis à l'*inanition minérale* perd rapidement l'appétit, diminue de poids, et on constate chez lui une consommation autochtone de de phosphate telle, que la plus grande partie du squelette disparaît dans l'espace de quelques mois.

Les carnivores mangent la chair de leur proie avec les os. La viande qui a cédé au bouillon la moitié de ses sels minéranx, a naturellement moins de valeur nutritive que la viande rôtie. La salaison de la viande lui fait perdre aussi une certaine quantité de ses sels minéraux, et 15 pour cent de sucs nutritifs. La viande de porc fraîche et rôtie est plus nourrissante que le jambon. Les marins, obligés dans les voyages de long cours de faire usage presque exclusif de salaisons, sont fréquemment atteints de scorbut. On combat cette affection par l'acide phosphorique qui reproduit les phosphates des viandes douces. Le jus de limon doit son action bienfaisante au même acide [1].

Benecke a confirmé l'importance des phosphates dans la nutrition. Le phosphate de soude, d'après ses expériences, est indispensable à la formation des cellules tant végétales qu'animales, et partant chez l'homme. La graisse ou l'albumine ne sauraient y suffire. Quand on constate un défaut de processus des cellules (c'est-à-dire un dépérissement ou marasme), on peut soupçonner un manque de phosphate de chaux; et ce soupçon est confirmé par l'observation, car dans les cas de l'espèce, l'administration de phosphate de chaux comme remède, active énergiquement le travail de la nutrition cellulaire.

Jusqu'ici il a été question de combinaisons phosphoriques ; quant aux bases alcalines et terreuses, voici le résultat obtenu par l'analyse. En comparant les chiffres d'un grand nombre d'examens de lait de femme et de lait de vache employés à l'allaitement d'enfants, avec le développement relatif de ceux-ci, apprécié chaque jour par kilogramme, on peut en conclure que

---

[1] Quatre litres et demi de jus du citron ont donné 5 1/2 grammes d'acide phosphorique anhydre ou 25 grammes de phosphate de soude. (Galloway.)

l'accroissement le plus fort de l'enfant coïncide, en général, avec la prédominance des bases alcalines et terreuses, et surtout des alcalins : des éléments minéraux ne peuvent subir un abaissement notable dans leurs proportions, sans que la santé n'en soit troublée.

Dans les aliments dits *complets*, tels que œufs, lait, viandes, céréales, les principes azotés et hydro-carbonés, malgré des variantes considérables, suffisent, en général, à maintenir la vie. L'élément alcalin est celui qui exerce la plus grande influence sur le développement de l'animal dans la première période de sa vie.

Parmi les substances minérales, le sel commun ou chlorure de sodium, est indispensable à la nutrition : en nourrissant des animaux avec de la caséine, tantôt avec de l'eau pure, tantôt avec de l'eau salée, ceux privés de sel avaient des déjections plus riches en phosphates, contrairement aux seconds. Le chlorure de sodium facilite donc l'assimilation des phosphates calcaires dans l'organisme.

Les mêmes circonstances ont lieu dans les fractures, selon que le sang est riche ou manque d'éléments phosphatés. Chez les scorbutiques, le cal ne se consolide pas. Il ne s'agit pas d'une opération chimique, mais d'un travail organique ou vital ; de là, nécessité de combiner les phosphates à la strychnine (hypophosphite de).

Un chimiste belge qui a étudié l'action du chlorure de sodium, a constaté que sans ce sel dans le plasma du sang, la fibrine, l'albumine, la musculine, l'ostéine, se solidifieraient et les globules se dissoudraient. Les globules sanguins se décomposent dans une solution d'albumine pure, tandis que l'eau albumineuse, contenant 1/100ᵉ seulement de sel de cuisine, conserve parfaitement les globules, sans qu'ils s'altèrent.

Quand on supprime de la nourriture d'un individu, le chlorure de sodium, il devient pâle, chlorotique, œdémateux ; son appétit disparaît, la sécrétion de la salive et du suc gastrique diminue. C'est ce qui arrivait autrefois aux malheureux prisonniers condamnés au pain et à l'eau sans sel (Voir notre ouvrage : *Amélioration de l'espèce humaine par le régime salin*).

Il est donc hors de doute que l'acide phosphorique, le chlore, la potasse, la soude, la chaux, etc., ne servent pas seulement à fournir des éléments de consolidation aux tissus squeletteux et à remplacer ainsi les sels alcalins et terreux qui se perdent avec les urines et les sécrétions intestinales, mais qu'ils servent principalement au travail d'assimilation dans la formation des parties solides de l'économie.

Nous avons parlé, plus haut, d'une poudre *zootrophique* : pour qu'une pareille poudre puisse être utile, il faudrait connaître l'exacte composition de la cendre produite par la combustion complète du corps d'un homme adulte mort en état de santé parfaite. Feu le professeur Giovanni Polli, qui s'est appliqué à la solution de ce problème et qui a été un des promoteurs de l'incinération des cadavres, en Italie, a fourni à cet égard les données suivantes :

Et tout d'abord le phosphore : en partie à l'état de phosphates de chaux et de soude ; en partie à l'état d'hypophosphite. Une portion du phosphore arrive ainsi dans l'économie sans être tout à fait oxydé ; il concourt à l'excitation et à la nutrition de la pulpe nerveuse et subit des combinaisons avec les matériaux azotés ou albuminoïdes. On connaît les célèbres préparations de Churchill, au sirop d'hypophosphite de chaux et de soude. L'huile de foie de morue agit de même par son acide phospho-glycérique.

Pour le même motif, une partie de soufre pourra être administrée à l'état d'acide hyposulfureux ; combiné aussi à la magnésie avec laquelle il forme du sel soluble et parfaitement supporté. De là, les bons effets de l'emploi journalier du Sedlitz Chanteaud.

Le chlore sera donné sous forme de chlorure de sodium, sel type d'un composé minéral indispensable à la nutrition normale de l'homme et des animaux domestiques (voir *Statique animale* de J. Barral); le calcium sous forme de phosphate et carbonate de chaux ; le fer et le manganèse à l'état d'hydrate de peroxyde ; le silicium (en très petite quantité) à l'état de silicate de potasse.

D'après ces données, voici la formule de la poudre zootrophique du professeur de Milan.

Hypophosphite de chaux	10 parties
Phosphate de chaux tribasique.	10 »
Phosphate de soude.	15 »
Carbonate de chaux.	10 »
Hyposulfite de magnésie	15 »
Chlorure de sodium.	10 »

Bicarbonate de potasse   15   »
Oxyde ferrique . . . . , .   10   » [1]
Oxyde manganique . . . .   2,5 »
Silicate potassique . . . .   2,5 »

Le professeur G. Polli, avant de proposer aux médecins sa poudre zootrophique (dont les composants sont, du reste, parfaitement inoffensifs), a voulu faire quelques essais sur lui-même et ses enfants, dans le but de déterminer pratiquement la dose à laquelle elle agit, et jusqu'à quel point on peut la supporter. La dose variant de 1/2 à 1 gramme pour chaque repas est parfaitement supportée par un enfant de cinq ans. Il a commencé, pour lui-même, par 1 gramme au déjeuner, 2 grammes au dîner ; puis 2 grammes au déjeuner et 3 grammes au dîner. Il a renouvelé cette dose pendant trois jours de suite, sans ressentir le moindre malaise à l'estomac ou d'embarras dans les fonctions alvines. La dose ordinaire serait donc de 3 grammes par jour pour les enfants ; de 5 à 6 grammes pour les adultes — sauf les modifications exigées par les cas spéciaux.

La saveur de cette poudre est légèrement amère et salée ; le palais le sent à peine, si on a la précaution de bien la mêler à l'aliment, de l'avaler de suite, et de prendre trois ou quatre cuillerées de potage pour rincer tout à fait la bouche. Les personnes difficiles pourront l'envelopper dans du pain azyme, et puis une gorgée d'eau par dessus.

Ce mélange de substances presque toutes inaltérables à l'air et qui peuvent se trouver associées sans subir de doubles décompositions pourraient aussi s'administrer en tablettes, mais toujours avant ou après le repas [2].

Les indications de la poudre minérale trophiques sont nombreuses ; nous nous bornerons aux principales :

[1] La dose d'oxyde ferrique, qui pourrait paraître exagérée, doit être assez forte pour qu'une partie puisse être dissoute et portée dans la circulation. Les sels de fer solubles (sulfate, acétate, lactate) ne peuvent être administrés sans provoquer des nausées et des vomissements. On perd de plus une bonne partie de l'oxyde ferreux par les garde-robes, comme le démontre la coloration verdâtre des selles, dues au sulfure de fer.

[2] Il existe beaucoup de préparations analogues à la poudre zootrophique, telles que : l'*ostéine ou bouillie de phosphate de chaux d'albumine*, du docteur Mouriès ; pour enfants cachectiques, surtout à l'époque de la dentition et pour les nourrices fatiguées par une lactation prolongée ; le *lacto-phosphate de chaux* du docteur Dusart, dans un grand nombre de maladies d'enfants dues au défaut de nutrition, ainsi que dans le croup et la diphtérie ; le *phosphate de chaux ferrique* ou *albumine* du docteur Pavesi, etc.

1° Aux enfants qui souffrent de la dentition, dans un sirop quelconque, ou par l'intermédiaire de la nourrice, en majorant convenablement la dose ;

2° Aux enfants atteints d'ostéomalacie, de rachitisme, de scrofulose, de chlorose ou aglobulie. Cette indication a été confirmée par les études intéressantes du docteur Valsuani, sur les *cachexies* puerpérales (*Mémoires de l'Institut lombard*, vol. XI, 3° partie). Elle est également appuyée sur les observations des docteurs Ducrossie et Follin, sur la formation des ostéophytes ; et par l'absence ou la diminution des phosphates dans l'urine et dans les sels pendant les premiers mois de la grossesse ; par les expériences de Boussingault, qui ont servi à démontrer que la vache pleine, fixe dans son organisme plus du double de phosphate de chaux des aliments que ne le fait le veau ; et enfin par l'impossibilité ou la difficulté d'obtenir la solidification du cal dans les fractures des os chez les femmes enceintes (Virey) ;

3° Aux femmes atteintes de cachexie puerpérale et aux femmes enceintes chloro-anémiques ;

4° Aux fracturés, pour accélérer la consolidation du cal ;

5° Aux individus affaiblis par des suppurations ou atteints d'affection purulente, et surtout aux tuberculeux qui ont des cavernes dans les poumons. Cette indication est aussi confirmée par l'utilité des os calcinés, de l'eau de chaux, recommandés par des praticiens tels que Quarin, Barlet, Meyer, Beddoèse, Herzog, etc., et par l'efficacité du savon jecoro-calcaire (huile de foie de morue et chlorure de calcium, constatée chez des centaines de phtisiques par le doteur Van den Corput). (*Journal de pharmacie de Bruxelles*). Il en est de même de la poudre de Boyer, dont la composition tend au même but (*Annales de chimie applic.*) ;

6° Aux anémiés par perte de sang, ou par aglobulie ;

7° Aux convalescents qui relèvent d'une longue maladie et qui ont dû observer une diète sévère et qui ne peuvent supporter une alimentation réconfortante ;

8° A tous ceux qui, quoique en état de santé, ont besoin de renforcer leurs fonctions nutritives, sans augmenter leur régime habituel.

Nous terminerons par cette seule remarque : que les granules dosimétriques d'hypophosphite de chaux et de soude, ainsi que ceux d'hypophosphite de strychnine et de brucine, répondent à ces diverses indications et sont d'un emploi plus commode, en même temps qu'ils agissent sur le

principe vital. Il ne faut pas confondre le travail de l'assimilation des
plantes avec celui des animaux. Chez les premiers, un engrais suffit, puisque c'est une sorte de transition entre le règne minéral et le règne végétal.
Il n'en est pas de même chez les animaux et partant chez l'homme, où le
travail organique est primé par le travail vital, sans lequel il n'y a pas d'assimilation possible.

CONCLUSIONS

L'étude à laquelle nous venons de nous livrer, fait voir que l'urologie
doit être la contre-épreuve de la nutrition dans l'état de santé comme dans
l'état de maladie, sans cela on marche à l'aveugle, c'est-à-dire dans
l'ornière de l'empirisme. L'examen chimique des urines est donc le complément de la clinique, en même temps que la dosimétrie en est la pierre de
touche.

D'après les urines, on peut juger de ce qui se passe dans l'intérieur de
l'organisme. Il est vrai que la dosimétrie, par la jugulation des maladies
aiguës, a fortement restreint le champ de la pathologie ; mais toutes ces
maladies ne peuvent être également arrêtées dans leur cours, et alors surviennent les modifications du travail organique qui nous mettent sur la voie
du traitement à instituer.

L'urologie est donc une science exacte appliquée à l'homme malade,
et qu'on ne néglige jamais impunément. Nos anciens le savaient, mais ils
se trouvaient réduits à l'inspection, qui cependant leur donnait des indications utiles.

Aujourd'hui, nous sommes plus avancés, grâce aux progrès de la
chimiatrie. Dans les pyrexies et les inflammations, nous ne comptons plus
par septénaires ou périodes, mais par les changements survenus dans les
humeurs, sans que cet humorisme ait rien enlevé à la science de ses droits;
mais, au contraire, il les a accentués en les fondant sur des données posi-
tives. Nous savons aujourd'hui quelles déductions il faut tirer de la
présence ou de l'absence de tels ou tels principes excrémentitiels dans
l'urine, parce que les mêmes changements existent dans le sang: par
exemple, l'absence ou la présence des chlorures et des phosphates.

NOTE COMPLÉMENTAIRE

Urologie clinique de la variole

Par le Dr A. ROBIN

L'urologie clinique de la variole ne comporte, en quelque sorte, pas d'historique, car jamais cette question n'a été traitée d'une manière systématique. Gubler avait signalé depuis longtemps que l'urée est très notablement augmentée au début de la variole. Cette augmentation, en effet, est souvent assez considérable pour que le nitrate d'urée dépose spontanément, quand on additionne l'urine d'acide nitrique. Cette particularité même peut être utilisée dans le diagnostic de quelques cas douteux, puisque l'urine de la fièvre typhoïde, de la rougeole, de la scarlatine, ne renferme jamais assez d'urée pour que le nitrate précipite ainsi par une simple addition d'acide nitrique [1].

Pour ma part, j'ai constaté que l'urée de vingt-quatre heures se maintenait, dans la plupart des cas, chez l'adulte, et dans la période de la variole, entre 28 et 38 grammes; plusieurs fois même, ce dernier chiffre a été dépassé. Quand la variole survient pendant la convalescence d'une maladie aiguë, son début est également marqué par l'azoturie. On a émis, cependant, quelques doutes sur la constance et la valeur de ce symptôme. Mes recherches m'ont fait voir que l'azoturie varioleuse est beaucoup plus constante qu'on ne le croit. Il est vrai que, souvent, elle n'est pas durable et n'existe que pendant les premiers jours de la maladie ; alors, pour le reconnaître, il faut examiner l'urine dès le début.

Cependant, dans quelques cas, l'azoturie peut manquer, et il arrive que dans certains autres états fébriles l'urée augmente assez pour qu'on constate la précipitation du nitrate d'urée. Gubler en a cité quelques exemples et on voit également quelquefois ce phénomène, dans certains cas d'embarras gastrique, de pneumonie, de bronchite intense, d'érysipèle de la face ; il coïncide alors avec des symptômes de courbature.

[1] Voir, à ce sujet, une note de M. Laborde, insérée dans la *Gazette hebdomadaire*, (1870-71).

Comme conclusion je dirai, que l'azoturie dans la variole, étant très fréquente à une période où le diagnostic de celle-ci est parfois difficile, peut rendre des services, mais qu'il serait faux de lui attribuer une valeur exagérée.

Il importe, en outre, d'établir sous le rapport de l'azoturie une différence entre les varioles ordinaires et les varioles graves ; dans ces derniers cas, autant que je puis conclure des quelques observations que j'ai recueillies, l'augmentation d'urée est moins marquée que dans la variole ordinaire, elle existe cependant. On serait donc en droit d'appliquer à la variole la formule que j'ai préconisée pour la fièvre typhoïde : à savoir que le chiffre de l'urée est d'autant plus élevé que la maladie affecte une forme plus franchement inflammatoire. Cette donnée peut être plus utilement rapprochée des faits découverts par M. Brouardel dans ses analyses des gaz du sang chez les varioleux, c'est-à-dire que dans les varioles hémorrhagiques l'oxygène des gaz du sang a notablement diminué.

La quantité de l'urine à la même période diminue notablement, tandis qu'en rapport avec l'azoturie, sa densité augmente.

Pendant la période d'état, j'ai pu mieux apprécier les modifications de l'urine, la quantité et la densité éprouvant alors peu de variations et l'urée tendant à rester stationnaire dans les chiffres de 28 à 35 grammes. Plus tard, elle subit encore une poussée qui l'élève de 3 à 4 grammes au début de la suppuration, si bien qu'il n'est pas rare de constater de 33 à 40 grammes d'urée ; puis brusquement elle s'abaisse et tombe à 15 ou 20 grammes en même temps que la température revient à la normale et que la convalescence s'établit.

Les chlorures, diminués pendant la période d'invasion (1 gramme), remontent à 2 grammes, 2 gr. 50 pendant la suppuration, pour s'élever d'un seul coup à 8, 10, 15 grammes le jour où l'urée subit la diminution dont il vient d'être question.

L'acide phosphorique, augmenté pendant la période d'invasion, chez l'enfant comme chez l'adulte, augmente encore pendant la suppuration, mais au moment de la chute thermique il subit un abaissement considérable. Il ne reprend son taux normal que lorsque le malade commence à s'alimenter.

D'après Maragliano, les chlorures et le phosphate de magnésie peuvent disparaître totalement dans les cas graves, ce qui serait du plus fâcheux pronostic.

D'après les auteurs, les sulfates sont légèrement augmentés pendant l'évolution de la variole.

Becquerel avait constaté déjà que l'acide urique était augmenté dans la variole. Je l'ai également prouvé dans les premières périodes de la maladie (1 gramme 50 quelquefois, en 24 heures), il diminue peu à peu à partir de la suppuration pour devenir normal pendant la convalescence. Mais parfois, loin de diminuer pendant la dessication des pustules, il subit, à ce moment, une poussée qui a la valeur d'un phénomène critique.

Frerichs a signalé la présence de l'acide valérianique dans l'urine des varioleux. Emminghaus dit avoir trouvé des acides gras. Hoppe y a signalé la présence de la leucine et de la tyrosine.

Les matières extractives, en particulier celles qui sont liquides et incristallisables, sont considérablement augmentées. Dans la variole hémorrhagique elles forment la majeure partie des matériaux organiques de l'urine. M. Pouchet en a extrait une ptomaïne liquide qu'il regarde comme une base hydropyridique d'une extrême toxicité.

De toutes ces assertions, je n'ai vérifié que celles relatives aux matières grasses et aux matières extractives envisagées en bloc. Souvent j'ai rencontré les premières sous formes de fines gouttelettes graisseuses. Quant aux matières extractives, elles m'ont paru augmentées dans le cas de variole grave. L'indican est également augmenté dans ces formes graves.

Les sédiments apparaissent au début sous forme de flocons plus ou moins volumineux qui se déposent assez lentement au-dessus d'une mince couche pulvérulente plus lourde et d'apparence parfois cristalloïde. Au microscope, on trouve la couche inférieure formée de cristaux d'acide urique et d'urate de soude pulvérulent, tandis que la couche floconneuse est constituée par des débris cellulaires fortement pigmentés, par des globules blancs et par des filaments muqueux. Dans d'autres cas la couche inférieure ne renferme que de gros nodules, arrondis, de couleur brunâtre, isolés ou agminés en masse et qui m'ont paru être de l'urate d'ammoniaque.

Sur dix cas, six fois il existait des sédiments et quatre fois ils étaient constitués comme il vient d'être dit. Dans le cinquième cas, l'urine contenait un dépôt de phosphate ammoniaco-magnésien. Dans le sixième cas, le dépôt était formé de cylindres hyalins, épithéliaux et granulo-graisseux surtout, associés à des leucocytes, à des débris cellulaires et à un peu de pigment noir. Il s'agissait là d'une néphrite qui était apparue quelques jours avant l'éruption variolique ; le rein avait été le premier organe atteint par la maladie.

Ceci me conduit à parler de *l'albuminurie variolique*. Comme l'avait dit Gubler, l'albuminurie est beaucoup plus rare dans la variole que dans la fièvre typhoïde, où elle constitue un élément constant de la maladie. Mes recherches m'ont conduit à établir quatre variétés d'albuminurie dans la variole.

1° L'albuminurie prévariolique, grave quand elle est abondante ;

2° L'albuminurie transitoire, peu marquée, qui apparaît au début de l'éruption et de la suppuration ;

3° L'albuminurie abondante qui survient à une époque quelconque de la période aiguë. Elle est en rapport avec une intensité plus grande de la maladie, une forme maligne, une complication ;

4° L'albuminurie de la convalescence, qui doit être divisée en deux variétés. La première accompagne ou précède les retours fébriles de la convalescence dus à une complication tardive (abcès, parotidite, etc.). Elle est transitoire et sans pronostic sérieux. La seconde est analogue à l'albuminurie scarlatineuse et relève, comme celle-ci, d'une néphrite particulière, dite néphrite variolique dont les caractères anatomo-pathologiques ont été décrits par M. J. Renaut (de Lyon), dans une note dont voici le résumé :

La néphrite congestive aiguë de la convalescence de la variole, dit-il, a son type individuel : cliniquement elle se rapproche de la néphrite et de la scarlatine, mais elle a des caractères anatomo-pathologiques bien déterminés qui permettent de la reconnaître.

Elle est congestive et hémorrhagique à la fois ; ses lésions ne sont pas d'emblée diffuses, comme paraissent le croire MM. Cornil et Brault ; elles apparaissent dans la substance corticale des reins, par îlots d'abord distincts ; ce sont des points d'œdème congestif, d'abord disséminés, qui peuvent se rejoindre et constituer un œdème aigu généralisé. Si cet œdème est passager, la restitution *ad integrum* peut suivre ; s'il subsiste, il détermine une néoformation du tissu connectif dans les limites de l'infiltration œdémateuse. On a alors affaire à une néphrite interstitielle vraie et fixe qui subit ensuite son évolution fatale.

La néphrite variolique se rencontre chez 2,5 p. 100 des varioleux. M. Bourru la croit plus fréquente après la variole discrète, légitime et régulière. D'autres auteurs (Couillaut) admettent qu'elle complique presque exclusivement la convalescence des varioles où tout au moins de varioles confluentes ou très cohérentes.

L'examen des observations de néphrite variolique secondaire conduit à conclure que deux facteurs principaux s'y prédisposent : l'intensité de la maladie et le mauvais état général des malades. Gummel fait intervenir l'influence de la non-vaccination.

L'albuminurie de la variole évolue comme celle de la scarlatine ; elle présente la même gravité et se termine généralement par la mort, causée par l'urémie ou par des complications cardiaques ou pulmonaires.

Cette manière originale d'envisager les manifestations rénales de la variole s'accorde en tous points avec la classification clinique que je proposais tout à l'heure, et l'on comprend comment elle permet d'envisager les modalités variables des albuminuries varioliques, car le symptôme se superpose aux lésions avec une incontestable évidence.

A l'apparition de rares points disséminés de cet œdème aigu congestif, véritable mouvement fluxionnel d'essence superficielle, fugace, répondent les albuminuries transitoires et peu abondantes au début de l'éruption, de la suppuration, des complications tardives et des retours fébriles de la convalescence. Les albuminuries sont peut abondantes, puisque les points d'œdème sont rares et peu étendus ; elles sont transitoires comme la fluxion dont elles constituent la seule expression clinique.

Elles traduisent les lésions anatomiques du premier stade de la néphrite variolique, auquel on pourrait donner le nom de stade des points congestifs disséminés et capables encore de prompte résolution.

Que les lésions soient moins superficielles, les îlots d'œdème congestifs plus nombreux et plus étendus, en un mot, que ces lésions atteignent le deuxième stade de M. J. Renaut, l'expression clinique se transforme : c'est l'albuminurie abondante des formes malignes et graves, de certaines grandes complications ; son pronostic devient très sérieux, puisqu'elle indique une lésion dont la résolution est plus difficile et qui a le grave inconvénient d'annuler une partie du rein, au moment même où l'organisme est encombré de poisons dont il ne peut se décharger que par la porte rénale. Enfin, au deuxième et au troisième stade, correspondent les vraies albuminuries permanentes de la convalescence.

Dans une vue synthétique, l'on pourrait considérer toutes les albuminuries transitoires de la variole, quelle que soit leur abondance, comme des tentatives de néphrites, tentatives plus ou moins énergiques, mais qui n'ont pas abouti, tandis que l'albuminurie vraie de la convalescence témoigne de leur réalisation (*Trib. médicale*).

NÉVRALGIES NÉVROSES

On a reproché à la dosimétrie d'être une médecine purement sympto-matique : mais qu'est-ce qu'un symptôme ?

Une souffrance du malade ; et comme l'a dit le professeur Spring dans son livre *Symptomatologie des accidents morbides* : « Il est si rare de guérir, tandis qu'il est toujours urgent de calmer ! » C'est ce que fait la dosimétrie, tandis que l'allopathie fait le contraire : c'est-à-dire que pour guérir elle fait souffrir. C'est comme autrefois en chirurgie, où l'on versait de l'huile bouillante dans les plaies ; et cependant c'est à Celse que remonte le précepte du *tuto, cito, jucunde*.

C'est ce précepte que la dosimétrie a introduit en médecine : c'est-à-dire, à chaque symptôme ou souffrance son remède. Non qu'elle n'ait égard à la cause et au siège du mal : elle les découvre par une sorte de pierre de touche, ou par l'expérimentation clinique des médicaments dosimétriques. C'est le *Contraire* des allopathes, et le *Semblable* des homœopathes, moins les mythes pour ne pas dire mystifications.

D'après la définition du professeur Spring, la névralgie est une dou-leur paroxystique et idiopathique, se manifestant sous forme d'accès, dont le siège, l'étendue, font présumer que la cause affecte le nerf dans un point quelconque de son trajet et non dans son épanouissement périphérique ou central.

Il serait plus juste de dire que la névralgie est une fièvre affectant le nerf sur les différents points de son trajet et dans ses rapports avec les nerfs circonvoisins, tant dans ses fibres sensitives que dans ses fibres motrices.

La plupart des névralgies reconnaissent pour cause un mouvement fluxionnaire, dû au froid humide, et surtout au miasme palustre — sous forme d'accès plus ou moins réguliers.

Dans toutes, il y a des troubles nerveux, vasculaires, sécrétoires, qui exigent l'emploi de la *Trinité dosimétrique* : strychnine, aconitine, digitaline : puis, les antipériodiques : arséniates, hydro-ferro-cyanate de quinine ; les narcotiques calmants (dont il ne faut pas abuser à cause de l'habitude) ; les anesthésiques ; et enfin les moyens externes — électricité, acupuncture, galvanopuncture, etc.

Après ces courtes explications, nous allons aborder les faits, écrivant principalement pour les praticiens.

I

NÉVRALGIE GLOSSO-PHARYNGIENNE

Saint-Maur, 21 mai 1881.

Mon cher Maître.

Retenu par de nouveaux accès de névralgie glosso-pharyngienne, je me vois dans l'impossibilité d'assister à la réunion de l'Institut dosimétrique. Je vous prie de vouloir agréer mes regrets, d'autant plus que je me promettais de vous demander avis sur ce cas rare, dont les accès reviennent surtout par les grandes pluies, le froid et le changement barométrique. Tous les rameaux du glosso-pharyngien deviennent successivement le siége de douleurs fulgurantes, suivant exactement le trajet des filets nerveux. On ne saurait mieux comparer ces douleurs qu'à celle produite par l'étincelle électrique. De plus, dans le moment de déglutition, le rameau qui s'anastomose avec la corde du tympan, devient le siège d'une douleur que donne la sensation d'un grain de sable logé tout au fond de l'oreille.

La quinine, le bromure de potassium, le Sedlitz, m'ont déjà rendu service, car j'ai souffert beaucoup plus que je ne souffre maintenant. Mais le vent froid de ces deux derniers jours m'a ramené une recrudescence assez régulière, de 7 à 11 heures du matin et de 4 à 8 heures du soir. Je serai heureux de pouvoir me guérir par la dosimétrie, avec votre bon conseil.

Dr BITTERLIN, à Saint-Maur.

RÉPONSE

Mon cher Confrère,

Le siège de votre affection étant connu, c'est-à-dire les dernières paires crâniennes, à partir de la septième, c'est à éteindre la cause que vous devez vous attacher. Cette cause me semble de nature rhumatismale, et à ce titre il faut l'attaquer par le salicylate de soude, à petites doses : 4 à 6 granules à chaque repas. Le matin le Sedlitz Chanteaud, et le soir, en vous couchant, 4 granules arséniate de strychnine, et autant d'aconitine et de digitaline, 1 granule d'hyosciamine et 1 granule bromhydrate de morphine. Entre les heures où vous devez avoir vos accès, quelques granules hydroferro-cyanate de quinine : 3 à 4 toutes les demi-heures. Peut-être serait-il utile de vous ouvrir un exutoire à l'apophyse mastoïdienne.

D^r B.

Remarques. — Le nerf glosso-pharyngien s'implante, par plusieurs faisceaux, dans le sillon qui sépare le corps olivaire du corps restiforme, plus près de ce dernier. A sa sortie du trou déchiré postérieur, il forme un ganglion (pétreux ou d'*Andersh*), d'où part le rameau anastomotique de Jacobson. Celui-ci, après avoir fourni un filet au ganglion cervical supérieur, s'introduit dans la caisse du tympan par un pertuis de sa paroi inférieure et remonte sur la saillie du promontoire, fournissant successivement des filets aux fenêtres rondes et ovale, à la trompe gutturale (d'Eustachi) et au plexus carotique. Arrivé à la partie supérieure de la caisse du tympan, le nerf de Jacobson s'infléchit sur le bec à cuiller et s'anastomose avec le petit nerf pétreux. Cette anastomose constitue donc une jonction directe entre le ganglion otique et le ganglion pétreux. Au-dessous du ganglion pétreux, le glosso-pharyngien s'accole intimement au pneumogastrique et contribue à former un plexus, auquel concourent également le spinal et l'hypoglosse, le ganglion cervical supérieur et les branches antérieures des deux premiers nerfs cervicaux. C'est à partir de ce point que le nerf glosso-pharyngien, fournit des filets an stylo-pharyngien, hyo et styloglosses, constricteur moyen du pharynx, et en filet qui communique avec le digastrique du facial. Il répand en outre de nombreuses branches sur les parois du pharynx, conjointement avec le pneumogastrique et le ganglion cervical supérieur, et forme un vaste plexus, principalement destiné à la membrane muqueuse et à ses glandules. D'autres filets descendent sur la carotide interne et concourent à la formation du plexus carotique primitif. Le glosso-pharyngien gagne ensuite la base de la langue, au-dessous du muscle hyo-glosse et s'y termine au milieu des follicules amassés dans cet endroit, ainsi qu'aux amygdales et à l'isthme du gosier.

On voit par cet exposé anatomique que le glosso-pharyngien est un nerf mixte : de sentiment et de mouvement. Il faut donc attaquer la névralgie glosso-pharyngienne, à la fois par les modificateurs de la sensibilité et de la motilité, ainsi que l'appareil sécréteur. Aux granules de strychnine, d'aconitine et de digitaline, on associera ceux d'hyosciamine et de morphine (chlorhydrate, bromhydrate, etc.).

II

NÉVRALGIE DE LA CINQUIÈME PAIRE CRANIENNE (TRIJUMEAUX) TRAITÉE DOSIMÉTRIQUEMENT
PAR L'HYOSIAMINE, LA CICUTINE, LE SULFATE DE STRYCHNINE, L'HYDRO-FERRO-CYANATE DE QUININE ET L'ARSÉNIATE DE SOUDE

Avant de faire connaître la marche et les effets de cette médication, nous devons dire un mot de la maladie.

Il s'agissait d'une névralgie de la cinquième paire. Rappelons ici, tout d'abord, que cette paire nerveuse a la plus grande analogie avec les nerfs vertébraux, dans ce sens qu'elle s'implante dans la moelle allongée par deux racines : une grosse, une petite, ayant leurs ganglions intervertébraux ou de conjugaison. Elle est, à la fois, motrice et sensitive. Par sa branche ophthalmique elle se distribue aux paupières et à la glande lacrymale, au front, au nez, et par l'intermédiare du ganglion cilliaire elle fournit des filets à l'iris, au nerf optique et à la pituitaire.

Le nerf ophtalmique préside à la sensibilité tactile de ces parties. Ses anastomoses avec le facial déterminent les mouvements de clignotement et du *nutus*. Ainsi, sous l'impression d'une vive lumière, les sourcils se froncent et les larmes sont excrétées en plus grande abondance. Quelquefois il y a éternuement, ce qui s'explique par les nerfs sphéno-palatins, dont une des racines provient du ganglion ophtalmique. Par le nerf maxillaire supérieur, la cinquième paire se subordonne la sensibilité de la paupière inférieure, de la face, des dents supérieures, et s'anastomose avec le facial : de là, les mouvements involontaires des muscles expresseurs. Par l'intermédiaire du ganglion sphéno-palatin, la cinquième paire fournit des filets à la dure-mère, au palais et à son voile, au pharynx, dont il se subordonne les mouvements. Par le nerf maxillaire inférieur, la cinquième paire se distribue au bas de la face, aux dents inférieures, au pavillon de l'oreille et à la tempe par le nerf récurrent ou auriculo-temporal, aux papilles de la langue; il a pour ganglion le sous-lingual, et s'anastomose avec le facial, par l'intermédiaire de la corde du tympan. La petite racine des trijumeaux se distribue aux muscles masticateurs.

Il était nécessaire de rappeler ces détails anatomiques, pour comprendre pourquoi le malade présentait, à la fois, des phénomènes morbides de sentiment et de mouvement ; ainsi que pour expliquer le traitement que nous avons ordonné. Le siège de la maladie n'était point douteux ; on pouvait suivre à la vue les irradiations douloureuses par les frémissements des muscles du front, des paupières, du nez et de la face. Ce n'était pas le tic convulsif du facial, mais des contractions fibrillaires provoquées par les anastomoses des deux nerfs. Le malade se plaignait de lançures douloureuses sur le trajet des nerfs frontaux, sus et sous-orbitaires, temporaux dentaires. Il se faisait, par moments, dans la langue de décharges nerveuses avec une sensation de sapidité comme par le passage du galvanisme ; la salive coulait en abondance, et il y avait du larmoiement. Je prescrivis l'hyosciamine, la cicutine, le sulfate de strychnine en granules au demi-milligramme, de chaque 4 granules par jour (ensemble).

Après huit jours de ce traitement, je reçus du malade la lettre suivante :

45

Monsieur le Docteur,

Depuis que j'ai eu l'honneur de vous voir, j'ai très exactement suivi le traitement que vous avez eu la bonté de me prescrire. Jusqu'ici les douleurs de la face sont restées les mêmes. Dimanche et lundi les douleurs ont commencé à la nuit, et n'ont cessé qu'à six heures du matin, cependant avec quelques intermittences très courtes. Mardi soir, il y a eu du calme ; les douleurs se sont représentées mercredi à midi. La constipation est extrême. Les urines sont diminuées ; l'estomac supporte bien les doses.

Je répondis au malade que je considérais de bon augure l'intermittence, quoique légère, et je prescrivis l'hydro-ferro-cyanate de quinine, conjointement avec les granules précédents. Le malade prit aussi, à la fois : 1 granule hyosciamine, 1 granule circutine, 1 granule sulfate de strychnine et 1 granule hydro-ferro-cyanate de quinine (ensemble), quatre fois par jour.

Huit jours après, je reçus la nouvelle lettre que voici :

Monsieur le Docteur,

Conformément aux conseils que vous avez bien voulu me donner par votre lettre du 27 juin dernier, j'ai pris, jour par jour, les granules. Les pupilles sont fortement dilatées. Faut-il remplacer l'hyosciamine par autre chose pour éviter le trouble de la vision ? L'état général est meilleur et les intermissions sont plus longues. Cette nuit les douleurs sont revenues et semblent reprendre de l'acuité, ce qui m'inquiète ; le lit paraît les provoquer. L'appétit est faible ; la bouche sèche ; la mastication difficile. Je souffre beaucoup d'accidents hémorroïdaires. Si l'aggravation continuait, quelle marche devrai-je suivre ? Dix jours avant votre visite, la Faculté du pays m'avait fait commencer un traitement à l'iodure de potassium. Ce médicament doit-il être abandonné ou repris ?

Je répondis de continuer mon traitement en substituant l'arséniate de soude à l'hydro-ferro-cyanate de quinine. Voici la nouvelle lettre qui me parvint :

Monsieur le Docteur,

Depuis ma dernière lettre jusqu'à l'arrivée de la vôtre, il s'est opéré dans mon état un assez grand calme pour que j'hésite aujourd'hui à continuer l'usage des médicaments que vous m'avez prescris. La plupart des symptômes signalés ont disparu et j'ai le plus grand espoir de réussite. Faut-il continuer avec les derniers médicaments ?

Ma réponse fut qu'il fallait insister encore quelque temps sur la médication arsenicale, ainsi qu'avec les alcaloïdes, de peur de récidive. Mes prévisions ne m'ont pas trompé, puisqu'il y a eu encore recrudescence du mal.

III

NÉVRALGIE CERVICO-BRACHIALE

Le 10 décembre dernier (1879), à neuf heures du matin, le nommé N..., de Pineira, district de Taboada, s'est présente à ma consultation. Avant qu'il fût dans mon cabinet, j'avais entendu ses gémissements, et la personne qui l'accompagnait m'en expliqua la cause, car le malade était dans l'impossibilité de le faire en ce moment, vu l'intensité de la douleur qui ne lui permettait pas d'articuler un seul mot.

La douleur, qui occupait toute la région cubitale de l'avant-bras, était térébrante au fort des accès; dans les rémittences, elle ressemblait plutôt à une forte compression. Les rémittences étaient moins persistantes que les accès.

La maladie avait commencé le 25 novembre, par une douleur sourde à la région cervicale, qui céda le deuxième jour pour se transporter à l'avant-bras, et depuis le septième jour devint insupportable.

Le malade avait déjà consulté plusieurs médecins et venait d'en voir un qui offrait de le soulager, en attendant de le guérir à la saison des bains minéraux ; mais ne se trouvant pas satisfait d'un si long délai, il était venu me consulter.

J'explorai le membre depuis la région cervicale jusqu'au bout des doigts, sans observer le moindre changement dans leur texture, ni dans la coloration. Le pouls radial présentait un léger abaissement — à 80 — fort ; température axillaire, 37° 1/2 ; langue blanchâtre ; toutes les autres fonctions régulières.

Diagnostic. — Névralgie cervico-brachiale s'étendant à quelques rameaux terminaux du plexus brachial et spécialement du nerf cubital.

Traitement. — Pendant les accès douloureux, 1 granule de chlorhydrate de morphine tous les quarts d'heure. Dans l'intervalle des accès, 1 granule du même médicament avec 1 de cyanate de zinc, avec mêmes intervalles jusqu'à sédation.

Résultat. — Le premier jour la douleur a diminué vers le soir, et avait cessé complètement le lendemain. La chaleur normale revint à la main. Il n'y a pas eu de récidive.

Dr GUTTIEREZ-LORENZANA.

Remarques. — La névralgie cervico-brachiale n'est pas un cas négligeable, puisqu'elle peut s'étendre aux premières paires nerveuses intercostales et dégénérer ainsi en sternalgie (Voir plus loin).

IV

NÉVRALGIE FRONTO-OCCIPITALE

Jeune femme (vingt-cinq ans), d'un tempérament lymphatique, souffrant de migraine depuis quatre ans, suite de son accouchement, et depuis cette époque tous les mois, quelques jours avant et après les menstrues. Il y a six semaines, la malade étant allée prendre un bain froid en rivière, elle fut prise d'un violente frisson. Elle se hâta de sortir de l'eau, et rentra chez elle se coucher.

Elle ressentit d'abord des douleurs articulaires sans fièvre, à ce qu'elle prétend, et sans consulter de médecin, prit trois semaines durant, du sulfate de quinine à doses assez élevées. Quelques jours après avoir commencé cette médication, elle ressentit des douleurs dans le front, derrière la tête et dans le cou. Ces douleurs allèrent toujours en augmentant d'intensité et devinrent lancinantes. C'est alors qu'elle me fit appeler.

A mon arrivée, je constatai les symptômes de l'empoisonnement par la quinine : la malade ne dormait plus depuis quatre jours et était tourmentée de fréquentes palpitations.

État actuel. — Névralgie cervico-occipito-frontale avec douleurs articulaires, augmentées à la pression, hyperesthésie des parties malades. Les douleurs lancinantes ont disparu ; pas de fièvre ; la malade dit n'en 'avoir' jamais eu. Pas d'albumine dans les urines ; pouls petit et régulier. Température normale ; anémie.

Traitement. —Chloral et bromure de potassium ; valériane, sirop d'iodure de fer, digitale ; inoculation de morphine, chlorhydrate ; bains de vapeur. Sous l'influence de ce traitement, les douleurs rhumatismales ont disparu, ainsi que les palpitations, mais la névralgie occipito-frontale persiste.

Dʳ J. Vaudez.

Remarques. — On voit ici deux affections ayant marché de pair : le rhumatisme articulaire subaigu et la névralgie fronto-occipitale. Le rhuma-

tisme a cédé au traitement allopathique, mais la névralgie a résisté et a
réclamé le traitement dosimétrique indiqué plus haut : strychnine, quinine,
hyosciamine, morphine, etc., ainsi que nous l'avons conseillé.

V

NÉVRALGIE INTERMITTENTE TRÈS DOULOUREUSE,

A TYPE SINGULIER, APPARAISSANT A DE LONGS INTERVALLES MAIS FIXES,

TRAITÉE AVEC SUCCÈS PAR L'HYDRO-FERRO-CYANATE DE QUININE.

M. R..., 24, rue de Rivoli, quarante ans, très développé, robuste, de bonne constitution, ne présentant aucun signe de diathèse ou disposition morbide; rien à relever
du côté des ascendants.

Je fus consulté par lui, en août 1872, pour l'accès douloureux suivant, qui venait
d'avoir lieu quelques jours avant, et qu'il me décrit ainsi : Douleur vive prenant subitement dans le flanc droit, vers le foie, avec tendance à se diriger vers l'aine de ce côté;
aiguë, très vive, lancinante, se répandant bientôt dans tout l'abdomen avec malaise très
douloureux, qui force le malade de s'arrêter s'il est dehors, à rentrer et se coucher.
Cette souffrance, très pénible, dure cinq à six heures, après lesquelles il éprouve une
sorte d'évanouissement et perte de connaissance pendant quelques minutes, le malade
revient à lui et ses douleurs s'apaisent. La fin de cette crise s'accompagne d'une abondante diurèse, claire. Dès lors, tout est fini, le malade demeure accablé, fatigué, cour-
baturé; mais le lendemain il se sent capable de reprendre son travail de bureau.

Cet accès douloureux a été ressenti pour la première fois en 1867, et s'est reproduit
six mois après; puis à distance à peu près égale, jusqu'en 1870. Depuis le courant de
cette dernière année, jusqu'à l'époque où je fus consulté, M. R... a remarqué, d'après
ces dates, que les accès sont revenus tous les quatre-vingt-un jours, très exactement,
soit levé, soit couché, soit dehors, soit à l'intérieur, avant ou après les repas, sans pouvoir jamais trouver ou la cause ou les conditions de cette réapparition. L'auscultation
et la percussion ne fournissent aucun signe. — M. R... n'a jamais quitté Paris — c'est
donc un accès douloureux intermittent.

Je le soumets à l'usage des perles d'essence de térébenthine, 2 par jour : 1 le jour,
1 le soir, sans changement de régime. D'après mon calcul, l'accès devait revenir le 9
octobre; il n'eut lieu que le 26, d'ailleurs moins douloureux, mais d'aussi longue durée.

En souvenir de vos enseignements et d'après la lecture de vos observations, je songeai à soumettre mon malade à l'usage de l'hydro-ferro-cyanate de quinine. Dans ce but, tout en faisant continuer les perles d'essence, je prescrivis, à partir du 10 janvier 1873 exclusivement, 3 granules chaque jour, du double sel de quinine.

Le 30 janvier 1873, l'accès douloureux n'a pas reparu. Continuation des granules, car s'il n'y a pas eu d'accès, il y a menace de reprise.

Dans le courant d'avril, les granules furent cessés, car le malade fut atteint d'amygdalite double, suppurée, dont il souffrit pendant quinze jours. Néanmoins, il n'y a pas eu de nouvel accès.

Aujourd'hui, 15 juin, M. R... n'a pas encore eu de crise, bien qu'il ne prenne plus de granules depuis son mal de gorge.

Quoique la médication ait été mixte, j'en fais le plus grand honneur à l'hydro-ferro-cyanate de quinine. Le malade s'est senti — comme il l'a dit — travaillé par les granules qui, dès leur ingestion, ont remonté ses forces, et lui ont donné confiance. La médication a été, d'ailleurs, bien supportée, sans accident ni indisposition.

Il est peut-être possible d'ouvrir une discussion sur cette observation, sa nature, sa cause ; mais, en clinique, il faut toujours en venir là : *Quid agendum ?* et le praticien doit un peu se fier à son instinct.

Dʳ Nérat, à Paris.

Remarques. — Les exemples de névralgie revenant à long terme ne sont pas fréquents, aussi l'observation du docteur Nérat offre un grand intérêt. Chez les femmes à l'âge de retour, on voit quelquefois survenir des névralgies abdominales qu'on pourrait croire être des péritonites aiguës, et sur lesquelles il serait d'autant plus fâcheux de se tromper qu'elles sont pernicieuses, et dont l'hydro-ferro-cyanate de quinine a parfaitement raison.

Dʳ B.

VI

NÉVRALGIE ABDOMINALE

Comme suite à l'observation qui précède, nous citerons la suivante :

Marie, trente ans, se trouvant à la dernière extrémité, n'ayant plus quitté le lit de-

puis seize mois : blême, pouls petit, misérable ; ventre légèrement balonné. Elle souffrait beaucoup dans le bas-ventre et, de plus, vomissait les rares aliments qu'elle
parvenait à ingérer. Ne sachant à quoi m'en tenir quant à la nature de cette maladie,
j'ai commencé par donner des grauules de quassine, d'hyosciamine et d'arséniate de
strychnine (3 de chaque par jour) Le lendemain, je fis augmenter la dose de 1 granule.
Le surlendemain, la malade se trouvant beaucoup mieux, j'ai fait continuer avec les
mêmes médicaments. De sorte que, sous l'influence de ces trois agents, la douleur du
ventre a à peu près entièrement disparu, les vomissements ont cessé ; l'appétit revient,
et le courage, inconnu chez cette malheureuse depuis nombre d'années, est entièrement
revenu.

Dʳ Van Mullem,
à Blankenberghe (Flandre occidentale).

Remarques. — Nous répétons ici les paroles du professeur Spring,
dans la préface de son œuvre de bénédictin, citée en tête de ce Manuel :

« Une sorte de défaveur pèse depuis trop longtemps sur la symtomatologie. Si elle
ne se justifie pas, elle s'explique du moins par la tendance même qui est propre à la
médecine du xix° siècle et qui en fait la gloire (?). En effet, à force de concentrer
l'attention sur les lésions anatomiques, on s'est habitué, peu à peu, à regarder les troubles
des fonctions comme des reflets insignifiants, variables et incertains. Puis, comme c'é-
tait précicément contre la médecine dite *symptomatique* qu'on avait à lutter, il était
naturel que l'étude des symptômes fût enveloppée avec elle dans une commune réprobation.

« Et pourtant, quelque sincère que soit l'admiration que l'on professe pour les
progrès réalisés à l'aide des travaux anatomiques, microscopiques et chimiques ; quelque convaincu qu'on soit de l'insuffisance d'un diagnostic et d'une thérapeutique purement symptomatiques, il n'en est pas moins vrai que ces troubles fonctionnels demeurent le sujet principal de la préoccupation du médecin comme du malade. Hélas ! il
est si rare de guérir, tandis qu'il est toujours urgent de soulager !

« La douleur, le spasme, la paralysie, toutes les maladies des nerfs, sont-elles
connues, même de la médecine rigoureusement scientifique, autrement que comme des
accidents fonctionnels ? Et dans les maladies chroniques — incurables pour la plupart — que reste-t-il à faire, même au médecin le plus savant, sinon à remplir les indications symptomatiques ? Je ne parle pas des obstacles qui, dans la pratique de tous
les jours, s'opposent si souvent à l'exploration méthodique complète des organes et,
par conséquent, à l'accomplissement d'un diagnostic certain de la lésion. Enfin, ai-je
besoin de démontrer combien le diagnostic rationnel préalable, s'appuyant exclusivement sur les symptômes, facilite dans tous les cas le diagnostic *matériel* et *physique*. »

Cet aveu d'un médecin aussi sincèrement honnête que profondément savant, doit faire regretter la résistance de l'École à la dosimétrie. Spring était théoricien ; s'il avait été dosimétriste, il ne se serait pas laissé mourir, faute d'une thérapeutique rationnelle.

VII

NÉVRALGIE RHUMATISMALE DU PLEXUS SOLAIRE.
EMPLOI DE L'HYOSCIAMINE, DE LA QUASSINE, DE L'ARSÉNIATE DE STRYCHNINE,
DE LA CICUTINE, DE LA NARCÉINE,
DE L'ARSÉNIATE DE QUININE, DE L'ARSÉNIATE D'ANTIMOINE
ET DES GRANULES DE SEDLITZ

La femme V..., cinquante-quatre ans, d'une forte constitution ; d'une complexion assez sèche, d'un tempérament bilioso-sanguin, a vu ses règles cesser depuis cinq ans seulement, sans troubles pour sa santé. Tout ce qu'elle se rappelle en fait de maladies, avant la double affection qui l'accable en ce moment, ce sont, à de rares époques, des douleurs dans un côté de la tête, attribuées à des coups de froid.

Le 5 janvier dernier je vois cette malade : elle est alitée et en proie à des douleurs fort intenses de névralgie faciale à droite. Mais ce n'est pas le mal qui fait son désespoir et lui fait réclamer mes soins. Depuis trois mois au moins, malgré la prise d'une quantité de potions, de poudres, de pilules et l'application de vésicatoires, elle souffre d'un point douloureux dans le creux de l'estomac, et plusieurs fois dans la journée, et à des intervalles variables, de douleurs vives, lancinantes ou constrictives, s'irradiant au creux de l'estomac, dans les hypocondres. Il y a peu d'appétence et les aliments digérés paraissent à peu près insipides à la malade. Fréquemment il y a des nausées et du pyrosis, et plusieurs fois par jour des vomissements glaireux, les selles sont rares et difficiles ; les douleurs de tête reviennent périodiquement et paraissent se substituer aux crampes de l'estomac. Il y a insomnie absolue. La malade se sent d'une faiblesse très grande et incapable de rester levée ; elle a beaucoup maigri, surtout depuis un mois.

Je constate que le pouls est assez vite, petit et dépressible, et que la peau est à sa température normale.

Le palper de l'épigastre et de l'hypocondre droit réveille immédiatement de la douleur : en ce dernier point, je constate à la palpation et à la percussion, une augmentation légère de volume du foie.

Je crois avoir suffisamment de symptômes objectifs et subjectifs pour diagnostiquer une névralgie rhumatismale du plexus solaire, avec fluxion hépatique consécutive, et pour promettre à la malade, qui se croyait irrévocablement perdue, une guérison qui ne serait pas longue à se faire attendre.

Il s'agissait donc de combattre la douleur et de relever l'état fonctionnel de l'estomac. Je prescrivis l'hyosciamine, à prendre de quart d'heure en quart d'heure : 1 granule jusqu'à sédation, quand se déclareraient les crampes ; et, en l'absence d'accès, 2 granules du même alcaloïde, matin et soir. J'ordonne enfin, pour satisfaire à la deuxième indication, la quassine à la dose de 6 à 8 granules par jour, et une alimentation tonique réglée d'après le besoin de manger. Ce traitement sera complété par un lavement quotidien de sel de cuisine et savon noir, et par des frictions stimulantes sur l'abdomen et tout le long de la colonne vertébrale.

Après cinq jours de ce traitement, on m'écrit : 1° que la malade éprouve encore une pesanteur douloureuse à l'épigastre, mais qu'elle n'a plus subi de si fortes crampes ; 2° qu'il y a encore un peu de nausées, mais que les vomissements ont disparu ; 3° que l'appétit est devenu meilleur ; 4° que le ventre est libre ; 5° qu'il y a du sommeil environ un quart d'heure la nuit ; 6° qu'il est encore survenu des douleurs de tête, mais supportables.

Le lendemain du reçu de cette lettre, je visite la malade, et je constate que le foie est encore congestionné, qu'il y a encore un point gastrodynique, et j'institue la médication suivante : trois fois par jour avant le repas, et simultanément, 2 granules d'arséniate de strychnine, 2 de cicutine et 1 de narcéine.

Le 22 janvier, on m'apporte des nouvelles de la malade. J'apprends, qu'il y a deux jours, elle a été prise de violentes douleurs dans le côté droit de la tête et de la face, avec fluxion considérable de la joue. Tout, à part un léger point douloureux dans le creux de l'estomac, commençait à aller fort bien de ce côté. Nous prescrivons de nouveau la cicutine, à la dose de 6 à 8 granules par jour, et, en cas de paroxysmes violents, coup sur coup, de quart d'heure en quart d'heure, jusqu'à diminution sensible des douleurs. On donnera également l'arséniate de quinine de deux heures en deux heures.

Le 29 janvier, on nous informe qu'il y a eu une légère recrudescence dans les symptômes abdominaux : de nouveaux élancements sont survenus à l'épigastre et aux hypocondres ; l'appétit a faibli, le ventre est moins libre, avec diminution du sommeil et endolorissement presque constant de la tête. J'institue le traitement suivant : Tous les matins le Sedlitz, et le soir 2 granules d'hyosciamine et de cicutine ; à chaque repas, 1 granule d'arséniate d'antimoine. Le 8 février, on nous apprend que l'état général de la femme s'est tellement relevé, qu'elle s'est remise aux travaux du ménage, qu'elle n'a plus le moindre mal de tête, que la gastrodynique est insignifiante, qu'il y a goût pour toute espèce d'aliments, que les selles sont régulières et que le sommeil dure toute la nuit. Le foie est revenu à son état normal. Nous engageons la malade à continuer, quelque temps encore, l'usage du Sedlitz, de deux jours l'un, de prendre chaque soir encore 2 granules d'hyosciamine et à chaque repas l'arséniate d'antimoine.

Dr Droixhe, à Huy.

Remarques. — On contestera peut-être le nom de névralgie rhumatismale du plexus solaire, donné à cette observation ; mais tout porte à croire que le mouvement a été purement fluxionnaire : sans cela la malade se serait-elle si promptement remise? *Natura morborum demonstrant curationes.* Les accidents s'étant produits à la suite d'un coup de froid, la nature rhumatismale ne saurait être mise en doute. Le rayonnement a eu lieu du centre épigastrique aux hypocondres, c'est-à-dire dans le champ du plexus solaire. Les symptômes douloureux se sont apaisés dans tous les sens, dès que la malade eût pris des granules d'hyosciamine, de cicutine et de narcéine, de strychnine, et la cause du mal a cédé à l'emploi de l'arséniate d'antimoine. La tête a été également engagée, mais sympathiquement.

D^r B.

VIII

NÉVRALGIE DU CORDON SPERMATIQUE

Le 1er mai 1882, on vient me chercher pour le nommé L..., employé à la manufacture de tabacs, que j'avais soigné et guéri par la dosimétrie d'une fièvre typhoïde grave. Je le trouve se roulant sur son lit et se plaignant de douleurs intolérables dans le côté gauche du ventre, avec irradiations vers les parties. Le malade souffre tellement qu'il ne peut me fournir aucun renseignement. Sa femme est absente dans le moment, et il est entouré de nombreux voisins, qui exaspèrent ses douleurs plutôt que de les soulager. Je congédie tous ceux qui me gênent et ne garde avec moi que deux hommes, qui me disent qu'on a fait prendre au malade, avant mon arrivée, deux tasses de menthe poivrée, énergiquement additionnées de rhum et de cognac. Le malade a vomi trois fois. Je fais appliquer sur le ventre, *loco dolenti*, des sinapismes de moutarde et j'envoie chercher, en toute hâte, un tube d'hyosciamine chez le pharmacien voisin, ainsi qu'un tube de chlorhydrate de morphine. En attendant, je fais donner une infusion de thé de tilleul avec 7 à 8 gouttes de laudanum de Sydenham, afin de ne pas rester spectateur inutile devant d'aussi atroces douleurs.

Les granules étant arrivés : j'en donne un de chaque tous les quarts d'heure (ensemble). Après chaque ingestion, le mieux se fait sentir, et je m'en vais en disant de continuer.

Quand deux heures après je revins voir mon malade, je le trouve assis sur son séant, n'éprouvant plus aucun mal. Après avoir pris 4 granules de chaque espèce, c'est-à-dire après une heure, la douleur avait, petit à petit, entièrement disparu. On avait donné néanmoins jusque-là 6 granules de chaque. Le malade me dit alors qu'il a à la manufacture de tabacs un service où il est tenu, et que fort souvent il se retient d'uriner pendant des heures entières. Depuis deux ou trois matins, il ressentait dans la verge une cuisson en urinant.

J'ai diagnostiqué une névralgie du cordon.

Dr MESNARD.

Remarques. — Ce diagnostic est rationnel, dans ce sens que si le plexus spermatique avait été engagé, il y aurait eu rétraction douloureuse du testicule et que la douleur eût irradié à la partie interne de la cuisse.

IX

NÉVRALGIE SCIATIQUE

Le 24 septembre 1880, M. P..., charretier à Journay, cinquante ans, est atteint d'une névralgie sciatique ; la douleur qui descendait jusqu'à la cheville, le forçait à garder le lit, ne pouvant marcher, ni dormir. Je lui ai laissé un tube d'arséniate de strychnine (20 granules) et un d'hyosciamine, pour en prendre 10 de chaque par jour.

A ma visite du 26, le malade se disposait à aller à son travail ; je lui recommandai de ne pas marcher beaucoup ce jour-là.

X

INTERCOSTALGIE

L'intercostalgie est la névralgie des nerfs intercostaux provenant des deuxièmes, troisièmes, quatrièmes et jusqu'aux onzièmes nerfs dorsaux. Leur distribution n'est pas la même pour tous ces nerfs, mais ils ont cela de commun, qu'ils donnent deux filets de communication au grand sympathique, et qu'ils s'avancent sur la partie antérieure de la poitrine, le long du bord inférieur de la côte supérieure, entre les muscles intercostaux, auxquels ils fournissent des rameaux. Les deuxième et troisième nerfs dorsaux, — outre les rameaux intercostaux proprement dits, qui fournissent des rameaux aux grands pectoraux et triangulaires du sternum, — donnent un rameau qui passe dans le creux de l'aisselle et se distribue dans le tégument de la partie interne du bras, jusqu'au coude. Il est nécessaire de rappeler ces détails d'anatomie pour se rendre compte de la névralgie intercostale.

L'angine de poitrine est une névralgie douloureuse, qu'il ne faut pas confondre avec l'asthme qui est une névrose, sur laquelle nous reviendrons plus loin. L'accès se déclare souvent le matin, au réveil des malades, et accompagné de pâleur, de lipothymie, preuve que le cœur est sympathiquement entrepris. La douleur irradie le long des côtes, de l'épaule et du bras.

Dans l'angine de poitrine névrosique, il faut avoir surtout égard à l'élément douloureux et spasmodique, ce sont donc la morphine et l'hyosciamine qui conviennent au fort de l'accès. Ces deux modificateurs sont d'autant plus favorables qu'ils se corrigent l'un l'autre ; ainsi la morphine empêche l'hyosciamine d'agir trop fortement sur la vue (mydriase), et l'hyosciamine neutralise l'action de la morphine sur le cerveau (tension, resserrement). On donne 1 granule de chaque de deux heures en deux heures et successivement d'heure en heure, à mesure que la crise s'éloigne. Quant à la diathèse rhumatismale, on la combattra par les modificateurs appropriés, principalement les arséniates de soude, de potasse, d'antimoine et de fer, en cas d'anémie. Le retour des accès — qui doit toujours être prévu — sera prévenu par la quinine (arséniate, hydro-ferro-cyanate).

FAITS CLINIQUES

Le 2 septembre 1872, j'ai été appelé à soigner le nommé C..., vigneron à Celles — cinquante-huit ans, tempérament bilioso-nerveux, constitution sèche — que j'avais traité, il y a deux ans, pour une sciatique des plus rebelles. Il me dit avoir eu la veille, à neuf heures du soir, un accès d'oppression épouvantable, que sa poitrine était serrée comme dans un étau, mais sans râles. Une sensation de malaise indéfinissable, avec sueurs froides, lui fit croire que sa dernière heure était arrivée. Son accès, avec diverses intermittences de calme, a duré jusqu'à une heure du matin ; il a eu de l'engourdissement dans tous les doigts, mais il ne se plaint pas d'avoir plus souffert à gauche qu'à droite. Sa tête se renversait en arrière, et il ne pouvait se tenir ni assis, ni courbé. L'ausculation ne me revèle rien du côté de la poitrine ; le pouls est à 75 ; aucun bruit anormal du côté du cœur. En pressant sur la colonne vertébrale, je déterminai une douleur vive au niveau des premieres vertèbres dorsales. Pensant à une méningite spinale, je fis prendre au malade 60 centigrammes de calomel, en quatre paquets, à prendre de quart d'heure en quart d'heure; tisane de chiendent, réglisse et orge perlée. J'avertis le malade qu'il sera peut-être nécessaire de lui mettre quelque pointe de feu sur les côtés de la colonne.

Le lendemain point d'accès. La douleur persiste au niveau des premières vertèbres dorsales. Le malade, se considérant comme guéri, refuse de subir la cautérisation au fer rouge.

Le 6 septembre, je fus appelé de nouveau, à quatre heures du matin. Le malade a eu la veille, à neuf heures du soir, puis le matin à trois heures, un accès très violent de suffocation, avec sueurs froides par tout le corps ; mais cette fois la douleur était bien localisée à la partie latérale gauche du sternum, et s'était propagée au bras du même côté et aux doigts de la main, notamment à l'annulaire et au petit doigt. La tête ne s'était pas renversée en arrière, mais il y avait eu sensation d'engourdissement derrière le cou et vers l'oreille gauche. Le pouls et les signes d'auscultation sont exactement les mêmes que trois jours auparavant. La douleur excitée par la pression existe au niveau des premières vertèbres dorsales. Reconnaissant alors l'angine de poitrine, je prescrivis l'hyosciamine et l'arséniate de quinine : 5 granules de chaque à prendre alternativement 1 granule toutes les demi-heures dans une cuillerée à café d'eau. Cette médication continuée pendant cinq jours, au bout desquels je fis prendre pendant trois jours encore l'arséniate de la quinine, à la dose de 5 granules, fut suive de guérison. Le malade à pu reprendre les travaux de sa pénible profession, et malgré les intempéries de la saison, n'a jusqu'à ce jour éprouvé aucune récidive.

Dr FONTAINE, à Bar-sur-Seine.

Remarques. — La conduite du docteur Fontaine a été conforme à la dosimétrie, bien que celle-ci fût alors à son début. Un allopathe eût hésité à donner l'hyosciamine et l'arséniate de quinine, et l'accès pernicieux eût pu enlever le malade, comme il est arrivé dans le cas suivant :

Dans le cours de nos pérégrinations dosimétriques, nous trouvant à Bordeaux chez un vieux confrère, nous parlâmes des fièvres pernicieuses qui règnent dans la vallée de la Garonne, notamment au printemps et en automne ; et à cette occasion il nous raconta un fait qui lui était arrivé. Une nuit, il fut sonné vers trois heures pour un de ses clients, qui avait été pris de violentes douleurs irradiant à la base du thorax et dans les zones épigastriques et ombilicales. Le confrère, sans se douter encore de la gravité de la situation, ordonne quelques calmants et des sachets chauds sur la colonne. Le calme étant survenu, il se retire. A sa visite du matin, il trouve le malade debout se disposant à partir en voyage, ce à quoi le confrère ne vit pas d'inconvénient. Mais la nuit suivante, à la même heure fatidique, il fut sonné de nouveau. L'accès était revenu plus violent que la nuit précédente, et fut mortel.

Remarques. — Il est probable qu'il y a eu ici apoplexie séreuse de la moelle dorsale, comme il arrive généralement dans les affections striduleuses, et comme il nous est arrivé dans un cas de tétanos spontané.

Un confrère de la campagne vint me demander une consultation pour sa fille, âgée de trente-deux ans, prise d'un torticolis rhumatismal très violent qui la faisait beaucoup souffrir. Son instinct de père lui disait qu'il y avait là un danger prochain. Nous convînmes d'une application de sangsues sur le trajet du muscle sterno-mastoïdien. Mais à peine le sang commençait-il à couler que le tétanos se déclara avec une grande violence et que la malade mourut sous nos yeux d'une cyanose asphyxique.

Remarques. — Ces deux cas prouvent que les affections spasmodiques intervertébrales exigent l'administration immédiate de la quinine et de l'hyosciamine.

XI

CARDIALGIE

La cardialgie procède du cœur ou de son enveloppe. La douleur existe aux régions précordiale ou rétrosternale, ou à la région sous-claviculaire gauche, avec tendance à irradier, d'une part à l'épigastre, de l'autre à l'épaule et au bras gauche.

Tantôt sourde et compressive, comme si une barre était placée en travers de la poitrine, la douleur est très vive et s'accompagne d'une anxiété précordiale, de dyspnée et tendance à la syncope.

Elle est indépendante de la respiration et coexiste avec des palpitations et des inégalités intermittentes des battements du cœur.

La cardialgie procède par accès, qui peuvent être mortels quand il existe une lésion du cœur ou une diathèse palustre. Nous citerons le cas suivant :

Une personne de haut rang, atteinte depuis des années de maladie du cœur, est prise au milieu de la nuit de palpitations avec menace de lipothymie. Son médecin, appelé à la hâte, constate une sueur générale froide, un pouls à peine perceptible, irrégulier, une anxiété précordiale extrême et cyanose de la face. Il ordonne les calmants habituels et reste auprès de la malade jusqu'à ce que le calme fût rétabli. A sa visite du lendemain, il la trouve levée, sans aucune fièvre, et croit n'avoir eu affaire qu'à une de ces crises habituelles dans les maladies organiques du cœur. La nuit suivante, il est appelé de nouveau et trouve sa malade agonisante. Malgré tous les secours qu'il put lui apporter, elle mourut en sa présence.

Remarques. —Combien ce médecin n'a-t-il pas ou plutôt n'aurait-il pas dû éprouver du regret de ne pas avoir prévu l'accès pernicieux. En pareille occurrence, le médecin dosimètre donne, *ipso facto*, la strychnine et la quinine (arséniates), la digitaline et l'hyosciamine, se gardant bien d'administrer la digitale (comme les allopathes sont enclins à le faire), et il combat la diathèse, si elle existe.

XII

TÉTANOS

Le tétanos consiste essentiellement dans une attaque prolongée de con-tractions toniques excessives, douloureuses, des muscles de la mâchoire, de la nuque, du dos et de l'abdomen, s'étendant bientôt à tout le corps — con-tractions renforcées, de temps en temps, par des secousses violentes et accompagnées d'une sensibilité réflexe extrême. Sa marche aiguë, fatale-ment progressive, crée un danger imminent.

Les membres ne participent pas nécessairement aux attaques du tétanos ; leur rigidité, quand elle existe, est moins complète et moins persistante que celle du tronc et des mâchoires. Souvent elle est bornée aux bras et aux cuisses seulement.

Les muscles respiratoires de la face sont également moins atteints que ceux de la mastication, quoiqu'ils le soient à un certain degré, mais dans les moments de calme.

La face est pâle ou cyanosée, selon la période plus ou moins avancée de la maladie. Le pouls est petit, serré, sans irrégularité au début ; mais à mesure que le tétanos avance, le cœur bat avec une rapidité extraordinaire, le pneumogastrique étant paralysé. Il en est de même des mouvements respiratoires.

L'appareil digestif et les fonctions d'excrétion sont enrayés : de là, constipation, dysurie, ischurie, etc.

Le malade reste présent jusqu'à la fin ; son anxiété est au comble et le sommeil est impossible, malgré de fortes doses d'opium.

Le tétanos succède, le plus souvent, aux grands accidents trauma-tiques, mais peut être également spontané, surtout sous l'influence d'un froid humide. Dans les grandes guerres, c'est cette dernière cause qui précipite le tétanos.

Ces différentes circonstances avaient besoin d'être rappelées pour le traitement méthodique du tétanos, qu'on a eu le tort d'attaquer par un seul côté ou le symptôme prédominant : le spasme douloureux.

Or, il est évident que ce n'est pas par là que les tétanisés meurent, mais par asphyxie. Il faut donc un traitement s'appliquant à tous les symptômes à la fois. Voici comment ce traitement doit être institué.

Traitement externe : 1° Enveloppement du tétanisé dans des couvertures, dont la première a été plongée dans une forte salure et bien exprimée, la face seule restant découverte, afin de pouvoir introduire de temps en temps un petit morceau de glace dans la bouche dans les moments de relâchement des muscles de la mâchoire. Au besoin on emploiera le moralier ; 2° Passage de courants induits dans la direction des nerfs, du centre vers la circonférence et *vice versa*. Ces courants ont particulièrement pour objet d'empêcher la paralysie et l'épuisement de la force contractile des muscles. C'est ainsi que nous l'avons proposé également pour le choléra (Voir notre ouvrage *Le choléra indien*).

Traitement interne. — Si l'état des mâchoires le permet, on donnera par petites cuillerées à café de l'eau sucrée dans laquelle on aura fait fondre 2 ou 3 granules de strychnine (arséniate, sulfate), d'aconitine et de digitaline — toutes les cinq ou dix minutes — jusqu'à détente, et aussitôt celle-ci obtenue, on donnera des granules d'hydro-ferro-cyanate de quinine, afin de prévenir les accès. Le spasme musculaire persistant, on ajoutera à la quinine, l'hyosciamine (3 pour 1).

Voilà le traitement du tétanos, méthodique, rationnel, le seul, par conséquent, dont on peut attendre de bons effets, si ceux-ci sont encore possibles, car souvent le mal est au-dessus des ressources de l'art.

Quand on retire le tétanisé de ses couvertures, il faut avoir soin qu'il ne se refroidisse pas, le couvrir de vêtements chauds et lui donner des réconfortants.

Les faits suivants feront voir que le traitement dosimétrique peut réussir dans le tétanos.

Tétanos traumatique. — Scalles, Jean, vingt-quatre ans, nervoso-sanguin, constitution bonne ; cultivateur. — Le 15 septembre 1880, voulant montrer son adresse à quelques-uns de ses camarades, paria, qu'assis à terre, les cuisses fléchies sur le bassin et les mains croisées sur les jarrets, il sauterait plus loin qu'eux ; mais à peine eut-il

46

fait quelques sauts dans cette posture qu'il ressentit à la région lombaire une douleur précédée d'une sensation de rupture. Trois jours après, le malade commençait à éprouver, dans les mouvements de mastication, une difficulté qui alla croissant chaque jour. Le 20, ne pouvant plus marcher, tant ses jambes étaient devenues raides, il fit appeler un médecin, dont le traitement, quoique ponctuellement exécuté, n'amena aucune amélioration appréciable dans son état. Les parents le firent transporter à leur domicile, distant d'une dizaine de lieues.

Je vis Scalles le lendemain de son arrivée, le 3 octobre, et vins l'examiner entre deux paroxysmes. Trismus très prononcé ; le menton touche presque à la poitrine, où il a marqué une empreinte par une large excoriation ; tête immobile ; voussure des épaules ; extrémités inférieures contracturées ; par moments violents accès d'œsophagisme ; nulle lésion de la colonne vertébrale appréciable ; face cyanosée : thorax immobile ; asphyxie imminente ; sueur abondante à la fin des crises, qui se renouvellent plus violentes le soir. Les autres fonctions normales.

La médication ne put être commencée que le lendemain à midi : Sedlitz, comme lavage. Immédiatement après, sulfate de strychnine, hyosciamine, cicutine, bromhydrate et quinine : 1 granule de chaque (ensemble), de deux heures en deux heures.

Le 5, à midi, aucun changement appréciable. La médication, qui a été suspendue jusqu'à dix heures du soir, faute de médicaments, est reprise sans désemparer.

Le 6, à huit heures du soir, détente générale, marquée par une abondante sueur, qui persiste presque jusqu'au lendemain. Tout le traitement est suspendu ; et le malade dort, tout d'un trait, sans s'éveiller, jusqu'au matin.

A mon retour, je le trouve levé depuis plusieurs heures, dans une pièce voisine de sa chambre à coucher, où il s'était traîné à l'aide de béquilles ; ce ne fut pas sans peine que je parvins à le persuader de se remettre au lit.

Les paroxysmes avaient disparu, ainsi que le spasme de l'œsophage ; la petite course que venait de faire le malade prouvait de l'amélioration survenue dans l'état des membres inférieurs. En un mot, amélioration générale bien plus rapide et plus complète que je n'aurais osé l'espérer, malgré la persistance de la contracture des muscles du cou et des mâchoires et la voussure des épaules.

Prescription : Sulfate de strychnine, hyosciamine, cicutine, camphre monobromé : 1 granule de chaque (ensemble) dix fois par jour.

Le 12, le malade commençait à se promener autour de sa demeure. Les mâchoires conservaient encore un peu de raideur ; la taille s'était à peu près redressée. Réduction du nombre des granules à 6 de chaque dans la journée.

Le 18, tout traitement fut suspendu ; le malade pouvait être considéré comme complètement revenu à son état physiologique.

Le 22, il reprenait ses occupations, se promettant bien à l'avenir de ne plus renouveler de semblables paris.

Dr Lamourdedieu, à Samorgan (Lot-et-Garonne).

Remarques. — Que s'était-il passé dans ce cas de traumatisme ? Il est à supposer que la moelle épinière a été simplement tiraillée, mais non déchirée. Sans cela, les mouvements ne se seraient pas rétablis ; mais la médication dosimétrique y a contribué pour beaucoup.

Le *Tétanos spontané* est du, le plus souvent, à une cause générale, miasmatique — On a prétendu qu'il était d'origine équine, comme la variole — mais rien ne prouve un rapport de cause à effet. Au reste le traitement est le même que pour le tétanos traumatique, sauf à y associer les anti-périodiques ou anti-miasmatiques, la quinine : arséniate, hydro-ferrocyanate, salicylate, phenate, etc.

XIII

HYSTÉRIE. — HYPNOTISME. — MAGNÉTISME

La matrice est considérée comme l'organe prépondérant chez la femme — *mulier est quod est propter uterum* — ce sont les ovaires qui sont chez elle ce que les testicules sont chez l'homme, et leur influence est avant tout vitale : c'est-à-dire que la femme qui a son système génital bien équilibré, possède cet équilibre pour ses autres organes. C'est le *temperamentum ad pondus* d'Hippocrate.

Le contraire a lieu quand ses organes sexuels sont incomplètement développés, soit par suite d'une virtualité insuffisante, soit par cause physique. La femme devient alors fantasque, n'étant plus maîtresse d'elle-même. Ce sont surtout les femmes chloro-anémiques qui présentent cet état, car les femmes sanguines sont plutôt portées vers la nymphomanie (Voir *Maladies des femmes*).

Au reste, il en est de même chez l'homme. Voici une note qui nous a été fournie par un malade se trouvant dans cet état nerveux particulier. Nous transcrivons :

Tremblements de froid continuels ; pas d'appétit ; des oppressions accompagnées de sensations insolites, quelquefois après le dîner, mais le plus souvent à la tombée du jour. Insomnie ; impossibilité, la plupart du temps, de boire, les liquides ne voulant pas entrer dans le corps — il y a comme une espèce de bâton dans ma gorge — j'ai le cou serré et des sensations par tout le corps.

On voit que l'hystéricisme ne saurait être mieux caractérisé. Notre individu avait le pouls plutôt faible que fort, et son teint ressemblait à du vieil ivoire : il était chloro-anémique. Il n'était pas porté pour la femme, et ses testicules étaient peu développés.

Le diagnostic était donc facile. Nous prescrivîmes : hyosciamine, hypo-phosphite de strychnine, digitaline : 1 granule de chaque, trois fois par jour. Le matin, le Sedlitz Chanteaud ; comme calmant, soir et matin, le bain à l'éponge des Anglais ; un régime analeptique (surtout en poisson) ; beau-coup d'exercice à l'air ; dans la saison, des bains de mer ou de rivière. Ce régime lui fit du bien, mais ne le guérit point : il y avait là un obstacle or-ganique.

Il y a dans l'hypnotisme quelque chose d'analogue : c'est-à-dire un manque de vivification du sang. Les individus prédisposés à cette espèce de déchéance du moi, sont continuellement dans un état voisin du sommeil, parce que leur sang n'est pas complètement décarbonisé.

Au reste, c'est ce qui arrive dans le sommeil lourd du matin, où l'on est comme rivé au lit, tournant constamment dans le même cercle d'images. Nos chambres à coucher manquent généralement d'air, d'où il résulte une respiration insuffisante, de sorte qu'au matin le sang est lourd, veineux. La pression exercée par les organes pelviens sur les veines hémorroïdaires dé-termine un recul dans les sinus intravertébraux et jusque dans les sinus crâniens, et tout le système nerveux central reste engorgé de sang veineux : de là, les rêvasseries éveillées.

C'est cette disposition qu'on rencontre chez les hystériques et les hyp-notiques, et dont profitent habilement les magnétiseurs. Nous ne disons pas que les médecins qui se livrent à ces sortes de manœuvres sont des hommes mal intentionnés, car la plupart du temps ils sont dupes eux-mêmes. Il n'en est pas de même des magnétiseurs de tréteaux, qui ont soin de préparer leurs sujets.

Pourquoi y avait-il autrefois tant d'hystériques ? C'est parce qu'on leur appliquait un traitement diamétralement opposé à leur état, c'est-à-dire par les extincteurs du sang : les éthers, les alcooliques et toute la série des antispasmodiques : castoréum, assa-fœtida, ammoniac, etc., c'est-à-dire le contraire de ce que fait la dosimétrie, par la strychnine, l'aconitine, la digitaline, etc., en un mot, les excito-moteurs, ayant pour effet de déterminer une hématose complète.

FAITS CLINIQUES

1er Fait. — La malade dont il s'agit ici est âgée de quarante-huit ans, mariée, d'un tempérament nerveux et d'une constitution affaiblie par les attaques fréquentes d'hystérie dont elle souffrait depuis plus de dix ans. Elle n'a jamais eu d'enfants, et la menstruation a cessé depuis quelques années. Je suis son médecin depuis quatre ans et j'ai pu, dans les différentes fois que j'ai été appelé, apprécier les diverses formes sous lesquelles se manifeste la névrose hystérique, affectant plus de formes qu'un kaléidoscope — comme dit Rosenthal — cependant je n'ai jamais vu de cas aussi grave et aussi imminent que celui-ci.

Je fus appelé à minuit et trouvai la malade dans un état affligeant, couchée sur son lit, les couvertures en désordre. Orthopnée, la tête renversée en arrière, portant les mains à la poitrine et à la gorge, comme cherchant à arracher quelque chose ; cyanose ; regard pénétrant ; grande anxiété ; contraction des muscles du cou ; poitrine soulevée, froide, et pouls petit.

Dans cet état d'asphyxie imminente, après avoir posé le diagnostic, je fis avaler avec peine ce qui suit, grâce à la pharmacie de poche que j'ai toujours sur moi.

Traitement. — 1 granule d'iodoforme, 2 d'hyosciamine et 1 d'arséniate de strychnine, les 4 ensemble. Frictions stimulantes sur la colonne vertébrale et la poitrine ; renouvellement de l'air dans l'appartement. Un quart d'heure après, je répétai la même dose. Au bout de cinq minutes une grande inspiration me fait concevoir des espérances ; la couleur cyanique diminue, la respiration devient plus facile. Quinze minutes après je donnai 2 granules d'hyosciamine et 1 d'arséniate de strychnine. Les symptômes disparaissent ; une légère transpiration se produisait avec quelques bâillements.

Iodoforme et hyosciamine : 1 granule de chaque.

Respiration naturelle ; pouls complètement rétabli. La malade s'endort d'un sommeil naturel. Je la laissai dans cet état, avec ordre de m'appeler si, à son réveil, l'attaque d'hystérie se renouvelait. J'ordonnai du bouillon et un peu de vin généreux. Le matin, au réveil, le Sedlitz Chanteaud.

Je retournai le lendemain et trouvai la malade demandant à se lever ; elle avait dormi cinq heures durant, et au réveil elle se trouvait aussi bien que si elle n'avait rien eu.

J'insistai quelques jours encore avec l'hyosciamine et l'arséniate de fer, le Sedlitz et une alimentation réparatrice. Trente jours se sont écoulés depuis et, à part quelques légères névralgies qui ont cédé facilement, nous pourrions dire que cette malade a été guérie complètement de l'hystérie qui l'avait tourmentée pendant si longtemps, si ces sortes d'affections n'étaient sujettes à récidive.

En tous cas, dans le fait que nous venons de produire, on voit une fois de plus la grande précision et la promptitude des armes dosimétriques.

Dʳ Aurelio Benito.

Poniza (Saragosse), 3 mai 1881.

Réflexions. — Ce fait est un de ceux où le magnétisme animal pourrait réussir ; mais pourquoi y recourir quand on a des moyens thérapeutiques aussi précis que ceux dont le docteur espagnol a fait usage ? Le reproche qu'on peut faire à l'hypnotisme, c'est d'enlever aux malades toute force morale, en en faisant des *sujets* à spectacle, le médecin n'y mettant pas la discrétion voulue. Nous ne parlons pas des magnétiseurs de tréteaux dont c'est le gagne-pain : « Ventre affamé n'a point d'oreilles. » Pourquoi voudrait-on de leur part la dignité professionnelle ?

2ᵉ Fait. — *Hystérie épileptiforme*. — Marie-José..., seize ans, peu menstruée, d'une constitution faible, tempérament nerveux, avait depuis plus de deux ans des attaques de dyspnée, avec perte des sens et des spasmes, qui se guérirent par les anthelminthiques dont les effets amenèrent l'expulsion d'un tænia. Elle eut ensuite fréquemment des fièvres intermittentes. Le 16 mars, se trouvant dans une atmosphère très chaude, et ayant peu de volonté, elle eut des éblouissements par manque d'air et un évanouissement subit, suivi de longs tremblements convulsifs, qui se répétèrent plusieurs fois dans une proportion ascendante, tant en intensité qu'en durée, jusqu'au lendemain, où je fus appelé.

La malade était sans connaissance, dans des convulsions cloniques très fortes, gémissant et essayant de lever ses mains vers le cou ; la face congestionnée, les lèvres écumeuses, et dans une anesthésie complète des bras et de la face. A cette attaque qui dura, avec quelques relâchements, vingt minutes, au plus, malgré les manuluves et d'autres révulsifs, succédèrent deux autres moins fortes, le lendemain. Rien de plus ne se manifesta depuis l'administration régulière du camphre monobromé et du valérianate de quinine, toutes les heures, en continuant ensuite de deux en deux heures et de quatre en quatre heures, et enfin le troisième jour, toutes les six heures.

Pombal, avril 1881.

Dʳ Manuel Pinto-Costa.

Remarques. — L'hystérie épileptiforme puise sa source dans la moelle épinière et procède par accès ; le médecin portugais a été bien inspiré en recourant au camphre monobromé et à la quinine (valérianate). Au besoin, on y joindrait la cicutine.

Le fait suivant prouvera que l'allopathie est souvent impuissante dans ces cas.

Honoré Confrère,

Je suis allopathe, mais sans parti pris. Je m'adresse à vous donc, de la meilleure volonté possible et ne demandant qu'à être convaincu. Vous excuserez, je l'espère, ma démarche ; mais je suis uniquement guidé par le bien que je désire faire à mes semblables, et je sais déjà que pareils sentiments ne peuvent que trouver de l'écho dans votre cœur.

J'ai dans ma clientèle une jeune fille de seize ans, atteinte de paraplégie hystérique, avec attaques quotidiennes depuis deux ans, qui, après avoir résisté à tous les moyens usités en pareil cas, a finalement mis en déroute tout ce que je puis avoir de science allopathique.

C'est à la dosimétrie que je voudrais confier cette maladie ; c'est un triste terrain que je lui donne — je le sais — mais peut-être aura-t-elle un succès où nous, allopathes, sommes désarmés.

Permettez-moi de vous en relater l'observation le moins longuement possible.

A. D..., âgée de seize ans, non réglée, d'un tempérament nervoso-sanguin (parents bien portants, mère pas hystérique), est atteinte, dans l'été de 1878, de chloro-anémie, inutilement traitée par le quinquina ferrugineux.

Au commencement de novembre de la même année, éclate brusquement une attaque d'hystérie qui dure sept à huit heures, avec tous les symptômes classiques. Depuis lors, les attaques reviennent tous les jours à la même heure, mais leur durée tend à augmenter ; clou hystérique, douleur fixe au creux de l'estomac, arrachant des cris lorsqu'on promène sur la peau l'objet le plus léger.

Au bout de deux mois, apparition des premiers signes de paraplégie, qui finit par devenir complète dans le courant de janvier 1879. Pas de douleurs dans l'abdomen, ni dans la région ovarique.

Les années 1879 et 1880 ont passés sans voir la maladie changer d'aspect. Les attaques arrivent tous les jours, à quatre heures de relevée (heure fixe), pour cesser le lendemain, vers six heures du matin. La malade ne quitte point le lit, et n'a le temps de faire qu'un ou deux petits repas, dans l'intervalle des accès. Malgré cela, l'embonpoint est revenu, la face est colorée. Il y a dix jours les règles ont fait leur première apparition, mais sans influer en rien sur l'état de la patiente.

Voici, par ordre, la momenclature des moyens que j'ai employés pour combattre cette maladie : Bromure de potassium à hautes doses : de 3 à 4 grammes par jour ; sinapismes, vésicatoires saupoudrés de morphine, sur la région stomacale ; sulfate de quinine ; valérianate, id. ; mixture d'assa-fœtida ; castoréum et teinture d'opium ; bains tièdes prolongés ; extrait gommeux d'opium ; au moment des attaques, flagellation avec un linge mouillé d'eau froide ; métallothérapie par le système Burque ; chlorure d'or, etc.

Tout cet arsenal de drogues et de moyens, ne m'a donné aucun résultat. Une fois seulement, lorsque je plongeai la malade dans l'eau froide, l'attaque cessa aussitôt, mais pour revenir deux heures après. Cet effet n'a eu lieu, d'ailleurs, qu'une seule fois.

Pardonnez-moi le décousu de cette observation. Je vous serai reconnaissant de vouloir bien m'indiquer quelques moyens pour être utile à cette pauvre enfant. Donnez quelques indications que j'exécuterai fidèlement, et vous tiendrai au courant des résultats obtenus.

29 décembre 1880.

Dr GAILHARD,
à Villé-Nouvelle (Haute-Garonne).

Remarques. — On comprend que je n'ai pu qu'indiquer les moyens dosimétriques ordinaires : l'hypophosphite de strychnine, l'hyosciamine, l'hydro-ferro-cyanate de quinine. Les hypnotiseurs emploient la suggestion, mais ils ôtent ainsi aux malades toute résistance physique et morale. Il est préférable de s'en tenir aux moyens médicaux : l'hypophosphite de strychnine pour fixer le système nerveux ; l'hyosciamine pour dissiper les spasmes ; l'hydro-ferro-cyanate de quinine pour empêcher les accès.

État magnétique

Saint-Étienne, 26 mars 1876.

Cher Maître,

Il y a trente ans, j'étais interne, chef de clinique chirurgicale dans le service du docteur Fournier, chirurgien en chef de l'hôpital de Grenoble. Ce vénéré maître, dont je conserverai toujours les meilleurs souvenirs, et que je revois avec plaisir — toutes les fois que mes occupations me laissent un jour de loisir pour me permettre d'aller passer quelques heures dans mon beau pays — vit toujours. L'âge avancé l'a réduit au repos.

Souvent quand il avait à faire une opération où l'aide d'un élève pouvait remplacer un confrère, j'avais la préférence ; et je n'ai aujourd'hui dans ma pratique qu'à me louer de son appui et de ses bons conseils. Je me souviendrai toute ma vie d'une réponse qu'il me fit. Nous étions allés tous les deux, à près de quarante kilomètres de Grenoble, pour faire au marquis de ***, l'extirpation d'une tumeur volumineuse et ancienne, à la région parotidienne gauche. Après avoir préparé — pendant qu'il causait avec son patient, les instruments et les pièces de pansement — je le pris à part et lui demandai ceci : Je serais bien aise, cher Maître, de savoir de quelle nature est cette tumeur ; je l'ai examinée avec soin tout à l'heure, avec autant d'attention que j'ai pu et je ne puis venir à bout de me former une idée exacte sur sa nature et ses caractères. « Pas plus que vous, je ne sais, mon cher ami, ni d'où elle vient, ni quelle elle est, mais je vais à l'instant vous faire voir comment on l'extirpe. »

Ce qui fut dit, fut fait ; et prestement fait. Je n'oublierai jamais avec quelle anxiété j'étais quand je le voyais dédaler avec son bistouri, tout autour de l'artère carotide, qu'embrassait la tumeur, qu'il enleva en moins de douze minutes, avec autant de sûreté, de légèreté et de sans-gêne, pour mieux dire, que s'il avait coupé un ongle ou une mèche de cheveux.

Voici mon préambule fini ; il me servira d'introduction à l'exposé de la maladie que je vous transmets avec quelques détails, et qui pour moi a été si bizarre, si changeante, que bien que guérie par moi, pour la troisième fois, je suis encore à me demander de quel nom je dois la baptiser et dans quelle classe du cadre nosologique je dois la caser.

Je vais vous la décrire ; la méthode dosimétrique que j'ai employée cette fois, à l'exclusion de toute autre médication, m'a réussi plus vite que la médication allopathique, que j'avais déjà employée avant, à deux reprises différentes.

M{::}elle}$ M..., soixante et onze ans, d'un tempérament sanguin nerveux, a été réglée à dix-huit ans et l'a été ainsi jusqu'à quarante-sept. Pendant les trois jours qui précédaient ses menstrues, elle éprouvait des migraines atroces, qui l'anéantissaient complètement et qui se terminaient par des vomissements.

Cette vieille demoiselle n'a jamais eu de contrariétés, ni de peines morales bien sérieuses ; sa vie a toujours été une vie de travail tranquille et honnête ; elle n'a jamais fait de maladies graves.

A partir de sa quarante-septième année, les règles disparaissent ; un peu de surdité se manifeste. Toujours, vers le mois de mars, elle éprouvait des malaises généraux, suivis d'une transpiration fort abondante ; malaises qui finissaient toujours par des évanouissements. C'était à cette époque seulement, au printemps, qu'elle éprouvait des fatigues aussi fortes. Au renouvellement des autres saisons, elle en ressentait, mais qui ne la forçaient pas, comme celle du printemps, à suspendre ses occupations de maîtresse ourdisseuse dans une grande fabrique de rubans de velours.

Il y a douze ans, pendant la maladie du confrère qui la soignait, je fus chargé par lui de donner tous mes soins à sa cliente. En me la confiant, il me laissa quelques données que j'utilisai avec profit. Voici dans quel état elle était : Pouls irrégulier, variant de 115 à 120, avec des exacerbations le soir ; peau très chaude. (S'il s'agit de névroses, ne dit-on pas qu'elles sont apyrétiques?) Ces exacerbations n'avaient rien de très fixes ; on aurait dit qu'elles avaient des jours plutôt que des heures : dans les moments de calme, le pouls et la thermalité se rapprochaient de l'état normal.

Dans la matinée — comme dans l'après-midi et minuit — à des heures variant constamment, il y avait de vraies crises, caractérisées par des cris désordonnés, des mouvements convulsifs, des contractions des muscles de la face et du cou ; la respiration écourtée, était bruyante. Les douleurs ressenties variaient d'après les heures, et c'est pour cela qu'elle avait pris l'habitude de les caractériser par un nom approprié à ses souffrances.

Ainsi chaque manifestation de la fièvre était, par elle, caractérisée d'un nom spécial : c'était *la tremblante*, *la calme*, *l'agitée*, *la délirante*, *la lente*, *l'affamée* et *la terrible* ou *méchante*. Elle appelait ainsi cette dernière, parce que c'était celle où elle éprouvait, pendant quelques instants, une perte complète de connaissance et de sentiment. On l'aurait crue à son dernier moment. J'en ai été témoin cent fois.

Parfois les mouvements du cœur étaient à peine sensibles ; ou les muscles étaient complètement inertes ; ou la face se congestionnait. Après une minute — et quelquefois un peu plus de cet état — le corps éprouvait une secousse générale, la bouche s'ouvrait largement et aspirait avec force ; ce temps était immédiatement suivi d'une expiration prolongée, accompagnée d'un cri venant de l'arrière-gorge, coïncidant avec un gonflement énorme des carotides, et se terminant par un bruit de soufflet très sonore, donné par les lèvres.

La tremblante, c'était la période de froid, de frissons, qui n'apparaissait qu'aux trois quarts de certaines heures, mais pas de toutes. C'était à huit heures trois quarts, neuf heures trois quarts, douze heures trois quarts, quatre heures trois quarts (du soir), sept heures trois quarts, mais jamais autrement.

La calme, c'était celle où elle reposait un peu ; ce moment n'arrivait jamais que quand la grande aiguille de son horloge qui était en face de son lit — et qu'elle regardait sans cesse — aller marquer la vingtième minute qui suit l'heure.

L'agitée, quand il se passait chez elle des troubles divers, qui lui faisaient dire « que quand *la délirante* qui la suivait arrivait, elles se battaient, et que quand *l'agitée* était vaincue elle entrait en délire » . Il arrivait souvent que *l'agitée* résistait à *la délirante ;* alors elle ne délirait pas.

L'affamée, n'avait pas d'heure bien fixe ; elle revêtait plusieurs formes : tantôt la malade voulait de la soupe, tantôt de la viande, tantôt des confitures, mais à l'exclusion de tout liquide clair.

La changeante était celle, au contraire, qui lui faisait préférer les liquides aux solides.

Pendant tout le cours de la maladie, les selles sont restées rares et très difficiles.

A l'époque où je fus appelé à donner mes soins à la malade pour la première et deuxième fois, je ne connaissais pas les ressources de la méthode dosimétrique. Craignant, la première fois, d'être en présence de troubles nerveux pouvant provoquer une congestion apoplectique, je prescrivis des sangsues, des purgatifs, des dérivatifs. Sous l'influence de cette médication, appliquée *larga manu*, j'obtins un peu de calme. Je n'obtins rien de l'opium, de l'assa-fœtida, de l'éther, ni du camphre. Le sulfate de quinine seul, administré à haute dose contre les intermittences, finissait — mais après très longtemps — par amener un calme bien marqué. Ainsi donc, les antiphlogistiques, les antipyrétiques, les dérivatifs, *intus* et *extra*, ont constitué toute la médication que j'ai employée les deux premières fois.

Je croyais Mlle M... tout à fait guérie : elle était allée passer une saison à Néris-les-Eaux, et paraissait bien s'en trouver.

Depuis cinq ans, je n'avais pas été appelé à la voir, même pour la plus petite fatigue : j'étais persuadé cependant qu'elle n'avait aucune raison pour me retirer sa confiance.

Le 3 août 1875, la veille de votre bonne visite à Saint-Étienne, je fus mandé par elle. Elle me déclara que, depuis trois semaines, tous ses anciens malaises lui étaient revenus. A sa conversation il me fut facile de le reconnaître — surtout aux crises dont je fus témoin. Elle me dit que ses fièvres n'avaient pas d'heure fixe, mais qu'elles la tracassaient sept à huit fois par jour et par nuit, et de toutes les façons. C'était *la parlante, la muette, la transportée, la délirante, l'affamée, la méchante.*

Pouls régulier, de 115 à 120 ; peau très brûlante ; crises, etc.

Voici quelle fut ma première prescription : Le 9 août, Sel de Sedlitz, une cuillerée à café le matin, à son réveil, dans un verre d'eau fraîche. Toutes les heures, 1 granule de valérianate de quinine et, matin et soir, entre les autres, 2 granules d'aconitine et 2 granules de vératrine.

Ce traitement fut suivi jusqu'au 14 inclus, soit six jours.

A ce moment je pus déjà remarquer une diminution sensible dans la circulation et la thermalité.

Le 14, je remplaçai la valérianate de quinine par l'hydro-ferro-cyanate, à la dose de 1 granule toutes les heures. Je continuai en même temps l'aconitine et la vératrine aux mêmes doses.

Le 18, je fus on ne peut plus impressionné par les mouvements désordonnés de la face et des membres, pendant les moments d'exacerbation. J'eus l'idée de donner le sulfate de strychnine, matin et soir, à la dose de 1 granule chaque fois.

Le 21, je les suspendis n'ayant rien constaté de leur action ; je laissai la malade au repos et lui ordonnai quatre grands bains tièdes d'une demi-heure, un tous les jours. Elle ne put les supporter que jusqu'au 28. Je revins à l'hydro-ferro-cyanate de quinine, cette fois à la dose de 20 granules dans les douze heures.

Le 4 septembre, craignant que les souffrances prolongées n'aient un peu appauvri le sang ; voyant le pouls petit, très dépressible, ne battant plus que de 50 à 60, le teint général pâle ; les crises ayant, malgré leur persistance, perdu de leur force ; en présence d'un état de prostration aussi manifeste, je prescrivis l'arséniate de fer. (Je vous dirai que le Sel de Sedlitz a été pris très régulièrement tous les jours à la dose d'une cuillerée à café et qu'elle le continue encore).

La méchante, au lieu d'apparaître au quart d'heure qui précède l'heure, n'apparaît plus qu'au quart qui la suit ; elle pique la langue une fois à gauche, une fois à droite, de façon à arrêter la parole et à inspirer à la malade des craintes sérieuses de mutisme consécutif.

Je continuai cette médication jusque vers le 12 septembre.

Je prescrivis en plus : l'acide phosphorique à la dose de 6 granules par jour, associé à l'hydro-ferro-cyanate de quinine, ramené à 12 granules par jour ; et le continuai jusqu'au 20.

Je ne sais si c'est à cette médication que je dois d'avoir enrayé les malaises, ou si je ne lui dois pas d'avoir complété les autres ; mais à partir du 11 septembre toutes les fatigues mentionnées prennent une décroissance que l'on peut apprécier de jour en jour : les fonctions digestives se réveillent ; les forces, l'embonpoint, la coloration de la peau reviennent, le calme se rétablit.

Il est une circonstance que je relate ici : comme la malade avait toujours les yeux fixés sur son horloge, qui était en face de son lit, craignant que l'imagination n'eût été un peu affolée par la nature inconnue des malaises, je la fis arrêter et voiler. Malgré cela les mêmes scènes se reproduisirent aux heures fatidiques, jusqu'au moment où le mieux a commencé et s'est maintenu.

J'ai fait ma dernière visite à Mlle M..., le 11 octobre, et j'ai eu le plaisir de la revoir depuis : elle est complètement guérie ; et de toute sa médication, elle n'a conservé que l'usage du Sedlitz, qui a ramené la régularité des selles.

Il y a cinq ou six jours, par intérêt pour cette observation, que j'ai réduite le plus possible, j'ai voulu rendre une visite à mon ancienne malade : je l'ai trouvée dans un état parfait, mangeant bien et dormant ses grasses nuits ; me remerciant avec effusion d'avoir trouvé pour elle sa guérison, par une méthode nouvelle qu'elle apprécie en raison des services qu'elle lui a rendus.

Voyez, mon cher Maître ! me voilà à mon embarras du commencement. Je viens de faire voir comment on traite cette maladie : dites-moi maintenant quel nom je dois lui donner. Était-ce une hypocondrie? Non. Une hystérie? Peut-être. — C'est douteux. Une Nymphomanie? Non. J'en suis certain. Une névrose sans doute. Mais... jugez.

Dr GIRAUD.

RÉPONSE

Gand, 28 mars 1876.

Mon cher Confrère,

Il y a des années — je ne m'occupais pas alors de dosimétrie — je me suis trouvé exactement dans le même cas que vous, mais pour des accès beaucoup plus graves, tenant à la fois de l'hystérie, de la catalepsie magnétique, le tout accompagné d'un état congestif très prononcé du col utérin.

C'était chez une dame, jeune encore (quarante-deux ans), d'une constitution fleurie, pléthorique. La passion hystérique se rattachait chez elle à des besoins vénériens non satisfaits (comme j'ai pu m'en assurer) et aurait pu dégénérer en vésanie si je n'étais pas venu à calmer la malheureuse femme par des applications réitérées de sangsues au col utérin.

Tous les moyens de l'allopathie n'y ont rien fait. Aujourd'hui que j'ai de nouvelles armes à ma disposition, j'en ferai usage comme vous l'avez fait. Je donnerai le camphre monobromé, l'hyosciamine, la strychnine, l'hydro-ferro-cyanate de quinine, le valérianate d'atropine, le cyanure de zinc (d'après les symptômes), car il y a une mobilisation nerveuse à fixer.

La question est de déterminer si la névrose se rattache à une pléthore ou à une chloro-anémie, afin d'agir en conséquence. Dans votre cas, il n'y a eu aucune des lésions cérébrales auxquelles sont dues les hallucinations et les accès nerveux : aussi ils ont cédé finalement à l'arséniate de fer après les deffervescents : aconitine, vératrine, etc. Chez ma malade il y avait, au contraire, une turgescence vasculaire fort grande ; pendant ses accès, elle avait une expression en rapport avec son état animal ou moral : tantôt recueillie, sérieuse ; tantôt grimaçante, comme la tigresse, et il était dangereux de l'approcher en ce moment : elle crachait, faisait mine de mordre, et ses ongles étaient comme des griffes (dans son état ordinaire c'est une femme élégante, plutôt gracieuse).

Les crises variaient dans leur forme : cataleptique, magnétique, convulsive ; délire, alternativement triste ou gai. Comme chez votre malade, les crises arrivaient à une heure fixe. Quand celle-ci approchait, elle demeurait immobile, les yeux fixes, et malgré qu'on eût soin d'arrêter la pendule, à la première seconde de l'heure fatidique l'accès se produisait. C'était à onze heures du soir (ce qui me permettait d'être là au moment voulu).

Ce fut dans un de ces accès furieux que le hasard me fit découvrir l'influence magnétique que j'exerçais sur elle. Appelé en toute hâte, je la trouvai presque nue, ayant déchiré ses vêtements, les cheveux en désordre, la face frémissante, luttant avec énergie contre les domestiques mâles de la maison, qui avaient peine à la maintenir dans un coin de l'appartement entièrement bouleversé, car elle avait renversé tous les meubles, jusqu'au poêle. Je m'approchai d'elle, étant mû d'une profonde pitié, et lui mis la main sur l'épaule. Est-ce l'émotion qui m'agitait ? Toujours est-il qu'elle se détentit instantanément, et que je dus la soutenir pour l'empêcher de tomber. Je fis éloigner les gardiens qui l'irritaient inutilement, et je la conduisis vers une chaise où je la fis s'asseoir, après lui avoir jeté un châle sur les épaules.

Elle était dans un profond sommeil magnétique. J'avoue que j'étais assez embarrassé pour la faire revenir à elle : mais quelques passes suffirent. En se réveillant, elle fut très étonnée de se trouver dans cet état, dans le désordre qu'elle voyait autour d'elle.

J'ai dit que le hasard me mit sur la voie de la cause du mal : en effet, dans un des accès où il se produisait un mouvement des hanches, ayant mis la main sur l'hypogastre pour l'explorer, la malade fit un bond, comme une tigresse qu'on vient de débusquer dans les jungles de l'Inde. Après quelques passes sur tout le ventre, j'introduisis le spéculum dans le vagin et vis un col rouge, turgescent, bavant une mucosité sanguinolente. J'avais mis le doigt sur la plaie : en effet, quelques sangsues glissées dans le spéculum amenèrent, avec le sang, la fin de l'accès.

Maintenant je dois dire que la malade, au fort des crises, était lucide pour moi seul, et obéissait à tous mes ordres. Elle ne me dit cependant rien sur la cause de son mal. Il faut croire que la pudeur c'est *l'ultimum moriens* du sexe faible.

Réflexions. — C'est dans de pareils cas que le magnétisme animal peut exercer une action qu'on comprend, mais non celle que le charlatanisme des magnétiseurs exhibent sur leurs sujets, et qu'au nom de la dignité humaine la police devrait interdire. On parle des abus de la prostitution physique, mais la prostitution morale est bien plus odieuse, puisqu'elle s'exerce, à la fois, sur le corps et sur l'âme de ses victimes.

XIV

DÉLIRE NERVEUX

Ce délire est caractérisé par une grande excitation nerveuse et vasculaire; il faut donc l'attaquer, à la fois par la strychnine et la digitaline : un ou deux granules de chaque tous les quarts d'heure ou demi-heures. La détente à lieu par une abondante transpiration. Ce sont surtout des alcoolisés, auxquels la saignée serait mortelle.

XV

L'ASTHME

Qu'est-ce que l'asthme ? On peut répondre : une névrose *sine dolore*[1], ce qui le fait différer de l'angine de poitrine, où l'élément douleur joue un si grand rôle, au point de devoir la ranger dans la catégorie des névralgies.

L'asthme appartient à la catégorie des maladies diathésiques, telles que la goutte, le rhumatisme, puisque comme elles, il procède par accès, sans en avoir la nature fébrile, à moins de complications catarrhales, rhumatismales, cardiaques, pulmoniques, etc., qui ont pour effet de le rendre presque continu. Au reste, cette continuité est également propre à la goutte, quand elle se localise sur l'un ou l'autre organe important.

Les accès d'asthme arrivent surtout la nuit, à cause de l'air confiné ; rarement le jour. De sorte qu'en donnant à ces malades beaucoup d'air, on abrège ou l'on empêche les accès.

L'asthmatique est comme un individu qui, sur le point de se noyer, s'accroche à tous les corps qu'il a autour de lui. Avant que surviennent les signes d'asphyxie, sa face est pâle, anxieuse ; sa parole embarassée, ou plutôt un cri de terreur, court, interrompu ; tous ses muscles respirateurs sont en jeu — ceux de la face, du cou, du torax, de l'abdomen ; sa tête se renverse en arrière pour avoir plus d'appui ; les omoplates se soulèvent, *cicut alas* — comme disait Lieutaud — et les diamètres de la poitrine augmentent.

La respiration devient de plus en plus difficile ; l'inspiration est rapide, brève, bruyante, *anhelosis crebra*, disait Willis ; *frequens molesta sibilosa*, selon la belle expression de Boerhaave.

La toux est brève, petite, saccadée, sans expectoration, et souvent il

[1] Mais non sans anxiété.

y a menace de suffocation. Après bien des efforts, le malade parvient à rejeter une matière ayant la consistance du blanc d'œuf, quelquefois striée de sang, d'après la longueur de l'effort.

A la percussion on constate une résonnance exagérée de la poitrine ; et à l'auscultation une diminution du bruit respiratoire, ce qu'on pourrait nommer la *tympanite pectorale*. En même temps, on constate des râles nombreux, sibilants, ronflants d'abord, puis muqueux, bullaires et le sifflement trachéo-laryngien, à mesure que les bronches se détendent.

Pendant l'accès, le pouls reste petit, inégal, irrégulier, un peu accéléré. Ce n'est que vers la fin de l'accès qu'il prend plus d'ampleur. Le cœur, qui lutte contre l'obstacle à la respiration, bat quelquefois avec violence, mais d'ordinaire on sent qu'il s'épuise et les palpitations sont de plus en plus faibles et lentes.

Les veines — surtout celles du cou — sont distendues et présentent le *pouls veineux* dû au recul du sang. C'est dans ces circonstances que les ecchymoses sont à craindre.

La température s'est abaissée subitement, surtout aux extrémités ; et cependant les malades brûlent en dedans — *obscure incandescunt* (Arétée) — comme dans le choléra indien.

Le foie et la poitrine se couvrent d'une sueur froide — par expression — et il se forme des gaz à l'intérieur comme dans les névroses en général. Les oxydations sont suspendues, et l'oxyde de carbone a remplacé l'oxygène.

La durée de l'accès est très variable : deux, trois, quatre, six heures, selon la force de résistance du malade ou les secours qu'on lui a prêtés. Les symptômes diminuent d'intensité, la respiration se fait plus librement, l'expectoration, d'abord spumeuse, devient muqueuse, et le malade, harassé, s'endort, s'appuyant sur les coudes, la tête entre les mains.

Le pouls acquiert alors plus de volume ; la face reprend son teint naturel, quoique bouffie. L'urine, d'abord abondante et aqueuse, devient hypostatique et dépose un sédiment copieux et rougeâtre. C'est encore une des ressemblances de l'asthme avec la goutte (Voir cette dernière).

Après l'accès, il reste une grande dépression vitale, de la pâleur, une céphalalgie obtuse, comme après l'asphyxie par l'oxyde de carbone, une respiration encore sifflante, de la dyspnée au moindre mouvement, etc.

Les accès avortent quelquefois ou sont incomplets ; dans ces cas, ils consistent en une dyspnée légère, qui ne va pas jusqu'à l'orthopnée ; en une angoisse moindre, l'absence de météorisme, etc.

L'expectoration établit la fin de l'accès et persiste deux ou trois jours avec une légère exacerbation.

L'intervalle qui sépare les accès est très variable. Quand le premier accès doit être suivi d'un deuxième la nuit suivante, le malade conserve pendant la journée un resserrement de la poitrine et une difficulté de respirer dans le décubitus horizontal ou un exercice un peu violent. Après avoir mangé, il a l'épigastre gonflé et il éprouve une disposition à l'assoupissement.

Les états symptomatiques qu'on pourrait confondre avec l'asthme sont :

1° Les affections broncho-pulmonaires et cardiaques avec dyspnée ;

2° Le spasme de la glotte ;

3° L'angine de poitrine ;

4° La compression des nerfs ou des canaux respiratoires.

Parmi les affections broncho-pulmonaires, c'est surtout dans le catarrhe que la dyspnée existe. Ici il faut distinguer le catarrhe sec et le catarrhe humide ou muqueux.

Dans le catarrhe sec, les râles sont secs, violents, sonores, sibilants ; il se forme des crachats denses, pelotonnés ou perlés, qui se détachent avec effort, après une constriction de la bronche.

Dans le catarrhe pituiteux, la sécrétion est filante, abondante, peu condensée. L'auscultation laisse entendre l'entrée de l'air dans les vésicules pulmonaires.

Le catarrhe muqueux est caractérisé par des crachats pyoïdes, avec des râles humides sous-crépitants.

Les catarrhes débutent généralement par coryza, et c'est des caractères de la sécrétion pituitaire que dépendent leurs différences. Celle-ci est tantôt épaisse comme du blanc d'œuf, tantôt séreuse et mordante, tantôt muqueuse.

Les matières dans le catarrhe sec descendent dans la gorge, l'irritent et en déterminent le resserrement. C'est presque de la diphtérie.

Il en est de même de celles qui descendent dans le larynx et la trachée-artère. L'asthmatique sent le point d'arrêt où se fait la constriction,

47

et contre lequel il pousse, comme la femme en travail. Tout à coup, la constriction cesse et le crachat arrive, petit, condensé, pelotonné ou perlé.

Dans le catarrhe pituiteux, les matières s'écoulent, en partie par les narines antérieures, en partie par les narines postérieures — surtout le malade étant couché — et irritent l'arrière-gorge et provoquent la toux.

Dans le catarrhe muqueux, l'irritation s'est fixée, de prime abord, à la gorge, aux amygdales, aux parois du pharynx et aux voies aériennes.

Il n'y a donc pas d'assimilation possible entre ce catarrhe et l'asthme. La dyspnée présente également un caractère différent : momentanée dans le catarrhe, tant que l'expectoration ne s'est pas faite ; permanente dans l'asthme, pendant toute la durée de l'accès que termine l'expectoration.

Dans les catarrhes, il y a des symptômes fébriles ; dans l'asthme, simplement périodicité apyrétique, des troubles du pouls provenant de lésions cardiaques, tels que rétrécissement de la valvule mitrale, dégénérescence graisseuse du cœur, etc.

Dans le rétrécissement de la valvule mitrale, le pouls est petit, irrégulier. Dans la dégénérescence graisseuse du cœur, l'anxiété reste en dehors de la respiration, et est continue nuit et jour.

Dans le spasme de la glotte, les accès sont courts et ne sont pas accompagnés des bruits respiratoires propres à l'asthme.

Dans l'angine de poitrine, la douleur est tellement caractéristique qu'elle exclut toute comparaison avec l'asthme qui est une névrose sans douleur.

La compression des nerfs ne peut être déterminée que par une tumeur, et dans certaines positions, surtout quand le malade incline la tête en arrière, la gêne de la respiration pouvant alors dégénérer en dyspnée, comme nous l'avons observé dans un cas d'anévrisme de la crosse de l'aorte. Le malade se tenait constamment la tête entre les genoux ; et quand on le forçait à la relever et à l'incliner en arrière, il tombait dans un état syncopal dû à l'anémie du cerveau.

Durée de l'asthme. — L'asthme est une maladie du jeune âge, qui va en progressant jusqu'à la fin de l'âge viril, mais qui peut être abrégée en changeant les conditions du milieu du malade.

Nous avons eu, à l'université de Gand, un collègue ayant de violents accès d'asthme, qui cessèrent dès qu'il put changer de localité, en passant à l'université de Liège.

Les altitudes ont donc une grande influence sur les asthmatiques. En général, ils choisiront les pays secs. On comprend toutefois qu'il y a ici des dispositions organiques qui empêchent les asthmatiques de guérir radicalement.

Mais ils peuvent arriver à un âge fort avancé, en voyant leurs accès diminuer progressivement de nombre et de violence.

Il en dépendra beaucoup si l'asthme est héréditaire ou non. Le premier est une sorte d'accoutumance, tandis que le second est une violence : une diathèse rhumatismale, des pertes abondantes, un régime trop excitant, la pléthore, la suppression d'un exanthème, des catarrhes fréquents, la fièvre des foins, les professions poussiéreuses — remouleur, matelassier — les gaz irritants, les brusques changements atmosphériques, etc., telles sont les circonstances déterminantes de l'asthme accidentel.

Traitement de l'asthme

Il faut distinguer ici le traitement des causes, et le traitement des accès ou symptômes : c'est-à-dire la *dominante* et la *variante*.

La *dominante* variera d'après les causes elles-mêmes : ainsi l'asthme est-il diathésique, ce sont ces diathèses qu'il faudra combattre avant tout (Voir *Maladies diathésiques*).

Le traitement des accès doit avoir pour objectif le spasme et la paralysie de l'appareil respiratoire ; mais on ne perdra pas de vue les phénomènes réflexes, soit du système cérébro-spinal ou du grand sympathique.

Ici encore, il ne saurait s'agir de spécifiques, tels que la daturine, la belladone, la jusquiame, les bromures de potassium et autres relâchants de la fibre organique.

Bromure de potassium. — On sait que ce fut le physiologiste Brown-Séquard qui, à la suite d'expériences sur les nerfs vaso-moteurs et sur l'excitabilité réflexe de la moelle, mit ce médicament à la mode, et l'appliqua aux névroses en général : chorée, épilepsie, hystérie. — Les physiologistes purs sont rarement médecins, étant absorbés dans leur travail de cabinet.

Le professeur Germain Sée dit en avoir obtenu de bons effets dans la dyspnée asthmatique. M. le professeur Jaccoud affirme, au contraire, n'en avoir pas obtenu le moindre résultat avantageux.

Belladone, datura stramonium, jusquiame. — Quoique ce soient là des calmants respiratoires, ils ont donné des résultats inconstants, parce qu'ils ne s'attaquent qu'à un des éléments de l'asthme : le spasme — laissant de côté l'autre élément : la paralysie.

On peut en dire autant de tous les narcotiques stupéfiants, ainsi que des anesthésiques : éthers, chloroforme, etc., et des fumigations et inhalations, qui ne font qu'augmenter l'emphysème pulmonaire.

Traitement dosimétrique de l'asthme

Dominante. — Nous citerons en première ligne les phosphates, les phosphites, les hypophosphites, les arséniates, les ferrugineux, etc., en tant qu'agents d'assolement, dans l'asthme congénital, afin de fortifier la constitution. On donnera des uns ou des autres 5 à 6 granules aux repas.

Viennent ensuite : la quassine, l'arséniate de soude, pour activer la digestion, et enfin le Sedlitz Chanteaud, le matin à jeun. La strychnine (sulfate, arséniate), l'aconitine, la digitaline, pour donner du ton aux systèmes nerveux, musculaire et vasculaire: 3 à 4 granules de chaque, le soir au coucher.

Dans les accès, on donnera : brucine, ou strychnine, hyosciamine, atropine (valérianate), lobéline, etc. (Voir *Pharmacie et pharmacodynamie*).

Le régime devra être hygiénique quant aux *circumfusa* (air), *applicata* (vêtements), *gesta* (gymnastique), *ingesta* (aliments), *percepta* (une éducation virile) (Voir nos opuscules d'hygiène).

L'asthmatique doit se garder de tout excès, surtout en boissons et en femmes. Il fera de l'hydrothérapie de chambre, au moyen d'ablutions froides, etc.

FAITS CLINIQUES

1ᵉʳ FAIT. — *Asthme nerveux bronchique.* — *Emploi dosimétrique de l'arséniate de strychnine et de l'arséniate de soude.* — J'ai administré dernièrement, avec un plein succès, l'arséniate de strychnine, à la dose de 6 granules, et l'arséniate de soude, 30 granules dans l'intervalle d'une heure et demie, contre un accès violent d'asthme nerveux.

Dans la nuit du 8 au 9 août dernier (1871), je fus appelé auprès d'un individu âgé de trente ans, célibataire, que j'avais traité antérieurement pour un asthme nerveux périodique, qui le prenait fin juillet ou au commencement d'août de chaque année.

Je trouvai le malade assis sur son lit, la tête inclinée en arrière, les traits exprimant l'angoisse, les yeux largement ouverts, le front couvert d'une sueur froide, le teint blême, les ailes du nez battant avec force, les muscles sterno-mastoïdiens tendus comme des cordes, tous les muscles auxiliaires en mouvement ; se cramponnant aux barres du lit pour avoir un point d'appui ; respiration alternativement sifflante et ronflante, qu'on distinguait même à une certaine distance ; battements du cœur violents, inégaux, irréguliers ; pouls radial petit, faible ; la température des mains, des joues, etc., au-dessous de la normale, etc.

Le patient nous dit s'être couché la veille plein de santé, vers huit heures et demie du soir ; que son sommeil, agité par des rêves pénibles, a été interrompu vers dix heures et demie, et qu'à son réveil il s'est trouvé atteint d'asthme.

Comme j'ai toujours sur moi ma pharmacie de poche, j'administrai à mon malade 1 granule d'arséniate de soude, toutes les cinq minutes, et 1 granule d'arséniate de strychnine, toutes les deux heures.

Vers minuit, l'accès diminua peu à peu, et à minuit et demie le malade s'endormit d'un sommeil réparateur et bienfaisant, jusqu'à sept heures du lendemain matin.

Je lui fis prendre une décoction de quinquina et continuer l'arséniate de soude, à raison de 6 granules par jour, dans les vingt-quatre heures. J'ordonnai, en outre, un régime animalisé et des vins généreux (bourgogne ou champagne).

Aujourd'hui le malade se porte bien, vaque à ses affaires et ne ressent aucun détriment de son attaque d'asthme. Je suis convaincu que la crampe bronchique a été enrayée par l'emploi des arséniates.

Dr NACKERS,
à Moorsel, près Alost.

14 août 1872.

2e FAIT. — *Asthme, angine.* — M. W,,., quarante-quatre ans, voyageant sur le continent pour une compagnie de Leeds (Angleterre), a été sous mes soins pendant près de deux ans. Ses attaques d'asthme étaient parfois si violentes, que souvent il pensait être forcé d'abandonner les affaires. Je l'avais traité, avec divers succès, pendant plusieurs mois : il avait employé les inhalations de nitrate d'amyle, et, sur mon avis, était allé passer quelques semaines à Davos-Platz (Suisse).

Il avait pris aussi, régulièrement, des bains turcs. Quoiqu'il ressentît une amélioration sensible, il ne fut cependant pas longtemps sans avoir des attaques plus ou moins sévères se manifestant, après de longues courses ou après s'être exposé aux intempéries de la saison.

Enfin, en décembre 1880, je le soumis au simple traitement suivant : pendant l'accès, 1 granule hyosciamine et 1 granule arséniate de strychnine, toutes les demi-heures, jusqu'à sédation, et dans l'intervalle des attaques, tous les soirs, 2 granules arséniate de strychnine, de digitaline, d'aconitine, les 6 ensemble. Soir et matin, le Sedlitz Chanteaud.

Le malade vint me voir le 23 avril; il avait si bonne mine que je le reconnus à peine ; il avait engraissé et gagné des forces. Il avait eu seulement trois attaques légères depuis le mois de décembre. Depuis, il avait fait de longs voyages dans l'est de la France, quoique exposé aux rigueurs de l'hiver dernier, il ne s'était pas trouvé plus mal. Mon client me dit qu'il était certain que les médicaments dosimétriques lui avaient fait plus de bien que tout ce qu'il aurait pu jamais prendre.

Dr ALLBUTT (Leeds, Angleterre).

3ᵉ FAIT. — *Asthme paludéen.* — Mathilde D..., de parents bien portants, pas de maladies héréditaires dans la famille, mariée depuis un an, d'un tempérament nerveux, accouche au terme de sept mois, le 19 mai 1876. Le 24, les lochies se suppriment et il se déclare une fièvre intermittente rebelle. (J'exerce dans une contrée où cette fièvre est endémique.) Le ventre est très douloureux. Le sulfate de quinine à la dose de 50 centigrammes par jour est continué jusqu'au 26 mai, délivre la malade de la fièvre paludéenne.

Le 20 mai 1877, nouvel accouchement naturel et à terme, d'un enfant bien portant. Le 21, accès de fièvre. J'ordonne le sulfate de quinine, 50 centigrammes par jour jusqu'au 6 juin.

Le 2 juin 1878, je suis appelé en toute hâte et trouve Mᵐᵉ D... en proie à un accès d'asthme. Je prescris une potion avec 5 grammes d'iodure de potassium et 30 grammes de sirop de belladone : 1 cueillerée toutes les heures, du papier nitré pour inhalations. Le spasme cesse dans les vingt-quatre heures.

Des accès semblables reviennent, à de grandes distances d'abord, se rapprochent de plus en plus, et finissent par se déclarer tous les huit jours au printemps de 1880. Entre les accès tout se fait normalement, aucune lésion n'est appréciable, ni à l'auscultation, ni à la percussion. Toute la médication prônée en pareil cas a été employée sans succès; seul, le papier nitré — que la malade brûlait toutes les nuits — lui procurait quelque soulagement.

Ne sachant plus que faire, je pris la hardiesse de m'adresser au père de la médecine dosimétrique, qui s'est empressé de me répondre, et dans une lettre des plus cordiale, il m'indiqua le traitement suivant : Tous les soirs, au coucher, 3 granules d'arséniate de strychnine, 3 d'aconitine, 3 de digitaline (ensemble), et pendant l'accès :

arséniate de strychnine et hyociamine, 1 granule de chaque toutes les demi-heures, jusqu'à effet utile, c'est-à-dire cessation du spasme.

Ce traitement a été suivi à la lettre ; seulement, la malade a continué à faire usage de fumigations de papier nitré. Du 18 juillet au 30 décembre, elle a pris 18 tubes digitaline, 20 tubes arséniate de strychnine et 5 tubes hyosciamine.

Depuis l'administration des granules dosimétriques, les accès ont graduellement diminué, à tel point que le 25 octobre 1880, Mme D..., atteinte de bronchite aiguë, est guérie sans avoir le moindre accès d'asthme; et, jusqu'à présent, elle en est débarrassée.

Dr COPPENS,
à Hondschoote (Nord).

Remarques. — Ce fait montre clairement que la bronchite et l'asthme sont deux maladies bien distinctes.

4° FAIT. — *Asthme de forme cardiaque.* — C'est vraiment bien à tort que sont rangées, dans la qualification *asthme*, toutes les espèces de dyspnées. C'est vraiment bien à tort aussi que chez chaque asthmatique on veut, bon gré mal gré, trouver une maladie de cœur. Tout obstacle à la respiration peut simuler une maladie de cœur et mettre dans l'erreur le praticien le plus exercé en auscultation et en percussion. Les médecins tombent sur le sujet dans l'erreur du diagnostic et, par conséquent, dans une fausse voie du traitement.

Je ne m'aventurerais pas à parler ainsi devant des médecins allopathes. Haro sur le baudet ! s'écrierait-on de tous les coins de la salle. Pour ceux-là, il faut la classification de la maladie *de par la Faculté*, poser le diagnostic de par la Faculté encore. D'où il résulte, que lorsque le diagnostic est faux, la thérapeutique l'est également. Tant pis ! digitale, saignées et sangsues, il ne faut pas sortir de là ! De telle façon que dans les pays, et sous les climats chauds et paludéens, avec ce régime, la vitalité se retire, et le malade, qui avait tout autre maladie qu'une lésion organique du cœur, s'en va vite *ad patres*.

Je dis donc — avec observations à l'appui — que ce n'est point la maladie du cœur qui détermine l'asthme, mais que c'est l'asthme qui détermine la maladie de cœur. Alors, me dira-t-on, qu'est-ce que l'asthme ? L'asthme est une névrose toujours.

C'est donc en raisonnant ainsi que je traite l'asthme dosimétriquement et que je soumets à mes confrères en dosimétrie l'observation suivante.

J'ai eu à traiter, en Algérie, beaucoup d'asthmatiques avant mes études dosimétriques; j'avoue (quoique l'on prétende que l'asthme est un brevet de longue vie), hélas ! que je n'ai pas eu à constater le proverbe, si consolant pour les pauvres asthmatiques que j'ai eus entre les mains. Mais j'oublie que je ne dois pas abuser de mes honorables confrères, leur temps pouvant être mieux employé par eux.

En 1852, en Algérie, j'eus pour client un sujet âgé de trente ans, fort, robuste, vivant dans un milieu paludéen, ayant souvent la fièvre, prenant force quinine. Un jour, tout à coup, subitement, je fus appelé près de ce malade, étouffant, respirant à peine et présentant tous les signes de l'asphyxie. Quoique pratiquant en Afrique depuis dix ans, je n'étais pas débarrassé de mon bagage broussaïste. Je pratiquai une saignée : les accidents de suffocation disparurent, mais le lendemain, le surlendemain, mêmes accidents à la même heure. Je commençais à me familiariser avec le sulfate de quinine. Mon malade se rétablit.

Pendant un an, je n'entendis plus parler de ses accès de suffocation ; mais l'année suivante, il fallut opposer la même médication aux mêmes époques Mes confrères les plus amis, les plus instruits, les plus en réputation, furent appelés. Tous, tous ! diagnostiquèrent : *maladie du cœur*. Le sujet devait traîner ainsi son existence; il n'en eût plus été question. (R. I. P.)

Deux ans se passèrent ; le malade avait souvent de très forts accès qu'arrêtait momentanément le sulfate de quinine ; puis la convalescence arrivait, et il reprenait ses occupations. Il se trouvait bien des voyages ; il voyageait donc, faisait des traversées, allait en France, s'y trouvait quelquefois bien, quelquefois mal ; le roulement dans les voitures publiques, dans les chemins de fer, dans les paquebots, lui était surtout favorable.

Or, je me disais : Si c'était une maladie du cœur, le cœur n'aime pas ainsi à être remué, ballotté; mes confrères évidemment se sont trompés. Ce n'est pas leur faute, mais ce n'est pas la mienne non plus ; je suis leur complice involontaire. Sur ces entrefaites apparut le Messie, le *Répertoire universel de médecine dosimétrique*. Je ne sais comment m'arrivèrent les premiers numéros, puis enfin une toute petite brochure le *Guide de médecine dosimétrique*.

A la page 92, je tombai sur un tableau d'annotations nº 2, *Asthme nerveux.* J'avais étudié sérieusement, non seulement tout ce qui parlait de l'asthme : mais les médicaments employés et cités par le docteur Burggraeve étaient tout autre chose. J'attendis donc que mon malade fût repris de ses accès, qui chez lui étaient fréquents, et qu'il me fit demander. Ce cas se présenta bientôt. Dès lors, j'instituai le traitement tel qu'il est indiqué par notre maître : arséniate de quinine, hyosciamine, arséniate de strychnine, sel Chanteaud (conjointement). Je joignis à ce traitement un dérivatif que j'emploie depuis longtemps : le *révulseur* du docteur Lipkau (de Paris), qui consiste dans une sorte de scarificateur produisant un grand nombre de piqûres, qu'on badigeonne ensuite avec de la teinture d'iode pour produire à la fois une déplétion sanguine et une révulsion.

Bref! mon malade, condamné par la Faculté, se porte bien. Dès qu'il lui arrive un peu de malaise, le Sel Chanteaud le débarrasse. S'il y a dyspnée, j'administre le sulfate de strychnine ; je rétablis le cours des urines avec quelques granules de digitaline ; s'il y a spasme, j'ai recours à l'hyosciamine; enfin, en cas d'intermittence, j'aborde la quinine.

C'est ainsi que je vois souvent mon asthmatique se maintenir en parfaite santé, ne redoutant plus ses accès, si faciles à conjurer, lorsque par hasard ils ont la velléité de reparaître.

Dr PAYEN, à Hassa-Bey (Algérie).

Remarques. — Nous pourrions produire des faits à l'infini, mais nous préférons renvoyer nos lecteurs au *Répertoire universel de médecine dosimétrique.*

XVI

CHORÉE

On peut dire, en thèse générale, que la chorée est une névrose du cervelet, c'est-à-dire dans la coordination des mouvements. Elle commence de bonne heure, puisque c'est une maladie de l'enfance.

A voir l'ensemble du phénomène, c'est une convulsion, mais en considérant la chose de près, il y a en elle autant de paralysie que de spasme. C'est ce que l'illustre Pinel avait déjà fait remarquer.

La chloro-anémie est une des circonstances déterminantes de la maladie surtout chez des enfants issus eux-mêmes de parents chloro-anémiques, soit par des excès, soit par des privations.

Nous avons exposé la théorie dans le chapitre *Maladies des enfants;* nous n'avons donc plus à y revenir ici, et nous passerons immédiatement aux faits cliniques.

FAITS CLINIQUES

Trois cas de chorée infantille

Le premier enfant me fut apporté par sa mère qui l'allaitait ; six semaines d'âge ; chorée hémilatérale assez forte et généralisée : bras, jambe, face, tout danse.

Prescription. — Sulfate de strychnine à dose dosimétrique ; cette prescription n'est pas observée vu que l'enfant ayant été déposé, comme c'est l'habitude, à la crèche, le médecin allopathe avait fait une autre prescription qui fut exécutée. C'était une potion éthérée (facile à reconnaître à l'odeur, additionnée, me dit-on, d'iodure de potassium). On donne à l'enfant de cette potion, mais aussitôt les accès devinrent effrayants : la chorée était générale et vraiment pénible à voir. On augmenta les doses et les accès augmentant dans la même proportion, l'enfant devient bleu et suffoque. On m'envoie chercher au galop, et la mère m'avoue en pleurant pourquoi ma prescription n'avait pas été exécutée. Le bon sens des parents les avait heureusement servis et ils avaient arrêté la prescription du docteur de la crèche. L'enfant ne prenait plus le sein et les parents attendaient sa mort avec une sorte de résignation, puisqu'elle leur semblait inévitable. Je fais donner immédiatement le sulfate de strychnine dans du vin de Malaga, coupé d'eau, de quart d'heure en quart d'heure [1] ; la réaction se faisait lentement, et les accès ne laissant plus de répit, je fais donner à l'enfant, toutes les demi-heures, une goutte de laudanum, jusqu'à cessation des crises. Il en prit cinq gouttes et s'endormit. Pendant le sommeil, la chaleur renaît. Au réveil presque plus de secousses. On reprend le sirop de strychnine. Guérison complète en trois jours, sauf quelques légères grimaces.

Dans les deuxième et troisième cas, les parents instruits par l'aventure de l'enfant précédent — et je dois le reconnaître loyalement, par la sœur de la crèche — vinrent me trouver et suivirent à la lettre ma prescription. La chorée du deuxième enfant, âgé de deux mois, traitée exclusivement par le sulfate de strychnine, a duré dix jours ; chez le troisième enfant âgé de cinq semaines, traité de la même manière, elle n'a duré que trois ou quatre jours. La strychnine était administrée sous forme de sirop, bien entendu, à la dose de 1 à 3 milligrammes par jours. Bref ! jusqu'à effet.

1879.

Dᵣ JUHEL, à Caen (Calvados).

Chorée paraplégique chez un chien

Nous donnons ici ce fait, comme caractéristique de la maladie.

Le 3 septembre 1881, le sieur P..., propriétaire à Clermont, vint me consulter pour un chien épagneul anglais, d'un très grand prix et auquel il tenait énormément parce qu'il l'avait élevé.

Voici les renseignements qui me furent donnés à ma première visite.

Dans les premiers jours d'août, ce chien contracta la gourme — maladie des jeunes

---

[1] Chez les tout-petits enfants, c'est le mode qu'il faut généralement employer : on écrase un granule de strychnine ou de brucine, dans un peu de liquide sucré, dont on donne une cuillerée à café toutes les dix minutes.

chiens — et cette affection se traduisit principalement par une otite furonculeuse très prononcée ; sur les conseils de l'un de mes confrères de Clermont, on avait fait dans les oreilles des injections avec une solution de nitrate d'argent au 8/300°. Au bout de sept à huit jours, le propriétaire arrêta ce traitement, mais les boutons étaient déjà complètement secs. Le séton sur le cou, dont l'action dérivative est assez appréciée en pareille circonstance, n'avait pas été appliqué. A partir de cette époque, l'animal perd peu à peu l'appétit et mange seulement la viande crue. Une constipation opiniâtre se déclare, enfin, et la pauvre bête devient de plus en plus faible et de plus en plus maigre. Pendant plusieurs mois, elle avait été soumise à un traitement arséniaté, ordonné contre une légère maladie de peau, traitement qui n'avait point empêché la dénutrition de se produire.

Le propriétaire du chien me paraissant disposé à tous les sacrifices, je résolus de tenter la guérison qui, à ce moment, me paraissait peu certaine. Dans un but de dérivation, je plaçai un séton au cou, mais je ne pus en obtenir de suppuration ; il fut donc supprimé. Considérant la viande de cheval crue, comme un peu trop échauffante, je la remplaçai par du bœuf cuit mélangé à la soupe. Enfin, je prescrivis des purgatifs légers, répétés à trois ou quatre jours de distance.

Malgré tout, la constipation persiste ; la faiblesse augmente encore, et les premiers signes de la danse de Saint-Guy me furent faciles à reconnaître. La faiblesse est surtout très prononcée dans le train de derrière, qui commence à être visiblement atteint de parésie.

A ce moment, 3 septembre, je prescrivis le traitement suivant : Nourriture fortifiante (viande crue), quinine, café, fer et bromure de potassium. Toujours aucun résultat. La chorée augmente, et il n'est plus permis de douter de la paralysie des nerfs moteurs du train postérieur. (Fait curieux, la sensibilité était parfaitement conservée ; il n'y avait donc que les cordons inférieurs de la moelle épinière, les moteurs, qui fussent atteints.) Je conseille alors l'électricité, que le propriétaire hésite à employer.

Plusieurs fois déjà j'ai parlé au docteur P... d'un traitement par les granules dosimétriques du docteur Burggraeve ; mais ne connaissant pas moi-même la méthode, je fus très heureux d'être guidé par mon confrère et ami Delamotte qui se trouvait en ce moment à Clermont, et qui dit à mon client avoir obtenu à l'aide de la médecine Burggraevienne une guérison complète dans un cas semblable. Toute hésitation du propriétaire étant levée, nous fûmes libres d'agir à notre guise.

La nourriture fortifiante est maintenue, ainsi que le quinquina ferrugineux : deux à deux fois par jour, le chien reçoit des décharges électriques au moyen d'un petit appareil de Gaiffe. Le bromure de camphre, à la dose de 15 à 20 granules par jour, remplace le bromure de potassium. Enfin l'arséniate de strychnine et l'acide phosphorique furent administrés ensemble : 1 granule de chaque tous les quarts d'heure.

Nous obtenons, après 3 granules de chaque, une raideur tétanique très prononcée, qui dure plusieurs heures ; aussi ne pouvons-nous la provoquer que deux fois seulement dans la journée. Bientôt la constipation cesse, l'évacuation des matières alvines étant aidée par quelques lavements purgatifs.

Ce traitement, interrompu vingt-quatre heures tous les quatre ou cinq jours, est continué pendant une quinzaine sans résultat appréciable. C'est à partir du 7 septembre que la chorée disparaît peu à peu, que la faiblesse est moindre, et que l'animal légèrement soulevé, parvient à se tenir debout. Il n'ose encore se déplacer. Ce n'est que quelques jours plus tard que nous le vîmes se lever et marcher chaque fois que son maître l'appelait.

Le 15 novembre, je revois le chien qui court dans le jardin. La *chorée est disparue ;* il n'y a plus qu'une légère faiblesse dans l'arrière-train.

Au commencement de décembre, l'animal a recouvré toute son agilité ; il peut descendre un escalier, ce qu'il n'avait pu faire depuis longtemps.

Aujourd'hui, 4 janvier, j'ai fait cesser tout traitement, parce que je considère le chien comme complètement guéri, et je n'hésite pas à attribuer au traitement dosimétrique cette guérison inespérée.

HENRIET, médecin vétérinaire,
à Clermont-Ferrand.

Remarques. — Il en est de la chorée comme de toutes les affections nerveuses : elle guérit si le traitement a pu être institué avant que la lésion organique se soit formée, c'est-à-dire si on n'a pas perdu du temps en tâtonnant avec les traitements allopathiques.

Une circonstance à remarquer dans l'intéressante observation qu'on vient de lire, c'est que l'on avait fait dans les oreilles du chien des injections avec une solution de nitrate d'argent pour une éruption furonculeuse, dont les boutons avaient complètement séché, et que ce fut à la suite que la chorée apparut. Ceci nous rappelle les expériences de Flourens sur des pigeons, sur lesquels ils déterminait des tournoiements en leur extirpant les canaux semi-circulaires de l'oreille interne. Or, comme nous l'avons dit, la chorée est une névrose du cervelet. Nous ne pouvons donc qu'approuver pleinement le traitement suivi par les médecins vétérinaires Henriet et Delamotte, qui ont donné en ceci une preuve de science et de tact pratique.

DYSPEPSIES

Ce qu'on demande surtout à la médecine, c'est de guérir ou du moins de soulager. Les médecins ne sauraient rester — ainsi que l'a dit le docteur Amédée Latour — d'inutiles naturalistes, « passant leur vie à décrire et à dessiner les maladies de l'homme ».

Les *beaux cas* intéressent peu le vulgaire des martyrs — ou plutôt ce qui les intéresse, c'est que ces curiosités de l'art ne soient pas pour eux.

De toutes les maladies, les dyspepsies sont les plus fréquentes; on pourrait presque les dire journalières. « Ce que je puis affirmer, en ce qui me concerne — dit Chomel — c'est que parmi les personnes qui viennent me consulter, un cinquième, au moins, est atteint de dyspepsie, sans que jamais j'aie eu — que je sache — une réputation spéciale à ce sujet ».

La dyspepsie, voilà donc l'ennemi permanent que le médecin a à combattre, et qui élude ses efforts quand il ne sait pas le découvrir à travers les formes si variées — et souvent si bizarres — sous lesquelles il se cache.

La dyspepsie s'attaque, à la fois, à toutes les classes de la société, tant aux classées aisées, qu'aux classes pauvres : aux premières, à cause de l'excès de bien-être; aux secondes, par suite de privations; et il est d'autant plus important de la combattre qu'elle finit par dégénérer en lésions organiques, toujours incurables quand on leur a laissé prendre pied.

Le présent chapitre pourra être lu par les personnes étrangères à la médecine, non pour se traiter elles-mêmes, mais pour appeler le médecin dosimètre à temps.

Le public se trompe quant à l'omnipotence des médecins, celle-ci étant relative au degré de la maladie. Il y a donc intérêt à consulter dès qu'un symptôme insolite se présente.

Non qu'on doive imiter le *Malade imaginaire*, qui se croit d'autant plus malade qu'il est mieux portant — car il faut l'être, en effet, pour faire de son corps une boutique d'apothicaire. — Molière a fait justice de ces esprits faibles qu'exploite le charlatanisme — mais il ne faut pas, non plus, tomber dans un excès contraire, en négligeant tout soin de sa santé.

Dans les maladies aiguës la chose se commande de soi ; mais il n'en est pas de même dans les maladies chroniques ; surtout quand — comme celles de l'estomac — elles se présentent sous forme d'un véritable Protée, au point qu'il faut toute la sagacité du médecin pour s'y reconnaître. A plus forte raison est-il dangereux de s'en remettre aux soins d'un médicastre.

Nous avons connu l'époque de la médecine Leroy, qui a fait plus de victimes que les guerres les plus désastreuses. Et — aujourd'hui encore — n'entend-on pas, aux quatre coins de l'horizon, retentir les trompettes de la Renommée qu'embouche le charlatanisme, et auxquelles les journaux quotidiens prêtent leur publicité ? C'est contre ces audacieuses spéculations qu'il faut réagir, en faisant voir que ces prétendues panacées sont cause de maladie et souvent de mort.

La méthode dosimétrique, en faisant disparaître ces prétendus remèdes, aura rendu un service au public, et ce chapitre y aura beaucoup contribué par la simplicité du traitement qu'il expose.

La tâche du médecin sera ainsi facilitée, et la confiance des malades dans la médecine ira en grandissant, en présence des succès obtenus.

Ce qui frappe le public, c'est le résultat. Le médecin verra donc sa clientèle augmenter quand on lui saura des armes de précision. Or, ces armes ce sont celles que la dosimétrie met à sa disposition ; on ne saurait en dire autant des vieux engins de la pharmacie allopathique, dans lesquels le médecin lui-même n'a plus confiance — pas plus que le soldat dans les fusils à silex, qui rataient neuf fois sur dix et avec lesquels les guerres s'éternisaient.

On pourrait intituler le chapitre des dyspepsies : « Le livre de tout le monde », tant les maladies d'estomac sont fréquentes.

L'estomac est, en effet, un serviteur que nous surmenons; mais il s'en venge cruellement en nous faisant tomber dans l'alanguissement. En effet, il n'est aucune de nos fonctions qu'il ne tienne sous sa dépendance; même jusqu'aux facultés morales. Le poète latin a dit : *Mala suada fames;* nous disons : « Ventre affamé n'a pas d'oreilles. » Cependant convenons, à la décharge de l'estomac, que nos intempérances ne viennent pas de lui, puisqu'il en est la première victime.

L'estomac n'est pas aussi tyrannique qu'on le prétend; il est, au contraire, de facile composition quand on l'écoute.

Il y a un tyran plus exigeant : notre sensualité. En vain l'estomac nous donne des avertissements : c'est comme la pauvre Cassandre, que les Troyens bafouaient quand elle leur donnait de sages avis.

Nous espérons que ce chapitre sera plus heureux et que ses avertissements seront écoutés.

I

HYGIÈNE DE LA DIGESTION

Manger n'est rien; digérer est tout.

Combien de gens expient ainsi le plaisir par la douleur! Éternelle peine du talion!

Nous ne parlerons pas ici des aliments et des boissons. A quoi bon, puisque c'est l'habitude qui en règle l'usage ? Sous ce rapport une bonne ménagère vaut le meilleur médecin.

En thèse générale on peut dire :

« Mangez ce que vous digérez. » Il y a, en effet, une foule d'aliments digestes pour les uns, et indigestes pour les autres. Il y a des individus pour qui le pain blanc est lourd et le pain noir léger ; d'autres que le lait doux purge, et que le lait aigre constipe.

Rien de plus bizarre, en effet, que ces idiosyncrasies.

Nous devons cependant formuler ici quelques règles générales.

Il faut que l'alimentation remplisse les conditions d'un bon assolement. La plante la plus vigoureuse ne peut tirer du sol que ce qui s'y trouve, et elle languit et meurt si elle ne peut y puiser les éléments nécessaires à sa nourriture.

Il en est de même de la plante humaine.

Dans les grandes villes — ce sol à la fois ingrat et fécond — les enfants de la classe pauvre s'étiolent faute d'air et de lumière, et deviennent rachitiques, scrofuleux, anémiques, parce que leur nourriture est insuffisante ; aussi les maladies de lymphatisme augmentent-elles dans une énorme proportion.

L'influence du phosphate de chaux sur l'économie animale est considérable ; sans lui, il n'y a ni assimilation, ni nutrition. Les êtres qui en sont privés, meurent d'autant plus vite que leur activité organique est plus grande ; les oiseaux, par exemple, plus rapidement que les quadrupèdes. Il en est de même de l'homme.

Quand le travail de la nutrition est suspendu — comme dans la fièvre — la quantité de sels de chaux augmente dans les urines : mais cela n'arrive que là ou la nourriture est suffisante.

La privation de phosphate de chaux peut amener la mort avec de véritables phénomènes de marasme. Son ingestion insuffissante produit la tuberculose pulmonaire ; aussi est-ce un bon signe que l'apparition de concrétions calcaires dans les maladies de consomption des poumons. C'est l'indice que la phtisie est à son déclin.

La conséquence de ce que nous venons de dire, c'est qu'il faut ajouter des phosphates et des phosphites de chaux à la nourriture de l'enfant dès qu'il languit.

Nous recommandons donc l'usage du phosphate de chaux soluble.

Nous recommandons également les granules d'hypophosphite de strychnine, qui agissent sur la vitalité et donnent aux organes de la nutrition ce qu'on nomme le coup de fouet : quelques granules aux repas.

Un mot de la viande. — Si le proverbe dit : « La chair fait la chair », il ne faut pas entendre cette proposition d'une manière exclusive par rapport au régime végétal, car les herbivores sont mieux en chair que les carnivores. Mais l'homme est *omnivore* ; ce qui ne doit pas être mis sur le compte de sa voracité, mais de l'organisation de son appareil digestif, qui se prête à la digestion des substances végétales tout aussi bien que des animales. Nous avons donc besoin d'un régime mixte. Sous ce rapport, les religions sont souvent contraires à l'hygiène : ainsi les Indous — qui ne mangent pas de viande ni de tout ce qui a eu vie animale — sont anémiques. Si les Anglais se montrent tolérants au point de vue des cultes, c'est qu'ils y trouvent leur profit.

Il faut donc, dans le régime habituel, la quantité de viande voulue ; d'autant, que c'est un aliment très riche en sels.

Quant à la viande elle-même, celle de cheval devrait être la plus en usage, n'était le préjugé. — Il est certain que la viande de cheval est tout aussi nourrissante que le bœuf, le mouton, le porc — et elle n'expose pas aux vers. Ainsi le tænia ou ver solitaire, nous est transmis du mouton, la trichine du porc, etc. Il y aurait donc économie et utilité à répandre l'usage de la viande de cheval. — Il en résulterait une grande amélioration dans les services publics et particuliers : au lieu de maigres haridelles, nous aurions des chevaux vigoureux — car on enverrait les vieux serviteurs à l'abattoir.

Ceci dit, nous arrivons à la digestion et disons, en premier lieu, de ménager la salive, parce que c'est le fluide digestif par excellence. Il y des gens qui crachent sans cesse ; non seulement c'est contraire aux convenances sociales, mais à la santé. Les fumeurs et surtout les *chiqueurs* sont ainsi doublement en faute.

La perte trop considérable de salive produit le marasme. On cite le célèbre médecin hollandais Boerhaave, qui guérit un malade rien qu'en lui faisant retenir sa salive.

La digestibilité des aliments peut se mesurer à l'abondance de salive qu'ils font affluer dans la bouche. Les gourmets savent mieux cela que personne.

La salive mêlée à l'aliment, le met en contact direct avec l'oxigène de l'air, pour lequel elle possède une grande affinité. C'est donc un commencement d'élaboration. En outre, la salive, par son principe propre ou ptyaline, convertit les matières amylacées en glucose ; elle facilite de cette manière la digestion des aliments féculents : en accélérant la fermentation alcoolique, — car il faut dire que l'estomac est une sorte de pétrin. — On dit : « Être dans le pétrin. » Est-ce parce que notre pétrin organique manque souvent du nécessaire ? Il est donc important que l'aliment soit bien mâché et insalivé avant d'être introduit dans l'estomac. Les gloutons n'ont si souvent des indigestions que parce qu'ils ne mangent point... mais engloutissent.

Puis nous dirons : « Ayez un bon cuisinier si vos moyens vous le permettent. » La cuisine est le laboratoire de la digestion. Notre pauvre estomac est déjà trop surchargé pour ne pas lui venir en aide [1].

Nous arrivons à ce dernier. Ici encore, il y a des règles à suivre. D'abord, de ne pas manger trop, ni trop vite, mais surtout d'introduire les aliments avec choix. Chacun doit consulter sa capacité. Aux personnes qui digèrent difficilement, nous conseillons de prendre 2 à 3 granules de quassine en se mettant à table. La quassine est, comme on sait, le principe amer du quassia ; par conséquent, elle provoque la sécrétion du suc gastrique ou digestif.

Sous ce rapport nous devons combattre une erreur qui a généralement cours. Afin de préparer la digestion on prend : les uns, des pilules purgatives ou de rhubarbe (*pilulæ ad cibum*) ; les autres, des spiritueux. Ces moyens finissent par fatiguer le tube intestinal et appauvrir le sang. Il faut donc en faire usage dans une juste mesure. Il en est de même des assaisonnements : poivre, carri, *pickles*, dont les Anglais abusent au détriment de leur estomac, qu'ils soumettent ainsi à une digestion forcée. — *Est modus in rebus*.

Il faut manger quand la faim se fait sentir ; par conséquent, ne pas mettre des intervalles trop long entre les repas. Le meilleur régime — qui était celui de nos pères — c'est le repas du matin et celui du soir, c'est-à-dire, à onze heures et à sept heures. Ce qui n'empêche de prendre, en se levant, une tasse de café au lait, de chocolat, avec une biscotte.

[1] Nous sommes cependant de l'avis de l'auteur de la *Macrobiotique* ou l'art de prolonger la vie (Hufeland). Une cuisine trop quintessenciée échauffe le corps en y introduisant sous un petit volume des aliments indigestes.

Disons maintenant un mot de l'action du suc gastrique sur les matières ingérées.

Le suc gastrique agit par son acide et un principe animal propre, la *pepsine*. L'acide chlorhydrique libre se forme aux dépens du sel commun ou chlorure de sodium ; aussi le sel marin est-il indispensable à la digestion.

Il ne faut pas cependant pousser son usage à l'excès, parce que ce sel est irritant de sa nature. On a prétendu qu'il produit le scorbut en dissolvant outre mesure les matières albuminoïdes. C'est une erreur, puisqu'il favorise ainsi le passage de ces matières à travers le torrent circulatoire, et empêche la coagulation de la fibrine ; c'est-à-dire *la coction des humeurs* des anciens.

L'acide du suc digestif ne saurait être remplacé artificiellement ; les *drops* des Anglais finissent par ramollir la membrane muqueuse et sont plus nuisibles qu'utiles.

De même, il ne faut pas perdre de vue que la pepsine ne peut rien en dehors de la vitalité de l'estomac — comme le prouvent les digestions artificielles. C'est donc la spontanéité physiologique du viscère qu'il faut solliciter par des moyens vitaux, tels que la quassine, la strychnine et — dans quelques cas — l'hyosciamine. C'est là-dessus que se trouve basé le traitement dosimétrique des gastralgies, ainsi qu'on le verra dans la seconde partie du présent chapitre.

Nous ferons remarquer que le suc gastrique est sans effet sur les principes cristallisés organiques, tels que les alcalis végétaux ou alcaloïdes ; aussi peut-on donner ces derniers au moment des repas.

Le suc gastrique a pour effet de convertir les substances alimentaires en albuminose et prépare ainsi la crase sanguine. Les personnes atteintes de dyspepsie finissent donc par devenir *analbuminuriques*.

C''est de la même manière que l'albumine n'étant pas assimilée, elle est éliminée avec les urines : de là *l'albuminurie*. Il faut donc soumettre ces malades à la strychnine, comme incitant vital, et à un régime salin, afin d'activer la nutrition.

Les faits sont là pour démontrer que la privation de sel fait tomber le corps dans un état de dissolution voisin du scorbut.

Mauvaises digestions. — On digère mal parce que l'estomac est fatigué, malmené, c'est-à-dire qu'il n'a pas la tonalité vitale voulue.

La première condition est donc de laisser à l'organe le temps de repos voulu ; non en le condamnant à l'inanition, mais en lui donnant des aliments d'une digestion facile. Ainsi que nous l'avons dit, on prendra au repas quelques granules de quassine ou de strychnine (2 à 3).

Ces granules auront pour effet de rendre à l'organe le ton qu'il a perdu ; car pour que la digestion se fasse bien, il faut que les parois de l'estomac soient en contact avec l'aliment.

Les dyspeptiques qui ont des gaz et gargouillements, ne sauraient digérer à cause du ballottement continuel de la matière liquide — comme une bouteille à demi remplie.

L'emploi de la quassine et de la strychnine est donc très important pour prévenir les mauvaises digestions. Quand aux moyens auxiliaires — tels que le charbon, le bismuth — leur emploi dépendra de quelques symptômes particuliers, telles que les crudités. On a préconisé dans ce cas le *charbon végétal*, mais c'est là un moyen grossier, et qui, d'ailleurs, n'obvie pas à la cause du mal.

Boulimie. — On demandait à un gourmand ce qu'il aimait mieux qu'un bifteeck ; il répondit : « Deux bifteecks ! » La réponse ne peut paraître étrange à celui qui les digère ; mais au pauvre boulimique — qui porte la charge d'une double digestion — la chose peut être pénible. Voici une observation qui le prouve.

M. F..., vers l'âge de dix-huit ans, à la suite d'excès de masturbation, fut atteint de dyspepsie qui dura plusieurs années. Une fois environ tous les mois, il était pris de violentes douleurs dans l'abdomen, avec tympanisation, qui simulait une péritonite : le facies était grippé, et plusieurs fois la mort parut imminente. Puis, sous l'influence d'une médication narcotique, les accidents s'amendaient rapidement, et il jouissait d'un bien-être pendant un certain temps. Ces accès étaient produits, soit par une marche un peu plus prolongée que d'habitude, soit probablement par la continuation de la mauvaise habitude. C'est en vain qu'on employa les eaux de Plombières, l'hydrothérapie, les bains de mer : le mal résista.

L'état physique semblait cependant peu altéré. Au bout de trois ans, il y eut une modification importante de l'affection ; la faim devint impérieuse, M. F... dut manger toutes les deux heures pour la satisfaire ; il ne sortait jamais de chez lui sans avoir des provisions avec lui. La nuit, il s'éveillait fréquemment et mangeait jusqu'à deux kilos de soupe de riz. — L'opium fut employé à haute dose, sans amélioration manifeste. Mais sous l'influence de cette nourriture abondante, ce jeune homme prit un embonpoint très prononcé, acquit des forces, et à la quatrième année on pouvait le considérer comme guéri.

Qu'est-ce que cela prouve ? C'est qu'on n'enfreint pas impunément les lois de la nature. Il en est des boulimies gastriques comme des boulimies génitales.

Est-ce assez d'une loi pour vaincre la nature ?

Les vestales qu'on laissait se consumer du feu naturel, oubliaient d'entretenir le feu sacré ;| ce qui faisait qu'on les enterrait vivantes. Aujourd'hui on sait encore où conduit la continence forcée. Nos tribunaux ont souvent à en retentir.

La boulimie est plus qu'un caprice de l'estomac, mais une révolte. Il faut donc donner satisfaction aux besoins naturels.

En vain prétend-on dompter la chair : celle-ci prend toujours le dessus, seulement quand on ne lui donne satisfaction, elle la prend. C'est comme pour les besoins moraux : non qu'il faille lâcher la bride aux passions, mais on ne gagne rien à vouloir resteindre les besoins légitimes.

Autonomie hépatique. — On connaît la fable de Prométhée. — *Immortale jecur !* — Les plus grands génies n'ont pu s'y soustraire. Le Prométhée des temps modernes est mort d'une maladie de foie.

Cela veut dire que nous avons notre usine. — A l'esprit, on a beau faire, il faut un éclairage — c'est-à-dire un sang dépuré de toute fuliginosité.

Le premier qui, dans les temps anciens, a reconnu l'influence du foie, c'est Bartholin. Il a eu pour précurseur Galien ; mais il a manqué à ce dernier la démonstration physique : il n'a eu que la démonstration intuitive.

Bartholin a donc été l'initiateur du système hépatique, et a mérité ainsi son épitaphe.

SISTE. VIATOR. CLAUDITUR. HOC. TUMULO. QUI. TUMULAVIT. PLURIMOS. PRINCEPS. CORPORIS. TUI.
COCUS ET ARBITER. HEPAR. NOTUM. SECULIS SED. IGNOTUM. NATURÆ.
QUOD. NOMINIS. MAGESTATEM. ET. DIGNITATIS. FAMA. FIRMAVIT. OPINIONE. CONSERVAVIT. TAMDIU.
COXIT. DONEC. CUM. CRUENTO. IMPERIO SEIPSUM. DECOXERIT. ABI. SINE. JECORE. VIATOR.
BILEMQUE. HEPATI. CONCEDE.
UT. SINE. BILE. BENE TIBI. COQUAS. ILLI. PRÆCERIS.

Il y a dans cette épitaphe quelque chose de sinistre : « *Clauditur hoc tumulo qui tumulavit plurimos.* » Faut-il en faire un grief à la science ? Mourrait-on moins sans elle ? La question aurait besoin d'être approfondie : mais ne remuons pas la cendre des morts.

Toujours est-il que la question du foie est extrêmement importante. c'est à Magendie — comme on sait — que revient l'honneur d'avoir, le premier, provoqué la réaction en faveur des anciennes idées de Galien. Il démontra que les liquides absorbés par les veines de l'estomac et de l'intestin, pénètrent de suite dans le torrent de la veine porte, puis dans le foie.

Ce premier pas était immense ; mais comme si la réaction ne devait s'opérer que peu à peu, Magendie n'alla pas jusqu'à reconnaître, comme Galien, qu'en passant par le foie ces matériaux s'assimilent au sang. Il n'y voit encore qu'une action mécanique. Le foie traversé, pour ainsi dire, comme un filtre, mêle plus intimement les matières alimentaires qui y sont apportées. — Rien de plus.

Tiedemann et Gmelin se contentèrent, plus tard, d'affirmer que le foie exerce sur les aliments un changement qui les rapproche de la composition du sang ; mais rien encore de positif. Il faut pour cela arriver aux belles recherches de Claude Bernard. C'est depuis lui qu'il fut démontré que le foie est réellement un organe important de sanguification, un véritable organe d'hématose alimentaire.

On sait aujourd'hui que, sauf la plus grande partie des matériaux graisseux (qui passent par les voies chylifères) toutes les autres substances absorbables de l'intestin pénètrent dans les radicelles de la veine porte et sont conduites au foie. Ce viscère sécrète, d'une part la bile, de l'autre il injecte continuellement dans les veines sus-hépatiques une matière sucrée abondante, qui se trouve entraînée bientôt dans le grand courant de la veine cave.

Claude Bernard a, de plus, expliqué le mécanisme même de ces réactions vivantes.

En constatant, d'une part que le sang qui arrive au foie contient une grande partie de produits azotés ; que celui, au contraire, des veines sus-hépatiques est très riche en substances sucrées et presque dépourvu — en ce point — de matériaux albumineux ou azotés, n'était-il pas logique d'en conclure que ces matériaux azotés du sang *proto-splénique*, se dédoublaient dans ce viscère ? Les uns, d'une part, vont constituer la bile ; les autres forment le sucre. Ce dernier, sans trace d'azote ; la bile, au contraire, en renfermant une grande quantité.

M. Chauveau, de Lyon, a constaté la justesse de la principale assertion de l'illustre professeur du Collège de France.

Enfin, Claude Bernard a démontré qu'une des fonctions du foie est de faire de la graisse, et de rendre la fibrine plus parfaite : — faire de la graisse, en transformant les matériaux féculents changés en sucre dans l'intestin, et apportés au foie.

La fibrine se constitue à la suite de modifications que subissent les principes albumineux dans la veine porte. On sait, en effet, que le caractère principal du sang-porte se trouve dans une fibrine mollasse, imparfaitement coagulable, non déliquescente. Or, comme la fibrine du sang fourni par les veines sus-hépatiques, est parfaitement coagulable, il s'ensuit nécessairement que ce changement a dû être opéré par l'action propre du foie.

Nons devons faire ici une remarque : malgré toute la science des hommes, la nature restera toujours un mystère. Comment opère-t-elle ? *That is the question.* Nous voyons les effets, mais nous ne pénétrons pas les causes.

Felix qui rerum poterit cognoscere causas

Quoi qu'il en soit, inclinons-nous devant les faits acquis par la science moderne.

La sécrétion biliaire est influencée par l'injection de certains médicaments : ainsi la carbonate de soude la diminue notablement. Ce fait expérimental semble démontrer que la mission de la bile dans les phénomènes digestifs, est de neutraliser l'acidité de l'estomac.

Seulement on comprend que l'art ne doit intervenir que là où la nature est impuissante. Là est, en effet, sa mission. Mais cette intervention de l'art doit se faire avec la plus grande prudence. Et c'est en cela que la méthode dosimétrique l'emporte sur la méthode allopathique.

Quoi qu'il en soit, « rendons à César ce qui revient à César » : c'est à

Galien qu'il appartient d'avoir donné au foie sa véritable signification : « *Hepate vitiato sanguificatio vitiatur*. » Qu'elle prescience de la science moderne ! « Quand le foie est humide et chaud, il produit la pléthore. — Quand il est froid et sec, les veines se resserrent, le sang diminue de quantité. — Humide et froid, il en résulte des cachexies et des hydropisies. — L'ictère jaune vient du foie, l'ictère noir de la rate. »

Le foie et la rate, voilà les grands balanciers qui ont réglé le mouvement de la science ancienne et — il faut bien le dire — qui tiennent encore la science moderne en suspens. Cependant on sait que ce sont ces deux *usines* qui se subordonnent la sanguification — qu'il ne faut pas confondre avec l'hématose — la sanguification est quelque chose de grossier, l'hématose quelque chose de subtil, d'aéré. Aussi, la nature a-t-elle placé le foie et la rate dans l'abdomen, et les poumons dans la poitrine. Les premiers agissent sur les humeurs *fuligineuses* — dont Molière s'est tant moqué sans les comprendre ; — les seconds, sur l'*esprit aérien*, c'est-à-dire l'oxygène.

Et voyez combien l'École a mal interprété les idées du médecin de Pergame — tant il est vrai que l'École ne fait que représenter les erreurs de son époque. Portal n'écrivait-il pas au commencement de ce siècle : « Les anciens ont imaginé faussement que le foie est l'organe de la sanguification, la source de la chaleur animale, le siège des facultés naturelles. Par conséquence de leurs mauvaises théories, ils se faisaient de très fausses idées des maladies de cet organe, souvent aussi de leur traitement. » Et cependant ce sont ces théories qui se confirment aujourd'hui.

Que dire, après cela, de l'opposition de l'École à toutes les théories qui ont marqué un progrès de la science ?

C'est que l'École doit être rangée moralement dans l'ordre des *édentés* et des *tardigrades*. Tout au plus si elle ronge l'écorce de l'arbre de la science. Trop heureux si elle n'en détruit la racine, comme le phylloxera celle de la vigne.

Puisque nous en sommes à parler des fonctions du foie, disons encore un mot des diathèses (Voir plus haut).

On peut définir la diathèse « le Protée médical », puisqu'elle revêt toutes les formes morbides.

C'est ici surtout qu'il faut voir les organiciens à l'œuvre : ils croient tout tenir au bout de leur scalpel ; mais ils sont bien embarrassés quand il s'agit de mettre la main à la pâte : le traitement. Voilà ce qu'ils déclinent — et pour cause.

Nous leur dirons donc que, quels que soient les résultats matériels auxquels arrivera la science, ces résultats seront toujours subordonnés à la vitalité. Nos organes ne sont que des instruments. Il y a donc une force supérieure qui se les subordonne, c'est-à-dire la vitalité.

Ah ! nous le comprenons : c'est là ce qui blesse l'orgueil de l'École organicienne ; devoir s'incliner devant l'inconnu ; accepter la Table de la loi à travers le buisson ardent ! Mais, après tout, Moïse n'était pas une vulgaire intelligence ; et s'il s'est incliné. Cela vaut bien leur orgueil qui se révolte.

Les organiciens auront beau dire et faire, toutes leurs théories ne vaudront pas quelques granules de strychnine.

Ce sera l'éternel honneur de la dosimétrie d'avoir suivi pas à pas la nature.

La nature, c'est-à-dire l'harmonie universelle, l'ordre infini qui nous dit que toute chose est parce qu'elle est, et que du moment où cet ordre ne sera plus, le fait lui-même disparaîtra comme l'effet avec la cause. Nous voyons les astres graviter dans l'espace ; nous connaissons les lois, mais savons-nous les causes ? Eh bien ! ressouvenons-nous de cet aphorisme philosophique : « La plus grande preuve de l'existence de l'esprit humain, c'est que nous comprenons qu'il y a des choses dont nous ne sonderons jamais la profondeur : la nature, c'est-à-dire Dieu ! »

Tout cela, dira-t-on, à propos des diathèses ? Et pourquoi pas ? La diathèse n'est-ce pas l'x médical ? Nous connaissons le comment ; savons-nous le pourquoi ? Et voyez ! Claude Bernard est arrivé à suspendre complètement les fonctions du foie par la section du grand sympathique et de la moelle épinière, et il a fait disparaître ainsi toute trace de sucre dans le sang et les humeurs qui en proviennent ; mais n'a-t-il pas par là enrayé l'action organique ? Si le foie fait du sucre, pourquoi les autres organes n'en feraient-ils pas également ? Est-ce que sa structure vasculaire est différente ? Ou plutôt y aurait-il dans le monde organique une autocratie ?

Non ! non ! tout dans l'organisme vivant est subordonné à la vitalité ; et nous n'avons d'autres moyens d'action que ceux que la nature nous four-

nit. Si le savant pouvait se substituer à la nature, il ne faudrait plus dire :
« Dieu est grand et Mahomet est son prophète. » — Le savant serait Dieu..
Mais dans les choses naturelles, il y a quelque chose au-dessus de l'homme,
c'est-à-dire ce qu'on a nommé *Vox Dei*. A nous de nous incliner devant
cette dernière ; et que les humbles soient les puissants !

Nous avons parlé longuement du foie, disons un mot de la rate.

Béclard, dans son mémoire, présenté en 1848, à l'Académie des sciences, a, un des premiers, appelé l'attention du monde médical sur le rôle de la
rate dans l'hématose. C'est encore une réintégration des idées de Galien sur
le triumvirat du foie, de la rate et de la veine porte. Mais Galien n'était pas
un prince de la science pour rien : il voulut se soustraire au principe devant
lequel Hippocrate s'était incliné : la vie. Ce fut là ce qui occasionna sa
chute — comme celle des anges rebelles.

Quoi qu'il en soit, la rate a sa raison d'être, comme celle des plus in-
infimes rouages dans l'organisme ; et quoique ce rôle ne soit pas prépondérant, il faut en tenir compte.

La rate agit dans la digestion : en favorisant l'absorption des matériaux
absorbés ; en fournissant un sang plus assimilable à la veine porte.

La rate a une influence directe sur le sang ; c'est elle qui produit ce
que les Anglais nomment le spleen, ou *blue devels*.

La rate procède à la destruction des globules rouges. Dans l'usine
organique, elle remplit l'office d'une fonderie : les vieux matériaux sont
transmis au foie pour élaborer les globules rouges nouveaux.

La rate n'est donc pas — comme l'a dit Virchow — l'organe élabora-
teur des globules blancs ; cette fonction est dévolue aux ganglions du me-
sentère. Mais quelle que soit cette part dans la crase sanguine, elle est
subordonnée à la vitalité. Voilà pourquoi la strychnine est le cheval de
bataille du médecin, vu que l'ennemi lui échappe.

Disons également un mot du pancréas, et de son rôle dans la digestion.

Ainsi que nous l'avons dit, le suc pancréatique digère les matières
grasses qui, en son insuffisance, ne sont pas élaborées : d'où les diarrhées
graisseuses *lactées*. Ce suc — en tant que liquide alcalin — aide également
à la transformation de la fécule en glucose. Le pancréas est donc l'auxiliaire
du système salivaire buccal ; comme tel, il complète la digestion.

Il nous reste maintenant à dire quelques mots des fonctions de l'intestin.

Platon — dans son *Thymée* — dit : « La nature nous a fait un canal intestinal si long pour nous permettre de nous livrer à la philosophie. » Étrange aberration d'un si grand philosophe ! Quoi ! les opérations de l'âme seraient tellement subordonnées à celles du corps que nous dépendrions de notre intestin, tout comme les animaux ! Mais que deviendrait ainsi l'initiative, la spontanéité de l'âme ?

Quoi qu'il en soit, il va de soi que la longeur de notre intestin nous donne des loisirs pour penser. Si nous devions digérer sans cesse, où trouverions-nous le temps pour philosopher? Cela n'empêche qu'on ne fera jamais d'un squale un savant. Darwin a seul pu avoir cette idée, en procédant dans l'ordre de la sélection animale.

L'intestin continué l'acte de l'estomac d'une manière plus longue, mais cependant appréciable. Voilà pourquoi il y a des dyspepsies intestinales — comme des dyspepsies gastriques. L'intestin a son suc, mais qui, cette fois, dépend de la nature de l'aliment. Ainsi nous devons à Claude Bernard la connaissance de ce fait : que l'animal qui se nourrit de viande a le suc intestinal acide ; et que ce suc est alcalin chez l'animal qui se nourrit de substances vegétales. De là la conséquence, pour l'homme, que le régime alimentaire doit varier ; sans cela nous tombons dans *l'acidisme* ou *l'alcalinisme*. On a fait de ces deux états des entités morbides, alors que ce ne sont que des effets.

Passons au gros intestin — cet ennemi brutal de la sphère intellectuelle — ce grossier qui envoie au cerveau ses émanations malsaines, d'où une foule de maux de ce dernier.

On a prétendu que la digestion se parachève dans le gros intestin ; mais, à coup sûr, c'est une digestion malsaine. Autant dire que *l'évier* complète la cuisine.

Les matières fécales, voilà l'ennemi contre lequel nous avons à nous garantir ; mais surtout les gaz qui en proviennent et qui sont dus à la décomposition des matières azotées, et qui sont formés d'hydrogène protocarboné, d'acide sulfhydrique, de matières azotées ou ammoniacales — tout comme le gaz de nos usines. Seulement, ces gaz intestinaux, loin de nous éclairer, obscurcissent l'esprit et produisent des céphalées. De là nous ne dirons pas l'utilité, mais la nécessité du Sedlitz Chanteaud, pour dégager, chaque matin, notre évier. Ne nous faisons pas une nature plus éthérée qu'il ne convient ; ou plutôt cette nature sachons la rapporter à sa véritable cause.

Disons encore ici un mot des dyspepsies flatulentes. Dans l'état normal, notre tube intestinal contient des gaz, mais en quantité si minime qu'elle est presque inappréciable. Chez les personnes nerveuses, il s'établit une pneumatose intestinale, laquelle est à la muqueuse ce que l'exhalation de l'acide carbonique est à la peau. C'est donc plutôt un fait physiologique qu'une circonstance pathologique. Ces gaz n'ont rien d'infectant ; et s'ils portent à la tête, c'est plutôt mécaniquement que chimiquement.

Il n'en est pas de même des gaz résiduels proprement dits, qui — ainsi que nous l'avons dit — sont hydrosulfurés et, par conséquent, empoisonnent l'économie. Aussi, dans la dyspepsie flatulente, il se produit de l'hydrogène sulfuré ; or, on connaît les propriétés délétères de ce gaz ; on sait que son absorption amène rapidement des phénomènes d'intoxication ; et Claude Bernard a démontré qu'il empêche l'absorbtion des aliments. C'est là un fait de la plus haute importance : l'acide sulfhydrique altère la constitution du sang ; toutes les sécrétions sont viciées par lui et, par conséquent, nous nous trouvons sous la menace d'un état typhoïde (Voir *Fièvres*).

Disons maintenant quelques mots des concrétions intestinales. On sait le rôle qu'ont joué dans l'ancienne pharmacie les *bezoards*, ou concrétions qu'on trouve dans l'intestin de quelques animaux, notamment le serpent.

Nous avons également nos *bezoards*, dus au séjour prolongé des matières fécales dans l'intestin. Il s'observent particulièrement chez les personnes chloro-anémiques, qui, sous ce rapport, peuvent être assimilées aux reptiles. La comparaison appliquée aux personnes du sexe n'est pas aimable ; mais la science n'est pas complimenteuse. C'est là son moindre défaut.

On évitera donc les *bezoards* en faisant en temps usage du Sedlitz Chanteaud.

En somme, si la digestion, c'est-à-dire le besoin de manger, nous rapproche des animaux, tâchons de ne pas rester au-dessous de ces derniers, en faisant le contraire du principe philosophique de Cicéron : « Il faut manger pour vivre et non vivre pour manger. »

II

DYSPEPSIES

Considérations générales.

Il n'est pas étonnant que Broussais ait fait de la gastrite le fond de la médecine, comme Beaumarchais faisait du *goddam* le fond de la langue anglaise.

Il est évident que de part et d'autre il y a eu abus de mots.

Si Broussais s'était contenté de dire que la plupart des impressions — tant physiques que morales — viennent retentir au centre épigastrique, et provoquent des mouvements réflexes vers l'estomac — comme chez l'Anglais toute irritation ou contrariété se traduit par un *goddam*, — il aurait eu parfaitement raison.

On pourrait même lui concéder la gastrite, comme expression de cette inflammation, si une extension trop grande donnée à ce mot ne l'avait conduit à une thérapeutique purement spoliative.

Cependant, hâtons-nous de le dire, Broussais vint à la suite du brownisme pour en arrêter les écarts. On eut, en effet, à constater énormément de gastrites et d'entérites, suite de la médication incendiaire du chef de l'École écossaise.

Mais l'illustre auteur de la *Médecine physiologique* n'a pas su distinguer la gastrite proprement dite, de la dyspepsie ; et s'il revenait sur le terrain de ses luttes, il serait fort étonné de voir ces dernières — c'est-à-dire les dyspepsies — être combattues par la quassine, la strychnine ; quelquefois même par les ferrugineux et les arséniates.

Au moment où je traçais ces lignes, je recevais la lettre suivante (il y de singulières cïncidences) :

Sennecey-le-Grand, 23 mai 1887,

« Monsieur le Professeur et honoré Maître,

« Je m'empresse de répondre à votre appel pour affirmer l'excellence de votre méthode médicale. Si je ne me sers que depuis quelques mois seulement de la médecine
dosimétrique — à laquelle je découvre chaque jour un avantage nouveau — en
revanche, je compte bien mettre de plus en plus de côté tout autre système.

« J'ai à vous offrir, comme preuve, les résultats d'une surprenante rapidité obtenus contre des gastrites chroniques ; cette affection désole, je puis le dire, les campa-
gnes de la Bourgogne, autant au moins que la tuberculisation pulmonaire. Ces deux
maladies se partagent les deux tiers dans la mortalité, à un âge peu avancé.

« De la phtisie je n'en parlerai pas ; mes observations ne sont pas encore assez
concluantes. Je traite la gastrite par le lavage au sel de Sedlitz, la quassine et la strychnine. Le plus souvent j'y joins le fer. Sous l'influence de ces toniques, l'estomac reprend rapidement sa vitalité. Actuellement encore j'ai en traitement neuf malades,
dont quatre font remonter le début de leur affection à une dizaine d'années. Au bout
de la première quinzaine du traitement plus haut indiqué, les fonctions digestives
commencèrent à reprendre de l'énergie, les vomissements disparurent, en même temps
que revint l'appétit. Après deux mois de traitement, le mieux ressemble à de la guérison, ce qui n'empêche que je ferai continuer encore pendant deux autres mois.

« Si toutefois je pouvais faire mieux, je vous serais infiniment obligé de me donner
encore quelques indications. »

Dr GRESSOT.

Nous nous sommes empressé de répondre au confrère que nous étions
en train de composer le présent chapitre, où il trouverait tous les éclaircis-
sements voulus.

Comme nous le disions au commencement de notre introduction, on
abuse du mot *gastrite*. Pour Broussais, il y a inflammation quand il y a
chaleur, douleur et intumescence (car le mot tumeur n'est applicable à la
gastrique que pour autant qu'il y ait dégénérescence fibreuse ou cancéreuse ;
et dans cet état, il se serait bien garder de donner des stomachiques). Il est
vrai qu'il n'avait à sa disposition que les irritants — ou ce que l'on nomme
les toniques fixes ou diffusibles — qui ne font, en effet, qu'augmenter l'inflammation.

Mais aujourd'hui nous possédons les alcaloïdes et leurs sels fixes, qui,
sous un petit volume, sans produire la moindre irritation locale, provoquent la contraction des vaisseaux, tonifient les nerfs et font cesser ainsi les

trois phénomènes que Broussais considérait comme caractéristiques de l'inflammation : chaleur, douleur, tumeur.

Après tout, Broussais n'a pas été aussi coupable qu'on l'a prétendu : en insistant sur les saignées locales (sangsues), non seulement il produisait ainsi une dérivation salutaire, mais il favorisait le retour des vaisseaux sur eux-mêmes. C'est comme dans le phénomène de l'anesthésie locale au moyen de la pulvérisation de l'éther sulfurique : on voit d'abord la partie bleuir ; mais si on pratique une petite scarification pour laisser sourdre le sang, aussitôt la peau blémit et l'anesthésie se produit. Le même résultat est obtenu quand, après une petite saignée, on administre les alcaloïdes ; et sans doute les succès obtenus par Broussais eussent été bien plus grands, et sa doctrine se serait soutenue, s'il avait pu faire emploi de ces puissants deffervescents.

Quand le mal est devenu chronique, mais qu'il n'existe point d'altérations organiques, on le voit disparaitre en peu de temps sous l'action des incitants vitaux ; et même quand il y a altération de texture — comme dans les dégénérescence, les cancers — les douleurs se calment parce que le mal s'endort.

Pourquoi chercherait-on à agir sur lui, puisqu'à l'organisation normale est venue se substituer une organisation morbide ou néoplasie ? C'est comme ceux qui croient encore aux *fondants*. Tout au plus peut-on espérer de faire rentrer dans le torrent circulatoire les matériaux albuminoïdes ou graisseux [1].

Nous avons cru ces explications nécessaires afin qu'on ne se méprenne point sur notre but en rédigeant le présent chapitre. Le mot *dyspepsie* ne comprend qne les dérangements fonctionnels de l'estomac, dont les lésions organiques sont les conséquences. Nous avons donc tâché de faire ressortir les causes de ces dérangements, leurs symptômes et les moyens d'y parer.

La dosimétrie a déjà eu pour résultat de ramener à la thérapeutique, laquelle était complètement effacée.

Les médecins organiciens, à force de scruter les conditions matérielles des maladies, avaient laissé de côté les conditions vitales. L'art de guérir en était venu ainsi à ce point de nullité qu'un médecin publiciste, profond

---

[1] On a été, dans ces derniers temps, jusqu'à faire des extirpations partielles de l'estomac, par exemple, le pylore ; mais on comprendra combien ces opérations sont incertaines.

observateur, a pu dire, sans qu'on l'ait démenti : « Les médecins sont d'inutiles naturalistes, passant leur vie à dessiner et à décrire les maladies de l'homme, sans faire de thérapeutique. » (Dr Amédée Latour, *Tribune médicale.*)

En effet, c'est à l'expectation que sont dues la plupart des maladies qui *finissent :* c'est-à-dire la conversion des maladies purement dynamiques ou essentielles — comme les nommaient nos pères — en maladies organiques ou anatomo-pathologiques.

Pour les organiciens, il n'y a pas de maladie sans lésion de texture — comme il n'y a pas de fonction sans organe. Il faut s'entendre : la maladie peut être une lésion de fonction sans être pour cela une lésion d'organe. La faim — qui est le prélude de la fonction digestive — si elle n'est pas satisfaite, peut aller jusqu'à l'irritation de l'estomac, caractérisée par la douleur, la chaleur et la tumeur, c'est-à-dire une inflammation confirmée. Calme-t-on cette sensation par les sangsues et les potions mucilagineuses ? On ne ferait ainsi qu'augmenter la prostration générale; mais on donne, avec prudence, des aliments réparateurs, un peu de vin généreux, et — petit à petit — tout rentre dans l'ordre.

Ainsi, quand un organe est malade, il faut lui rendre au plus vite son stimulus habituel ; mais pour cela il faut commencer par calmer sa souffrance, et non l'exaspérer par la privation. A l'estomac il faut les aliments ; aux poumons l'air ; au cœur le sang ; au cerveau les occupations intellectuelles. La diète est donc le pire des traitements, puisqu'elle ne fait qu'entretenir la susceptibilité morbide.

Déjà, en 1839, Andral confessait que les affections chroniques de l'estomac qui doivent être combattues par la méthode antiphlogistique, sont beaucoup plus rares qu'on ne l'avait pensé dans ces derniers temps. « Sans cesse — dit-il — ma pratique vient m'offrir des cas dans lesquels échouait cette méthode, et qui cèdent merveilleusement à d'autres modes de traitement.

Vers la même époque, Louis établissait — par de *nombreuses autopsies* — que les troubles digestifs qui accompagnent la phtisie, ne sont pas toujours dus à une lésion matérielle de l'estomac.

En Angleterre, des travaux très importants, dus à Wilson, Philip, Johnson, Copland, Todd, etc., faisaient voir que la dyspepsie est beaucoup plus fréquente que la gastrite ; et enfin, en France, à partir de 1840, les leçons cliniques de Chomel, de Trousseau, de Beau, mirent ce fait hors de doute.

La dyspepsie est un trouble de la fonction, tandis que la gastrite est une altération de texture. Voilà pourquoi la première — même quand elle subsiste pendant un temps assez long — peut se dissiper sous l'action de modificateurs propres, tandis que la seconde ne peut être que palliée. Mais c'est déjà beaucoup que soulager quand on ne peut guérir.

Notre époque à un grand avantage sur sa devancière : c'est d'être en possession de modificateurs vitaux, que nos pères ne connaissaient point, ou du moins qu'ils n'étaient pas parvenus à dégager de la gangue grossière où la nature les a renfermés — comme les métaux précieux dans le minerai.

La médecine a dû, en cela, suivre la loi du progrès. Nos premiers parents, pour leur défense et leurs usages domestiques, ont dû se servir d'armes et d'instruments de silex ; plus tard, on a trouvé le moyen d'extraire le fer et le cuivre au moyen de la fusion. On a marié ces deux métaux et on a obtenu ainsi du bronze. Puis sont venus l'or et l'argent (hélas ! pour diviser les hommes).

La même loi de progression s'est fait sentir en médecine : on a d'abord employé les corps composés, puis sont venus les corps simples. Qui voudrait encore nous ramener au quinquina en substance, depuis que nous possédons la quinine [1] ? Et si cela est, pourquoi n'appliquerait-on pas le même principe à tous les alcaloïdes ? Les partisans du vieux système prétendent qu'il faut la plante en substance. Mais pourquoi, alors, Hufeland a-t-il dit : « L'opium est une arme à deux tranchants, qu'un médecin habile peut seul manier ? »

Nous savons que tout médecin doit être habile en son art ; mais peut-il l'être avec des médicaments incertains ? La polypharmacie a sa raison d'être, puisqu'il est rare qu'on n'ait plusieurs indications à remplir ; mais encore faut-il que les agents qu'on emploie soient nettement déterminés. D'ailleurs, pourquoi ces mélanges dans lesquels les différents principes se neutralisent mutuellement ? Pourquoi la décoction de quinquina ne coupe-

[1] Le quinquina s'emploie encore, mais comme agent diététique, dans les convalescences et les maladies de langueur ; de là les vins de toutes sortes, souvent si lourds à l'estomac.

D^r B.

49

t-elle pas — sinon très difficilement — un accès de fièvre intermittente ? C'est que pour cela il faut la quinine, et que celle-ci est décomposée par le tannin [1]. La nature n'a pu faire autrement, puisqu'elle ne pouvait multiplier les espèces végétales au delà d'une certaine mesure. Elle a donc placé divers principes dans une même plante — comme plusieurs métaux précieux dans une même gangue.

Mais tous ces principes — tant qu'ils ne sont pas dissous — n'agissent pas les uns sur les autres. En les donnant en infusion ou en décoction, on change donc leurs conditions d'être. C'est l'histoire du quinquina et de toutes les plantes médicinales renfermant — en même temps qu'un alcaloïde — du tannin. De là, la nécessité de donner les principes extractifs, seuls ou à la fois, d'après les indications, en écartant toutefois les principes neutralisateurs. Ainsi, quand on administre un alcaloïde, il faut avoir soin d'en éloigner tout ce qui est tannin. Quant aux actions vitales, celles-ci ne se neutralisent point les unes les autres, mais elles concourent au même but, c'est à-dire le rétablissement de l'équilibre fonctionnel.

Dans une des séances de la Société de thérapeutique dosimétrique de Paris, une question importante a été agitée ; et nous devons rendre grâce à l'honorable membre qui l'a soulevée. « En donnant plusieurs alcaloïdes à la fois fait-on de la polypharmacie ? » Comme dans toute discussion, il s'agit d'abord de s'entendre sur les mots. Que veut dire le mot *polypharmacie ?* Amalgamer différents médicaments. — Est-ce bien ? Est-ce mal ? « Hippocrate dit oui, mais Galien dit non. »

Le fait est que cela dépend de la manière dont a lieu le mélange. Si tout est bien calculé, de manière qu'il n'y ait ni double emploi, ni neutralisation, et, au contraire, que les différents principes se viennent mutuellement en aide, c'est de la bonne polypharmacie. Mais c'est au contraire une détestable polypharmacie que ces mélanges adultères qu'on rencontre dans la plupart des prescriptions allopathiques, et qui ont rendu nécessaire la rédaction d'une pharmacopée officielle, où le médecin se voit privé de sa liberté et de sa dignité, et dont certains pharmaciens abusent pour s'opposer à tout progrès en thérapeutique.

---

[1] Il en est des principes des plantes comme des liquides du corps : tant qu'il y a vie, ils se maintiennent en état d'agrégation ; mais dès qu'il y a mort, ils se désagrègent.

L'honorable membre auquel nous faisons allusion, a critiqué l'administration simultanée de l'aconitine et la vératrine. C'est cependant là une
règle classique : *Une combinaison de remèdes similaires produit un effet
plus certain, plus prompt et plus considérable qu'une dose équivalente d'un
remède ou d'une substance unique* (Fordyce). — Or, l'aconitine et la vératrine sont des remèdes similaires ; nous ne voyons donc pas ce qu'il y a
d'absurde de les combiner. Ce principe est même vrai quand il n'y a pas
similitude de nature, mais seulement similitude d'action. Ainsi la quinine
augmente la contractilité des vaisseaux, et le fer leur rétractilité ; voilà
pourquoi la combinaison de cet alcaloïde avec un sel de fer est si utile. Est-
ce que, par hasard, Bichat aurait été absurde en tenant compte à la fois
des propriétés vitales et des propriétés physiques des tissus ?

Mais l'honorable membre ne croit pas à l'efficacité de l'hydro-ferrocyanate de quinine. Pourquoi voudrait-on exiger de lui plus de confiance
dans les autres médicaments composés de la dosimétrie ? L'honorable
membre veut qu'on s'en tienne à un seul principe à la fois, parce qu'alors
— dit-il — on sait ce qu'on fait. Cette objection n'est pas nouvelle ; et déjà
elle avait été présentée dans un article critique, que le *Répertoire de thérapeutique dosimétrique* a publié en 1872 — car il accueille le pour et le
contre, laissant au public médical à juger.

Dans cet article (signé par un professeur agrégé honoraire de la
Faculté de Paris), il est soutenu précisément la même thèse : « Que, par conséquent, donner en même temps la morphine et l'hyosciamine est... un non-
sens. » L'honorable membre auquel nous répondons ici a été moins parlementaire ; mais nous lui demanderons si en médecine il n'y a invariablement
qu'une seule indication à remplir ; ou — en d'autres termes — s'il n'y a
qu'un seul symptôme à combattre ? A ce titre, nous tomberions dans les
spécifiques ; il y aurait pour les maladies des remèdes *souverains*. Telle ne
peut pas avoir été l'intention de l'honorable membre ; et puisqu'il est partisan de l'opium seul, il sait que dans ce suc concret — et souvent grossier
— il y a des principes narcotisants et des principes convulsivants. Voilà
pourquoi l'opium, dans telle circonstance calme, et dans telle autre agite.
Mais alors n'est-il pas beaucoup plus simple de donner ces principes séparément ou concurremment, selon les indications ?

Nous ne pensons pas que nos lecteurs trouvent cette digression hors de propos ; ils y verront au contraire la preuve combien la méthode dosimétrique est rationnelle et se prête à toutes les exigences de l'art de guérir.

III

DES TROUBLES DYSPEPTIQUES

Il n'y a pas de fonction qui ait une influence aussi générale que la digestion. En effet, la plupart des troubles des autres fonctions peuvent en être la conséquence.

Ainsi, du côté du système nerveux : céphalalgie, vertiges, troubles de la vue et de l'ouïe, des facultés intellectuelles et affectives, de la sensibilité physique et du mouvement, excès ou manque de sommeil.

Du côté de la respiration : oppression, gêne, toux gastrique, enrouement.

Du côté de la circulation : palpitations du cœur, irrégularités du pouls, fièvres digestives.

Du côté des reins : urines troubles, sédimenteuses, goutte, calculs, etc.

Du côté des organes génitaux : affaiblissement du tempérament et même impuissance.

Du côté de la peau ; éruptions de toutes espèces.

On voit que c'est à peu près tout le cadre nosologique.

Par contre, la dyspepsie peut dépendre des maladies de ces systèmes organiques ou du moins de leurs troubles fonctionnels : ainsi on l'observe dans l'hystérie, l'hypocondrie, l'hyperémie cérébrale, les maladies chroniques des poumons, la phtisie, les maladies des organes génito-urinaires, la spermatorrhée, les altérations matérielles ou diathésiques du sang ; la glycosurie, l'oxalurie, la goutte et le rhumatisme, les diathèses herpétique, syphilitique, la chlorose et l'anémie, les intoxications, etc.

Quand à la dyspepsie elle-même, elle peut dépendre d'un simple trouble fonctionnel, *sine materia*, ou lésion organique, ou d'une de ces lésions, soit du canal intestinal lui-même, soit de ses annexes ou de ses enveloppes : maladies du foie, du pancréas, du péritoine, ou bien encore de la présence de vers ou d'un corps étranger.

C'est dans cet ordre que nous allons examiner les dyspepsies.

IV

DYSPEPSIES ESSENTIELLES OU SINE MATERIA

Il ne faut pas jouer sur les mots : on sait fort bien qu'il n'y a pas d'effet sans cause, et, par conséquent, pas de fonction sans organe; mais le mot essentiel ou *sine materia*, s'applique seulement aux modifications momentanées de la circulation et de l'innervation, et non aux altérations de texture, tels que, engorgements, ulcérations, avec production d'éléments morbides ou néoplasmes.

Les troubles de la digestion arrivent vite et se dissipent de même, se rattachant à des causes également momentanées, et prennent alors le nom d'embarras gastrique. Le nom de *dyspepsie* ne leur est acquis que lorsqu'ils se répètent à des intervalles plus ou moins rapprochés, quelquefois sans excéder la durée de la digestion.

Parmi ces troubles nous devons signaler :

a) La douleur, consistant dans un sentiment de resserrement, pouvant aller jusqu'à la crampe, retentissant dans le dos, ou une sensation de chaleur brûlante. Cette douleur éclate le plus souvent brusquement et occupe le creux épigastrique : à gauche, si c'est le cardia ; à droite, si c'est le pylore ; au milieu, si c'est le corps de l'estomac; augmentée par la digestion stomacale, qui est très irrégulière, mais cependant possible ;

b) Les battements anormaux dans la région épigastrique, au point de faire croire à l'existence d'un anévrisme du tronc cœliaque ou de l'aorte elle-même ;

c) Des sensations anormales, de froid et de chaud ;

d) Une constriction pharyngo-œsophagienne, avec un sentiment d'âcreté, de chaleur et même de brûlure ;

e) Des ballonnements par des gaz, des éructations ;

f) Des acides abnormes.

Et enfin les symptômes généraux ou sympathiques que nous avons indiqués plus haut et sur lesquels nous avons maintenant à revenir pour empêcher toute confusion ou erreur de diagnostic.

I° SYMPTÔMES GASTRIQUES CÉRÉBRAUX

a) Céphalalgie : c'est le symptôme le plus fréquent de la dyspepsie. C'est ce qui a fait dire à Baglivi : *Dolores càpitis magna ex parte a stomacho fiunt.* C'est ainsi que Chomel a dit également : « Lorsqu'un malade se plaint à moi de céphalalgie habituelle ou fréquente, ma première pensée est d'en chercher le point de départ ailleurs que dans le cerveau ; ma seconde, est de le chercher dans l'estomac ; or, le plus souvent l'examen attentif de toutes les circonstances du mal de tête confirme cette présomption. »

Nous empruntons ici à l'excellent ouvrage de feu le docteur Willème : *Théorie et pratique des dyspepsies,* le tableau suivant de la céphalalgie dyspeptique.

La céphalalgie dyspeptique est singulièrement variable quant à ses caractères, son intensité, son siège, et quant au moment précis où elle apparaît ou s'exaspère. Souvent ce n'est pas une véritable douleur ; c'est une simple pesanteur, un léger embarras de tête, ou bien un sentiment de constriction, comme si les deux tempes étaient comprimées dans un étau, une sensation analogue à celle qu'occasionnerait une calotte de plomb. Dans le plus grand nombre des cas, la douleur est réelle : tantôt sourde, tantôt vive ; elle s'élève même souvent au degré d'une migraine intolérable. Son siège le plus ordinaire est la région frontale ou sus-orbitaire, soit d'un seul côté, soit des deux côtés à la fois. De temps en temps, elle se concentre dans l'un des yeux, dont les mouvements deviennent difficiles et provoquent une exaspération plus ou moins vive de souffrance. A cette douleur frontale ou oculaire, se joint ordinairement une sensation de chaleur incommode dans la partie affectée.

Quelquefois la douleur est occipitale et se propage à la nuque. Dans certains cas la douleur s'étend à toute la voûte du crâne et même à toute la tête. Le docteur Child — qui a beaucoup étudié ce symptôme — dit que la céphalalgie frontale ou orbitaire, celle qui a son siège vers les attaches des muscles trapèzes à l'occiput, et celle de la nuque, sont de nature bilieuse : une turgescence du foie avec l'hypersécrétion de cet organe. Ce qui se reconnait à la couleur jaune de la partie interne des paupières et des sclérotiques. Dans ces cas, la céphalalgie se déclare particulièrement le matin, quand l'estomac est encore encrassé de la digestion de la veille.

La céphalalgie qui se déclare après le repas dépend d'une irritabilité exagérée de l'estomac. Cependant il faut également tenir compte de la susceptibilité morbide du cerveau.

Ces données sont importantes parce qu'elles nous tracent le traitement. Ainsi celui-ci doit consister à faire préalablement le lavage de l'estomac au moyen du Sedlitz Chanteaud (une cucillerée à café dans un demi-verre d'eau et, immédiatement après, un verre d'eau fraîche), ensuite donner la caféine ou ses sels : sulfate, arséniate, toutes les demi-heures 3 ou 4 granules, jusqu'à effet. Pour les personnes qui ont l'estomac fort irritable, on combinera la caféine avec la codéine dans la même proportion.

b) Vertige stomacal. — Nous empruntons encore le tableau de ce phénomène au docteur Willème, qui a son tour s'est inspiré de Trousseau :

Ce symptôme ne présente pas toujours les mêmes caractères, ni la même intensité ; parfois le malade le compare à un vide s'opérant dans la tête. « Il se sent — dit-il — porté de côté. » Et comme cet accident se produit souvent pendant la marche, il dévie malgré lui de son chemin. Le vertige n'est pas, dans ce cas, constitué par la sensation spéciale de tournoiement — que l'on regarde en général comme inséparable du phénomène auquel on donne ce nom — il consiste plutôt — si nous nous en rapportons à nos propres impressions — en une espèce d'étourdissement qui vient tout à coup troubler les fonctions du cerveau. D'autres fois le patient croit voir les objets s'agiter, danser, tournoyer sous ses yeux, dans une confusion inexprimable ; il se sent menacé d'une chute qu'il n'évite d'ordinaire qu'en saisissant un appui à sa portée. Dans plusieurs cas, il lui semble qu'il est entraîné, emporté vers un précipice effrayant dans lequel viennent s'abîmer tous les objets participant au désordre qu'il s'imagine voir autour de lui. S'il est couché, non seulement les meubles de sa chambre sont dans une rotation continuelle, mais son lit ; et lui-même prend part à ce mouvement. Se met-il sur son séant, regarde-t-il en haut, le vertige augmente. Demeure-t-il immobile, la tête sur son oreiller, les yeux fermés, il diminue notablement ou disparaît. Ce symptôme est donc une sorte d'hallucination du sens de la vue, hallucination susceptible d'affecter les manières d'être les plus variées.

Nous admettons cette manière de voir du docteur Willème, en assimilant ce vertige au mal de mer. Il est évident que c'est lorsque l'estomac contient des matières mucoso-bilieuses, comme le matin lorsqu'il est à jeun, que ce vertige est le plus intense.

Il résulte de ce que nous venons de dire que le traitement du vertige stomacal consistera principalement dans le lavage journalier de l'estomac avec le Sedlitz Chanteaud. Aux repas, on fera usage de 3 ou 4 granules de quassine, et au moment de se coucher, 3 granules d'aconitine et 2 granules de sulfate de strychnine, afin de diminuer la susceptibilité des centres nerveux. Nous étions très sujet au vertige stomacal, dont nous nous sommes complètement débarassé par ce traitement.

c) Troubles de la vision et de l'ouïe. — Les dyspeptiques éprouvent de fréquents troubles de la vision : les uns disent avoir comme un brouillard devant les yeux ; d'autres sont atteints — par moments — d'un tel affaiblissement de la puissance visuelle, que certaines occupations, par exemple la lecture et les travaux délicats, leur sont devenues tout à fait impossibles. Plusieurs voient des mouches volantes, des filaments ou des taches noires plus ou moins étendues, ce qui les inquiète beaucoup. Enfin il en est chez qui la rétine est douée d'une sensibilité morbide si prononcée, qu'il leur suffit de porter la vue sur un objet un peu vivement éclairé, pour qu'aussitôt ils soient pris de vertiges ou de céphalalgie. Cette susceptibilité excessive de la rétine s'observe particulièrement chez les personnes dont le système nerveux a été surexcité par la fréquente répétition des phénomènes sympathiques provenant d'une dyspepsie.

L'ouïe n'est pas moins souvent affectée que la vue ; des bourdonnements d'oreilles, l'audition de sifflements, de bruits divers, un certain degré de surdité, tels sont les symptômes principaux que plusieurs médecins ont pu rattacher à la dyspepsie comme à leur veritable cause. (Ouvrage cité.)

Nous pouvons confirmer ces assertions par notre expérience personnelle. Quoique ayant un estomac foncièrement bon, nous sommes très sujet aux mouches volantes, aux tintements d'oreilles ; et ces phénomènes prennent leur summum d'intensité quand l'estomac est vide. Nous les diminuons, en grande partie, en prenant quelques granules d'acide phosphorique et de sulfate de strychnine (3 de chaque le soir), et le matin en pratiquant le lavage intestinal par le sel de Sedlitz Chanteaud.

d) Troubles des facultés intellectuelles et affectives. — Ces troubles peuvent aller jusqu'à l'aliénation mentale ; il est donc d'une haute importance d'y porter son attention. Nous avons dit que c'est surtout dans l'état de vacuité que l'estomac réagit sur la tête ; or, les aliénés refusent souvent de manger, parce qu'ils n'éprouvent pas la sensation de la faim. On sait également que les jeûnes prolongés donnent lieu à l'état extatique. Le canal intestinal est fortement resserré sur lui-même, et il y a constipation opiniâtre, à moins de paralysie. Mais, même dans ce cas, on peut dire qu'il y a contracture des fibres circulaires de l'intestin et paralysie des fibres longitudinales. Voilà pourquoi il faut, dans ces cas, insister sur l'emploi de l'hyosciamine et de la strychnine (sulfate ou arséniate), et favoriser le glissement péristaltique au moyen de l'huile de ricin mêlée au bouillon. — Feu le docteur Bulckens, médecin-inspecteur de la colonie de Gheel, nous fit un jour cette remarque : que l'agitation de ses aliénés provenait surtout de la constipation ; nous lui conseillâmes d'employer la médication que nous venons d'indiquer.

Toutefois nous admettons que dans l'aliénation mentale il faut faire la part du trouble moral ou de la *phrénopathie*, comme disait Joseph Guislain. Ce trouble nous n'en connaîtrons jamais l'essence, pas plus que de l'âme elle-même ; mais on comprend qu'il faut faire la part du corps. *Mens sana in corpore sano*, disaient les anciens ; tant il est vrai que le trouble mental est toujours augmenté par le dérangement corporel, surtout la dyspepsie. On comprend combien il doit être impossible à des êtres affaiblis par les souffrances morales, de résister aux hallucinations des sens, tels que ceux de la vue et de l'ouïe.

Pascal — qui était un grand génie mais une pauvre tête — voyait constamment un gouffre béant à côté de lui, et finit par en perdre la raison.

Ces troubles sympatiques des fonctions intellectuelles et morales demandent pour se produire une certaine prédisposition : un système nerveux fatigué, surexcité par des travaux immodérés de l'esprit, par des émotions trop vives, par des passions trop ardentes. (Ouv. cité.)

Cela est vrai, mais suppose une faiblesse native, à laquelle il faut suppléer, de bonne heure, par l'acide phosphorique, l'arséniate de strychnine, l'arséniate de fer. C'est une espèce de rachitisme étendu à tout l'axe nerveux cérébro-spinal. Mais il faut, avant tout, veiller à la régularité des fonctions intestinales. L'hypocondrie puise surtout sa source dans le système abdominal, particulièrement dans la veine porte ; mais il y a également dans cet état insuffisance de crase sanguine. De là, la nécessité d'unir l'arséniate de fer à l'arséniate de strychnine et à l'acide phosphorique : 1 granule de chaque (trois par trois) aux repas.

e) Troubles de la sensibilité physique du mouvement : — Les dyspeptiques se plaignent, en général, de lassitude, qui augmente par le travail de la digestion ; ils sont apathiques et se refusent à tout exercice. Il faut vaincre cette apathie par la force morale, mais avoir soin également d'administrer l'acide phosphorique et le sulfate de strychnine, et, en cas d'anémie — ce qui arrive d'autant plus vite que les digestions se font plus lentement — l'arséniate de fer : 3 granules de chaque, comme dans le cas précédent. — Car si on laisse subsister cette diminution des forces physiques, cela peut aller jusqu'à la paralysie. Il en est de même de la convulsion clonique (chorée, épilepsie).

Les dyspeptiques sont très sensibles au froid: même l'été ils grelottent. D'autres accusent des douleurs erratiques ou fixes dans différentes parties du corps : à la tête, à la poitrine, dans le dos, dans les membres. La plus commune est la névralgie intercostale que Beau a rangée parmi les symptômes primitifs de la dyspepsie ; M. le docteur Willème fait observer que cette névralgie s'observe le plus souvent à gauche, et affecte de préférence les nerfs du sixième et du septième espace intercostal.

Selon Johnson, le tic douloureux de la face serait également dû — neuf fois sur dix — à une irritation des nerfs du tube digestif. Il est certain que nous avons souvent fait cesser ces tics par l'administration de l'arséniate de strychnine combiné à la morphine ; tandis que cette dernière seule ne produisait aucun effet.

Il en est de même des douleurs rhumatoïdes des membres. « Dans quelques cas rares — dit Chomel — les membres eux-mêmes deviennent — après chaque repas — le siège d'irritations douloureuses qui sembleraient névralgiques ou rhumatismales si leurs retours — à peu près constants aux heures de la digestion — n'éclairaient sur leur nature. »

Il faut recourir dans ces cas à l'arséniate d'antimoine avec la codéine : 3 granules de chaque, aux repas, et avoir soin d'entretenir la liberté du ventre par le Sedlitz Chanteaud et, au besoin, le podophyllin.

On aura recours à l'hydro-ferro-cyanate de quinine — si les accès sont prononcés — et à l'hyosciamine, si les accès prennent la forme angineuse. S'il y a des phénomènes fébriles, on aura recours à l'aconitine. Souvent on sera obligé

de combiner ces différents moyens. Ainsi, 1 granule d'arséniate de strychnine,
1 granule d'hyosciamine, 1 granule d'aconitine, ou d'hydro-ferro-cyanate
de quinine ensemble, toutes les demi-heures, jusqu'à cessation de l'accès.

f) Sommeil — Le sommeil chez les dyspeptiques est d'ordinaire troublé
par des rêves ou cauchemars, surtout au matin. Ils ont la bouche sèche et
amère, les membres brisés, plus fatigués que la veille. Par contre, le jour
ils sont somnolents surtout après le repas. Évidemment il y a là une atonie
de tout le trajet intestinal, qu'il faut vaincre par l'arséniate de strychnine :
3 granules le soir, et, le matin, de très bonne heure, le Sedlitz Chanteaud.
Ce sont des matières accumulées dans le rectum qui pressent sur les vaisseaux hémorroïdaires et refoulent le sang veineux dans le sinus de la moelle
épinière et du cerveau, qui en sont comme asphyxiés.

g) Oppression ou gêne de la respiration. — Ces symptômes se déclarent
en dehors de toute maladie des poumons, sous forme d'accès coïncidant,
chaque fois, avec une mauvaise digestion et disparaissant dès que celle-ci
est devenue régulière ; ce à quoi il faut aider par les moyens diététiques et
thérapeutiques. On donnera donc la quassine au moment des repas et, au
besoin, l'arséniate de strychnine.

Il en est de même de l'enrouement et la toux gastriques. Quelquefois on
aura recours à l'hydro-ferro-cyanate de quinine — si les accès sont prononcés — et à l'hyosciamine, si les accès prennent la forme angineuse. S'il
y a des phénomènes fébriles, on aura recours à l'aconitine. Souvent on
sera obligé de combiner ces différents moyens. Ainsi, 1 granule d'arséniate
de strychnine, 1 granule d'hyosciamine, 1 granule d'aconitine, ou d'hydro-
ferro-cyanate de quinine ensemble, toutes les demi-heures, jusqu'à cessation
de l'accès.

h) Palpitations de cœur. — Ces palpitations sont très variables quant
à leurs caractères, leur intensité, leur durée, l'époque de leur manifestation
ou de leur retour. Abercrombie les a supérieurement décrites et distinguées
des palpitations dues aux maladies chroniques du cœur. Voici les remarques
qu'il a faites à cet égard : 1° le pouls demeure régulier et l'action du cœur
normale dans les intervalles qui séparent les attaques ; 2° ces palpitations
sont en connexion évidente avec les troubles de l'estomac et s'améliorent par
le traitement dirigé contre ces derniers ; 3° c'est après les repas, et tandis
que le malade est en repos, que ces palpitations ont une tendance toute par-

ticulière à se produire ; 4° elles ne sont pas augmentées, mais plutôt diminuées par l'exercice ; 5° elles ne sont pas provoquées par les mouvements du corps que l'on regarde comme devant influer immédiatement sur la maladie du cœur.

Les palpitations sont souvent accompagnées de distension de l'estomac avec tympanite, de lipothymie ou état syncopal. Ce sont ces derniers symptômes qui doivent déterminer le traitement; donner la digitale en substance, sous forme d'infusion ou d'alcoolature ; ou, si on a recours à la digitaline, l'associer à l'arséniate de fer.

Dans la dyspepsie, on observe souvent des battements épigastriques provenant d'une véritable contraction du tronc cœliaque, et qu'on ne peut combattre que par l'hyosciamine et la strychnine ; 1 granule de chaque, de demi-heure en demi-heure.

Enfin il existe souvent une véritable fièvre gastrique qui exige l'emploi de l'aconitine.

i) *Troubles de la sécrétion urinaire.* — Dans certaines dyspepsies les urines sont troubles, acides ; on explique même par là les diathèses goutteuses et rhumatismales, qui puisent particulièrement leur source dans des excès de table. Il faut dans ces cas — en même temps que la quassine ou même la strychnine — donner la digitaline et la colchicine : 3 à 4 granules de chaque par jour. Cette influence de la dyspepsie sur la sécrétion urinaire l'explique par la surabondance des matériaux azotés qui ne sont pas complètement brulés. Il est exact de dire que la plupart des diathèses — non spécifiques — proviennent de l'estomac. On ne saurait donc assez insister sur l'emploi journalier du Sedlitz Chanteaud.

j) *Troubles des fonctions de la peau.* — Ce que nous venons de dire s'applique également aux fonctions de la peau qui sont profondément troublées dans la dyspepsie, « Quand je faisais une étude spéciale de la digestion de l'estomac, — dit Corvisart fils, — je voyais constamment les dermatoses canines suivre la fatigue gastrique que mes expériences réitérées amenaient nécessairement chez les animaux fistulés.» Nous avons également constaté l'influence des dyspepsies sur les dermatoses. Beaucoup d'eczémas de couproses, de lichens, etc., sont dus à des excès de table. Il est vrai que ces excès en entrainent souvent d'autres ; mais la syphilis elle-même en est exaspérée par les intempérances (Voyez les coureurs de bouges).

Les personnes atteintes de dyspepsie ancienne ont généralement la

peau sèche, rude, comme parcheminée, d'un aspect terne et sale. Dans tous
ces cas, il faut agir sur le sang au moyen du Sedlitz Chanteaud, qui est le
rafraîchissement du sang par excellence, puisque non seulement il neutralise
les matériaux âcres ou acides, mais qu'il aide puissamment à la globulisa-
tion de ce liquide. Ce sel est d'autant plus utile qu'il est parfaitement toléré
par l'estomac, et qu'il restitue à tous les tissus leur fraîcheur. Nous pourrions citer comme exemple toutes les personnes qui en prennent habituellement ; et le nombre en est grand.

k) Troubles des fonctions génitales. — « *Generaliter* – dit Baglivi —
stomacho debiles venerei non sunt, imo potius frigidi et impotentes. Lea-Red
prétend que la dyspepsie est susceptible de produire la spermatorrhée, ou
tout au moins de l'entretenir : raison de plus d'insister sur le régime salin,
et sur l'emploi de l'acide phosphorique et du sulfate de strychnine.

Suivant Dick, la dyspepsie engendrerait la torpeur, la débilité de l'utérus et, par suite, la congestion et la subinflammation de cet organe, ainsi
que la stérilité. Il est inutile de faire remarquer que la plupart des jeunes
personnes qui ont un mauvais estomac sont leucorrhéiques. Il faut donc recourir à la quassine et, au besoin, à la strychnine, tout en combattant les
spasmes douloureux par la morphine et l'hyosciamine.

Nous devons maintenant mentionner les maladies qui, à leur tour, peuvent produire la dyspepsie ou du moins y influer.

a) Névroses: *Hystérie,* — *hypocondrie,* — *convulsions.*

Si les dyspepsies peuvent produire les affections nerveuses par un mouvement ascendant — c'est-à-dire allant du tube digestif au système cérébro-
spinal — on comprend que le mouvement en sens inverse puisse avoir lieu
— c'est-à-dire de haut en bas, ou des centres nerveux à la périphérie intestinale. Pour cela il n'est pas besoin d'humorisme, un simple mouvement
moléculaire suffit ; mais cet ébranlement, en se communiquant à l'estomac
et ses annexes, produit, à son tour, un état humoral qui réagit sur le système
nerveux et complète ainsi le cercle vicieux dans lequel nous voyons tourner
ces maladies: de la névrose à la dyspepsie et de la dyspepsie à la névrose.
Cela est important pour la pratique, puisque, si d'une part nous devons to-

nifier le système nerveux, de l'autre, nous devons modifier l'état humoral par les antidyscrasiques.

Ce qui caractérise le fond de ces affections, c'est l'état chloro-anémique : expression de fatigue dans l'ensemble de l'économie, pâleur plus ou moins prononcée de la face, absence de toute augmentation de chaleur à la tête, de toute excitation dans la circulation des artères temporales. La céphalalgie n'est ordinairement ni générale nt profonde, les symptômes ne s'exaspèrent nullement par la position déclive de la tête et, au contraire, diminuent par cette position, parce que le sang afflue alors en plus grande abondance au cerveau.

La névrose est donc un état d'anémie qui, subsidiairement, se fait sentir jusqu'à l'estomac.

La conséquence pratique de ceci c'est que dans toutes les dyspepsies chloro-anémiques il faut recourir à la strychnine, à l'arséniate de fer, tout en empruntant les calmants à la morphine, à la cicutine, à l'hyosciamine, aux cyanures, aux phosphures de zinc, etc. ; et que, quant à l'estomac, il ne faut jamais le débiliter mais, au contraire, le soutenir par les toniques qui n'irritent point.

b) Maladies pulmonaires, phtisie. — Louis a démontré la fréquence de la dyspepsie dans la tuberculose pulmonaire confirmée ; nous pouvons apporter des faits à l'appui de cette opinion. A l'époque où nous nous occupions de recherches histologiques sur le tissu pulmonaire, nous allions souvent chercher des pièces à la maison pénitentiaire de Gand. Une fois, il nous arriva de faire l'autopsie d'un individu de forme athlétique dont les poumons étaient littéralement farcis de tubercules. Les renseignements que nous obtînmes sur les précédents de cet homme, c'est que ce fut par suite d'un profond chagrin qu'il s'était mis à tousser. Bientôt il s'était déclaré de la dyspepsie, et la phtisie avait pris une marche galopante.

Nous pourrions encore citer comme preuve, la fréquence de la dyspepsie dans la nostalgie. En voici un exemple :

Il y a quelques années, on évacua de l'hôpital militaire de Gand sur l'hôpital civil un militaire qui ayant obtenu sa libération du service, était trop malade pour se rendre dans sa famille. Ce jeune homme était émacié et infiltré. Il était très oppressé et expectorait abondamment. L'auscultation et la percussion firent constater des masses tuberculeuses dans la poitrine et dans le ventre, à l'état de fonte plus ou moins avancée. Ce que l'autopsie permit de confirmer quelques jours après. Ici encore c'est le chagrin qui avait déterminé la maladie, laquelle avait commencé par une petite toux, suivie de dyspepsie.

On pourrait demander si la dyspepsie n'est pas cause plutôt qu'effet Mais nous ferons remarquer que la lésion organique de l'estomac n'existe point, alors que celle des poumons est très marquée. C'est donc celle-ci qui doit être considérée comme la première en date. Mais ensuite la dyspepsie réagit sur la marche de la tuberculose, en appauvrissant le sang et en faisant prédominer les leucocythes ou globules blancs, que nous considérons comme les germes des tubercules.

La phtisie est donc aussi souvent de nature morale que physique, et se soustrait ainsi aux ressources de l'art. Quant à la phtisie physique, si elle est acquise, c'est-à-dire due à des causes accidentelles ou professionnelles, on peut encore y parer par un régime substantiel et une thérapeuthique appropriée. Ainsi il nous arrive souvent de recevoir dans notre service des enfants employés aux manufactures de coton et qui, ayant été pris dans les engrenages des machines, avaient subi de graves plaies pour lesquelles il avait fallu pratiquer des amputations.

Est-cela profonde diversion qui se fait dans ce cas? Toujours est-il qu'en soumettant ces malades à une forte alimentation et en leur donnant les toniques minéraux, ils devenaient gros et gras, et que tous les signes de la tuberculose disparaissaient. Il n'en est pas de même, malheureusement, quand la phtisie est héréditaire.

Il résulte de ce que nous venons de dire que la phtisie est une maladie d'appauvrissement du sang, puisant sa source, tantôt dans les poumons, tantôt dans l'estomac, et qu'il faut y opposer les toniques, surtout les arséniates, comme l'a si bien démontré M. le docteur Papillaud. C'est donc à cette catégorie de médicaments qu'il faut s'adresser, en en composant toute une gamme thérapeuthique, selon la prédominance de tels ou tels symptômes. Ainsi l'arséniate de strychnine donne du ton à tous les tissus, — l'arséniate de soude, d'antimoine, vient en aide à la résorption des matières grasses qui constituent le *corpus mortuum* des granulations miliaires, — l'arséniate de quinine modère les frissons qu'on observe dans la période de fonte, — l'arséniate de fer combat l'anémie et parvient quelquefois à changer l'état lymphatique en état sanguin. Mais pour que ces heureux changements puissent s'opérer, il faut rendre à l'estomac son énergie digestive au moyen de la quassine, qui est l'amer qui convient ici spécialement.

Quant à l'alimentation, il faut consulter les goûts et les instincts des malades. Généralement ils appètent des aliments salés ; il faut donc les leur permettre. Ils ont, par contre, une profonde répugnance pour les substances grasses, qu'ils digèrent difficilement ; il ne faut donc pas les abreuver d'huile de poisson.

De même aussi, il ne faut pas les soumettre à un régime fade ou sucré. De notre temps (je parle de l'époque où nous faisions nos études), il était un médicament très en vogue dans la phtisie : le *Symphitum officinale*, plante mucilagineuse qui croît aux bords des fossés. Les pauvres malades en avaient l'estomac tout affadi et bientôt ne pouvaient plus manger quoi que ce fût. La mousse d'Islande convient mieux à cause de son amertume. Dans ces derniers temps on a préconisé le *Sylphium cynereum*, qui est une plante de la famille des résineux et qui aide ainsi à la cicatrisation : c'est son seul mérite. Il faut se garder de tous ces moyens qui ne font qu'affadir l'estomac. C'est donc aux agents vraiment thérapeutiques qu'il faut s'adresser : ainsi, aux arséniates, comme modificateurs causaux ; à l'aconitine, à la quinine, comme modificateurs de la fièvre ; à la quassine, comme tonique de l'estomac, etc. Quant aux narcotiques, il faut être très sobre dans leur emploi, parce qu'ils ne font qu'énerver le malade. — Un médicament qui nous a toujours été utile dans la période de consomption ou de fièvre hectique, c'est l'arséniate de caféine, qui est, comme on dit, un médicament compensateur, dans ce sens qu'il ralentit le mouvement de décomposition, par conséquent, suppléant à l'insuffisance du mouvement de composition ; il diminue aussi l'état fébrile, ainsi que les transpirations et diarrhées colliquatives.

En résumé, dans toutes les maladies diathésiques, il faut soutenir la vitalité au lieu de l'affaiblir. D'après la théorie de Schrœder Van der Kolk, sur la nature intime de ces dispositions morbides, c'est une modalité fonctionnelle morbide ou une diminution de l'activité du système nerveux qui préside à la nutrition ; la source doit donc en être cherchée dans le grand sympathique ; mais cette portion importante du système nerveux est placée elle-même sous la dépendance de la vie, en tant que force. Quand nous voyons se produire les phénomènes de l'électricité dynamique, il y a également derrière eux une force, que nous pouvons mettre en action, activer, mais non produire. Il en est de même des phénomènes vitaux. Le médecin, avant d'être organicien ou physician — comme disent les Anglais — doit être dynamicien ou vitaliste. C'est ce que tous ne veulent point comprendre au grand détriment des malades. Tant que la médecine n'aura pas de principes nettement formulés, ce sera un art souvent meurtrier.

c) Maladies des organes génito-urinaires. — Il n'y a pas d'organe ou d'appareil organique qui exerce une influence plus prochaine sur les fonctions digestives, que l'appareil ou les organes génito-urinaires. Ainsi l'inflammation aiguë des reins, la colique néphrétique, la maladie de Bright, etc., donnent lieu à des nausées, des vomissements, à un sentiment d'oppression, de poids dans la région épigastrique, accompagné de flatulence, d'acidités, de diarrhée. Il y a là un consensus nerveux presque immédiat ; mais il faut également tenir compte de l'urémie, toujours très marquée dans ce cas, comme dans tout dérangement fonctionnel des organes uropoïétiques. — Voici comment le docteur Willème s'exprime à cet égard :

La coexistence de la dyspepsie et des maladies de l'appareil ovaro-utérin est un fait à peu près constant. Il importe donc de ne pas perdre de vue cette fréquente corrélation, et d'interroger soigneusement l'utérus et ses annexes chaque fois que l'on est appelé à donner ses soins à une femme qui accuse depuis un certain temps des désordres plus ou moins notables du côté de l'estomac. Découvre-t-on une maladie d'un de ces organes ou du tissu cellulaire voisin, c'est à elle qu'il faut s'adresser si l'on veut enlever radicalement la dyspepsie. Un traitement dirigé uniquement contre cette dernière peut bien à la vérité l'améliorer, mais si complète que puisse être cette amélioration, elle n'est qu'éphémère si la maladie utérine demeure stationnaire ou s'aggrave ; la dyspepsie reparaît avec la même intensité dès qu'on suspend le traitement. (Ouv. cité.)

La dysménorrhée et la grossesse sont souvent cause de dyspepsie, qui ne cesse qu'avec ces deux premiers états. — Il en est de même de la spermathorrhée. De là les aggravations de cette maladie, qui dégénère souvent en maladie de consomption. Il faut donc, dans tous ces cas, soutenir la vitalité par la strychnine ou la brucine, en même temps qu'on donnera les modificateurs spéciaux, tels que l'arséniate de fer en cas d'anémie ; l'arséniate de soude en cas de néphrite granuleuse ; le camphre bromé, le bromure de potassium dans les surexcitations ou hyperesthésies génito-spinales.

ALTÉRATIONS MATÉRIELLES OU DIATHÉSIQUES DU SANG DANS LA DYSPEPSIE.

a) Glycosurie. — On sait que cette diathèse se révèle particulièrement par des dérangements d'estomac, tels que : malaise général, rapports nidoreux, goût aigre à la bouche, de la pesenteur ou une véritable douleur épigastrique, sécheresse de la bouche et de la gorge, salive blanche et écumeuse, etc. La ténacité avec laquelle ces symptômes résistent à tous les rafraîchissants et toniques, doivent appeler l'attention du médecin sur l'état des urines, où il constatera généralement un excès de sucre. C'est surtout sur le foie qu'il faut agir dans ces cas : par la quassine, la strychnine et un régime alimentaire salin.

Il faut également porter son attention sur la moelle épinière, afin d'y découvrir les points d'irritation et les combattre. On sait que Claude Bernard a produit le diabète artificiel, sur un animal, en piquant le plancher du quatrième ventricule. Depuis, des autopsies ont démontré, à différentes reprises, l'existence de lésions plus ou moins étendues de cette partie de la moelle épinière. S'il y a des indices d'hyperesthésie spinale, on aura recours aux révulsifs et à la cicutine, au camphre bromé, au bromure de potassium ou à la strychnine, selon qu'il y a des symptômes de spasme ou de relâchement.

b) Oxalurie — Cet état consiste généralement dans une combustion incomplète des matières saccharines. Ainsi nous avons rappelé, dans le chapitre *Maladies des enfants,* nos expériences sur de jeunes chiens que nous nourrissions exclusivement de sucre et chez lesquels nous voyions apparaître, en peu de jours, de l'acide oxalique dans les urines. Cette remarque est importante, puisqu'elle nous fait voir le régime à suivre dans la dyspepsie oxalurique ; c'est-à-dire un régime tonique et salin : quassine, brucine, 3 ou 4 granules aux repas, sel de Sedlitz le matin ; alimentation variée.

C'est une grave erreur de soumettre des malades à un régime exclusif : c'est augmenter encore la faiblesse générale, en privant l'économie de ses principaux éléments de nutrition. Il faut surtout se garder des alcalins, dont on abuse si étrangement dans ces cas, sous prétexte de reconstituer le sang, tandis qu'en réalité on l'appauvrit en diminuant outre mesure sa plasticité.

Nous signalerons également l'abus des stomachiques, tels que : rhubarbe, cresson, etc.; mais surtout des boissons gazeuses artificielles au lieu des naturelles (et en réalité, le commerce ne fournit que les premières); nous avons connu un industriel qui a fait sa fortune en fabriquant toutes espèces d'eaux minérales *naturelles*. Mais la fin légitime les moyens : Mercure n'est-il pas le dieu des voleurs ?

La dyspepsie oxalurique s'annonce particulièrement par des ballonnements de l'estomac, deux ou trois heures après les repas. Quelquefois il existe une véritable gastralgie. Le malade a le sommeil troublé; il a des palpitations, son moral s'en ressent, il devient irascible, morose, quelquefois jusqu'à l'hypocondrie. On donnera dans ces cas l'arséniate de strychnine et l'hyosciamine: 3 à 4 granules de chaque par jour (deux par deux) et le sel de Sedlitz le matin. Si la peau reste chaude et sèche, on prescrira la vératrine (4 à 6 granules par jour), et si les urines sont rares et mordantes, la digitaline et la colchicine. — Contre les palpitations de cœur, on associera à la digitaline l'arséniate de fer.

Nous ne pouvons approuver, dans la dyspepsie oxalurique, l'emploi des acides minéraux, puisqu'il n'y a déjà que trop d'acidisme. Il est vrai que l'acide chlorhydrique est l'acide propre à l'estomac; mais ce viscère est juge de la quantité qu'il doit en produire pour la digestion. En dehors de ces conditions vitales, tout acide a pour effet de ramollir la muqueuse et, par conséquent, de la rendre incapable de fonctionner.

c) Goutte. — Rhumatisme. — Il n'y a pas d'affections qui aient un retentissement plus général que le rhumatisme et la goutte. On peut dire qu'ils enrayent toutes les fonctions, parce que leur principe est essentiellement humoral. En effet, c'est à un acidisme qu'il faut les rapporter, — comme, du reste, la plupart des diathèses, — car il y en a peu qui ne reconnaissent le principe acide pour cause. Mais il faut remonter au delà, c'est-à-dire à une insuffisance de vitalité. La santé est un état bien équilibré: ni au delà ni en deçà; ni acidisme, ni alcalinisme ; mais un état neutre. Nous ne savons pourquoi on a fait de ce mot *neutre* un indice d'impuissance. La nature manifeste-t-elle sa puissance par les orages ? N'est-ce pas au contraire parce que l'équilibre naturel est détruit ?

Quoi qu'il en soit, on peut dire que la goutte et le rhumatisme sont à la fois cause et effet de la dyspepsie : cause, parce que les principes goutteux mal élaborés et non éliminés de l'économie, agissent sur tous les tissus et par conséquent sur l'estomac lui-même ; effet, parce que l'estomac par une mauvaise élaboration des matériaux de la nutrition, donne lieu à l'acidisme, c'est-à-dire à une combustion nutritive incomplète.

Il y a deux espèces de gouttes, comme deux espèces de rhumatismes : celle résultant d'excès de table et, par conséquent, d'un relâchement de l'estomac ; et celle provenant de la suppression accidentelle des fonctions d'élimination des reins et de la peau, et par conséquent retenant dans l'économie les principes uriques et sudoriques. L'une et l'autre peut être cause ou effet selon les conditions dans lesquelles elle se produit (Voir *Maladies urinaires*).

On ne pourrait dire que, chez le goutteux ou le rhumatisant, la dyspepsie ne saurait venir à naître en dehors de ces diathèses ; mais c'est le contraire qui a lieu le plus souvent : ainsi des douleurs goutteuses ou rhumatismales, venant à disparaître au moment où les fonctions digestives se dérangent, il y a dix à parier contre un que ce dérangement est de nature diathésique ; même quand il existerait des causes occasionnelles qui, dans d'autres circonstances, seraient passées comme inaperçues ou n'auraient eu qu'un effet momentané.

C'est également l'avis d'un médecin distingué, feu le professeur François, de Louvain : Des individus sujets à des douleurs de rhumatisme articulaire vague, ou musculaires, plus ou moins continues et d'ailleurs plus intenses, et n'en ayant plus ressenti les atteintes depuis un certain temps, sont pris d'un dérangement des fonctions digestives, qui se caractérise par les symptômes suivants : perte d'appétit, dégoût pour les aliments, gêne et pesanteur plutôt que douleur de l'estomac ; digestions laborieuses, lentes, accompagnées d'une extrême anxiété ; développement et émission d'une énorme quantité de gaz inodores, surtout par le haut, ces gaz se renouvelant sans cesse ; constipation opiniâtre, sécheresse et aridité de lape au — qui paraît, en quelques cas, avoir aussi perdu sa sensibilité, tandis que précédemment elle était souple et se recouvrait facilement de sueur ; amaigrissement plus ou moins considérable, mais sans fièvre et, semble-t-il, par le seul fait de l'abstinence, car les malades préfèrent se passer de nourriture que de s'exposer aux incommodités qu'elle leur occasionne. »

Le traitement doit consister ici dans l'emploi journalier du sel de Sedlitz ; dans l'administration de l'arséniate de soude ou de l'arséniate d'antimoine ; de la colchicine, de l'acide benzoïque et du benzoate de lithine, comme *dominante;* et, comme *variante*, dans l'usage de la strychnine (sulfate, arséniate), de la morphine, de l'hyosciamine, contre les douleurs et spasmes gastralgiques. S'il se déclare des symptômes métastatiques du côté du cœur : pulsations irrégulières du pouls, on n'hésitera pas un instant à donner la digitaline et l'arséniate de fer (4 à 6 granules de chaque par jour, deux par deux). Enfin, si la fièvre continue à s'en mêler, on aura recours à l'aconitine ou à la vératrine (quelquefois ensemble) : 1 granule toutes les demi-heures jusqu'à retour du pouls et de la chaleur à l'état normal. En cas d'intermittence, on passera à la quinine (arséniate, hydro-ferro-cyanate). On peut donc dire que nulle médication n'est aussi variée et ne présente autant de ressources que la dosimétrie. Les antiphlogistiques, — surtout les déplétions sanguines, — seraient mortels dans ces cas ; et quant aux remèdes violents de l'allopathie, ils n'ont d'autre effet que de hâter les désordres locaux.

d) Diathèse herpétique. — A moins d'irritants locaux (tels que les rubéfiants), les dartroses sont l'effet d'une cause interne ou diathésique ; aussi lorsqu'elles viennent à se supprimer brusquement, voit-on se déclarer des irritations internes que les anciens avaient attribuées à une métastase, tandis qu'ils sont l'effet de la non-élimination du principe morbide par la peau. Il peut se faire cependant qu'il y ait simplement déplacement de l'irritation, sans nul germe humoral : aussi nous ferons remarquer qu'il y a danger d'irriter la peau chez les sujets très irritables, par les vésicatoires qui, dans les maladies chroniques — surtout de la poitrine — font plus de mal que de bien.

C'est ainsi encore que dans la gale — à laquelle les anciens ont fait jouer un si grand rôle sous le nom de *psore* — il se produit des phlogoses internes par la simple irritation de la peau, due à des traitements violents.

On rapporte que lorsque Napoléon Ier présenta les premiers symptômes de l'hépatite dont il mourut plus tard sur le rocher de Sainte-Hélène *« Immortale jecur! »* on se souvint, qu'étant jeune, il avait eu la gale ; on lui endossa alors la chemise d'un galeux pour faire revenir l'éruption. — La gale survint en effet, mais une gale nouvelle, n'ayant rien de commun avec sa gale ancienne, et qui n'exerça sur l'hépatite aucune influence, — si tant est qu'elle ne l'ait augmentée.

Le traitement de la dyspepsie herpétique consistera principalement dans l'emploi journalier du Sedlitz Chanteaud, des arséniates de soude, d'antimoine, comme *dominante;* et de la strychnine, la codéine, l'hyosciamine, comme *variante.*

e) Diathèse syphilitique. — Trousseau cite l'histoire d'une jeune femme atteinte d'une diarrhée chronique depuis treize mois, diarrhée qui se compliqua d'une lientérie, de gastralgie et de vomissements, et qui fut guérie par un traitement mercuriel, après avoir résisté à une foule d'autres remèdes.

M. le doncteur Willème cite un cas analogue :

Nous donnions des soins, depuis plus d'un an, à une personne d'une trentaine d'années, non mariée, pour une dyspepsie qui se caractérisait par des aigreurs, des vomissements et surtout par de fréquentes diarrhées bilieuses. Survint un rhumatisme articulaire aigu, peu intense, et qui se termina, au bout de trois semaines, par la guérison. Toutefois l'emploi des moyens les plus actifs ne réussit pas à calmer complètement les douleurs encore assez vives qui continuaient à se faire sentir dans les deux articulations tibio-tarsiennes, bien qu'il n'existât à leur niveau ni tuméfaction, ni rougeur. Nous restions très indécis sur la cause de cette résistance du mal lorsqu'un beau jour notre malade nous dit souffrir au bras droit. Nous trouvâmes à l'examen de la partie, une tumeur périostique sur la crête du cubitus. Cette découverte — dont l'importance était encore augmentée par cet autre fait, que la mère de cette personne accusait aussi depuis quelque temps des douleurs dans les articulations — nous fit supposer que nous avions affaire à des accidents syphilitiques. Le traitement fut commencé avec de petites doses de proto-iodure de mercure, et continué avec l'iodure de potassium. Non seulement la tumeur et les douleurs disparurent, mais la dyspepsie, qui s'était montrée jusque-là si opiniâtre, fut radicalement guérie. (Ouv. cité.)

Nous ne voudrions pas cependant qu'on poussât ces présomptions trop loin. Le *Post hoc, ergo propter hoc,* est souvent un mauvais principe. M. le docteur Willème a constaté une tumeur périostique, mais il n'en a pas établi la nature. Était-ce une périostite simple, ou une gomme? On sait que l'une et l'autre se dissipent sous l'influence du proto-iodure mercuriel, qui est tout aussi bien un fondant qu'un spécifique. Le résultat du traitement ne prouve donc absolument rien. Pour que la maladie soit réputée syphilitique, il faut que la diathèse existe. Quant au fait de la disparition de la diarrhée, il ne prouve également qu'une chose, c'est que probablement on avait trop insisté sur l'emploi des moyens allopathiques. Le lavage avec le sel Chanteaud, la strychnine, l'hyosciamine et, au besoin, l'acide tannique donnés dosimétriquement auraient probablement eu le même résultat. Cependant nous ne contestons pas l'action curative du proto-iodure mercuriel donné à petites doses, pas plus que de l'iodure de potassium.

f) *Chloro-anémie.* — Ici la dyspepsie peut également être cause ou effet, dans ce sens que la digestion dérangée ou incomplète, ne verse plus dans le torrent circulatoire les éléments nécessaires à sa rénovation — comme on l'observe dans des temps de famine — ou bien parce que l'hématopoïèse ayant été amoindrie par suite de circonstances physiques ou morales, le sang n'est plus assez vivifiant, et par conséquent provoque des révoltes dans des divers organes : ainsi, dans l'anémie cérébrale, nous voyons survenir des convulsions. Il en est de même des gastralgies dans l'anémie de l'estomac, des métralgies dans l'anémie utérine.

Il résulte de cet exposé que dans la dyspepsie chloro-anémique il faut, avant tout, reconstituer le sang, non seulement matériellement, mais vitalement; par conséquent, donner, en même temps, l'arséniate de strychnine et l'arséniate de fer. Ce que Trousseau et Pidoux accordent au fer seul, doit se rapporter à ces deux modificateurs réunis.

On nous permettra d'entrer ici dans quelques considérations sur les points de l'économie où a lieu la conversion des globules blancs en globules rouges. Cette conversion commence dans les ganglions du mésentère, se continue dans le foie et s'achève dans les poumons. Mais indépendamment de ces points centraux, chaque organe y contribue par son activité propre; et parmi ces derniers, le système utéro-ovarique a une part prépondérante. On pourrait en dire autant des testicules. L'influence sexuelle est donc ici toute puissante; et on comprend comment les organes génitaux exercent leur action sur l'organisme tout entier. Tant que ces organes dorment, il n'y a pas, à proprement parler, de tempérament. On ne comprend même pas ce mot *tempérament*, puisqu'il s'agit d'une excitation générale ou coup de fouet.

Où nous voulons en venir, c'est que quand ce coup de fouet manque, il faut le donner par l'arséniate de strychnine et l'arséniate de fer, qui feront cesser en même temps la chloro-anémie et la dyspepsie.

g) *Intoxications.* — Nous devons placer ici en première ligne l'intoxication saturnine, qui peut exister sous forme : *a*) de crampes de l'estomac, de l'intestin ; *b*) de douleurs articulaires ; *c*) de paralysies, de sensibilité et de myotilité ; *d*) de douleurs de tête, avec coma, délire, convulsions et même une véritable démence.

Dans les crampes saturnines il y a constamment des phénomènes de spasme et de paralysie, et c'est parce qu'on n'a pas distingué, généralement, ces deux facteurs de la maladie, qu'on n'est pas parvenu à guérir cette dernière.

Il faut donc combiner l'hyosciamine et la strychnine ; en même temps qu'on donne les mucilagineux ou les huileux.

L'observation suivante démontre l'exactitude de ce que nous venons d'avancer.

Observation. — Un ouvrier, peintre de son métier, était en traitement à l'hôpital civil de Gand, pour des coliques saturnines auxquelles on avait opposé vainement les drastiques et l'opium. Dans un accès de crampes, il se produisit une hernie sur la ligne blanche abdominale, au-dessus de l'ombilic, hernie marronnée qui ne tarda pas à s'étrangler. Je fus appelé à dix heures du soir auprès du malade et, ayant constaté l'étranglement, je procédai immédiatement à l'opération de la kélotomie. M'étant assuré de la rentrée de l'intestin dans l'abdomen, je fis la réunion par première intention, et prescrivis l'hyosciamine : 1 granule toutes les demi-heures, avec une cuillerée à café d'huile de ricin. A ma visite du matin, aucune garde-robe n'avait été obtenue, mais les symptômes d'étranglement n'étaient pas revenus. Je me dis alors que probablement il y avait paralysie de l'intestin en même temps que spasme, et fis ajouter à l'hyosciamine la styrchnine (sulfate) : 1 granule de chaque toutes les demi-heures, avec de l'huile de ricin. Au bout de trois quarts d'heure, la débâcle se produisait.

Cette observation prouve que la dyspepsie saturnine exige l'emploi de l'hyosciamine pour lever le spasme intestinal, et de la strychnine pour combattre la paralysie.

Mais cette cure n'est que palliative ; pour la rendre définitive, il faut recourir aux bains de vapeur sulfhydriques. Dans ces bains, il se forme à la surface de la peau un enduit grisâtre qui n'est autre que du sulfure de plomb ; et au bout de quelques bains l'économie est complètement débarrassée. Dans les intoxications mercurielles, ce sont les bains de vapeurs iodées qui conviennent.

DYSPEPSIES ORGANIQUES

a) Gastrite aiguë. — La gastrite — à laquelle Broussais avait rapporté la plupart des maladies — a, en effet, dans toute l'économie un retentissement qu'on ne saurait méconnaître ; tandis que ses symptômes propres sont d'autant moins marqués que l'inflammation est plus intense et, par conséquent, que le malade est plus près de la mort.

L'illustre auteur de la médecine physiologique a donc rendu un immense service à l'humanité en faisant la part de cette inflammation dans l'adynamie générale, tandis que Brown n'envisageait que cette dernière.

En laissant en dehors l'état miasmatique ou typhoïde, il est certain que dans la gastrite aiguë il y a une concentration de toute la vitalité sur l'estomac, qui fait qu'elle se retire des autres organes et produit ainsi ces phénomènes adynamiques sur la nature desquels le médecin écossais s'était mépris, au point de leur opposer un traitement incendiaire.

La période du broussaïsme a eu, du moins, cet effet de rendre la gastrite aiguë moins fréquente.

En effet, elle ne s'observe plus qu'accidentellement comme par suite de violences, de l'ingestion de substances irritantes, d'empoisonnements, etc. Ce qui la distingue, c'est l'intensité de la douleur, qui ne saurait persister longtemps sans amener une sorte d'asphyxie nerveuse. De là, la face grippée, la petitesse du pouls, le refroidissement de la peau, les crampes, le sentiment brûlant de la soif, etc., comme on l observe dans le choléra indien, quoique dans ce dernier il faille tenir compte de la cause miasmatique.

La gastrite aiguë a ceci d'insidieux, que les symptômes locaux s'effacent en même temps que les symptômes généraux se prononcent davantage, et que ces derniers se présentent sous la forme adynamique.

Le traitement doit consister ici dans l'application des sangsues, d'émollients et surtout dans l'abstention de toute alimentation et de tout médicament allopathique. Ce n'est que lorsque la réaction se sera faite, c'est-à-dire que la chaleur sera revenue à la périphérie, qu'on la calmera — si c'est nécessaire — par de petites doses de morphine (chlorhydrate) et d'hyosciamine : 1 granule de chaque toutes les heures, en même temps qu'une potion émolliente, mais en très petite quantité. Si le malade demande de l'eau fraîche, on la lui donnera par petites gorgées. De petits morceaux de glace dans la bouche calmeront la soif; mais il faut prendre garde qu'ils n'augmentent pas la douleur par cause rhumatismale ; surtout si c'est la tunique fibreuse de l'estomac qui a été atteinte.

·*b) Gastrite chronique*. — Dans sa forme subaïguë ou chronique, la gastrite a des symptômes plus localisés que la gastrite aiguë, c'est-à-dire qu'elle se caractérise par une douleur fixe, augmentée à la pression, surtout quand c'est la séreuse qui est atteinte. C'est cette persistance de la douleur qui distingue la gastrite chronique de la dyspepsie essentielle ou *sine materia*. A l'autopsie, on trouvera des lésions qu'on n'observe point dans cette dernière, telles que : injections de la muqueuse, soit générale, soit par plaques, d'un rouge brun ou ardoisé, allant parfois jusqu'au noir ; puis, tous les désordres organiquees dus aux inflammations, tels que : ramollissements, hypertrophies, ulcérations, hétéromorphies, d'après la durée de l'affection. Quant aux symptômes, ils sont à peu près les mêmes que dans les dyspepsies essentielles ; de sorte qu'il faut beaucoup de tact au médecin pour les reconnaître.

Nous donnons ici, d'après le docteur Willème, les signes différentiels les plus marqués :

GASTRITE CHRONIQUE	DYSPEPSIE ESSENTIELLE
Langue toujours plus ou moins modifiée ; parfois rouge et sèche ; d'autres fois large, humide et recouverte d'un enduit très épais, blanc ou légèrement jaunâtre.	Langue naturelle ou à peine modifiée.
Appétit diminué, souvent nul, même remplacé par du dégoût pour les aliments.	Appétit souvent conservé, parfois augmenté, ordinairement irrégulier et capricieux.
Gêne et malaise immédiatement après l'ingestion des subtances les plus digestibles et qui paraissent le mieux appropriées à l'état de l'estomac ; puis augmentation de la chaleur au niveau de l'épigastre, — nausées habituelles, assez souvent vomissements alimentaire, ou bilieux.	Gêne et malaise nul ou très peu marqué, souvent même bien-être momentané après la prise d'une quantité modérée d'aliments bien choisis. — Chaleur épigastrique nulle. — Nausées, vomissements par exception.
Vomissements à marche parallèle à celle de la maladie, augmentant et diminuant d'intensité dans la même mesure que cette dernière.	Vomissements à marche irrégulière, n'ayant aucun rapport avec la marche des autres phénomènes dyspeptiques.
Douleurs épigastriques peu vives, mais continues, s'exaspérant par la pression et l'ingestion des aliments, surtout solides.	Douleurs épigastriques éveillées par le travail de la digestion, pouvant revêtir les caractères d'une violente cardialgie, fréquemment soulagées par la pression, disparaissant entièrement dans l'intervalle des repas.

Fièvre fréquente, se déclarant sous l'influence des moindres causes occasionnelles, et pouvant alors se montrer sous la forme continue pour un temps plus ou moins long.

Fièvre nulle ou se bornant à quelque phénomènes d'excitation pendant les digestions.

Amaigrissement progressif, parfois très rapide.

Embonpoint généralement conservé ou amaigrissement très lent.

Face plus ou moins altérée, de couleur terne, exprimant la souffrance.

Face peu ou point altérée, conservant généralement son teint et sa fraîcheur.

Les désordres de la gastrite chronique dépendent généralement des causes qui les ont amenés. Distinguons ainsi :

1° Le ramollissement pultacé qu'on observe chez les buveurs de spiritueux, et qui, selon la remarque de Corvisart, occupe la grande courbure de l'estomac. Nous l'avons observé le long de la petite courbure, dans un cas que nous croyons devoir rapporter ici, à cause de son étrangeté.

Un officier de santé, adonné aux boissons alcooliques, se plaignait de douleurs épigastriques, quelquefois fort intenses. Un jour, après son repas, il tomba comme foudroyé, et tout son corps se mit à gonfler, comme un mannequin de baudruche. A mesure que l'emphysème s'étendait, le malade avalait l'air, avec un bruit de pompe aspirante. Au bout de quelque temps, la mort survint par asphyxie. A l'autopsie nous trouvâmes une déchirure de la petite courbure de l'estomac, entre les feuillets de l'épiploon gastro-hépatique, et toute la muqueuse ayant subi le ramollissement pultacé.

Ce cas, peut-être le seul relaté, prouve le danger des boissons alcooliques, et nous voudrions qu'il pût être mis sous les yeux de tous ceux qui croyant y trouver une source de force, y puisent, au contraire, la cause d'une mort prématurée. Nous reviendrons sur ce sujet au paragraphe de la prophylaxie.

2° *Ulcères simples de l'estomac.* — L'ulcère simple de l'estomac peut parcourir toutes ses périodes jusqu'à la perforation exclusivement, sans trouble sensible de la digestion. C'est là son danger, puisque c'est un ennemi occulte qui ne se découvre qu'à son heure.

Ainsi que l'a fait observer le célèbre médecin Abercombrie, les symptômes de l'ulcère simple de l'estomac ne dépassent pas ceux d'une dyspepsie ordinaire. Les malades éprouvent, au moment de la digestion, du malaise, de la pesanteur, de la distension gazeuse et des tiraillements plus ou moins vifs dans la région épigastrique. « A ces phénomènes, dit le docteur Willème, viennent se joindre de fréquentes éructations et un pyrosis incommode, qui rendent plus complète encore la ressemblance avec la dyspepsie simple. L'appétit est aussi le plus souvent conservé ; si le malade redoute de manger, c'est à cause de l'augmentation de la souffrance qui suit l'ingestion des aliments et dure aussi longtemps que ceux-ci n'ont pas été vomis ou qu'ils n'ont pas dépassé l'estomac. »

Ces symptômes sont évidemment insuffisants pour se prononcer sur l'existence d'un ulcère simple; aussi sont-ils généralement considérés — vu la fréquence de cette affection — comme une dyspepsie gastralgique. On pourrait cependant, même à cette époque, soupçonner parfois la nature et la gravité du mal. La douleur de l'ulcère a, en effet, dans bon nombre de cas, des caractères qui diffèrent de ceux de la gastralgie purement dyspeptique ; ils consistent — dans le principe — en un sentiment de pesanteur ou de constriction siégeant au niveau de l'épigastre; elle se transforme peu à peu en un sentiment de brûlure, en une douleur corrosive que les malades comparent à celle d'une plaie irritée par l'application d'un caustique.

Rarement, ou même jamais — comme le fait observer Brinton — ils la disent lancinante ou pongitive. Elle est ordinairement circonscrite dans un espace très limité du creux épigastrique, au centre de cette région ou vers le bord des cartilages costaux, principalement du côté gauche (Dahlerup). Elle est fréquemment accompagnée d'un point dorsal (Cruveilhier), qui a, en général, la même fixité et les mêmes caractères ; cette douleur est souvent moins vive, plus tolérable dans tel ou tel décubitus que dans tous les autres. Elle est à peu près constamment augmentée par l'ingestion d'aliments, et à la pression. L'exacerbation provoquée par cette dernière se prolonge toujours au-delà du temps où elle a été exercée. Cette sensibilité est parfois si exagérée à l'endroit où se fait sentir la douleur, qu'on pourrait la comparer à celle de la péritonite (Ouv. cité).

C'est qu'en effet l'irritation s'étend au péritoine; et c'est même là l'indice de la perforation prochaine de l'ulcère. Heureusement que la nature provoque des adhérences.

Un des caractères de l'ulcère simple, c'est l'intervalle qui existe souvent entre les crises douloureuses. Nous avons eu occasion d'observer dernièrement un malade chez lequel ces intervalles étaient de quinze jours et même trois semaines, pendant lesquels on aurait pu le croire guéri, si une expérience de deux à trois années n'avait interdit cette illusion. Heureusement qu'il ignorait la gravité de son mal, et il y aurait eu de la cruauté à la lui faire connaître. Dans ces instants de répit, il digérait même les substances qui avant lui auraient été indigestes.

Une douleur d'estomac qui présente ces particularités, doit donc être regardée comme dépendante d'un ulcère simple. A ce signe vient se joindre un grand amaigrissement : mais — comme le dit fort bien Brinton — pour être autorisé à formuler une opinion décisive à cet égard, il faut qu'à la douleur spéciale, brûlante, térébrante, viennent se joindre de fréquents vomissements, du sang rouge dans les matières vomies et les selles, c'est-à-dire tous les signes annonçant une érosion de tissus.

Quel est le traitement efficace dans ce cas ? Sans doute ce serait celui des ulcères en général si l'on pouvait y atteindre. Nous avons quelquefois essayé des pillules de nitrate d'argent ; malheureusement l'incertitude d'atteindre le siège oblige de renoncer à cette médication. Le plus simple, c'est de s'en tenir aux palliatifs, c'est-à-dire une bonne hygiène. On peut cependant diminuer les crises par l'emploi journalier de la codéine et de l'iodoforme : 2 ou 3 granules de chaque aux repas.

L'ulcère simple de l'estomac est plus fréquent qu'on ne le croit généralement. Chambers l'a rencontré dans la proportion de 2 0/0 sur un nombre donné d'autopsies ; mais ce chiffre peu élevé doit faire supposer, qu'il n'a pas été tenu compte d'ulcères cicatrisés. Gardner Habershon, H. Jones, ont trouvé la proportion de 3 1/2 0/0 ; Brinton et Jakson, 5 0/0 ; Dittrisch, 6 0/0 ; Willigk, de Prague, 8 1/2 0/0 ; Dahlerup, 13 0/0.

Ces différences de nombres prouvent qu'on ne saurait faire grand cas de la statistique dans une science où tout est individuel. Il est certain que les lésions de l'estomac dépendent de la manière de vivre, et qu'elles sont plus nombreuses dans les pays où l'on est intempérant que dans les pays où règne la sobriété. Sous ce rapport au Nord il se présente plus d'ulcères d'estomac qu'au Midi.

3° *Cancer de l'estomac.* — Le cancer de l'estomac puise sa source, tantôt dans un ulcère simple, tantôt dans un squirre. Le diagnostic est donc fort obscur au début. Les symptômes diathésiques ne se prononcent que fort tard, quand déjà il y a cachexie cancereuse.

Le cancer confirmé se décèle par des douleurs lancinantes. A la palpation, on constate que les tissus ambiants sont indurés. Plus tard, les matières vomies sont mêlées de sang décomposé. Les malades ont énormément maigri et présentent un teint parcheminé.

Beaucoup de médecins considèrent comme un cancer diffus de l'estomac ou *cancer en nappe*, l'induration des parois de l'estomac, que W. Brinton a décrite sous le nom de *cirrhose* ou *linite plastique*, et qui a été considéré par Andral, Trousseau et les auteurs du *Compendium de médecine pratique*, comme un des effets de la gastrite chronique. Les recherches microscopiques démontrent qu'il s'agit dans ces cas d'un tissu de nouvelle formation ou néoplasme de nature non cancéreuse.

Qui dit néoplasme dit une production peu consistante, sujette à se ramollir, à s'ulcérer et qui ainsi met les nerfs à nu et produit des douleurs fort vives, comme dans tout cancer. Ces douleurs sont constantes rongeantes; et il ne faut pas les confondre avec les douleurs lancinantes du squirre, dues à la pression exercée sur les filets nerveux, comme dans le cor-au-pied, par exemple; ces douleurs n'ont donc rien de spécifique.

Dans le cancer du cardia — avant l'ulcération — le malade éprouve une grande difficulté à la fin de l'ingurgitation. Quelquefois les aliments s'arrêtent au bas de l'œsophage, comme dans une espèce de jabot, et les vomissements ont lieu par régurgitation.

Dans le cancer du pylore — toujours avant l'ulcération — la difficulté se présente pendant la digestion stomacale, les aliments ne pouvant passer dans le duodénum au fur et à mesure de leur chylification. L'organe se trouve donc douloureusement distendu. Les vomissements, d'abord peu fréquents, augmentent à mesure que la distention du viscère fait des progrès; et on constate une tumeur plus ou moins considérable.

Le traitement du cancer de l'estomac ne saurait être que palliatif. Les malades se trouveront bien du lavage journalier avec le Sedlitz Chanteaud, et de l'emploi de quelques granules de cicutine, de codéïne et de quassine : 1 de chaque au moment des repas(¹).

4° *Maladies du pancréas.* — Le voisinage du pancréas avec l'estomac fait qu'on confond souvent les tumeurs ou dégénérescences de cet organe avec celle du premier. Nous devons donc entrer ici dans quelques considérations physiologico-pathologiques qui permettront au praticien d'asseoir son diagnostic.

(¹) On a été dans ces derniers temps jusqu'à réséquer les cancers de l'estomac, mais ces témérités — que nous nommerions « les bagatelles de la porte », si les conséquences n'en étaient mortelles, — doivent être répudiées par tout chirurgien consciencieux.

On sait que le pancréas est le système salivaire abdominal et que, sous ce rapport, ses usages sont les mêmes que ceux des glandes salivaires buccales. Nous n'avons donc pas à reproduire les expériences des physiologistes à cet égard. Le fluide pancréatique a des propriétés dissolvantes comme la salive, et il est probable que son office est surtout d'émulsionner la graisse et de favoriser ainsi la chylose.

Il faut ajouter à cette fonction celle de neutraliser l'acide de l'estomac. Le chyme, au moment de son entrée dans le duodénum, est acide, et cette acidité disparaît sous l'action combinée des sécrétions biliaire et pancréatique. Il se produit une double décomposition : celle de la bile et celle du chyme, qui, dépouillé de son acide, se trouve dans de bonnes conditions d'absorption pour produire le chyle.

Il résulte de ces actes physiologico-chimiques que lorsque le pancréas — par suite de maladie organique — cesse de sécréter son liquide à la fois délayant et neutralisateur, le chyme reste acide, et il se produit une dyspepsie intestinale acide, analogue à celle de l'estomac. Cette dyspepsie ne peut être corrigée que par le lavage intestinal avec le Sedlitz Chanteaud et l'emploi de l'arséniate de soude, afin de suppléer à l'insuffisance pancréatique.

5° *Maladies du foie.* — Ce que nous venons de dire des maladies du pancréas s'applique également à celles du foie. Cet organe se trouve relié d'une manière tellement intime à l'estomac qu'il est impossible que les affections de ces organes ne réagissent les unes sur les autres. C'est ce que Broussais avait parfaitement compris en admettant les inflammations *gastro-hépatiques*.

On sait que lorsqu'il existe des calculs biliaires, il y a des vomissements très tenaces qui occasionnent de vives douleurs auxmalades et qu'on ne calme que par l'hyosciamine et la strychnine, comme dans la gastralgie dyspeptique. Selon Trousseau, les douleurs ou élancements qu'on ressent dans le foie — sans aucun changement dans les dimensions de cet organe — sont dues, quatre-vingt-dix-neuf fois sur cent, à des calculs biliaires. La proportion est peut-être exagérée, car il faut également admettre les névralgies simples du foie, et ces névralgies ont le caractère des névralgies dyspeptiques. Andral, dans sa *Clinique*, rapporte l'histoire d'un malade chez qui le diagnostic resta indécis, bien que, selon toutes les probabilités, il ne fut atteint que de légères coliques hépatiques.

Quand ces coliques prennent un certain degré de violence, les malades se plaignent — au creux de l'estomac — d'une douleur ordinairement vive après le repas, durant quelques heures, et s'accompagnant de vomissements, d'abord alimentaires, puis muqueux. L'examen du foie fait voir que cet organe augmente de volume pendant la douleur, par une sorte de turgescence. Les accès douloureux sont habituellement suivis de perte d'appétit, d'un peu de fièvre et d'un peu de sensibilité à l'hypocondre droit. Il faut, dans ce cas, administrer l'aconitine, soit seule, soit associée à la strychnine et l'hyosciamine. Si la fièvre prend une marche rémittente ou intermittente, on aura receurs à l'hydro-ferro-cyanate de quinine.

Un caractère pathognomonique qui pourra mettre sur la voie les affections hépatiques, c'est leur propagation vers l'épaule droite, si elles occupent la surface supérieure de l'organe ; et vers la fosse iliaque du même côté, si c'est la surface inférieure.

6° *Affections de la rate.* — Ces affections sont généralement accompagnées de nausées ou de vomissements, et les mêmes distinctions doivent être faites que pour le foie. Les irradiations vers l'épaule gauche et vers le rein et la région inguinale du même côté mettront le praticien sur la voie. Il y aura, en outre, ce teint terreux propre aux maladies de la rate. Le traitement consistera également dans l'administration de la strychnine et de l'hyosciamine, afin de faire cesser les douleurs gastralgiques, les nausées et les vomissements. On aura soin de procéder préalablement au lavage de l'estomac par le Sedlitz Chanteaud,

7° *Affections du péritoine.* — Notons ici, tout d'abord, la péritonite nerveuse qu'on pourrait prendre pour une péritonite inflammatoire, tant il y a de ressemblance entre les symptômes. Nous en avons donné des exemples remarquables dans le chapitre *Maladies des femmes.* Ces péritonites ayant une forme d'accès, il faut les combattre par l'hydro-ferro-cyanate de quinine, s'il existe du hoquet et des vomissements.

Ces cas sont tellement tranchés qu'il est difficile de les confondre avec la dyspepsie. Il n'en est pas de même dans la péritonite chronique, dont les dérangements de l'estomac et des intestins sont les conséquences inséparables. Cependant on aura ici, comme point de repère, la douleur superficielle augmentée par le mouvement ou par la pression, l'impossibilité pour le malade de se redresser sans éprouver un tiraillement douloureux dans le ventre ou dans les aines, la présence d'un liquide dans la partie déclive de l'abdomen, et enfin les frottements pseudo-membraneux si marqués dans ces cas, au point que Dupuytren avait cru à l'existence d'hydatides.

La péritonite chronique est souvent l'indice de tubercules, soit dans le mésentère, soit dans les poumons. Il faut, dans ces cas, faire de larges embrocations d'huile de foie de morue, qu'on donnera également à l'intérieur, conjointement avec l'hyosciamine : 1 granule trois fois par jour avec une cuillerée à café d'huile. Il n'est pas nécessaire d'exagérer la dose de cette dernière, au point de produire des indigestions, comme cela arrive si fréquemment.

8° *Maladies des intestins.* — On comprend que tout dérangement ou lésion organique de l'intestin doit influer sur l'estomac, dont il est la continuation, tant anatomiquement que physiologiquement. En effet, c'est dans l'intestin grêle que s'effectue la chylose, et, dans le gros intestin, l'acte si important de la défécation. On peut dire que sous ce dernier rapport, il n'y a pas de source plus abondante de dyspepsie. C'est donc par là que nous devons commencer.

a) Constipation. — Elle est habituelle ou accidentelle. La première dépend en grande partie de la constitution et, par conséquent, n'a pas les mêmes conséquences pour tous les individus.

Les personnes chloro-anémiques ont les garde-robes rares à cause de l'étroitesse de leur canal intestinal. Les fèces se concrètent en petites boules noires ou scibala, comme des crottins de chèvre ou de mouton. La sécheresse et le spasme, sont donc ici les causes principales de la constipation, et il faut pour lever cette dernière, faire emploi d'un corps gras, l'huile de ricin par exemple, et de granules d'hyosciamine (2 à 3 par jour), en tenant compte des effets sur les yeux ou de la mydriase.

On a recommandé contre la constipation habituelle le podophyllin, mais évidemment on n'a pas tenu compte des causes individuelles que nous venons de signaler. Toutefois, afin de vaincre la paresse intestinale, on doit recourir à ce moyen, mais en l'associant à l'hyosciamine. Ainsi on peut faire prendre, le soir, 2 granules de podophyllin et 1 granule d'hyosciamine, et le matin le Sedlitz Chanteaud de la manière ordinaire.

La constipation accidentelle provient, le plus souvent, de la paresse de l'intestin ou sa trop grande distension, comme chez les forts mangeurs.

Ceux-ci feront bien de prendre le soir, 2 ou 3 granules de strychnine et, au matin, le Sedlitz Chanteaud. Ils éviteront ainsi le danger de l'apoplexie.

La constipation saturnine exige l'emploi de la strychnine et de l'hyosciamine, ainsi que nous en avons cité plus haut un exemple.

La constipation mécanique ne peut être levée qu'avec l'obstacle qui l'a produite. Si ce sont des boules fécales, il faut les ramollir par des lavements répétés on en faire l'extraction, si on peut les atteindre.

La constipation organique, due à un *miserere* ou iléus, avec étranglement interne, à un cancer, à une tumeur, exige un traitement chirurgical. Nous en parlons ici, parce qu'il arrive qu'on laisse périr misérablement les malades en ne faisant rien. Dans l'étranglement interne, tous les moyens antispasmodiques et antiphlogistiques étant restés sans effet, il faut faire la gastrotomie. Cette opération était autrefois assez fréquente : au moindre obstacle on ouvrait le ventre, et on réussissait le plus souvent, parce qu'on n'opérait point au dernier moment. Dans notre *Cours théorique et pratique de pathologie chirurgicale*, nous avons cité le fait d'une noble dame à laquelle son chirurgien pratiqua l'opération pour un cas d'iléus. Il amena l'intestin à lui jusqu'au nœud et le délia. Les anses intestinales sorties étaient plongées dans un bain de lait, afin d'empêcher l'action de l'air. La malade guérit et dans sa reconnaissance fit à son chirurgien une pension sa vie durant. C'est donc de cette manière qu'il faudrait se comporter dans des circonstances analogues. L'ouverture du péritoine peut se faire sans danger, et quant à l'obstacle, on est toujours sûr de le rencontrer.

Que s'il s'agit d'une coarctation organique, on pratiquera l'opération de l'anus artificiel, dans la région inguinale, en choisissant la partie de l'intestin grêle la plus dilatée.

Dans le cancer du rectum, ou de l'S du côlon, il faudrait pratiquer l'anus dans la région lombaire. Nous avons pratiqué deux fois cette opération avec succès.

L'art ne doit jamais rester inactif tant qu'il existe un espoir, quelque faible qu'il soit. Le malheur de la profession c'est le principe de la responsabilité médicale, avec lequel on laisse souvent mourir des malades qu'on aurait pu sauver par une heureuse témérité.

b) Diarrhée. — Il y a des diarrhées par irritation, c'est-à-dire dues à des entérites aiguës ou subaiguës, et qu'on arrêtera souvent par le Sedlitz

Chanteaud, parce que ce sont les matières âcres ou acides qui les entretiennent. Immédiatement après, on donne 1 ou 2 granules de chlorhydrate de morphine et d'hyosciamine, afin de dissiper le spasme douloureux.

La diarrhée colliquative est, le plus souvent, entretenue par la présence de tubercules : on comprend qu'on ne peut faire ici qu'une cure purement palliative. Les granules d'iodhydrate de morphine parviennent à enrayer momentanément les cours de ventre. — Quant au traitement général, nous l'avons indiqué à l'article *Phtisie*.

La diarrhée dite *crapuleuse*, s'observe après les excès. Il ne faut donc pas l'arrêter, ou plutôt on la fera cesser par le lavage de l'intestin avec le Sedlitz Chanteaud. — Pour remettre ensuite les fonctions digestives dans leur état normal, on donnera 2 ou 3 granules de quassine.

La diarrhée par atonie ou relâchement, exige l'emploi de l'arséniate de strychnine, soit seul, soit combiné à la morphine. Cette diarrhée constitue — à proprement parler — un catarrhe chronique de l'intestin. On ne saurait mieux comparer ce catarrhe qu'au coryza ; la mucosité est mince et souvent âcre, au point d'irriter l'anus et de produire l'effet d'un brûlant. Quand on le laisse marcher, la muquense devient granuleuse, et il se produit une véritable phtisie intestinale, avec amaigrissement considérable et un teint pâle d'un gris sale. Ce même mucus agissant à l'instar d'un ferment, donne lieu à des distensions gazeuses qui gênent la circulation et la respiration. Enfin des ulcérations folliculaires de la muqueuse rendent le mal invétéré.

Le traitement qui réussit le mieux dans ces cas, c'est le lavage journalier de l'intestin avec le Sedlitz Chanteaud, et puis après, la morphine, la strychnine et l'hyosciamine, afin de régulariser les mouvements péristaltiques de l'intestin. Le régime doit être idio-syncrasique, c'est-à-dire qu'il faut considérer ce que le malade digère. Il existe, sous ce rapport, les anomalies les plus bizarres : tel aliment est indigeste pour un malade, qui est parfaitement digeste pour un autre. Comme nous l'avons dit au commencement, il y a des personnes pour qui le lait doux est un purgatif.

Dans la diarrhée miasmatique, il ne faut jamais recourir aux constipants. Dans le choléra indien, la diarrhée compte généralement parmi les symptômes *prémonitoires*: or, prémonitoire veut dire avertir. M. Jules Guérin a donc été très mal avisé en disant que ces flux de ventre devaient être arrêtés aussitôt à leur apparition. La meilleure manière de faire droit au vœu de la nature, c'est de suivre le précepte d'Hippocrate: *Quò vergit natura eò ducenda ;* c'est-à-dire qu'il faut l'aider à éliminer les matières *peccantes* par le lavage intestinal, au moyen du Sedlitz Chanteaud. Mais ce lavage opéré, il faut faire cesser le mouvement désordonné de l'intestin par l'hyosciamine et la morphine ; quelquefois la strychnine : 1 granule de chaque toutes les heures.

Nous devons dire un mot des fièvres ataxiques et adynamiques. On sait que ces fièvres ont deux formes : la fièvre typhoïde et le typhus. Ce dernier est, à proprement parler, un exanthème aigu ; aussi se termine-t-il souvent par la mort, due à la décomposition du sang. Les diarrhées fétides, sanguinolentes, les hémorrhagies cutanées, les fuliginosités des lèvres, de la langue, une grande excitation nerveuse, le subdélire, la carpologie caractérisent cette fièvre, qui est accompagnée d'une élévation extraordinaire de la température animale (41, 42° c.) et une grande accélération et petitesse du pouls (Voir *Fièvres*).

Ce que le médecin doit surtout avoir en vue, c'est la dépression de la vitalité, mais tout en tenant compte du miasme typhique ; or, ce dernier est un véritable poison animal. Il faut donc favoriser l'élimination de ce miasme par l'exsudation intestinale et cutanée, au moyen du Sedlitz Chanteaud, qui a également pour effet de rafraîchir le sang, etc. Ce lavage journalier est nécessaire pendant toute la durée de la fièvre ; et on soutiendra la vitalité par la strychnine, l'aconitine, la vératrine, l'hydro-ferro-cyanate ou l'arséniate de quinine, l'arséniate de caféine, selon les symptômes. Ainsi l'arséniate de strychnine sera donné pendant toute la durée de la sidération nerveuse : 1 granule toutes les demi-heures ou tous les quarts d'heure ; — puis la température du corps s'étant élevée au-dessus de 37° c., on ajoutera à la strychnine, l'aconitine et la vératrine tant que le thermomètre monte : toutes les demi-heures 1 granule de chaque (trois par trois) jusqu'à ce que la chaleur soit redevenue à peu près normale. Quand la chaleur oscille entre 39° et 40° c., on donnera la quinine.

Ce traitement, institué avec vigueur, aura pour effet de couper la fièvre et de l'empêcher de parcourir ses septénaires.

Une foule de faits sont maintenant acquis à cette médication active, au lieu de l'expectation à laquelle quelques médecins allopathes se livrent parce qu'ils n'ont pas confiance dans les médicaments grossiers.

La fièvre typhoïde est plus lente ; c'est une espèce de typhus mitigé ; mais, par contre, quand on le laisse marcher, il produit l'hypertrophie et l'ulcération des glandes intestinales. Le traitement est le même que dans le typhus.

Avant de quitter le chapitre des maladies ataxiques et adynamiques, nous devons dire un mot du typphus nosocomial et surtout de celui en temps de guerre. Nous parlerons surtout du typhus de Crimée, si bien décrit par le docteur Baudens dans son livre : *La Guerre de Crimée.* Les événements qui se passent actuellement en Orient, donnent de l'actualité à ces considérations[1].

On avait observé et on connaissait depuis longtemps une maladie qui se développe spécialement parmi les populations agglomérées dans des enceintes fermées et soumises à l'action d'influences miasmatiques ; on l'appelait la *maladie des camps, des prisons, des vaisseaux, des hôpitaux, la fièvre de Hongrie, de Naples, le typhus contagieux de Mayence*, etc. On lui assignait comme principaux caractères, la stupeur avec délire, une éruption à la surface du corps, la faculté de se transmettre d'un individu affecté à nn individu sain et bien portant. Les apparitions que depuis trente années ce mal a faites dans le duché de Posen, à Reims, à Philadelphie, à Édimbourg, au bagne de Toulon et, en 1854, dans les prisons de Strasbourg avaient heureusement été trop rapides et trop restreintes pour permettre de bien saisir les différences qui le séparent de la fièvre typhoïde, si attentivement étudiée de nos jours. Le typhus de Crimée a résolu la question d'identité ou de non trop indentité de ces deux affections il n'est plus possible de les confondre, bien qu'elles aient plus d'un lien de parenté et une apparente communauté d'origine.

« On s'accorde généralement à reconnaître que le typhus a pour cause une intoxication miasmatique animale, résultant, soit d'une trop grande agglomération d'hommes renfermés, soit de la décomposition putride de détritus animaux ; en conséquence, cette maladie se déclare sur les vaisseaux dans les casernes, les camps, les prisons, les hôpitaux, les ambulances remplies de blessés, dont les plaies sont la source d'abondantes suppurations. Elle se montre dans les villes assiégées, dans certaines localités infectées par des cadavres d'animaux ou d'hommes laissés sans sépulture. Il y a cette différence entre les deux maladies, que la misère est la cause essentielle du typhus et qu'elle n'est guère qu'une cause accidentelle de la fièvre typhoïde. Deux médecins, MM. Lardy et Laval, ont été atteints du typhus, bien qu'ils

[1] Il s'agit de la guerre Turco-Russe qui a donné lieu à tant de décès.

eussent eu, quatre ou cinq années auparavant, la fièvre typhoïde. On a pu retrouver les traces de celle-ci dans les cicatrices d'ulcères intestinaux chez Lardy qui moins heureux que Laval, a succombé à sa maladie. C'est encore là une preuve de la non-identité du typhus et de la fièvre typhoïde.

La contagion, encore très contestable pour cette dernière affection ne l'est pas pour l'autre. On a vu — notamment dans le service de M. le médecin-major Lallemand — le typhus se propager de lit en lit dans les salles, et se transmettre par voisinage, donnant la mort à des malades qui n'avaient auparavant que de légères affections.

D'autres fois — comme dans l'ambulance de la 1re division du 3e corps — le typhus a atteint presque tout le personnel hospitalier : 15 médecins sur 16 ont été attaqués ; il n'est pas resté un seul infirmier valide. Le mot *contagion*, quand on l'emploie à propos du typhus, doit cependant être expliqué. Le typhus, né spontanément sous l'influence de certaines causes, ne se transmet pas par contact d'un malade à un individu sain, mais bien par infection, c'est-à-dire par l'air chargé de l'élément typhique. Le principe mortifère exhalé de la surface des malades ou des détritus animaux, infecte l'homme qui le respire, et une fois absorbé pendant un temps plus ou moins long, appelé *période d'incubation*, il prépare l'organisme à devenir malade.

Le typhus diffère sur un point de la plupart des maladies épidémiques telles que la variole, la scarlatine, la rougeole, la suette, le choléra, etc. Celles-ci tiennent à des conditions encore mal déterminées de l'atmosphère ; le médecin ne possède aucun moyen d'en empêcher l'invasion ; les causes du typhus, au contraire, sont connues, à tel point qu'on pourrait faire naître et cesser à volonté l'influence typhique.

Une autre différence à signaler entre le typhus et les maladies épidémiques ordinaires, c'est que celles-ci n'ont qu'une durée passagère, tandis que le typhus persiste et étend indéfiniment ses ravages, tant que, par de sages mesures, on ne s'en est pas rendu maître ».

Nous ferons ici quelques remarques. Comme le dit fort bien le docteur Baudens, le typhus est essentiellement une maladie de misère, de privations, de peines morales. Tant que l'homme est assez fort pour surmonter ces causes déprimantes, il n'en est pas atteint. Voila pourquoi, dans les guerres, les corps d'élite — qu'on ménage davantage que le commun des troupiers — en sont moins éprouvés. On peut en tirer la conclusion pratique, qu'en tonifiant fortement l'économie on la mettra hors d'atteinte du mal. Mais comment faut-il entendre ce mot tonifier ? Est-ce par une nourriture échauffante, l'eau-de-vie ? Les chefs de corps savent à quoi s'en tenir à cet égard, puisque ce sont généralement les hommes intempérants qui succombent les premiers. Cela tient aux fréquents dérangements intestinaux et aux dispepsies qui en sont la conséquence.

Au contraire, si on a soin de faire le lavage intestinal et de donner, après, l'arséniate de strychnine et l'aconitine, l'économie tonifiée résistera mieux au mal. Peu importe alors le régime alimentaire, pourvu qu'il soit suffisamment réparateur.

Dans la production du typhus, on parle de foyers externes de miasmes : mais il y a également des foyers internes. Il faut s'être trouvé à portée d'une agglomération de troupes pour se rendre compte des émanations infectes qui s'en dégagent. Un régiment en marche laisse une traînée miasmatique qui se fait sentir à grandes distances. Ce sont surtout ces miasmes internes qui produisent le typhus ; d'autant plus qu'ils sont plus concentrés par leur séjour prolongé dans le corps. L'individu commence ainsi par s'infecter lui-même avant d'infecter les autres.

Voyons maintenant la marche du mal. Nous laisserons encore parler le docteur Baudens.

Presque toujours le typhus débute par un frisson et par la période inflammatoire, qu'indiquent, outre un état catarrhal, plus ou moins prononcé des yeux, des fosses nasales et des bronches, une forte céphalalgie vertigineuse frontale, comme dans l'ivresse, et souvent un état saburral des voies digestives, un délire calme ou furieux. La peau, devenue brûlante, se couvre, après deux à trois jours, d'une sorte d'éruption qui n'a manqué que chez les sujets trop épuisés, et qui diffère essentiellement de celle de la fièvre typhoïde. Cette éruption se montre au tronc et aux membres, par groupes irréguliers de taches arrondies d'un rouge foncé, sans relief, moins grandes qu'une lentille, ne disparaissant pas par la pression, et qu'il n'était pas possible de confondre avec les taches de la fièvre typhoïde. La continuité de la fièvre, avec 100 ou 130 pulsations, a été souvent interrompue par un et, plus rarement, par deux paroxysmes, assez semblables à des accès de fièvre rémittente, et qui ont donné au typhus de Crimée un caractère particulier. Le ventre était souple, sans douleur, sans météorisme, sans ce gargouillement de la fosse iliaque droite, qui est le caractère propre de la fièvre typhoïde. La constipation a presque toujours remplacé le flux intestinal de la fièvre typhoïde quand la dysenterie n'existait pas déjà avant l'invasion du typhus. Après la période inflammatoire — qui durait cinq à six jours — survenait la période nerveuse, marquée par les phénomènes ataxiques et adynamiques ; et souvent par un mélange des deux sortes de phénomènes. La période nerveuse ne durait que quatre à cinq jours ; et elle était plus prononcée quand la convalescence devait être franche.

Il résulte de cette comparaison que le docteur Baudens fait entre le typhus et la fièvre typhoïde, que le premier est un exanthème aigu externe, et la seconde un exanthème subaigu interne. Malgré que le docteur Baudens ait déjà dit qu'il n'existe pas d'analogie entre le typhus et les fièvres éruptives, l'analogie est, au contraire, évidente, car tout dépend de la facilité, plus ou moins grande, avec laquelle se fait l'éruption. Toutefois, il faut admettre des ferments particuliers, puisque les éruptions présentent tant de différences. Mais ces éruptions empruntent leurs caractères, moins à leur forme qu'à leur fond. Ainsi on sait que les boutons d'ecthyma se produisent par des frictions de tartre stibié, et qui, cependant, malgré leur analogie avec les boutons de la variole, n'ont aucune virulence ou spécificité. De même, l'ecthyma syphilitique a sa spécificité propre.

Quoi qu'il en soit, on peut dire que c'est vers la peau qu'a lieu l'effort d'élimination dans le typhus ; et vers la muqueuse intestinale dans la fièvre typhoïde, notamment pour les glandes de Peyer et de Brunner — comme dans le typhus pour les glandes sudorifères. Il faut donc favoriser ce double effort, en dégageant le tégument muqueux par le Sedlitz Chanteaud, et la peau, par de fréquentes lotions vinaigrées.

Nous laissons le docteur Baudens achever sa description.

Le typhus traversait quelquefois les trois périodes avec une effrayante rapidité. La mort survenait souvent le troisième jour, même le deuxième ou le premier. Le typhus était alors réellement foudroyant. Rarement il persistait au delà du quinzième jour, à moins de complication : telles que des congestions organiques de l'une des trois cavités splanchniques : tête, poitrine et abdomen. Le retour à la santé avait presque toujours lieu dans les douze premiers jours. Le malade passait, tout à coup, de la mort à la vie ; le voile typhique de la face se soulevait et disparaissait ; le regard devenait franc et intelligent ; l'appétit se prononçait et devenait impérieux ; ses forces revenaient avec une grande rapidité. Toutefois l'intelligence conservait encore le stigmate du typhus — comme l'attestaient des rêves bruyants pendant la nuit et dans le jour, le délire sur quelques points, bien que le raisonnement fût juste sur le reste. Un affaiblissement de la vue et de l'ouïe, une perte plus ou moins complète de la mémoire persistaient encore assez longtemps. Toutefois on ne remarquait pas, comme dans la fièvre typhoïde, la chute des cheveux. Ces heureux changements étaient souvent précédés de saignements de nez, de sueurs, d'urines critiques et quelquefois d'inflammation des glandes parotides On le voit, la convalescence — qui est si lente et si difficile à diriger dans la fièvre typhoïde — marche rapidement dans le typhus.

Si nous venons de tant insister sur les affections typhiques, c'est à cause du *miasme humain*, et, par suite, la nécessité de tenir constamment le corps libre au moyen du Sedlitz, en même temps qu'on donnera les alcaloïdes défervescents et les sels antiseptiques : arséniates, phénates, salicylates, etc. (Nous renvoyons au chapitre *des fièvres*).

Dans tout ce que nous venons de dire, il n'est pas question de microbes, parce que cette *micromanie* passera comme tant d'autres.

IV

FAITS CLINIQUES

PREMIER FAIT. — *Dyspepsie suite d'une goutte vague.*

L'accès de goutte survint sans fièvre ; la douleur changeait constamment de place et se portait en un instant sur des organes éloignés. La crise fut incomplète : urines avec sédiment épais, rougeâtre ; sueur, peu abondante, pendant le sommeil.

Le malade se présente à moi le lendemain de la crise, avec une bouche sèche, une langue couverte d'un enduit blanchâtre sur les bords ; salive mousseuse, etc. Il accuse un goût amer, avec inappétence, somnolence, courbature.

Je prescris : quassine, 4 granules par jour ; pour boisson de la limonade au citron. Pour régime : le matin, à sept heures, du pain avec de l'eau ; à neuf heures, du lait coupé au tapioca ; à midi, du bouillon ; vers quatre heures, comme dernier repas, un petit-lait avec de l'orge perlée.

La région abdominale fut couverte d'une flanelle doublée d'une couche épaisse d'ouate. Le malade garda sa chambre bien chauffée et ventillée. Tous les deux jours, au matin, il prit une cuillerée d'huile de ricin. Tous les trois jours, un bain de siège d'une demi-heure.

Sous l'influence de ce traitement et de ce régime, la santé s'est remise en peu de temps.

Dr NACKERS, Moortseele (Belgique).

Remarques. — L'intérêt de l'observation qu'on vient de lire, consiste dans l'emploi de la quassine — médicament peu ou point employé jusque-là (1872), au point que Gubler nous disait qu'il n'existait point de quassine en France — et qui est appelé à rendre de grands services dans les affections abdominales par atonie. Or la dyspepsie dans ses différentes formes n'est que cela. On peut considérer comme telle, la goutte. En effet, il se produit alors dans l'estomac des acides abnormes, qui loin de favoriser la digestion, l'arrêtent (Voir *Goutte*).

Dans le cas que nous fournit le docteur Nackers, il s'est agi d'une goutte atone ; il a donc eu raison d'y opposer, de prime abord, la quassine qui, par ses effets, se rapproche des strychninées, sans en avoir la violence. On sait que la noix vomique a été préconisée dans ces cas.

La douleur qui changeait de place et se portait en un instant sur des organes éloignés, l'état des urines, ne laissaient aucun doute quant à l'existence de la diathèse goutteuse. Or, on sait que la goutte a pour effet d'azoter, outre mesure, les humeurs ; le foyer de la combustion, ce sont les reins ; de là, abondance dans les urines des urates, des phosphates, quelquefois des oxalates. Il faut voir là une altération profonde de l'hématose et de la nutrition en général, au point d'amener la consomption. Aussi cette dyspepsie produit l'anémie, l'amaigrissement, un affaiblissement musculaire progressif, une atonie nerveuse, etc., tous symptômes qui réclament l'emploi des strychninées et également de la quassine.

DEUXIÈME FAIT. — *Dyspepsie ancienne, gastrite, spasme stomacal. Erreur de diagnostic levée immédiatement par l'hyosciamine, comme pierre de touche.*

Le nommé Q..., maréchal à Hugleville-en-Caux, âgé de quarante-huit ans, est atteint, depuis deux ans, de dyspepsie, avec renvois acides, et régurgitations d'une certaine quantité d'aliments, une heure après le repas. Ce malade — comme tous les ouvriers qui travaillent le fer — abusait de spiritueux... J'ai employé l'émétique, les émétocathartiques, la magnésie, le bicarbonate de soude, puis l'eau de Vichy, la quassia amara, le quinquina, etc , mais rien n'a amélioré la situation.

Pensant avoir affaire à un cancer latent de l'estomac, je me contentai d'employer une médication plus ou moins banale, lorsque vos observations me sont parvenues. J'employai immédiatement l'hyosciamine : 1 granule, une heure avant chaque repas, trois par jour, et 6 d'arséniate de soude, 2 par 2.

Après huit jours de traitement, arrêt complet de vomissements ; l'hyosciamine fut alors supprimée et l'arséniate de soude continué. Depuis trois mois aucun nouvel accident ne s'est produit.

C'était donc bel et bien un spasme de l'estomac que je prenais pour un des symptômes du cancer à son début.

D^r Ch. Duchêne,
de Pavilly (Seine-Inférieure).

Remarques. — Le succès définitif obtenu par notre confrère, de Pavilly, s'explique par la manière complète dont le mal a été attaqué, c'est-à-dire par la *dominante*, ou l'arséniate de soude, et par la *variante*, l'hyosciamine. C'est en cela qu'on pèche souvent : c'est-à-dire de ne s'attacher qu'à un symptôme et non à tous. Remarquons, cependant, que si les craintes du confrère avaient été réelles, c'est-à-dire s'il avait eu affaire à un cancer débutant, il ne serait arrivé qu'à pallier le mal et non à le détruire.

Sous ce rapport il ne faut pas plus être exigeant avec la dosimétrie qu'avec l'allopathie. Dans le cas dont il s'agit, parce que les alcalins seuls n'ont pas eu d'effet, ce ne serait pas un motif de les condamner : ils étaient, au contraire, indiqués par l'acidité abnorme des sucs de l'estomac; mais cette acidité se rattachait à une irritation nerveuse que l'hyosciaminé a combattue avec efficacité. La gastrose — comme tout autre état pathologique *dynamique* — nous soulignons le mot, afin qu'on ne se méprenne pas sur notre pensée — n'est que l'exagération de l'état physiologique ou fonctionnel. Or, la faim, qui est une sensation purement nerveuse, a pour effet d'aiguiser les humeurs de l'estomac, et finirait par irriter l'organe et même par l'enflammer si on ne donnait satisfaction à cet impérieux besoin. Les aliments — même stimulants — apaisent cette excitation, que la diète, au contraire, aurait pour effet d'augmenter. Il en est de même des gastroses. Quand Broussais proclama la gastrite universelle, c'était, de sa part, une réaction contre les traitements par trop... allopathiques. On considérait la muqueuse intestinale comme un vaste champ de révulsion et l'on abusait des irritants. Il en était de même de la peau. Les pauvres malades étaient soumis à un martyre continuel et ne guérissaient pas, bien que le principe allopathique fût que, « pour guérir, il faut souffrir ». Une grande amélioration a été apportée, sous ce rapport, à la médecine, et la dosimétrie la complétera.

Troisième fait. — Dyspepsie mélancolique

Joannha..., Portugaise, appartenant à la bonne société, âgée d'environ vingt ans, d'un tempérament lymphatique, nerveux, constitution faible, mais déjà acclimatée au pays (Rio-de-Janeiro, Brésil).

Symptômes. — Digestion difficile; langue saburrale, âpre et sèche, nausées et parfois des vomissements ; douleur à l'épigastre et douleurs périodiques à la région du front ; accès de folie : insomnie, abattement général, palpitations, bruit sibilant au cœur. Exacerbations périodiques tous les deux ou trois jours.

Diagnostic. — Dyspepsie mélancolique.

Traitement. — Sedlitz Chanteaud, arséniate de strychnine, quassine, chlorhydrate de morphine, camphre monobromé, hyosciamine, arséniate et lactate de fer. Régime hygiénique et diététique. Éviter les salaisons, l'alimentation huileuse et féculente, les boissons alcooliques et aromatiques. Ne pas s'exposer à la pluie. Distractions, promenades et exercice. Actuellement cette dame — qui avait consulté différents spécialistes, en Angleterre, en France et en Portugal — se trouve dans un état tellement satisfaisant, qu'il y a plus de trois mois qu'elle n'a pas ressenti d'accès. Elle avait tellement souffert avant, qu'elle se considère comme tout à fait rétablie.

Dr José de Goes, à Rio-de-Janeiro.

Remarques. — La dyspepsie mélancolique est d'autant plus fâcheuse, que c'est souvent l'avant-signe de l'aliénation mentale. Sans doute il ne faut pas perdre de vue le moral du malade, mais le physique y est pour beaucoup.

Le docteur Goës ne dit pas comment il a distribué le traitement ; mais on comprend quel a été son but. Rafraîchir le sang, activer la digestion ; détendre le système nerveux, obvier à l'anémie, donner plus d'énergie au système musculaire, éviter tous les écarts hygiéniques, tel a été son but ; et il a parfaitement réussi.

Voici comment il faut coordonner la médication : 1° le matin, à jeun, le Sedlitz Chanteaud ; 2° aux repas, quassine, arséniate au lactate de fer, 3 granules de chaque, et 1 granule chlorhydrate de morphine ; 3° le soir, au coucher, strychnine (arséniate ou sulfate), camphre bromé, hyosciamine, 2 granules de chaque ensemble.

Quatrième fait. — Dyspepsie gastro-intestinale avec phénomènes cérébraux

Un jeune homme de quatorze ans, qui a eu, il y a six ans, une fièvre typhoïde, guérie sans tare actuelle, a toujours été maigre, mais alerte ; tempérament nerveux —

pas de diathèse — parents bien portants, nulle maladie organique. Depuis dix-sept mois, il souffre de désordres qui se dénombrent ainsi : maux de tête, à forme de migraines intenses, venant le soir, amenant un sommeil lourd. Au réveil, inappétence, nausées, vomissements qui durent vingt-quatre ou quarante-huit heures, pour faire place — trois, quatre ou cinq jours — à un calme relatif pendant lequel le malade peut prendre un peu de nourriture ; puis, après ce calme, nouvelles crises. Un point à signaler : les crises n'ont point des espaces intervallaires rigoureusement égaux ; elles sont capricieuses comme durée et fréquemment, depuis quelque temps, elles ont pris une marche croissante ; elles sont plus longues et les repos plus courts. Deux de nos confrères, jouissant d'une réputation légitime, ont vu successivement ce malade. Quel a été leur diagnostic et leurs moyens d'action ? Je l'ignore ; mais à en juger par le résultat, ils ont fait fausse route : leur intervention, loin d'enrayer le symptôme, lui a laissé prendre une allure de plus en plus menaçante. On me fit appeler en me disant que sans doute je ne ferais pas mieux que mes devanciers, mais qu'on voulait épuiser toutes les ressources de la médecine. Il y a treize jours de cela.

Outre ce que j'ai exposé plus haut, voici ce que je trouvai : Malade pâle, sans force, toujours assis dans la journée, mélancolique, répugnant au moindre exercice de corps ; pouls faible, à 80° ; température normale, grande impressionnabilité au froid, frileux en plein été ou transpirant au moindre effort, essoufflement facile. rien au cœur. Appétit nul depuis trois mois, après avoir atteint — l'hiver dernier — les proportions d'une boulimie véritable et sans profit pour les forces du malade, qui déclinaient de jour en jour. Langue fort peu saburrale, mais digestions pénibles, s'accompagnant de pesanteurs épigastriques, de congestions faciles et de tendance au sommeil. Vomissements muqueux et alimentaires; selles contenant des débris d'aliments reconnaissables ; urines au-dessous de la moyenne.

Je résume : migraines intenses, vomissements répétés tous les quatre ou cinq jours, le tout greffé sur un fond manifestement anémique, tel est le tableau que j'avais devant moi.

Voici le diagnostic que je portai : Dyspepsie gastro-intestinale, avec phénomènes cérébraux; accidents spasmodiques du côté de l'estomac, et anémie par vice de nutrition. J'insiste sur les termes de ce diagnostic, car c'est dans ses particularités mêmes, que j'ai trouvé la solution du problème, vos moyens aidant. Et en effet :

1° Aux phénomènes spasmodiques et douloureux j'opposai l'hyosciamine ;

2° A l'inertie fonctionnelle de l'estomac, la quassine et le laitage ;

3° A la déchéance générale, la brucine, comme *dynamophore*, suivant la belle expression de Gubler.

Prendre 3 granules, 1 de chaque, aux trois repas.

Quatre jours plus tard je revis mon malade ; il venait de régurgiter quelques gouttes de café au lait, mais n'avait plus ni migraines ni pesanteurs d'estomac, et il était plus alerte. Je le ramenai à l'observation rigoureuse de mon régime : c'est-à-dire au laitage, pris sans mélange et exclusivement. Au bout de huit jours — manquant de granules — le malade se trouvait tellement bien qu'il cessa d'en prendre et, de plus, se mit au régime commun.

Enchanté du résultat, je voulus le garantir contre toute rechute : je prescrivis 6 de mes granules par jour, 2 de chaque. Nous sommes aujourd'hui au treizième jour, et j'apprends que non seulement il n'a plus rien reparu des anciens symptômes, mais que le malade, qui, il y a douze jours, avait peine à se lever de sa chaise, a fait hier deux lieues portant son petit frère sur son dos ; qu'il mange d'un appétit admirable et se déclare maintenant parfaitement guéri. Malgré cela je ne le perds pas de vue et n'abandonnerai la cure alcaloïdique qu'à bon escient.

Dr BEUGNIES-CORBEAU.

Remarques. — Les allopathes crieront à l'exagération, peut-être à la fausseté du diagnostic, mais celui-ci n'a-t-il pas été confirmé par le résultat du traitement — ainsi que le disait Hippocrate ?

En l'absence de toute lésion organique, les fonctions dormaient ; il n'a fallu que les réveiller, mais non à la manière de l'ours de la fable.

CINQUIÈME FAIT. — Dyspepsie atonique.

Le malade est un soldat du bataillon d'Isabelle II ; il souffre depuis longtemps de la fièvre bilioso-gastrique propre à nos ports (Cuba), et qui a été traitée allopathiquement par l'abus des purgatifs Leroy. A ma première visite, je trouvai mon malade dans l'état suivant : pâleur ictérique et décoloration de toutes les muqueuses apparentes, langue saburrale, de couleur blanc-sale, selles fréquentes, liquides et lientériques. Par suite d'un pareil état le malade est cachectique. En présence de ce syndrome, je prescrivis de la pepsine en poudre : 25 centigrammes aux principaux repas, et 2 granules de sulfate de strychnine, après chaque repas, à une demi-heure d'intervalle, avec un régime diététique approprié. Au troisième jour du traitement, on pouvait considérer le malade comme guéri, puisque l'anorexie et les vomissements lientériques avaient disparu. La digestion se fait bien et on remarque une amélioration notable de l'état général.

Aujourd'hui, quinzième jour du traitement, l'individu, déjà nourri, paraît tout autre et ne ressent aucune espèce de malaise.

Dr BERNARDO PIRE (de Cuba).

SIXIÈME FAIT. — Diarrhée lientérique

Valentin Acosta, résidant à Ferrol, dont il est vicaire général, âgé de quarante-six ans, d'une constitution robuste et d'un tempérament sanguin. Pendant l'hiver de

1878-1879 (hiver très humide à Ferrol), il fut atteint d'un catarrhe intestinal, auquel
il ajouta peu d'importance. Ce catarrhe devint chronique ; une diarrhée abondante se
déclara, au point de produire jusqu'à vingt selles par jour. L'altération des fonctions
digestives était telle que rien ne pouvait le nourrir. Il arriva à un amaigrissement tel,
que, d'un homme robuste et relativement gros qu'il était, il ressemblait à un squelette,
couvert d'une peau rugueuse, manquant de force pour monter l'escalier de sa demeure.
Parmi les confrères qui l'avaient soigné, un bon ami me fit part de la gravité de son
état et de l'avantage qu'il aurait de changer de climat ; mais que dans son état actuel,
il lui était impossible d'entreprendre un long voyage ; cependant qu'avec un peu
d'amélioration il pourrait aller jusqu'à Madrid. Par suite de ces renseignements, je fis
venir le malade chez moi et crus voir un cadavre. La diarrhée continuait, et dans les
déjections on remarquait des parties d'aliments non digérés.

Je lui ordonnai de se couvrir bien chaudement le ventre, et prescrivis : arséniate
de strychnine, 4 à 6 granules par jour, et aux heures de repas principaux, 3 granules
de quassine. Pendant deux mois qu'il est resté à Madrid, il n'a suivi que le traitement
indiqué, et une alimentation réparatrice. Quand il partit pour Ferrol ses fonctions
digestives avaient repris leur état normal, la diarrhée avait complètement cessé et
le malade avait recouvré l'embonpoint et les forces qu'il avait avant sa maladie.

Dr JUAN ACOSTA,
Sous-inspecteur de première classe de la marine.

SEPTIÈME FAIT.

Jeune fille de vingt-quatre ans, prise subitement de dysenterie, coliques aiguës,
prostration, guérie en un jour et demi : 1° avec 4 granules sulfate de strychnine et
4 granules d'hyosciamine ; 2° 6 granules de digitaline et 6 de vératrine, les premiers,
2 de chaque, de demi-heure en demi-heure ; les seconds, 2 de chaque, d'heure en
heure.

Ce qui fait le mérite de cette observation, c'est que, connaissant cette malade
depuis quatre ans (névrosique, tuberculeuse (?), je n'ai jamais pu lui faire prendre
n'importe quelle préparation magistrale ordinaire. J'étais donc désarmé en me présentant. La dosimétrie a vaincu si facilement que je ne sais dire lequel a été le plus
étonné : de la malade ou de moi.

Dr NOEL, à Saint-Palmer-du-Sig.

HUITIÈME FAIT. — *Embarras gastrique ayant dissimulé une fièvre typhoïde.*

Mlle C..., seize ans, d'une bonne constitution, réglée depuis quatre ou cinq mois.
Le 7 novembre, malade depuis la veille : courbature, céphalalgie, douleur et plénitude
de l'estomac, bourdonnements d'oreilles, tintements, éblouissements, envies de vomir
(on croyait à une indigestion d'eau), fièvre intense — n'urine pas.

Hier, après un vomitif, peu d'effet. Ce matin, même état : pouls 116, température 39°5 ; épistaxis, douleur et gargouillement de la fosse iliaque droite ; un peu d'engorgement du foie, mais pas d'hypertrophie de la rate (fait capital d'après Monneret) ; prostration.

Traitement. — Sedlitz, lavements, aconitine, digitaline, strychnine, hydro-ferrocyanate de quinine pour les accès du soir (car elle en a eu).

Le 8, elle a pris 6 granules de chaque et se trouve beaucoup mieux ; a dormi toute la nuit ; moins de fièvre ; pouls 96 à 100 ; température 38° c. ; encore épistaxis ; pas d'engorgement de la rate ; apparition d'herpès au nez, aux lèvres et au menton, en même temps qu'un mieux sensible (phénomène critique des anciens) ; plus de courbature ni de céphalalgie ; urines assez belles, selles pas trop fétides (trois selles ce matin). Sedlitz ; continuer les granules toutes les heures ou toutes les deux heures seulement, d'après l'état de la malade.

Dimanche 9, beaucoup mieux, presque pas de fièvre ; pouls 80, température 38° c. ; langue jaune sur les côtés ; rouge au milieu, un peu sèche, peu de soif ; urine chargée blanche.

Les jours suivants, la malade va de mieux en mieux.

Dᵣ Bourdon, à Méru (Seine-et-Oise).

Remarques. —On voit qu'il y a là tous les symptômes de la fièvre typhoïde débutante, et qui se serait sans doute confirmée, si au lieu d'une médication active le docteur Bourdon s'était contenté de l'expectation. Le fait suivant, généralement emprunté au confrère de Méru, en est une nouvelle preuve.

Dᵣ B.

Neuvième fait. — *Fièvre typhoïde bilieuse très grave, promptement guérie par la dosimétrie.*

M. B..., trente-huit ans, cultivateur, tempérament bilioso-sanguin. Le 8 août, il était malade depuis deux jours, avec courbature, céphalalgie, douleur de ventre, vomissements, etc. Aujourd'hui, même état, avec étouffements, fièvre ; pouls 112 ; température 39° c. ; langue jaune, saburrale, teint ictérique de la face et des sclérotiques, urines rares, sédimenteuses ; barre dans le ventre, abattement.

Traitement. — Vomitif, lavement ; puis aconitine, digitaline, arséniate de strychnine, 1 granule de chaque toutes les demi-heures jusqu'à effet utile. Il en a pris 2 de chaque.

Le 9, même état ; toujours envies de vomir, ventre douloureux, engorgement du foie ; langue très jaune, tintements d'oreilles, éblouissements, fièvre très forte ; pouls 116, température 39°5 (il y avait eu accès de recrudescence le soir) ; urines toujours rares.

Traitement. — Sedlitz, une cuillerée à bouche dans trois verres d'eau, en une heure. Au coucher, digitaline, vératrine, strychnine (comme plus haut), jusqu'à chute de la fièvre et relèvement (il en a pris 12 de chaque des trois premiers, et 7 de strychnine); le soir hydro ferro-cyanate de quinine au moment de l'accès : 2 tous les trois quarts d'heure jusqu'à effet (10 sont pris); lavements émollients, cataplasme.

Le 10, il est plus mal; fièvre intense, pouls 120, température 40°c., etc.

Le 11, un peu de mieux; selles abondantes très jaunes et très fétides; toujours un peu d'envie de vomir; foie moins gros, ventre douloureux; gargouillement à droite; encore un peu d'épistaxis; moins d'abattement, de prostration, mais agitation; soif intense; pouls 112-116; température 39° c.

Traitement. — Sedlitz, aconitine, vératrine, digitaline : 8 à 10 de chaque dans la journée. Le soir, hydro-ferro-cyanate de quinine : 2 de quart d'heure en quart d'heure. Lavement.

Le 12, un peu mieux — ictère très marqué; fièvre idem; foie diminué; langue toujours très sale et jaune; urine plus copieuse; moins d'abattement; un peu d'agitation; peau brûlante; rien à la poitrine.

Traitement. — Sedlitz; grand bain tiède; aconitine, digitaline, árséniate de strychnine et de quinine : 6 à 7 granules, le jour; hydro-ferro-cyanate de quinine, le soir; lavement, cataplasme; eau rougie.

Le 13, encore un peu de mieux; détente; le bain a fait du bien; lavement; bouillon; eau rougie. Enfin les symptômes vont toujours en déclinant, surtout la fièvre diminue de plus en plus, ainsi que l'abattement et l'agitation. On continue seulement la strychnine, 3 à 4 granules; l'hydro-ferro-cyanate de quinine, le soir; même régime.

Le 16, apparaît un mieux marqué, une abondante éruption d'herpès nasal et labial; quelques taches rosées sur le ventre; la jaunisse diminue. Toujours le lavage intestinal. L'herpès devient de plus en plus confluent; augmentation du mieux. Le malade se lève. La jaunisse diminue.

Le 20, le malade entre franchement en convalescence; il se promène dans la cour, quoique faible. Toniques, quinquina; alimentation.

Remarques. — Voilà donc un exemple de cette fameuse gastro-hépato-entérite de Broussais, à caractère typhoïde, jugulée par la médication dosimétrique, sans sangsues ! La guérison eût été plus rapide si le docteur Bourdon — cédant aux idées reçues — n'avait pas eu recours aux vomitifs, qui n'ont fait qu'augmenter l'irritation de la muqueuse gastro-intestinale. Nous renvoyons aux *Maladies abdominales*.

Nous terminons ici le chapitre *des dyspepsies*. Les faits que nous venons de produire — dus à des médecins éloignés les uns des autres — suffiront pour rallier à la dosimétrie les médecins les moins imbus des errements de l'École. Quant aux autres, c'est affaire entre eux et leurs malades.

RÉSUMÉS APHORISTIQUES

I

MODIFICATEURS DOSIMÉTRIQUES

Pages 7-10

La dosimétrie n'admet pas les spécifiques, mais seulement des modificateurs physiologiques.

*
* *

Les médicaments dosimétriques agissent par catalyse et par conséquent ne laissent point de traces dans l'économie : il n'y a donc pas le mal du remède.

*
* *

Avec les médicaments dosimétriques il faut aller jusqu'à effet utile : calmer ou guérir.

II

ASSOCIATION DE DIVERS MÉDICAMENTS DOSIMÉTRIQUES

Pages 10-11

Les médicaments dosimétriques ont chacun leur action propre qui ne se confondent pas. Leur but est de rétablir l'équilibre physiologique.

III

DOMINANTE ET VARIANTE DE LA MÉDECINE DOSIMÉTRIQUE

Pages 12-14

La dominante vise les symptômes stables — la variante les symptômes intercurrents : les uns *directs*, les autres *reflexes*.

IV

POSOLOGIE DOSIMÉTRIQUE

Pages 14-17

En dosimétrie il n'y a ni *maxima* ni *minima*, mais une question de durée ou d'acuité de la maladie, selon le principe : « Aux maladies aiguës un traitement aigu — Aux maladies chroniques un traitement chronique ».

*
* *

Il faut également compter avec la susceptibilité des malades.

V

ACTION PHARMACO-DYNAMIQUE DES MÉDICAMENTS DOSIMÉTRIQUES

Pages 17-20

Les médicaments dosimétriques ne subissent aucune modification ou élaboration dans l'économie. Les uns agissent par catalyse physiologique, les autres par catalyse chimique : par conséquent, qualitativement et non quantitativement. C'est là-dessus que repose leur administration coup sur coup, sans qu'on ait à craindre les accumulations et les explosions.

VI

JUGULATION DES MALADIES AIGUES

Pages 20-29

La jugulation des maladies aiguës est en raison directe du temps de leur incubation — On ne jugulé donc pas une fièvre rémittente comme une fièvre intermittente. Son but est d'empêcher les complications.

VII

PHARMACIE DOSIMÉTRIQUE

Pages 33-51

La dosimétrie rejette les formules complexes : elle agit par les principes simples, sous forme de granules (sans autre excipient que le sucre de lait) solubles. L'étalon est le demi-milligramme, le milligramme et le centigramme.

VIII

MÉDICAMENTS DOSIMÉTRIQUES AU POINT DE VUE CLINIQUE

Pages 51-74

Les médicaments dosimétriques servent de pierre de touche dans le diagnostic des maladies. Le médecin dosimétriste peut ainsi régler son traitement, sans faire fausse route.

IX

MÉDICAMENTS EXTINCTEURS DU SANG

Pages 74-75

La dosimétrie rejette les produits de laboratoire, tels que les hydro-carbures, pour s'en tenir aux produits naturels ou alcaloïdes.

X

LA FIÈVRE

Pages 77-81

La fièvre est une paralysie du système nerveux vaso-moteur et réclame ainsi les excito-vitaux. La saignée n'est indiquée que lorsqu'il y a un obs-tacle physique à la circulation (pour donner de l'air au tonneau).

*
* *

Les causes qui déterminent la fièvre sont la plupart miasmatiques. On sait aujourd'hui que ce sont des germes vivants (ou microbes) contre lesquels agissent les fébrifuges : par destruction directe ou parasiticide, ou par l'intermédiaire de la vitalité.

XI

DES FIÈVRES EN PARTICULIER

Pages 82-179

a) Fièvre traumatique . — La fièvre traumatique est due à la pénétration des microbes par la plaie : de là, nécessité de la réunion immédiate et des pansements antiseptiques. Il faut également les alcaloïdes à l'intérieur, comme fébrifuges : la quinine, la strychnine, l'aconitine, la digitaline, etc.

*
* *

b) Fièvres miasmatiques. — Elles sont dues à l'absorption des agents miasmatiques ou microbes et exigent également l'emploi des fébrifuges.

*
* *

Les fièvres miasmatiques doivent être attaquées dans la période de depression vitale ou de froid, et dans la période de réaction ou de chaleur. La période de sueur constitue la détente et exige les analeptiques.

*
* *

c) *Fièvres intermittentes*. — Les fièvres intermittentes sont celles où les trois périodes ou stades sont le mieux indiqués et par conséquent où l'on peut le mieux appliquer la méthode deffervescente. C'est la durée et l'intensité du froid qui en détermine la gravité, comme dans le choléra indien. Elles exigent donc les réchauffants et les névrosthéniques. La période de chaleur est celle des complications : cérébrales, cardiaques, gastriques, etc., et veut les deffervescents.

*
* *

d) *Fièvres rémittentes*. — Ce sont celles où les périodes sont marquées par des oscillations de la température animale, lesquelles constituent ainsi une réaction impuissante ou hyposthénique de l'économie. Il faut donc relever les forces vitales par les névrosthéniques, ces fièvres procédant souvent par septénaires (Fièvres typhoïdes).

*
* *

e) *Fièvres exanthématiques*. — Elles sont caractérisées par des éruptions : plaques, boutons, vésicules, contenant les principes infectieux ou microbes. Ces fièvres, indépendamment des alcaloïdes deffervescents, exigent l'emploi de parasiticides, phénols, salicylates, sublimé, etc.

*
* *

f) *Fièvres putrides*. — Elles sont dues à la décomposition du sang par des principes virulents ou microbes : comme dans la fièvre jaune, le typhus noir, la peste d'Orient, et exigent l'emploi de antiputrides, tels que les acides minéraux, et les alcaloïdes deffervescents.

*
* *

g) *Fièvres diphthéritiques ou couenneuses*. — Elles sont caractérisées par des exsudations ou fausses membranes, qui obstruent les voies naturelles (angine, croup) et exigent les acides dilués (végétaux ou minéraux) et les parasiticides (tels que le sulfure de calcium, le tannin, etc.) en même temps que les alcaloïdes deffervescents.

**

h) *Fièvres virulentes.* — Elles sont dues à des virus ou microbes donnant lieu à une intoxication ou incubation plus ou moins prolongée, exemple : la fièvre des venins de certains insectes, mouches, reptiles, serpents à sonnettes, etc. qui tuent presque sur place, la réaction n'ayant pas eu le temps de se faire, et le venin de la rage, où la fièvre ne survient qu'au bout de quelque temps (90 et même 100 jours).

**

i) Les fièvres virulentes exigent l'emploi des névrosthéniques calmants, strychnine, hyosciamine, et des deffervescents : aconitine, digitaline.

FIÈVRE PUERPÉRALE

Pages 139-179.

Cette fièvre survient à la suite des couches par suite d'une infection antochtone (métrite) ou d'une contagion communiquée : soit médiate, soit immédiate. Elle exige l'emploi des antiseptiques et des alcaloïdes deffervescents.

XII

MALADIES DES FEMMES

Pages 181-215

Fœmina est quod est, propter uterum — c'est-à-dire que c'est entre la puberté et l'âge de retour que ces maladies sont les plus fréquentes.

**

TROUBLES DE LA MENSTRUATION

La menstruation est un fait d'ovulation, l'utérus se préparant ainsi à recevoir l'œuf, fécondé ou non. Chez les ovipares l'incubation se fait à l'extérieur. Chez les mammifères les époques sont déterminées par le rut ou la chaleur ; chez la femme, elles le sont par la menstruation. C'est donc à ces époques que la fécondation peut avoir lieu, l'ovule s'étant détaché de l'ovaire. On comprend aussi combien la menstruation influe sur le moral et le physique de la femme.

*
* *

a) Accidents sanguins. — L'art du médecin consiste à régulariser cette importante fonction par les hémopoïétiques s'il y a manque de sang ou anémie ; par les excitants dans l'aménorrhée — les antispasmodiques dans la dysménorrhée — les ferrugineux pour les pertes blanches — les déplétions sanguines dans le pléthore, etc.

*
* *

b) Accidents nerveux des organes génitaux externes. — Ce sont des hyperesthésies, telles que l'érytralgie, le vaginisme, la nymphomanie, qui portent le trouble dans le moral de la femme et qui sont du ressort de la médecine, quelques-uns même de la chirurgie.

*
* *

c) Maladies des organes sexuels externes. — Les organes sexuels externes de la femme sont d'autant plus importants à soigner qu'ils sont la porte de beaucoup d'infections. Ce ne sont pas seulement les maladies syphilitiques proprements dites, mais les irritations externes qui offrent quelquefois une grande virulence. Il n'est même pas dit qu'elles ne puissent dégénérer en infections générales, notamment la blennorrhagie.

*
* *

La femme est également sujette aux diathèses rhumatico-goutteuses ou autres : albuminuriques, glycosuriques, menopausiques, cancéreuses, etc.

XIII

CHIRURGIE FÉMININE

Pages 229-258

L'utérotomie et l'ovariotomie caractérisent la chirurgie féminine de nos jours et ses hardiesses, que de nombreux succès ont rendues classiques.

Certes, il y a eu des abus, mais quand on voit de malheureuses femmes, en proie à des souffrances continuelles, rien de plus légitime que de chercher à les en délivrer par une ablation totale des parties accessibles à l'instrument au lieu de ces déchiquetages, de ces raclages, de ces cautérisations qui ne font que prolonger son martyre. Le tout dépend d'un diagnostic précis.

*
* *

L'ouverture du ventre n'offre pas les dangers qu'on avait pensé, et le péritoine — comme la plupart des tissus séreux — n'est sensible que par l'inflammation. C'est donc à prévenir cette dernière qu'il faut s'appliquer. Les moyens antiseptiques sont ici pour beaucoup, mais il faut également les moyens internes ou deffervescents.

XIV

VÉSANIES FÉMININES

Pages 258-262

La délicatesse de l'organisation de la femme et l'énorme développement de son système nerveux expliquent ses maladies mentales. Il faut donc en faire, non un sujet de mise en scène, mais d'un traitement discret. On comprend qu'il s'agit des affections hystéro-épileptiques, magnétiques, hypnotiques, suggestives, dont nos modernes faiseurs se sont emparés à à l'abri d'un grand nom.

*
* *

Les maladies nerveuses de la femme exigent, avant tout, l'emploi des névrosthéniques, notamment la strychnine, l'aconitine, la digitaline. Les abus de la morphine la rendent morphinomane.

XV

MALADIE DES ENFANTS

Pages 263-335

On avait pensé que les maladies des enfants n'exigent que peu ou pas de traitement, s'en rapportant aux seules forces de la nature. Ça été une des causes de l'effrayante mortalité dans les premiers âges de la vie. Le vénérable Hufeland avait dit : « Pour les tout petits enfants peu, très peu font beaucoup. » Et on s'en tenait là.

*
* *

Chez l'enfant, plus que chez l'adulte il faut éviter les médicaments grossiers pour s'en tenir aux agents simples de la dosimétrie : brucine, strychnine (selon l'âge), aconitine, digitaline ; ces agents sont d'autant plus nécessaires que, chez l'enfant, la fièvre est prompte à naître.

*
* *

Le diagnostic chez l'enfant est plus objectif que subjectif. C'est ainsi que le médecin doit plutôt voir qu'interroger — *Oculus medici.*

*
* *

L'enfant, par cela même qu'il a une température propre plus élevée que l'adulte, est plus sujet à la fièvre que ce dernier. Cependant dans les premiers mois de son existence l'enfant ne fait que continuer la vie intra-utérine ; il est sous l'aile de la mère — comme les poussins sous la poule. — La fièvre n'a lieu que lorsqu'il commence sa vie propre.

* *

Les fièvres éruptives ne sont pas propres à l'enfant — ou ce qu'on nomme les *gourmes*. Ce sont de purs accidents, qu'on peut prévenir, diminuer ou juguler par les moyens de la dosimétrie.

* *

Parmi les affections infantiles il faut mettre en première ligne les affections exsudatives, diphthérie, croup, etc., l'enfant étant d'une constitution molle et, par conséquent, plus apte à contracter les germes morbides que l'adulte.

* *

Pour détruire ces germes — tant végétaux, qu'animaux — il faut des agents naturels qui en neutralisent l'effet — tels que les vaccins — ou des agents chimiques qui les tuent, tels que le sulfure de calcium.

* *

La découverte de Jenner a préparé celle de Pasteur; elles marqueront le commencement et la fin du xix° siècle.

* *

Les inflammations chez l'enfant ont une marche fort rapide, souvent insidieuse, et exigent la plus grande surveillance.

* *

Les émissions sanguines doivent être évitées chez l'enfant, à moins d'une nécessité absolue.

*
* *

C'est surtout à prévenir ou à faire tomber la fièvre qu'il faut s'attacher, et pour cela faire un emploi judicieux des alcaloïdes deffervescents.

*
* *

Les enfants sont fort sujets à l'albuminurie et à l'analbuminose pour peu qu'on affaiblisse leur sang par la diète ou des soustractions sanguines.

*
* *

Les affections nerveuses, chez l'enfant, tiennent autant de la paralysie que de la convulsion, il faut donc y opposer les névrosthéniques.

*
* *

Le tétanos infantile est dû à des causes externes, surtout le froid, — comme dans le Nord — ; comme dans le Midi, les fortes chaleurs.

*
* *

La nature équine du tétanos ne saurait être admise, pas plus que pour la variole. L'enfant est aussi loin du cheval qu'il est près de la vache.

*
* *

Il en est de même du spasme de la glotte, de l'éclampsie qui exigent l'emploi des alcaloïdes deffervescents.

*
* *

Il en est des diathèses chez les enfants comme d'un terrain mal préparé où s'introduit l'ivraie.

Ces diathèses doivent être combattues dès avant la naissance, par les moyens dosimétriques reconstituants — comme l'assolement.

*
* *

La syphilis chez l'enfant présente, en général, la forme molle et exige l'emploi des iodures mercuriels.

*
* *

L'enfant n'est pas à l'abri du cancer qui, chez lui, présente la forme fongeuse et encéphaloïde, et exige sa destruction par les caustiques ou le thermo-cautère.

*
* *

Les *vieni-materni* seront détruits par la vaccination, à la naissance de l'enfant.

XVI

CHIRURGIE INFANTILE

Page 335

La trachéotomie ne doit pas être pratiquée *in extremis,* mais quand il y a menace d'asphyxie. L'opération se fera dans la fossette sus-sternale, en évitant le lacis veineux; et on se servira du bouton double, au lieu de la canule, qui irrite la muqueuse et expose à de fausses routes.

*
* *

On préparera l'enfant en lui faisant prendre, toutes les 10 minutes, 1 granule brucine, 1 granule aconitine et 1 granule digitaline, dans un peu de vin de liqueur.

*
* *

Le croup d'emblée est plus lent que le croup par extension ; on aura donc le temps d'agir. D'ailleurs il s'agit plutôt d'une sidération nerveuse.

*
* *

Les autoplasties buccales et anales doivent se faire au moyen d'un bourrelet muqueux, par renversement.

*
* *

L'opération du bec-de-lièvre doit se faire aussi rapprochée possible de la naissance ; dans le bec-de-lièvre double on respectera le mamelon médian et l'os intermaxillaire.

*
* *

Dans l'intussusception intestinale l'insufflation devra toujours se pratiquer avant la gastro-entérotomie.

*
* *

Dans le phymosis il faut pratiquer la circoncision afin d'éviter l'incontinence d'urine par régurgitation.

*
* *

L'hypospadias au 1er et au 2e degré est curable.

*
* *

Dans l'hypospadias au 3e degré, chez l'enfant mâle, on pourrait tenter la formation d'une fistule uréthro-rectale s'ouvrant au-dessus du sphincter.

*
* *

Le spina bifida ou hydrorachis, est rarement curable.

*
* *

Les tumeurs abdominales chez l'enfant sont de nature strumeuse et exigent l'emploi de l'iode et de l'iodure de potassium, *intus* et *extra*.

*
* *

Le rachitisme exige de bonne heure l'emploi des moyens orthopédiques par extension ou suspension.

Quand l'enfant commencera à marcher on luidonnera des tuteurs mécaniques. et, à l'intérieur, les hypophosphites de chaux et de strychnine.

XVII

HYGIÈNE INFANTILE

Pages 345-353

Le premier lait de la mère ou colostrum est le purgatif naturel du nouveau-né.

*
* *

Il faut à l'enfant le sein maternel, même en cas de diathèses, tuberculeuses, syphilitiques ou autres. On fera alors le traitement de la mère et de l'enfant par les médicaments appropriés à la nature de la diathèse existánte.

*
* *

L'élevage au biberon ne convient qu'aux enfants forts.

*
* *

Le lait de vache est le seul qui convienne et doit être assaisonné de sel, pour lui enlever sa douceur.

*
* *

L'enfant qui prend le sein doit être baigné matin et soir, dans une eau légèrement alcaline, afin d'empêcher les éruptions.

*
* *

L'alimentation solide de l'enfant doit être réglée d'après la dentition : des bouillies végéto-animales, qu'on épaissira à mesure, jusqu'à ce qu'il puisse mâcher l'aliment solide.

*
* *

On fera bien de mêler aux aliments demi-liquides quelques grammes d'hypophosphite de chaux pour favoriser l'ostéogenèse.

*
* *

Il existe contre le sel commun, pour l'enfant, un préjugé qui n'est pas légitime ; ce sont plutôt les substances sucrées qu'il faut éviter de lui donner parce qu'elles s'acidifient, n'étant pas complètement brûlées dans l'économie infantile.

*
* *

Il faut à l'enfant — comme à la jeune plante — de l'air. Si ses forces tardent à se développer, on y aidera par la brucine ajoutée à l'hypophosphite de chaux : 1 granule p. 2.

*
* *

L'éducation gymnastique de l'enfant doit commencer de bonne heure — on l'habituera à une vie dure, plutôt qu'à la mollesse.

*
* *

Il faut que l'éducation intellectuelle marche de pair avec l'éducation physique. L'exercice de la pensée est la gymnastique du cerveau.

XVIII

PHTISIE

Page 360-403

La phtisie est une maladie de consomption qui peut être arrêtée à son origine.

*
* *

Il n'y a pas, à proprement parler, de vaccin ou remèdes antiphtisiques. C'est la constitution qu'il faut amender — comme un champ — par un bon assolement.

*
* *

La phtisie est une misère physiologique ; ses causes sont physiques, morales ou sociales.

*
* *

Le tubercule est l'ivraie du corps animal. Il est formé par une cellule à un ou plusieurs noyaux, et un produit de sécrétion propre au *proto-plasme*.

*
* *

On peut admettre que ce sont des leucocythes ou globules blancs du sang. De là, l'antagonisme entre les constitutions lymphatiques et les constitutions sanguines.

*
* *

Les tubercules se sèment dans les tissus et y évoluent pour se transformer sur place.

*
* *

Leur présence dans le poumon donne lieu à des symptômes d'irritation, ou période initiale.

*
* *

Le tubercule subit la transformation calcaire ou caséeuse.

*
* *

Dans le premier cas, après une période d'évolution plus ou moins longue, il est rejeté par expectoration ; dans le second, par abcédation, laissant des cavernes à la suite.

*
* *

Les cavernes pyogéniques donnent lieu à la fièvre secondaire ou de consomption.

*
* *

La phtisie confirmée se reconnaît à ses signes physiques d'auscultation et de percussion.

*
* *

Le traitement de la phtisie doit être, à la fois, hygiénique et thérapeutique.

*
* *

Il doit avoir principalement pour but d'augmenter la crase sanguine ou la prédominance des globules rouges sur les globules blancs.

*
* *

Il faut donc pourvoir à un bon assolement par les agents reconstituants tels que l'arsenic, les sels iodés, les phosphates, les ferrugineux, etc., — les excitants vitaux ou alcaloïdes — les antiseptiques pour empêcher l'in-fection et la transmission de la maladie par contagion indirecte ou viciation du sang des personnes en rapport avec le phtisique.

XIX

LA GOUTTE ET LE RHUMATISME

Pages 405-437

La goutte est le salpêtrage du corps, dû à un excès d'urée incomplète-ment brûlé, et à la formation d'urates.

*
* *

Son siège d'élection est dans les articulations, d'où il est dangereux de la répercuter. Il faut donc l'éliminer insensiblement par les émonctoires naturels.

*
* *

Ce qu'il faut empêcher, ce sont les complications internes de la goutte c'est-à-dire que le mouvement fluxionnaire ne se porte sur des organes nobles : l'estomac, le cœur, le cerveau ; pour cela, il faut tenir les émonc-toires libres et modérer les accès par les alcaloïdes deffervescents.

*
* *

Il faut éviter surtout les dérivations sur les reins et, par conséquent, laisser là les prétendus spécifiques de la goutte par les diurétiques violents, qui finissent par produire la néphrite albumineuse.

* *

Le régime des goutteux doit être essentiellement hygiénique, quant aux *circumfusa, applicata, ingesta,* tout en étant réparateur. La thérapeutique doit ici venir en aide à l'hygiène, tels que le Sedlitz Chanteaud le matin, et le soir strychnine, aconitine, digitaline ; en même temps qu'on activera les fonctions digestives par la quassine, l'arséniate de soude et la caféine comme antidéperditeur.

* *

Le traitement de la goutte, quant aux accès, consistera surtout dans l'emploi des alcaloïdes deffervescents et antipériodiques, c'est-à-dire combattre la fièvre goutteuse et ramener la sécrétion rénale à ses conditions normales

* *

Il en est de même des complications de la goutte.

* *

Le rhumatisme goutteux procède par accès, mais pas réguliers comme ceux de la goutte — il est surtout déterminé par le froid humide.

* *

Le rhumatisme goutteux n'est pas héréditaire , ce sont plutôt des acquisitions personnelles.

* *

Le traitement, dans la forme aiguë, doit consister dans l'emploi des alcaloïdes deffervescents et antipériodiques. La forme chronique exige l'administration des alcalins, tant dietétiques que thérapeutiques, surtout les eaux thermales à base alcaline.

MALADIES DE POITRINE

Page 439

Pleuro-pneumonie. — La pleuro-pneumonie présente deux formes : douloureuse et non douloureuse. Dans la première, c'est surtout à la périphérie des poumons que gît l'inflammation, laquelle s'étend à la paroi thoracique. C'est la pleuro-dynie proprement dite.

*
* *

La pneumonie s'entend surtout de l'engouement pulmonaire.

*
* *

La pleuro-pneumonie exige l'immobilisation du thorax. Dans la pneumonie il faut, au contraire, laisser le plus d'ampleur possible à la cage thoracique.

*
* *

Dans la pleuro-pneumonie ce sont plutôt les révulsifs qui sont indiqués. Dans la pneumonie il faut les petites saignées répétées afin de « donner de l'air au tonneau », c'est-à-dire rétablir le cours de l'air et du sang.

*
* *

Le tartre émétique à hautes doses augmente la dépression générale et la paralysie des poumons. Il faut donc avoir recours aux alcaloïdes deffervescents.

*
* *

La strychnine est nécessaire d'emblée afin de soutenir les forces respiratoires. Le régime doit être analeptique, et on aura soin de tenir le corps libre.

*
* *

Dans la pneumonie du vieillard, la strychnine est surtout indiquée avec l'aconitine, la digitaline, la vératrine, afin de prévenir la paralysie des poumons et d'avoir raison de la fièvre.

PNEUMONIE CATARRHALE DES ENFANTS ET SON TRAITEMENT DOSIMÉTRIQUE

Pages 465-467-469

La pneumonie catarrhale des enfants est alvéolaire et doit être traitée dosimétriquement.

*
* *

Il en est de même de la grippe infantile, qui exige l'emploi de la brucine et de l'hydro-ferro-cyanate de quinine.

MALADIES DU CŒUR

Pages 471-516

La grande mortalité par suite des maladies du cœur provient de ce qu'elles ne sont pas traitées dosimétriquement, au début, par la strychnine et la digitaline.

*
* *

L'emploi de la digitale dans les maladies chroniques du cœur est un danger. « La digitale a tué plus de malades qu'elle n'en a guéris (Prof. Peter, Soc. de méd. de Paris, 22 août 1874).

*
* *

La dégénérescence graisseuse du cœur est un processus passif (Virchow) auquel il faut opposer les excitants vitaux.

*
* *

Il ne faut pas confondre les maladies organiques du cœur avec la chloro-anémie, bien que chacune d'elles réclame le traitement tonique.

*
* *

La plupart des maladies chroniques du cœur puisent leur source dans une névrose de cet organe ou cardiopathie.

*
* *

Dans la période ultime des maladies du cœur la mort est l'effet, non de la lésion locale, mais de l'asthènie générale, à laquelle il faut opposer les toniques généraux : surtout l'arséniate de strychnine, l'acide phosphorique, et même le phosphore chez les alcooliques. De là l'utilité de l'hypophosphite de strychnine.

*
* *

Les maladies du cœur marchent de pair avec la congestion et l'emphysème pulmonaires, et exigent l'emploi des toniques.

*
* *

La maladie de Bright accompagne la cachexie cardiaque.

*
* *

Les lésions de la moelle épinière coïncident souvent avec l'hypertrophie du cœur (Olivier d'Angers). Il faut, dans ce cas, associer la strychnine aux calmants spéciaux, tels que la cicutine, le camphre monobromé.

MALADIES ABDOMINALES

Pages 517-556

La gastrite se localise d'après les couches histologiques de l'estomac.

*
* *

La gastrite n'exige pas l'emploi exclusif des sangsues et des émollients. La diète trop prolongée peut l'entretenir.

*
* *

La gastro-entérite exige le lavage du tube digestif (Sel Chanteaud) afin d'enlever les ferments hétérauchtones ou autochtones; on calmera ensuite les douleurs nerveuses ou coliques par les alcaloïdes deffervescents (choléra indien).

*
* *

Le foie est l'usine organique où se fabriquent les globules rouges du sang ; ses maladies entraînent donc fatalement des altérations de nutrition.

*
* *

L'hépatite exige l'emploi de la strychnine, de la caféine et des alcalins en cas d'obstruction.

*
* *

La lithiase hépatique sera levée par l'hyosciamine combinée aux huileux (huile de ricin, d'olive).

*
* *

La chirurgie ne doit intervenir que dans les cas extrêmes.

*
* *

La rate est, à la fois, le diverticulum de l'estomac et l'auxiliaire du foie. Son hypertrophie donne lieu à la leucémie et à l'hydropisie, et exige l'emploi de la strychnine combinée aux diurétiques : colchicine, scillitine, l'hydro-ferro-cyanate de quinine, comme anti diathésiques, dans les cas d'impaludisme.

*
* *

Le pancréas, dans l'acte de la digestion, sert à l'élaboration de la graisse. Ses maladies donnent lieu aux diarrhées graisseuses ou pseudochyleuses.

*
* *

L'entérite jéjunale et iléale donne lieu à des acides abnormes et au *miserere* qu'on calmera par l'emploi combiné de la strychnine et de l'hyosciamine (colique des peintres).

MALADIES DIATHÉSIQUES

Pages 557-592.

Les diathèses doivent être traitées vitalement. Les modificateurs chimiques ou iatro-chimiques viendront en sous-ordre quand les troubles physiologiques auront été dissipés.

*
* *

La goutte exige l'emploi des calmants généraux : strychnine, aconitine, digitaline, etc.

*
* *

Le régime alcalin poussé à l'excès, ne va pas aux goutteux parce qu'il est trop relâchant, leur régime doit être, à la fois, hygiénique et thérapeutique.

*
* *

Le rhumatisme goutteux est acide de sa nature et doit être traité comme son congénère.

*
* *

Les diathèses athéromateuse, caséuse, tuberculeuse exigent l'emploi des excitants et un régime salin.

*
* *

La sclérose est le cor (*sic*) des organes internes. Quand le point où elle existe est nettement déterminé et accessible, on peut en tenter l'extirpation, comme dans l'épilepsie ; hors de là, il faut insister sur le traitement interne par les toniques calmants.

*
* *

Les bromures et iodures ne font qu'augmenter le relâchement des tissus.

*
* *

La cancérose est une pseudo-morphose ou dégénérescence de cellules primitives, à laquelle il faut parer par les arséniates.

*
* *

La syphilose est une viciation du sang par le virus syphilitique, où les microbes semblent jouer un rôle important mais secondaire, et que les sels mercuriaux ont pour effet de détruire, tout en rétablissant la nutrition normale.

*
* *

Le mercure produit autant de prétendues syphiloses que la syphilis elle même ; il faut donc l'administrer avec prudence et modération, sous forme d'iodure (proto et deuto).

*
* *

Les dartroses sont dans le même cas — sauf le virus — et exigent l'emploi des deffervescents et des reconstituants.

MALADIES CÉRÉBRO-SPINALES

Pages 593-621

La méningite (hydro-céphalie aiguë) exige l'emploi des narcotiques, notamment le chlorhydrate de morphine et les deffervescents : brucine, strychnine, digitaline, aconitine, etc.

*
* *

La méningite spinale demande plutôt les arséniates, la caféine, la cicutine, le camphre mono-bromé.

*
* *

La pilocarpine (nitrate de) est indiquée dans les méningites en tant qu'excitant périphérique.

*
* *

L'apoplexie doit être traitée d'après les causes, et d'après l'état des individus.

*
* *

La saignée, quand elle est indiquée par l'état de pléthore ou de turgescence vasculaire, doit être dérivative, de préférence au pied ; et on soutiendra les forces du malade par les excito-moteurs.

*
* *

La fièvre apoplectique exige l'emploi de la quinine.

*
* *

L'apoplexie nerveuse réclame l'emploi des antispasmodiques, notamment le valérianate d'atropine.

*
* *

La paralysie essentielle ou idiopathique exige les mêmes moyens que l'apoplexie nerveuse.

*
* *

L'alcool, même dilué sous forme de grog, s'infiltre dans les tissus et leur fait subir la dégénérescence graisseuse ; on parera à ses effets par la strychnine et un régime tonique.

*
* *

Le délire nerveux sera calmé par la digitaline et l'hyosciamine, et le tremblement, par la strychnine, principalement l'hypophosphite.

MALADIES DES VOIES URINAIRES

Pages 625-665

Les troubles fonctionnels sont ici vitaux et chimiques, et exigent un double traitement : les agents vitaux pour relever la fonction, et les agents chimiques comme modificateurs des urines.

*
* *

On comprend que ceux-ci ne sauraient s'abstraire de ceux-là : la strychnine, la digitaline, la colchicine, etc., en tant que les premiers, les benzoates de soude, de lithine, en tant que seconds, doivent faire la base du traitement.

*
* *

L'asepsie urinaire doit se faire par les phénates et, en cas de fièvre, par les alcaloïdes deffervescents.

*
* *

La glycosurie ou diabète exige l'emploi des névro-sthéniques.

****

L'albuminurie demande un traitement tonique et reconstituant, dont les laitages feront la base.

****

On stimulera en même temps l'économie par les névro-sthéniques.

SYMPTOMES RELATIFS AUX ORGANES URINAIRES

Les néphrodinies — néphralgies ou coliques rénales — seront calmées par la strychnine et l'hyosciamine.

****

La néphrite granuleuse ou mal de Bright, réclame l'emploi des névro-sthéniques.

SYMPTOMES DE LA VESSIE

Ils seront calmés par les mêmes moyens que la néphrite, dont ils sont une conséquence.

****

Il en est de même des symptômes de l'urèthre.

CHIRURGIE RÉNALE

Les reins étant accessibles à l'instrument, il faut pratiquer les opérations que leur état réclame : redressements, néphrotomies, néphro-ectomies, extirpation, etc.

****

Il en est de même des opérations sur les vessie et urèthre.

****

UROLOGIE

Pages 667-699.

Urologie indique l'état de la nutrition générale et ne doit pas être confondue avec l'uroscopie dont le charlatanisme s'est emparé.

*
* *

Dans les maladies fébriles aiguës les urines sont foncées, sans dépôt; elles deviennent hypostatiques à la fin. Elles renseignent ainsi sur la marche de la maladie.

*
* *

L'albuminurie se rattache à une grande dépression vitale et exige l'emploi des névrosthéniques : strychnine, aconitine, digitaline.

*
* *

Dans le diabète les urines restent claires et pâles, et leur poids spécifique est notablement augmenté. Il faut relever les forces digestives et respiratoires par les névrosthéniques et les ferrugineux afin de rétablir l'hématosine ou la matière colorante du sang.

*
* *

Le régime des diabétiques doit être mixte : végétal et animal.

*
* *

La fibrine dans les urines, s'observe dans l'hématurie et la diphtérie sous forme de plasma amorphe ou de cylindres fibrillaires, et indique une tendance aux exsudats. Elle exige l'emploi des alcalins.

*
* *

L'urée est le dernier terme de la métamorphose regressive des éléments azotés de l'économie et exige un régime azoté, ainsi que l'emploi des névrosthéniques.

*
* *

L'urée, en tant qu'altérant du sang, donne lieu à l'anémie et l'œdème du cerveau. Il faut dans ce cas les diurétiques névrosthéniques : strychnine, digitaline, et les reconstituants.

*
* *

Les matières colorantes de l'urine procèdent de l'hématosine : leur excès indique un appauvrissement du sang. Elles exigent l'emploi des ferrugineux, notamment l'arséniate de fer.

*
* *

Les urines acides indiquent une combustion incomplète des matériaux organiques ou déchets de la nutrition, tels que les acides lactique, hippurique, oxalique, et une tendance à la lithiase urinaire ; le régime doit être plutôt végétal, à cause des bi-carbonates terreux, de chaux surtout.

*
* *

Les urines alcalines au moment de leur émission ou peu de temps après, indiquent un état ataxique ou auto-empoisonnement qui exige un régime animal : bouillons, consommés, laitages, etc, conjointement avec les névro-sthéniques.

*
* *

Dans les affections leucocythémiques l'absence de chlore dans les urines est un signe néfaste. De là, nécessité d'un régime salin.

*
* *

Dans le typhus, la disparition du chlore est subordonnée aux excrétions intestinales. Quand il reparaît c'est un signe de convalescence.

*
* *

Dans les maladies aiguës, la diminution des phosphates alcalins dans les urines coïncide avec la période d'aggravation (pneumonie, etc.) ; leur réapparition est un signe précurseur de la convalescence. De là, l'utilité des phosphates et des hypophosphites, notamment l'hypophosphite de strychnine, qui se dédouble dans l'économie.

*
* *

Les phosphates terreux sont très abondants dans l'urine des rhumatisants (Bouillaud).

*
* *

Dans les affections chroniques en général, particulièrement des reins, de la moelle épinière et les névroses, la quantité de phosphates est au-dessous de la moyenne physiologique. De là, l'importance d'un traitement phosphaté.

*
* *

L'assolement animal doit se faire comme l'assolement végétal; c'est-à-dire restituer à l'économie les principes qui lui manquent : dans les maladies de consomption, la phtisie, par exemple, où il faut recourir aux sels minéraux, notamment aux arséniates ; on ne négligera pas cependant les agents vitaux tels que les alcaloïdes.

*
* *

Les agents reconstitutifs doivent se combiner avec l'alimentation.

*
* *

Le sel commun ou chlorure de sodium est indispensable à la nutrition et doit entrer dans le régime des malades, plutôt que les aliments fades.

*
* *

L'urologie c'est l'humorisme des anciens, plus la science moderne.

*
* *

La plupart de ces maladies sont dues à un défaut de dépuration du sang.

*
* *

Les reins sont les filtres du corps, laissant passer plus ou moins complètement, les produits de la métamorphose regressive des tissus.

*
* *

La densité des urines doit se constater à l'uromètre.

*
* *

Les pertes organiques (albumine — sucre) sont caractérisées par une grande prostration vitale qui exige l'emploi des névrosthéniques et un régime fortifiant.

*
* *

Les matières extractives des urines indiquent l'état du sang.

*
* *

Les pertes d'urée sont le dernier terme de la métamorphose regressive des éléments azotés de l'économie et exigent un régime tonique. Elles sont aux reins ce que les pertes de phosphore sont aux organes génitaux.

*
* *

Le chlorure de sodium (sel commun) dans les urines, est un signe de santé : de là, la nécessité du sel dans le régime.

*
* *

Dans les affections leucocythémiques l'absence de chlore dans les urines est un signe néfaste.

*
* *

Les phosphates terreux et alcalins surabondants dans les urines indiquent un vice de nutrition, comme dans le rachitisme, l'osséomalacie.

*
* *

Le passage des matières médicamenteuses dans les urines est plus ou moins rapide d'après leur solubilité et leur volatilité.

*
* *

Le courant de ces matières peut entraîner les matières ou substances insolubles, tels que l'iodure de potassium pour le mercure — la térébenthine iodée dans les affections goutteuses et rhumatismales.

*
* *

L'assolement organique doit se faire d'après l'état des urines, c'est-à-dire restituer à l'économie les éléments qui font défaut dans la nutrition.

NÉVRALGIES ET NÉVROSES

Page 701-748

La névralgie est une douleur paroxistique se manifestant sous forme d'accès et exige l'emploi des névrosthéniques.

*
* *

La névralgie glosso-pharyngienne est sous la dépendance des dernières paires nerveuses crânienne et doit être traitée dosimétriquement par la strychnine, la quinine (arsénicale), l'aconitine, la digitaline, etc.

*
* *

La névralgie fronto-occipitale marche de pair avec le rhumatisme aigu et exige un traitement analogue.

*
* *

Les névralgies se présentent souvent à des intervalles fort éloignés et exigent l'emploi de l'hydro-ferro-cyanate de quinine.

*
* *

Les névralgies abdominales peuvent affecter la forme péritonéale et doivent être combattues par la strychnine et l'hydro-ferro-cyanate de quinine.

*
* *

Dans les névralgies du cordon spermatique il y a rétraction du testicule *loco dolenti* et peut aussi être confondue avec la colique néphrétique.

*
* *

Les névralgies intercostales se présentent sous forme d'angine de poitrine et doivent être combattues comme telles.

*
* *

Dans la cardialgie, la douleur est rétro-sternale et ne doit pas être confondue avec la pleurodinie des premiers intervalles intercostaux d'où les douleurs irradient à l'aisselle et au bras.

*
* *

Le tétanos est une fièvre qui réclame l'emploi de la strychnine et de la quinine (arseniate), contre les accès, — l'aconitine, la digitaline, comme deffervescents — l'hyosciamine, la cicutine le camphre mono-bromé comme sédatif de la moelle épinière.

*
* *

L'hystérie, les états hypnotiques, magnétiques, mentaux sont dus à un éréthisme nerveux qui exige l'emploi de la strychnine (hypophosphite) et des sédatifs névrosthéniques.

*
* *

Le délire nerveux doit être calmé par les sédatifs ou toniques du cœur : strychnine, hyosciamine, digitaline, strophantine.

*
* *

L'asthme est une névrose des poumons s'étendant au cœur, produisant des phénomènes secondaires d'asphyxie et de syncope et exigent l'emploi des névrosthéniques.

*
* *

Les diathèses, soit héréditaires, soit acquises, dans l'asthme, doivent être traitées comme telles.

*
* *

La chorée est une névrose (paralytique) qui exige l'emploi des névrosthéniques.

*
* *

DYSPEPSIE

Page 748-817

La dyspepsie, voilà l'ennemi !

*
* *

La dyspepsie est un protée médical qu'il faut dégager de ses formes pour être combattu avec succès.

*
* *

La dyspepsie puise souvent sa source dans un régime vicieux. Il faut donc régulariser la digestion par la strychnine, la quinine, les arséniates, etc.

*
* *

La dyspepsie peut aussi se rattacher à des troubles nerveux généraux: hystérie, hypocondrie, etc., et exige l'emploi des névrosthéniques.

*
* *

Les altérations matérielles ou diathésiques ont leur source dans le sang.

TABLE ANALYTIQUE

THÉRAPEUTIQUE DOSIMÉTRIQUE

PHARMACIE DOSIMÉTRIQUE

LA FIÈVRE

FIÈVRE PUERPÉRALE

MALADIES DES FEMMES

MALADIES DES ENFANTS

TABLEAUX SYNOPTIQUES DES MALADIES DES ENFANTS
ET DE LEUR TRAITEMENT DOSIMÉTRIQUE.

Fièvre en général.
Fièvre rémittente.
Fièvre intermittente.
Fièvres éruptives.
Variole. — Rougeole. — Scarlatine.
Diphthéries.
Inflammations.
Méningite cérébrale. — Méningite spinale.

PHTISIE

LA GOUTTE ET LE RHUMATISME

MALADIES DE POITRINE

MALADIES DU CŒUR

MALADIES ABDOMINALES

MALADIES DIATHÉSIQUES

MALADIES CÉRÉBRO-SPINALES

MALADIES DES VOIES URINAIRES

I

SYMPTÔMES DE LA SÉCRÉTION URINAIRE.

UROLOGIE

NÉVRALGIES ET NÉVROSES

DYSPEPSIES

ERRATA ET ADDENDA

Pages 19 Gribouillages.   Lisez : *Grabouillages*.

— 32 Les pierres de touche.   — *La pierre de touche*.

— 80 Lœdus.   — *Lœdas*.

— 92 La malade.   — *Le malade*.

— 94 Diète absolue de boissons acidulées.   — *Diète absolue et boissons acidulées*.

— 110 Taupes.   — *Loups*.

— 113 Excès de froid.   — *Accès*.

— 119 Ulcérations.   — *Altérations*.

— 269 Un lavement rafraichissant, une demi-cuillerée à soupe. — *Avec une demi-cuillerée*.

— 443 Expectoration.   — *Expectation*.

— 477 Empoisonnement par la digitaline.   — *Digitale*.

TOURS, IMPRIMERIE DESLIS FRÈRES.